# 心脑血管药理学

## 第 3 版

主　　编　缪朝玉

名誉主编　苏定冯

科学出版社

北　京

# 内 容 简 介

　　本书不仅包含了心脑血管药理学领域近30年来的重要发现和进展，也展现了编者的研究成果和经验体会。这些内容对从事心脑血管疾病工作的临床医生和研究人员更新及完善心脑血管药理学知识有参考价值，对相关领域的研究人员进行科研选题和创新性思维也有所帮助。

　　本书主要作为从事心脑血管疾病和药物等方面工作的研究人员和医务人员的参考书，也可以用作医药院校研究生的教材。

**图书在版编目（CIP）数据**

心脑血管药理学 / 缪朝玉主编. —3 版. —北京：科学出版社，2019.3
ISBN 978-7-03-060677-8

Ⅰ. ①心… Ⅱ. ①缪… Ⅲ. ①心脑血管疾病–临床药学–药理学
Ⅳ. ①R972

中国版本图书馆 CIP 数据核字（2019）第 038188 号

责任编辑：马晓伟　沈红芬 / 责任校对：杨　赛
责任印制：赵　博 / 封面设计：龙　岩

**科 学 出 版 社** 出版
北京东黄城根北街 16 号
邮政编码：100717
http://www.sciencep.com
**三河市春园印刷有限公司**印刷
科学出版社发行　各地新华书店经销
*
2001 年 10 月第 一 版　开本：787×1092　1/16
2019 年 3 月第 三 版　印张：49 1/4
2025 年 3 月第五次印刷　字数：1 180 000
**定价：198.00 元**
（如有印装质量问题，我社负责调换）

# 《心脑血管药理学》编写人员

主　　编　缪朝玉

名誉主编　苏定冯

编　　者（按姓氏笔画排序）

丁忠仁　复旦大学

于剑光　海军军医大学

王　培　海军军医大学

王伟平　中国医学科学院北京协和医学院

王怀良　中国医科大学

王晓良　中国医学科学院北京协和医学院

石刚刚　汕头大学

史　懿　复旦大学附属中山医院

吕延杰　哈尔滨医科大学

刘　雅　陆军军医大学

刘培庆　中山大学

许超千　哈尔滨医科大学

孙　玉　山东大学

苏定冯　海军军医大学

李　佳　中国科学院上海药物研究所

李子健　北京大学第三医院

李冬洁　同济大学附属第十人民医院

李志勇　海军军医大学

李学军　北京大学

李卓明　中山大学

李贵荣　汕头大学

李晓辉　陆军军医大学

李静雅　中国科学院上海药物研究所

杨国源　上海交通大学

杨宝学　北京大学

宋　晓　北京大学第三医院

张　荣　哈尔滨医科大学

张　艳　复旦大学

张幼怡　北京大学第三医院

张岫美　山东大学

张艳美　汕头大学

张赛龙　海军军医大学

周家国　中山大学

周盘婷　上海交通大学

段胜仲　上海交通大学医学院附属第九人民医院

秦　川　上海交通大学

顾斯萌　北京大学

徐添颖　海军军医大学

高艳琴　复旦大学

韩　峰　南京医科大学

程明和　海军军医大学

路　静　中山大学

缪朝玉　海军军医大学

潘佳吉　上海交通大学

薄　斌　上海交通大学

# 第1版序言
## ——兼谈科研选题创新问题

我国心血管药理学近年发展迅速，从事心血管药理学的专业人员与研究生人数均居药理学科各专业之首。历年投稿与发表的心血管药理学论文，据《中国药理学与毒理学杂志》统计，也为药理学各专业之冠，但是研究水平与论文质量还有待提高[1]。这一现状要求我们从基础做起，特别要重视研究生的培养教育。为打好研究生的专业基础，教材建设是首要的。第二军医大学苏定冯教授有鉴于此，特组织国内专家编写了这本可供研究生用的心血管药理学教材。这对我国研究生教育与心血管药理学的发展是一个重要的贡献与促进。

综观本书内容，首先反映出心血管药理学研究生的专业需要，不少章节的内容是其他心血管药理学参考书上所没有的，如实验设计和科研成果的表达、高血压动物模型与高血压药研究方法、血压和心率的频谱分析、血压波动性等章。为适应研究生开阔思路的需要，本书有许多心血管药理学研究前沿的新颖专题，如高血压的基因治疗、心血管疾病的一氧化氮合酶基因治疗、基因芯片在心血管研究中的应用、跨膜信息传递系统的分子机制、细胞凋亡与心血管疾病、嘌呤与嘧啶受体的心血管药理、同型半胱氨酸与心血管疾病、一氧化氮、糜酶及其抑制剂、心肌缺血预适应等章。这些内容不仅对研究生了解最新的研究动向有帮助，而且对研究生的科研选题也有启发。本书的其他章节内容属于心血管药理学经典内容，近年也有许多新进展，对加强研究生的基础理论与启发研究生创新思维均有帮助。尤其重要的是本书的作者大都是我国从事心血管药理学或相关学科研究有成就、指导研究生有经验的专家，其中有著名的院士与资深的教授，也有具有丰富实践经验与学术有成的中青年博士专家。本书内容不仅反映出国内外的最新进展，也包涵有作者自己的研究成果与经验体会。从本书内容看，本书不仅是心血管药理学研究生的好教材，对心血管生理学与病理生理学以及心血管病临床研究生也是很好的参考书。而且由于本书选题涵盖面广、内容分量适中、简明扼要，也是一本高质量的心血管药理学参考书，对心血管病的临床医师充实与更新心血管药物药理知识也有参考价值。

本书主编苏定冯教授嘱我在此序言中谈谈科研选题创新问题，我们在这方面经验不多，倒有些教训，愿以己管见引起国内药学界对科研选题如何创新问题的重视与讨论。科学研究的灵魂是创新，创新必须有新思路。国外期刊对新的学术思路很重视。*Cardiovascular Research* 从 2001 年起增辟了"新思路"（agrowth of ideas）专栏。该杂志在为开辟这一专栏写的评论中很形象而又深刻地描写了科学工作者的时弊[2]："独腿"瘸行，迷恋实验技术，挖洞自埋，目光短浅而无远见卓识，缺乏历史意识，废弃祖先。正是"不识庐山真面目，只缘身在此山中"。但是"独腿"不能捷足先登，故提出应发挥"另一腿"的作用：要开阔视野，充分了解心血管医学的发展史，用今日的知识透视过去，认识新思路与引向新发现是如何产生的。定出有新意的课题，两条腿并用，然后"提腿射门"！

提高研究工作的创新性，要从研究的选题思路开始。科研选题要新颖，起点要高。这就要求我们及时了解国际与国内研究的现状与前沿，密切追踪本专业的文献，特别注意吸取新思路与新概念，沿着新观点与新思路提出假设，我概括为顺向外展（unidirectional extrapolation）。例如，我们注意到 Ignarro 等确定一氧化氮（NO）是阴茎勃起的神经递质的新理论[3]，同时我们发现人参皂苷及其成分 Rgl 能促进血管内皮细胞合成 NO，由此推论人参皂苷可能通过促进 NO 的合成来舒张阴茎海绵体。离体实验结果证实了这一假设[4]，为人参的壮阳作用提供了理论解释。随后多个实验室证实了这一结果，而且发现多种中草药植物成分有促进 NO 的合成/释放的作用。

由于学科之间的理论关联与交叉性日益密切，要创新也要注意从其他有关的生命科学文献中找出新观点与新理论。例如细胞凋亡（apoptosis）也称为程序性细胞死亡的新概念来源于病理学。首先发现细胞凋亡的形态学不同于细胞死亡。随后发现它在器官发育与某些病理过程中有重要作用，成为近年生物医学研究的热门课题。我国旅美心血管药理学家岳天立与马新亮等把细胞凋亡有内源性促进因素存在这一新理论外展到心血管药理学，发现用小分子合成物 SB203580 来抑制促进细胞凋亡的 p38 丝裂原（mitogen）激活的蛋白激酶（p38MAKP），可以抑制心血管的细胞凋亡，进而减轻有细胞凋亡参与的心肌缺血再灌注损伤，使细胞凋亡成为开发研究心血管药的新靶点[5,6]。由上可见沿着首创性新观点顺其方向外展选题可以创新，起点越高，创新的成果越大。

另一使研究工作有首创性的选题思路暂名之为逆向外展（reverse extrapolation），即以一定线索为依据，对传统的理论观点提出疑问，向相反的方向推论，结果可能有开创新领域的新发现。1998 年诺贝尔奖获得者之一 Furchgott 发现内皮依赖性舒张因子（EDRF）的经历可视为逆向外展的例子。20 世纪 80 年代以前，只知道乙酰胆碱（ACh）作用于血管平滑肌的 M 受体引起血管收缩，但是 Furchgott 发现 ACh 有时舒张血管。他设想 ACh 可能促使血管内皮细胞生成一种舒张因子，在制备离体血管时，如果损伤了内皮细胞，ACh 只表现出作用于平滑肌引起血管收缩。他巧妙地设计了用血管"三明治"等方法证实血管内皮细胞产生舒张因子的假设，随后的研究证明 EDRF 主要是 NO[7]。这一首创性发现，从心血管药理学开始，带动了整个医学与生命科学的发展。Vanhoutte 等在 EDRF 的启发下，根据一些观察，从 EDRF 再逆向推论提出血管内皮细胞也生成内皮收缩因子（EDCF）。这符合中医阴阳并存的理论。1988 年，日本药理学家 Masaki 与其研究生 Yanagisawa 等从血管内皮细胞提取了有强大收缩血管作用的内皮素（endothelin）[8]，证实了 Vanhoutte 的逆向推论。仅仅十几年时间，现已克隆出内皮素的 AB 两型受体，且已有将内皮素受体拮抗剂 bosentan 试用于临床治疗高血压、肺动脉高压与心力衰竭等病症，并取得初步阳性结果[9]。

逆向外展对科研首创性的重要性还可以从心肌缺血再灌注损伤与心肌缺血预适应的例子得到证明。20 世纪 70 年代发现心肌较长时间缺血造成一定损伤后再灌注供血时，不但不能减轻损伤，反而加重损伤。这种意外的损伤称为心肌缺血再灌注损伤，成为 20 世纪 70 年代及以后的心血管研究热点之一。1986 年，Murry 等用逆向思维试验心肌对缺血的耐受性问题，发现当心肌短时间（5 分钟）反复缺血后再灌注时，能减轻随后较长时间缺血造成的心肌梗死，提出心肌缺血预适应保护心肌损伤的新理论，即短时缺血可建立心肌对缺血性损伤的耐受性[10]，成为近年心血管以及相关研究的另一热点。我们从 20 世纪 70 年代末研究心肌缺血再灌注损伤的药物保护作用，也曾发现人参皂苷与血管紧张素转化酶抑制剂对心脑的此种损伤有保护作用[11,12]。为建立此模型，也曾经观察到缺血 15～20 分钟后再灌注不加重缺血性损伤。但未试验短时多次缺血结果如何，主要是缺乏心脏对缺血能否建立耐受性问题的思路，这决非设备条件限制，因为研究心肌缺血再灌注损伤与研究心肌缺血预适应保护作用所需的设备条件完全一样，差别只是缺血时间长短不同。因此我们未能有更大的创新，原因在于没有逆向外展的思路；缺乏对生命规律的联想与类比思维，即生命有其脆弱性，例如大量病菌可致命，长时间缺血可使心肌死亡；但是生命有适应力才能生存，正如小量病菌可以刺激机体产生抗体与免疫力，短时间多次缺血可以使心肌产生耐缺血能力，甚至耐受其他损伤的能力。

提高创新能力不仅要有好的选题思路，还要有活跃的科学思维能力。在研究进行中，遇到意外的结果时，要跳出原有的设计与假设，重新思考。壮阳药伟哥（viagra；西那非尔，sildenafil）的发现是很有启发性的。西那非尔是甲基哌嗪衍生物，是磷酸二酯酶（PDE）抑制剂。原先作为抗心肌缺血药研究，动物实验效果不佳。后来了解到它抑制的 PDE 是第 5 亚型（PDE5），主要分布于阴茎海绵体，认识到 NO 为阴茎勃起的神经介质[3]，而 NO 是通过激活鸟苷酸环化酶产生 cGMP 舒张阴茎海绵体，使阴茎勃起的；而 PDE5 是使阴茎局部的 cGMP 失活，抑制阴茎勃起。西那非尔选择性抑制此酶，正可以保护 cGMP 免于失活，促进阴茎勃起。辉瑞制药厂随即改变西那非尔的研究方向，终于研制出壮阳药伟哥[13]。

最后，简单谈谈对心血管药理学科研选题方向的想法。人的基因图谱已经完成，这一划时代的进展为解决与人类遗传有关的肿瘤、心血管病等的病因以及研制新药、发展基因治疗等提供了极大的推动力[14]。心血管基因药理学无疑是 21 世纪发展的大方向之一[15,16]。用细胞与分子生物学方法及电脑技术形成的生物信息学（bioinformatics）研究心血管系统的基因多态型（例如已有不少报道血管紧张素转化酶的多态型）与心血管病发病学和药物疗效的关系有重要的理论与应用意义。研究心血管生理与药理学的信号转导对阐明药物作用机制与开发新药也极为重要。生命过程是极为复杂奥妙的，近年心血管药物的重大发展例如血管紧张素转化酶抑制剂、血管紧张素 II 受体拮抗剂、内皮素受体拮抗剂等，与正在临床观察治疗充血性心力衰竭的血管肽酶抑制剂 omapatrilat[17]，以及细胞凋亡、心肌缺血预适应等，正在作为开发心血管药物的新途径，无一不是受到对心血管的生理过程了解的启发。引起人们注意的具有强大心血管作用与潜在的药用价值的肾上腺髓质素（adrenomedullin）[18]与硬骨鱼紧张肽 II（urotensin II）均为参与生理与病理过程的活性物质。注意，研究发现内源性活性物质的心血管药理学应是本学科研究的另一主攻方向。中草药是我国的宝库，中草药研究也是我国的传统优势。洋地黄类是世界上第一个研究应用成功的治疗心力衰竭的植物药，也是我国心血管药理学前辈吕富华教授开创的心血管药理学的主要研究成果。近几十年我国心血管药理学研究的主要成就在中草药，近年中草药的应用与研究日益引起国际上的重视，Katzung 主编的世界药理学权威教科书之一——*Basic and Clinical Pharmacology* 2001 年出版的第 8 版，新增加了一章植物药草药与营养补助品的药理，重点介绍了人参、银杏叶、大蒜等的心血管药理作用[19]。美国国家卫生研究院（NIH）1998 年成立了辅助药品与备选医药学国家中心（National Center for Commplementory and Alternative Medicine，NCCAM）。研究经费由 1998 年的 1950 万美元，增加到 2000 年的 6830 万美元，2 年增加了 3 倍多，今年预计将增加到 1 亿美元[20]。我们应当坚持中草药方面的选题，加倍努力，用生命科学的新观点、新理论与中医经验理论结合，用基因图谱、蛋白质图谱及细胞分子生物学、色谱学等新技术研究，将微观与宏观研究相结合，把细胞分子生物学与离体、整体实验方法联成一体，分工协作进行研究，以期取得突破性新成果。

陈 修

2001 年 3 月 16 日

## 参 考 文 献

[1] 陈维洲. 我国心血管药理事业的新近进展//金正均等. 药理学进展. 北京：科学出版社，1999. 6～30

[2] Weber KT. Uncover. Discover and the growth of ideas. Cardiovas Res, 2000, 48：361

[3] Ignarro LJ. Nitric oxide as the physiological mediator of penile erection. J Natl Institute Health, 1992, 4：59

[4] Chen X, Lee TJ. Ginsenos idesinduce NO-mediated relaxation of the corpus cavernosum of the rabbit. FASEBJ, 1993, 7, A4446, 全文见 Brit J Pharmacol, 1995, 115：15

[5] Ma XL, Kumar S, Gao F, et al. Inhibition of p38 mitogen-activated protein kinase decreases cardiomyocyte apoptosis and improves cardiac function after myocardial ischemia and reperfusion. Circulation, 1999, 99：1685～1691

[6] Yue TL, Ohlstein EH, Ruffolo RR, et al. Apoptosis：a potential target for discovering novel therapies for cardiovascular diseases. Curr Opin Chem Biol, 1999, 3：474～480

[7] Furchgott RF. The discovery of endothelium-dependent relaxation. Circulation 1993, 87（Suppl V）：V3

[8] Yanagisawa M, Kurihara H, Kimura S, et al. A novel potent vasoconstrictor peptide produced byvascular endothelial cells. Nature, 1988, 332：411

[9] Benigni A, Remuzzi G. Endothelin antagonists. Lancet, 1999, 353：133

[10] Murry CE, Jennings RB, Reimer KA, et al. Preconditioning with ischemia：a delay of lethal cell injury in ischemic myocardium. Circulation, 1986, 74：1124

[11] Fang YX, Shen N, Chen X. Beneficial changes in prostacyclin and thromboxane A$_2$ by ginsenosides in myocardioal infarction and reperfusion injury of dogs. Acta Pharmacologica Sinica, 1986, 7：226～230

[12] Li K, Chen X. Protective effect of captopril and enalapril on myocardial ischemia and reperfusion damage of rat. J Mol Cell Cardiol, 1987, 19：909～915

[13] Boolell M, Allen MJ, Ballard SA, et al. Sildenafil：an oral active type 5 cyclic GMP-specific phosphodiesterase inhibitor for the treatment of penile erectile dysfunction. Int J Impot Res, 1996, 8：47

[14] Durham NP, Hall AS. Genes and the heart：a quest for new therapeutic strategies. Yeast, 2000, 17：16

[15] March R. Pharmacogenomics：the genomics of drug response. Mol Med Today, 1999, 5：195

[16] Rubin EM, Tall A. Perspective for vascular genomics. Nature, 2000, 407：265

[17] McClean DR, Ikram H, H Garlick A, et al. The clinical, cardiac, renal, arterial and neurohormonal effects of omapatrilat, a vasopeptidase inhibitor, in patients with chronic heart failure. J Am Coll Cardiol, 2000, 36：479

[18] Nishikimi T, Nagata S, Sasaki T, et al. The active molecular form of plasma adrenomedullin is extracted in the pulmonary circulation in patients with mitral stenosis：possible role of adrenomedullin in pulmonary hypertension. Clin Sci, 2001, 100：61

[19] Katzung BG. Basic and Clinical Pharmacology. 8th ed. New York：Lange Medical Books, 2001, 1088～1103

[20] NCCAM, Five year strategy. 见 http：//nccam.nih.gov/nccam/strategic/

# 第3版前言

《心血管药理学》第1版于2001年出版，当时由于研究生教学缺乏相应的教材，本书的出版填补了这个空白，满足了心血管药理学高层次人才培养的需要。国内许多大学，凡设有"心血管药理学"这门课程的，多以本书为教材。本书经修订于2010年再版，第2版除了作为医学院校研究生的教材，还作为心血管专业医师、药师和研究人员的参考书，深受广大读者好评。然而，至今8年过去，心血管药理学研究有了很大的发展，本书的再次修订迫在眉睫。

本书第3版在各位编者的辛勤劳动下历经2年完成，内容上主要从以下方面做了调整：一是书名变化，从《心血管药理学》改为《心脑血管药理学》，为本书增加许多脑血管疾病及防治相关内容所需，也是为了更好地与国家自然科学基金委员会学科专业分类相一致。二是编者及参编单位范围扩大，由原先以第二军医大学（现为"海军军医大学"）编者为主，少量邀请其他单位专家，扩大到目前17家单位的编者群体，集中了全国范围的心脑血管药理学专家。三是内容覆盖面的扩展，使本书成为全面反映现代心脑血管药理学最新成就的专著兼教材，体现在内容编排上有很大的更新，特别是对新靶标、新药物、新技术研发历程与展望的介绍，对于当前国家重大新药创制具有借鉴和指导意义，对科研选题和创新性思维具有启发作用。

本书第3版包括五大部分内容：①第一章，凝练了心脑血管药理学的若干研究前沿；②第二章至第十二章，涵盖了相关重要生理系统、生命现象、分子靶标的心脑血管药理学，包括动脉压力感受性反射系统、肾上腺素受体、离子通道、肾素–血管紧张素–醛固酮系统、一氧化氮系统、内皮素系统、5-羟色胺、氧化/硝化应激、免疫炎症反应、细胞凋亡/自噬、缺血适应与心脑血管药理；③第十三章至第二十三章，分述各种心脑血管疾病的治疗药物药理学，包括利尿药、抗高血压药、抗心律失常药、抗心肌缺血药、治疗心力衰竭的药物、治疗肺动脉高压的药物、治疗脑卒中的药物、抗休克药、调血脂药与抗动脉粥样硬化药、抗血栓药、抗糖尿病药；④第二十四章和第二十五章，介绍了心脑血管疾病新型治疗模式的研究，分别为基因治疗和细胞治疗的生物药研究；⑤第二十六章至第二十八章，介绍了新兴技术在心脑血管药理学研究中的应用，包括系统生物学和网络药理学技术、影像学技术及心脑血管药效学研究和评价关键技术。

本书可供从事心脑血管疾病、心脑血管药物等方面工作的研究人员和医务工作者参考，同时仍然可作为医药院校研究生的教材，适用的范围更广，发挥的作用更大，希望本书能够得到学术界的肯定及广大读者的喜欢。陈修教授曾为本书第1版作序，该序言写得很好，我们全文保留，不再求新的序言。

感谢本书全体编者在繁忙的工作中撰写书稿；感谢周文霞、高召兵、李文林、蔡国君、刘爱军、张征等专家及其他相关编者对本书有关章节的认真审阅；感谢张赛龙和孙旸讲师为本书所做的编务和协助工作；最后，感谢以下基金对本书的支持：①国家自然科学基金重点项目（81730098、81130061、81230083、30730106）；②国家杰出青年科学基金（30525045）；③国家教育部创新团队项目；④国家"重大新药创制"科技重大专项（2009ZX09303-002）；⑤国家"973"计划项目（2009CB521900）。

缪朝玉　苏定冯

2018 年 10 月 8 日于上海

# 目　　录

# 第一章

# 心脑血管药理学的研究前沿

缪朝玉* 苏定冯 张赛龙 段胜仲 李子健 张幼怡 吕延杰 许超千
张 荣 韩 峰 高艳琴 周家国

随着分子生物学、细胞生物学、影像学和计算机等技术的高速发展，药理学的研究，特别是心脑血管药理学研究，取得了很大的进展，为心脑血管疾病的防治提供了理论基础。本章针对近年来大家关注的热点，在此对心脑血管药理学研究前沿进行总结，以供参考。

## 一、肾素–血管紧张素系统及其抑制药的研究前沿

肾素–血管紧张素系统（renin-angiotensin system，RAS）是机体重要而复杂的体液调节系统。血管紧张素转化酶（angiotensin-converting enzyme，ACE）抑制药于 1981 年首次上市。血管紧张素 1 型受体（$AT_1$ 受体）阻断药于 1995 年首次上市。目前这两类药物已有数十个品种，是防治多种心脑血管疾病的重要药物，应用广泛。ACE 抑制药与 $AT_1$ 受体阻断药在治疗高血压、心力衰竭和糖尿病肾病方面的成功，不仅是近代心血管药物治疗学的重大进步，也在理论上证实了 RAS 在心血管病的病理过程中的关键作用[1]。近年，RAS 及其抑制药又取得重要进展，概括为 3 方面。

一是 RAS 的新发现[1-7]。除全身循环 RAS，尚有局部组织 RAS，而且细胞内 RAS 的新概念已逐步形成，提出兼有细胞内外 RAS 抑制作用的药物将具有更好的治疗作用[2]。血管紧张素（angiotensin，Ang）II 生成除肾素、ACE 途径，还发现有非肾素、非 ACE 途径；Ang II 降解除氨肽酶途径，还发现有 ACE2 途径[3]。氨肽酶途径生成的 Ang IV 作用于 $AT_4$ 受体，该受体被认为是胰岛素调节的氨肽酶（insulin-regulated aminopeptidase，IRAP）[4]。已提出 ACE2 途径生成的 Ang1-7 有多种候选受体，包括 Mas 受体、$AT_2$ 受体、MrgD 受体[5]。特别是，与经典的 ACE/Ang II/$AT_1$ 轴的有害作用相抗衡，新发现的 ACE2/Ang1-7/Mas 轴被证明具有有益作用[1,2]。而且人们惊奇地发现，作为活性酶的肾素和原认为无活性的肾素原可通过特异性的受体，即肾素和肾素原受体（renin and prorenin receptor，RPR）发挥作用[6]。对 $AT_1$ 受体的调节机制也有新的发现[1,7]，如 Ang II 非依赖性 $AT_1$ 受体激活途径的发现、G 蛋白非依赖性 $AT_1$ 受体调节途径的发现等。上述这些 RAS 新组分、新功能、新调节的不断发现，为心血管治疗学的精细化发展提供了新的机遇和挑战。

---

\* 通讯作者：缪朝玉，E-mail：cymiao@smmu.edu.cn

二是肾素抑制药上市[1,8,9]。1898 年发现肾素，2007 年首个肾素抑制药阿利吉仑被批准用于治疗高血压。从药物靶标发现到新药上市历经了 109 年的漫长过程，是药物研发史上所罕见的，也证明了肾素是极富挑战性的药物靶标。在这一过程中，技术进步起到了至关重要的作用：①1992 年研发成功的双转基因大鼠解决了肾素抑制剂体内研究的难题，该大鼠整合了人类肾素基因和人类血管紧张素原基因，在大鼠身上建立了人类 RAS，从而解决了肾素种属特异性所带来的药效学研究困惑；②通过 1989 年肾素晶体结构图的阐明，以及当时基于结构的药物设计和点突变技术，获得了一系列长效、强效肾素抑制剂，其中阿利吉仑是最成功的一例；③1999～2002 年发明了一种新的革命性的合成途径，称为"synthon"方法，解决了肾素抑制剂合成难和贵的问题，这是一项里程碑式工作。目前，阿利吉仑经过 10 余年的临床应用，被认为是治疗高血压的一种有效药物。

三是 $AT_1$ 受体阻断和中性内肽酶抑制双靶标药上市[10,11]。2015 年首个 $AT_1$ 受体阻断和中性内肽酶抑制双靶标单分子新药（缬沙坦/沙库巴曲）被批准用于心力衰竭（简称"心衰"）治疗。多中心、随机、双盲研究显示，该药治疗心力衰竭在降低死亡率、住院率和改善症状方面优于 ACE 抑制药，不良反应轻而少。其在治疗中的地位需要接受临床应用有效性和安全性的进一步考验。

# 二、盐皮质激素受体及其拮抗药的研究前沿

盐皮质激素受体（MR）是一个经典的核受体，在心脑血管系统中发挥重要作用。近年 MR 拮抗药的临床地位大大提高，主要因为这类药物对难治性高血压和心力衰竭的追加治疗取得了疗效，目前在这类药物中螺内酯和依普利酮是治疗心力衰竭和高血压的常用药[12]。然而，毒副作用限制了 MR 拮抗药在临床上的使用量和使用范围[12]。现有 MR 拮抗药均为甾体类药物，从 1959 年非选择性 MR 拮抗药螺内酯应用，到 2002 年选择性 MR 拮抗药依普利酮上市，已有进步，但尚存在作用强度弱、药物肾脏分布高出心脏分布几倍、易导致高血钾和肾脏损害不良反应等缺点，限制了其临床应用。当前已提出发展新型非甾体类、作用强度高、改善组织选择性的 MR 拮抗药，使得药物分布在心血管与肾脏的比例提高，从而降低了高血钾和肾脏损害发生率[2,13]。目前进入 II、III 期临床试验的新型非甾体类 MR 拮抗药有 finerenone（BAY 94-8662）等多种，有望克服现有药物的某些不足。

阐明 MR 的组织和细胞特异性作用及其机制对于合理用药、研发更为安全有效的药物意义重大。已知心肌细胞、血管平滑肌细胞和内皮细胞的 MR 在心脑血管疾病中发挥作用[12]。近年来的研究围绕 MR 在免疫细胞中的功能及其在心脑血管疾病中的细胞特异性作用，取得了一系列重要进展。

首先，MR 控制巨噬细胞极化并参与调控病理性心脏重构和血管重构[14-17]。结合心血管重构的动物模型，研究者发现巨噬细胞 MR 敲除（MRKO）会降低巨噬细胞在心肌组织中的浸润，降低心肌组织炎性基因表达，促进抗炎基因表达，从而抑制心肌肥厚和纤维化；抑制血管损伤导致的内膜新生，减少巨噬细胞的迁移和增殖，并减少血管平滑肌细胞的激活；减少动脉粥样硬化斑块和泡沫细胞的形成，并增加巨噬细胞的有效胞葬作用。机制研究发现 MR 通过血清和糖皮质激素诱导的蛋白激酶 1/激活蛋白 1/核因子-κB（SGK1/AP-1/NF-κB）通路调控巨噬细胞的极化，从而调节巨噬细胞的炎症反应。这些结

果表明了巨噬细胞是 MR 调控心血管重构的重要靶细胞，提出了通过巨噬细胞 MR 干预心血管重构的新思路。

其次，巨噬细胞 MR 参与调节脑血管缺血再灌注损伤[18]。在大脑中动脉缺血再灌注的小鼠模型中，巨噬细胞 MRKO 显著减少脑组织的梗死面积，伴随缺血区激活的小胶质细胞和巨噬细胞浸润减少，并且 MRKO 会显著抑制脑组织中促炎基因的表达。这些研究数据表明巨噬细胞 MR 激活加重脑卒中，提示巨噬细胞 MR 是治疗缺血性脑卒中的一个潜在治疗靶点。

最后，T 细胞 MR 是调节血压和心脏重构的重要靶点[19,20]。结合高血压小鼠模型，研究者发现 T 细胞 MRKO 降低收缩压和舒张压，并减轻高血压导致的肾脏和血管损伤。细胞机制研究表明，T 细胞 MRKO 减少肾脏和主动脉中的干扰素阳性（$IFN\gamma^+$）的 T 细胞，尤其是 $CD8^+IFN\gamma^+$ 的 T 细胞；分子机制分析揭示了 MR 通过结合到活化 T 细胞核因子 1（NFAT1）和激活蛋白 1（AP-1），调控 $IFN\gamma$ 的表达；进而，T 细胞 MR 过表达小鼠的血压高于对照小鼠，而 $IFN\gamma$ 中和抗体则可以减轻 MR 过表达导致的血压升高。因此，MR/NFAT1/AP-1 机制可通过调控 T 细胞 $IFN\gamma$ 从而调控血压。另外 T 细胞 MRKO 可通过抑制 $CD4^+$ T 细胞的激活改善压力超负荷导致的心肌肥厚和心功能失调。这些结果鉴定了 T 细胞是 MR 调节血压和心脏重构的关键靶细胞，提出了通过 T 细胞 MR 调节血压和心脏重构的新策略。

这些研究阐释了 MR 在巨噬细胞和 T 细胞中的功能，解读了这些免疫细胞中的 MR 如何影响血压、心血管重构及脑缺血损伤，为这些心脑血管疾病的治疗提供了新的思路。

# 三、肾上腺素受体及其拮抗药的研究前沿

肾上腺素受体是介导儿茶酚胺作用的一类 G 蛋白偶联受体（GPCR），分为 α 受体和 β 受体。儿茶酚胺与肾上腺素受体结合介导交感神经系统的激活，几乎支配全身所有脏器，调节了心肌、平滑肌和腺体等的活动，在重大病理过程（如心力衰竭等）中也发挥重要作用。β 受体阻断药（β 受体拮抗药）是治疗多种心血管疾病的常用药。以卡维地洛为代表的 β 受体阻断药成功用于慢性心力衰竭，是继 ACE 抑制药和 $AT_1$ 受体阻断药后，心力衰竭药物治疗上的又一重大进展[21]。这一发现推翻了长达近半个世纪将心力衰竭视为 β 受体阻断药禁忌证的传统观念。近年来，在肾上腺素受体信号转导、结构解析、药物设计理念方面，取得如下重要进展。

在经典的信号通路中，肾上腺素受体是通过与 G 蛋白偶联向下游传递信号，引发生物学效应。然而，随着技术的发展和研究的深入，人们发现肾上腺素受体介导的信号通路不仅有经典的 G 蛋白信号通路，还有非经典信号通路[22]。β-拘留蛋白被发现能够独立于 G 蛋白介导新的肾上腺素受体信号通路，相对于经典 G 蛋白通路，β-拘留蛋白介导的信号被称为偏向激活（biased activation）。还发现肾上腺素受体不仅可以激活自身经典的下游信号分子，还可以通过激活催化型的受体，如酪氨酸激酶受体（RTK）进行信号转导，这一过程被称为转激活（transactivation）。另外，肾上腺素受体还可以通过同源聚化或与其他受体进行异源聚化传递与单体状态不同的信号等。这些不同信号转导模式的发现完全改变了传统的"肾上腺素受体-G 蛋白"的线性信号转导概念，建立了肾上腺素受体信号的网络转导模式。

近年来，随着新技术不断应用到受体研究中。例如，结合活细胞单分子技术和全内反

射荧光显微镜（total internal reflection fluorescence microscope，TIRFM）、光激活定位显微镜技术（photoactivation localization microscopy，PALM）、随机光学重构显微镜技术（stochastic optical reconstruction microscopy，STORM）、受激发射损耗显微镜技术（stimulated emission depletion microscopy，STED）等超分辨成像方法，目前已经能够在活细胞单分子水平观察受体及其下游分子的动力学参数，为实时动态表征肾上腺素受体的信号转导过程提供技术保障。另外，冷冻电镜、核磁共振等技术已经可以解析出肾上腺素受体与配体结合，以及肾上腺素受体与下游效应分子结合的活性构象，这就揭示了肾上腺素受体导致不同信号转导的结构基础。这些技术的飞速进展，必将加深人们对于肾上腺素受体信号转导的进一步认识，推动肾上腺素受体更深层次的信号转导机制的揭示，为药物设计提供更坚实的理论基础[23]。

基于人们对肾上腺素受体复杂信号转导网络的认识逐渐加深，目前的药物设计理念已由仅针对受体本身的传统药物设计理念转变为针对受体下游信号通路的新理念。基于这一新理念，科学家们提出了如下三个概念：①偏向配体，即特异性地激动肾上腺素受体下游G蛋白通路或β-拘留蛋白通路的配体[24]；②别构配体，即通过特异性干预GPCR的某一别构位点达到特异性干预某一效应的药物；③功能选择性药物，即高度选择性地激动某一或某些信号通路及其下游效应的药物[25]。此外，高通量药物设计筛选技术的发展为以上药物设计新理念的实施提供了保障和可行性。基于肾上腺素受体结构进行的分子对接技术利用评估受体活性/非活性结合位点状态进行药物设计和计算机虚拟筛选，可发现结合受体的新先导化合物；高通量功能筛选系统是发现更高选择性药物的强有力保障[26]。依托于这些技术和平台，高效低毒的肾上腺素受体靶向药物的设计筛选得以快速推进。

总之，对肾上腺素受体信号转导理论的深入理解推动了药物设计理念的极大进步，依托于当前的技术高度发展，药物设计和筛选进入了高效的时代，这为未来研发出能够特异性激动有益信号通路，阻断有害信号通路的药物奠定了坚实的基础，为推动精准医疗带来了全新的机遇。

# 四、胆碱能抗炎通路的研究前沿

乙酰胆碱（acetylcholine，ACh）为经典的神经递质，能够与之发生特异性结合的受体称为胆碱能受体（cholinergic receptor）。根据药理学特性，胆碱能受体可分成两类，即毒蕈碱受体（muscarinic ACh receptor，mAChR）和烟碱受体（nicotinic ACh receptor，nAChR）。nAChR是离子通道型受体，由1个同源或异源的五聚体组成，可包含α1~α10、β1~β4、γ、δ和ε等亚单位。尼古丁α7乙酰胆碱受体（α7nAChR）则由5个同源α7亚单位组成[27]。nAChR参与的胆碱能系统的组成包括胆碱乙酰转移酶、ACh、nAChR、胆碱酯酶、高亲和力的胆碱重摄取系统等[28]。我们通常所指的胆碱能抗炎通路为由α7nAChR介导的迷走神经参与的抗炎通路，故又称为尼古丁抗炎通路或迷走神经抗炎通路。

胆碱能抗炎通路的主要内容：迷走神经释放的递质ACh与巨噬细胞表面的α7nAChR结合时，能够使细胞膜α7nAChR激活，抑制因感染、损伤、休克和缺血等因素引起的致炎细胞炎症因子（如TNF-α、IL-1β等）的合成和释放，从而发挥减轻组织和（或）器官炎症损伤的作用[27]。研究表明，在内毒素血症大鼠模型，刺激迷走神经可以减少巨噬细胞

TNF-α的释放和降低死亡率[29]；进一步研究发现在迷走神经介导的这一抗炎症损伤作用过程中，α7nAChR 具有重要作用[30]；在 Fas 蛋白诱导的急性重型肝炎模型，肝脏迷走神经切除小鼠的死亡率显著升高，α7nAChR 选择性激动剂 PNU-282987 处理可以显著降低因迷走神经切除所致的高死亡率和减少肝细胞凋亡，该作用由肝脏 Kupffer 细胞α7nAChR 介导[31]；在小鼠胰腺炎模型中，迷走神经切除和使用α7nAChR 选择性拮抗剂甲基牛鞭碱均导致胰腺炎严重程度增加，应用选择性激动剂则具有改善作用[32]。研究发现，高血压器官损伤过程涉及α7nAChR，激活α7nAChR 可以显著减轻心、肾和主动脉等的损伤，降低血清炎症因子（TNF-α、IL-1β、IL-6）水平[33]；山莨菪碱抗休克作用的机制涉及α7nAChR[34]。综上所述，可知迷走神经介导的胆碱能抗炎通路在急、慢性炎症过程均具有重要的调节作用，迷走神经递质 ACh 或者选择性激动剂激活α7nAChR 均可以显著改善炎症过程。

除神经元释放的递质 ACh 可以激活胆碱能系统外，许多非神经细胞也具备合成、释放 ACh 的能力，并经过自分泌或者旁分泌的途径激活细胞膜 nAChR，该通路被称为非神经胆碱能通路。激活后具有多种细胞功能，包括影响细胞增殖、分化和迁移，以及改变离子通道和水通道等的状态。因此，非神经胆碱能通路功能下降涉及多种疾病的病因学，包括某些炎症性疾病[28,35-37]。遗憾的是，相对在迷走神经抗炎通路中积累了大量研究资料，对α7nAChR 在非神经胆碱能通路是否也具有同样的抗炎症损伤作用还知之甚少。学术界对于非神经胆碱能通路的研究给予了极大的重视，2002 年和 2006 年分别在美国和德国召开了第一、第二届国际非神经胆碱能通路学术大会。

简言之，胆碱能通路可分为神经和非神经胆碱能通路两大类。神经胆碱能通路对于炎症损伤具有重要的调节作用；非神经胆碱能通路具有多种细胞调节功能，并涉及炎症损伤。因此，调节胆碱能抗炎通路的功能具有重要意义，从药理学角度而言，α7nAChR 是一个重要的潜在治疗靶点。

# 五、干细胞与心脑血管药理学的研究前沿

干细胞（stem cell）是一类具有无限自我更新和多分化潜能的细胞，具有自动归巢和免疫原性低的特性。根据其所处的发育阶段分为胚胎干细胞（embryonic stem cell）和成体干细胞（somatic stem cell）。根据发育潜能分为全能干细胞（totipotent stem cell）、多能干细胞（pluripotent stem cell）和单能干细胞（unipotent stem cell）。根据来源可分为机体自然生成的干细胞和诱导性干细胞。干细胞的形成、增殖、动员、归巢、分化和功能均与其所处的微环境有关。

干细胞在体内和体外特定的环境中分化成治疗所需的特定功能细胞和新生血管是干细胞治疗的关键。干细胞本身也是一种功能细胞，具有分泌多种调节因子、生长因子等的功能。另外，干细胞具有更强的产生、释放外泌体的功能。不同干细胞来源的外泌体携带不同的生物学活性物质，可产生不同的生物学效应，对心血管疾病有重要的调控作用[38,39]。这种旁分泌功能是干细胞治疗疾病的主要机制之一。

治疗用的干细胞有以下几种。

（1）胚胎干细胞（embryonic stem cell，ESC）：是早期胚胎或原始性腺中分离出来的一类细胞，具有自我更新和多向分化的特性，能被诱导分化为机体几乎所有的细胞类型。

用于研究和治疗的胚胎干细胞主要是来自囊胚的全能干细胞。胚胎干细胞在心血管等疾病的治疗中发挥重要的作用[38]。

（2）脐带血干细胞（cord blood stem cell）：是来源于脐带血的干细胞，已用于心血管系统、血液系统和神经系统等疾病的治疗。脐带血干细胞的收集和保存提供了经济方便的干细胞来源[40]。

（3）成体干细胞（adult stem cell）：是指存在于已分化组织中的未分化细胞，能够自我更新并且特异分化形成组成该类型组织的干细胞，如骨髓干细胞和组织干细胞[41,42]。骨髓移植在白血病的治疗中取得巨大成功，是最早和应用最成功的干细胞治疗。

（4）诱导多能干细胞（induced pluripotent stem cell，iPSC）：采用导入外源基因的方法使体细胞去分化为多能干细胞。iPSC 在形态学、增殖能力、表面抗原、表观遗传学和端粒酶活性方面相似于 ESC。另外，iPSC 的应用不存在伦理学的问题，来自于自体细胞制备的 iPSC 不会产生免疫排斥反应。随着 iPSC 技术的成熟和应用，可以预见，iPSC 将为人类疾病的治疗带来广阔的前景[43,44]。

干细胞治疗可分为个体化治疗和非个体化治疗，用于前者的干细胞来源于接受治疗的患者，不需要考虑排斥反应；用于后者的干细胞可批量生产，但输入异体后有可能出现排斥反应，接受干细胞的机体对 ESC 和 iPSC 的排斥反应小于对成体干细胞的反应。

干细胞的治疗途径包括动静脉输注、局部组织内注射和干细胞动员。静脉输注的优点是不损伤组织，但输入的细胞很难定向分布于特定的靶器官，在慢性疾病如神经系统退行性病变、糖尿病、慢性肝脏和肾脏等疾病中应用较为成功。动脉输注的优点是器官特异性强，可与血管疏通、血管支架放置等手术合并进行，缺点是容易在局部形成干细胞栓。局部组织内注射的优点是定位性强，但由于干细胞的迁移距离较短，需要多点注射。干细胞动员是通过注射集落刺激因子等促进自身合成和释放干细胞，特异性不强，取决于自身干细胞再生和释放能力。

安全性、有效性和靶向性是干细胞应用的瓶颈问题，这些问题的解决将为心脑血管等疾病诊断治疗、药物研发和器官移植方面带来革命性变化。

# 六、miRNA 与心脑血管药理学的研究前沿

微 RNA（microRNA，miRNA）的发现是 20～21 世纪跨世纪的科学发现。随着 miRNA 研究的不断拓展和深化，miRNA 对心血管系统疾病的调控作用，成为发展最为迅速的研究领域之一。

2005 年，《自然》（Nature）发表了第 1 篇关于 miRNA 与心血管系统关系的论文，认为 miRNA 参与器官发育[45]。2006 年，发现 miR-195 在心肌肥厚和心力衰竭病理过程中具有调节作用[46]。2007 年，《自然医学》（Nat Med）发表 2 篇重要论文，首次揭示了 miR-1 在心肌电生理及心律失常方面的作用[47]，以及 miR-133 调节肥厚相关基因参与抗心肌肥厚作用[48]。同年，《科学》（Science）发表论文，发现心肌特异性 miR-208 在应激反应中对心脏重构、心肌肥厚及纤维化起着重要作用[49]。随后，又发现另一个心肌特异性的 miRNA——miR-499[50]。关于药物对 miRNA 表达的调节，研究发现尼古丁可抑制 miR-133 和 miR-590 的表达而诱发心房颤动[51]；丹参醌（tanshinone）ⅡA 能够通过抑制 miR-1 表

达而保护心脏免受猝死的威胁[52]；普萘洛尔可通过下调 miR-1 减轻心肌梗死损伤[53]；同样，用于治疗稳定型心绞痛的伊伐布雷定（ivabradine）也可通过调节 miR-1 和 miR-133 来保护心肌[54]。有关循环 miRNA 作为疾病诊断/预后标志物的研究，报道了血浆 miR-1 水平升高可作为急性心肌梗死的生物标志物[55]，心肌特异性 miR-208a、miR-208b 和 miR-499-5p 是冠心病发生的有效标志物[56,57]。

miRNA 的研究已进入应用研发阶段。miRNA 干扰技术（miRNA interference technology，miRNAi）包括 miRNA 功能增强技术和 miRNA 功能抑制技术，已广泛应用于 miRNA 基础研究，成为 miRNA 相关药物研发不可或缺的策略和途径。从 2008 年至今，已有近 20 个基于 miRNA 的新药进入了实质性的研发阶段，其中有的处于临床前研发中，有的则已经进入了临床试验[58,59]，尤其是用于抗丙型肝炎病毒的锁核苷酸 miR-122 反义抑制物（miravirsen），目前已经进入Ⅱa 期临床试验；治疗原发性肝癌的 miR-34 类似物也已于 2013 年进入Ⅰ期临床试验。在心脏领域，临床前试验验证了 LNA-antimiR-208（代号 MGN-9103）对心脏的保护作用，而且 LNA-antimiR-208 还对心脏代谢性疾病有治疗作用。此外，还验证了 LNA-antimiR-33 的功效，抑制 miR-33 有望进入Ⅰ期临床试验，未来可能用于治疗动脉粥样硬化[60,61]。基于 miRNA 的新药研发将为心脑血管疾病防治提供新疗法。

## 七、氧化/硝化应激与心脑血管药理学的研究前沿

在持续性的内源性或外源性危险因素刺激下，生物体内的活性氧簇（reactive oxygen species，ROS）与活性氮簇（reactive nitrogen species，RNS）持续增加，导致氧化系统和抗氧化系统的平衡失调，引起机体的蛋白、脂质、核酸等遭受氧化/硝化应激损伤，触发心脑血管疾病[62]。

体内 ROS 和 RNS 主要由细胞内和细胞外的 NAD（P）H 氧化酶、线粒体内的氧化酶、黄嘌呤氧化酶、脱偶联一氧化氮合酶、脂加氧酶、环加氧酶、髓过氧化物酶等酶活化产生，或者由金属如铁和铜等非酶通路激活产生[63]。

氧化/硝化应激参与介导心肌肥厚、心肌重构与细胞凋亡、高血压、动脉粥样硬化、脑卒中及血管性痴呆等多种病理生理过程。氧化/硝化应激可直接引起细胞膜脂质过氧化、细胞内蛋白质和酶类变性、核酸 DNA 损伤等，最终导致细胞死亡、组织损伤；此外，ROS 和 RNS 还可以作为重要的细胞内信使，对钙离子信号传递、蛋白质磷酸化过程及转录因子等均有不同的作用，通过活化众多信号传导通路，间接导致组织损伤[64]。

氧化/硝化应激是心血管疾病发生发展的重要病理生理学基础。氧化/硝化应激主要通过氧化低密度脂蛋白作用、促进局部炎症反应、诱导血管相关基因的改变和参与影响信号转导途径等多方面参与动脉粥样硬化的发生发展过程[65]。自由基生成增多和细胞内钙超载是心肌缺血再灌注损伤的主要机制。而且体内外试验结果表明，无论是心血管活性物质还是压力超负荷诱导的心肌肥厚都涉及氧化还原信号通路的活化[66]。近年来研究显示，高血压时氧化/应激明显增强，而运用抗氧化剂或抑制 NAD（P）H 氧化酶生成 ROS 的药物治疗时可降低甚至防止高血压模型血压的升高，表明氧化应激与高血压密切相关[67]。研究表明，在急性和慢性心力衰竭动物模型及患者中都有心肌细胞 ROS/RNS 过量生成，可氧化/硝化修饰参与兴奋-收缩偶联的蛋白质，导致能量代谢障碍，加速心脏重塑和心肌功能障碍[68]。氧化/硝化应

激参与了缺血性脑血管病由病理始动直到预后恢复的整个病理过程，与炎症反应的交互作用促进导致血管内皮损伤，激活脑缺血后线粒体损伤通路，参与兴奋性氨基酸诱发的细胞凋亡损伤级联反应等[69,70]。

氧化/硝化应激在各种心脑血管疾病中发挥了重要作用，因此以氧化/硝化应激及其相关信号通路为靶标的治疗策略，为防治心脑血管疾病提供了新的思路。在后续基础及临床研究中尚有一些关键性科学问题需要解决，如氧化/硝化应激在不同心脑血管疾病病理过程中激活的各类特异性分子事件；氧化/硝化应激引起病理损伤区域各细胞组分间复杂内在偶联规律等。期望通过对复杂信号转导网络的深入解析，包括抗氧化/硝化应激在内的多靶标联合干预，为临床治疗心脑血管疾病提供重要解决方案[71]。

# 八、远端缺血适应与心脑血管药理学的研究前沿

德国哲学家 F. Nietzsche 有句名言 "Whatever does not kill me makes me stronger"。在心脑血管缺血再灌注损伤研究中发现，低 "剂量"、亚细胞致死的缺血再灌注反而能够使心脑等器官表现出缺血再灌注耐受，即缺血适应（ischemic conditioning）效益。基于此，1993 年提出远端适应（remote conditioning）的构想，并通过在心脏的不同区域先后进行缺血再灌注证明其构想成立[72]。时至今日，远端缺血适应（remote ischemic conditioning，RIC）已发展成为心脑血管研究领域中一个庞大分支。远端缺血适应被定义为对远端的器官（如手臂或腿）的缺血性刺激，可保护远处的重要器官免受更广泛的缺血损伤。根据远端缺血适应和被保护器官发生缺血再灌注的时间关系，远端缺血适应被分类为缺血预适应（ischemic pre-conditioning，IPrC）、缺血中适应（ischemic per-conditioning，IPeC）、缺血后适应（ischemic post-conditioning，IPoC）[73]。

远端缺血适应由最初的侵入性操作发展为今日的非侵入性操作，利用充气袖带在四肢充放气阻断/开放血液流通，使得远端缺血适应临床转化更具有可行性。较之药物等治疗手段，远端缺血适应在心脑血管疾病治疗中具有更为廉价、操作门槛低、内源性保护、副作用小等多种优势。目前远端缺血适应研究已在小、中、大型动物模型中开展，且均有阳性结果产生。心血管方面，2007 年《柳叶刀》（Lancet）杂志报道，冠状动脉旁路移植术（冠状动脉搭桥术）前利用充气袖带给予右臂 3 轮 5min 缺血-5min 再灌注循环预适应，与对照组相比，术后 6h、12h、24h、48h 血清中肌钙蛋白-T 浓度均显著降低，而有证据表明血清中肌钙蛋白-T 升高与预后差呈正相关[74]。2013 年 Lancet 杂志报道，对 329 例患者的研究发现，上肢远端缺血适应可以降低血清中肌钙蛋白浓度，改善短期预后（全因死亡率、主要不良心脏事件和脑血管事件）[75]。然而，远端缺血预适应的 II 期临床试验 CRIPES、III 期临床试验 RIPHeart 和 ERICCA 均未得出阳性结果[76,77]。临床试验失败的原因是多方面的，并发症、药物、麻醉均能影响适应效果，对远端缺血预适应的深层机制挖掘和临床试验方案的优化是未来工作的重中之重。脑血管方面，单中心临床研究发现，远端缺血适应对急性脑梗死、动脉狭窄、小血管病均有效[78-80]。目前尚无多中心临床结果支撑远端缺血预适应效果。远端缺血适应对慢性脑缺血损伤的保护研究在 2017 年已作为我国 "十三五" 重点研发项目立项，期待最终会有值得庆祝的结果。总体来说，远端缺血的临床转化尚任重道远，但前景光明。

远端缺血适应的深层机制是其临床转化的根基。虽然关于远端缺血适应的研究众多，

但目前其作用机制仍不十分清晰，被认可的有体液途径、神经途径、免疫途径和缺血耐受相关分子参与其发挥保护效益[81-83]。目前已发现与远端缺血适应有关的分子途径有很多，由于生命活动本身的复杂性，这些途径相互影响，共同参与作用，且在不同适应情况下参与比重不同，这些情况需在未来研究中加以考虑。

## 九、炎症与心脑血管药理学的研究前沿

心脑血管疾病已成为全世界人群的主要死因。近 40 年来，针对心脑血管疾病的发病机制、药物研发和治疗手段（如介入治疗）等方面的研究均取得了很大进展，但心脑血管疾病的发病率和死亡率仍然居高不下，有关心脑血管疾病新的发病机制、干预靶点和策略及药物研发等关键问题亟待解决。早在 1856 年德国病理学家 Rudolf Virchow 已经提出动脉粥样硬化是炎症性疾病的假说，但这一创新性发现直到 20 世纪 80 年代才逐渐引起医学界的重视。目前大量动物和临床试验证据表明血管炎症是心脑血管病一个主要的共性病理生理特征，免疫炎症系统激活是心脑血管疾病重要的共同发病机制。这些工作进一步完善了心脑血管疾病的炎症假说（inflammation hypothesis）[84-87]。

心脑血管疾病炎症假说的提出和完善为心血管疾病的诊断和防治指明了新的方向，也为从炎症标志物角度寻找预测心血管疾病危险因子提供了理论基础。C 反应蛋白（C-reactive protein，CRP）是研究最多的炎症标志物，其水平升高与多种心血管事件的发生密切相关。大规模的临床研究已经表明，CRP 是心血管疾病发生的独立危险因素和预测指标，该指标的加入大大提高了冠心病和缺血性脑卒中等心血管疾病高危人群的检出率。对 CRP 水平升高人群进行及时干预治疗可明显降低未来心脑血管病的发生风险。此外，报道认为其他炎症因子如 MCP-1、IL-6、TNF-α、sICAM-1、sST2、Pentraxin 3 等也是心脑血管疾病的潜在预测指标，但尚需更多资料验证[84-90]。

由于越来越多的证据支持炎症免疫反应是心血管疾病的发生发展的中心环节，医学界开展了一系列动物和临床试验研究抗炎抗免疫疗法对心血管疾病的治疗效果。尽管抗炎抗免疫治疗在动物模型上能够明显改善动脉粥样硬化和慢性心力衰竭等心血管疾病进展，但大量针对心脑血管疾病患者的临床研究结果并不一致，有的甚至相互矛盾。近年来研究发现，抗炎作用是临床心脑血管疾病常用的一线药物包括他汀类降脂药、β 受体阻断药和血管紧张素转化酶抑制药等发挥心脑血管保护作用的重要机制。免疫抑制药物西罗莫司包被的药物洗脱支架可显著降低血管再狭窄的发生率。这些临床资料说明炎症与心脑血管疾病的发生有关，但尚不足以直接证明心脑血管疾病的炎症假说[84-91]。令人鼓舞的是，2017 年一项多中心大样本的临床研究结果发现 IL-1β 单克隆抗体——卡纳单抗（canakinumab）可在他汀类降脂药物治疗的基础上进一步降低心肌梗死患者不良心血管事件的发生率，卡纳单抗治疗可使 CRP 降低 39%，但对 LDL-C 和 HDL-C 的水平无明显影响。该研究首次从临床角度证明了炎症是独立于 LDL-C 的心血管疾病的重要危险因素，为动脉粥样硬化的炎症假说提供了直接证据，也为后续更多炎症靶向药物的研发提供了坚实的基础[91]。

总之，心血管疾病的炎症假说推动了心血管疾病新的预警机制和抗心血管病药物的研究，但考虑到心血管疾病发病机制的复杂性及免疫细胞在心血管疾病过程中的动态变化，抗炎免疫疗法的发展仍然具有非常大的挑战性。因此深入了解心血管疾病过程中免疫

细胞和致炎因子在发病不同时期的具体功能及其动态变化规律，对寻找到心血管系统中与致病性炎症相关的不影响宿主防御功能的特异性干预靶点至关重要。

# 参 考 文 献

[1] 缪朝玉，陈修. 肾素血管紧张素系统及其抑制剂//苏定冯，陈丰厚. 心血管药理学. 4 版. 北京：人民卫生出版社，2011：266-305.

[2] Tamargo M，Tamargo J. Future drug discovery in renin-angiotensin-aldosterone system intervention. Expert Opin Drug Discov，2017，12：827-848.

[3] Donoghue M，Hsieh F，Baronas E，et al. A novel angiotensin-converting enzyme-related carboxypeptidase（ACE2）converts angiotensin I to angiotensin 1-9. Circ Res，2000，87：E1-E9.

[4] Albiston AL，Mcdowall SG，Lee J，et al. Evidence that the angiotensin IV（AT4）receptor is the enzyme insulin-regulated aminopeptidase. J Biol Chem，2001，276：48623-48626.

[5] Karnik SS，Singh KD，Tirupula K，et al. Significance of angiotensin 1-7 coupling with MAS1 receptor and other GPCRs to the renin-angiotensin system：IUPHAR Review 22. Br J Pharmacol，2017，174：737-753.

[6] Nguyen G，Delarue F，Burcklé C，et al. Pivotal role of the renin/prorenin receptor in angiotensin II production and cellular responses to renin. J Clin Invest，2002，109：1417-1427.

[7] Aplin M，Bonde MM，Hansen JL. Molecular determinants of angiotensin II type 1 receptor functional selectivity. J Mol Cell Cardiol，2009，46：15-24.

[8] Jensen C，Herold P，Brunner HR. Aliskiren：the first renin inhibitor for clinical treatment. Nat Rev Drug Discov，2008，7：399-410.

[9] Pantzaris ND，Karanikolas E，Tsiotsios K，et al. Renin inhibition with aliskiren：a decade of clinical experience. J Clin Med，2017，6（6）：61.

[10] Hubers SA，Brown NJ. Combined angiotensin receptor antagonism and neprilysin inhibition. Circulation，2016，133：1115-1124.

[11] Nielsen PM，Grimm D，Wehland M，et al. The combination of valsartan and sacubitril in the treatment of hypertension and heart failure-an update. Basic Clin Pharmacol Toxicol，2018，122：9-18.

[12] Lother A，Moser M，Bode C，et al. Mineralocorticoids in the heart and vasculature：new insights for old hormones. Annu Rev Pharmacol Toxicol，2015，55：289-312.

[13] Jaisser F，Farman N. Emerging roles of the mineralocorticoid receptor in pathology：toward new paradigms in clinical pharmacology. Pharmacol Rev，2016，68：49-75.

[14] Usher MG，Duan SC，Frieler RA，et al. Myeloid mineralocorticoid receptor controls macrophage polarization and cardiovascular hypertrophy and remodeling in mice. J Clin Invest，2010，120：3350-3364.

[15] Shen ZX，Chen XQ，Sun XN，et al. Mineralocorticoid receptor deficiency in macrophages inhibits atherosclerosis by affecting foam cell formation and efferocytosis. J Biol Chem，2017，292：925-935.

[16] Sun JY，Li C，Shen ZX，et al. Mineralocorticoid receptor deficiency in macrophages inhibits neointimal hyperplasia and suppresses macrophage inflammation through SGK1-AP1/NF-kappaB pathways. Arterioscler Thromb Vasc Biol，2016，36：874-885.

[17] Rickard AJ，Morgan J，Tesch G，et al. Deletion of mineralocorticoid receptors from macrophages protects against deoxycorticosterone/salt-induced cardiac fibrosis and increased blood pressure. Hypertension，2009，54：537-543.

[18] Frieler RA，Meng H，Duan SZ，et al. Myeloid-specific deletion of the mineralocorticoid receptor reduces infarct volume and alters inflammation during cerebral ischemia. Stroke，2011，42：179-185.

[19] Sun XN，Li C，Liu Y，et al. T-Cell mineralocorticoid receptor controls blood pressure by regulating interferon-gamma. Circ Res，2017，120：1584-1597.

[20] Li C，Sun XN，Zeng MR，et al. Mineralocorticoid receptor deficiency in T cells attenuates pressure overload-induced cardiac hypertrophy and dysfunction through modulating T-cell activation. Hypertension，2017，70：137-147.

[21] Keating GM，Jarvis B. Carvedilol：a review of its use in chronic heart failure. Drugs，2003，63：1697-1741.

[22] Wang W，Qiao Y，Li Z. New insights into modes of GPCR activation. Trends Pharmacol Sci，2018，39：367-386.

[23] Woo AYH，Song Y，Zhu W，et al. Advances in receptor conformation research：the quest for functionally selective conformations focusing on the β（2）-adrenoceptor. Br J Pharmacol，2015，172：5477-5488.

[24] Violin JD，Lefkowitz RJ. β-Arrestin-biased ligands at seven-transmembrane receptors. Trends Pharmacol Sci，2007，28：416-422.

[25] Changeux JP，Christopoulos A. Allosteric modulation as a unifying mechanism for receptor function and regulation. Cell，2016，166：1084-1102.

[26] Vilar S，Sobarzosánchez E，Santana L，et al. Molecular docking and drug discovery in beta-adrenergic receptors. Curr Med Chem，

2017，24：4340-4359.

[27] Ulloa L. The vagus nerve and the nicotinic anti-inflammatory pathway. Nat Rev Drug Discov，2005，4：673-684.

[28] Wessler I，Kirkpatrick CJ. Acetylcholine beyond neurons：the non-neuronal cholinergic system in humans. Br J Pharmacol，2008，154：1558-1571.

[29] Borovikova LV，Zvanova S，Zhang M，et al. Vagus nerve stimulation attenuates the systemic inflammatory response to endotoxin. Nature，2000，405：458-462.

[30] Wang H，Yu M，Ochani M，et al. Nicotinic acetylcholine receptor alpha7 subunit is an essential regulator of inflammation. Nature，2003，421：384-388.

[31] Hiramoto T，Chida Y，Sonoda J，et al. The hepatic vagus nerve attenuates Fas-induced apoptosis in the mouse liver via alpha7 nicotinic acetylcholine receptor. Gastroenterology，2008，134：2122-2131.

[32] Van Westerloo DJ，Giebelen IA，Florquin S，et al. The vagus nerve and nicotinic receptors modulate experimental pancreatitis severity in mice. Gastroenterology，2006，130：1822-1830.

[33] Li DJ，Evans RG，Yang ZW，et al. Dysfunction of the cholinergic anti-inflammatory pathway mediates organ damage in hypertension. Hypertension，2011，57：298-307.

[34] Liu C，Shen FM，Le YY，et al. Antishock effect of anisodamine involves a novel pathway for activating alpha7 nicotinic acetylcholine receptor. Crit Care Med，2009，37：634-641.

[35] Gotti C，Clementi F. Neuronal nicotinic receptors：from structure to pathology. Prog Neurobiol，2004，74：363-396.

[36] Kawashima K，Fujii T. Basic and clinical aspects of non-neuronal acetylcholine：overview of non-neuronal cholinergic systems and their biological significance. J Pharmacol Sci，2008，106：167-173.

[37] Egleton RD，Brown KC，Dasgupta P. Angiogenic activity of nicotinic acetylcholine receptors：implications in tobacco-related vascular diseases. Pharmacol Ther，2009，121：205-223.

[38] Khan M，Nickoloff E，Abramova T，et al. Embryonic stem cell-derived exosomes promote endogenous repair mechanisms and enhance cardiac function following myocardial infarction. Circ Res，2015，117：52-64.

[39] Ong SG，Wu JC. Exosomes as potential alternatives to stem cell therapy in mediating cardiac regeneration. Circ Res，2015，117：7-9.

[40] Kang BJ，Kim H，Lee SK，et al. Umbilical-cord-blood-derived mesenchymal stem cells seeded onto fibronectin-immobilized polycaprolactone nanofiber improve cardiac function. Acta Biomater，2014，10：3007-3017.

[41] Clevers H. What is an adult stem cell? Science，2015，350：1319-1320.

[42] Wang D，Li LK，Dai T，et al. Adult stem cells in vascular remodeling. Theranostics，2018，8：815-829.

[43] Yoshida Y，Yamanaka S. Induced pluripotent stem cells 10 years later：for cardiac applications. Circ Res，2017，120：1958-1968.

[44] Sayed N，Liu C，Wu JC. Translation of human-induced pluripotent stem cells：from clinical trial in a dish to precision medicine. J Am Coll Cardiol，2016，67：2161-2176.

[45] Zhao Y，Samal E，Srivastava D. Serum response factor regulates a muscle-specific microRNA that targets Hand2 during cardiogenesis. Nature，2005，436：214-220.

[46] Van Rooij E，Sutherland LB，Liu N，et al. A signature pattern of stress-responsive microRNAs that can evoke cardiac hypertrophy and heart failure. Proc Natl Acad Sci USA，2006，103：18255-18260.

[47] Yang B，Lin H，Xiao J，et al. The muscle-specific microRNA miR-1 regulates cardiac arrhythmogenic potential by targeting GJA1 and KCNJ2. Nat Med，2007，13：486-491.

[48] Carè A，Catalucci D，Felicetti F，et al. MicroRNA-133 controls cardiac hypertrophy. Nat Med，2007，13：613-618.

[49] Van Rooij E，Sutherland LB，Qi X，et al. Control of stress-dependent cardiac growth and gene expression by a microRNA. Science，2007，316：575-579.

[50] Van Rooij E，Quiat D，Johnson BA，et al. A family of microRNAs encoded by myosin genes governs myosin expression and muscle performance. Dev Cell，2009，17：662-673.

[51] Shan H，Zhang Y，Lu Y，et al. Downregulation of miR-133 and miR-590 contributes to nicotine-induced atrial remodelling in canines. Cardiovasc Res，2009，83：465-472.

[52] Shan H，Li B，Lu Y，et al. Tanshinone ⅡA protects against sudden cardiac death induced by lethal arrhythmias via repression of microRNA-1. Br J Pharmacol，2009，158：1227-1235.

[53] Lu Y，Zhang Y，Shan H，et al. MicroRNA-1 downregulation by propranolol in a rat model of myocardial infarction：a new mechanism for ischaemic cardioprotection. Cardiovasc Res，2009，84：434-441.

[54] Suffredini S，Stillitano F，Comini L，et al. Long-term treatment with ivabradine in post-myocardial infarcted rats counteracts f-channel overexpression. Br J Pharmacol，2012，165：1457-1466.

[55] Ai J，Pu J，Jiao J，et al. Circulating microRNA-1 as a potential novel biomarker for acute myocardial infarction. Biochem Biophys

Res Commun, 2010, 391: 73-77.

[56] Gidlöf O, Andersson P, Götberg M, et al. Cardiospecific microRNA plasma levels correlate with troponin and cardiac function in patients with ST elevation myocardial infarction, are selectively dependent on renal elimination, and can be detected in urine samples. Cardiology, 2011, 118: 217-226.

[57] Widera C, Gupta SK, Bauersachs J, et al. Diagnostic and prognostic impact of six circulating microRNAs in acute coronary syndrome. J Mol Cell Cardiol, 2011, 51: 872-875.

[58] Francis CA, Preet KR, Gunpreet K, et al. MicroRNA therapeutics: discovering novel targets and developing specific therapy. Perspect Clin Res, 2016, 7: 68-74.

[59] Shibata C, Otsuka M, Kishikawa T, et al. Current status of miRNA-targeting therapeutics and preclinical studies against gastroenterological carcinoma. Mol Cell Ther, 2013, 1: 5.

[60] Hydbring P, Badalian-Very G. Clinical applications of microRNAs. F1000Res, 2013, 2: 136.

[61] Fasanaro P, Greco S, Martelli F, et al. microRNA: emerging therapeutic targets in acute ischemic diseases. Pharmacol Ther, 2010, 125: 92-104.

[62] Kurutas EB. The importance of antioxidants which play the role in cellular response against oxidative/nitrosative stress: current state. Nutr J, 2016, 15: 71.

[63] Moldogazieva NT, Mokhosoev ZM, Feldman NB, et al. ROS and RNS signaling: adaptive redox switches through oxidative/nitrosative protein modifications. Free Radic Res, 2018, 52: 507-543.

[64] Roberts RA, Smith RA, Safe S, et al. Toxicological and pathophysiological roles of reactive oxygen and nitrogen species. Toxicology, 2010, 276: 85-94.

[65] Xie L, Liu Z, Lu H, et al. Pyridoxine inhibits endothelial NOS uncoupling induced by oxidized low-density lipoprotein via the PKCα signalling pathway in human umbilical vein endothelial cells. Br J Pharmacol, 2012, 165: 754-764.

[66] Zhang P, Xu X, Hu X, et al. Inducible nitric oxide synthase deficiency protects the heart from systolic overload-induced ventricular hypertrophy and congestive heart failure. Circ Res, 2007, 100: 1089-1098.

[67] Li Y, Sarkar O, Brochu M, et al. Natriuretic peptide receptor-C attenuates hypertension in spontaneously hypertensive rats: role of nitroxidative stress and Gi proteins. Hypertension, 2014, 63: 846-855.

[68] Kass DA, Shah AM. Redox and nitrosative regulation of cardiac remodeling. Antioxid Redox Signal, 2013, 18: 1021-1023.

[69] Tao RR, Wang H, Hong LJ, et al. Nitrosative stress induces peroxiredoxin 1 ubiquitination during ischemic insult via E6AP activation in endothelial cells both in vitro and in vivo. Antioxid Redox Signal, 2014, 21: 1-16.

[70] Park L, Wang G, Moore J, et al. The key role of transient receptor potential melastatin-2 channels in amyloid-β-induced neurovascular dysfunction. Nat Commun, 2014, 5: 5318.

[71] Tao RR, Ji YL, Lu YM, et al. Targeting nitrosative stress for neurovascular protection: new implications in brain diseases. Curr Drug Targets, 2012, 13: 272-284.

[72] Przyklenk K, Bauer B, Ovize M, et al. Regional ischemic 'preconditioning' protects remote virgin myocardium from subsequent sustained coronary occlusion. Circulation, 1993, 87: 893-899.

[73] Wang Y, Reis C, Nd AR, et al. Ischemic conditioning-induced endogenous brain protection: applications pre-, per- or post-stroke. Exp Neurol, 2015, 272: 26-40.

[74] Hausenloy DJ, Mwamure PK, Venugopal U, et al. Effect of remote ischaemic preconditioning on myocardial injury in patients undergoing coronary artery bypass graft surgery: a randomised controlled trial. Lancet, 2007, 370: 575-579.

[75] Thielmann M, Kottenberg E, Kleinbongard P, et al. Cardioprotective and prognostic effects of remote ischaemic preconditioning in patients undergoing coronary artery bypass surgery: a single-centre randomised, double-blind, controlled trial. Lancet, 2013, 382: 597-604.

[76] Garcia S, Rector TS, Zakharova M, et al. Cardiac remote ischemic preconditioning prior to elective vascular surgery (CRIPES): a prospective, randomized, sham-controlled phase Ⅱ clinical trial. J Am Heart Assoc, 2016, 5 (10): e003916.

[77] Hausenloy DJ, Candilio L, Evans R, et al. Effect of remote ischaemic preconditioning on clinical outcomes in patients undergoing coronary artery bypass graft surgery (ERICCA study): a multicentre double-blind randomised controlled clinical trial. Southampton (UK): NIHR Journals Library, 2016.

[78] Cheung CX, Healy DA, Walsh SR. Remote preconditioning and cardiac surgery: regrouping after remote ischemic preconditioning for heart surgery (RIPHeart) and effect of remote ischemic preconditioning on clinical outcomes in patients undergoing coronary artery bypass surgery (ERICCA). J Thorac Dis, 2016, 8: E197-E199.

[79] England TJ, Hedstrom A, O'Sullivan S, et al. RECAST (remote ischemic conditioning after stroke trial): a pilot randomized placebo controlled phase Ⅱ trial in acute ischemic stroke. Stroke, 2017, 48: 1412-1415.

[80] Zhao W, Meng R, Ma C, et al. Safety and efficacy of remote ischemic preconditioning in patients with severe carotid artery

stenosis before carotid artery stenting: a proof-of-concept, randomized controlled trial. Circulation, 2017, 135: 1325-1335.

[81] Wang Y, Meng R, Song H, et al. Remote ischemic conditioning may improve outcomes of patients with cerebral small-vessel disease. Stroke, 2017, 48: 3064-3072.

[82] Hess DC, Blauenfeldt RA, Andersen G, et al. Remote ischaemic conditioning-a new paradigm of self-protection in the brain. Nat Rev Neurol, 2015, 11: 698-710.

[83] Kleinbongard P, Skyschally A, Heusch G. Cardioprotection by remote ischemic conditioning and its signal transduction. Pflugers Arch, 2017, 469: 159-181.

[84] Nahrendorf M. Myeloid cell contributions to cardiovascular health and disease. Nat Med, 2018, 24: 711-720.

[85] Gistera A, Hansson GK. The immunology of atherosclerosis. Nat Rev Nephrol, 2017, 13: 368-380.

[86] Guzik TJ, Touyz RM. Oxidative stress, inflammation, and vascular aging in hypertension. Hypertension, 2017, 70: 660-667.

[87] Petrovic-Djergovic D, Goonewardena SN, Pinsky DJ. Inflammatory disequilibrium in stroke. Circ Res, 2016, 119: 142-158.

[88] Dick SA, Epelman S. Chronic heart failure and inflammation: what do we really know? Circ Res, 2016, 119: 159-176.

[89] Abernethy A, Raza S, Sun JL, et al. Pro-inflammatory biomarkers in stable versus acutely decompensated heart failure with preserved ejection fraction. J Am Heart Assoc, 2018, 7.pii: e007385.

[90] Wang Y, Tan X, Gao H, et al. Magnitude of soluble ST2 as a novel biomarker for acute aortic dissection. Circulation, 2018, 137: 259-269.

[91] Ridker PM, Everett BM, Thuren T, et al. Antiinflammatory therapy with canakinumab for atherosclerotic disease. N Engl J Med, 2017, 377: 1119-1131.

# 第二章

# 动脉压力感受性反射系统

苏定冯[*]

心血管活动受神经和体液调节。体液调节系统主要是肾素-血管紧张素系统（RAS）。神经调节的最高中枢是大脑皮质，主宰情绪变化对心血管活动的影响。神经调节的最终执行者是交感神经和迷走神经，对心血管的活动直接施加影响。动脉压力感受性反射（arterial baroreflex，ABR）通过对交感神经和迷走神经的双向调节，在维持心血管系统的稳定和平衡中起重要作用。近年来，笔者发现 ABR 功能减退，导致几乎所有的心血管疾病的预后不良；发现乙酰胆碱是介导该作用的内源性递质，尼古丁α7 受体是该作用的靶受体。这些发现丰富了 ABR 的内涵，由此提出了动脉压力感受性反射系统（arterial baroreflex system，ABS）的概念。

## 第一节　动脉压力感受性反射的结构

### 一、经典的 ABR 反射弧

与所有的反射一样，ABR 的反射弧也由 5 个环节组成：感受器、传入神经、中枢、传出神经和效应器。

（一）感受器

感受器主要集中在颈动脉窦和主动脉弓这两个区域，此外，在头臂干等大动脉尤其是其分叉处也有感受器分布。颈动脉窦处的管壁薄而膨大，外膜发达，内有大量的胶原纤维，中膜平滑肌少，弹力纤维多，在窦壁外膜深层有大量密集的压力感受性神经末梢，呈树枝状分布或形成特异的环层结构。除了反刍类动物外，几乎所有的哺乳动物均有颈动脉窦。严格来说，颈动脉窦的压力感受器并非真正的压力感受装置，而应属于牵张感受器。因为在动物实验中发现，若将颈动脉窦区打上石膏，当窦内压增高而窦壁不能发生形变时，感受器不受刺激。主动脉弓的血管壁较厚，不易发生形变，因此其灵敏度要比颈动脉窦低[1]。

（二）传入神经

颈动脉窦区的传入神经为窦神经（或称颈动脉窦神经、Hering 神经），随舌咽神经入

* 通讯作者：苏定冯，E-mail：dfsu@smmu.edu.cn

颅。主动脉弓区的传入神经为主动脉神经，与迷走神经同行。20世纪70年代以前，人们用去除窦弓神经（sinoaortic denervation，SAD）的方法来制造神经源性高血压模型。后来，由于引进计算机化清醒动物血压长期连续监测技术，记录了SAD动物（犬和大白鼠）的24h血压，发现24h血压的平均值并不增高；而血压变得不稳定，即血压波动性（blood pressure variability，BPV）增高（图2-1）。因此，现在用SAD方法制作BPV升高的动物模型[2,3]。

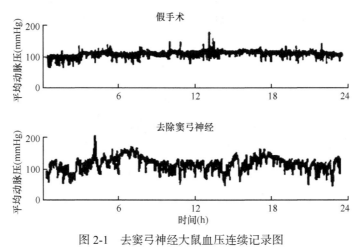

图 2-1  去窦弓神经大鼠血压连续记录图

### （三）中枢

反射传入的终点为孤束核（nucleus tractus solitarii，NTS）。简单来说，孤束核接受传入冲动后，通过延髓内的神经通路使延髓头端腹外侧部（RVLM）$C_1$区的血管运动神经元受抑制，从而使交感神经紧张性活动减弱。孤束核神经元还与延髓内其他神经核团及脑干其他部位如脑桥和下丘脑等的一些神经核团发生联系，其效应也是使交感神经的紧张性活动减弱。另外，传入冲动到达孤束核后还与迷走神经背核和疑核发生联系，使迷走神经的活动加强。最近，Aicher等[4]指出延髓内的ABR主通路：①感受器受刺激后经传入神经到孤束核，通过释放谷氨酸，兴奋位于孤束核的第二级神经元；②孤束核的这些神经元兴奋后将兴奋投送到延髓尾端腹外侧部（CVLM）；③CVLM的γ-氨基丁酸（GABA）能神经元直接抑制RVLM的交感兴奋性神经元；④上述NTS-CVLM-RVLM通路的激活导致交感节前神经元的去易化（disfacilitation），即紧张性冲动减少。

### （四）传出神经

传出神经为交感神经与迷走神经。交感神经末梢释放的递质是肾上腺素和去甲肾上腺素，迷走神经末梢释放的递质是乙酰胆碱。

### （五）效应器

效应器为心脏与血管。当感受器受到刺激（血压突然升高或者管壁受牵拉），经传入神经到达中枢，交感神经受抑制，迷走神经兴奋，心率减慢，心缩力下降，心排血量减少，血管扩张，外周阻力降低，总体效应是使血压下降。反之亦然。

## 二、乙酰胆碱和尼古丁α7 受体

### （一）乙酰胆碱

乙酰胆碱是胆碱能神经末梢释放的神经递质，主要作用于 M 胆碱受体和 N 胆碱受体。乙酰胆碱主要影响心脏，对血管影响不大。乙酰胆碱测定比较困难，目前的研究中常常用测定乙酰胆碱转运体来代替。乙酰胆碱主要在胆碱能神经末梢合成，少量在胞体内合成。但是，也发现在没有胆碱能神经分布的组织中，存在乙酰胆碱及其合成所必需的所有的酶系统。

### （二）尼古丁α7 受体

N 受体属于配体门控离子通道型受体，通常由α、β、γ、δ 4种亚基组成。所谓尼古丁α7 受体系由 5 个α7 亚单位组成的五聚体，其在免疫细胞表达，并发挥抗炎作用。刺激迷走神经具有抗炎作用早已被发现，之后发现这种抗炎作用是通过尼古丁α7 受体实施的。激活α7 受体，除了具有抗炎作用外，尚有抗细胞凋亡、抗氧化应激和促血管新生的作用。这些作用恰好能有效地对抗 SAD 引起的炎症反应增加、细胞凋亡加强、氧化应激启动和血管新生抑制。进一步的研究表明，α7 受体是 ABR 靶受体，而乙酰胆碱是 ABR 的主要递质分子。

## 第二节　动脉压力感受性反射功能测定

实验动物在麻醉下，直接用电刺激颈动脉窦，记录心血管反应，可以计算 ABR 功能。考虑到 ABR 功能易受麻醉剂的影响，因此，本文只讨论在清醒状态下的 ABR 功能测定。

ABR 对心血管活动的调节通过交感神经和迷走神经进行。ABR 通过交感神经调节血管的紧张度，从而调节血压，保持血压的稳定性；ABR 通过迷走神经调节心脏的搏动频率，从而调节心排血量，维持血压的稳定性。

经典的 ABR 功能测定的基本原理是对动脉压力感受器施加定量刺激，测定效应器的反应，以每单位量的刺激所引起的反应作为 ABR 功能的指标，即压力反射敏感性（baroreflex sensitivity，BRS）。在血管的紧张度、血压、心排血量和心率这 4 个指标中，血压和心率最容易被测定。但在整个测定过程中血压已经被作为刺激指标，因此应答指标只能是心率。事实上经典的 BRS 测定的是 ABR 对心率（或心动周期）的控制（ABR-heart period control，ABR-HP）。笔者新建立的方法可以测定 ABR 对血压的控制（ABR-blood pressure control，ABR-BP）。后面的叙述中，如果没有指明 ABR-BP 的测定，则 BRS 或 ABR 功能全部指 ABR-HP。

## 一、ABR-HP 测定

### （一）改变血压的方法

**1. 药理学方法**　通常用血管活性药物改变血压，通过血压的升降，使感受器所处部位血管壁的形变程度增加或减少，使传入冲动的频率改变。血管活性药物常用的有去氧肾上腺素（phenylephrine，PE）、血管紧张素Ⅱ（angiotensinⅡ，AngⅡ）、硝普钠（sodium nitroprusside，SNP）和硝酸甘油（nitroglycerine，NG）。给药方式为静脉注射或静脉滴注。若为静脉注射，不管使用何种方法，均应事先将注射用的静脉导管用将要注射的溶液充满，然后再一次性均匀地推入规定的剂量，而不是先推入规定的剂量，再用生理盐水将留在管中的药物冲入血管内。否则，得到的血压波形有切迹，影响计算。在血压指标中，有收缩压（SBP）、舒张压（DBP）、平均动脉压（MAP）。一般来说，3个指标不全部用，如用2个指标，则用SBP和DBP；如用1个指标，则用SBP或MAP。这个原则也适用于其他心血管研究。在本部分中只用SBP。在心率（HR）和心动周期（heart period，HP）这2个指标中，提倡用HP，在本部分中基本上只用HP。此外要注意药物本身对反射弧的各个环节可能有直接作用，也可能影响对结果的分析。

**2. 生理学方法**（Valsalva操作）　仅用于人。嘱受检者持续吹气，吹气口经一橡皮管连在一个压力计上，要使压力保持在40mmHg持续10s。然后受检者深吸气，最后放松。在受检者吹气和吸气的同时，记录血压和心率。吹气时，由于胸膜腔内压升高，静脉回流减少，血压下降；吸气时则相反。计算刺激（血压变化）–反应（HP变化）曲线的斜率作为BRS。

### （二）BRS的计算方法

**1. 最大变化值计算法**　这是最简单的计算方法。例如，一次静脉注射PE，使收缩压升高，心率减慢或HP延长。分别取最大变化值，有BRS（ms/mmHg）=ΔHP（ms）/ΔSBP（mmHg）。BRS的含义是每升高1mmHg的SBP引起了多少毫秒（ms）的HP的延长。此法最简单，但容易带来较大的误差。

**2. Smyth法**　Smyth等[5]于1969年首先在患者身上使用此法测定BRS。用AngⅡ或PE静脉注射以升高动脉血压，刺激动脉压力感受器。同时记录血压和HP。用直线回归法计算出刺激（血压变化）–反应（HP变化）曲线的斜率，作为BRS，单位也是ms/mmHg。此法简便易行，沿用至今。后来也有人加用NG或SNP以降低血压，抑制压力感受器。但NG或SNP降压对清醒动物刺激较大，动物容易动，使血压波形变得不规则。另外，刺激与反应之间有一定的潜伏期，人和哺乳动物的潜伏期为1s左右。在正常成年人1s接近于一个心动周期，因此潜伏期的存在并不明显影响刺激–反应曲线斜率的计算。小动物心率较快，如大白鼠每秒6次。因此在取反应（HP）数据时需推后数搏（称为Shift）。笔者用计算机找出每个动物的最佳后推搏数再算出BRS，所得结果较为精确[6,7]，详见图2-2。如果不用计算机寻找，则可先确定升压过程中最高SBP和最长HP的位置，这2个数据作为相关回归散点图中的最后一对数据，依次往前取数据，直到升压的起始点为止。用此法计算，Shift数多落在4~6。

**3. 稳态（steady state）法**　用去甲肾上

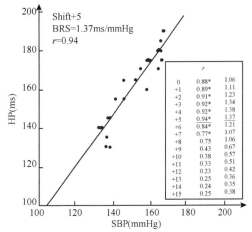

| | $r$ | |
| --- | --- | --- |
| 0 | 0.88* | 1.06 |
| +1 | 0.89* | 1.11 |
| +2 | 0.91* | 1.23 |
| +3 | 0.92* | 1.34 |
| +4 | 0.92* | 1.37 |
| +5 | 0.94* | 1.37 |
| +6 | 0.84* | 1.21 |
| +7 | 0.77* | 1.07 |
| +8 | 0.75 | 1.06 |
| +9 | 0.43 | 0.67 |
| +10 | 0.38 | 0.57 |
| +11 | 0.33 | 0.51 |
| +12 | 0.23 | 0.42 |
| +13 | 0.25 | 0.36 |
| +14 | 0.24 | 0.35 |
| +15 | 0.25 | 0.38 |

Shift+5
BRS=1.37ms/mmHg
r=0.94

图2-2　动脉压力感受性反射敏感性测定方法示意图

腺素、PE 或 SNP 持续静脉滴注，使血压稳定后记录血压和心率，然后变换静脉滴注药物的浓度或滴速，使血压稳定在另一水平上，再记录血压和心率，如是 5～6 次。然后再用回归法，求出刺激（血压变化）–反应（HP 变化）曲线的斜率。此法不受上述潜伏期的影响。此外，由于 BRS（心率控制）中占主导的和早期产生的是迷走神经成分，用 Smyth 法测量的 BRS 几乎全部反映迷走成分。而用稳态法测的 BRS 还能反映交感神经成分[8]。

**4. 改良 Smyth 法**　此法介于上述两种方法之间，系用 5～9 个不同剂量 PE 静脉注射，产生 5～9 次不同的血压和心率变化，取每次变化的极点，作出刺激（血压变化）–反应（HP 变化）曲线，以其斜率作 BRS。此法较稳态法方便，也可能较 Smyth 法精确[9]。

Tochikubo 等用一种新装置，无损伤地连续测量指动脉血压，用心电图机记录心率，再用 Valsalva 操作引起血压改变，从而使 BRS 的测量成为完全的无创伤性技术。用此法测定的 BRS 与用 Smyth 法测定的 BRS 有良好的相关性。另外，也可从连续记录的血压波中寻找 ABR 介导的自发性血压、心率改变，用以计算 ABR 功能。

# 二、ABR-BP 测定

前已述及，ABR 功能测定方法中以药理学方法最为常用，但由于血压已被作为刺激因素，不能再用作应答指标。因此，常用的药理学测定方法如 Smyth 法等就只能测定 ABR 功能中对心率的控制（ABR-HR），也就是文献中常用的 BRS。由于实验计算中用 HP 而不用 HR，故将以往的 BRS 称为 ABR 对 HP 的控制（ABR-HP）。鉴于此，笔者经过多年探索，设计了一种新方法，用于测量 ABR 对血压的控制（ABR-BP）[10]。

ABR-BP 测定原理：设想去除 ABR 后，机体对某一升压药的反应必然加强，比较去除 ABR 前后机体对同一剂量的同一升压药反应的区别，即代表 ABR-BP。去除 ABR 可从三处着手，一是切除传入神经，即 SAD；二是损毁中枢 NTS；三是切断传出通路即阻断交感神经和迷走神经。由于前两种方法均需外科手术操作，实际工作中无法使用，因此，笔者选用了切断传出通路的方法。具体操作为静脉注射胍乙啶（Gua）2 次（分别为 10mg/kg 和 5mg/kg，间隔 45min），甲基阿托品（MA）1 次（1mg/kg）。以 Ang Ⅱ（25mg/kg，静脉注射）作为升压药，计算血压升高的曲线下面积。设面积 1（$A_1$）为 ABR 功能完整时对 Ang Ⅱ反应的大小，面积 2（$A_2$）为 ABR 去除后对 Ang Ⅱ反应的大小，则 ABR-BP＝（$A_2-A_1$）/$A_2$×100%。图 2-3 显示一个实例。

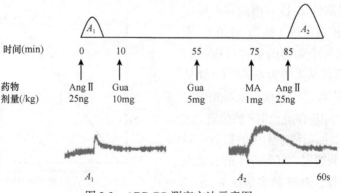

图 2-3　ABR-BP 测定方法示意图

用这一新方法，笔者研究了 ABR 功能与 BPV 的关系，发现 ABR-BP 与 BPV 有非常显著的负线性关系，而 ABR-HP 与 BPV 则无显著关系。此外还发现 ABR-BP 也存在与 ABR-HP 类似的昼夜节律，也受应激等因素影响，在高血压时降低，并与某些药物降低 BPV 的机制有关[10]。

## 三、颈动脉窦变压法

**1. 颈室变压法**（neck-chamber method） 此法由意大利的 Mancia 和美国的 Eckberg 两个研究组应用于患者。用一个密闭的装置套在患者颈部，该装置外层坚硬内层软，中间可充气，称为颈室（neck chamber）。其中压力可随意改变，从−50mmHg 到+50mmHg。当颈室内为负压时，颈部皮肤受牵拉，进而颈动脉窦壁受牵拉，压力感受器受刺激，血压和心率下降。当加正压时，压力感受器受抑制。同样用回归法计算刺激（颈套内压变化）-反应（血压和心率变化）曲线的斜率作为 BRS。此法优点是可同时测定反应中的心率和血压部分，缺点是仅刺激颈动脉窦压力感受器，而主动脉弓的压力感受器将产生反方向的效应。最近 Kawada 等专门对反方向效应问题进行了研究[11]。他们直接在麻醉兔的颈动脉窦区施加 50mmHg 的负压，引起（21.5±3.8）mmHg 的血压下降，如果将主动脉神经去除，则可引起（27.4±4.8）mmHg 的血压下降，两者有显著差异。但对根据上述曲线斜率计算出来的 BRS 影响不大。因此，该方法作为对 BRS 的粗略估算是可行的。

**2. 颈动脉外套管法** 仅用于动物。实验前数天，先在颈总动脉外埋置可充气的套管。实验时向套管内注水使套管膨胀，压迫和阻塞颈总动脉，记录由此引起的血压升高和心率加快数值。

## 第三节 影响动脉压力感受性反射功能的因素

## 一、生理学因素

**1. 遗传** 用稳态法测定家兔的 BRS，将 BRS 在 20ms/mmHg 以上的作为 A 组，10ms/mmHg 以下的作为 B 组，去除居中者。每组各有 2 雄 4 雌。当两组动物的后代成年后再测它们的 BRS，发现在 3 代之内两组动物 BRS 即可明显形成高、低 2 个群体，很少有重叠，说明 BRS 有明显的遗传性[12]。

**2. 年龄** Gribbin 等用 Smyth 法测量了 19～66 岁的正常人和高血压患者的 BRS，发现两组人群的 BRS 均与年龄呈负相关，即 BRS 随年龄增长而减弱。其他很多研究也提示老年人的 BRS 低于年轻人。这种变化可能与老年人血管硬化、血管的顺应性降低等有关。有趣的是，在 4～20 周龄大鼠的研究中却显示 BRS 随年龄增长而增强。提示这并非种族差异，而很可能是由于年龄段不同所致。因此，笔者研究了从 5～70 周龄的血压正常大鼠的 BRS 变化，发现 BRS 在发育期（5～9 周龄）增高，到老年（70 周龄）时降低。进一步研究表明，主要是 BRS 中的迷走成分随周龄增长的变化，而交感成分恒定不变。其他研究也表明，由 β 肾上腺素受体介导的反射性心动过速在老年大鼠并未受损。

**3. 性别** BRS 的性别差异研究不多。用血管扩张药降低血压，以心率加快程度作为

BRS，发现雄性大鼠的反射性心率加快比雌性大鼠明显。进一步研究表明，在 BRS 中雄性大鼠的迷走成分较强，而雌性大鼠的交感成分较强。产生这些差异的原因不清。

**4. 体位** 曾有报道，当受检者取卧位时 BRS 较高，而取立位时 BRS 较低。Harrison 等用颈室法测量 BRS，并采用不同程度的头向上倾斜（head-up tilt）和头向下倾斜（head-down tilt）来改变中心血容量。当头向下倾斜时（中心血容量增加），BRS 增强；头向上倾斜时，BRS 减弱或不变。因失重时中心血容量增加，研究者们认为，如果体位改变引起的 BRS 变化确与中心血容量有关，则失重时 BRS 应加强而并非减弱。

**5. 昼夜节律** 人在睡眠时 BRS 增高。猫的 BRS 在去同步化睡眠时虽比清醒活动时高，但比清醒安静时低。Hossmann 等测量了 5 个健康志愿者 BRS 的昼夜变化，发现 BRS 在早晨 3 点和中午 12 点最高，比其余时间高出 1 倍左右。笔者研究了 10 只正常血压大鼠 BRS 的昼夜节律，发现 BRS 在 23 点最低，以后逐渐升高，到 15 点时最高（鼠类夜间活动，白天睡眠）[13]。这种节律与动物血压水平无关，而可能是动物的觉醒程度不同所致[14]。

**6. 行为、应激和运动** 这三者很难加以区别，有关它们对 BRS 影响的研究不少。用颈动脉外套管法测量 7 只雄性猴子在 5 种不同行为时的 BRS，发现 BRS 在各类运动时最低，睡眠时最高，进食和休息时居中。一般认为，活动时血压升高，心率亦加快，这是中枢对 ABR 抑制所致。另有人测量 24 名女性健康志愿者在休息、冷加压试验和计算（精神性应激）时的 BRS，发现 BRS 在做计算时明显降低，冷加压试验时无改变。关于运动时 BRS 降低已有许多报道。Somers 等指出，BRS 在运动后 20min 开始恢复到正常水平，运动后 40min 和 60min 时超过正常水平。运动后血压降低可能与 BRS 的恢复继而升高有一定的关系[14]。有人研究了训练有素的男青年和长期坐办公室、缺少锻炼的男青年的 BRS，发现前者的 BRS 明显高于后者（+75%左右）。最近，Porter 报道了应激对幼年（出生后 23～25 天）大鼠 BRS 的影响，发现应激抑制给予去氧肾上腺素测定的 BRS，而增强给予硝普钠测定的 BRS，总的方向有利于血压的升高。这种作用可被脑室内给予的罗沙坦所拮抗，说明 Ang Ⅱ 参与了这种作用[15]。

# 二、病理学因素

**1. 高血压** 关于高血压患者或动物 BRS 降低的报道很多，国内也有综述[16]。在此着重指出以下几方面：①切除动脉压力感受器的传入神经并不引起持续性的高血压，而只是使血压的波动性增高。这使以往用切除上述传入神经来制作神经性高血压模型的方法受到根本性的冲击。②BRS 损害是高血压的结果，而不是引起高血压的原因，这已被许多工作证明。但也有人报道，Dahl 盐敏感大鼠和自发性高血压大鼠（SHR）在高血压前期即有 BRS 的改变，这也只能表明 ABR 功能受遗传因素的影响。③在高血压的发展过程中，并非 BRS 降低，而是 BRS 在发育期的生理性升高受抑制，故而在成年后表现为较正常动物低[10]。④高血压时 BRS 的异常主要是迷走成分的异常，而交感成分是正常的。这种不平行可能与中枢整合机制有关，也可能与 ABR 对心率的控制主要通过调节迷走张力有关。⑤ABR 功能受损虽非高血压发病原因，但在高血压的发展过程中起重要作用，并与器官损伤有关。笔者发现 SHR 的 ABR 功能与动物的靶器官损伤有非常密切的相关性[17]。

**2. 心力衰竭** 充血性心力衰竭时 ABR 与其他心血管反射一样受到严重损害。在动物心力衰竭模型中，BRS 降低持续到心力衰竭纠正后 8 个月。Ellenbogen 等观察了心力衰竭患者在心脏移植后 BRS 的变化，发现 BRS 在心脏移植后 2 周即恢复正常，甚至略高于正常。因此认为，心力衰竭时 BRS 降低并非由于动脉压力感受器的结构改变，而可能与神经体液因素有关。

**3. 糖尿病** 糖尿病患者的 BRS 严重受损。ABR 对心率的控制降低，对血浆去甲肾上腺素浓度的控制也降低。后者反映了 BRS 中的交感成分，其损害程度大于前者。

**4. 心肌梗死和其他心血管疾病** 在临床观察中，发现心肌梗死、脑血管意外、动脉粥样硬化患者的 BRS 降低。在动物实验中，发现冠状动脉结扎大鼠和犬、大脑中动脉阻断大鼠、有脑卒中倾向的自发性高血压大鼠（SHR-SP）的 BRS 明显降低。

# 三、药理学因素

**1. 麻醉剂** 几乎所有麻醉剂对人或动物的 BRS 均有抑制作用。Fluckiger 等比较了几种麻醉剂对正常大鼠 BRS 抑制的程度，发现乌拉坦单用，或与阿洛巴比妥合用均可使 BRS 降低到清醒对照的 1/5～1/4，而氯醛糖或戊巴比妥钠使 BRS 降到 1/3～1/2。对于麻醉剂抑制 BRS 的机制，除了共同作用于中枢以外，巴比妥类还对心脏有直接作用，氟烷和氧化亚氮还可能作用于感受器。笔者对实验室常用的几种麻醉剂进行了仔细研究，重点观察了各种麻醉剂对血压、BRS 和神志影响的持续时间，发现这些指标在麻醉的恢复过程中是不同步的[18]。

**2. 乙醇** 对 BRS 的急性效应与慢性效应可能不同。10 名男性健康志愿者在连续适量饮酒 7 天（每天 0.8g/kg）和戒酒 7 天后分别测定 BRS。连续 7 天饮酒后由交感神经介导的血管反应性虽受损，但主要由迷走神经介导的 BRS 心率控制仍正常。而乙醇的急性效应则不同。给大白鼠静脉输注 1.0g/kg 的乙醇后，BRS 对心率的控制降低，而 BRS 对交感神经放电的控制不受影响，进一步研究证明，乙醇对 BRS 的影响主要在于它对中枢的作用。

**3. 抗高血压药物** 对 BRS 的影响较为复杂，在此不做详细论述。大部分药物在降低血压的同时引起反射性心率加快。部分作用于交感神经的药物如胍乙啶可阻断 ABR 对血压的调控，导致直立性低血压。此外，BRS 在某些抗高血压药物的降压机制中有一定作用，如盐酸可乐定、β 受体阻断药、钙通道阻滞药、血管紧张素转化酶抑制药和 5-HT$_2$ 受体拮抗剂。此外，高血压时 BRS 降低，药物降低血压后，可以使受损的 BRS 有所恢复。

# 第四节 动脉压力感受性反射系统在心血管疾病中的重要意义

## 一、ABR 功能与心血管疾病的预后

La Rovere 等[19]在 78 名男性心肌梗死患者第一次发作后 4 周测量了 BRS。经 24 个月的随访，有 6 名死亡，其中 4 名为猝死。结果发现死亡者 BRS 明显低于幸存者。动物实验中也获得类似的结果。Schwartz 等将 192 条犬的冠脉前降支结扎以引起前壁心肌梗死，于梗死后 4～5 周测量 BRS。随后再短暂地阻断冠脉旋支，其中有 106 条犬产生心室颤动，

BRS 明显低于不产生心室颤动的犬，而且易发生心室颤动（或心肌梗死后自发死亡）的犬，其 BRS 在前降支结扎前就比其余犬低。1998 年，La Rovere 等[20]又报道了他们组织的一次更大规模的多中心研究，观察了 1284 名患者，得到了类似的结果。因此，将 BRS 作为急性心肌梗死患者预后的评估指标是合理的、有价值的，同时也是简便易行的。

笔者所在实验室在随后的几十年中研究了 ABR 功能与许多心血管疾病预后的关系。研究发现，反射功能缺陷导致急性心肌梗死大鼠、内毒素休克大鼠、乌头碱致死性心律失常大鼠的生存时间缩短，导致 SHR-SP 的脑卒中发生提前、大脑中动脉闭塞大鼠的梗死面积加大或导致动脉粥样硬化斑块形成严重等。如果用药物恢复 ABR 功能，上述心血管疾病的预后多可改善。

## 二、ABR 功能与血压波动性

早在 18 世纪，人们就已经意识到血压不是恒定的，而是在一定范围内波动。由于技术上的限制，人们对血压的波动情况缺乏深入的了解。1969 年，英国人 Bevan 等首次运用动脉内插管技术对人的血压进行了连续监测。从此，人们对血压的自发性波动、血压的昼夜节律等开始有所了解，并且在 20 世纪 80 年代初逐渐形成了血压波动性的概念。1987 年意大利学者 Mancia 的实验室报道了 BPV 与高血压患者的靶器官损伤（target organ damage，TOD）有关，即在血压水平相当的患者中，BPV 高者靶器官损伤严重[21]。这项报告所显示的 BPV 的临床意义，促使更多的学者对 BPV 研究感兴趣。

ABR 是调节血压的重要机制。以往曾有人试图用切除颈动脉窦和主动脉弓压力感受器传入神经（即 SAD）的方法来制作神经源性高血压模型；后来发现，经 SAD 后，动物并不发生持续性高血压，但 BPV 却持续升高。因此 SAD 常被用作研究 BPV 动物模型的制作方法。尽管 ABR 在维持血压稳定性方面的作用是公认的，但以往的一些临床研究和动物实验不能证明 BPV 和 ABR 功能之间的相关性。后来发现，以往 ABR 功能测定采用的 BRS 即 ABR-HP，只能测定 ABR 对 HP 的控制，不是对血压的控制。改用 ABR 对血压的控制（ABR-BP）这个新方法，就能得到一个非常显著的负性相关。

在过去的 30 年中，笔者对 BPV 与器官损伤进行了大量系统的研究，发现：BPV 增高是高血压动物器官损伤的重要原因，其重要性不亚于血压水平；单纯性的 BPV 增高，即使不伴有高血压，亦可导致器官损伤；用酮色林（ketanserin）可以改善 ABR 功能，降低 BPV，减轻器官损伤。因此提出降低 BPV 是高血压治疗的一个新靶点[3,22,23]。

当 ABR-BP 受损，或者整个 ABR 功能严重受损，血压的调节障碍，在临床上会出现自主神经衰竭（autonomic failure），其主要表现是直立性低血压。

## 三、基于 ABR 系统的药物靶点或治疗策略

**1. 改善 ABR 功能**　包括药物和非药物。改善 ABR 功能有望成为心血管疾病防治的重要新策略，特别是对心血管病的预防和心血管疾病预后的改善。

（1）药物：前已述及，高血压时 BRS 降低，药物降低血压后，可以使受损的 BRS 有所恢复。这种非特异性作用的药物不在本文讨论之列。笔者对数十种抗高血压药物和（或）

血管活性药物进行了研究，发现酮色林是唯一一个能有效改善 ABR 功能的药物。该作用不依赖其降压作用，是一种中枢作用。它能改善各种原因引起的 ABR 功能受损，包括心肌梗死、脑梗死、内毒素休克、高血压等；能有效降低 BPV，也能改善 BPV 增高引起的器官损伤。

（2）运动：许多有氧运动，包括散步、打太极拳、坐禅、练瑜伽等都能改善 ABR 功能。有些已经有实验证明，有些还没有。有研究表明，深慢呼吸能够改善 ABR 功能，而上述运动均可导致深慢呼吸。换言之，不运动只要深慢呼吸就可以改善 ABR 功能。因此，对于没有太多时间运动的上班族，可以在办公室进行懒人操锻炼：深慢呼吸。

（3）限食：能够延长正常动物的寿命。笔者的研究证明，限食能改善 ABR 功能，也可以延缓脑卒中的发生，改善心血管疾病的预后。而限食对心脑血管疾病的有利影响有相当一部分是由 ABR 介导的。去除 ABR 功能，限食的作用大幅度下降。

**2. 刺激颈动脉窦** 在颈部埋植电刺激器刺激颈动脉窦，可用于顽固性高血压的治疗。

**3. 作用于交感神经的药物** 本文从略。

**4. 作用于迷走神经的药物** 有待于进一步研究。

**5. 作用于尼古丁α7 受体的药物** 尼古丁α7 受体激动剂因其治疗学意义重大，将会在临床应用中占据重要的一席之地。α7 受体激动剂目前还处于研究阶段。目前已经清楚胆碱能抗炎通路是由α7 受体介导的，与糖皮质激素抗炎系统一样是重要的机体防御机制。根据笔者猜测，机体的防御系统白天以糖皮质激素系统为主，晚上以胆碱能抗炎通路为主。

# 结语和展望

ABR 是心血管活动最重要的调节机制，而且与许多心血管疾病的预后有关，可以作为改善心血管疾病预后的新策略。但由于实验的难度大，至今全球没有一种自发性 ABR 功能低下的动物。笔者实验室培育了一株 ABR 功能低下的纯种大鼠（arterial baroreflex deficient rat，ABR-DR），以此种动物研究 ABR 在各种心血管疾病中的作用，研究改善 ABR 功能的药物，并进一步研究决定 ABR 功能的基因组。培育 ABR-DR 的工作从 2000 年开始，现已获得成功。

1950～1980 年，心血管疾病的主要防治药物为作用于交感神经和肾上腺素能受体的药物。后来肾素-血管紧张素系统抑制药迅猛发展，成为目前最重要的心血管疾病防治药。ABR 系统包含了经典的交感神经系统和副交感神经系统，其中包括胆碱能抗炎通路和α7 受体。可以预见，在不远的将来，作用于 ABR 系统的药物在心血管疾病防治中的重要性将足以与肾素-血管紧张素系统抑制药相媲美。

**参 考 文 献**

[1] Kirchheim HR. Systemic arterial baroreceptor reflexes. Physiol Rew，1976，56：100-176.

[2] Norman RA Jr，Coleman TG，Dent AC，et al. Continuous monitoring of arterial pressure indicates sinoaortic denervated rats are not hypertensive. Hypertension，1981，3：119-125.

[3] Su DF，Miao CY. Blood pressure variability and organ damage. Clin Exp Pharmacol Physiol，2001，28（9）：709-715.

[4] Aicher SA，Milner TA，Pickel VM，et al. Anatomical substrates for baroreflex sympathoinhi-bition in the rat. Brain Res Bull，2000，51：107-110.

[5] Smyth HS, Sleight P, Pickering GW. Reflex regulation of arterial pressure during sleep in man. A quantitative method for assessing baroreflex sensitivity. Cir Res, 1969, 29: 109-121.

[6] Su DF, Cerutti C, Sassard J, et al. Blood pressure and baroreflex sensitivity in conscious hypertensive rats of Lyon strain. Am J Physiol, 1986, 251: H1111-H1117.

[7] Su DF, Cerutti C, Julien C, et al. Arterial baroreflex control of heart period is not related to blood pressure variability in conscious hypertensive and normotensive rats. Clin Exp Pharmacol Physiol, 1992, 19: 767-776.

[8] Coleman TG. Arterial baroreflex control of heart rate in conscious rat. Am J Physiol, 1980, 238: H515-H520.

[9] Struyker-Boudier HA, Evenwel RT, Smits JF, et al. Baroreflex sensitivity during the development of spontaneous hypertension in rats. Clin Sci, 1982, 62: 589-594.

[10] Su DF, Chen L, Kong XB, et al. Determination of arterial baroreflex-blood pressure control in conscious rats. Acta Pharmacol Sin, 2002, 23 (2): 103-109.

[11] Kawada T, Inagaki M, Takaki H, et al. Counteraction of aortic baroreflex to carotid sinus baroreflex in a neck suction model. J Appl Physiol, 2000, 89: 1979-1984.

[12] Weinstock M. Genetic factors involved in the determination of baroreceptor heart-rate sensitivity. J Hypertens, 1986, 4 (Suppl 6): S290-S292.

[13] Su DF, Julien C, Kandza P, et al. Variation circadienne de la sensibilite du baroreflexe chez le rat conscient. C R Acad Sci Paris, 1987, 305 (III): 683-686.

[14] Krieger EM, Brum PC, Negrão CE. Influence of exercise training on neurogenic control of blood pressure in spontaneously hypertensive rats. Hypertension, 1999, 34: 720-723.

[15] Porter JP. Contribution of central ANG II to acute stress-induced changes in baroreflex function in young rats. Am J Physiol, 2000, 279: R1386-R1391.

[16] 王捷, 何瑞荣. 动脉压力感受器重调的研究进展. 生理科学进展, 1986, 17: 107-111.

[17] Shan ZZ, Dai SM, Su DF, et al. Relationship between baroreceptor reflex function and end-organ damage in spontaneously hypertensive rats. Am J Physiol, 1999, 277: H1200-H1206.

[18] Yi-Ming W, Shu H, Miao CY, et al. Asynchronism of the recovery of baroreflex sensitivity, blood pressure, and consciousness from anesthesia in rats. J Cardiovasc Pharmacol, 2004, 43: 1-7.

[19] La Rovere MT, Specchia G, Mortara A, et al. Baroreflex sensitivity, clinical correlates and cardiovascular mortality among patients with a first myocardial infarction: a prospective study. Circulation, 1988, 78: 816-824.

[20] La Rovere MT, Bigger JT Jr, Marcus FI, et al. Baroreflex sensitivity and heart rate variability in prediction of total cardiac mortality after myocardial infarction. Lancet, 1998, 351: 478-484.

[21] Parati G, Pomidossi G, Albini F, et al. Relationship of 24-hour blood pressure mean and variability to severity of target-organ damage in hypertension. J Hypertens, 1987, 5: 93-98.

[22] Su DF, Miao CY. Reduction of blood pressure variability: a new strategy for the treatment of hypertension. Trends Pharmacol Sci, 2005, 26 (8): 388-390.

[23] Miao CY, Xie HH, Zhan LS, et al. Blood pressure variability is more important than blood pressure level in determination of end-organ damage in rats. J Hypertens, 2006, 24 (6): 1125-1135.

# 第三章

# 肾上腺素受体与β肾上腺素受体阻断剂

宋　晓　张幼怡[*]

肾上腺素受体（adrenergic receptors，AR）是一类膜表面糖蛋白，属于 7 次跨膜的 G 蛋白偶联受体。它的内源性激动剂为去甲肾上腺素（norepinephrine，NE）和肾上腺素（epinephrine，Epi），分别由交感神经末梢及肾上腺髓质释放。AR 通过识别并选择性地结合儿茶酚胺类物质，引起胞内信号转导通路的激活，从而引起一系列生物反应。AR 分布于几乎所有外周组织及中枢神经系统的许多神经元。交感–儿茶酚胺系统对维持心脏生理功能及血压稳态、气道反应性及多种代谢和中枢神经系统功能有非常重要的作用。此外，这些受体及与其相连的胞内效应器的改变还可以导致心血管疾病的发生，如高血压、心绞痛、心律失常、心力衰竭等。

AR 作为一种古老的受体已有 100 多年的研究历史。Bylund 等[1]曾将其总结为 4 个阶段：生物化学时代（biochemical era，1901～1960 年）、生理学时代（physiological era，1961～1984 年）、药理学时代（pharmacological era，1976～1993 年）和分子时代（molecular era，1987～2002 年）。生物化学时代主要是分离出了内源性 AR 的配体——肾上腺素、去甲肾上腺素和信号分子环腺苷酸（cyclic adenosine monophosphate，cAMP）等。1901 年 Abel 首次在肾上腺髓质分离出了肾上腺素，这也是第一个分离出来的激素。1948 年 Ahlquist 首次报道了异丙基肾上腺素可以引起平滑肌舒张，去甲肾上腺素可以引起平滑肌收缩，故而提出儿茶酚胺可以作用于两种不同的受体，并命名为α-AR 和β-AR。生理学时代的研究主要集中在利用离体组织实验，观察 AR 的生理功能。1964 年 Black 和他的合作者们成功地合成了β-AR 阻断剂——普萘洛尔（propranolol），成为第一个应用于临床的 AR 阻断剂。根据对一系列激动剂的不同反应性，Lands 等将β-AR 进一步分为$\beta_1$和$\beta_2$ 2 种亚型。20 世纪 80 年代早期，Arch 等报道在大鼠棕色脂肪组织存在一种非$\beta_1$也非$\beta_2$的β-AR，提出了非经典β-AR 亚型的概念。至于α-AR 的分型，最初根据其解剖位置，Langer 将其分为神经突触后 1 亚型和神经突触前 2 亚型。药理学时代最为重要的新技术是受体的放射配体结合试验（radioligand binding assay）。该技术能够准确测定受体与配体的亲和性。根据与配体亲和性的差别，β-AR 被分为$\beta_1$和$\beta_2$ 2 种亚型，α-AR 被分为$\alpha_1$和$\alpha_2$ 2 种亚型。20 世纪 80 年代中期，根据对阻断剂 WB4101、CEC、酚妥拉明等的亲和性不同，α-AR 进一步被分为$\alpha_{1a}$和$\alpha_{1b}$。分子生物学时代成功克隆出各种 AR 亚型，进一步证实了受体亚型的存在，也证实和发展了药理学的受体亚型分类方案。经过多个实验室的努力，最终确定了 AR 的分型和亚

* 通讯作者：张幼怡，E-mail：zhangyy@bjmu.edu.cn

型，即分为β、$\alpha_1$和$\alpha_2$ 3 型；每一型又分为至少3种亚型，每一种亚型都得到了基因克隆和染色体定位。基因的突变技术和转基因鼠技术，使我们对受体的药理学性质和生物学功能有了更好的理解。近些年来，随着高通量技术的发展、海量数据的采集，使我们能够用复杂系统的理论去探究受体之间的交互作用，揭示受体后信号转导的复杂调控网络。对G蛋白偶联受体（GPCR）蛋白结构的分析和认识，使我们对 AR 的认识更加真实和深刻。那么现在对 AR 的研究和认识究竟应该总结为什么时代呢？也许是网络时代，也许是结构学时代。随着科学的发展，时间将会告诉我们答案。

# 第一节　肾上腺素受体的分型

目前认为受体的分型有 3 条标准：①受体对特异性配体（包括阻断剂和激动剂）的亲和性；②受体激动后的信号转导途径和生物学效应；③受体的基因结构和在染色体上的定位。根据以上标准，AR 可分为$\alpha_1$、$\alpha_2$和 β 3 型，它们的主要药理与信号转导特征如表 3-1 所示。各型受体还可分为至少 3 种亚型（图 3-1）。

**表 3-1　$\alpha_1$-AR、$\alpha_2$-AR 与β-AR 的药理与信号转导特征**

| AR | 激动剂特征 | | 阻断剂特征 | | 信号转导特征 | | |
| --- | --- | --- | --- | --- | --- | --- | --- |
| | 亲和性序列 | 选择性激动剂 | 亲和性序列 | 选择性阻断剂 | G 蛋白 | G 蛋白偶联的酶 | 第二信使 |
| $\alpha_1$-AR | Epi=NE≥PE>Iso | PE，甲氧明，西拉唑啉 | Praz≫Yoh | BE2254　Praz | $G_{q/11}$ | PLC | DAG↑　$IP_3$↑ |
| $\alpha_2$-AR | Epi>NE≥PE>Iso | BHT933，UK14304　BHT920 | Yoh≫Praz | Yoh, rauwoscine　咪唑克生 | $G_i$ | AC | cAMP↓ |
| β-AR | Iso>Epi；NE>PE | Iso | | 普萘洛尔　阿普洛尔 | $G_s$　$G_i$ | AC | cAMP↑ |

注：AR，肾上腺素受体；Epi，肾上腺素；NE，去甲肾上腺素；PE，去氧肾上腺素；Iso，异丙肾上腺素；Praz，哌唑嗪；Yoh，育亨宾；PLC，磷脂酶 C；AC，腺苷酸环化酶；DAG，二酰甘油；$IP_3$，肌醇三磷酸；cAMP，环腺苷酸；$G_i$，抑制性 G 蛋白；$G_s$，兴奋性 G 蛋白。

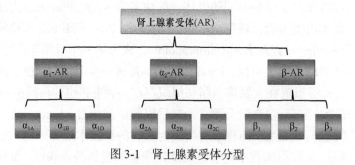

图 3-1　肾上腺素受体分型

# 一、$\alpha_1$肾上腺素受体亚型

自 20 世纪 70 年代末就不断有学者发现不同组织中的 $\alpha_1$-AR 在药理特性上有所不同。最初的结果大多是在 $\alpha_1$-AR 激动剂对血管平滑肌的收缩反应实验中得到的，发现$\alpha_1$-AR 与同一激动剂的亲和性不同。但由于激动剂实验结果往往受到受体储备、内在活性、相对效

率与微环境等诸多因素的影响，难以得出肯定的结论。Morrow 与 Greese 等[2]于 1986 年用 $^3$H-哌唑嗪作为放射性配体，显示阻断剂 WB4101 和酚妥拉明与大鼠大脑皮质中的 $\alpha_1$-AR 有高亲和性及低亲和性 2 种结合位点，提出 $\alpha_1$-AR 有 2 种亚型，分别称为 $\alpha_{1A}$ 与 $\alpha_{1B}$。1987 年 Han 等[3,4]除进一步证明这 2 种结合位点对其他几种 $\alpha_1$-AR 阻断剂（包括可逆与不可逆阻断剂）的结合有选择性外，还证明它们在信号转导和生物学效应上存在显著差别，从而全面证实了 2 种 $\alpha_1$-AR 亚型 $\alpha_{1A}$ 与 $\alpha_{1B}$ 的存在。

此后多个课题组进一步发现了多个选择性作用于 $\alpha_{1A}$ 与 $\alpha_{1B}$ 亚型的阻断剂与激动剂。概括起来 $\alpha_{1A}$ 与 $\alpha_{1B}$ 的药理特性及信号转导特征主要存在以下 3 方面的差别：①与氯乙基可乐定（chlorethyl clonidine，CEC）的反应：尽管 $\alpha_{1A}$-AR 与 $\alpha_{1B}$-AR 均能与 CEC 结合，亲和性也无显著差别，但仅 $\alpha_{1B}$-AR 可与 CEC 发生烷化反应，从而被不可逆阻断；②与选择性阻断剂和激动剂的亲和性：拮抗剂 WB4101、酚妥拉明、benoxathian、5-甲基-乌拉地尔（5-MU）、（+）尼克地平等，以及激动剂甲氧明盐酸盐（美速克新命）、部分激动剂羟甲唑啉等与 $\alpha_{1A}$-AR 亲和性均显著高于 $\alpha_{1B}$-AR，仅 spiperon 与 $\alpha_{1B}$-AR 的亲和性高于 $\alpha_{1A}$-AR；③细胞内信号转导机制：$\alpha_{1A}$-AR 激动后引起的生物学效应依赖于细胞外 $Ca^{2+}$ 的存在，而 $\alpha_{1B}$-AR 至少在效应的启动方面并不依赖细胞外 $Ca^{2+}$ 的进入。虽然两种亚型受体激动时都引起肌醇磷脂的水解，但生成磷酸肌醇的种类、生成途径与时相等都有明显差别。这些现象提示 $\alpha_{1B}$-AR 激动后细胞内游离 $Ca^{2+}$ 增高的机制与传统认识一致，即通过 G 蛋白与磷脂酶 C（phospholipase C，PLC）激活，肌醇三磷酸（inositol triphosphate，$IP_3$）生成增加，继而动员细胞内储存 $Ca^{2+}$ 释放；而 $\alpha_{1A}$-AR 激动时可能通过 G 蛋白激活后直接引起钙通道的改变而使细胞外 $Ca^{2+}$ 进入细胞[5]。

1988 年 $\alpha_{1B}$-AR 基因从仓鼠输精管平滑肌细胞 DDT$_1$ MF-2 中被克隆，并定位于第 5 对染色体上，同时推断出其氨基酸序列由 515 个氨基酸残基组成。1990 年又从牛脑组织中得到一种新的 $\alpha_1$-AR cDNA 克隆，位于第 8 对染色体，编码 446 个氨基酸，其跨膜区氨基酸序列有 72% 与 $\alpha_{1B}$-AR 相同。该受体在 COS7 细胞表达后，与 WB4101、酚妥拉明和羟甲唑啉（oxymetazoline）等的亲和性显著高于 $\alpha_{1B}$-AR，而与 $\alpha_{1A}$-AR 相近，但却又能被 CEC 不可逆性阻断，因而既不同于 $\alpha_{1A}$-AR，又不同于 $\alpha_{1B}$-AR，被称为 $\alpha_{1C}$-AR。后来发现这次克隆的亚型与药理学上定义的 $\alpha_{1A}$ 亚型是同一亚型。Perez 等于 1991 年从大鼠的大脑海马回中克隆到一种 $\alpha_1$-AR 的 cDNA，该受体在 COS7 细胞表达后，与 WB4101 及 5-MU 的亲和性虽略高于 $\alpha_{1B}$-AR，却显著低于 $\alpha_{1A}$-AR 和已克隆的 $\alpha_{1C}$-AR，而且可部分被 CEC 不可逆阻断，因而他们认为这是第四种 $\alpha_1$-AR 亚型，称之为 $\alpha_{1D}$-AR。在激动剂刺激下，$\alpha_{1D}$-AR 信号转导没有其他亚型有效，可能是由于其存在自发性的内化作用，所以主要分布在细胞内。随后，人、大鼠和犬的 $\alpha_{1B}$-AR，人和大鼠的 $\alpha_{1C}$-AR 及人的 $\alpha_{1D}$-AR 也相继得到克隆。大鼠的 $\alpha_{1C}$-AR cDNA 于 1993 年被克隆，与牛 $\alpha_{1C}$-AR 呈 93% 同源性，其药理特性及在大鼠组织的分布均与药理学分类中的 $\alpha_{1A}$ 亚型相似。

在上述工作的基础上，1995 年国际药理联合会受体命名与药物分类委员会做出最后决定，将 $\alpha_1$-AR 分成 $\alpha_{1A}$、$\alpha_{1B}$ 与 $\alpha_{1D}$ 3 种亚型。以前命名的 $\alpha_{1C}$ 亚型被取消，包括其克隆也被称作 $\alpha_{1A}$ 克隆[6]。$\alpha_1$-AR 亚型的确立对新型 $\alpha_1$-AR 阻断剂的研制与应用具有重大意义。药理学研究提示可能存在 $\alpha_{1L}$ 亚型，其对哌唑嗪亲和性较低，但后来研究提示它可能为 $\alpha_{1A}$ 的一种特殊构象。因此，有学者提出了"一种基因，两个受体"的理论[7]。

$\alpha_1$-AR 被内源性激动剂（−)-肾上腺素和（−)-去甲肾上腺素以相等的效价强度活化。相对于 $\alpha_2$-AR 受体，肾上腺素、甲氧明盐酸盐和西拉唑啉（cirazoline）是 $\alpha_1$-AR 的选择性激动剂，而哌唑嗪和柯楠次碱被认为是 $\alpha_1$-AR 选择性阻断剂。$\alpha_1$-AR 选择性激动剂具有血管收缩作用，可以用作鼻充血减轻剂；阻断剂可用于治疗高血压（多沙唑嗪、哌唑嗪）和良性前列腺增生（阿夫唑嗪、坦索罗辛）。$\alpha_1$-AR 和 $\beta_2$-AR 阻断剂卡维地洛被广泛用于治疗充血性心力衰竭，但 $\alpha_1$-AR 阻断剂对治疗效果的贡献尚不清楚。一些抗抑郁药和抗精神病药具有 $\alpha_1$-AR 阻断性质，可能引起药物副作用，如直立性低血压和锥体外系反应。

关于 $\alpha_1$-AR 3 种亚型在分子结构、基因染色体定位及药理学特性方面的差别可归纳为表 3-2。

**表 3-2　$\alpha_1$ 肾上腺素受体亚型的基因定位及药理学特征**

| | $\alpha_{1A}$ | $\alpha_{1B}$ | $\alpha_{1D}$ |
|---|---|---|---|
| 氨基酸残基数 | h466 | h519 | h572 |
| | r466 | r515 | r561 |
| | | | m562 |
| 基因染色体定位（人） | 8 | 5 | 20 |
| 亲和性序列 | Epi＞NE＞PE | Epi＞NE | NE＞Epi＞PE |
| 激动剂 | | | |
| 去甲肾上腺素 | 1.2～2.8μmol/L | 10μmol/L | 0.012μmol/L |
| 肾上腺素 | 0.3μmol/L | 6μmol/L | 0.016μmol/L |
| 去氧肾上腺素 | 1.7～3.8μmol/L | N | 0.13μmol/L |
| 选择性激动剂 | | | |
| 羟甲唑啉 | 0.3μmol/L | 6.6μmol/L | 1.7μmol/L |
| A61603 | 0.006～0.03μmol/L | N | 2.6μmol/L |
| 阻断剂 | | | |
| 哌唑嗪 | ++++ | ++++ | ++++ |
| 酚妥拉明 | +++ | +++ | +++ |
| 选择性阻断剂 | | | |
| WB4101 | ++++ | + | +++ |
| 5-Mu | ++++ | + | ++ |
| SNAP | ++++ | + | + |
| Rec152739 | ++++ | + | + |
| RS17053 | ++++ | + | + |
| KMD3213 | ++++ | + | ++ |
| 西洛多辛 | ++++ | + | ++ |
| NAN 190 | ++++ | +++ | +++ |
| 螺哌隆 | ++ | +++ | ++ |
| BMY7378 | + | + | ++++ |
| A-123189 | ++ | + | ++++ |
| SKF105854 | + | + | +++ |
| CEC 敏感性 | + | ++++ | +++ |

注：（1）h，人；r，大鼠；m，小鼠。

（2）+至++++用以表示同一种药物对三种亚型亲和性的差别，并不代表实际亲和性，也不用以比较不同药物对同一种亚型的亲和性。激动剂亲和性为半数效应浓度（$EC_{50}$）值。

（3）N 代表没有数据。

（4）资料来源：Dubocovich ML，Cardinali DP，Delagrange，P，et al. The IUPHAR Compendium of Receptor Characterization and Classification 2000. London：IUPHAR Media，2000.

# 二、$\alpha_2$ 肾上腺素受体亚型

根据对选择性阻断剂的亲和性及组织分布特异性，可将 $\alpha_2$-AR 分成 $\alpha_{2A}$、$\alpha_{2B}$ 和 $\alpha_{2C}$ 3 种亚型，其基因定位和药理学特征见表 3-3。

表 3-3　$\alpha_2$ 肾上腺素受体亚型的基因定位和药理学特征

| | $\alpha_{2A}$ [a] | $\alpha_{2B}$ | $\alpha_{2C}$ |
|---|---|---|---|
| 氨基酸残基数 | h, r, m450 | h450<br>r453<br>m455 | h461<br>r458<br>m458 |
| 基因染色体定位（人） | 10q23—25 | 2 | 4 |
| 亲和性序列 | | Epi＞NE | |
| 激动剂 [b] | α-methylnoradrenaline，可乐定，UK14304，右美托咪定 | α-methylnoradrenaline，可乐定，UK14304，右美托咪定 | α-methylnoradrenaline，可乐定，UK14304，右美托咪定 |
| 选择性激动剂 [c] | 羟甲唑啉 | 安普尔定 | |
| 阻断剂 [b] | 萝芙素<br>亨育宾 | 萝芙素<br>亨育宾 | 萝芙素<br>亨育宾 |
| 选择性阻断剂 [c] | BRL44408, BRL48962 | 哌唑嗪, imioxan, ARC239 | 哌唑嗪, ARC239 |

注：（1）h，人；r，大鼠；m，小鼠。

a 大鼠、小鼠和牛的 $\alpha_2$-AR 与育亨宾、萝芙素和羟甲唑啉的亲和性较人的 $\alpha_2$-AR 低约 20 倍。

b 相对于 $\alpha_1$-AR 的选择性激动剂或阻断剂。

c $\alpha_2$-AR 亚型的选择性激动剂或阻断剂。

（2）资料来源：Dubocovich ML，Cardinali DP，Delagrange P，et al. The IUPHAR Compendium of Receptor Characterization and Classification 2000. London：IUPHAR Media，2000。

采用分子生物学技术最先分别从人的血小板、基因库和肾克隆到 3 种 $\alpha_2$-AR，其基因分别定位于第 10、第 2 和第 4 对染色体上，故称作 $\alpha_2$-$C_{10}$、$\alpha_2$-$C_2$ 和 $\alpha_2$-$C_4$，它们分别含 450 个、450 个与 461 个氨基酸，也由 7 个跨膜单位组成，与 $\alpha_2$-AR 结构上的主要差别是第三细胞内环更大，而 C 端较短。3 种亚型受体跨膜单位的氨基酸序列有 75% 相同。$\alpha_2$-$C_{10}$ 的药理特性及分布与 $\alpha_{2A}$ 完全相符，对于 $\alpha_2$-$C_2$、$\alpha_2$-$C_4$ 与 $\alpha_{2B}$、$\alpha_{2C}$ 间的关系，多数意见认为 $\alpha_2$-$C_1$ 与 $\alpha_{2B}$ 对应，$\alpha_2$-$C_4$ 与 $\alpha_{2C}$ 对应。后来又分别克隆到猪和大鼠的 $\alpha_2$-$C_{10}$、大鼠的 $\alpha_2$-$C_2$ 及 $\alpha_2$-$C_4$ [8]，Michel 等和 Simonneaux 等分别报道大鼠颌下腺与牛松果体中的 $\alpha_2$-AR 不同于上述各种 $\alpha_2$-AR 亚型，建议称为 $\alpha_{2D}$ 亚型，但依据预测的氨基酸序列，$\alpha_{2D}$ 是人 $\alpha_{2A}$ 亚型的跨种属直系同源受体，因而不认为它是一种新的亚型。

$\alpha_2$-AR 被内源性激动剂激活的相对效价强度为（－）-肾上腺素＞（－）-去甲肾上腺素。相对于 $\alpha_1$-AR，溴莫尼定和他利克索对 $\alpha_2$-AR 具有选择性的激动作用，萝芙素和育亨宾对 $\alpha_2$-AR 具有选择性的拮抗作用。经典（非亚型选择性）$\alpha_2$-AR 激动剂如可乐定、胍那苄和溴莫尼定的很多作用是由 $\alpha_{2A}$-AR 介导的，如对中枢压力反射的控制（低血压和心动过缓），它们具有诱导催眠和镇痛的能力，以及对癫痫发作和血小板聚集的调节作用。可乐定已经用作抗高血压药物，也用于抵抗阿片样物质的戒断反应。$\alpha_2$-AR 激动剂如右美托咪定已广泛用作兽药中的镇静药和止痛剂（也称为赛拉嗪），现在也常用于人类。右美托咪定还具有镇痛、交感神经阻断和抗焦虑的作用，可以产生镇静效果而不引起呼吸抑制。尽管育亨

宾已经用于治疗勃起功能障碍，并且阻断 $\alpha_2$-AR 的几种抗抑郁药（如米氮平）也在使用，但是总体上 $\alpha_2$-AR 阻断剂在治疗上应用相对较少。$\alpha_{2B}$-AR 和 $\alpha_{2C}$-AR 的作用不太清楚，但 $\alpha_{2B}$-AR 亚型似乎参与脊髓中的神经传递，$\alpha_{2C}$-AR 调节肾上腺嗜铬细胞释放儿茶酚胺。

# 三、β 肾上腺素受体亚型

20 世纪 60 年代中后期就已确定 β-AR 包含 $\beta_1$ 与 $\beta_2$ 2 种亚型，二者与内源性激动剂的亲和性分别为 NE≥Epi 和 Epi>NE。它们对阻断剂的亲和性也有差别，目前对 $\beta_1$-AR 和 $\beta_2$-AR 选择性最强的阻断剂是 CGP20712A 和 ICI118551，它们对两种亚型 $K_d$ 值的差别达数百到近千倍。20 世纪 80 年代中期 Lefkowitz 实验室先后克隆出仓鼠和人的 $\beta_2$-AR cDNA，它们位于第 5 对染色体，所编码的 $\beta_2$-AR 分别含有 418 个与 413 个氨基酸，两者同源性达 87%，在跨膜区与细胞内环的氨基酸序列分别有 95% 和 93% 相同。1987 年他们从人胎盘 cDNA 文库分离到 $\beta_1$-AR 基因，其编码 477 个氨基酸，与人 $\beta_2$-AR 仅有 54% 的同源性，即使在跨膜区也仅有 71% 的同源性。$\beta_1$-AR 与 $\beta_2$-AR 的拓扑结构总体上与 $\alpha_1$-AR 相似[9]。

$\beta_3$-AR 最早发现于啮齿类动物的脂肪组织，主要基于 β-AR 激动剂介导的脂肪分解作用不能被传统的 β-AR 阻断剂所阻断。1989 年克隆到人 $\beta_3$-AR 克隆，编码 402 个氨基酸，序列与人的 $\beta_1$-AR 与 $\beta_2$-AR 分别仅有 50.7% 与 45.5% 的同源性，位于第 8 对染色体。在分别转染 $\beta_1$-AR、$\beta_2$-AR 与 $\beta_3$-AR cDNA 的 CHO 细胞中进行研究，发现 $\beta_3$-AR 的药理特性与 $\beta_1$-AR 或 $\beta_2$-AR 有很大差别，主要表现在以下几方面：①与经典的 β-AR 阻断剂如 $\beta_1$-AR 选择性阻断剂 CGP20714A 及 $\beta_2$-AR 选择性阻断剂 ICI118551 的亲和性都极低；②与 β-AR 阻断剂结合的立体异构特异性差；③与激动剂的亲和性由强至弱依次为 BRL37344>NE>Epi≥普瑞特罗（prenalterol，$\beta_1$-AR 选择性激动剂）与沙丁胺醇（salbutamol，$\beta_2$-AR 选择性激动剂），其中与 BRL37344 的亲和性甚至高于异丙肾上腺素（isoproterenol，Iso）；④$\beta_1$-AR 和 $\beta_2$-AR 的阻断剂吲哚洛尔（pindolol）、CGP12177 与氧烯洛尔（oxprenolol）等对 $\beta_3$-AR 反而起激动剂效应。$\beta_3$-AR 主要分布于脂肪细胞，激动时引起脂肪分解。在目前已发现的选择性 $\beta_3$-AR 激动剂中，CGP12177 和布新洛尔（bucindolol）的亲和性最高；BRL37344、LY79771、ICI201651 和 SR58611A 刺激环腺苷酸（cyclic adenosine monophosphate，cAMP）生成的作用较强；CL316243 的选择性最高。较理想的选择性 $\beta_3$-AR 阻断剂为 SR59230A，特异性 $\beta_3$-AR 的放射配体为 $^3$H-SB206606。$\beta_3$-AR 的分子结构和基因特征与 $\beta_1$-AR 和 $\beta_2$-AR 存在显著差异：①人的 $\beta_3$-AR 基因有内含子，而 $\beta_1$-AR 和 $\beta_2$-AR 则无；②$\beta_3$-AR 的 C 端缺少蛋白激酶 A（protein kinase A，PKA）和 2 型 G 蛋白偶联受体激酶（G protein-coupled receptor kinase 2，GRK2）的磷酸化位点；③啮齿类动物 $\beta_3$-AR 在白色和棕色脂肪组织中的表达及对特定 $\beta_3$-AR 选择性激动剂的敏感性与人的 $\beta_3$-AR 存在明显的种属差异，而 $\beta_1$-AR 和 $\beta_2$-AR 不存在种属差异。此外发现，$\beta_1$-AR 和 $\beta_3$-AR 在心肌的表达水平可相互抑制，这在慢性心力衰竭心肌尤为明显。在心力衰竭时，$\beta_1$-AR 明显下调，而 $\beta_3$-AR 在心室肌的表达可增加 2～3 倍。当长期给予心肌儿茶酚胺刺激诱导 $\beta_1$-AR 和 $\beta_2$-AR 下调的同时，$\beta_3$-AR 的表达却可发生上调。

20 多年前就有学者提出，除 $\beta_1$-AR 和 $\beta_2$-AR 之外，包括人在内的多种动物心脏中还存在着另一种 β-AR。该观点基于非常规激动剂（ – ）-吲哚洛尔、（ – ）-CGP12177 和（ – ）氰基吲哚洛尔等在采用远高于拮抗心脏$\beta_1$-AR 和$\beta_2$-AR 所需剂量时，表现出显著的心脏激动效应，但至今尚未克隆到这种β-AR 的基因。对它的研究仅限于药理学水平，因此其命名也很不统一，包括非典型β-AR（atypical β-adrenergic receptor）、第三种心脏激动β-AR（the third stimulatory adrenergic receptor）、第四种心脏β-AR（the fourth cardiac adrenergic receptor）等。Kaumann 等[10]建议将这种在药理学上已证实存在的受体称为$\beta_4$-AR 或"可能存在的"$\beta_4$-AR（putative $\beta_4$ adrenergic receptor）。但近年来，有人提出所谓的$\beta_4$亚型实际是$\beta_1$亚型的一种立体变构体。

β-AR 被内源性激动剂（−）-肾上腺素和（−）-去甲肾上腺素激活。相对于$\alpha_1$-AR 和$\alpha_2$-AR，异丙肾上腺素是人工合成的β-AR 选择性激动剂，而普萘洛尔（$pK_i$ 8.2～9.2nmol/L）和氰基吲哚洛尔（$pK_i$ 10.0～11.0nmol/L）是$\beta_1$-AR 和$\beta_2$-AR 的非选择性阻断剂。与$\beta_2$-AR 相比，（−）-去甲肾上腺素、扎莫特罗和（−）-Ro 363 是对$\beta_1$-AR 更具有选择性的激动剂。人和小鼠的$\beta_3$-AR 存在药理学差异，"啮齿动物$\beta_3$-AR 选择性"激动剂 BRL37344 和 CL316243 对人$\beta_3$-AR 效能较低，而 CGP12177 和 L755507 可激动人$\beta_3$-AR。$\beta_3$-AR 对普萘洛尔（$pK_i$ 5.8～7.0nmol/L）亲和性偏低，但对布拉洛尔（$pK_i$ 8.65nmol/L）亲和性较高。SR59230A 对$\beta_3$-AR 具有较高的亲和力，但在 3 种β-AR 亚型之间没有选择性。L-748337 是$\beta_3$-AR 选择性最好的阻断剂。$^{125}$I-氰基吲哚洛尔、$^{125}$I-羟基苄基吲哚洛尔和 $^3$H-阿普洛尔是广泛用于标记$\beta_1$-AR 和$\beta_2$-AR 的高亲和力放射性配体，并且在适当浓度的$\beta_1$-AR 和$\beta_2$-AR 阻断剂存在下，高浓度的 $^{125}$I-氰基吲哚洛尔可用于标记$\beta_3$-AR。[$^3$H] L-748337 是$\beta_3$-AR 选择性放射性配体。荧光配体如 BODIPY-TMR-CGP12177 也越来越多地用于在细胞水平上示踪β-AR。有些$\beta_1$-AR 选择性激动剂（多巴胺、多巴酚丁胺）短期应用可治疗心源性休克。$\beta_1$-AR 选择性阻断剂用于治疗高血压（阿替洛尔、倍他洛尔、比索洛尔、美托洛尔和奈必洛尔）、心律失常（阿替洛尔、比索洛尔、艾司洛尔）和心力衰竭（美托洛尔、奈必洛尔）。心脏功能衰竭可用卡维地洛有效治疗，卡维地洛可以同时拮抗$\beta_1$-AR 和$\beta_2$-AR 及$\alpha_1$-AR。$\beta_2$-AR 选择性激动剂是广泛用于治疗呼吸疾病的强力支气管扩张剂，分为有短效（如沙丁胺醇、特布他林）和长效（如福莫特罗、沙美特罗）药物。尽管许多第一代 β-AR 阻断剂（如普萘洛尔）可同时阻断 $\beta_1$-AR 和 $\beta_2$-AR，但是 $\beta_2$-AR 选择性阻断剂没有应用于临床治疗。$\beta_3$-AR 激动剂米拉贝隆（mirabegron）可用于控制膀胱过度活动综合征。

β-AR 亚型的基因定位和药理学特征见表 3-4。

### 表 3-4　β-AR 亚型的基因定位和药理学特征

| | $\beta_1$ | $\beta_2$ | $\beta_3$ |
|---|---|---|---|
| 氨基酸残基数 | h477；r，m466 | h413；r，m418 | h408；r，m400 |
| 基因染色体定位（人） | 10q24—26 | 5q31—32 | 8p11—12 |
| 亲和性序列 | Iso＞NE≥Epi | Iso＞Epi＞NE | Iso=NE＞Epi |
| 选择性激动剂 | 地诺帕明 | 特布他林 | CGP12177 [c] |
| | 扎莫特罗 [a,b] | 沙丁胺醇 | CL316243 [d] |
| | T0509 [a,b] | 丙卡特罗 | BRL37344 [d] |
| | | 非诺特罗 | 卡拉洛尔 |
| | | 净特罗 | |
| | | 沙美特罗 | |
| | | 福莫特罗 | |

续表

| | β₁ | β₂ | β₃ |
|---|---|---|---|
| 选择性阻断剂 | CGP20712A（8.5～9.3） | ICI118551（8.3～9.2） | SR59230A（7.5～8.8） |
| | 倍他洛尔（8.5） | 卡拉洛尔（9.9） | 布拉洛尔 c（6.9～7.3） |
| | 阿替洛尔（7.6） | 噻吗洛尔（9.7） | L-748328（8.4） |
| | | | L-748337（8.4） |
| | 比索洛尔（8.1～8.8） | | |

注：（1）h，人；r，大鼠；m，小鼠。

（2）药物亲和性（括号中的数字）以 $-\log K_i$ 或 $-\log K_B$ 值来表示。

a 选择性相对于 β₂-AR 而言。

b 在一些组织为部分激动剂。

c β₁-AR 和 β₂-AR 的高亲和性阻断剂。

d 啮齿类动物 β₃-AR 的内在活性较人的 β₃-AR 高。

（3）资料来源：Dubocovich ML，Cardinali DP，Delagrange P，et al. The IUPHAR Compendium of Receptor Characterization and Classification 2000. London：IUPHAR Media，2000。

# 第二节　肾上腺素受体结构与信号转导

肾上腺素受体属于典型的 G 蛋白偶联膜表面受体，由 7 个跨膜段（每 20～28 个连续的疏水氨基酸构成 α 螺旋，形成 1 个跨膜段）、3 个细胞外环、3 个细胞内环及细胞外 N 端和细胞内 C 端组成。

## 一、肾上腺素受体的晶体结构

自从 2002 年确定了第一个 G 蛋白偶联受体——视紫红质的晶体结构后，直到 2007 年才确定了 β₂-AR 的晶体结构[11,12]。对于 G 蛋白偶联受体大家族，β₂-AR 仅是第二个被解析出晶体结构的受体。由于天然丰度低、内在柔性大且在去垢剂中不稳定，肾上腺素的晶体结构分析比较困难。美国斯坦福大学的科学家通过重组 β₂-AR 的方法，使受体蛋白的晶体结构相对稳定。一种方法是通过加入反向激动剂并用 Fab 结合第三个胞内环来稳定结构，在脂质环境中得到受体晶体。通过高亮显微结晶成像得到衍射数据，并且解析度达到 3.4Å/3.7Å（1Å=1×10⁻¹⁰m）。β₂-AR 跨膜区的胞内段和连接环得到了很好的解析，但未能观测到受体的胞外区。与视紫红质晶体结构不同的是 β₂-AR 的第三跨膜区和第六跨膜区胞内端的相互作用较弱，其中含有一个保守的 E/DRY 序列。这种结构上的差异可能与 β₂-AR 较高的基础活性和结构不稳定性相关，也是造成难以得到非视紫红质 G 蛋白偶联受体晶体结构的原因。另一种方法是将人 β₂-AR 与 T4 溶菌酶重组，其融合蛋白晶体的解析度达到 2.4Å。重组受体与反向激动剂卡拉洛尔结合，提供了一种结合配体的 G 蛋白偶联受体的高度解析成像。第二胞外环在配体结合区域的上方形成一对相邻的二硫键和一个短螺旋片段，这种结构可以掌控配体结合位点的开放。尽管卡拉洛尔在 β₂-AR 上的结合部位与视黄醇在视紫红质中的结合部位相似，但它们在配体结合位点及其他区域仍然存在结构上的差异。因此，视紫红质并不是研究 G 蛋白偶联受体这个庞大家族的模板。人 β₂-AR 晶体结构的确定实现了 G 蛋白偶联受体研究领域盼望已久的突破。

# 二、肾上腺素受体结构域的功能

**1. 细胞外结构域**　　所有亚型 AR 在细胞外 N 端都含有若干糖基化位点,其相连的糖起什么作用至今不明,但一般认为它们与配体的结合特性无关。人和高等灵长类动物的 $\beta_2$-AR 第二细胞外环的 187 位氨基酸残基也是一个糖基化位点, 它与配体结合无关,去糖基化后也不影响受体的细胞表面分布和配体引起的受体内化及对 β-拘留蛋白 2 的招募,但却参与介导激动剂长时间作用导致的受体降解[13]。此外, 细胞外环的某些半胱氨酸可通过二硫键来稳定配体结合袋( ligand-binding pocket )。例如,$\beta_2$-AR 中第一细胞外环第 106 位及第二细胞外环第 184 位、190 位与 191 位都为半胱氨酸,用其他氨基酸取代其中任一半胱氨酸都会使受体–配体结合能力降低。以往曾经认为细胞外环不具备配体结合的功能,但近年来很多研究, 包括与结合配体共结晶的 AR 结构研究显示, 细胞外环或细胞外表面的氨基酸残基在对配体的识别、选择、结合甚至在受体的激活和信号转导中都发挥了重要的作用[14,15]。Campbell[14]等发现若将 $\alpha_{1B}$-AR 第二细胞外环 191 位的天冬氨酸以丙氨酸代替( Asp191Ala ),会使受体对肾上腺素( Epi )和去甲肾上腺素( NE )的亲和性降低 4~6 倍,但是这两种激动剂对受体的激活效应并没有明显变化,提示 Asp191 能够促进 $\alpha_{1B}$-AR 与内源性激动剂的结合。另有研究发现若将 $\alpha_{1B}$-AR 细胞外表面的 48 个丙氨酸中的一半进行突变, NE 刺激后的 $IP_3$ 生成显著减少, 即 NE 的效能明显降低;若将其中大部分突变,则对 NE 的亲和性明显降低,而若只突变 NE 结合口袋入口处的 4 个丙氨酸,反而会使 NE 的亲和性升高[15]。这些发现揭示了第二细胞外环的新作用,为开发高选择性 $\alpha_1$-AR 配体提供了新靶点。

**2. 跨膜区域**　　现有的研究表明 AR 跨膜区域（TM）与配体结合有关,证据如下:①采用放射性光亲和性探针与 $\beta_2$-AR 或 $\alpha_2$-AR 共价结合, 然后酶解 AR, 显示探针与 AR 共价结合的部位均在跨膜区域。②删除 $\beta_2$-AR 的亲水性细胞外环或细胞内环各区域片段,对其与配体的结合并无影响,但当删除疏水性跨膜区域的氨基酸片段时,其与配体结合的能力明显降低。若改换 $\beta_2$-AR 的 TM1、TM2、TM3 或 TM4 中若干高度保守氨基酸中的任意一个,其与配体结合的特性也会发生明显改变。③对一系列 $\beta_1$-$\beta_2$、$\beta_2$-$\alpha_2$ 或 $\beta_2$-$\alpha_{1B}$ 等嵌合受体药理特性的研究表明, TM6 和 TM7 对决定阻断剂结合特性起关键作用, 而所有 TM1~TM6 结构都与激动剂结合特性有关。例如, 当依次将 $\beta_2$-AR 的前二个、前四个和前五个 TM 的氨基酸序列换成 $\alpha_2$-AR 相应区域的氨基酸序列时, $\beta_2$-AR 与其激动剂的亲和性依次减弱, 而与此同时与 $\alpha_2$-AR 激动剂的亲和性依次增高, 但是所有这些嵌合受体与 $\beta_2$-AR 阻断剂的亲和性并无改变,且完全不能与 $\alpha_2$-AR 阻断剂结合。如果在调换前 4 个 TM 结构的同时将 $\beta_2$-AR 的 TM7 及细胞内 C 端换成 $\alpha_2$-AR 的结构,则该嵌合受体与阻断剂结合的特性完全由 $\beta_2$-AR 变成了 $\alpha_2$-AR。近来有研究者应用蛋白质–配体相互作用指纹技术对 $\beta_2$-AR 各区域进行分析, 发现结合口袋的 D133 和 N312 是配体结合所必需的,配体与 TM5 的残基特别是 S203 和 S207 之间的极性相互作用与激动特性有关,而与 TM5 和 TM6 的残基之间的疏水性相互作用则有助于稳定受体。TM5 和 TM6 的胞内区常发生频繁的非极性相互作用而远离 TM7,导致胞内口袋扩大,水流向细胞内。相比之下,阻断剂与 TM5 和 TM6 之间以非极性相互作用占优,而反向激动剂则几乎只与 TM6 形成非极性相互作用[16]。

跨膜区也参与 AR 的二聚化。将位于 $\beta_1$-AR 的 TM4 表面、在进化上十分重要的一簇氨基酸残基中的 Val179 和 Trp183 点突变，$\beta_1$-AR 发生同源二聚化的概率明显降低，提示这两个位点突变导致构象变化或通过影响二聚化交界面直接减少二聚化形成，或通过引起局部错误折叠而间接减少二聚化形成[17]。

**3. 细胞内结构域**　　上文提及的$\beta_2$-AR 嵌合体尽管在与配体结合特性上表现为$\alpha_2$-AR 的特性，但当$\alpha_2$-AR 部分激动剂 P-aminoclonidine（PAC）作用于该受体时却表现出典型的$\beta_2$-AR 效应，即腺苷酸环化酶（adenylate cyclase，AC）活性增高，而不是$\alpha_2$-AR 激动时产生的 AC 活性降低。这提示尽管配体结合特性由跨膜区决定，但决定受体激动后与 G 蛋白偶联的结构则存在于细胞内区域。Cotecchia 等用$\alpha_{1B}$-AR 的第三细胞内环取代$\beta_2$-AR 的第三细胞内环，结果显示配体结合特征仍保持$\beta_2$-AR 特性，但$\beta_2$-AR 激动剂不再引起 AC 的激活，而是产生典型的$\alpha_1$-AR 效应，即 PLC 的激活与肌醇磷脂的水解，说明第三细胞内环是 AR 与 G 蛋白偶联进而引发信号转导的部位。如果分别将$\alpha_{1B}$-AR 的第三细胞内环各部位（包括氨基段、中间段与羧基段）及细胞内 C 端的氨基酸序列换成$\beta_2$-AR 的氨基酸序列，则除第三细胞内环外，其余突变受体与 PLC 的偶联都显著减弱，说明第三细胞内环中间段与 C 端和 G 蛋白偶联有关。此外，细胞内 C 端的近端也参与 AR 与 G 蛋白和非 G 蛋白的偶联。

# 三、肾上腺素受体的信号转导途径

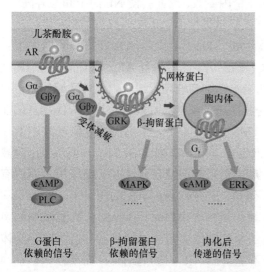

图 3-2　G 蛋白偶联受体的 3 条信号转导途径

AR，肾上腺素受体；cAMP，环腺苷酸；ERK，胞外信号调节激酶；Gα，G 蛋白α亚基；Gβγ，G 蛋白βγ亚基；GRK，G 蛋白偶联受体激酶；MAPK，丝裂原激活蛋白激酶；PLC，磷脂酶 C

AR 不仅在细胞膜上通过 G 蛋白偶联来传导信号，还通过 β-拘留蛋白的 G 蛋白非依赖的途径传递信号，而且内化囊泡上的 AR 也有活性，可以介导信号的转导。因而 AR 与配体结合后有至少 3 种方式进行信号转导：经典的 G 蛋白依赖信号通路、β-拘留蛋白依赖信号通路和胞内体（endosome）途径[18-20]。AR 激动后可以依次激活 3 条途径，也可只通过 1 条途径传递信号（图 3-2）。

**1. G 蛋白依赖的信号转导**　　AR 的经典信号转导途径是由 G 蛋白介导的。G 蛋白是一系列结构相似的蛋白，均为异三聚体，由α、β和γ亚基构成。基础状态下，鸟苷二磷酸（GDP）与 G 蛋白的α亚基结合，使 G 蛋白处于失活状态。AR 与激动剂结合后转变为激活构象并与 G 蛋白结合，导致 G 蛋白α亚基结合的 GDP 被鸟苷三磷酸（GTP）取代，使 G 蛋白发生构象变化，Gα与 Gβγ解离。游离的 Gα和 Gβγ分别作用于相应效应分子，生成第二信使，传递不同的信号。之后 Gα结合的 GTP 水解为 GDP，Gα和 Gβγ结合，重新形成异三聚体。

介导 AR 信号转导的 G 蛋白具有不同亚型，通常依据α亚基进行分类。常见的 G 蛋白

为 $G_s$、$G_i$ 和 $G_q$，其 α 亚基分别为 $\alpha_s$、$\alpha_i$ 和 $\alpha_q$。$G_s$ 偶联的受体，如 $\beta_1$-AR 和 $\beta_2$-AR，激活后引起 $G_s$ 的激活，$G\alpha_s$ 作用于腺苷酸环化酶，产生 cAMP，造成 PKA 等激酶激活。$G_i$ 偶联的受体，如 $\alpha_2$-AR 激活后产生的 $G\alpha_i$，可抑制腺苷酸环化酶，减少细胞内的 cAMP 含量。$G_q$ 偶联的受体，如 $\alpha_1$-AR 和 M 胆碱受体（M-R）激活后产生的 $G\alpha_q$，可激活 PLC 等。PLC 可以引起磷脂酰肌醇 4,5-双磷酸（$PIP_2$）水解，产生第二信使 $IP_3$ 和二酰甘油（diacylglycerol, DAG），分别激活细胞内的钙信号和蛋白激酶 C（protein kinase C，PKC）。$G\beta\gamma$ 也可介导信号传导，如可激活 $PLC\beta$、PI3K 等。

$\alpha_1$-AR 激动时主要通过 $G_{q/11}$ 蛋白激活 PLC，PLC 促进 $PIP_2$ 水解产生 $IP_3$ 与 DAG，DAG 继而激活 PKC，调控钙通道。$IP_3$ 通过激活肌质网上的 $IP_3$ 受体而使细胞内储存 $Ca^{2+}$ 释放，从而引起血管平滑肌收缩等效应。$\alpha_1$-AR 亚型激活 $Ca^{2+}$ 释放的能力依次为 $\alpha_{1A}$-AR＞$\alpha_{1B}$-AR＞$\alpha_{1D}$-AR。$\alpha_1$-AR 还可通过 Ras 超家族，如 Gras、Rho、Tab、ARF 和 Ran 传导相关信号，参与 $Ca^{2+}$ 释放及平滑肌细胞的舒缩调控。$\alpha_2$-AR 主要在交感神经节后纤维的突触前膜和后膜有分布。在突触前膜，$\alpha_2$-AR 激动可抑制 NE 释放。而突触后膜的 $\alpha_2$-AR 激动，主要通过与 $G_i$ 蛋白偶联使腺苷酸环化酶活性降低，cAMP 生成减少，cAMP 依赖性蛋白激酶活性降低。β-AR 激动时主要通过偶联 $G_s$ 蛋白使腺苷酸环化酶激活，cAMP 依赖性蛋白激酶激活，继而引起血管平滑肌舒张、心肌细胞收缩等生物学效应。$\beta_3$-AR 缺少 PKA 和 β-AR 激酶（βARK）的磷酸化位点，当交感神经持续激活时，不像 $\beta_1$-AR、$\beta_2$-AR 那样易发生减敏。血管内皮细胞上的 $\beta_2$-AR 和 $\beta_3$-AR 激活时，可通过 $G_s$ 蛋白或 $G_i$ 蛋白调控 NO、前列环素（$PGI_2$）和内皮细胞依赖性超极化因子（endothelium-dependent hyperpolarizing factor，EDHF）的分泌，引起血管平滑肌细胞的舒张。同一种 AR 可与不同亚型的 G 蛋白偶联，如心肌细胞中 $\beta_2$-AR 除了与 $G_s$ 偶联外，还可与 $G_i$ 偶联，介导 $G_i$ 依赖性 $G\beta\gamma$-PI3K-Akt 信号通路，促进细胞的存活，发挥保护作用。G 蛋白偶联受体激酶（GRK）2 和 PKA 对 $\beta_2$-AR 传导 $G_i$ 信号具有重要作用。而在心力衰竭过程中，GRK2 和 $G_i$ 蛋白高表达，增强 $\beta_2$-AR 介导的 $G_i$ 信号通路，促进了心肌的重塑和心力衰竭的进程。

**2. β-拘留蛋白依赖的信号转导** AR 激动后被 GRK 磷酸化，进而募集 β-拘留蛋白，使 G 蛋白不再能与受体结合，且受体发生内化，从而引起受体减敏，同时 β-拘留蛋白也起到信号分子作用，传递信号。β-拘留蛋白是一类衔接蛋白，具有 2 种亚型：β-拘留蛋白 1 和 β-拘留蛋白 2。研究发现 β-拘留蛋白除了介导受体内化外，还可以募集丝裂原激活蛋白激酶（mitogen-activated protein kinase，MAPK）等激酶，介导 G 蛋白非依赖的信号，调控细胞的生长和存活。β-拘留蛋白依赖的信号转导成为 AR 重要的信号转导途径之一。β-拘留蛋白具有介导受体内化和信号转导 2 种作用，而 AR 的磷酸化模式决定了 β-拘留蛋白发挥何种作用。GRK2 和 GRK6 引起 $\beta_2$-AR 发生磷酸化的位点不同。GRK2 或 GRK6 磷酸化 $\beta_2$-AR 后都可以引起受体的内化和减敏，而只有 GRK6 才能引起 $\beta_2$-AR 的 β-拘留蛋白依赖的 ERK 激活。

**3. 胞内体 GPCR 介导的信号转导** 受体内化时，通过网格蛋白（clathrin）依赖或非依赖的途径形成内吞囊泡，并与早期胞内体融合。早期胞内体膜内陷形成多泡体（MVB），转变为晚期胞内体。胞内体膜上的受体可能会发生降解或者重新返回细胞膜。这些胞内体膜上的受体仍可具有活性，可以继续传递配体引起的信号。胞内体 AR 介导的信号是继 G 蛋白和 β-拘留蛋白依赖的信号之后的第三波信号转导。

胞内体的很多特性使其成为多种受体信号转导的平台。例如，胞内体囊腔狭小，使配体受体结合的概率增大。但是，是配体结合受体后随受体一起进入胞内体，还是配体进入胞内体后再与受体结合，尚没有充分的实验证据。此外，胞内体相对稳定，激活的受体可在其中维持较长时间；胞内体可沿微管运输进入细胞核；特定局部蛋白可自组装成特定的复合物等。胞内体受体的信号和细胞膜受体的信号有所不同，但又不能完全区分。

**4. 肾上腺素受体转激活催化受体**　GPCR 的转激活（transactivation）是 Daub 等[21]在 1996 年提出来的，他们发现多种 GPCR 激动剂，如内皮素（ET-1）、溶血磷脂酸（lysophosphatidic acid，LPA）、凝血酶（thrombin）能够磷酸化并且激活表皮生长因子受体（EGFR）及其下游信号分子 ERK。应用 EGFR 的抑制剂 AG1478 或者使 EGFR 负性突变后，GPCR 激动剂的这些作用能够被抑制。转激活的信号转导方式，定义为一个 GPCR 与相应的配体结合后可使另一个一次跨膜的催化受体激活，启动后者下游信号转导，但其间没有转录和翻译中间产物产生。转激活的分子机制，目前比较公认的是配体依赖和非配体依赖 2 种途径（图 3-3）。

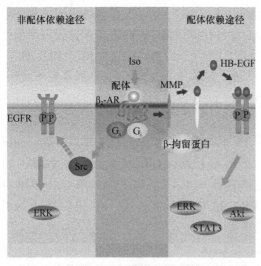

图 3-3　AR 转激活催化受体的信号转导途径（以 EGFR 为例）

β₂-AR，β₂ 肾上腺素受体；Akt，又称 PKB，即蛋白激酶 B；G_i，抑制性 G 蛋白；G_s，兴奋性 G 蛋白；EGFR，表皮生长因子受体；ERK，胞外信号调节激酶；HB-EGF，肝素结合性表皮生长因子；Iso，异丙肾上腺素；Src，Src 家族激酶；MMP，基质金属蛋白酶；STAT，信号转导和转录激活因子

所谓配体依赖的转激活，是由于信号的传递过程有 3 次跨膜，故而称为"3 次跨膜信号传递模式"（triple membrane-passing signaling，TMPS）。这种转激活方式依赖于有蛋白酶切作用的金属蛋白酶、基质金属蛋白酶（matrix metalloproteinase，MMP）和解整合素-金属蛋白酶（a disintegrin and metalloproteinase，ADAM）。当细胞膜上的 AR 激动后，通过某种途径激活金属蛋白酶，进而剪切催化受体配体的前体，如表皮生长因子（EGF）前体，促使 EGF 释放到细胞外，EGF 与细胞膜上的 EGFR 结合引起 EGFR 激活，进而引发信号级联反应，包括 MAPK 信号通路、PI3K-Akt 通路和 STAT 通路，引发细胞生物学反应。依赖于 ADAM 和 MMP 的 EGFR 转激活已经在很多细胞类型中观察到。非配体依赖的转位激活则是指 GPCR 激动后，引起下游信号分子激活，如非受体酪氨酸激酶（Scr 和 Pyk2）、Ca²⁺

等，进而引起催化受体的胞内功能域上的酪氨酸磷酸化，使酪氨酸激酶受体（如 EGFR）激活继而启动后者的信号转导。

# 第三节　心血管系统肾上腺素受体亚型及其生理意义

α₁-AR、α₂-AR 和 β-AR 在心血管系统生理、病理及药理学上均有重要意义。尽管它们的内源性激动剂相同，但在心血管系统中的分布各异，且它们通过各自偶联的 G 蛋白信号

转导系统介导不同的生理效应，同时受体亚型之间还存在着复杂的交互作用，因而使得交感–儿茶酚胺系统对心血管功能的调控更为精细和准确。

# 一、α₁ 肾上腺素受体在心血管系统的分布与功能

## （一）心脏

大多数哺乳动物，包括大鼠、仓鼠、豚鼠、猫、兔、羊、犬、猴和人等，心脏中均存在相当数量的 $\alpha_1$-AR，其中以大鼠心脏中的 $\alpha_1$-AR 密度为最高，超出其他种属 5 倍以上，而人的心脏 $\alpha_1$-AR 密度最低。目前已证实 $\alpha_1$-AR 的 3 种亚型在心脏中均有表达，但表达水平不尽相同，不同种属间亦存在明显差异，如人的心脏 $\alpha_{1A}$-AR mRNA 的表达量最高，而大鼠为 $\alpha_{1B}$-AR，大鼠心脏 $\alpha_{1B}$-AR 的蛋白密度最高。笔者实验室采用放射配体竞争抑制实验的方法证实，大鼠心脏中 $\alpha_{1A}$、$\alpha_{1B}$ 与 $\alpha_{1D}$ 3 种亚型各约占 25%、45% 和 30%。采用 RNA 酶保护与液相杂交方法测得的 3 种亚型 mRNA 的表达水平也与上述结果基本吻合。

心脏 $\alpha_1$-AR 激动后通过其信号转导通路介导心肌正性变力效应，其与 $G_{q/11}$ 偶联而激活 PLC，PLC 又激活磷酸肌醇信号系统，产生 $IP_3$ 和 DAG，DAG 继而激活 PKC。$IP_3$ 通过激活肌质网上的 $IP_3$ 受体使细胞内储存 $Ca^{2+}$ 释放，从而引起心肌的收缩。PKC 可增强收缩成分对 $Ca^{2+}$ 的敏感性而增强心肌正性变力效应。此外，心脏 $\alpha_1$-AR 激动还会引起其他一些细胞内效应，如 L 型钙通道、延迟整流钾通道和乙酰胆碱激活的钾通道（$I_{K \cdot ACh}$）的变化及 $Na^+$-$H^+$ 交换体和 $Na^+$，$K^+$-ATP 酶的激活等。$\alpha_{1A}$ 与 $\alpha_{1B}$ 介导大鼠心肌正性变力效应的作用相似，而 $\alpha_{1D}$ 几乎不发挥作用。生理情况下内源性激动剂 NE 和 Epi 主要通过 β-AR 介导心肌正性变力效应，然而当 β-AR 的效应减弱时（如充血性心力衰竭或应用 β-AR 阻断剂时），$\alpha_1$-AR 的作用则相应增加。$\alpha_1$-AR 与 β-AR 在介导心肌正性变力效应中还存在着交互作用。

当 $\alpha_1$-AR 持续激动时可引起心肌细胞蛋白质合成增加，诱发心肌肥厚，其中大鼠以 $\alpha_{1A}$ 亚型效率最高，$\alpha_{1D}$ 亚型几乎不参与。除 $G_{q/11}$ 外，其他一些细胞内信号转导分子及其相互间的作用亦参与了这一分子机制，主要包括小 G 蛋白 Ras 和 Rho、MAPK 家族中的 p38 及钙调磷酸酶（calcineurin）等。

## （二）血管

$\alpha_1$-AR 是参与血管功能活动最重要的 AR 受体，几乎所有的血管平滑肌都分布有 $\alpha_1$-AR。笔者所在实验室多年来的研究表明，$\alpha_{1A}$、$\alpha_{1B}$ 和 $\alpha_{1D}$ 3 种亚型在哺乳动物血管中均有分布，但不同血管分布的 $\alpha_1$-AR 亚型各异，其中大鼠的功能性 $\alpha_1$-AR 在主动脉、肺动脉和肠系膜动脉主要属 $\alpha_{1D}$ 亚型，在肾动脉属 $\alpha_{1A}$ 亚型，在尾动脉和门静脉属 $\alpha_{1A}$ 与 $\alpha_{1B}$ 亚型。在大鼠后肢和肠系膜恒流灌注模型中确定这两个部位阻力血管床的 $\alpha_1$-AR 均属 $\alpha_{1A}$ 亚型。这种亚型分布上的差异性具有重要的生理意义，如在应激条件下，由于不同血管对内源性激动剂 NE 和 Epi 的缩血管反应呈现较大差别，得以使血液供应重新分配，以适应机体需要。

血管 $\alpha_1$-AR 激动时通过 $G_{q/11}$-PLC 信号转导通路介导平滑肌收缩效应，从而影响血管张力，参与血压调节。笔者所在实验室在大鼠后肢恒流灌注模型研究中发现，大鼠后肢阻

力血管$\alpha_{1A}$-AR 激动时信号转导具有钙依赖特征，细胞内游离 $Ca^{2+}$增加约 90%来源于细胞外 $Ca^{2+}$通过双氢吡啶敏感的电压依赖性钙通道的内流，而此内流又在很大程度上依赖于细胞内储存 $Ca^{2+}$的动员；另 10%直接来源于细胞内 $Ca^{2+}$池的释放。酪氨酸激酶（ tyrosine kinase ）也参与$\alpha_{1A}$-AR 介导的血管平滑肌收缩。进一步将$\alpha_{1A}$-AR、$\alpha_{1B}$-AR 与$\alpha_{1D}$-AR 的全长 cDNA分别转染到人胚肾（ human embryo kidney，HEK ）293 细胞上，并克隆到稳定表达单一亚型$\alpha_1$-AR 的细胞株中，比较在同一细胞环境下 3 种亚型激动时细胞内游离 $Ca^{2+}$信号的差别，结果显示 3 种亚型激动时都同时引起细胞外 $Ca^{2+}$内流与细胞内释放，细胞外 $Ca^{2+}$内流都在一定程度上依赖于细胞内 $Ca^{2+}$释放来启动，但$\alpha_{1A}$-AR 与其他 2 种亚型相比，其信号更加依赖于细胞内 $Ca^{2+}$的释放。

# 二、$\alpha_2$肾上腺素受体在心血管系统的分布与功能

## （一）心脏

心肌细胞是否有$\alpha_2$-AR 蛋白表达，目前尚缺少证据。有研究报道采用 RNA 酶保护或逆转录聚合酶链反应（RT-PCR）检测到人的心脏组织中有$\alpha_2$-AR mRNA 的表达，但表达量甚少，至于是否来自心肌细胞更无直接证据。关于心脏$\alpha_2$-AR 的功能研究主要集中在突触前膜对去甲肾上腺素释放的抑制作用，但该作用由何种亚型介导目前尚不清楚。

## （二）血管

最初认为$\alpha_2$-AR 仅存在于阻力血管平滑肌而不存在于大血管，理由是在完整器官灌流条件下能显示突触后$\alpha_2$-AR 增加灌流压的效应，而在离体血管标本则测不到$\alpha_2$-AR 介导的缩血管效应。随着放射配体结合分析技术的应用，发现不仅在微血管，而且大多数大血管中都存在$\alpha_2$-AR。但由于放射配体结合实验都采用完整血管或血管床来进行，所测到的受体不一定来自平滑肌细胞，它们可以仅来自交感神经末梢和血管内皮细胞。因此，功能学方法仍是评定血管平滑肌$\alpha_2$-AR 的最可靠方法。

现已证实除阻力血管外，不少大血管平滑肌中也存在功能性$\alpha_2$-AR，包括大鼠尾动脉、猫脑动脉、犬与人的桡动脉与股静脉、人的静脉、犬的肠系膜静脉、豚鼠的肾静脉，以及犬、兔与人的大隐静脉等。$\alpha_2$-AR 的功能反应除在阻力血管特别明显外，还有以下两个特征：静脉较动脉明显；皮下血管较深部血管明显。上述血管分布特征提示$\alpha_2$-AR在较低温度、缺氧、酸性环境代谢产物蓄积等条件下，较易显示功能效应。上述假设现已得到越来越多实验证据的支持。此外，血管平滑肌$\alpha_2$-AR 的功能效应在某些血管活性物质，如血管紧张素Ⅱ、内皮素等存在时得到显著增强。这也是$\alpha_2$-AR 的功能效应往往在整体条件下表现明显，而在离体实验中不易发现的原因之一。总之，血管平滑肌上$\alpha_2$-AR 的密度较低。在胚胎或幼年期，血管平滑肌$\alpha_2$-AR 的表达水平较高，但在发育过程中，受体数量明显减少，在非阻力动脉减少得更为明显。当受体密度低于一定限度时，则不易发挥功能效应；即使在那些具有功能效应的血管上，$\alpha_2$-AR 也并没有受体储备，因此在任何进一步减少受体表达或影响受体-效应器偶联效率的情况下，$\alpha_2$-AR 的效应都会大大减弱或者完全消失。

# 三、β肾上腺素受体在心血管系统的分布与功能

## （一）心脏

β-AR 是参与心脏功能活动最重要的 AR。β₁-AR 和β₂-AR 共存于心肌组织中，其中β₁-AR 遍布于整个心脏，β₂-AR 则主要存在于心室和心房，并在浦肯野纤维和窦房结有较高比例的分布，其中在窦房结的密度比右心房高出 2.5 倍，这决定了β₂-AR 更多地参与心率和心律的调节。心房中β₁-AR 和β₂-AR 的分布比例为（60%～70%）：（40%～30%），而在心室为（70%～80%）：（30%～20%）。

β₁-AR 在介导心脏功能中占主导地位，激动后引起正性变力、变时和增强舒张作用。心脏β₁-AR 激动后与 G$_s$ 蛋白偶联，通过激活细胞膜上的 AC 促进胞质内的 ATP 转化为 cAMP，使细胞内 cAMP 水平升高。后者作为胞内第二信使激活 PKA，而 PKA 通过磷酸化胞膜 L 型钙通道，增加收缩期心肌细胞的 Ca$^{2+}$内流和肌质网的 Ca$^{2+}$释放，使心肌收缩力增强；而舒张期 PKA 可磷酸化受磷蛋白（phospholamban）、肌钙蛋白等，其中受磷蛋白使肌质网 Ca$^{2+}$-ATP 酶的活性增加，提高舒张期肌质网对 Ca$^{2+}$的摄取，而肌钙蛋白 I 降低肌钙蛋白 C 对 Ca$^{2+}$的亲和力，进一步加速了心肌的舒张。近年来的研究表明，G$_s$ 蛋白本身也可直接调节 L 型钙通道和钠通道的通透性。

以往一直认为心脏β₂-AR 同样是与 G$_s$ 蛋白偶联的，通过 G$_s$-AC-cAMP 信号途径介导心肌正性变力效应，甚至认为β₂-AR 是β₁-AR 的一个功能储备系统。20 世纪 90 年代 Xiao 等研究发现，虽然β₁-AR 与β₂-AR 均能增强 L 型 Ca$^{2+}$电流（$I_{Ca}$）、细胞内 Ca$^{2+}$瞬变（Ca$_i$）和细胞收缩强度，但二者介导的心肌舒张效应却不同；进一步研究发现，β₂-AR 激动剂不能引起胞内收缩肌蛋白或调节蛋白受磷蛋白、肌钙蛋白 I、肌钙蛋白 C 和糖原磷酸酶激酶的磷酸化。这些研究均提示β₂-AR 并非作为β₁-AR 的功能储备，而是具有独立的功能。在此基础上 Xiao 等首先报道β₂-AR 同时与 G$_s$ 与 G$_i$ 蛋白相偶联，G$_i$ 通路对 G$_s$ 通路信号向细胞内的转导发挥屏蔽作用，提示了功能性 cAMP 局域化和由β₂-AR 偶联 G$_i$ 信号转导通路的存在。Lefkowitz 等在 HEK293 细胞上发现，β₂-AR 持续激动时通过经典途径，即 G$_s$-AC-cAMP 引起 PKA 激活，而β₂-AR 在 PKA 的作用下一方面受体本身发生减敏，使该信号转导途径基本关闭，另一方面与 G$_i$ 蛋白的偶联效率却大大提高，而 G$_i$ 的激活使 G$_s$ 介导的 cAMP 产生进一步减少，以致完全关闭，同时通过 Gβγ-Src-Sos-Ras 信号途径使 MAPK 激活，这表明在一定条件下，β₂-AR 不同信号转导途径之间可以发生切换。研究发现，在心脏上β₂-AR 通过与 G$_i$ 偶联发挥如下作用：激活心肌细胞内磷脂酶 A₂ 增强心肌收缩力；经 G$_i$-PI3K-Akt 途径增加心肌存活及出生后早期的心肌增殖；经 Gβγ-Src-Sos-Ras 信号途径激活胞外信号调节激酶，参与调节细胞生长与肥厚；经胱天蛋白酶（caspase）途径调控细胞凋亡等。β₂-AR 信号通路还可不与 G 蛋白偶联，而通过与β-拘留蛋白偶联进行二级信号转导，它与经典的 G 蛋白偶联共同介导胞外信号调节激酶不同时相的激活机制，尽管对这种非 G 蛋白偶联的信号转导机制的生物学意义目前尚不清楚，但对经典的 G 蛋白偶联信号转导机制学说是一种挑战[22-24]。

β₃-AR 主要存在于哺乳动物的脂肪组织和胃肠道，激动后能引起脂肪细胞的脂解、产热和胃肠道平滑肌的松弛。在心脏，β₃-AR 可介导负性肌力作用。β₃-AR 的负性变力作用

能够被百日咳毒素（pertusis toxin，PTX）和一氧化氮（nitric oxide，NO）的非特异性阻断剂甲基蓝及一氧化氮合酶（nitric oxide synthase，NOS）的抑制剂 L-NAAM 和 L-NAME 阻断，NOS 的底物 L-精氨酸可逆转阻断剂的作用，表明 $\beta_3$-AR 的信号通路是通过 $G_i$-NO-cGMP 通路转导的。在发生心力衰竭的心脏中，$\beta_3$-AR 的负性变力效应更为明显。

### （二）血管

几乎所有的血管平滑肌都有 β-AR 分布，激动时可引起血管舒张。传统观念认为分布于血管平滑肌的 β-AR 均属 $\beta_2$-AR，但离体血管实验显示，尽管 β-AR 激动剂的舒血管效应在大多数血管主要由 $\beta_2$-AR 介导，但还包括小部分由 $\beta_1$-AR 介导的效应。在有些血管，如冠状动脉和脑动脉，舒血管效应主要由 $\beta_1$-AR 介导，仅很小部分由 $\beta_2$-AR 介导。在个别血管，如人类大隐静脉和豚鼠肺动脉，甚至所有的舒血管效应都是由 $\beta_1$-AR 介导的。至今尚未发现有 $\beta_3$-AR 分布于血管。

由于绝大多数血管同时含有 $\alpha_1$-AR 与 β-AR，由交感神经末梢释放的 NE 及由肾上腺髓质释放并存在于血浆中的 Epi，通过激活 $\alpha_1$-AR 引起血管收缩，而通过激活 β-AR 引起血管舒张，因此交感–儿茶酚胺系统活性增高时引起的总效应取决于血管中 $\alpha_1$-AR 与 β-AR 的分布情况。大多数血管以 $\alpha_1$-AR 占主导地位，因而呈缩血管效应。只有在冠状动脉与骨骼肌血管，由于 β-AR 密度显著高于 $\alpha_1$-AR 才引起舒血管效应。

# 第四节　肾上腺素受体与高血压和心力衰竭

## 一、肾上腺素受体与高血压

### （一）$\alpha_1$ 肾上腺素受体在血压调节中的作用

由于药理学研究方法的局限性，确定在整体血压调节中究竟何种 $\alpha_1$-AR 亚型发挥主导作用，目前仍较为困难。笔者在整体大鼠同时测定后肢血管床灌流压和全身动脉压，由于已知前者中的功能 $\alpha_1$-AR 属于 $\alpha_{1A}$ 亚型，因而以此为对照，通过比较多种 $\alpha_1$-AR 选择性阻断剂在两者中作用的强弱，来确定参与全身动脉压调节的 $\alpha_1$-AR 亚型是否与后肢血管床的功能性 $\alpha_1$-AR 亚型一致。实验结果提示两者相同，参与全身动脉压调节的 $\alpha_1$-AR 很可能也属于 $\alpha_{1A}$ 亚型[25]。近年来利用各种基因工程小鼠进行研究，对 $\alpha_1$-AR 亚型在血压调节及原发性高血压的发病机制中的作用有了新的认识。Tanoue 等[26,27]对 $\alpha_{1D}$-AR 基因缺失（$\alpha_{1D}$-AR$^{-/-}$）小鼠给予盐负荷和次全肾切除诱导高血压发生，结果发现其血压升高明显受到抑制，同时伴有低血浆儿茶酚胺水平，提示 $\alpha_{1D}$-AR 可能在盐负荷诱导高血压的发病中具有重要的作用。相比之下，$\alpha_{1B}$-AR 基因敲除小鼠在给予盐负荷后其血压明显升高，甚至高于野生型小鼠的血压升高。但在 $\alpha_{1B}/\alpha_{1D}$-AR 双敲除小鼠，NE 灌注并不能诱导血压升高，这就提示，$\alpha_{1B}$-AR 及 $\alpha_{1D}$-AR 均参与血压的调节，$\alpha_{1D}$-AR 的功能性缺失具有抗高血压作用。近来研究还显示，血管紧张素 Ⅱ 可促进血管 $\alpha_1$-AR 的表达，尤其是 $\alpha_{1D}$-AR 的表达，$\alpha_{1D}$-AR 可能参与血管紧张素 Ⅱ 的促高血压作用[28]。

临床上，$\alpha_1$-AR 阻断剂常用来治疗一些伴有平滑肌收缩增加的疾病，如高血压及良性前列腺增生症。然而，心脏 $\alpha_1$-AR 本身也参与心肌肥厚、预处理保护、抗凋亡等生理和病理过程，甚至心肌收缩等作用[29]。因此，$\alpha_1$-AR 阻断剂长期治疗可能对心脏具有不利的影响。在抗高血压和降脂治疗预防心肌梗死试验（ALLHAT）中，与利尿剂氯噻酮相比，采用 $\alpha_1$-AR 阻断剂多沙唑嗪治疗的高血压患者心力衰竭的发生率增加了 2 倍，使得该临床试验提前终止。相似的是，在血管扩张剂–心力衰竭研究（V-HeFT）中，与其他血管扩张剂相比，哌唑嗪并不能改善患者的预后，反而有增加死亡率的趋势。这些不良影响是由于 $\alpha_1$-AR 本身被阻断，还是由于多沙唑嗪及哌唑嗪的非特异性药物作用所致，尚有争论。但最近，O'Connell 等[30]对 $\alpha_{1A}$-AR 及 $\alpha_{1B}$-AR 双敲除小鼠的研究表明，双敲除小鼠的心肌细胞对氧化应激及 β-AR 刺激诱导的凋亡比野生型小鼠心肌细胞更为严重。而在主动脉缩窄 2 周后，对比野生型小鼠，双敲除小鼠的存活率只有野生型的 60%，存活下来的双敲除小鼠其射血分数显著低于野生型，而心肌间质纤维化程度和心肌细胞凋亡也均较野生型小鼠严重，同时伴有心肌 β-AR 的减敏，提示 $\alpha_1$-AR 在致心脏肥大的病理性因素存在条件下可能对心脏有适应性和保护性作用。这也许能解释上述大型临床试验中所观察到的 $\alpha_1$-AR 阻断剂治疗后的不良作用。值得一提的是，对于那些常规降压治疗未能控制血压的高血压患者，多沙唑嗪缓释剂，又称为多沙唑嗪延长释放的胃肠治疗体系（extended-release doxazosin gastrointestinal therapeutic system, GITS）可作为一种比较有效的联合药物，有研究表明 3631 例患者经过 4 周治疗（4～8mg/d），其中 39%血压可降至 140/90mmHg 以下，在 16 周时，61%的患者有良好降压效应，总的不良反应发生率为 3%，显示多沙唑嗪缓释剂与其他降压药物联合应用具有良好的耐受性[31]。

## （二）$\alpha_2$ 肾上腺素受体的分布与高血压

$\alpha_2$-AR 参与多种生理过程，如神经递质的释放、血压的维持、血小板积聚、胰岛素的分泌、脂肪分解、认知与记忆等。$\alpha_2$-AR 三种亚型在大脑、肾脏、心脏交感神经及血管（如血管平滑肌细胞及内皮细胞）均有分布。在血管系统，三种亚型的分布在不同的种属及血管有所差别，对血压的调节作用也有所不同[32]。在大脑的心血管控制中枢，$\alpha_{2A}$-AR 是主要的亚型，其激动可降低交感活性而使血压下降及血浆 NE 水平降低。此外，近来研究发现，与 Wistar-Kyoto（WKY）大鼠相比，SHR 中枢 $\alpha_{2A}$-AR 表达是下调的（$\alpha_{1A}$-AR 则上调），其与收缩压呈显著的负相关[33]；在大鼠左侧星状神经节，$\alpha_{2A}$-AR 表达的下降可导致 $\alpha_2$-AR 介导的突触前负反馈机制受损，从而有助于心肌组织内神经末梢 NE 的释放而促进心肌肥厚[34]。中枢 $\alpha_{2B}$-AR 可促进盐敏感性高血压的形成，而外周 $\alpha_{2B}$-AR 主要分布在小动脉及静脉，参与维持血管张力，$\alpha_{2B}$ 受体激动可促进钠潴留及血管收缩，此效应似乎强于 $\alpha_{2A}$-AR 及 $\alpha_{2C}$-AR[35]。因此，$\alpha_2$-AR 激动剂引起血压升高反应可能主要是 $\alpha_{2B}$-AR 介导的。对基因敲除小鼠模型的研究进一步证实，$\alpha_{2A}$-AR 是心血管中枢反应的主要参与者。$\alpha_{2B}$-AR 与盐负荷诱导的高血压形成有关[36]。但 $\alpha_{2C}$-AR 在介导中枢血压调节中的作用目前尚不清楚。尽管单纯缺失 $\alpha_{2C}$-AR 对基本心功能并无显著的影响，但当与 $\alpha_{2A}$-AR 联合缺陷时，小鼠则表现出显著的心肌肥厚，血浆 NE 水平升高及心功能下降，类似于长期交感神经激动所引起的病理改变。

## （三）β 肾上腺素受体与高血压

在原发性高血压心脏中，$\beta_2$-AR 同样具有重要的功能作用。笔者先前比较了中年（48

周龄）与青年（10 周龄）大鼠心脏 β-AR 及其亚型的改变[25]，发现中年大鼠心脏 β-AR 总数量较青年大鼠心脏减少约 28%（$P < 0.01$），$β_1$-AR 与 $β_2$-AR 数量减少的程度相同；而且中年大鼠心脏 β-AR 及其两种亚型各自所介导的正性变力效应也都明显减弱；尤其令人注意的是，两种年龄大鼠心脏中 $β_1$-AR 与 $β_2$-AR 各自在介导激动剂正性变力效应中的相对贡献有明显差别，在青年大鼠中以 $β_1$-AR 为主，而在中年大鼠中 $β_1$-AR 与 $β_2$-AR 的作用相等。由于在这两种年龄大鼠心脏中 $β_1$-AR 与 $β_2$-AR 的数量都各约占一半，可见在青年大鼠心脏，$β_2$-AR 介导正性变力效应的效率低于 $β_1$-AR，而到中年时，心脏 $β_2$-AR 介导正性变力效应的效率明显提高，达到与 $β_1$-AR 相同的水平。随后，笔者观察了 48 周龄 SHR 心脏 β-AR 及其亚型的改变，结果显示中年 SHR 心脏 β-AR 密度较同龄 Wistar 大鼠增高 27%，且 $β_1$-AR 与 $β_2$-AR 的增高程度相同；而 β-AR 及其两种亚型所介导的正性变力效应并没有发生显著改变。由此可见，在中年 SHR 心脏中，$β_1$-AR 与 $β_2$-AR 在介导正性变力效应中的作用也是相同的。Donckier 等[37]报道，在正常犬中 $β_3$-AR 激动剂 SR58611 可使主动脉平均压产生剂量依赖性的降低，同时伴有压力反射增强，表现为心率增加了 70%，对比高血压犬，这种降压效应更为明显，且同时伴有心肌收缩力与脂肪分解效应的增强。

随着近年来各种 β-AR 基因敲除小鼠模型的相继建立，人们对它们在发育、心血管和代谢系统的调节及一些病理过程中的作用将会有更进一步的认识。$β_1$-AR 基因敲除小鼠在胚胎期死亡率显著增加，但有品系依赖性。然而，存活下来的小鼠（占 10%～30%）心脏结构通常正常，其静息心率、血压及每搏输出量也都是正常的。相比之下，缺乏 $β_2$-AR 或 $β_3$-AR 的小鼠仍能存活并生育，而且静息心率和血压也是正常的。$β_3$-AR 基因敲除小鼠可同时伴有体脂的增加，尤其在雌性小鼠。当给予 Iso 处理后，$β_1$-AR、$β_2$-AR 及 $β_1/β_2$-AR 基因联合敲除小鼠的血压变化可分别达 80%、70% 及 30%。进一步研究提示，$β_1$-AR 主要介导对小鼠大、中动脉的肾上腺素能血管舒张作用，而 $β_2$-AR 则主要介导小动脉的血管舒张作用[38,39]。

到目前为止，β-AR 阻断剂用于高血压、冠心病及慢性心力衰竭已取得了巨大的成功。但无论是 $β_1$-AR 选择性阻断剂，还是非选择性阻断剂，其多数均无内在拟交感活性，它们对血脂及血糖的影响是其长期治疗过程中所必须注意的。近年来，具有同时阻断 β-AR 与 $α_1$-AR 的药物如拉贝洛尔（labetalol）、卡维地洛也用于高血压的治疗，后者还同时具有抗氧化作用。奈必洛尔（nebivolol）作为一种新型的高选择性 $β_1$-AR 阻断剂，不具有内在拟交感神经活性，长期治疗对血脂、血糖水平无影响[40]。用于原发性高血压治疗时，其谷/峰值可达 0.9。新的研究发现，奈必洛尔引起的大鼠胸主动脉环血管舒张反应除了有对 $β_1$-AR 拮抗作用外，还来源于对 $α_1$-AR 的抑制及对 $β_3$-AR 的激活[41]。随机对照临床研究显示，与安慰剂比较，对于轻中度高血压患者，5mg 每日一次治疗即可显著降低血压，改善心室重构，且不良反应较少，其疗效与血管紧张素 Ⅱ 受体阻断剂替米沙坦相似[42]；用于慢性心力衰竭患者的治疗也可降低前、后负荷，增加心肌收缩力，显著改善患者的预后。临床上，内皮功能障碍是多种疾病所共有的特征，奈必洛尔还可刺激血管内皮产生 NO 而发挥血管舒张反应[43]，它可能更适用于那些同时伴有内皮功能障碍的患者。奈必洛尔有望成为高血压及慢性心力衰竭治疗的理想药物。

（四）AR 基因多态性与高血压

大量资料证实原发性高血压与多基因遗传相关，在不同人群中已发现了很多高血压的易感基因。有报道 9 种 AR 都存在基因多态性，但其相应的等位基因频率在不同种族人群中变异较大。α-AR 及 β-AR 基因多态性不仅与高血压的发病有关，还可影响个体对降压药物的反应性。但应注意的是，在不同国家、地区及种族人群中，关于 AR 基因多态性与高血压关系的研究结果并不完全一致，产生这些差异的原因主要与所选择的研究对象及试验设计的不同有关。图 3-4 列举了几个比较明确的与高血压发病相关的 AR 基因多态性的位点。事实上，确定与高血压密切相关的基因多态性十分困难，这也间接反映了高血压作为一种多因素疾病，在发病过程中，除了遗传因素外，环境、生活方式及个体特征等都可影响其发生与发展。尤其值得注意的是，环境异质性对 AR 基因多态性与高血压之间相互关系的影响是十分重要的。

彩图 3-4

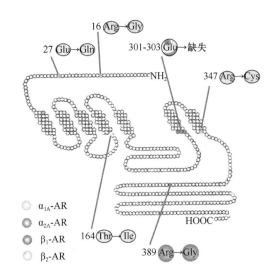

图 3-4　与高血压相关的肾上腺素受体（AR）基因多态性位点示意图

$\alpha_{1A}$-AR，$\alpha_{1A}$ 肾上腺素受体；$\alpha_{2A}$-AR，$\alpha_{2A}$ 肾上腺素受体；$\beta_1$-AR，$\beta_1$ 肾上腺素受体；$\beta_2$-AR，$\beta_2$ 肾上腺素受体；Arg，精氨酸；Cys，半胱氨酸；Gln，谷氨酰胺；Glu，谷氨酸；Gly，甘氨酸；Ile，异亮氨酸；Thr，苏氨酸

　　对于 $\alpha_{1A}$-AR 基因，尽管 492Cys 等位基因在黑种人中较白种人更为常见，但 Arg492Cys 与高血压之间并未发现有密切的联系[44]。然而，Gu 等[45]对我国北方汉族人群研究显示，在 2 期高血压患者，347Arg 及 2547G 等位基因出现的频率显著高于普通人群。McNemar 检验分析显示，携带 2547G 等位基因的个体，其患高血压的风险明显增加[比值比（OR）=3.0]，提示 $\alpha_{1A}$-AR 基因遗传变异可能在原发性高血压的发病机制中具有重要作用。有报道，在 $\alpha_{1B}$-AR 基因外显子区有 2 个同义替代多态性，但它们并不与原发性高血压患者的血压情况及人群对去氧肾上腺素治疗反应差异有关[46]。

　　对于 $\alpha_{2A}$-AR 基因，有资料显示，在启动子区的一个 C1291G 多态性可能与舒张压升高有关[47]。对于 $\alpha_{2B}$-AR 基因来说，Zhu 等[48]对我国 240 个家庭总共 856 例高血压患者进行 2 号染色体基因连锁分析发现，2 号染色体某些区域与原发性高血压的发病有关。这与对斯堪的那维亚人进行基因组扫描的结果相一致。现已证实，该区内 $\alpha_{2B}$-AR 基因有 3 个 Glu 残基存在功能性的插入/缺失（insertion/deletion，I/D）多态性，对比 II 型，DD 型与原发性高血压的早发有关（OR=1.8）[49]。但 Etzel 等[50]对 $\alpha_{2B}$-AR 基因测序了 4.4kb（包括 1.2kb 的上游序列及编码序列远端的 1.9kb）的长度，又新发现了 14 种多态性及 2 种单倍型（其中 1 种有编码 Glu301～Glu303 的 9bp 的框内缺失）。这种等位基因缺失曾被认为与内皮功能损害有关，但这 2 种单倍型似乎并不能决定人群对育亨宾介导的平均动脉压增加程度的变异及对原发性高血压的易感性。

　　对于 $\beta_1$-AR 基因，目前证实在编码区的两个主要单核苷酸多态性分别是 Ser49Gly、Gly389Arg。病例对照研究显示，对比带有 Gly389 等位基因的携带者来说，Arg 等位基因纯合子个体患高血压的 OR 为 1.9。相似的是，对基因型不一致的同胞体配对分析表明，带有 Arg389 等位基因纯合子的同胞体比带有 Gly389 等位基因的同胞体舒张压高、心率快，而 Ser49Gly 似乎与高血压无关[51]。对于 $\beta_2$-AR 基因，在其编码区存在的多种多态性中，曾观察到 Arg16Gly 多态性的 Gly16 等位基因与非洲加勒比族人、奥地利人及新加坡华人等人群原发性高血压的发病有关。Gly16 突变不仅与血压升高有关，可能还与原发性高血压所伴有的胰岛素抵抗密切相关[52]。Ge 等[53]对我国北方汉族人群研究也显示，带有 Gly16 等位基因者患原发性高血压的风险显著增加，而 Glu27 携带者则较低。多变量线性回归分析显示，Arg16Gly 及 Gln27Glu 基因型均与收缩压水平密切相关。与此不同的是，黄帼等[54]采用 RFLP 方法对安徽省岳西地区 487 例成年高血压患者及 672 例家属 $\beta_2$-AR 基因的 Arg16Gly 多态性位点进行了检测，结果显示，带有 $\beta_2$-AR Arg16 等位基因的高血压患者，其收缩压和舒张压水平都较低。Binder 等[55]研究显示，在白种人男性群体中，带有 Gln27 等位基因（Gly16Gln27 及 Arg16Gln27）的单倍型个体，其高血压患病风险显著高于 Gly16Glu27 单倍型个体，前者具有更高的舒张压水平。Wallerstedt 等[56]报道，在瑞典高血压患者群中，Arg16Gly+Gln27Gln 单倍型个体收缩压也显著高于其他单倍型，而 Arg16Gly+Gln27Glu 单倍型个体收缩压显著低于其他单倍型。其他与血压调节及原发性高血压有关的 $\beta_2$-AR 基因多态性还包括 G654A、Thr164Ile 及 C47T 等[57]。值得一提的是，Wu 等[58]对我国 271 例哈尼族及彝族原发性高血压患者及 267 例健康对照者研究发现，在 $\beta_2$-AR 基因启动子存在 4 个单核苷酸多态性，编码区存在 7 个单核苷酸多态性。在彝族原发性高血压患者中发现，每个单核苷酸多态性均与原发性高血压相关，但在哈尼族却没发现这些单核苷酸多态性与原发性高血压之间有密切关系。此外，单倍体频率在高血压患者及正常血压对照组之间的分布差异较大。因此，在分析不同基因多态性与高血压之间的相关性时，这些多态性在不同种族人群中的分布是必须要考虑的。心脏作为原发性高血压一个重要的靶器官，长期高血压所致的心室重构是影响高血压患者预后的一个重要因素。Iaccarino 等[59]对 751 例高血压患者的研究显示，尽管 $\beta_2$-AR 基因的三种多态性（Arg16Gly、Gln27Glu 及 Ile164Thr）似乎与血压并无明显的关系，但携带 Gln27 等位基因的患者发生心肌肥厚的风险增加了 1.4 倍。

不同高血压患者对同一降压药物治疗反应性的巨大个体差异在某种程度上也反映了原发性高血压发病机制的复杂性。由于基因多态性可以影响药物代谢动力学（药动学）及药物效应动力学（药效学），因此，通过分析患者的遗传信息不仅有助于估计患者对相应降压药物的治疗反应性，也有利于估计治疗后副作用的大小，从而更好地指导高血压治疗的临床用药。例如，$\beta_1$-AR 基因多态性对高血压患者美托洛尔治疗的疗效具有明显的影响，Arg 等位基因纯合子个体在美托洛尔治疗后，其白天血压下降的幅度高于 Gly389 等位基因携带者 3 倍[60]。我国学者 Liu 等[61]最近报道，携带 49Ser389Arg/49Ser389Arg 的患者收缩压显著高于 49Ser389Arg/49Gly389Arg 患者，但两者对美托洛尔治疗均具有较好的反应性，而携带 49Ser389Gly/49Gly389Arg 及 49Ser389Gly/49Ser389Gly 的患者对美托洛尔治疗效果不好。$\beta$-AR 阻断剂治疗的副作用是对代谢的影响，携带 $\beta_2$-AR 基因 Glu27 纯合子的高血压患者在长期给予 $\beta$ 受体阻断剂治疗后，其发生高三酰甘油血症的风险较携带 Gln27 等位基因患者高 4 倍[62]。AR 基因多态性似乎还可影响其他降压药物治疗的反应性。例如，给予高血压患者贝那普利治疗时，携带 $\beta_2$-AR 基因 Gly16 等位基因的个体能够获得更大的降压效应[63]。Matayoshi 等[64]报道，携带 $\beta_3$-AR 基因 T727C（Trp64Arg）纯合子患者给予噻嗪类利尿剂治疗后，其血压均可显著低于那些杂合子患者。

# 二、肾上腺素受体与心力衰竭

## （一）β肾上腺素受体与心力衰竭

心力衰竭是由于心脏受到损伤和侵害导致心脏泵血能力（收缩功能）降低而发生的一种临床综合征，其显著特征是潜在的心肌功能障碍和代偿性的神经体液机制之间持久的相互对抗。在这些神经体液因素中，交感神经系统（SNS）、肾素–血管紧张素–醛固酮系统（RAAS）和某些细胞因子的活性升高起了关键性的作用。为了代偿降低的心脏功能，维持心血管内稳态，这些系统被激活。但是如果造成心脏损伤的因素长期存在，心脏终将无法对抗这些因素对心脏结构和性能带来的有害影响而发生功能失代偿。在这些因素中，SNS 发挥了广泛的心血管效应，包括正性变时、正性变力、正性弛缓、正性传导、降低静脉容量及阻力血管和皮肤血管的收缩性。这些效应都是为了增强心功能，使机体做出所谓"战斗或逃跑"的反应。SNS 激活后释放两种儿茶酚胺，即去甲肾上腺素（NE）和肾上腺素（Epi）。从 1984 年起已经明确血浆 NE 浓度与心力衰竭患者的生存率呈负相关[65]。心力衰竭时交感活性过高更易发生心律失常和左室功能障碍，使心力衰竭患者的预后更差[66]。

NE 和 Epi 通过与细胞表面特异性的 AR 受体结合而发挥作用。心脏中β-AR 表达量最高，其中又以$\beta_1$-AR 最多，占β-AR 总量的 75%～80%；其次是$\beta_2$-AR，占 15%～18%；$\beta_3$-AR 占 2%～3%。在正常的生理条件下，单独激活$\beta_1$-AR 和$\beta_2$-AR 会出现不同的效应，如在成年大鼠心肌细胞中分别激活$\beta_1$-AR 和$\beta_2$-AR，均可增强细胞收缩的幅度，表现出相似的正性肌力作用，而$\beta_1$-AR 活化后则有更明显的正性变时作用，因而缩短收缩时程的作用较$\beta_2$-AR 更为显著[67]。$\beta_1$-AR 和$\beta_2$-AR 活化后通过与 $G_s$ 蛋白偶联激活腺苷酸环化酶（AC），引起第二信使 cAMP 合成，导致蛋白激酶 A（PKA）及其下游信号分子活化。PKA 的下游分子包括 L 型钙通道、受磷蛋白、雷诺丁、心源性肌球蛋白结合蛋白 C 和心源性肌钙蛋白 I 等，它们被 PKA 磷酸化引起心脏的正性变力和正性变时效应。但是，$\beta_2$-AR 激活引发的膜结合 cAMP 聚集量只有$\beta_1$-AR 引发的一半。究其原因，是由于$\beta_1$-AR 只与 $G_s$ 蛋白偶联，而$\beta_2$-AR 同时与 $G_s$ 和 $G_i$ 两种蛋白偶联，$\beta_2$-AR 激活的 $G_i$ 蛋白信号部分抵消了激活 $G_s$-AC-cAMP-PKA 通路引起的正性作用[67]。此外，窦房结处$\beta_1$-AR 和$\beta_2$-AR 的总密度是邻近心房肌的 3 倍以上，其中$\beta_1$-AR 在两个区域都占据优势，而窦房结的$\beta_2$-AR 丰度则为心房肌的 2.5 倍以上。人窦房结$\beta_2$-AR 密度相对较高，与生理学研究发现的$\beta_2$-AR 在调节心脏变时作用中的特点相一致[68]。两个β-AR 亚型之间的另一不同点是对 $Ca^{2+}$/钙调蛋白的蛋白激酶Ⅱ（CaMKⅡ）的调节存在差异。如果$\beta_1$-AR 兴奋时间延长，CaMKⅡ信号通路会被激活，同时 PKA 通路作用削弱[69]，而心脏 CaMKⅡ活性增强会促进心肌细胞凋亡[70]、心脏重塑[71]和心律失常的发生[72]。还有一点值得注意的是，$\beta_1$-AR 介导的 cAMP 信号是遍布整个细胞的，而$\beta_2$-AR 介导的 cAMP 信号是局部性的[73,74]。研究表明在成年心肌细胞中，$\beta_2$-AR 及$\beta_2$-AR 介导的 cAMP 信号基本局域化在 T 管（T-tubule）和内陷小窝（caveolae）中，陷窝蛋白（caveolin）3 在其中发挥了关键性作用[75,76]。而另一方面，$\beta_1$-AR 则表现为均匀分布在富含陷窝蛋白 3 及其他浆膜成分的成年心肌细胞中[76]。$\beta_2$-AR 介导的这种 cAMP 信号的局限性分布使得很常见的第二信使 cAMP 能够选择性地行使功能而不至于引起全细胞效应。而最近又有研究发现功能性的大鼠$\beta_2$-AR-$G_s$-cAMP 信号几乎仅发生在心肌细胞表面的肌纤维膜上[77]。在心脏中,儿茶酚胺作用于$\beta_2$-AR,通过激活 $G_i$ 信号通路调节$\beta_1$-AR 的兴奋–收缩偶联作用,也可防止$\beta_1$-AR 过度兴奋引起的促凋亡效应,另一方面还能够通过激活促生存的 PI3K-Akt 信号级联而达到保护心脏和抗凋亡的效应[78]。总体来说,持续性激活$\beta_1$-AR 导致心肌细胞凋亡和病理性心脏重塑;相反,持续性激活$\beta_2$-AR 则能够抗凋亡,对心脏起保护作用。

$\beta_2$-AR 含有 PKA 的作用位点,被 PKA 磷酸化是$\beta_2$-AR 从与 $G_s$ 偶联转换到与 $G_i$ 偶联的转折点。此外,还有研究者提出 GPCR 激酶( GRK )介导的受体磷酸化也能够增加$\beta_2$-AR-$G_i$偶联[69]。但是,近年来的研究表明仅仅使受体磷酸化尚不足以导致$\beta_2$-AR-$G_i$偶联[79]。例如,应用 $G_s$ 偏向性$\beta_2$-AR 激动剂可使受体的 PKA 和 GRK 位点磷酸化,而 $G_i$ 信号途径并未被激活,提示配体特异性的受体构型很可能也是决定$\beta_2$-AR 与 $G_s$ 或 $G_i$蛋白偶联的因素[80]。受体磷酸化是 GPCR 减敏( G 蛋白与相应受体脱偶联)所必需的。受体在高浓度激动剂作用下发生同源性减敏,使受体构象转变为激活状态。GRK 继而将位于受体 C 端的苏氨酸和丝氨酸磷酸化,这导致其与多功能的接头蛋白$\beta$-拘留蛋白的亲和性增加,造成 G 蛋白的$\alpha$亚基与受体脱偶联。$\beta$-拘留蛋白能够与网格蛋白和接头蛋白 2(AP2)相互作用形成复合物,使受体发生网格蛋白介导的内吞和内化[81]。异源性内化是指一种 GPCR 由于另一种GPCR 活化而发生内化,并不需要 GRK 磷酸化前者。

$\beta$-AR信号系统失调在心力衰竭的发生和发展过程中起到了至关重要的作用。由于 SNS 的持续性激活,发生了一系列分子水平的变化,包括$\beta_1$-AR 下调和 $G_i$、GRK 上调,同时$\beta_2$-AR 和 $G_s$ 保持不变。正常心脏中$\beta_1$-AR 和$\beta_2$-AR 的比例大约为 80:20,而在衰竭心脏中变为 60:40,健康心肌中$\beta_1$-AR 在激动剂引起的收缩反应中起主要作用,在心力衰竭时则相反。至于为什么心力衰竭时$\beta_1$-AR 下调而$\beta_2$-AR 不变,常见的解释如下:第一,内源性儿茶酚胺,特别是 NE,对$\beta_1$-AR 具有更高的选择性,是$\beta_2$-AR 的 10~30 倍;第二,$\beta_1$-AR多分布在突触间隙,因此更有可能接触高浓度的 NE。理论上说这种变化也是对心脏的一种保护模式,可以减轻$\beta_1$-AR 信号通路的心脏毒性作用,增强$\beta_2$-AR 信号通路对心脏的保护作用。但是,SNS-儿茶酚胺-$\beta$-AR 轴在这种运作模式下的效力是降低的,而且增强的$\beta_2$-AR-$G_i$信号还可以促进 $G_s$蛋白与$\beta_1$-AR 和$\beta_2$-AR 脱偶联[82]。另外,$\beta_2$-AR 在心力衰竭大鼠心肌细胞中的分布也不再局限,而是从 T 管到细胞冠部等多个区域都有分布,导致受体介导的 cAMP 信号发生扩散[75],因此认为心力衰竭时$\beta_2$-AR 的再分布改变了 cAMP 的分隔,可能促进了心力衰竭的进程。尽管激活$\beta_2$-AR-$G_i$信号通路能够保护心脏,使其免受$\beta_1$-AR-$G_s$信号通路过度激活造成的损害,但却是以降低收缩力为代价的,长此以往将抑制心脏功能并最终发展为扩张型心肌病。$\beta_2$-AR-$G_i$信号通路可抑制$\beta_1$-AR 介导的 cAMP/PKA 通路,也能削弱$\beta_2$-AR-$G_s$信号通路的作用,从而促进衰竭心脏中$\beta_1$-AR 和$\beta_2$-AR 功能障碍[83]。$\beta_2$-AR信号通路并非只发挥保护作用,因为新近的研究表明$\beta_2$-AR-$G_i$信号通路活性增强会负调控$Ca^{2+}$的动态循环,对心脏造成损害[84]。因此$\beta_2$-AR 具有心脏保护和心脏抑制的双重作用,是一把双刃剑,这在某些临床疾病,特别是应激性心肌病( Takotsubo 综合征)中有所体现。这种疾病是由于心脏在短期内遭受高浓度的儿茶酚胺冲击而导致心脏抑制;经研究发现其是由$\beta_2$-AR-$G_i$通路介导的[85]。

在衰竭的心脏中,$G_i$蛋白和 GRK2 表达量显著增高,导致$\beta_2$-AR-$G_i$信号通路的作用大大增强。大量证据表明心力衰竭患者和实验动物的 GRK2 水平显著增加[86,87],GRK2 上调也是心肌梗死和高血压共同的早期表现，并最终发展成心力衰竭。后续的研究进一步证实GRK2 可导致心脏重塑，而用 GRK2ct（GRK2 的 C 端）抑制 GRK2 和 Gβγ之间的相互作用，能够逆转心力衰竭的进程[88]。这些研究表明 GRK2 上调是导致适应不良性心脏重塑并进展为心力衰竭的因素之一。虽然心力衰竭时 $G_i$ 蛋白表达和活性都增加，但是 $G_i$ 激活并不会使其与 Gβγ分离，因此激活的 Gβγ仍然保持膜结合状态[89]，GRK2 的 C 端含有 Gβγ结合区，于是增加的 Gβγ吸引更多的 GRK2 转位到胞质膜上，使后者得以与β$_1$-AR 相互作用，导致β$_1$-AR 磷酸化，进而募集β-拘留蛋白结合到β$_1$-AR，最终引起β-AR 内化减敏。同时 GRK2也使β$_2$-AR 磷酸化，引起 $G_i$ 偏向性的信号转导，β$_2$-AR-$G_i$ 信号通路活性的增强又进一步导致受体减敏，使 $G_s$ 蛋白与β$_1$-AR 和β$_2$-AR 脱偶联，造成心脏收缩储备显著降低。此外，β-拘留蛋白与β$_1$-AR 结合促进受体内化，并与 cAMP 直接激活的交换蛋白（Epac）和 CaMKⅡ相互作用，激活的 Epac 反过来又导致 CaMKⅡ活化。由此可见，GRK2 是整个β-AR 信号网络的重要一环，GRK2 上调引发了多条信号通路的变化，形成了一个恶性循环，加速了心力衰竭的进程。近来有研究发现 GRK2 能够定位在线粒体上，但其作用尚存在争议。Koch 等的研究结果显示 GRK2 在缺血应激后定位于心肌细胞的线粒体，促进心功能恶化，但是 Fusco 等则发现定位于线粒体的 GRK2 能够调节 ATP 生成，对心脏起保护作用。心脏中还表达另一种重要的 GRK 亚型 GRK5，它在心力衰竭时也同样上调。转基因 GRK5 小鼠会发生病理性心肌肥厚[90]，而敲除 GRK5 则表现出心脏保护作用，减少心脏重塑和心力衰竭的发生[91]，说明 GRK5 在心脏重塑和心力衰竭中也具有重要作用。

　　人类β-AR 某些重要的基因多态性与心力衰竭的表型及对β-AR 阻断剂的反应性密切相关，其中β$_1$-AR 的 Arg389Gly 基因多态性应该是目前为止研究最多、了解最清楚的一种。在大多数人种中，β$_1$-AR 第 389 位氨基酸多为精氨酸（Arg），少数为甘氨酸（Gly），而非裔美国人两种基因型的人数大体相当。与 Gly389 相比，表达 Arg389 的β$_1$-AR 激动后表现出更高的 AC/PKA 活性和更强的心脏收缩力[92]，对β受体阻断剂和β$_1$-AR 激动剂的反应都更强[93]，罹患高血压的风险也更大[51]，而且 389 位 Arg 基因型对应的 GRK 导致的受体减敏更强[94]。另一个比较常见的β$_1$-AR 多态性是 49 位氨基酸，有丝氨酸（Ser）和Gly 两种，激动剂引起的受体下调在 Gly49 基因型要多于 Ser49 基因型[95]。另外，非裔美国人中 GRK5 发生 Leu41 突变的心力衰竭患者，其 GRK5 的活性增高，患者的生存率也相应提高，这也解释了为什么 GRK5 突变具有遗传性β受体阻断剂的作用[96]。β$_2$-AR有两个比较为人熟知的基因变异，Gly16Arg 和 Gln27Glu，它们之间存在连锁不平衡，27位突变者，16 位一定也突变；而 16 位突变者，27 位却未必突变。这两种突变主要影响受体的下调，16 位突变体可以增强激动剂导致的受体减敏，使β$_2$-AR 的信号减弱；而 27位突变则减弱受体减敏，使β$_2$-AR 的信号增强[97]。另外一个 Thr164Ile 突变则会引起受体-G蛋白偶联异常和 AC 介导的信号转导减弱，表达异亮氨酸基因型的心力衰竭患者生存率显著低于 Thr164 的患者[98]。

　　近年来发现β$_1$-AR 自身抗体也是促进心脏疾病发生发展的重要因素之一。有证据表明激动性β$_1$-AR 自身抗体参与了扩张型心肌病的发病，有些被归为"特发性"的扩张型心肌病与β$_1$-AR 自身抗体具有很强的关联[99]。此外，约 1/3 的缺血性心肌病病例也存在激动性β$_1$-AR 自身抗体，它们往往与心律失常综合征的发生有关。目前估计西方社会中大约 10%的心脏疾病的发病都与β$_1$-AR 自身抗体有关，而这个比例在南美洲甚至更高，因为那里地方性的克氏锥虫感染会诱发$\beta_1$-AR 自身免疫[100]。$\beta_1$-AR 自身抗体针对的表位大多数位于受体的第一和第二胞外环[101]，人自身抗体作用于这些表位后表现为正性变时和正性变力效应[102]。另外这种免疫反应会导致左心室扩张和功能障碍[103]，但其在去除抗体后能够被逆转，能通过输血转移给别人，也能被$\beta_1$-AR 阻断剂或相应受体表位的合成性模拟物部分消除。在扩张型心肌病患者中，$\beta_1$-AR 自身抗体的发生率和激活 cAMP 的效力与左心室功能降低、左室心律失常及心脏性猝死有较强的相关性。因此针对$\beta_1$-AR 第二胞外环的自身免疫被认为是导致慢性左室功能障碍的原因或协同因素，也是潜在的治疗靶点[104,105]。根据对受体基础活性的影响，激动性$\beta_1$-AR 自身抗体可分为两类：扩张型心肌病或缺血性心肌病中约有一半的自身抗体属于"高"激活剂，其效力几乎达到$\beta$-AR 完全激动剂异丙肾上腺素的一半；另外一半的自身抗体则是"低"激活剂，效力仅为"高"激活剂的 1/3。有趣的是，"低"活性自身抗体的作用能够优先被$\beta_1$-AR 第一胞外环的肽同系物阻断，而"高"活性抗体则能够优先被第二胞外环的肽同系物阻断，说明这两类激动性自身抗体的靶点是受体的不同部分[106]。自身抗体激活$\beta_1$-AR 的分子机制还不十分清楚，最近有人用基因工程技术构建了一种$\beta_1$-AR，这种受体带有荧光共振能量转移（FRET）感受器，能够探测到与活化相关的构象转变。结果显示$\beta_1$-AR 自身抗体引起的 FRET 效能变化与激动剂相似[102]，表明自身抗体以一种类似于激动剂的方式改变了受体的构象。虽然大约 12%的健康人血清中也能检测到$\beta_1$-AR 自身抗体，但是从扩张型心肌病患者体内分离出的自身抗体能够像激动剂一样诱导构象改变或稳定受体构象，从而与下游 G 蛋白发生偶联；而从健康人体内分离出的自身抗体多数只是使受体构象发生改变，却不能引起 cAMP 生成增加[102]。那么是否像人们预想的那样，激动性$\beta_1$-AR 自身抗体持续作用也是通过使心脏$\beta_1$-AR 脱敏并下调而最终导致心力衰竭的呢？然而研究结果并非如此，用来源于扩张型心肌病患者的激动性$\beta_1$-AR 自身抗体处理体外培养的心肌细胞或其他具有$\beta_1$-AR 信号转导通路的细胞报告系统，并不能引起受体脱敏或 cAMP 聚集减少[107]，所以不能排除受体脱敏以外的机制介导了自身抗体的心脏毒性作用。目前已经发现激动性$\beta_1$-AR 自身抗体能够诱发凋亡[108]和内质网应激[109]，提示发病机制可能是直接的心脏毒性。此外，自身抗体还能够激活 MAPK 和$\beta$-拘留蛋白信号通路，从而干扰$\beta_1$-AR 的信号转导[110]。研究还发现扩张型心肌病来源的$\beta_1$-AR 自身抗体可改变心脏 L 型钙通道的功能[111]，还可能通过同时与心肌细胞上的 Fc$\gamma$受体 II a 相互作用调节受体的横向流动[112]。抗体还能够诱导$\beta_1$-AR 发生同源二聚化，进而影响心脏信号转导的效力和心脏收缩性[113]。目前对于自身抗体引起的扩张型心肌病的治疗方法主要是体外吸收去除抗体和应用模拟靶点表位的配体中和掉抗体两种手段[114]。

## （二）$\alpha_1$ 肾上腺素受体与心力衰竭

哺乳动物心脏中三种$\alpha_1$-AR 亚型都有表达，其中$\alpha_{1A}$-AR 和$\alpha_{1B}$-AR 主要存在于心肌细胞，而$\alpha_{1D}$-AR 主要位于冠状动脉平滑肌细胞中。心肌中的$\alpha_1$-AR 为出生后心脏的生长所必需，而且在心脏遭受慢性应激如心力衰竭时发挥适应和保护作用。$\alpha_1$-AR 通过多个适应性过程介导心脏保护作用，包括抑制心肌细胞死亡、增加蛋白质合成、增加葡萄糖代谢和正性肌力作用。人临床试验提示应用拮抗$\alpha_1$-AR 效应的药物治疗与心力衰竭的发生率增加相关。

与$\beta$-AR 发生下调和功能异常不同，心力衰竭时$\alpha_1$-AR 的表达量和功能都维持原来的水平或有所增加[115]。对衰竭和非衰竭心脏的 $\alpha_1$-AR 亚型的大致状况进行分析可以发现，$\alpha_{1A}$-AR 的 mRNA 在心力衰竭时增加了 40%[116]，而其 mRNA 表达量与左室收缩功能呈正相关[117]。心力衰竭时 $\alpha_{1A}$-AR 和 $\alpha_{1B}$-AR 的配体结合水平均保持不变，$\beta_2$-AR 也维持不变，只有 $\beta_1$-AR 显著下调[116]，因此心力衰竭时 $\alpha_1$-AR 和 $\beta_2$-AR 的重要性就愈发突显出来。$\alpha_1$-AR 的水平和功能在心力衰竭时维持不变的机制目前已经部分明确。我们已经知道 GRK2 介导了 $\beta_1$-AR 的减敏，GRK2 在心力衰竭时的表达量和功能都上调，GRK5 也发生类似变化，但是 GRK2 和 GRK5 对 $\alpha_1$-AR 几乎没有作用；相反，GRK3 仅在心肌细胞表达且选择性地调节 $\alpha_1$-AR[118]。心力衰竭时 GRK3 表达量没有变化，这也部分解释了为什么 $\alpha_1$-AR 会保持不变。有趣的是，心脏特异性过表达 GRK3 肽抑制剂（GRK3ct）的转基因小鼠心肌收缩功能和基础水平的 $\alpha_1$-AR 信号转导都增强。尽管主动脉缩窄术后 GRK3ct 的转基因鼠左室肥厚程度和 β-肌球蛋白重链（β-MHC）水平与野生型持平，但是心脏收缩功能却得到明显保护[119,120]。这些结果表明 $\alpha_1$-AR 信号转导增强是对心脏有益的。此外，三种 $\alpha_1$-AR 亚型的功能缺失性（loss-of-function）模型的研究结果也显示 $\alpha_1$-AR 的效应对心脏功能是有益的。总体来说，$\alpha_{1A}$-AR 表现为调控 $\alpha_1$-AR 介导的心脏保护作用，$\alpha_{1B}$-AR 可能介导儿茶酚胺诱导的生理性心肌肥厚，而 $\alpha_{1D}$-AR 则参与血压的调节[121]。进一步的功能获得性（gain-of-function）模型研究证实，$\alpha_1$-AR 活化可以诱导生理性心肌肥厚；引起正性肌力作用，特别是在已经衰竭的心脏；促进心肌细胞生存；介导缺血预适应等。总之，$\alpha_1$-AR 不仅能够发挥心脏保护作用，防止发生心力衰竭，而且还能在已经发生心力衰竭的情况下继续行使其有益的功能。据估计在慢性心力衰竭时心脏中 90% 的 $\alpha_1$-AR 都没有被激活，因此如果用外来激动剂激活这些受体，无疑将进一步增强这些有益作用[122]，这点已经被一项小型的临床试验所证实[123]。

### （三）$\alpha_2$ 肾上腺素受体与心力衰竭

$\alpha_2$-AR 是抑制性的自身受体，能够抑制中枢和交感神经系统及肾上腺分泌过多的儿茶酚胺。通过基因缺失突变或基因敲减等方法，$\alpha_2$-AR 各亚型的作用逐渐被人们了解。$\alpha_{2A}$-AR 和 $\alpha_{2C}$-AR 主要行使自身受体的功能，抑制周围神经末梢的神经元和心脏分泌 NE。其中 $\alpha_{2A}$-AR 主要抑制高刺激频率下激素的释放，$\alpha_{2C}$-AR 则主要在神经活性较低时发挥抑制作用[124]。$\alpha_{2B}$-AR 主要表达于中枢交感神经系统和血管平滑肌细胞中，有证据表明此型受体与胚胎的生长发育有关，很可能是因为它参与调节胎盘的血管生成[125]。$\alpha_2$-AR 亚型在神经元分化中也有重要作用，肾上腺素（Epi）能够以一种亚型依赖性方式诱导神经元分化。分别转染 $\alpha_{2B}$-AR 和 $\alpha_{2C}$-AR 的 PC12 细胞在 Epi 诱导后出现神经丝这种典型的分化神经元特征，而转染 $\alpha_{2A}$-AR 的 PC12 细胞则不需要 Epi 诱导分化，因此 $\alpha_2$-AR 受体亚型在神经元或类神经元细胞中的差异性表达不仅影响器官组织特异性，也影响胚胎进化和细胞分化。血浆中 NE 主要来源于交感神经末梢，Epi 主要来自肾上腺。研究发现当敲除 $\alpha_{2C}$-AR 后，小鼠血浆中 Epi 水平达到野生型的两倍，若敲除 $\alpha_{2A}$-AR，血中 NE 的水平显著升高[126]。

携带 $\alpha_{2C}$-AR 变异体 $\alpha_{2C}$-Del322—325 的心力衰竭患者的心功能较 $\alpha_{2C}$-AR 正常的患者更差[127]，而且即使携带 $\alpha_{2C}$-Del322—325 的健康人也表现为平卧休息时交感活性和循环中儿茶酚胺水平增高，以及药理性诱导的 NE 和 Epi 分泌增加。另外，人 $\alpha_{2B}$-Del301—303（三个谷氨酸缺失）会引起激动剂诱导的受体磷酸化和减敏异常[128]。这种变异体对烟碱诱导的儿茶酚胺分泌具有更强的抑制作用，提示在交感神经活性增强的相关疾病，如心力衰竭和高血压中，某些基因多态性可以产生有利的表型[129]。今后对$\alpha_2$-AR 亚型的进一步研究可以帮助人们更好地理解心血管疾病的病理生理机制，使治疗个体化。

## 第五节　β肾上腺素受体阻断剂的作用机制、药理学特性和临床应用

很多心血管疾病都伴随着交感神经系统活性增强和循环儿茶酚胺浓度增高，而去甲肾上腺素（NE）的血浆浓度已经是业界公认的判断心力衰竭严重程度和预后的指标。在三类肾上腺素能受体中，β-AR 及与其相偶联的 G 蛋白/腺苷酸环化酶（AC）是调节心脏功能的中心环节，β-AR 的兴奋是调控心率和心肌收缩力的一级控制点，因此阻断β-AR 的效应也成为治疗多种心血管疾病的基石。β-AR 阻断剂是最古老的一类治疗心血管疾病的药物，尽管随着一大批疗效更为卓越的降压药的出现，β-AR 阻断剂已经不再是治疗原发性高血压的一线药物，但其仍然是心力衰竭、冠状动脉疾病、心房颤动及高血压合并心力衰竭、心绞痛或陈旧性心肌梗死等的首选药物。本节将概述β-AR 阻断剂的作用机制和临床应用。

## 一、β-AR 阻断剂的作用机制

诺贝尔奖获得者 James Black 最初认为β-AR 阻断剂的作用是对抗儿茶酚胺兴奋所产生的心脏正性效应。他研发出了第一个β-AR 阻断剂普萘洛尔，通过阻断肾上腺素能受体，特别是$\beta_1$-AR、$\beta_2$-AR 和$\beta_3$-AR，降低交感神经系统的活性，产生负性传导、负性频率和负性肌力作用。$\beta_1$-AR 主要表达在心脏，阻断后的益处包括使心率减慢和延长舒张期冠脉充盈时间，降低氧需求，以及减少肾素分泌，这些效应在心力衰竭和心肌缺血时都是有益的。β-AR 阻断剂抗高血压的作用机制还不十分清楚。由于很多β-AR 阻断剂并无扩张周围血管的作用，在应用初期会使静息状态下心排血量减少约 20%，伴有外周血管阻力的反射性增高。因此在治疗开始后的 24h 内，动脉血压不变；1～2 天及之后，外周血管阻力开始下降，加上心率和心排血量的减少，动脉血压开始降低。β-AR 阻断剂其他的抗高血压机制可能还包括抑制能促进去甲肾上腺素释放的神经末梢上β-AR（突触前β-AR）的活性，从而减轻儿茶酚胺介导的血管收缩效应；通过减少儿茶酚胺的流出，起到对抗中枢神经系统的作用；减少β-AR 介导的肾素释放，降低肾素–血管紧张素–醛固酮系统的活性。$\beta_3$-AR 位于脂肪细胞和心脏，被非选择性抑制剂阻断后可能引起体重增加和代谢方面的变化。

数十年来，已经有三代β-AR 阻断剂相继开发出来应用于临床：第一代主要指非亚型选择性、$\beta_1$-AR 和$\beta_2$-AR 竞争性阻断剂，如普萘洛尔；第二代制剂对$\beta_1$-AR 有比$\beta_2$-AR 更高的选择性，如阿替洛尔、美托洛尔等；第三代包括亚型选择性，如噻利洛尔、奈必洛尔，或非亚型选择性，如布新洛尔、卡维地洛、拉贝洛尔。后面三种还能够阻断$\alpha_1$-AR，引起周围血管扩张，而噻利洛尔具有$\beta_2$-AR 激动剂特性，奈必洛尔还能够诱导一氧化氮（NO）合成。所谓的心脏选择性是指药物对$\beta_1$-AR 有比$\beta_2$-AR 更高的选择性。心脏选择性是剂量依赖性的，随着剂量的增加而降低。$\beta_1$-AR 选择性阻断剂对$\beta_2$-AR 的抑制作用较弱，因此较少引起周围血管收缩；发生运动能力受限的风险较低，因为不会干扰$\beta_2$-AR 在运动时增

加骨骼肌血流的效应。有些β-AR 阻断剂兼具β-AR 激动剂/阻断剂的作用（部分激动剂），即在低浓度时表现为拮抗受体的作用，而在高浓度时却能激动β-AR（起激动剂的作用），导致心脏兴奋。这类β-AR 阻断剂具有内在拟交感活性，如吲哚洛尔、倍他洛尔和氧烯洛尔，它们通过结合高亲和状态的心肌β₁-AR 来抑制儿茶酚胺的作用，而在结合低亲和状态的心肌β₁-AR 时则表现为模拟儿茶酚胺的作用[130]。内在拟交感活性可以提高β-AR 阻断剂的耐受性，因为这类药物不会在静息状态下引起严重的心动过缓或过度的负性肌力作用。另外，某些β-AR 阻断剂还具有反向激动剂的特性，能在没有天然激动剂存在的情况下诱导负性的受体信号反应，如布新洛尔本身具有比较低的反向激动剂活性，能够降低平均和最大心率，但是并不影响最低心率[131]。

## 二、β-AR 阻断剂的药理学特性

### （一）β-AR 阻断剂的药物动力学

β-AR 阻断剂在物理化学特性上相差很大。亲脂性复合物如美托洛尔、布新洛尔、卡维地洛和奈必洛尔等，口服后会迅速被胃肠道吸收并主要在肝脏代谢，因此往往比其他β-AR 阻断剂半衰期短。同时高亲脂性导致药物更容易穿透血脑屏障，这也解释了为什么服用此类药物后与脑相关的不良事件发生率增加，以及与β-AR 阻断剂本身活性无关的抗心律失常分子的膜稳定（奎尼丁样）特性。

如前所述，亲脂性是影响药物生物利用度和服药时间的化学特性之一。对于中等亲脂性的药物（如比索洛尔）来说，它们能被胃肠道有效吸收，但是很难被肝脏的首过代谢清除，因而生物利用度很高（90%）。许多β-AR 阻断剂在肝脏通过细胞色素 P450（CYP）途径特别是 CYP2D6 亚型代谢，人的 CYP2D6 酶具有高多态性，这也解释了为什么很多药物的血浆浓度存在个体差异。另外还有一些药物，如比索洛尔，不经任何代谢，直接从肾脏排泄[132]。因此，当患者有肝肾功能不全或同时服用需要 CYP 代谢的其他药物时，应当考虑用药剂量。此外还有一点值得注意，药物的配方对其最大血药浓度和半衰期影响很大，甚至会影响最终的临床结果。其中一个范例就是美托洛尔的对照临床试验。在 COMET 研究（卡维地洛或美托洛尔欧洲试验）中，美托洛尔的临床结果不好，后来考虑是由于美托洛尔酒石酸盐半衰期更短，实际上用药剂量是不够的[133]。在接下来的另一项临床试验 MERIT-HF[美托洛尔控释/缓释剂型（CR/XL）对充血性心力衰竭随机干预试验]中，所应用的美托洛尔琥珀酸盐是一种长效制剂，最终证实美托洛尔能够降低心力衰竭患者的死亡率和住院率[134]。根据这些结果，FDA 批准美托洛尔琥珀酸盐制剂而非美托洛尔酒石酸盐用于心力衰竭治疗。

### （二）β-AR 阻断剂的耐受性和禁忌证

大多数常见β-AR 阻断剂的不良事件都是由其作用机制导致的。阻断交感兴奋可能引起急慢性后果，主要有心血管、呼吸、中枢神经系统和代谢方面的症状。急性阻断儿茶酚胺的作用会导致心动过缓，对有房室传导缺陷的患者造成潜在的生命威胁，而且急性阻断β-AR 能够使心肌收缩力进一步降低，进而诱导心肌梗死、心脏扩大或心力衰竭代偿期的患者发生心力衰竭或加重心力衰竭。从低剂量开始，逐渐增加剂量，在数周内达到最适剂量，是被最广泛采用和熟知的降低风险的策略。应避免突然撤药，以防发生心绞痛和猝死。

由于阻断$\beta_2$-AR会引起支气管收缩，所以$\beta$-AR阻断剂一直是哮喘或慢性阻塞性肺疾病（COPD）患者的禁忌药物。但是对合并COPD的心力衰竭患者而言，$\beta$-AR阻断剂对心力衰竭的益处往往超过对COPD症状的恶化作用，所以目前COPD只是$\beta$-AR阻断剂的相对禁忌证。$\beta$-AR阻断剂也会影响葡萄糖代谢，因为低血糖时儿茶酚胺主要通过$\beta_2$-AR促进糖原分解和葡萄糖动员，使血糖增高，所以$\beta$-AR阻断剂可能掩盖正在接受胰岛素或口服降糖药治疗的糖尿病患者的低血糖症状或引起血糖过度降低。$\beta_1$-AR选择性阻断剂和卡维地洛可能不失为伴随糖尿病的心力衰竭患者比较好的选择，而且卡维地洛还能提高胰岛素敏感性。

# 三、$\beta$-AR阻断剂的临床应用

## （一）治疗原发性高血压

美国高血压预防、检测、评估、治疗全国联合委员会（JNC）已经不再推荐$\beta$-AR阻断剂作为治疗高血压的一线药物，但这并不是说这类药物降压的效果不如其他类别的降压药好。在由降压治疗试验协作组织发表的一项纳入37 872名患者的荟萃分析中，比较了不同类别的抗高血压药物[ACEI、钙通道阻滞剂、$\beta$-AR阻断剂和（或）利尿剂]，发现在2~8年随访期间降压程度相同的情况下，最终结果的差异微乎其微[135]。至于$\beta$-AR阻断剂疗效的硬终点的评价，特别是与其他类降压药相比，对脑卒中的预防作用的评价，Khan和McAlister曾发表了对21项高血压治疗临床试验的荟萃分析[136]，结果显示在安慰剂对照试验和主动比较者研究（active comparator study）中，$\beta$-AR阻断剂降低较年轻患者的主要心血管事件的发生，但是不降低老年患者心血管事件特别是发生脑卒中的风险。非血管扩张性$\beta$-AR阻断剂如阿替洛尔，通过减少心排血量降低血压，但同时全身血管阻力保持不变甚至升高，正与年老的变化类似。在年老的个体中，由于动脉顺应性差而导致的低心排血量和高周围阻力代表了他们典型的血流动力学特点。而较为年轻的患者，特别是有肥胖和代谢综合征的患者，他们的交感活性是升高的，因而表现为心排血量和心率增加，周围血管阻力增大，这种情况下应用具有扩血管活性的$\beta$-AR阻断剂能够矫正这些病理性改变。根据这些资料和证据，加拿大高血压教育计划仍然推荐$\beta$-AR阻断剂作为无并发症的60岁以下高血压患者的首选治疗药物。而在英国，由于认为$\beta$-AR阻断剂在所有降压药中预防主要心血管事件尤其是脑卒中的效果最差，且容易导致糖尿病，因而已经被降至三线甚至四线的地位。

第三代$\beta$-AR阻断剂的开发是十分重要的进步，因为前两代都有很广泛的副作用。研究显示具有扩血管作用的$\beta$-AR阻断剂有较少的副作用和较轻程度的心功能障碍发生，且有益作用更多。这类药物能够改善胰岛素抵抗，降低血中低密度脂蛋白（LDL）水平，增加高密度脂蛋白（HDL）水平，减少哮喘发作，缓解冠脉痉挛，调节周围循环紊乱，防止勃起障碍，改善患者的依从性。扩血管作用由多种机制引起，包括NO释放、抗氧化作用和阻断钙内流等。

尽管目前有大量的$\beta$-AR阻断剂可供使用，并且所有的$\beta$-AR阻断剂都可作为降压药物，但是几乎没有改善预后的研究结果。

（二）治疗心绞痛和心肌梗死

β-AR 阻断剂仍然是冠状动脉性心脏病患者，特别是有急性心肌梗死病史患者的标准治疗药物。美国心脏协会（AHA）和欧洲心脏协会（ESC）指南均推荐β-AR 阻断剂作为控制稳定性冠状动脉性心脏病心率和症状，以及有慢性心绞痛的高血压患者与有心肌梗死病史患者的一线药物。β-AR 阻断剂也应该被考虑用于治疗无症状大面积缺血和微血管性心绞痛，以改善劳力性心绞痛的症状。β-AR 阻断剂对心血管最终结果产生的益处似乎与阻断β$_1$-AR 直接相关，而与药物选择性无关，因为阿替洛尔和美托洛尔对曾经罹患心肌梗死患者的死亡率显示出相似的影响。实际上，β-AR 阻断剂对冠心病的疗效是通过降低心率、心肌收缩力和收缩压，减少心脏做功而实现的。

对于稳定型心绞痛患者，β-AR 阻断剂可以显著改善运动参数，如 ST 段压低性发作和心绞痛、总运动时间和总工作量，也能明显减少日常活动中有症状和无症状缺血性发作的次数。对没有陈旧性心肌梗死的稳定型心绞痛患者，β-AR 阻断剂主要用来缓解心绞痛症状和减少缺血性负担。目前还没有随机对照试验的证据支持β-AR 阻断剂能够降低无心肌梗死的稳定型心绞痛患者的死亡率。

一项针对 69 000 名心肌梗死后用β-AR 阻断剂治疗的患者的回顾性研究表明，β-AR 阻断剂的应用使生存率提高了 40%，β-AR 阻断剂亚型选择性对死亡率几乎不存在影响，不同亚型的β-AR 阻断剂均能显著降低死亡率[137]。ISIS-1 试验显示在心肌梗死 1 周后，与安慰剂组相比，阿替洛尔显著降低了死亡率。对近 1 年内患过心肌梗死患者的研究显示，β-AR 阻断剂能够明显改善二次结果，包括心血管病导致的死亡、非致死性心肌梗死、非致死性卒中和动脉粥样硬化血栓形成事件的住院率等[138]。而对一些随机对照试验进行荟萃分析发现，在急性心肌梗死后 24h 内给予β-AR 阻断剂可使死亡率下降 8%～13%。β-AR 阻断剂似乎对防止缺血性事件的再发有一定作用。CHARISMA 试验的析因分析发现接受β-AR 阻断剂治疗的陈旧性心肌梗死患者再发心肌梗死的危险性较低，而且较早使用β-AR 阻断剂更有可能预防再发缺血事件，如较早给予美托洛尔相对于较晚用药来说，虽然并未改善心室功能或降低死亡率，但能够降低再梗和再发缺血事件的发生率。COMMIT 试验分析了早期干预并随后口服美托洛尔治疗的 45 852 名心肌梗死患者的数据，发现早期应用β-AR 阻断剂能够降低发生再梗和心室颤动的风险。

美国心脏病学会（ACC）/AHA 指南推荐在急性 ST 段抬高型心肌梗死第二天（血流动力学稳定后）开始给予口服半量的β-AR 阻断剂，以后逐渐增加至全量或最大耐受量，并继续于心肌梗死后长期使用β-AR 阻断剂。尽管以前认为心力衰竭是β-AR 阻断剂的禁忌证之一，但实际上心肌梗死后心力衰竭患者使用β-AR 阻断剂却能比其他患者受益更大。目前认为这一类患者应在改善水钠潴留后谨慎地给予β-AR 阻断剂，并逐渐增加卡维地洛、美托洛尔或比索洛尔的剂量。SAVE 研究显示，对于射血分数减低的患者，ACEI 和β-AR 阻断剂能进一步降低心肌梗死后患者的死亡率。两者的合用能使死亡率降低 23%～40%。但是具有内在拟交感活性的β-AR 阻断剂不利于近期患过心肌梗死的患者。

（三）治疗心力衰竭

β-AR 阻断剂用于心力衰竭曾经一度被视为禁忌，毕竟简单来说心力衰竭是一种收缩功能不全的状态，而β-AR 阻断剂又能引起负性肌力效应，理论上会加重心力衰竭。但是多年来的证据表明还有其他机制，如神经体液的高活化状态或炎症参与了心力衰竭的发病。尽管交感神经系统的慢性激活在心力衰竭初期能够部分代偿心排血量减少造成的不良后果，但是也同时增加了心肌对氧的需求量，加重了心肌缺血和氧化应激。此外，高水平的儿茶酚胺引起周围血管收缩，增加了心脏的前后负荷，因此又对心肌施加了额外的压力。鉴于这种认识，许多临床试验就β-AR 阻断剂治疗心力衰竭的效果进行了调查研究，研究结果高度肯定了β-AR 阻断剂在心力衰竭治疗中的价值，为其在心力衰竭治疗指南中占据一席之地提供了理论基础。

正如 Lopez-Sendon 等所说的那样，所有的充血性心力衰竭患者，无论轻度、中度还是重度，都应该用β-AR 阻断剂治疗，除非有禁忌证，但是到目前为止β-AR 阻断剂仍然未能充分利用。很多临床试验都表明β-AR 阻断剂在心力衰竭治疗中发挥了非常有益的作用，它们能降低心脏性猝死率、总死亡率、心血管相关的死亡率，减少充血性心力衰竭不断进展导致的死亡等。而且无论何种年龄段、性别、功能分级和左室射血分数减退的分组中都是如此。最突出的例子是卡维地洛的两项临床试验——COPERNICUS 和 CAPRICORN，两者都证实卡维地洛对充血性心力衰竭具有显著的有益作用[139-141]。此外 CARMEN 试验还发现早期联合应用卡维地洛和 ACEI 治疗能够逆转心力衰竭患者的左心室重构，因此建议在治疗配方中尽快加入β-AR 阻断剂[142]。另外两种β-AR 阻断剂比索洛尔和美托洛尔也被证实能明显改善心力衰竭的发病率和死亡率，可使死亡率降低约 35%[143,144]。

不同的β-AR 阻断剂导致心肌抑制的严重程度存在显著的差异。非选择性β-AR 阻断剂普萘洛尔能够降低心肌收缩力并使全身血管阻力增加，引起显著的心排血量减少。因此普萘洛尔应用之初的不耐受度很高（耐受率低于 20%），以至于迄今都未能在长期安慰剂对照试验中成功应用过。但是，$\beta_1$-AR 选择性阻断剂如美托洛尔和比索洛尔起始用药的耐受性就相对好得多。这是因为未被阻断的$\beta_2$-AR 可以直接或间接地维持心脏功能，而且外周的$\beta_2$-AR 能介导血管扩张，因此对器官灌注的不利影响要比第一代药物轻很多。$\beta_1$-AR 选择性阻断剂已经成功应用于治疗心力衰竭的前瞻性试验中，其耐受性达到 80%以上。第三代β-AR 阻断剂具有扩血管特性，可以对抗肾上腺素能作用撤销导致的负性影响，这使得卡维地洛和布新洛尔的耐受性达到 90%以上。

多项临床试验都已经证实长期应用β-AR 阻断剂治疗心力衰竭能够改善右心血流动力学，逆转心室重构（表现为左心室容积降低，左、右心室射血分数增加，左心室质量下降和对左心室几何学结构的有利影响），减轻心力衰竭症状等。因此现在推荐所有无特别禁忌证的 Ⅱ级和Ⅲ级心力衰竭患者应用β-AR 阻断剂治疗。到目前为止，有 3 种β-AR 阻断剂在心力衰竭治疗中显示出很好的效果，它们是比索洛尔、缓释的美托洛尔琥珀酸制剂和卡维地洛。其他药物治疗心力衰竭的临床试验也在不断探索和进行中，其中主要针对 70 岁以上的老年心力衰竭（射血分数低于 35%）患者的 SENIORS 试验证实，奈必洛尔对该年龄组患者的疗效显著且具有很好的耐受性[145]。

前文已经述及 $G_i$ 偏向性的$\beta_2$-AR 信号通路活化在心力衰竭心脏重塑的过程中发挥了关键性的作用。相反，$\beta_2$-AR-$G_s$ 通路则能够在不引起心脏毒性的情况下增强心肌细胞收缩性。基于这种观点，一种新的治疗心力衰竭的理念应运而生，即应用 $G_s$ 偏向性的$\beta_2$-AR 激动剂和$\beta_1$-AR 阻断剂联合治疗心力衰竭。这种方法可以使衰竭心脏中的β-AR 亚型的信号正常化，从而产生优于传统疗法的效果[80]。Xiao 等通过检测对心肌细胞收缩性的影响，对不同 $\beta_2$-AR 激动剂进行了筛选，发现大多数 $\beta_2$-AR 激动剂都能同时激活 $G_s$ 和 $G_i$ 两条信号通路，只有非诺特罗（fenoterol）仅激动 $\beta_2$-AR 介导的 $G_s$ 通路，而且还能够使从自发性高血压大鼠衰竭心脏分离出的心肌细胞产生完全性的收缩反应[146]。随后在大鼠心力衰竭模型进行的研究证实，阻断 $\beta_1$-AR 的同时结合激活 $G_s$ 偏向性的 $\beta_2$-AR 信号通路的新的治疗方案能够有效控制心力衰竭[147]。有研究对长期应用非诺特罗（激动 $\beta_2$-AR）和美托洛尔（阻断 $\beta_1$-AR）的治疗效果进行了比较，发现两者单独应用都能在一定程度上有效减轻心肌病性改变，但当二者联合应用时产生的效果最好[148]。到目前为止，还没有临床证据表明激活 $\beta_2$-AR-$G_s$-cAMP 通路是否对人类的心力衰竭有益。有些预实验发现 $\beta$-AR 兴奋产生的中等程度的 cAMP 增加对心力衰竭无有益的影响[149]，甚至还有一些报道显示大剂量的 $\beta_2$-AR 激动剂会导致副作用[150]。因此还需要进一步研究明确 $G_s$ 偏向性的 $\beta_2$-AR 激活对心力衰竭的临床疗效。

　　$\beta$-AR 能够传递 G 蛋白非依赖的、$\beta$-拘留蛋白依赖性的信号，也称为偏向性激活[151]。特别值得注意的是，亚型非选择性的 $\beta$-AR 阻断剂卡维地洛可以通过 $\beta_2$-AR 介导的 $\beta$-拘留蛋白偏向性信号通路激活 ERK[152]。它还能作用于 $\beta_1$-AR，通过 $\beta$-拘留蛋白偏向性信号通路转激活表皮生长因子受体（EGFR）[153]，已有研究在小鼠中证实这条信号通路介导的 EGFR 激活具有心脏保护作用[154]。因此，有人认为卡维地洛独有的疗效很大程度上应归功于它对 $\beta$-拘留蛋白的偏向性激活作用。

　　与治疗射血分数降低的心力衰竭（HFrEF）所获得的成效相比，对射血分数保留的心力衰竭（HFpEF）的治疗一直是个难题。这是一类有心力衰竭症状或体征但左室射血分数正常的综合征，同时也有血浆利尿钠肽升高、左心室弛缓功能和充盈压异常、左心室肥厚、左心房增大或舒张功能障碍等表现。目前估计 HFpEF 已占到所有心力衰竭患者的一半。这些患者一旦由于持续恶化的充血而需要住院治疗时，预后就会很差，大约 30% 甚至更多的患者将在 1 年之内死亡，其中近 2/3 的患者死于心血管病，多为猝死和心力衰竭导致的死亡。相对而言，有比较稳定的慢性症状的患者预后反而更好。尽管已经进行了很多临床试验，但至今尚无确凿的证据表明究竟何种治疗能够改变 HFpEF 的自然病程。$\beta$-AR 阻断剂的临床试验也未能就治疗 HFpEF 提供明确的结论。一项卡维地洛的小规模试验提示用 $\beta$-AR 阻断剂长期治疗能够改善舒张功能，防止或部分逆转左室扩张[155]。对 SENIORS（奈必洛尔干预对老年心力衰竭患者预后和再住院影响的研究）资料进行分析后发现奈必洛尔能够降低 HFpEF 患者的全因死亡率和心血管病死亡率，与对 HFrEF 患者的效果相似[156]。三项随机对照试验的合并数据提示奈必洛尔对 HFpEF 患者的最终结果具有良性影响，能降低全因死亡率，但是仍有待证实。最近对 15 项观察性研究和 2 项随机对照试验（共纳入 27 000 余人）进行的荟萃分析发现，$\beta$-AR 阻断剂在观察性研究中显示对死亡率有良性影响，对心力衰竭的住院率没有影响，而在随机对照试验中 $\beta$-AR 阻断剂对死亡率和住院率这两个终点事件都没有影响[157]。因此仍需要进一步的临床试验对 $\beta$-AR 阻断剂在 HFpEF 治疗中的作用进行验证。

　　与射血分数降低的左心室衰竭相似，肺动脉高压时的右心室也表现为肾上腺素能激活，而且程度与左心室相同，信号转导的变化也类似于左心衰竭，但是这种肾上腺素能激活是心腔特异性的，即仅发生在衰竭的右心室。一些临床试验证实用 $\beta$-AR 阻断剂卡维地洛或酒石酸美托洛尔治疗特发性扩张型心肌病导致的 HFrEF，能够使近 80%接受治疗的患者左心室和右心室的射血分数得到显著改善[158]。更为重要的是，这些结构、功能甚至分子方面的有益变化与生存率改善和终点事件的发生率（如住院率）降低具有相关性，而且 β-AR 阻断剂对肺动脉高压的动物模型具有明确的有益作用[159]。但是抗肾上腺素能治疗并没有成为肺动脉高压的常规治疗方案，这是因为即使是缓慢地、逐渐地阻断肾上腺素能的活性，也可能对肺动脉高压时已衰竭的右心室功能造成进一步的抑制和反射性的血管收缩，而且阻断血管壁的 $\beta_2$-AR 会加重肺动脉高压。当然 HFrEF 患者也有可能因为使用 β-AR 阻断剂而造成心力衰竭和左心室功能障碍加重，表现为 β-AR 阻断剂的害处大于益处，如 NYHA 分级中的Ⅳ级 HFrEF 患者。但是大多数Ⅲ级和部分Ⅳ级患者能够耐受处方剂量的 β-AR 阻断剂，治疗方案一般是从很低的剂量开始（如卡维地洛 3.125mg 每天 2 次，或琥珀酸美托洛尔每天 12.5mg），然后逐渐增加，直至 2～3 个月达到目标剂量。最近有报道一部分中重度肺动脉高压患者往往合并有应用 β-AR 阻断剂指征的疾病，所以理论上有些肺动脉高压患者是能够耐受 β-AR 阻断剂的[160]。虽然目前还没有肺动脉高压患者应用 β-AR 阻断剂后右心室功能或心力衰竭的临床表现改善的报道，但是一项小规模的关于卡维地洛的Ⅱ期临床试验正在进行中，起始剂量为 3.125mg（每日 2 次），目标剂量为 6.25mg（每日 2 次）[161,162]，试验结果值得期待。

### （四）治疗心律失常

　　β-AR 阻断剂通过抑制 cAMP 增加及钙离子依赖性的致心律失常效应，发挥对抗儿茶酚胺过度兴奋引起的致心律失常作用。β-AR 阻断剂抗心律失常的机制：所有的 β-AR 阻断剂具有抗心肌缺血的作用，可有效控制因心肌缺血导致的心律失常；某些 β-AR 阻断剂兼具Ⅰ类抗心律失常药物的作用，即具有膜稳定作用，能够抑制 0 相动作电位；抑制超极化激活电流（$I_f$）和内向钙电流（L 型）；索他洛尔还具有Ⅲ类抗心律失常药物的特性，可延长动作电位时程。β-AR 阻断剂对肾上腺素源性的心律失常（如早期 STEMI、心力衰竭及嗜铬细胞瘤、焦虑、麻醉、术后、运动相关的心律失常和二尖瓣脱垂等）或由于心脏对儿茶酚胺敏感性增加所引起的心律失常（甲状腺功能亢进）尤其有效[163]。

　　β-AR 阻断剂能够通过抑制房性异位心律预防室上性心动过速的发生，同时还能通过减慢房室结的传导及降低心室的应答频率起到治疗室上性心动过速的作用。对于心房颤动的治疗，目前更倾向于控制心室率而非转复和维持窦性心律。ESC 和 AHA 指南建议心房颤动患者应快速控制心率，调整不适当的心室率或不规则的节律，因为这些异常会引起严重的血流动力学紊乱。在这一前提下，β-AR 阻断剂与小剂量地高辛同样重要。对没有预激综合征的急性心房颤动患者，推荐静脉给予 β-AR 阻断剂以降低心室率；对于阵发性、持续性或永久性的心房颤动，则推荐使用口服 β-AR 阻断剂治疗。β-AR 阻断剂也被推荐用来防止肥厚型心肌病患者心房颤动复发，以及控制心力衰竭、急性冠脉综合征和甲状腺功能亢进患者的心室率。β-AR 阻断剂也能降低围术期患者心房颤动的发生。β-AR 阻断剂能改善心肌梗死后患者的预后，减少心律失常性心脏性猝死的发生，也能降低 NYHA Ⅰ～Ⅲ级心力衰竭患者的心脏性猝死发生率，提高生存率。虽然在全部 β-AR 阻断剂治疗心力衰竭的试验中心脏性猝死并没有明显减少，但在 BHAT、CAPRICORN、CI-BIS Ⅱ和 MERIT-HF 试验中，β-AR 阻断剂能够减少心脏性猝死的发生。最近一项对 30 项 β-AR 阻断剂治疗心力衰竭的试验（24 779 名患者纳入）进行的荟萃分析显示β-AR 阻断剂使心脏性猝死的危险性降低了 31%[164]。此外，β-AR 阻断剂还能明显降低适当和不适当使用除颤器治疗的风险[165,166]。

### （五）其他疾病

β-AR 阻断剂还应用于其他心脏性和非心脏性疾病的治疗。大剂量的普萘洛尔是梗阻性肥厚型心肌病的标准治疗；β-AR 阻断剂也是二尖瓣脱垂的标准治疗药物，用以控制心律失常；对二尖瓣狭窄合并窦性心律的患者，β-AR 阻断剂可降低静息时和运动后的心率，使舒张期充盈时间延长，增加运动耐力；马方综合征伴主动脉根部受累时，β-AR 阻断剂可预防主动脉扩张和可能的夹层；在夹层动脉瘤的超急性期，静脉普萘洛尔或艾司洛尔是标准治疗，其后继续给予口服β-AR 阻断剂。此外，β-AR 阻断剂常用于控制甲状腺毒症的心动过速、心悸、震颤和易激动等症状，并能减少甲状腺腺体的血供，从而便于手术，其也用于治疗焦虑状态、青光眼和偏头痛等。

## 四、β-AR 阻断剂类型和剂量的选择

应用阻断β-AR 的药物治疗心血管疾病已经有数十年的历史。慢性心脏病患者往往需要终身治疗，而且找到最佳的个体化治疗方案对每个患者都是至关重要的。

自从 1962 年 James Black 发现β-AR 阻断剂以来，已经先后有三代β-AR 阻断剂被开发出来应用于临床。第一代为非选择性β-AR 阻断剂，如普萘洛尔，能够阻断所有β-AR（β$_1$-AR 和β$_2$-AR）。第二代为心脏选择性β-AR 阻断剂，如阿替洛尔、美托洛尔、醋丁洛尔、比索洛尔等，在低剂量时具有对β$_1$-AR 的相对选择性。第三代被称为血管扩张性β-AR 阻断剂，除了阻断β-AR，还具有以下特性：①直接的扩血管作用，可能由释放的 NO 介导，如奈必洛尔和卡维地洛；②α-AR 阻断作用，如拉贝洛尔和卡维地洛。

普萘洛尔作为典型的β-AR 阻断剂，在世界范围内仍是常用药，是世界卫生组织规定的基本药物之一。因为其能够阻断β$_2$-AR，引起平滑肌收缩，所以有气道阻塞性疾病的患者不宜应用。而心脏选择性β-AR 阻断剂在伴有慢性肺病或长期吸烟患者中更适合应用。实际上，当有哮喘存在时，没有一种β-AR 阻断剂绝对安全。因此，对伴有支气管痉挛、慢性肺病或长期吸烟的患者，可以谨慎地应用低剂量的心脏选择性β-AR 阻断剂。对于心绞痛和高血压患者来说，心脏选择性β-AR 阻断剂与非选择性药物同样有效。在急性心肌梗死合并低血钾的患者中，非选择性β-AR 阻断剂比选择性β$_1$-AR 阻断剂具有更好的抗心律失常作用。卡维地洛是一种兼具β$_1$-AR、β$_2$-AR 和α-AR 阻断作用的β-AR 阻断剂，很多临床试验的结果都支持在心力衰竭治疗中优先使用卡维地洛。心动过缓的患者，不要选用比索洛尔。合并周围血管病或雷诺病的患者可以用卡维地洛。

如前文所述，β-AR 阻断剂能够降低心力衰竭患者的死亡率和住院率。ESC 和 AHA 指南推荐卡维地洛、比索洛尔或琥珀酸美托洛尔作为 HFrEF 的标准治疗（Ⅰ A 类推荐）。但是多项大型试验显示β-AR 阻断剂达到目标剂量的比例并不高，如对 OPTIMIZE-HF 注册研究的分析表明，β-AR 阻断剂的每日平均剂量低于目标剂量的一半，2/3 以上的患者在出院 90 天内没有递增剂量，只有不到 10%的患者出院时所服剂量达到目标剂量。很多不能达到

目标剂量的患者是由于所谓的"不耐受"。其原因包括：①心力衰竭症状加重；②心动过缓；③低血压；④疲劳。其中心动过缓是最常见的原因[167]。根据指南推荐，对于心力衰竭患者，只要情况允许，应将β-AR 阻断剂剂量逐渐递增至最大耐受剂量。ESC 建议以低剂量起步，随后每 2 周内增加 1 次剂量。对于不耐受某种β-AR 阻断剂，但是减低剂量就难以控制病情的患者，应换用其他有证据的β-AR 阻断剂。在慢性心力衰竭失代偿期，可以继续使用β-AR 阻断剂，可根据病情减少剂量，休克和严重低血压患者应停用，但在出院前应再次启动β-AR 阻断剂治疗。即使β-AR 阻断剂未能改善症状，仍应长期治疗[167]。总之，应针对每个患者制订出个体化的β-AR 阻断剂用药方案。

# 五、几种常用的β-AR 阻断剂

**1. 普萘洛尔**　是第一个被开发出来的β-AR 阻断剂，是第一代的代表性药物，也是历史上的金标准药物，因为它被批准用于很多适应证，包括心绞痛、心律失常、偏头痛预防、焦虑状态和原发性震颤等。由于普萘洛尔是非选择性β-AR 阻断剂，因此在减少心脏做功、降低血压的同时，也会出现$\beta_2$-AR 阻断导致的副作用，如气管痉挛和周围血管阻力增加等。此外，作为脂溶性药物，它能通过血脑屏障引起中枢神经系统的不良反应；而且具有明显的肝脏首过效应（代谢），半衰期短，每天必须给药 2 次。

**2. 阿替洛尔**　是最先使用的心脏选择性药物之一，现已广泛应用于心绞痛、心肌梗死的二级预防和高血压治疗。然而阿替洛尔作为高血压治疗的一线药物的地位受到了质疑，因为与氨氯地平相比，它能增加全因死亡率。而最近人们又发现阿替洛尔在治疗高血压左心室肥厚方面不如氯沙坦。

**3. 醋丁洛尔**　是心脏选择性药物，而且有内在拟交感活性。研究发现醋丁洛尔治疗的患者生活质量较好。

**4. 美托洛尔**　是一种心脏选择性药物，用于急性心肌梗死和心肌梗死后预防。美托洛尔是最早进行心力衰竭临床试验的β-AR 阻断剂，结果证实它能够降低死亡率和心脏移植的比例。随后的 MERIT-HF 试验显示琥珀酸美托洛尔能够使轻中度心力衰竭患者和 NYHA 功能分级 Ⅱ～Ⅳ级的心力衰竭患者死亡率降低 34%，复合终点全因死亡率和住院率降低 19%。因此其琥珀酸盐（长效制剂）被美国批准用于 Ⅱ～Ⅲ级有症状心力衰竭的治疗，其短效制剂酒石酸美托洛尔则用于心绞痛和心肌梗死的治疗。

**5. 比索洛尔**　多项临床试验显示比索洛尔能够降低心力衰竭患者的全因死亡率。有研究发现无论先用比索洛尔还是依那普利，对心力衰竭患者的益处是类似的。比索洛尔在美国已被批准用于治疗心力衰竭。

**6. 卡维地洛**　是一种非选择性的β-AR 阻断剂，能够拮抗$\beta_1$-AR、$\beta_2$-AR 和$\alpha_1$-AR。它亲脂性高，易于快速完全地吸收，不具内在拟交感活性。与其他β-AR 阻断剂相比，卡维地洛能够降低运动/应激和静息状态下的收缩压、舒张压和心率，还能诱导 NO 释放；抑制氧自由基诱导的脂质过氧化，保护 ROS 介导的细胞损伤，提示卡维地洛具有歧化自由基和抗氧化作用。多项临床试验证实卡维地洛对各个级别的心力衰竭（包括重度心力衰竭）均有突出的疗效，并能显著降低死亡率。因此在美国，它被指定用于高血压、轻重度慢性心功能不全和心肌梗死后左心室功能不全的治疗。而且由于卡维地洛在所有经过试验的β-AR

阻断剂中显示出最低的死亡率，加之对脂类和葡萄糖代谢的有利影响，很多人提议将卡维地洛作为有心血管疾病患者的经验性首选药[168]。

**7. 奈必洛尔** 属于第三代 β-AR 阻断剂，对 $\beta_1$-AR 有高亲和性，亲脂性高但没有内在拟交感活性或 $\alpha_1$-AR 拮抗活性。奈必洛尔还能够诱导内皮源性的 NO 释放，导致周围血管扩张。它有很长的生物半衰期。在 6 个月的降压研究中，在同样的降压效果下，奈必洛尔与阿替洛尔相比能增加胰岛素的敏感性。它还能降低心力衰竭主要复合终点事件发生率，如全因死亡率、心血管住院率，增加射血分数，使心脏缩小。

**8. 拉贝洛尔** 是一种非选择性 β-AR 阻断剂，亲脂，具有轻度的内在拟交感活性和 $\alpha$-AR 拮抗效应，因此有血管扩张作用。拉贝洛尔多用于高血压治疗，但是现在已经逐渐被卡维地洛取代。

过去的数十年间，有很多研究都证实交感-儿茶酚胺系统过度激活在心血管疾病，特别是高血压、心脏重塑和心力衰竭的发生发展中发挥了重要的作用。儿茶酚胺所作用的肾上腺素受体及其下游的信号分子的数量和功能在疾病过程中也发生了一系列变化，这些变化最初可能是适应性的，但渐渐转变成适应不良性，反过来促进病程的发展恶化。β-AR阻断剂可以阻断这些作用，使疾病得到控制甚至逆转。尽管 β-AR 阻断剂已不再是治疗高血压的一线药物，但仍然是心绞痛和心肌梗死、心力衰竭（射血分数降低性的）及某些心律失常特别是心房颤动首选的标准治疗药物。相信随着新药物的不断开发，临床试验的逐渐推进，治疗方案和疗程的日益规范化，未来会有更多心血管患者因 β-AR 阻断剂的治疗而受益。

# 参 考 文 献

[1] Bylund DB, Eikenberg DC, Hieble JP, et al. International Union of Pharmacology nomenclature of adrenoceptors. Pharmacol Rev, 1994, 46: 121-136.

[2] Morrow AL, Creese I. Characterization of $\alpha_1$-adrenergic receptor subtypes in rat brain: a reevaluation of $^3$H-WB 4101 and $^3$H-prazosin binding. Mol Pharmcol, 1986, 29: 321.

[3] Han C, Abel PW, Minneman KP, et al. $\alpha_1$-Adrenoceptor subtypes linked to different mechanisms for increasing intracellular $Ca^{2+}$ in smooth muscle. Nature, 1987, 329: 333-335.

[4] Han C, Abel PW, Minneman KP, et al. Heterogeneity of alpha 1-adrenergic receptors revealed by chlorethylclonidine. Mol Pharmacol, 1987, 32: 505-510.

[5] Minneman KP, Han C, Abel PW. Comparison of $\alpha_1$-adrenergic receptor subtypes distinguished by chloroethylclonidine and WB 4101. Mol Pharmacol, 1988, 33: 509-514.

[6] Hieble JP, Bylund DB, Clarke DE, et al. International union of pharmacology. X. recommendation for nomenclature of $\alpha_1$-adrenoceptors: consensus update. Pharmacol Rev, 1995, 47: 267-270.

[7] Morishima S, Suzuki F, Yamamoto H, et al. Identification of $\alpha_{1L}$ adrenoceptor: past, present and future. The 15th World Congress of Pharmacology—Pharmacology of Aderenoceptors Satellite Meeting, Beijing, China, July 7-9. 2006.

[8] Bylund DB, Blaxall HS, Iversen LJ, et al. Pharmacological characteristics of $\alpha_2$-adrenergic receptors: comparison of pharmacologically defined subtypes with subtypes identified by molecular cloning. Mol Pharmacol, 1992, 42: 1-5.

[9] Lefkowitz RJ, Cotecchia S, Samama P, et al. Constitutive activity of receptors coupled to guanine nucleotide regulatory proteins. Trends Pharmacol Sci, 1993, 14: 303-307.

[10] Sarsero D, Molenaar P, Kaumann AJ, et al. Validity of (−)-[$^3$H]-CGP12177A as a radioligand for the 'putative $\beta_4$-adrenoceptor' in rat arttium. Br J pharmacol, 1998, 123: 371-380.

[11] Rasmussen SGF, Choi HJ, Rosenbaum DM, et al. Crystal structure of the human $\beta_2$ adrenergic G-protein-coupled receptor. Nature, 2007, 450: 383-388.

[12] Cherezov V, Rosenbaum DM, Hanson MA, et al. High-Resolution structure of an engineered human $\beta_2$-Adrenergic G protein-coupled receptor. Science, 2007, 318: 1258-1265.

[13] Mialet-Perez J, Green SA, Miller WE, et al. A primate-dominant third glycosylation site of the $\beta_2$-Adrenergic receptor routes receptors to degradation during agonist regulation. J Biol Chem, 2004, 279: 38603-38607.

[14] Campbell AP, Macdoagall IJ, Griffith R, et al. An aspartate in the second extracellular loop of the $\alpha_{1B}$ adrenoceptor regulates agonist binding. Eur J Pharmacol, 2014, 733: 90-96.

[15] Ragnarsson L, Andersson Å, Thomas WG, et al. Extracellular surface residues of the $\alpha_{1B}$-adrenoceptor critical for G protein-coupled receptor function. Mol Pharmacol, 2015, 87: 121-129.

[16] Chan HCS, Slawomir F, Yuan S. The principles of ligand specificity on beta-2-adrenergic receptor. Sci Rep, 2016, 6: 34736.

[17] Kobayashi H, Ogawa K, Yao R, et al. Functional rescue of $\beta_1$-adrenoceptor dimerization and trafficking by pharmacological chaperones. Traffic, 2009, 10 (8): 1019-1033.

[18] Lohse MJ, Calebiro D. Cell biology: receptor signals come in waves. Nature, 2013, 495 (7442): 457-458.

[19] Gong K, Li Z, Xu M, et al. A novel PKA-independent, $\beta$-arrestin-1-dependent signaling pathway for p38 mitogen-activated protein kinase activation by $\beta_2$-adrenergic receptors. J Biol Chem, 2008, 283 (43): 29028-29036.

[20] Liu F, He K, Yang X, et al. $\alpha_{1A}$-Adrenergic receptor induces activation of extracellular signal-regulated kinase 1/2 through endocytic pathway. PLoS One, 2011, 6 (6): e21520.

[21] Daub H, Weiss FU, Wallasch C, et al. Role of transactivation of the EGF receptor in signalling by G-protein-coupled receptors. Nature, 1996, 379 (6565): 557-560.

[22] Xiao RP, Avdonin P, Zhou YY, et al. Coupling of $\beta_2$-adrenoceptor to Gi proteins and its physiological relevance in murine myocytes. Cir Res, 1999, 84: 43-52.

[23] Wenzel-Seifert K, Seifert R. Molecular analysis of $\beta_2$-adrenoceptor coupling to G(s)-, G(i)-, and G(q)-proteins. Mol Pharmacol, 2000, 58: 954-966.

[24] Daaka Y, Luttrell LM, Lefkowitz RJ. Switching of the coupling of the $\beta_2$-adrenergic receptor to different G proteins by protein kinase A. Nature, 1997, 390: 88-91.

[25] 韩启德. $\alpha_1$ 肾上腺素受体 3 种亚型在心血管共存的生理与病理生理意义. 北京医科大学学报, 1999, 31: 97-102.

[26] Tanoue A, Koba M, Miyawaki S, et al. Role of the $\alpha_{1D}$-adrenergic receptor in the development of salt-induced hypertension. Hypertension, 2002, 40: 101-106.

[27] Hosoda C, Koshimizu T, Tanoue A, et al. Two $\alpha_1$-adrenergic receptor subtypes regulating the vasopressor response have differential roles in blood pressure regulation. Mol Pharmacol, 2005, 67: 912-922.

[28] Villalobos-Molina R, Ibarra M. Increased expression and function of vascular $\alpha_{1D}$-adrenoceptors may mediate the prohypertensive effects of angiotensin Ⅱ. Mol Interv, 2005, 5: 340-342.

[29] Davis BR, Cutler JA, Furberg CD, et al. Relationship of antihypertensive treatment regimens and change in blood pressure to risk for heart failure in hypertensive patients randomly assigned to doxazosin or chlorthalidone: further analyses from the Antihypertensive and Lipid-Lowering treatment to prevent Heart Attack Trial. Ann Intern Med, 2002, 137: 313-320.

[30] O'Connell TD, Swigart PM, Rodrigo MC, et al. $\alpha_1$-Adrenergic receptors prevent a maladaptive cardiac response to pressure overload. J Clin Invest, 2006, 116: 1005-1015.

[31] de Alvaro F, Hernán de z-Presa MA. Effect of doxazosin gastrointestinal therapeutic system on patients with uncontrolled hypertension: the ASOCIA Study. J Cardiovasc Pharmacol, 2006, 47: 271-276.

[32] Kanagy NL. $\alpha_2$-Adrenergic receptor signalling in hypertension. Clin Sci (Lond), 2005, 109: 431-437.

[33] Reja V, Goodchild AK, Pilowsky PM. Catecholamine-related gene expression correlates with blood pressures in SHR. Hypertension, 2002, 40: 342-347.

[34] Zugck C, Lossnitzer D, Backs J, et al. Increased cardiac norepinephrine release in spontaneously hypertensive rats: role of presynaptic $\alpha_{2A}$ adrenoceptors. J Hypertens, 2003, 21: 1363-1369.

[35] Feldman J, Bousquet P. Role of cental $\alpha_{2B}$-adrenergic receptors in blood pressure control and hypertension. J Hypertens, 2003, 21: 871-872.

[36] Kintsurashvili E, Johns C, Ignjacev I, et al. Central $\alpha_{2B}$-adrenergic receptor antisense in plasmid vector prolongs reversal of salt-dependent hypertension. J Hypertension, 2003, 21: 961-967.

[37] Donckier JE, Massart PE, Van Mechelen H, et al. Cardiovascular effects of $\beta_3$-adrenoceptor stimulation in perinephritic hypertension. Eur J Clin Invest, 2001, 31: 681-689.

[38] Chruscinski A, Brede ME, Meinel L, et al. Differential distribution of $\beta$-adrenergic receptor subtypes in blood vessels of knockout mice lacking $\beta_1$-or $\beta_2$-adrenergic receptor. Mol Pharmacol, 2001, 60: 955-962.

[39] Chruscinski AJ, Rohrer DK, Schauble E, et al. Targeted disruption of the $\beta_2$-adrenergic receptor gene. J Biol Chem, 1999, 274: 16694-16700.

[40] Hollenberg NK. The role of $\beta$-blockers as a cornerstone of cardiovascular therapy. Am J Hypertens, 2005, 18: 165S-168S.

[41] Rozec B, Quang TT, Noireaud J, et al. Mixed β₃-adrenoceptor agonist and α₁-adrenoceptor antagonist properties of nebivolol in rat thoracic aorta. Br J Pharmacol, 2006, 147: 699-706.

[42] Fountoulaki K, Dimopoulos V, Giannakoulis J, et al. Left ventricular mass and mechanics in mild-to-moderate hypertension: effect of nebivolol versus telmisartan. Am J Hypertens, 2005, 18: 171-177.

[43] Kuroedov A, Cosentino F, Lüscher TF. Pharmacological mechanisms of clinically favorable properties of a selective β₁-adrenoceptor antagonist, nebivolol. Cardiovasc Drug Rev, 2004, 22: 155-168.

[44] Xie HG, Kim RB, Stein CM, et al. α₁A-Adrenergic receptor polymorphism: association with ethnicity but not essential hypertension. Pharmacogenetics, 1999, 9: 651-656.

[45] Gu D, Ge D, He J, et al. Association of α₁A adrenergic receptor gene variants on chromosome 8p21 with human stage 2 hypertension. J Hypertens, 2006, 24: 1049-1056.

[46] Büscher R, Herrmann V, Ring KM, et al. Variability in phenylephrine response and essential hypertension: a search for human α₁B-adrenergic receptor polymorphisms. J Pharmacol Exp Ther, 1999, 291: 793-798.

[47] Rosmond R, Bouchard C, Bjorntorp P. A C-1291G polymorphism in the α₂A-adrenergic receptor gene (ADRA2A) promoter is associated with cortisol escape from dexamethasone and elevated glucose levels. J Intern Med, 2002, 251: 252-257.

[48] Zhu D, Huang W, Wang H, et al. Linkage analysis of a region on chromosome 2 with essential hypertension in Chinese families. Chin Med J, 2002, 115: 654-657.

[49] Von Wowern F, Bengtsson K, Lindblad U, et al. Functional variant in the α₂B adrenoceptor gene, a positional candidate on chromosome 2, associates with hypertension. Hypertension, 2004, 43: 592-597.

[50] Etzel JP, Rana BK, Wen G, et al. Genetic variation at the human α₂B-adrenergic receptor locus: role in blood pressure variation and yohimbine response. Hypertension, 2005, 45: 1207-1213.

[51] Bengtsson K, Melander O, Orhomelander M, et al. Polymorphism in the β₁-adrenergic receptor gene and hypertension. Circulation, 2001, 104: 187-190.

[52] Masuo K, Katsuya T, Fu Y, et al. β₂-Adrenoceptor polymorphisms relate to insulin resistance and sympathetic overactivity as early markers of metabolic disease in nonobese, normotensive individuals. Am J Hypertens, 2005, 18: 1009-1014.

[53] Ge D, Huang J, Gu D, et al. β₂-Adrenergic receptor gene variations associated with stage-2 hypertension in northern Han Chinese. Ann Hum Genet, 2005, 69: 36-44.

[54] 黄帼, 吴涤, 张学军, 等. β₂ 肾上腺素能受体基因多态性与岳西地区高血压患者血压的关系. 中华心血管病杂志, 2005, 33: 713-716.

[55] Binder A, Garcia E, Yarnell J, et al. Haplotypes of the β₂-adrenergic receptor associate with high diastolic blood pressure in the Caerphilly prospective study. J Hypertens, 2006, 24: 471-477.

[56] Wallerstedt SM, Eriksson AL, Ohlsson C, et al. Haplotype association analysis of the polymorphisms Arg16Gly and Gln27Glu of the adrenergic β₂ receptor in a Swedish hypertensive population. J Hum Hypertens, 2005, 19: 705-708.

[57] Sethi AA, Tybjaerghansen A, Jensen GB, et al. 164Ile allele in the β₂-adrenergic receptor gene is associated with risk of elevated blood pressure in women. The Copenhagen City Heart Study. Pharmacogenet Genomics, 2005, 15: 633-645.

[58] Wu H, Li H, Yu H, et al. Association of the β₂-adrenergic receptor gene with essential hypertension in the non-Han Chinese Yi minority human population. J Hypertens, 2006, 24: 1041-1047.

[59] Iaccarino G, Lanni F, Cipolletta E, et al. The Glu27 allele of the β₂-adrenergic receptor increases the risk of cardiac hypertrophy in hypertension. J Hyperten, 2004, 22: 2117-2122.

[60] Johnson JA, Zineh I, Puckett BJ, et al. β₁-Adrenergic receptor polymorphisms and antihypertensive response to metoprolol. Clin Pharmacol Ther, 2003, 74: 44-52.

[61] Liu J, Liu ZQ, Liu YZ, et al. β₁-Adrenergic receptor polymorphisms influence the response to metoprolol monotherapy in patients with essential hypertension. Clin Pharmacol Ther, 2006, 80: 23-32.

[62] Iaccarino G, Trimarco V, Lanni F, et al. β Blockade and increased dyslipidemia in patients bearing Glu27 variant of β₂-adrenergic receptor gene. Pharmacogenomics J, 2005, 5: 292-297.

[63] Huang G, Xing H, Huang A, et al. β₂-Adrenergic receptor gene Arg16Gly polymorphism is associated with therapeutic efficacy of benazepril on essential hypertension in Chinese. Clin Exp Hypertens, 2004, 26: 581-592.

[64] Matayoshi T, Kamide K, Takiuchi S, et al. The thiazide-sensitive Na$^{(+)}$-Cl$^{(-)}$ cotransporter gene, C1784T, and adrenergic receptor-beta3 gene, T727C, may be gene polymorphisms susceptible to the antihypertensive effect of thiazide diuretics. Hypertens Res, 2004, 27: 821-833.

[65] Cohn JN, Levine T, Olivari M, et al. Plasma norepinephrine as a guide to prognosis in patients with chronic congestive heart failure. N Engl J Med, 1984, 311: 819-823.

[66] Kaye DM, Lefkovits J, Jennings GL, et al. Adverse consequences of high sympathetic nervous activity in the failing human heart.

J Am Coll Cardiol, 1995, 26: 1257-1263.

[67] Xiao RP, Lakatta EG. $\beta_1$-adrenoceptor stimulation and $\beta_2$-adrenoceptor stimulation differ in their effects on contraction, cytosolic $Ca^{2+}$, and $Ca^{2+}$ current in single rat ventricular cells. Circ Res, 1993, 73: 286-300.

[68] Rodefeld MD, Beau SL, Schuessler RB, et al. Beta-adrenergic and muscarinic cholinergic receptor densities in the human sinoatrial node: identification of a high beta 2-adrenergic receptor density. J Cardiovasc Electrophysiol, 1996, 7: 1039-1049.

[69] Wang W, Zhu W, Wang S, et al. Sustained beta1-adrenergic stimulation modulates cardiac contractility by $Ca^{2+}$/calmodulin kinase signaling pathway. Circ Res, 2004, 95: 798-806.

[70] Zhu WZ, Wang SQ, Chakir K, et al. Linkage of beta1-adrenergic stimulation to apoptotic heart cell death through protein kinase A-independent activation of $Ca^{2+}$/calmodulin kinase Ⅱ. J Clin Invest, 2003, 111: 617-625.

[71] Backs J, Song K, Bezprozvannaya S, et al. CaM kinase Ⅱ selectively signals to histone deacetylase 4 during cardiomyocyte hypertrophy. J Clin Invest, 2006, 116: 1853-1864.

[72] Völkers M, Weidenhammer C, Herzog N, et al. The inotropic peptide βARKct improves β AR responsiveness in normal and failing cardiomyocytes through G ( βγ ) -mediated L-type calcium current disinhibition. Circ Res, 2011, 108: 27-39.

[73] Kuschel M, Zhou YY, Cheng H, et al. G ( i ) protein-mediated functional compartmentalization of cardiac beta ( 2 ) -adrenergic signaling. J Biol Chem, 1999, 274: 22048-22052.

[74] Kuschel M, Zhou YY, Spurgeon HA, et al. Beta2-adrenergic cAMP signaling is uncoupled from phosphorylation of cytoplasmic proteins in canine heart. Circulation, 1999, 99: 2458-2465.

[75] Nikolaev VO, Moshkov A, Lyon AR, et al. Beta2-adrenergic receptor redistribution in heart failure changes cAMP compartmentation. Science, 2010, 327: 1653-1657.

[76] Rybin VO, Xu X, Lisanti MP, et al. Differential targeting of beta -adrenergic receptor subtypes and adenylyl cyclase to cardiomyocyte caveolae. A mechanism to functionally regulate the cAMP signaling pathway. J Biol Chem, 2000, 275: 41447-41457.

[77] Cros C, Brett F. Functional subcellular distribution of $\beta_1$-and $\beta_2$-adrenergic receptors in rat ventricular cardiac myocytes. Physiol Rep, 2013, 1: e00038.

[78] Chesley A, Lundberg MS, Asai T, et al. The beta ( 2 ) -adrenergic receptor delivers an antiapoptotic signal to cardiac myocytes through G ( i ) -dependent coupling to phosphatidylinositol 3'-kinase. Circ Res, 2000, 87: 1172-1179.

[79] Woo AY, Wang TB, Zeng X, et al. Stereochemistry of an agonist determines coupling preference of beta2-adrenoceptor to different G proteins in cardiomyocytes. Mol Pharmacol, 2009, 75: 158-165.

[80] Woo A Y, Song Y, Xiao R, et al. Biased $\beta_2$-adrenoceptor signalling in heart failure: pathophysiology and drug discovery Br J Pharmaco, 2015, 172: 5444-5456.

[81] Lefkowitz RJ. G protein-coupled receptors. Ⅲ. New roles for receptor kinases and beta-arrestins in receptor signaling and desensitization. J Biol Chem, 1998, 273: 18677-18680.

[82] Bristow MR, Hershberger RE, Port JD, et al. $\beta_1$-and $\beta_2$-adrenergic receptor-mediated adenylate cyclase stimulation in nonfailing and failing human ventricular myocardium. Mol Pharmacol, 1989, 35: 295-303.

[83] Xiao RP, Balke CW. $Na^+/Ca^{2+}$ exchange linking beta2-adrenergic G ( i ) signaling to heart failure: associated defect of adrenergic contractile support. J Mol Cell Cardiol, 2004, 36: 7-11.

[84] Fajardo G, Zhao M, Urashima T, et al. Deletion of the $\beta_2$-adrenergic receptor prevents the development of cardiomyopathy in mice. J Mol Cell Cardiol, 2013, 63: 155-164.

[85] Paur H, Wright PT, Sikkel MB, et al. High levels of circulating epinephrine trigger apical cardiodepression in a $\beta_2$-adrenergic receptor/Gi-dependent manner: a new model of Takotsubo cardiomyopathy. Circulation, 2012, 126: 697-706.

[86] Ungerer M, Böhm M, Elce JS, et al. Altered expression of beta-adrenergic receptor kinase and beta 1-adrenergic receptors in the failing human heart. Circulation, 1993, 87: 454-463.

[87] Choi DJ, Koch WJ, Hunter JJ, et al. Mechanism of beta-adrenergic receptor desensitization in cardiac hypertrophy is increased beta-adrenergic receptor kinase. J Biol Chem, 1997, 272: 17223-17229.

[88] Raake PW, Vinge LE, Rengo G, et al. G protein-coupled receptor kinase 2 ablation in cardiac myocytes before or after myocardial infarction prevents heart failure. Circ Res, 2008, 103: 413-422.

[89] Lorenz K, Schmitt JP, Schmitteckert EM, et al. A new type of ERK1/2 autophosphorylation causes cardiac hypertrophy. Nat Med, 2009, 15: 75-83.

[90] Martini JS, Raake P, Vinge LE, et al. Uncovering G proteincoupled receptor kinase-5 as a histone deacetylase kinase in the nucleus of cardiomyocytes. Proc Natl Acad Sci USA, 2008, 105: 12457-12462.

[91] Gold JI, Gao E, Shang X, et al. Determining the absolute requirement of G protein-coupled receptor kinase 5 for pathological cardiac hypertrophy: short communication. Circ Res, 2012, 111 ( 8 ): 1048-1053.

[92] Sandilands AJ, O'Shaughnessy KM, Brown MJ. Greater inotropic and cyclic AMP responses evoked by noradrenaline through Arg389 beta 1-adrenoceptors versus Gly389 beta 1-adrenoceptors in isolated human atrial myocardium. Br J Pharmacol, 2003, 138: 386-392.

[93] Mialet PJ, Rathz DA, Petrashevskaya NN, et al. $\beta_1$-adrenergic receptor polymorphisms confer differential function and predisposition to heart failure. Nat Med, 2003, 9: 1300-1305.

[94] Rathz DA, Gregory KN, Fang Y, et al. Hierarchy of polymorphic variation and desensitization permutations relative to $\beta_1$- and $\beta_2$-adrenergic receptor signaling. J Biol Chem, 2003, 278: 10784-10789.

[95] Levin MC, Marullo S, Muntaner O, et al. The myocardium-protective Gly-49 variant of the beta 1-adrenergic receptor exhibits constitutive activity and increased desensitization and down-regulation. J Biol Chem, 2002, 277: 30429-30435.

[96] Liggett SB, Cresci S, Kelly RJ, et al. A GRK5 polymorphism that inhibits beta-adrenergic receptor signaling is protective in heart failure. Nat Med, 2008, 14: 510-517.

[97] Green SA, Turki J, Innis M, et al. Amino-terminal polymorphisms of the human $\beta_2$-adrenergic receptor impart distinct agonist-promoted regulatory properties. Biochemistry, 1994, 33: 9414-9419.

[98] Johnson JA, Liggett SB. Cardiovascular pharmacogenomics of adrenergic receptor signaling: clinical implications and future directions. Clin Pharmacol Ther, 2011, 89: 366-378.

[99] Maron BJ, Towbin JA. Contemporary definitions and classification of the cardiomyopathies: an American Heart Association Scientific Statement from the Council on Clinical Cardiology, Heart Failure and Transplantation Committee; Quality of Care and Outcomes Research and Functional Genomics and Translational Biology Interdisciplinary Working Groups; and Council on Epidemiology and Prevention. Circulation, 2006, 113: 1807-1816.

[100] Muñoz-Saravia SG, Haberland A, Wallukat G, et al. Chronic Chagas' heart disease: a disease on itsway to becoming aworldwide health problem: epidemiology, etiopathology, treatment, pathogenesis and laboratory medicine. Heart Fail Rev, 2012, 17: 45-64.

[101] Magnusson Y, Marullo S, Waagstein TF, et al. Mapping of a functional autoimmune epitope on the beta 1-adrenergic receptor in patients with idiopathic dilated cardiomyopathy. J Clin Invest, 1990, 86: 1658-1663.

[102] Bornholz B, Weidtkamppeters S, Schmitmeier S, et al. Impact of human autoantibodies on beta1-adrenergic receptor conformation, activity, and internalization. Cardiovasc Res, 2013, 97: 472-480.

[103] Jahns R, Boivin V, Hein L, et al. Direct evidence for a beta (1)-adrenergic receptor-directed autoimmune attack as a cause of idiopathic dilated cardiomyopathy. J Clin Invest, 2004, 113: 1419-1429.

[104] Iwata M, Yoshikawa T, Baba A, et al. Autoantibodies against the second extracellular loop of beta (1)-adrenergic receptors predict ventriculartachycardia and sudden death in patients with idiopathic dilated cardiomyopathy. J Am Coll Cardiol, 2001, 37: 418-424.

[105] Wallukat G, Müller J, Hetzer R, et al. Specific removal of beta1-adrenergic autoantibodies from patients with idiopathic dilated cardiomyopathy. N Engl J Med, 2002, 347: 1806.

[106] Nikolaev VO, Boivin VS, Angermann C, et al. A novel fluorescence method for the rapid detection of functional beta1-adrenergic receptor autoantibodies in heart failure. J Am Coll Cardiol, 2007, 50: 423-431.

[107] Magnusson Y, Wallukat G, Waagstein F, et al. Autoimmunity in idiopathic dilated cardiomyopathy. Characterization of antibodies against the beta 1-adrenoceptor with positive chronotropic effect. Circulation, 1994, 89: 2760-2767.

[108] Staudt Y, Mobini RM, Staudt A, et al. Beta(1)-adrenoceptor antibodies induce apoptosis in adult isolated cardiomyocytes. Eur J Pharmacol, 2003, 466: 1-6.

[109] Liu J, Mao W, Iwai C, et al. Adoptive passive transfer of rabbit beta1-adrenoceptor peptide immune cardiomyopathy into the Rag2$^{-/-}$ mouse: participation of the ER stress. J Mol Cell Cardiol, 2008, 44: 304-314.

[110] Tutor AS, Penela P, Mayor FJr, et al. Anti-beta1-adrenergic receptor autoantibodies are potent stimulators of the ERK1/2 pathway in cardiac cells. Cardiovasc Res, 2007, 76: 51-60.

[111] Del CC, de Carvalho AC, Martino HF, et al. Sera from patients with idiopathic dilated cardiomyopathy decrease ICa in cardiomyocytes isolated from rabbits. Am J Physiol Heart Circ Physiol, 2004, 287: H1928-H1936.

[112] Staudt A, Eichler PC, Felix S, et al. Fc (gamma) receptors II a on cardiomyocytes and their potential functional relevance in dilated cardiomyopathy. J Am Coll Cardiol, 2007, 49: 1684-1692.

[113] Wallukat G, Schimke I. Agonistic autoantibodies directed against G-protein-coupled receptors and their relationship to cardiovascular diseases. Semin Immunopathol, 2014, 36: 351-363.

[114] Bornholz B, Roggenbuck D, Jahns R, et al. Diagnostic and therapeutic aspects of $\beta_1$-adrenergic receptor autoantibodies in human heart disease. Autoimmunity Reviews, 2014, 13: 954-962.

[115] Bristow MR, Ginsburg R, Minobe W, et al. Decreased catecholamine sensitivity and betaadrenergic-receptor density in failing

human hearts. N Engl J Med, 1982, 307 (4): 205-211.

[116] Jensen BC, Swigart PM, De MT, et al. {alpha}1-Adrenergic receptor subtypes in nonfailing and failing human myocardium. Circ Heart Fail, 2009, 2 (6): 654-663.

[117] Monto F, Oliver E, Vicente D, et al. Different expression of adrenoceptors and GRKs in the human myocardium depends on heart failure etiology and correlates to clinical variables. Am J Physiol Heart Circ Physiol, 2012, 303 (3): H368-H376.

[118] Vinge LE, Øie E, Andersson Y, et al. Myocardial distribution and regulation of GRK and beta-arrestin isoforms in congestive heart failure in rats. Am J Physiol Heart Circ Physiol, 2001, 281 (6): H2490-H2499.

[119] Vinge LE, von Lueder TG, Aasum E, et al. Cardiac-restricted expression of the carboxyl-terminal fragment of GRK3 Uncovers Distinct Functions of GRK3 in regulation of cardiac contractility and growth: GRK3 controls cardiac alpha1-adrenergic receptor responsiveness. J Biol Chem, 2008, 283 (16): 10601-10610.

[120] von Lueder TG, Gravning J, How OJ, et al. Cardiomyocyte-restricted inhibition of G protein-coupled receptor kinase-3 attenuates cardiac dysfunction after chronic pressure overload. Am J Physiol Heart Circ Physiol, 2012, 303 (1): H66-H74.

[121] Simpson P. Lessons from knockouts: the alpha1-ARs//Perez DM. The Adrenergic Receptors in the 21st Century. Totowa, New Jersey: Humana Press, 2006, 207-240.

[122] Bristow MR, Feldman AM, Jr AK, et al. Selective versus nonselective beta-blockade for heart failure therapy: are there lessons to be learned from the COMET trial? J Card Fail, 2003, 9 (6): 444-453.

[123] Zakir RM, Folefack A, Saric M, et al. The use of midodrine in patients with advanced heart failure. Congest Heart Fail, 2009, 15 (3): 108-111.

[124] Hein L, Altman JD, Kobilka BK, et al. Two functionally distinct alpha2-adrenergic receptors regulate sympathetic neurotransmission. Nature, 1999, 402: 181-184.

[125] Macdonald E, Kobilka BK, Scheinin M, et al. Gene-targeting-homing in on $\alpha_2$-adrenoceptor-subtypefunction. Trends Pharmacol Sci, 1997, 18: 211-219.

[126] Brede M, Nagy G, Philipp M, et al. Differential control of adrenal and sympathetic catecholamine release by alpha2-adrenoceptor subtypes. Mol Endocrinol, 2003, 17: 1640-1646.

[127] Brede M, Wiesmann F, Jahns R, et al. Feedback inhibition of catecholamine release by two different alpha2-adrenoceptor subtypes prevents progression of heart failure. Circulation, 2002, 106: 2491-2496.

[128] de Lucia C, Femminella GD, Gambino G, et al. Adrenal adrenoceptors in heart failure. Frontiers in Physiol, 2014, 5: 1-9.

[129] Nguyen K, Kassimatis T, Lymperopoulos A, et al. Impaired desensitization of a human polymorphic $\alpha_{2B}$-adrenergic receptor variant enhances its sympatho-inhibitory activity in chromaffin cells. Cell Commun Signal, 2011, 9: 5.

[130] Kaumann AJ, Molenaar P. The low-affinity site of the beta1-adrenoceptor and its relevance to cardiovascular pharmacology. Pharmacol Ther, 2008, 118: 303-336.

[131] Wachter SB, Gilbert EM. Beta-Adrenergic receptors, from their discovery and characterization through their manipulation to beneficial clinical application. Cardiology, 2012, 122: 104-112.

[132] Barrese V, Taglialatela M. New advances in beta-blocker therapy in heart failure. Frontiers in Physiol, 2013, 4: 1-9.

[133] Poole-Wilson PA, Swedberg K, Cleland JG, et al. Comparison of carvedilol and metoprolol on clinical outcomes in patients with chronic heart failure in the Carvedilol Or Metoprolol European Trial (COMET): randomized controlled trial. Lancet, 2003, 362: 7-13.

[134] Hjalmarson Å, Goldstein S, Fagerberg B, et al. Effects of controlled-release metoprolol on total mortality, hospitalizations, and well-being in patients with heart failure: the Metoprolol CR/XL Randomized Intervention Trial in congestive heart failure (MERIT-HF). MERIT-HF Study Group. JAMA, 2000, 283: 1295-1302.

[135] Neal B, MacMahon S, Chapman N. Blood Pressure Lowering Treatment Trialists' Collaboration. Effects of ACE inhibitors, calcium antagonists, and other blood-pressure-lowering drugs: results of prospectively designed overviews of randomized trials. Blood Pressure Lowering Treatment Trialists' Collaboration. Lancet, 2000, 356: 1955-1964.

[136] Khan N, McAlister FA. Re-examining the efficacy of beta-blockers for the treatment of hypertension: a meta-analysis. CMAJ, 2006, 174: 1737-1742.

[137] Gottlieb SS, McCarter RJ. Comparative effects of three beta blockers (atenolol, metoprolol, and propranolol) on survival after acute myocardial infarction. Am J Cardiol, 2001, 87: 823-826.

[138] Bangalore S, Steg G, Deedwania P, et al. β-Blocker use and clinical outcomes in stable outpatients with and without coronary artery disease. JAMA, 2012, 308: 1340-1349.

[139] Dargie HJ. Effect of carvedilol on outcome after myocardial infarction in patients with left-ventricular dysfunction: the CAPRICORN randomised trial. Lancet, 2001, 357: 1385-1390.

[140] Packer M, Coats AJ, Fowler MB, et al. Effect of carvedilol on survival in severe chronic heart failure. N Engl J Med, 2001,

344：1651-1658.

[141] Packer M，Fowler MB，Roecker EB，et al. Effect of carvedilol on the morbidity of patients with severe chronic heart failure：results of the Carvedilol Prospective Randomized Cumulative Survival（COPERNICUS）study. Circulation，2002，106：2194-2199.

[142] Remme WJ，Riegger G，Hildebrandt P，et al. The benefits of early combination treatment of carvedilol and an ACE-inhibitor in mild heart failure and left ventricular systolic dysfunction. The carvedilol and ACE-inhibitor remodelling mild heart failure evaluation trial（CARMEN）. Cardiovasc Drugs Ther，2004，18：57-66.

[143] Listed N. The Cardiac Insufficiency Bisoprolol Study Ⅱ（CIBIS-Ⅱ）：a randomised trial. Lancet，1999，353：1360-1361.

[144] MERIT-HF Study Group. Effect of metoprolol CR/XL in chronic heart failure：Metoprolol CR/XL Randomised Intervention Trial in Congestive Heart Failure（MERIT-HF）. Lancet，1999，353：2001-2007.

[145] Flather MD，Shibata MC，Borbola J，et al. Randomized trial to determine the effect of nebivolol on mortality and cardiovascular hospital admission in elderly patients with heart failure（SENIORS）. Eur Heart J，2005，26：215-225.

[146] Xiao RP，Zhang SJ，Chakir K，et al. Enhanced G（i）signaling selectively negates beta2-adrenergic receptor（AR）– but not beta1-AR-mediated positive inotropic effect in myocytes from failing rat hearts. Circulation，2003，108：1633-1639.

[147] Ahmet I，Krawczyk M，Heller P，et al. Beneficial effects of chronic pharmacological manipulation of beta-adrenoreceptor subtype signaling in rodent dilated ischemic cardiomyopathy. Circulation，2004，110：1083-1090.

[148] Ahmet I，Krawczyk M，Zhu W，et al. Cardioprotective and survival benefits of long-term combined therapy with beta2 adrenoreceptor（AR）agonist and beta1 AR blocker in dilated cardiomyopathy postmyocardial infarction. J Pharmacol Exp Ther，2008，325：491-499.

[149] Ikram H，Crozier IG. Xamoterol in severe heart failure. Lancet，1990，336：517-518.

[150] Martin RM，Dunn NR，Freemantle SN，et al. Risk of non-fatal cardiac failure and ischaemic heart disease with long acting beta 2 agonists. Thorax，1998，53：558-562.

[151] Violin JD，Lefkowitz RJ. Beta-arrestin-biased ligands at seven-transmembrane receptors. Trends Pharmacol Sci，2007，28：416-422.

[152] Wisler JW，Dewire SM，Ahn S，et al. A unique mechanism of beta-blocker action：carvedilol stimulates beta-arrestin signaling. Proc Natl Acad Sci USA，2007，104：16657-16662.

[153] Kim IM，Tilley DG，Chen J，et al. Beta-blockers alprenolol and carvedilol stimulate beta-arrestin-mediated EGFR transactivation. Proc Natl Acad Sci USA，2008，105：14555-14560.

[154] Noma T，Chen J，Violin J，et al. β-arrestin-mediated β₁-adrenergic receptor transactivation of the EGFR confers cardioprotection. J Clin Invest，2007，117：2445-2458.

[155] Capomolla S，Opasich C，Riccardi G，et al. Beta-blockade therapy in chronic heart failure：diastolic function and mitral regurgitation improvement by carvedilol. Am Heart J，2000，139：596-608.

[156] Van Veldhuisen DJ，Cohensolal A，Böhm M，et al. Beta-blockade with nebivolol inelderly heart failure patients with impaired and preserved left ventricular ejection fraction：data From SENIORS（Study of Effects of Nebivolol Intervention on Outcomes and Rehospitalization in Seniors With Heart Failure）. J Am Coll Cardiol，2009，53：2150-2158.

[157] Bavishi C，Chatterjee S，Ather S，et al. Beta-blockers in heart failure with preserved ejection fraction：a meta-analysis. Heart Fail Rev，2015，20：193-201.

[158] Lowes BD，Gilbert EM，Lindenfeld J，et al. Myocardial gene expression in dilated cardiomyopathy treated with beta-blocking agents. N Engl J Med，2002，346（18）：1357-1365.

[159] Bogaard HJ，Natarajan R，Mizuno S，et al. Adrenergic receptor blockade reverses right heart remodeling and dysfunction in pulmonary hypertensive rats. Am J Respir Crit Care Med，2010，182（5）：652-660.

[160] So PP，Davies RA，Chandy G，et al. Usefulness of beta-blocker therapy and outcomes in patients with pulmonary arterial hypertension. Am J Cardiol，2012，109（10）：1504-1509.

[161] Carvedilol PAH：a pilot study of efficacy and safety. 2015. http://www.clinicaltrials.gov/ct2/show/NCT02120339.[2014-4-22].

[162] Bristow MR，Quaife RA. The adrenergic system in pulmonary arterial hypertension：bench to bedside（2013 Grover Conference series）. Pulm Circ，2015，5（3）：415-423.

[163] Opie LH，Gersh BJ. 心血管用药指南. 7 版. 杨庭树，曹剑，主译. 北京：人民军医出版社，2010.

[164] Algobari M，Khatib CE，Pillon F，et al. Beta-blockers for the prevention of sudden cardiac death in heart failure patients：a meta-analysis of randomized controlled trials. BMC Cardiovasc Disord，2013，13：52.

[165] Friedman DJ，Altman RK，Orencole M，et al. Predictors of sustained ventricular arrhythmias in cardiac resynchronization therapy. Circ Arrhyth Electrophysiol，2012，5（4）：762-772.

[166] Ruwald MH，Abu-Zeitone A，Jons C，et al. Impact of carvedilol and metoprolol on inappropriate implantable

cardioverter-defibrillator therapy: the MADIT-CRT trial (Multicenter Automatic Defibrillator Implantation with Cardiac Resynchronization Therapy). J Am Coll Cardiol, 2013, 62 (15): 1343-1350.

[167] Bhatt AS, Devore AD, Dewald TA, et al. Achieving a maximally tolerated β-blocker dose in heart failure patients: Is there room for improvement? J Am Coll Cardiol, 2007, 69 (20): 2542-2550.

[168] Chatterjee S, Biondizoccai G, Abbate A, et al. Benefits of β blockers in patients with heart failure and reduced ejection fraction: network meta-analysis. BMJ, 2013, 16: 346-355.

# 第四章

# 心血管系统离子通道药理学

王晓良[*]　王伟平

离子通道（ion channel）是一类跨膜蛋白，其在细胞膜上形成的亲水性孔道使带电荷的离子得以进行跨膜转运，是神经、肌肉、腺体等许多组织细胞膜上的基本兴奋单元，它们能产生和传导电信号，具有重要生理功能。随着生物物理学、分子生物学、结构生物学等新技术在离子通道研究领域的应用，人们对离子通道的孔道特性、动力学过程、结构与功能的关系、生理功能的表达和调节、病理状态下的变异和重构（remodeling）等的认识已深入到分子或基因水平。本章将在介绍一般细胞电生理学和离子通道特性的基础上，着重讨论心血管系统（心肌和平滑肌）细胞膜离子通道的种类、生理物理学特性、分子结构与功能的关系及其生理功能和药理学意义。

## 第一节　细胞电生理及膜离子通道

心肌和血管平滑肌细胞与神经和骨骼肌细胞等其他可兴奋细胞一样，主要是通过电活动形式表现其兴奋性的发生和传播。

## 一、离子跨膜运动与膜静息电位和动作电位

可兴奋细胞膜，由双层脂质分子和镶嵌于其中的蛋白质分子构成。双层脂质分子的疏水部分排列在膜的内部，而亲水部分则分布在膜与细胞外组织液及细胞内胞质液相接的两侧。这种结构形成一道屏障，使细胞膜内外存在浓度差异的亲水性物质，如各种带电离子如钠离子（$Na^+$）、钾离子（$K^+$）、钙离子（$Ca^{2+}$）、氯离子（$Cl^-$）等不能自由通过细胞膜，导致胞膜两侧的各种离子成分和浓度的差异。这种电化学差异形成了跨膜电位差，即膜电位（membrane potential）。

正常活细胞是通过镶嵌在细胞膜脂质双层上的蛋白质来实现细胞膜内外的离子交换，产生和维持膜内外离子浓度差的。离子泵（ion pump）是膜上可以通过消耗能量的形式完成逆化学浓度差的离子转运，即主动转运（active transportation）的一类蛋白质。这些离子泵实际上是 ATP 酶[1,2]。例如，钠-钾泵可在水解 1 个 ATP 分子而消耗能量的同时将细胞内的 3 个 $Na^+$泵出细胞外，并把 2 个 $K^+$从细胞外转入细胞内，从而产生相当于由 1 个 $Na^+$ 流出细胞外而引起的膜电流（$I_{Na-K}$）[1]，它在细胞复极化过程中起着非常重要的作用。离子交换体（ion

* 通讯作者：王晓良，E-mail：wangxl@imm.ac.cn

exchanger）[3]则是膜上一类能在帮助某离子顺电化学离子梯度转运的同时，也带动另一种离子做反方向跨膜转运的蛋白质如 $Na^+$-$Ca^{2+}$ 交换体[3]、$Cl^-$-$HCO_3^-$ 交换体[4]等。与离子泵和交换体不同，离子通道（通常是较大分子的跨膜糖蛋白）则是在膜上形成的特殊亲水性孔道（pore），在感受到一定的刺激（如膜内外电位变化）时，孔道开放而有选择性地让某种离子通过膜而顺其电化学梯度进行被动转运（passive transportation），并产生膜电流。

　　在静息状态下，各种带电离子通过离子泵、离子交换体、离子通道等机制在细胞膜内外的转运处于一种动态平衡状态，从而使膜电位处于一个相对稳定的水平，称为静息膜电位（resting membrane potential）。它是由所有参与跨膜转运的离子的平衡电位（equilibrium potential）及其在膜上的通透性（permeability）所决定的一种综合电位。每个参与跨膜转运的离子的平衡电位（$E_m$）可由 Nernst 公式求出：

$$E_m = \frac{RT}{Z_s F} \ln \frac{[S]_i}{[S]_o} = 2.303 \frac{RT}{Z_s F} \log \frac{[S]_i}{[S]_o}$$

其中，$R$ 是摩尔气体常数[8.314J/（K·mol）]，$T$ 是绝对温度，$Z_s$ 为离子价，$F$ 是法拉第常数（96 500C/mol），$[S]_i$ 和 $[S]_o$ 分别为膜内和膜外离子浓度。多种离子的综合性膜电位（$E_m$）则可由 Goldman-Hodgkin-Katz 公式求出：

$$E_m = \frac{RT}{F} - \ln \frac{P_K[K]_i + P_{Na}[Na]_i + P_{Cl}[Cl]_o}{P_K[K]_o + P_{Na}[Na]_o + P_{Cl}[Cl]_i}$$

其中，$P_K$、$P_{Na}$、$P_{Cl}$ 分别为 $K^+$、$Na^+$、$Cl^-$ 在膜上的通透性。通常静息状态下 $P_K$ 比 $P_{Na}$ 大得多，且由于钠-钾泵可使 $Na^+$ 和 $K^+$ 在膜内外保持很大的浓度差，如在心肌细胞，通常 $[Na]_o/[Na]_i$=140/（6～12）mmol/L，$[K]_o/[K]_i$=（4～6）/150mmol/L。因此，膜静息电位多接近于 $K^+$ 的平衡电位，且处于一种膜内电位远较膜外为负的极化状态。

　　如果膜对离子的通透性或膜内外离子浓度差发生变化，则可能对静息电位产生影响。以带正电荷的离子为例：若带正电的离子（如 $K^+$）由膜内向膜外转运增加而产生外向电流（outward current，通常规定正电荷移动的方向为电流方向），将使膜内电位变得更负，称为超极化（hyperpolarization）；若带正电的离子（如 $Na^+$、$Ca^{2+}$）由膜外向膜内转运增加而产生内向电流（inward current），将使膜内电位变正，原有的负极化程度变小，称为去极化或除极（depolarization）；细胞由去极化状态重建其静息电位的负性极化状态的过程，被称为复极化（repolarization），心肌细胞的复极化主要由 $K^+$ 外流，也可能辅以 $Cl^-$ 内流而产生外向电流所引起。细胞膜去极化和复极化的动态过程，即膜电位随细胞兴奋周期的变化称为动作电位（action potential），动作电位可从一个细胞传至周围细胞甚至引起组织、器官的兴奋。可见，各种离子的跨膜转运是产生和维持静息电位及动作电位，也是细胞兴奋性的基础。图 4-1 以心肌细胞为例，列出各种主要离子跨膜转运产生的电流与膜静息电位和动作电位各时程之间的关系。在整个动作电位时程中，引起去极化和复极化的离子跨膜转运主要是通过离子通道和转运体来实现的。

## 二、离子通道的基本生物物理学特性

　　**1. 门控机制**　　离子通道必须能够开放和关闭，才能实现产生和传导电信号的生理功能。根据通道开、关的调控机制（又称门控机制，gating mechanism）的不同，离子通道可分为两大类：一类是受体控制性离子通道（receptor-operated ion channel），其开、关取决

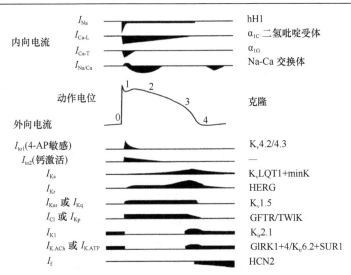

内向电流
$I_{Na}$　hH1
$I_{Ca\text{-}L}$　$α_{1C}$ 二氢吡啶受体
$I_{Ca\text{-}T}$　$α_{1G}$
$I_{Na/Ca}$　Na-Ca 交换体

动作电位　克隆

外向电流
$I_{to1}$(4-AP敏感)　$K_v$4.2/4.3
$I_{to2}$(钙激活)　—
$I_{Ks}$　$K_v$LQT1+minK
$I_{Kr}$　HERG
$I_{Kur}$ 或 $I_{Kq}$　$K_v$1.5
$I_{Cl}$ 或 $I_{Kp}$　GFTR/TWIK
$I_{K1}$　$K_{ir}$2.1
$I_{K.ACh}$ 或 $I_{K.ATP}$　GIRK1+4/$K_{ir}$6.2+SUR1
$I_f$　HCN2

图 4-1　跨膜离子电流与膜静息电位和动作电位时程的关系

心房或心室肌细胞的动作电位时程（0~4 五个时相）列于图中央部分。其中，0 为快速除极相，1~3 分别为复极化过程中的快速复极相、平台期和慢速复极相。参与动作电位各时相变化的主要内向电流（包括钠电流 $I_{Na}$、L 型钙电流 $I_{Ca\text{-}L}$、T 型钙电流 $I_{Ca\text{-}T}$、钠-钙交换电流 $I_{Na/Ca}$）和外向电流（包括背景内向整流钾电流 $I_{K1}$、瞬时外向电流 $I_{to1}$ 和 $I_{to2}$、快激活延迟整流钾电流 $I_{Kr}$、慢激活延迟整流钾电流 $I_{Ks}$、超快激活延迟整流钾电流 $I_{Kur}$、乙酰胆碱敏感的钾电流 $I_{K.ACh}$、ATP 敏感的钾电流 $I_{K.ATP}$、氯电流 $I_{Cl}$、起搏电流 $I_f$ 及平台期钾电流 $I_{Kp}$）。每个电流在各时相中的相对幅度变化用粗黑线表示

于与该通道相偶联（coupling）的受体的状态，直接受该受体的配体（ligand）如神经递质、激素、受体激动剂、拮抗剂等所调控，又称配体门控离子通道（ligand-gated ion channel）。这类通道[包括 N 胆碱受体、γ-氨基丁酸（GABA）受体，NMDA 受体通道等]是实现受体功能的效应器，如在化学突触部位引起膜的去极化或超极化而传导受体兴奋的效应，本章不予重点介绍。另一类是电压依赖性离子通道（voltage-dependent ion channel）或电压门控离子通道（voltage-gated ion channel），其开、关一方面由膜电位所决定（电压依赖性），另一方面与电位变化的时间有关（时间依赖性），这类通道在维持可兴奋细胞的动作电位方面起着相当重要的作用，是本章将要重点介绍的内容，以下简称其为离子通道。

事实上，在整个动作电位时程中，离子通道至少经历三种不同状态的循环转换（图 4-2），即静息关闭状态（closed state，C）、开放状态（open state，O）和失活状态（inactive state，I）。处于静息关闭状态的通道遇到合适的刺激时即可进入开放状态，即激活过程（activation）。通道在开放后将随着时间逐渐进入失活状态，即失活过程（inactivation）。失活关闭状态的通道不能直接返回开放状态而处于一种不应期，只有经过一个额外刺激使通道从失活关闭状态进入静息关闭状态后，通道才能再度接受外界刺激而激活开放。这一过程称为复活（reactivation）。

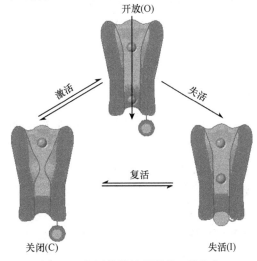

图 4-2　电压依赖性通道的三种状态

研究离子通道的门控机制对理解其生理功能和在病理过程中的变化至关重要。近年来基因组技术的应用已将多种异常心肌电活动和心律失常定位于特定的离子通道基因变异，而对这些"病态"离子通道的功能性研究往往揭示出其门控机制的病理性缺陷。许多抗心律失常药物也都是通过改变或调节离子通道的门控机制而起作用的。因此，自从 A. L. Hodgkin 和 A. F. Huxley 在 1952 年提出所谓门控机制的 "H-H 模型"[5] 以来，科学家们一直在不懈地应用各种先进技术研究不同离子通道在生理和病理状态下的门控特性和机制。人们已经从分子水平认识到，电压门控离子通道的门控机制远远较半个世纪以前基于简单的应用电压钳制术测量膜电流的实验而提出的 "H-H 模型"复杂。各种离子通道的门控机制存在不同程度的差异，有的通道在开与关之间还往往存在多种亚状态（详见后述）。

**2. 膜电流与膜电位的关系**（current-voltage relationship，简称 $I$-$V$ 关系） 按照欧姆定律，通过某一导体（电阻 $R$）的电流（$I$）与该导体两端的电压（$V$ 或 $E$）成正比关系（$I=V/R$）。为了更好地描述离子通道允许电流（离子）通过的能力，引进了电导（conductance）的概念。电导（$g$）就是电阻的倒数（$g=1/R$），因而欧姆定律可改写为 $I=gE$。若以膜电位为横轴，流经离子通道的电流为纵轴，则通过该通道的 $I$-$V$ 关系（或 $I$-$V$ 曲线）理论上应为线性关系，其斜率（slope）即为该通道的电导。离子通道是一种特殊的导体，各离子经离子通道的跨膜转运是顺电化学梯度的被动转运，故其所产生的电流（$I$）的大小不仅取决于膜电位差（$E$）及通道的电导（$g$），还与该离子的平衡电位（$E_m$）有关：$I=g$（$E$–$E_m$），即离子流过通道的驱动力（driving force）是（$E$–$E_m$）而不是 $E$，电流为 0 的电位（因为电流在此电位改变方向或符号，故又称反转电位，reversal potential，$E_{rev}$）是与离子的平衡电位相等的膜电位而不是 0mV 处。实际上，许多离子通道具有非线性的 $I$-$V$ 关系，尤其在可通透的离子在膜两侧的浓度不同或通道结构不对称的情况下，$I$-$V$ 曲线往往会向某一电流方向（如内向电流或外向电流）偏离欧姆定律，即所谓的"整流现象"（rectification phenomenon）。研究离子通道的 $I$-$V$ 关系，是了解通道的生物物理学特性和药物作用机制的基本方法。

**3. 离子选择性** 不同离子通道对各种离子的通透性不同，即具有离子选择性（ionic selectivity）。这是由通道的结构所决定的（见后述）。根据离子选择性的不同，通道可分为钠通道、钙通道、钾通道、氯通道等。但须指出，通道的离子选择性只是相对的而不是绝对的。例如，钠通道除主要对 $Na^+$ 通透外，对 $NH_4^+$ 也通透，甚至对 $K^+$ 也稍有通透。

# 三、膜离子通道的基本结构

离子通道蛋白通常是由多亚基（subunits）构成的复合体[6]。例如，电压门控的阳离子（$Na^+$、$K^+$、$Ca^{2+}$）通道即由构成孔道区域的 α（或 $α_1$）亚基和一些数目不等的小亚基（如 $α_2$、β、γ、δ 等）所构成。$α_1$ 亚基在膜上形成 4 个跨膜区，每个跨膜区由 6 个呈 α 螺旋形式的跨膜肽段（transmembrane segment，$S_1$～$S_6$）及其间的连接肽链所组成（图 4-3）[6]。连接 $S_5$、$S_6$ 的肽链部分贯穿于膜内，是形成亲水性孔道而有选择地让离子通过的部分，称为"孔区"（pore region）或 "P 区"[7]。该区往往是药物和毒素等与通道相互作用而影响通道功能的重要部位。$S_4$ 含有一些带正电荷的氨基酸（如精氨酸、赖氨酸），在膜电位变化时可在膜内移动，被认为是电压感受器（voltage sensor），是一个很重要的肽段。目前对其他小亚基的功能仍所知甚少，它可能与通道的调节有关，如 β 亚基与通道的失活过程有关。

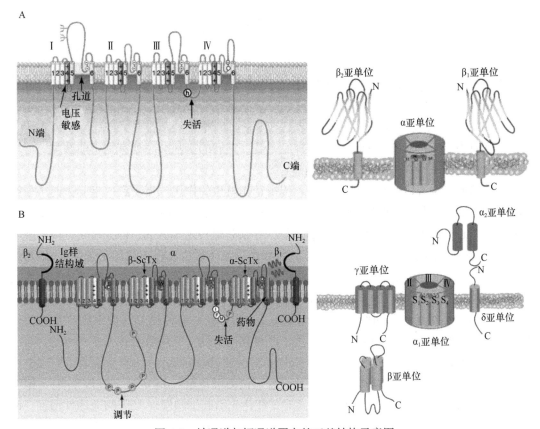

图 4-3　钠通道与钙通道蛋白的亚基结构示意图

A. 大鼠脑型钠通道的亚基组成，其中α亚基形成通道的孔道部分，β亚基的功能尚待进一步研究。所有电压依赖性钠通道均具有α亚基，但并不都有β亚基（见正文）。B. 家兔骨骼肌钙通道亚基组成，其中α₁亚基为孔道形成部分。ScTx，蝎毒素

# 第二节　离子通道的分型、结构-功能关系及生理调节机制

离子通道的分型和命名通常根据通道对某一主要离子的通透性（permeation）来命名和进行分类，这似乎比较合理而成为惯用。但是，如果对通透离子不能确认或通道对离子的选择性并不高时，此法即不再适用，特别在许多通道都以某一离子为主要通透离子时，更加容易造成混乱。此外，人们还采用其他多种命名分类法，如根据阻断剂或开放剂、受体激动剂、与疾病的关系（囊性纤维化穿膜传导调节蛋白，CFTR）等来命名分类。随着通道被基因克隆，离子通道的命名更为多样化，早期每个首先得到通道克隆的实验室都为其克隆序列"创造"了一个名字，如 ROMK、GIRK、PN2 等，使得通道的命名分类更为丰富和复杂。最近，越来越多的实验室和研究者都认为有必要采用更为系统的命名和分类方法，比如一个类似酶的命名分类法。有关通道的氨基酸序列和结构及其进化关系等知识的累积，为形成一套公认的系统分类命名法提供了基础。我们已经知道通道基因也属于不同的家族，并随生物的进化和发育过程而发生相应变化。正如对膜受体提出了统一而公认的分类法一样，国际药理学联合会（IUPHAR）已经提出一套对通道的统一分类法，因此本章将采用 IUPHAR 分类命名法来描述通道的结构与功能的关系。

# 一、钠　通　道

钠通道广泛分布于可兴奋细胞中，现已克隆出至少 9 种类型的钠通道，其中，$Na_v1.1$、$Na_v1.2$、$Na_v1.3$ 和 $Na_v1.7$ 亚型的氨基酸序列相近，均对河鲀毒素（TTX）高度敏感，并且广泛分布于神经元中；$Na_v1.5$、$Na_v1.8$ 和 $Na_v1.9$ 的氨基酸序列相近，对河鲀毒素较不敏感（较上述钠通道亚型低约 200 倍），高度表达在心脏和背根神经节神经元中；$Na_v1.4$ 主要表达在骨骼肌中，$Na_v1.6$ 主要表达在中枢神经系统，它们的氨基酸序列有别于前两类，但均对河鲀毒素高度敏感[8]。

心肌钠通道具有去极化心肌细胞膜、传播动作电位的作用。当受到一定刺激时（如细胞膜去极化），将引起钠通道开放，引发动作电位，即动作电位的 0 相，该相的产生主要因为大量 $Na^+$ 从细胞外液经钠通道快速内流，导致膜电位迅速升高，即去极化，由于膜电位去极化至一定程度而引起钙通道开放，使 $Ca^{2+}$ 内流（形成动作电位的平台期），以及钾通道的开放使细胞重新复极化。因而钠通道在维持细胞的兴奋性及正常的生理功能上非常重要，同时它还是重要的药物作用部位，如局部麻醉药和 I 类抗心律失常药，就是分别选择性地阻断神经细胞和心肌细胞上的钠通道，达到阻断兴奋传播和降低细胞兴奋性的作用。有些药物同时具备以上两种临床作用，既可作麻醉药，又可抗心律失常。

心肌钠通道的激活和灭活都很快，$Na^+$ 内流仅持续数毫秒，达到激活钠通道的膜电位阈值较低，在弱去极化时（如心肌细胞从静息电位去极化至 $-50mV$ 或 $-60mV$ 左右）即可使其激活。因而当细胞损伤，膜电位升高时，往往先引起细胞膜对 $Na^+$ 的通透性增加，使细胞内 $Na^+$ 浓度升高，并进一步通过 $Na^+$-$Ca^{2+}$ 交换的机制和继发的钙通道开放及刺激内钙释放等，导致细胞内 $Ca^{2+}$ 的增加，以至于 $Ca^{2+}$ 超负荷，进一步加重细胞的损伤。

目前已知心肌的钠通道在结构上不同于神经元和骨骼肌的钠通道，因而其电生理学特性（包括门控过程、单通道电导和开放时间、对动作电位时程的影响等）及药理学特性如对河鲀毒素的敏感性（为神经元的 $1/200\sim1/100$）、对 $\mu$-芋螺毒素（$\mu$-CTX）及利多卡因的敏感性等也都存在差异。

**1. 通道亚基**　虽然神经元及骨骼肌的钠通道 $\alpha$ 亚基均与 $\beta_1$、$\beta_2$ 亚基相连（图 4-3），且 $\beta$ 亚基被认为与钠通道的失活有关，但是心肌钠通道的 $\alpha$ 亚基却不与 $\beta$ 亚基相连，单独的 $\alpha$ 亚基即可表达完整的通道功能[9]。

已从大鼠和人的心脏中克隆出对 TTX 不敏感（TTX-I）的钠通道（$Na_v1.5$），曾称为 rH1 和 hH1。hH1 的互补 DNA（cDNA）由 8491 个碱基对组成，编码由 2016 个氨基酸构成、分子质量为 227kDa 的蛋白质。其分布仅限于心房与心室肌，未见于其他组织。当由 hH1 cDNA 产生的 cRNA 在卵母细胞中表达时可得到对 TTX 和 $\mu$-CTX 均不敏感的心肌型钠通道。心肌型钠通道的 $\alpha$ 亚基构成 4 个同样的跨膜区（$D_1\sim D_4$）（图 4-4），如前所述每个区又包含 6 个跨膜肽段（$S_1\sim S_6$）（图 4-5）。对电压感受器 $S_4$、P 区及通道的失活门（h 门）等功能位点进行的基因突变研究发现[10]，如 $D_1$ 中的 $S_4$ 段带正电的氨基酸残基被变换时可改变通道的电压依赖性；P 区的基因突变只影响电导的大小及离子通透性，而不影响电压依赖性；抗体及去基因突变的方法都证实 $D_3$、$D_4$ 间的连接对通道的失活过程起关键作用，对 $D_4$ 中 $S_4$ 的单个氨基酸的基因突变不但降低通道的电压敏感性，而且还减慢了失活过程。

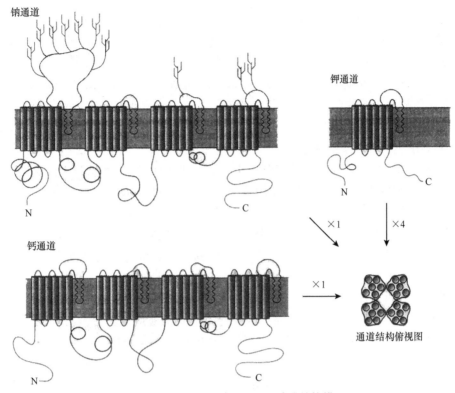

**图 4-4 三种离子通道 α 亚基的跨膜结构模型**

钠通道和钙通道的 α（$\alpha_1$）亚基的 4 个跨膜区（$D_1 \sim D_4$）由共价键连接成四倍体，整个亚基只有 1 个 N 端和 1 个 C 端。功能性钾通道是 4 个 α 亚基由非共价键连接而成的四聚体

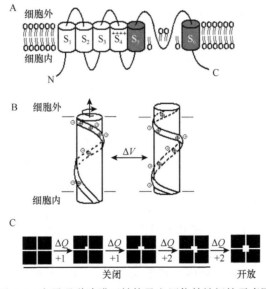

**图 4-5 离子通道跨膜区结构及电压依赖性门控示意图**

A. 离子通道跨膜区由 $S_1 \sim S_6$ 6 个跨膜肽段构成。其中，$S_5$、$S_6$ 之间的连接部分贯穿于膜内形成孔区（P 区）；带正电荷的 $S_4$ 为通道的电压感受器。B. 膜电位变化时引起的 $S_4$ 螺旋构型的变化。当膜去极化时 $S_4$ 将向箭头所示方向旋转和移位。C. 构成通道的 4 个跨膜区中的 $S_4$ 都因膜电位的变化而产生构型变化时通道才开放。图为总共 6 个电荷（$\Delta Q$）的跨膜移动开放的 1 个通道

**2. 毒素的结合部位**　TTX 是一种特异性很强的钠通道阻滞药，但不同于神经元和骨骼肌的钠通道，心肌的钠通道多数对 TTX 不敏感。其原因可能是 P 区的结构不同：$D_1$ 的 P 区第 385 位点的氨基酸在脑和骨骼肌上均为芳香氨基酸（Phe 或 Tyr），而在心肌却为 Cys；第 388 位点的氨基酸在脑和骨骼肌为 Asn，而在心肌则为带正电的 Arg。决定 TTX 敏感性的最关键部位是第 385 位点，因为若将心肌该位点的 Cys 变成 Phe 或 Tys，则成为对 TTX 有高度亲和力的神经元型或骨骼肌型通道[11]，若将脑的钠通道该位点的 Phe 变成 Cys，则变成 TTX 不敏感的心肌型钠通道[12]。

**3. 药物与通道相互作用的分子机制**　Ⅰ类抗心律失常药（见本书第十五章"抗心律失常药"）是钠通道的阻断剂。其阻断作用依赖于心率，即当心率快时阻断作用强，而心率慢时作用不明显或看不出其阻断作用，称为频率依赖性（rate-dependency）。药物与通道间的相互作用及其频率依赖性阻断，与药物对钠通道作用的状态依赖性（state-dependent）有关。处于开放或失活关闭状态的通道对药物亲和力高，而在静息关闭时通道不与药物结合，或药物只在通道开放时才能进入到其结合位点，由于高频率电脉冲（如快心率）时通道更多处于开放状态而易被药物阻断；被阻断的通道在静息时复活减慢，更长时间地处于失活关闭状态，使药物作用进一步加强。因此，药物对钠通道的阻断作用取决于通道进入开放（使用）状态的频率，故又称为开放状态阻断（open-state block）或使用依赖性阻断（use-dependent block）。除了钠通道阻滞药，钙通道阻滞药如维拉帕米等也具有这一特性。

目前，Ⅰ类抗心律失常药物与通道结合的具体部位仍未确定。但许多实验证据（包括结构–功能分析和电压钳制实验）都支持药物的结合位点可能是 $S_4$、$S_5$、$S_6$ 段的细胞内形成孔道内口的部位。这一结合位点可能与通道的失活受体（inactivation receptor）重叠并易化门控依赖性的药物–通道间的相互作用[13]。由于钠通道在结构及某些药理学特性上与钾通道相似，现在发现部分Ⅰ类药物也能阻断钾通道[14,15]。

# 二、钾　通　道

## （一）钾通道的分型

钾通道是广泛存在的、种类最多、结构最为复杂的一大类离子通道，其又可进一步分为电压依赖、配体（或受体）依赖、ATP 敏感、钙激活和钠激活等不同类型。仅电压依赖性钾通道就已克隆出几十种亚型。根据以上各种类型通道的特性及药理学性质的不同，在药理学上钾通道被分为多种亚型[8]，以下简述与心血管系统生理、病理和药理学关系密切的几种重要的亚型。

**1. 延迟整流钾通道（$K_v$）**　该型钾通道广泛存在于各种组织中，尤其是心肌细胞中，是细胞去极化时激活的外向钾电流，主要特点是，该电流的激活是电压和时间依赖的，基本上不自动失活。由于此通道一般仅在膜电位高于 –50mV 时被激活，因此该型钾通道的主要功能是启动但并不参与细胞的整个复极化过程。抑制该型钾通道的药物可推延复极化的启动，引起动作电位的平台期及动作电位的时程延长。

$K_v$ 在心脏中又可进一步分为两种亚型，即快速激活（$K_{vr}$，其电流为 $I_{Kr}$）和缓慢激活（$K_{vs}$，其电流为 $I_{Ks}$）的两种通道，目前常用的Ⅲ类抗心律失常药多选择性地作用于 $K_{vr}$，阻断快速激活的延迟整流钾通道，对 $K_{vs}$ 影响较小。现已知 $K_{vr}$ 是由 Eag（在人类为 HERG）基因编码的钾通道，该通道激活速度很快，而 $K_{vs}$ 则激活速度较慢。在电生理实验中，完全激活需要数秒以上，现已知它是由两个亚基组成的离子通道，即 $K_vLQT1$ 和 minK，$K_vLQT1$ 单独存在时活性很低，当 minK 亚基存在时，活性大大提高。延长动作电位的时程和有效不应期是Ⅲ类抗心律失常药的主要作用机制，因而研究延迟整流钾通道具有重要的理论和实际意义。

**2. 瞬时外向钾电流（$I_{to}$）通道**　在神经组织中该通道又称 A 型通道（$K_A$），电流是在动作电位早期或细胞去极化早期出现的外向钾电流，其特点是电压依赖的快速激活和迅速失活，是动作电位的早期复极化电流。该电流的大小对动作电位的形态和时程有较大影响。近来发现了在人的心肌细胞中也存在明显的 $I_{to}$，它是引起心肌复极化的重要钾电流之一[16-19]，已知在心肌肥厚和心力衰竭时，可分别增加和减少该电流，但其病理生理学和药理学意义仍待研究。$I_{to}$ 也是目前心脏电生理的研究热点之一，大鼠心肌细胞是研究 $I_{to}$ 的较好模型，豚鼠心脏中该电流很弱；工具药 4-氨基吡啶（4-AP）和新型抗心律失常药替地沙米（tedisamil）对 $I_{to}$ 有相对的选择性。

**3. 内向整流钾通道（$K_{ir}$）**　是在各种组织细胞中广泛分布的一种钾通道，其电流又称背景钾电流（$I_{K1}$），因其具有内向整流的特性而得名。该特性只允许 $K^+$ 内流和一定程度上的外流，即膜电位负于静息电位时，表现为纯 $K^+$ 内流，当细胞膜弱去极化时（至-50mV），$K^+$ 则外流，而进一步去极化时，外流反而减少甚至消失，这种通道的整流作用有利于维持细胞的静息电位和参与复极化过程。抑制该型钾通道可引起动作电位延长，但也容易引起膜电位的升高（部分去极化），如 $Ba^{2+}$ 和 $Cs^+$ 的影响。目前很少有抑制内向整流钾通道的药物用于临床。

**4. 乙酰胆碱敏感的钾通道（$K_{ACh}$）**　该通道主要存在于心房细胞中，除了具有电压依赖的特性外，它还是一类 G 蛋白调节的钾通道，因而其活性是受体调节的，在心脏中主要由胆碱能 $M_2$ 受体和腺苷受体调节，是影响心脏自律性的重要因素之一。由于该通道也具有内向整流的特性，因而主要影响心肌动作电位的时程和静息膜电位，特别是在心肌细胞复极化时，时程缩短，明显抑制钙通道的激活，减少心肌的兴奋性和耗氧量，起到心肌保护作用。腺苷 $A_1$ 受体激动剂也已证明可加快缺血后心肌功能的恢复及减少心肌梗死面积[7]。

**5. ATP 敏感的钾通道（$K_{ATP}$）**　该通道是心血管系统中一类重要的钾通道，其重要性除了本身的病理生理作用外，还在于它是近年来出现的一类新型钾通道开放药的主要作用部位。正常情况下，该通道处于关闭状态，一旦细胞内 ATP 浓度明显降低（主要发生于组织缺氧、代谢抑制、ATP 大量分解或合成减少时），导致该型钾通道开放，使细胞趋于复极化或超极化，动作电位缩短，抑制钠通道和钙通道的激活，起到保护心肌的作用。该通道还对 ATP 分解产物 ADP 和细胞内外的酸碱度敏感，ADP 升高和 pH 下降均可引起通道的开放。在血管平滑肌，$K_{ATP}$ 开放时血管张力明显下降。目前钾通道开放药已成为最强的血管扩张药和降压药之一。不同类型的开放剂也已用于心肌缺血的保护。

**6. 钙激活的钾通道（$K_{Ca}$）**　共有三种钙激活的钾通道，它们分别是高电导（$BK_{Ca}$）、中电导（$IK_{Ca}$）、小电导（$SK_{Ca}$）钙激活的钾通道。其中最为重要的是 $BK_{Ca}$，因其电导最大，广泛分布于血管平滑肌，直接参与血管张力的调节，具有较大的生理意义。$BK_{Ca}$ 开放的可能性随细胞内钙的增加而增加，通常对 $[Ca^{2+}]_i$ 的敏感范围是 $0.1\sim10\mu mol/L$。同时该通道也是电压依赖的，即在内钙恒定的情况下，随膜电位的升高（即去极化），$BK_{Ca}$ 的开放也增加。该通道开放时可使膜电位趋于极化，同时引起血管扩张。因此当血管平滑肌细胞去极化和 $Ca^{2+}$ 进入细胞时，$BK_{Ca}$ 将起到负反馈调节作用。

最近的钾通道药理学分类、命名及选择性阻滞剂见表 4-1[8]。

**表 4-1　钾通道分类及选择性阻滞剂**

| 通道分型 | 通道 | 电流名称 | 通道阻滞剂 |
|---|---|---|---|
| **电压依赖性钾通道** | | | |
| 延迟整流钾通道 | $K_v$ | $I_K$ | 四乙胺（TEA），$Cs^+$，$Ba^{2+}$，forsklin，4-AP |
| 快激活延迟整流 | $K_{vr}$ | $I_{Kr}$ | 索他洛尔，多非利特，E-4031，替地沙米，奎尼丁 |
| 慢激活延迟整流 | $K_{vs}$ | $I_{Ks}$ | Ly 97241，NE10118 |
| 瞬时外向钾通道 | $K_A$ | $I_A/I_{to}$ | 4-AP，奎尼丁 |
| 内向整流钾通道 | $K_{ir}$ | $I_{K1}$ | TEA，$Cs^+$，$Ba^{2+}$，$Sr^{2+}$，4-AP，Ly 97241 |
| 内质网钾通道 | $K_{SR}$ | $I_{K(SR)}$ | 十烃季胺，六烃季胺，$Ca^{2+}$，4-AP |
| **钙激活的钾通道** | | | |
| 高电导钙激活的钾通道 | $BK_{Ca}$ | $I_{BK(Ca)}$ | TEA，$Ba^{2+}$，奎宁，筒箭毒碱，蝎毒素 |
| 中电导钙激活的钾通道 | $IK_{Ca}$ | $I_{IK(Ca)}$ | TEA，奎宁，$Cs^+$，$Ba^{2+}$，碳菁染料，西替地尔，尼群地平，钙调蛋白拮抗剂 |
| 低电导钙激活的钾通道 | $SK_{Ca}$ | $I_{SK(Ca)}$ | 地喹铵，筒箭毒碱，奎宁，TEA（敏感性较 $BK_{Ca}$ 低 10 倍），蜂毒明肽，leiurotoxin I |
| **受体偶联的钾通道** | | | |
| 毒蕈碱灭活的钾通道 | $K_M$ | $I_{K(M)}$ | $Ba^{2+}$ |
| 心房毒蕈碱激活的钾通道 | $K_{ACh}$ | $I_{K\cdot Ach}$ | $Cs^+$，$Ba^{2+}$，4-AP，TEA，奎宁 |
| 5-HT 灭活的钾通道 | $K_{5-HT}$ | $I_{K(5-HT)}$ | $Ba^{2+}$，TEA（弱阻断作用），4-AP，$Cs^+$ |
| **其他钾通道** | | | |
| ATP 敏感的钾通道 | $K_{ATP}$ | $I_{K\cdot ATP}$ | 格列本脲，甲苯磺丁脲，酚妥拉明，利多卡因，奎宁，4-AP，$Ba^{2+}$等 |
| 钠激活的钾通道 | $K_{Na}$ | $I_{K(Na)}$ | TEA，4-AP |
| 细胞体积敏感的钾通道 | $K_{Vol}$ | $I_{K(Vol)}$ | 奎尼丁，利多卡因，西替地尔 |

## （二）钾通道的分子生物学和分子药理学

如上所述，钾通道种类及亚型很多。近年来，借助分子生物学手段，从结构上已知有 70 余种钾通道亚型，超家族体系已逐渐清楚，各亚家族间有明显的结构特征，现在钾通道亚型可分为以下几大类：①具有 6 次跨膜结构的通道类型，其共同特点是电压依赖性较强，其中主要的成员包括电压依赖性钾通道 $K_v$、钙激活的钾通道等亚家族，它们在心脏生理、病理生理和药物治疗方面均有很重要的意义。②具有 4 次跨膜结构的钾通道，它们的特点是，每一个蛋白质上具有两个 P 区结构，分为 TREK、TWIK、TASK 等亚家族，在心脏和神经系统中分布较多，产生可兴奋细胞的漏电流，调节细胞的兴奋性。③2 次跨膜结构的钾通道，该类通道的特性为内向整流的作用较强，分为强内向整流钾通道，以及 G 蛋白偶联受体调节的弱内向整流钾通道和 ATP 敏感的钾通道，在心血管系统中发挥十分重要的作用。钾通道结构分类见图 4-6。

以下重点介绍几种主要的钾通道家族。

**1. $K_v$ 类**　即电压依赖性钾通道，根据分子生物学（不同于功能性分类）分为 $K_v1\sim K_v12$，共 12 组，每组又按发现克隆的次序先后，进一步分为亚型，如 $K_v1.1$、$K_v1.2$、$K_v1.5$ 等。$K_v$ 通道的多样性与以下因素有关：①多聚体的形成，每个 $K_v$ 基因编码 1 个多肽亚基，4 个亚基形成 1 个功能性通道，这些亚基可以是同源的，也可以是异源的。②调节亚基，

某些 $K_v$ 家族（如 $K_v5$、$K_v6$、$K_v8$、$K_v9$）编码作为调节亚基，尽管它们自身没有形成功能性通道，但是与 $K_v2$ 家族亚基形成了异四聚体，增加了功能多样性。③辅助蛋白，包括 β 亚基、KCHIP1、钙调蛋白和 minK 等，它们与 $K_v$ 四聚体结合，并改变它们的性质。④选择性 mRNA 剪切，已知的很多 $K_v$ 通道基因都包含无内含子的编码区域，如 $K_v1$ 和 $K_v9.3$。⑤翻译后修饰，很多 $K_v$ 通道进行了磷酸化、泛素化和棕榈酰化的翻译后修饰，进而改变了通道的功能[20]。在结构上，$K_v$ 通道与钠、钙通道相似，其跨膜区也是由 $S_1 \sim S_6$ 6 个跨膜肽段及其间的连接组成（图 4-4，图 4-7），但不同的是其每一个跨膜区即是 1 个

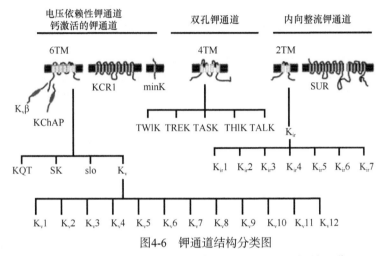

图4-6 钾通道结构分类图

KChAP，钾通道辅助蛋白；SUR，硫脲受体。钾通道可分为6次跨膜（6TM）的电压门控性钾通道（$K_v$，亚型1～12）和钙激活钾通道、4次跨膜（4TM）的双孔钾通道（5个亚型）及2次跨膜（2TM）的内向整流钾通道（$K_{ir}$，亚型1～7）

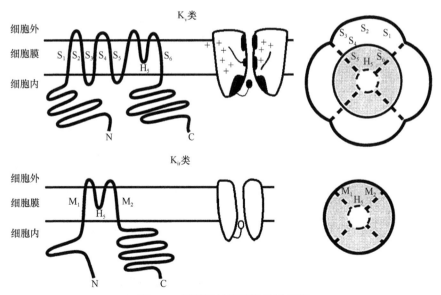

图 4-7 钾通道的跨膜结构示意图

图的上部为电压依赖性钾通道（$K_v$ 类），下部为内向整流钾通道（$K_{ir}$ 类）。图左侧为跨膜区结构（$K_v$ 类由 6 个跨膜肽段形成，而 $K_{ir}$ 类则只有 2 个跨膜肽段形成；中间为通道的纵剖面；右侧为通道的横剖面。$K_v$ 类 $S_4$ 含带正电氨基酸残基，是电压感受器，N 端在细胞内侧形成"球"，可与 $S_5$、$S_6$ 间的环相互作用而阻断通道，是通道的失活门。$K_{ir}$ 类 2 个跨膜肽段（$M_1$ 和 $M_2$）及其间的连接类似于 $K_v$ 类的 $S_5$ 和 $S_6$ 及其间连接 P 区（$H_5$），其"球"的构成尚不清楚

α 亚基。4 个 α 亚基由非共价键连接成功能性钾通道（图 4-7）。其门控机制与钠通道相似，至少由 2 个"门"决定通道的状态：一个是电压感受器（$S_4$），控制通道的电压依赖性开放；另一个是失活门（inactivation gate），控制通道开放的时程。目前已知瞬时外向钾通道（$I_{to}$ 或 $K_v1.4$）具有 2 种失活机制，即 N 型和 C 型失活。$I_{to}$ 通道 α 亚基的 N 端 19 个氨基酸残基在细胞内侧延伸成 1 个"球与链"的结构（故称这种失活机制为"N 型失活"）（图 4-8），在静息时，"球"游离于胞质中；通道开放时，"链"上带正电的氨基酸残基把"球"导入孔道内结合于失活受体上，阻止离子通透而使通道失活；"链"上的疏水性氨基酸残基在通道失活时产生位移而使"球"从孔道中释出。另一个不依赖于"球与链"的失活机制则涉及 P 区的氨基酸残基（$S_5$、$S_6$ 间的连接和 $S_6$ 上的 C 端），称为 C 型失活（图 4-9）[21]。部分 $K_v$ 类通道亚型特性及基因定位见表 4-2。

最近发现，β 亚基在钾通道的失活过程中起重要作用，不但可使不失活类钾通道（延迟整流钾通道）电流 $I_K$ 变成失活类钾通道电流 $I_{to}$，且可进一步加快具有"球与链"快速失活机制的 $I_{to}$ 类的失活过程[22]。研究认为 $S_5$、$S_6$ 之间的连接[又称 P 区（$H_5$）]是钾通道孔道形成和药物及毒素的结合部位。最近发现 $S_6$ 段或 $S_4$、$S_5$ 间的连接（环）除了与灭活有关外，也在决定通道的离子通透性和对阻断剂的敏感性方面起重要作用。

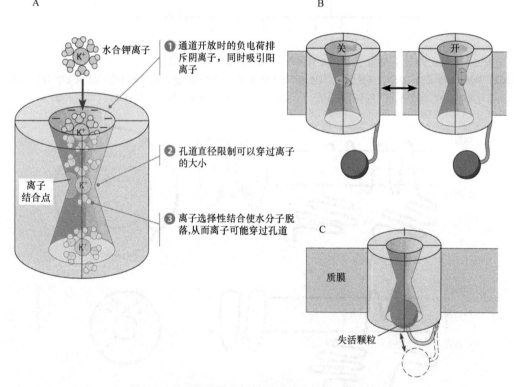

图 4-8　电压依赖性钾通道不同状态的纵剖面示意图

A. 通道的离子选择性；B. 通道门控；C. 通道失活。钾通道四聚体的前面一个 α 亚基大部分被移走，暴露出通道的孔口、孔道及前房（antechamber）。螺旋状结构表示电压感受器，N 端的失活门结构以"球与链"的形式表示。孔道间的狭窄部分可能由 $S_5$、$S_6$ 间的环及 P 区（或许有 $S_6$ 的一部分）构成

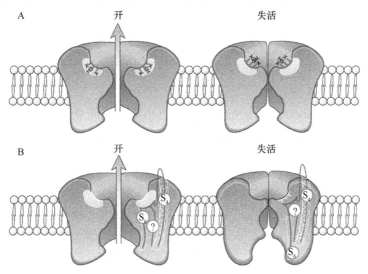

图 4-9　电压依赖性钾通道 C 型失活

A. C 型失活的当前模型，由围绕孔区周围外口的有限构象变化引起；B. 涉及跨膜亚基的 C 型失活构象变化

表 4-2　部分 $K_v$ 通道特性一览表

| $K_v$ 亚单位 | 来源 | 染色体定位 | GeneBank accession No.[a] | 单通道电导（pS） | 激活 $V_{1/2}$（mV） | 失活 $V_{1/2}$（mV） |
|---|---|---|---|---|---|---|
| 1.1 | 人 | 12p13.3 | L02750 | 10 | −30 | — |
| 1.2 | 人 | 1p13 | L02752 | 9.2～17 | −5～5 | — |
| 1.3 | 人 | 1p13.3 | M55515 | 9.6～14 | −30 | −44.7 |
| 1.4 | 人 | 11p14.3—15.2 | M55514 | 4.7 | −22 | −65～−45 |
| 1.5 | 人 | 12p13.3 | M55513 | 8 | −10 | — |
| 1.6 | 人 | 12p13 | X17622 | 9 | −20 | — |
| 1.7 | 人 | 19q13.3 | — | 21 | −20 | — |
| 2.1 | 人 | 20q13.2 | L02840 | 8～9 | 10 | −20 |
| 2.2 | 人 | 8q13.2 | U69962 | 14 | 10 | −30 |
| 3.1 | 人 | 11p15 | S56770 | 16～27 | 10～18 | — |
| 3.2 | 人 | 12q14.1 | M34052 | 16～20 | 7～9 | — |
| 3.3 | 人 | 19q13.3—13.4 | AF055989 | 14 | 7 | 5.2 |
| 3.4 | 人 | 1p21 | M64676 | 12～14 | 13～19 | −32～−20 |
| 4.1 | 人 | Xp11.23 | AJ005898 | 6～8 | −10 | −69～−50 |
| 4.2 | 大鼠 | 4q22 | S64320 | 4～5 | −15～−4 | −66～−41 |
| 4.3 | 人 | 1p13 | AF048712 | — | −20 | −60 |
| 5.1 | 人 | 2p25 | AF033382 | — | — | — |
| 6.1 | 人 | 20q13 | AF033383 | — | — | — |
| 8.1 | 人 | 8q22.3—8q24.1 | — | — | — | — |
| 9.1 | 人 | 20q12 | AF143473 | — | — | — |
| 10.1 | 人 | 1q32.2 | AF078742 | — | — | — |
| 10.2 | 人 | 14q23.1 | AL132666 | — | — | — |
| 11.1 | 人 | 7q36.1 | AF052728 | 2～10 | — | — |
| 11.2 | 人 | 7q23.3 | AF311913 | — | — | — |

续表

| $K_v$ 亚单位 | 来源 | 染色体定位 | GeneBank accession No.[a] | 单通道电导（pS） | 激活 $V_{1/2}$（mV） | 失活 $V_{1/2}$（mV） |
|---|---|---|---|---|---|---|
| 11.3 | 人 | 2q24.2 | AF032897 | — | — | — |
| 12.1 | 人 | 3p24.3 | AC061598 | — | — | — |
| 12.2 | 人 | 12q13 | AC009246 | — | — | — |
| 12.3 | 人 | 17q21.2 | AC002345 | — | — | — |

a 表示在 GeneBank 里查阅 cDNA 序列和来源时使用的代码,进入 GeneBank 的网址:http:// www.ncbi.nlm.nih.gov/PubMed/。

在心脏中新近发现功能较重要的 $K_v$ 亚型有 $K_v$1.5 和 $K_v$4.3 亚型,前者在心肌中介导超快激活的延迟整流钾电流,尤其在心房中高表达,已作为治疗房性心律失常如心房颤动的药物靶点进行了深入的研究和新药开发研究;后者则主要介导心肌的 $I_{to1}$ 电流并引起动作电位的早期复极化,由于 $K_v$4.3 在动作电位初期的快速激活和自动失活,导致动作电位 2 相快速复极化,阻断该通道可延长动作电位的平台期和时程,因而,该通道也可能是Ⅲ类抗心律失常药物的新靶点。

**2. 心脏 $K_v$LQT1 及 HERG 通道** $K_v$LQT1 和 HERG 是正常情况下存在于人类及多种动物心肌中的主要延迟整流钾通道亚型,当发生基因突变、表达异常时,则通道功能抑制,复极化延长,易发生 Ⅰ型（LQT1）和 Ⅱ型（LQT2）长 QT 综合征,并可引发尖端扭转型室性心动过速（torsade de pointes）。当某些药物抑制上述通道时也可发生长 QT 综合征,常见的如Ⅲ类抗心律失常药和抗组胺药等。图 4-10 为 $K_v$LQT 上 R190Q 位突变引起的 $K_v$LQT1 电流减小。

**3. $K_{ir}$ 类** 不同于 $K_v$ 类钾通道和钠、钙通道,$K_{ir}$ 类的每个 α 亚基只有 2 个跨膜肽段（$M_1$ 和 $M_2$）,其间由 P 区连接（图 4-7）。因为 $M_1$、$M_2$ 和 P 区的序列与 $K_v$ 类的 $S_5$、$S_6$ 和 P 区相似,所以这两类钾通道可能具有相同的基本孔道结构。由于没有 $S_4$ 样结构,$K_{ir}$ 类虽仍有一定的电压依赖性的门控,但已与 $K_v$ 类大不相同,最近发现 $K_{ir}$ 类的电压依赖性门控可能与 $M_2$ 上带负电荷的氨基酸残基有关[23]。$K_{ir}$ 类的门控机制主要与钾离子的跨膜电化学驱动力密切相关,在膜电位低于钾的平衡电位（$E_K$）时其电导更大,使 $K^+$ 易于从膜外流入细胞内。当细胞外钾离子浓度改变时,$E_K$ 按 Nernst 公式改变而使通道的电压依赖性也

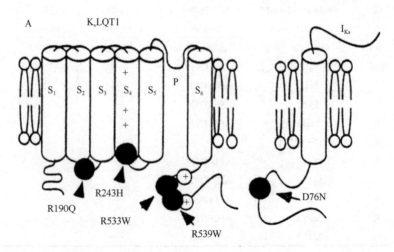

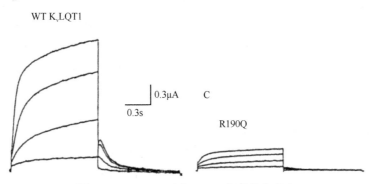

图 4-10　$K_vLQT1$ 中与 LQT1 相关的突变点

A. $K_vLQT1$ 的结构图及与 LQT1 相关的突变点。B. 在卵母细胞上表达野生型和突变的 $K_vLQT1$ 亚单位。卵母细胞中分别注射 12ng WT 及 R190Q $K_vLQT1$ cDNA 后记录电流。在-80mV 的钳制电位下以 20mV 的间隔从-40mV 去极化到+20mV 引发出 $K_vLQT1$ 电流。C. R190Q 引发出很小的 $K_vLQT1$ 电流

相应发生改变。$K_{ir}$ 的内向整流特性部分是由于细胞内 $Mg^{2+}$ 的存在，$Mg^{2+}$ 可以阻塞通道孔区导致外向电流减小，从而引起内向整流[24]。$K_{ir}$ 也含有内源性的"门"，确保其即使在去除细胞内 $Mg^{2+}$ 时也能进行内向整流，该"门"不仅受钾的跨膜电化学梯度影响，也对胞内 $Mg^{2+}$ 浓度敏感[24]。$K_{ir}$ 类既是电压依赖的，又是受体依赖的钾通道，如 $K_{ACh}$ 及其他 G 蛋白调节的钾通道也属于这一类型的通道[8]。$K_{ir}$ 类（内向整流）钾通道特性及基因定位见表 4-3。

表 4-3　几种 $K_{ir}$ 钾通道特性及基因定位一览表

| 亚单位 | 染色体定位 | accession No. | 单通道电导（pS） | 平均开放时间（ms） | 平均关闭时间（ms） | 特征 |
| --- | --- | --- | --- | --- | --- | --- |
| $K_{ir}2.1$ | 17q23.1—24.2 | U12507 | 21～23 | 117～185（-80mV） | 0.8&26（-100mV） | 可被 $Mg^{2+}$ 阻断 |
| $K_{ir}2.2$ | 17p11.1 | L36069 | 34～41 | 71（-100mV） | 0.7&11.9（-100mV） | — |
| $K_{ir}2.3$ | 22q13.1 | U07364 | 13～16 | — | — | 对 $pH_o$ 和 $ATP_i$ 敏感 |
| $K_{ir}2.4$ | 19q13.1—13.3 | AJ003065 | 15 | | | |
| $K_{ir}3.1$ | 2q24.1 | U50964 | 27～42 | 0.26，1.2&7.2（-60mV） | — | 与 $K_{ir}3.2$ 或 $K_{ir}3.4$ 组成杂合体 |
| $K_{ir}3.2$ | 21q22.13—22.2 | L78480 | 30 | 0.1&0.5（-80mV） | — | 与 $K_{ir}3.1$ 或 $K_{ir}3.4$ 组成杂合体 |
| $K_{ir}3.3$ | 1q21—1q23 | U52152 | — | — | | 不能单独表达，与 $K_{ir}3.1$ 和 $K_{ir}3.2$ 共表达 |
| $K_{ir}3.4$ | 11q24 | U52154 | 31～33 | 1.3（-80mV） | | 与 $K_{ir}3.1$ 共表达，抑制 $K_{ir}3.2$ 的表达 |
| $K_{ir}6.1$ | 12p11.23 | D50312 | 70 | 3.31（-60mV） | 0.9（-60mV） | — |
| $K_{ir}6.2$ | 11p15.1 | U90583 | 57.6～70 | 0.8～1.9（-60mV） | 0.31&12.6（-60mV） | — |

**4. $K_{ATP}$ 类通道结构及分布**　ATP 敏感的钾通道由硫脲受体（SUR）和 $K_{ir}$ 亚基组成，硫脲类受体已被克隆、表达（图 4-11）。140kDa 的硫脲受体属 ATP 结合盒（ATP-binding cassette，ABC）超家族的成员，有 9+4 个跨膜结构域及 2 个核苷酸结合折叠区（nucleotide-binding fold），但 SUR1 本身并不表现出通道活性。Inagaki 等[25]（1995）克隆出一种 ATP

敏感的钾通道 uK$_{ATP}$（K$_{ir}$6.1），其单独在 HEK293 细胞表达后可被 1mmol/L ATP 抑制和被二氮嗪所激活，但其对硫脲类药物并不敏感且在胰岛素分泌细胞中不表达。Inagaki 等（1995）很快从人类基因文库中筛选出 K$_{ir}$6.2，K$_{ir}$6.2 与 SUR1 毗邻，定位在第 11 条染色体上，且 K$_{ir}$6.2 在胰腺 B 细胞、心脏、骨骼肌、脑等均显著表达，K$_{ir}$6.1 和 K$_{ir}$6.2 均有 2 个 PKA和 5 个 PKC 作用的磷酸化位点。K$_{ir}$6.2 单独表达不具有 K$_{ATP}$ 通道活性，与 SUR1 共同表达后通道特性与生理性 K$_{ATP}$ 相似，Clement 等推测 K$_{ATP}$ 是异四聚体，即呈[SUR/K$_{ir}$6.2( 或 6.1 )]$_4$结构。SUR1 负责 ATP 及硫脲类药物对 K$_{ATP}$ 的抑制作用，而 K$_{ir}$6.2 具有离子穿透孔区。硫脲类受体 SUR2 也被克隆并发现在心脏、骨骼肌等组织显著表达。但 K$_{ir}$6.2/SUR2 共同表达对格列本脲及 ATP 作用均不很敏感，格列本脲的抑制常数（$K_i$ 值）为 350nmol/L（而在K$_{ir}$6.2/SUR1 的 $K_i$ 值为 8.6nmol/L）；ATP 的 IC$_{50}$ 值为 100μmol/L（K$_{ir}$6.2/SUR1 的 IC$_{50}$ 值为10μmol/L）。从小鼠文库中分离出 2 种 SUR2 的剪接异构体 SUR2A 和 SUR2B，两者差别在于 C 端的 42 个氨基酸，但 SUR2B 与 SUR1 仅有 67% 的序列同源性。SUR2A 仅在心脏表达，而 SUR2B 则广泛表达，且 SUR2B/K$_{ir}$6.2 可被二氮嗪和吡那地尔（pinacidil）激活，因此 SUR2B 也是 K$_{ATP}$ 的构成单位。近来发现硫脲类受体除与 K$_{ir}$6.0 亚家族通道组合外，还能与其他 K$_{ir}$ 亚家族如 K$_{ir}$1.1 通道共同表达，因此有关 K$_{ATP}$ 多样性的研究引起了人们的注意，现普遍认为不同组织至少有 3 种 K$_{ATP}$ 结构：SUR1/K$_{ir}$6.2（胰腺型）、SUR2A/K$_{ir}$6.2（心脏型）和 SUR2B/K$_{ir}$6.1（平滑肌型）。

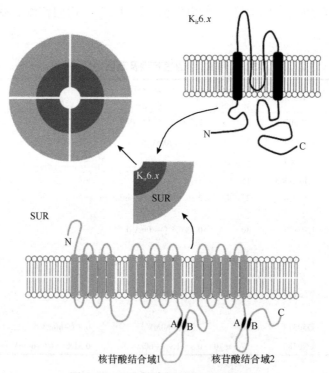

图 4-11　ATP 敏感钾通道结构示意图

上方为硫脲受体（SUR）和钾通道 α 亚单位 K$_{ir}$6.2。下方显示 ATP 敏感的钾通道由 4 个钾通道

α 亚单位和 4 个硫脲受体组成

# 三、钙　通　道

在心血管系统，钙通道可分为两大类，即电压依赖性钙通道（voltage-dependent $Ca^{2+}$ channel，VDC）及受体控制性钙通道（receptor-operated $Ca^{2+}$ channel，ROC）。前者随膜去极化而开放，后者随受体激活而开放，与膜电位无关。

**1. 电压依赖性钙通道[26]**　　根据激活通道开放所需的膜电压高低，VDC 可分为高电压激活及低电压激活 2 类；按通道的电活动特性，VDC 可分为 L、N、T、P、Q 及 R 6 种亚型[27]。T 亚型属低电压激活的 VDC，而 L、N、P、Q 及 R 亚型为高电压激活 VDC；VDC 由 $\alpha_1$、$\alpha_2$、$\beta$、$\gamma$ 和 $\delta$ 5 个亚基组成，采用激光切割技术把各亚基的 cDNA 分割开来，并分别转染到爪蟾卵母细胞上，获稳定表达后，通过膜片钳技术记录跨膜内向 $Ca^{2+}$ 电流，证明 $\alpha_1$ 亚基是功能性的亚单位。$\alpha_1$ 亚基由 4 个跨膜区段组成，每一个区段又包含了 6 个疏水的跨膜片段，通道的电压敏感区位于第 4 个疏水片段上，第 5 和第 6 个疏水片段组成了通道的孔道及其选择性闸门。在 L 型 $\alpha_1$ 亚基第 3 和第 4 个区段上的第 5、6 个疏水片段存在钙通道阻滞剂的结合作用位点。目前已有 10 种不同的 $\alpha_1$ 亚基在人体内被发现[28]，其中 $\alpha_{1S}$、$\alpha_{1C}$、$\alpha_{1D}$、$\alpha_{1F}$ 分别隶属于介导 L 型 $Ca^{2+}$ 电流的 $Ca_v1$ 亚家族（$Ca_v1.1\sim Ca_v1.4$），$\alpha_{1A}$、$\alpha_{1B}$、$\alpha_{1E}$ 分别隶属于介导 P/Q 型、N 型和 R 型 $Ca^{2+}$ 电流的 $Ca_v2$ 亚家族（$Ca_v2.1\sim Ca_v2.3$），$\alpha_{1G}$、$\alpha_{1H}$ 和 $\alpha_{1I}$ 分别隶属于介导 T 型 $Ca^{2+}$ 电流的 $Ca_v3$ 亚家族（$Ca_v3.1\sim Ca_v3.3$）。$\alpha_{1S}$ 来源于骨骼肌组织，主要存在于心肌、平滑肌，在心肌组织上的 $\alpha_1$ 亚基被称为 $\alpha_{1C-a}$，而在平滑肌组织上的为 $\alpha_{1C-b}$。$\alpha_{1D}$ 分布于神经及内分泌组织中，是神经内分泌特异性的 L 型钙通道。$\alpha_{1F}$ 是一种基因突变的新型 L 型 VDC，特异性地在视网膜上表达，是视网膜所必需的。$\alpha_{1A}$ 展示出 P 及 Q 二型的相同特性，故认为 $\alpha_{1A}$ cDNA 与 P/Q 型 VDC 相关。$\alpha_{1E}$ 属于 R 型 VDC，存在于小脑颗粒细胞中。T 型 VDC 中的 $\alpha_{1G}$ 主要存在于脑组织中，在心肌组织并不丰富；而 $\alpha_{1H}$ 主要存在于肾脏，其次为心肌组织，在脑组织中呈现低表达水平；$\alpha_{1I}$ 主要分布在神经细胞上。这些不同特性的 VDC 及 $\alpha_1$ 亚基的功能、分布等见表 4-4。

表 4-4　与心血管系统相关的电压依赖性钙通道亚型

| 通道 | 电流 | 亚型 | 电导（pS） | 分布 | 特异性阻滞剂 | 细胞内功能 |
|---|---|---|---|---|---|---|
| $Ca_v1.1$ | L 型 | $\alpha_{1S}$ | — | 骨骼肌<br>横管 | 二氢吡啶类<br>苯烷基胺类<br>苯二氮䓬类 | 兴奋-收缩偶联 |
| $Ca_v1.2$ | L 型 | $\alpha_{1C}$ | 11～25 | 心肌细胞<br>内分泌细胞<br>神经元胞体<br>近端树突 | 二氢吡啶类<br>苯烷基胺类<br>苯二氮䓬类 | 兴奋-收缩偶联激素的释放调节转录突触整合 |
| $Ca_v1.3$ | L 型 | $\alpha_{1D}$ | — | 内分泌细胞<br>神经元胞体和树突 | 二氢吡啶类<br>苯烷基胺类<br>苯二氮䓬类 | 激素的释放调节转录突触整合 |
| $Ca_v1.4$ | L 型 | $\alpha_{1F}$ | — | 视网膜 | 不详 | 神经递质释放 |
| $Ca_v2.1$ | P/Q 型 | $\alpha_{1A}$ | 9～19 | 神经末梢和树突 | ω-agatoxin ⅣA | 神经递质释放树突 $Ca^{2+}$ 瞬变 |
| $Ca_v2.2$ | N 型 | $\alpha_{1B}$ | 10～22 | 神经末梢和树突 | ω-CTX-GVIA | 神经递质释放树突 $Ca^{2+}$ 瞬变 |
| $Ca_v2.3$ | R 型 | $\alpha_{1E}$ | 14 | 神经元胞体、树突 | SNX-482 | 重复放电 |
| $Ca_v3.1$ | T 型 | $\alpha_{1G}$ | 7～10 | 神经元胞体和树突、心肌细胞 | 无 | 起搏重复放电 |
| $Ca_v3.2$ | T 型 | $\alpha_{1H}$ | | 神经元胞体和树突、心肌细胞 | 无 | 起搏重复放电 |
| $Ca_v3.3$ | T 型 | $\alpha_{1I}$ | | 神经元胞体和树突 | 无 | 起搏重复放电 |

与心血管系统相关的 VDC 主要是 L 型 VDC 和 T 型 VDC。L 型 VDC 在心肌和血管平滑肌的兴奋–收缩偶联中起着关键性的作用。T 型 VDC 在心肌的密度比 L 型低，但窦房结自动除极 4 期的内向电流是源于 T 型 VDC，此外 T 型还参与了心肌动作电位 0 相的形成、血管平滑肌细胞的增殖过程及细胞内 $Ca^{2+}$ 引起 $Ca^{2+}$ 释放机制。L 型及 N 型 VDC 存在于交感神经末梢上，但只有 N 型具有调控交感神经末梢释放去甲肾上腺素递质的功能。

**2. 受体控制性钙通道**[29-31]　ROC 的开放与膜去极化无关，仅与膜受体被激活相关。目前已知的 ROC 主要有 1，4，5-三磷酸肌醇（1，4，5-triphosphate inositol，$IP_3$）受体钙通道、ryanodine 受体（RyR）钙通道、CatSper 和双孔通道（two-pore channel）。由于缺乏特异性阻断 ROC 的工具药物，所以对 ROC 的特性至今仍未完全明了。Putney 等[29]在分泌细胞研究工作的基础上，对受体操纵的 $Ca^{2+}$ 内流提出了以下假说：受体激活后，通过兴奋性 G 蛋白激活磷脂酶 C，后者催化胞膜上的磷脂酰肌醇代谢成 $IP_3$ 和二酰甘油。$IP_3$ 激活内质网上的 $IP_3$ 受体，引起胞内 $Ca^{2+}$ 释放，导致胞内 $Ca^{2+}$ 池耗竭而触发 $Ca^{2+}$ 内流，使 $Ca^{2+}$ 池重新充盈（refilling），这亦被称为电容充电性 $Ca^{2+}$ 内流（capacitative $Ca^{2+}$ entry）。但是，这一假说并未涉及 $Ca^{2+}$ 池耗竭后如何使 $Ca^{2+}$ 从胞外流入，另外，把 1，3，4-三磷酸肌醇和 2，4，5-三磷酸肌醇注入胞内，虽可触发 $Ca^{2+}$ 释放，但不引起 $Ca^{2+}$ 内流。1993 年 Randriamampite 和 Tsien[30]发现了一种新的小分子信使物质——$Ca^{2+}$ 内流因子（$Ca^{2+}$-influx factor，CIF）。胞内 $Ca^{2+}$ 池耗竭可促使 CIF 释放，后者再触发 $Ca^{2+}$ 内流。CIF 在相邻的碳原子上接有羟基或氨基，含磷酸，分子质量小于 500kDa。CIF 存在于抗洋地黄毒苷的小囊泡结构中，不同途径耗竭 $Ca^{2+}$ 池均可使其释放到胞质。CIF 可能作用于胞质侧的细胞膜，导致 $Ca^{2+}$ 内流。

最近，有学者提出细胞色素 P450 可能与受体操纵 $Ca^{2+}$ 内流相关，认为胞内 $Ca^{2+}$ 池在充盈状态下，通过与钙调蛋白相关的机制，使微粒体的细胞色素 P450 处于失活状态。当受体激活引起胞内 $Ca^{2+}$ 池耗竭，可能消除了对细胞色素 P450 的抑制，使其激活，从而引起 $Ca^{2+}$ 内流。但是，随后研究表明，细胞色素 P450 不参与受体触发的早期 $Ca^{2+}$ 内流。

目前，对与受体激活后引起 $Ca^{2+}$ 内流相关的 ROC，已提出多个概念，如 $Ca^{2+}$ 释放激活钙通道、G 蛋白偶联钙通道、胞内第二信使操纵钙通道等。有学者[31]从果蝇复眼细胞中分离出瞬时型感受器电位蛋白（transient receptor potential，TRP），进一步研究发现在哺乳动物体内也广泛分布有 TRP 同源基因及其表达产物。目前已分离出 TRP1～TRP7，这些 TRP 家族成员多与 $Ca^{2+}$ 的膜转运有相关性。这些 TRP 相关的蛋白已被认为是电容充电性 $Ca^{2+}$ 内流的钙通道。研究证明 TRPC 参与了受体激动引起的非膜电压依赖性的 $Ca^{2+}$ 内流，而 TRPV 与 $Ca^{2+}$ 池耗竭激活的 $Ca^{2+}$ 内流相关[30,31]。所有的 TRPC 异构体都具有公认的 C 端钙调蛋白/$IP_3$ 受体结合位点，其中有一个位点与 N 端二酰甘油的激活相关[32]。

尽管目前对 ROC 的特性仍不完全了解，但人们对 ROC 正日益重视。已发现 ROC 广泛存在于不同组织的细胞膜上，包括可兴奋性与非可兴奋性细胞，如血管平滑肌细胞、血管内皮细胞、血小板、T 淋巴细胞、脑神经细胞等。ROC 参与血小板聚集、血管收缩、NO 释放、T 淋巴细胞增殖分化等生理功能。近年还不断发现，许多病理过程也涉及 ROC 的 $Ca^{2+}$ 信号转导机制，如糖尿病血管张力增高、高血压状态下血管平滑肌细胞 $Ca^{2+}$ 调控功能失调、动脉粥样硬化等。

在心肌细胞膜上不存在 ROC，在血管平滑肌细胞上存在 ROC，在高血压状态下外周血管平滑肌细胞膜 ROC 的 $Ca^{2+}$ 内流量增加，但其在高血压形成和发展过程中的作用仍不清楚。脑血管平滑肌 ROC 对血管张力的影响似乎比 VDC 大。蛛网膜下腔出血患者常于出血 3~7 天及之后出现脑血管痉挛导致脑损害，其机制不清。这可能是血红蛋白及其代谢产物引起脑血管平滑肌$[Ca^{2+}]_i$升高所致。后者主要是由于胞外 $Ca^{2+}$ 增多，其相关的钙通道特性仍不清楚，因为 VDC 阻滞药尼莫地平及 ROC 阻滞药 SK&F96365 均不能阻断 ROC $Ca^{2+}$内流。

# 四、氯 通 道

早在 1961 年电生理学家们就提出过心脏中可能存在氯通道的一些实验证据。随后，人们曾认为一个时间和电压依赖性的瞬时 $Cl^-$外向电流对动作电位时程的 1 期复极化具有重要影响。然而 20 世纪 70 年代末期的研究却发现该瞬时外向电流（$I_{to}$）主要由 $K^+$外流所致。即使在 20 世纪 80 年代膜片钳技术和酶分离心肌细胞等技术得以广泛应用，使得对心肌细胞各种离子电流的特性有了更深入的研究，但人们还是对心脏中存在氯通道的可能性持怀疑态度。一直到 1989 年 Harvey 和 Hume 在研究肾上腺素受体对钾通道的调节时，偶然在家兔心肌细胞发现了一个可因 β 肾上腺素受体激动而激活的 $Cl^-$电流，并在《科学》（*Science*）杂志上发表了其研究结果，人们对心肌细胞氯通道的研究才又柳暗花明。同年，Gadsby 的实验室应用 forskolin 在豚鼠心室肌细胞上发现类似的由环腺苷酸–蛋白激酶 A（cAMP-PKA）所激活的 $Cl^-$电流，并将研究结果发表在《自然》（*Nature*）杂志。从此，人们对心肌细胞的氯通道的研究开始进入新的时代[33]。目前，全细胞水平的氯离子电流基本可以分为 7 种：①由 cAMP-PKA 所激活的 $Cl^-$电流（$I_{Cl.PKA}$）；②由蛋白激酶 C（PKC）所激活的 $Cl^-$电流（$I_{Cl.PKC}$）；③由嘌呤能受体（细胞外 ATP 等）激活的 $Cl^-$电流（$I_{Cl.purinergic}$，$I_{Cl.ATP}$）；④由细胞内钙激活的 $Cl^-$电流（$I_{Cl.Ca}$）；⑤由细胞肿胀所激活的外向 $Cl^-$电流（$I_{Cl.swell}$）；⑥背景基础外向 $Cl^-$电流（$I_{Cl.b}$）；⑦由超极化和细胞肿胀激活的内向整流 $Cl^-$电流（$I_{Cl.ir}$）。在分子水平，目前认为这 7 种电流由 4 个不同基因编码的蛋白介导：①囊性纤维化穿膜传导调节因子（CFTR）[13]，包括 $I_{Cl.PKA}$、$I_{Cl.PKC}$ 和 $I_{Cl.ATP}$；②氯离子通道（CLC）-3，包括 $I_{Cl.swell}$ 和 $I_{Cl.b}$；③CLC-2，包括 $I_{Cl.ir}$；④钙激活氯离子通道（CLCA），包括 $I_{Cl.Ca}$。本节将对这 4 种氯通道的生物物理学和药理学等特性、分子结构与功能的关系，以及其在不同动物种类和组织的分布做一简要介绍。有关各氯通道的更详细的描述，读者可参考一些更为全面的综述文章。

**1. CFTR**　CFTR 通道存在于豚鼠、家兔、猫、类人猿和人的心脏中，但似乎并不存在于成年犬和大鼠的心脏中。CFTR 在心脏内不同组织的分布亦存在差异，其在心室肌的分布远远高于心房肌，而在窦房结组织却缺乏。CFTR 通道仅在细胞内 PKA 和 PKC 活性增加时才开放。CFTR 通道对 $Cl^-$的选择性远远高于阳离子，但对其他阴离子也能通透，其相对选择性序列是 $NO_3^- > Br^- > Cl^- > I^- > F^- \gg$ 谷氨酰胺 $\approx$ 葡糖酸盐。在生理状态下，心肌细胞内的 $Cl^-$浓度（一般在 10~40mmol/L）远低于细胞外（145mmol/L）。在这种条件下，当 CFTR 通道因细胞内 PKA 和 PKC 活性增加而开放时，其产生的电流的 *I-V* 曲线呈外向整流性。在实验条件下，当细胞内 $Cl^-$浓度提高至与细胞外浓度相等时，CFTR 电流的 *I-V* 曲线呈线性。在单通道水平测定 CFTR 通道的电导是 7~13pS。CFTR 通道可被羧酸衍生物（9-AC、DPC）和芳香氨基苯甲酸盐（如 NPPB）、氯贝酸类似物，以及磺酰脲类（如格列本脲）等阻断，其中以氯贝酸类似物的阻断效率最高。这些药物对其他氯通道也有阻断作用。CFTR 通道对均二苯乙烯衍生物（如 DIDS、SITS 和 DNDS 等）并不敏感。CFTR 由 1480 个氨基酸组成 2 个跨膜区和 2 个细胞内核苷酸结合域（nucleotide binding domain，NBD），每个跨膜区含 6 个跨膜肽段（$S_1 \sim S_6$ 和 $S_7 \sim S_{12}$），2 个跨膜区由处于 NBD1 和 NBD2 之间的 1 个调节域（regulatory domain，R）连接（图 4-12）。其中，第一个跨膜区的 $S_1$、$S_5$ 和 $S_6$ 及第二跨膜区的 $S_{12}$ 可能参与 CFTR 孔道区的构成，R 区则含有 PKA 和 PKC 的磷酸化位点。目前认为 R 区为调节通道活动的重要失活门。R 区非磷酸化时具有阻断通道的作用，而 R 区磷酸化则使通道开放。但是，R 区磷酸化本身并不足以使通道开放，还需要 ATP 与 NBD1 和 NBD2 结合并水解。因而，通道的门控受细胞内 ATP、PKA 和 PKC 等的调节，并与 G 蛋白有直接关系[13]。尽管在过去的 10 多年内 CFTR 通道得到了广泛而深入的研究，但直到现在人们对其三维结构及 R 区与 NBD1 和 NBD2 之间的关系仍然所知甚少。

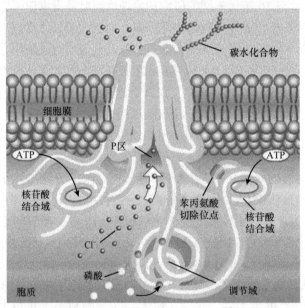

图 4-12　囊性纤维化穿膜传导调节蛋白（CFTR）结构模型

CFTR 由 1 个跨膜区构成，其间由调节域连接，每个跨膜区由 6 个跨膜肽段（$S_1 \sim S_6$ 和 $S_7 \sim S_{12}$）组成。每个区含 1 个核苷酸结合域

**2. CLC-3**　在全细胞和单通道水平的研究表明，$I_{Cl.b}$ 和 $I_{Cl.swell}$ 两种电流均受细胞容积调节，并具有相同的生物物理学和药理学特性，所以可合称为受细胞容积调节的 $Cl^-$ 电流（volume-regulated Cl current，$I_{Cl.vol}$）。目前认为心脏型 CLC-3 可能是编码 $I_{Cl.vol}$ 的基因。CLC-3 广泛分布于各类动物的心脏中。其在心房的分布可能高于心室。$I_{Cl.vol}$ 在细胞肿胀时增加而在细胞皱缩时减少。CLC-3 通道对 $Cl^-$ 的选择性远远高于阳离子，但对其他阴离子也能通透，其相对选择性序列是 $NO_3^- \geqslant I^- > Br^- > Cl^- > F^- \gg$ 天冬氨酸＞谷氨酰胺。在心肌细胞内的 $Cl^-$ 浓度低于或等于细胞外时，CLC-3 通道产生的电流的 $I$-$V$ 曲线均呈外向整流性。这一特点可用来将其与其他氯通道区分。在单通道水平测定 CLC-3 通道的电导是 $30 \sim 60pS$。CLC-3 通道可被均二苯乙烯衍生物（如 DIDS、SITS 和 DNDS 等）、羧酸衍生物（9-AC、DPC）和芳香氨基苯甲酸盐（如 NPPB）、他莫昔芬及磺酰脲类（如格列本脲）等阻断，但这些药物对其他氯通道和一些阳离子通道也有阻断作用。CLC-3 通道由 760 个氨基酸组成

10～12 个跨膜肽段（$D_1$～$D_{12}$）。在 N 端含有 PKC 和钙调蛋白的蛋白激酶Ⅱ（calmodulin protein kinaseⅡ，CaMKⅡ）的磷酸化位点，可能是偶联门控与细胞容积变化的关键区域。跨膜肽段 $D_3$、$D_4$、$D_5$ 可能是参与孔道区构成的重要结构，但与其他 CLC 通道一样，对构成其孔道区和电压门控的结构目前仍然不清楚。

**3. CLCA**　在家兔和犬的心肌细胞均发现有因细胞内 $Ca^{2+}$ 增加而激活的 $Cl^-$ 电流（$I_{Cl.Ca}$）。虽然 CLCA 基因家族内的 mCLCA1 可能是一个与 $I_{Cl.Ca}$ 有关的基因，但目前对编码心脏 $I_{Cl.Ca}$ 的基因仍不确定。$I_{Cl.Ca}$ 具有明显的时间依赖性，为外向性瞬时电流，其 $I$-$V$ 曲线呈钟形，但在心肌细胞内的 $Cl^-$ 浓度等于细胞外时，$I$-$V$ 曲线呈线性。对阴离子的相对选择性序列是 $I^->Br^->Cl^-$。在单通道水平测定心肌 $I_{Cl.Ca}$ 通道的电导是 1～3pS。$I_{Cl.Ca}$ 可被均二苯乙烯衍生物（如 DIDS、SITS 和 DNDS 等）、羧酸衍生物（9-AC、DPC）和芳香氨基苯甲酸盐（如 NPPB）、尼氟酸及磺酰脲类（如格列本脲）等阻断，但这些药物对 $I_{Cl.Ca}$ 并无特异性。CLCA1 通道由 902 个氨基酸组成。虽然已发现 CLCA1 在心脏的基因表达物，但目前仍然不知 CLCA1 是否为编码 $I_{Cl.Ca}$ 的基因，对 mCLCA1 表达激活的电流和野生型的 $I_{Cl.Ca}$ 电流的对比结果显示 mCLCA1 不能单独编码 $I_{Cl.Ca}$ 通道，因此 CLCA1 可能是一个有助于内源性 $I_{Cl.Ca}$ 通道表达的亚单位[33]。编码 $I_{Cl.Ca}$ 的候选基因包括 CLCA1、bestrophin-2 和跨膜蛋白 16（TMEM16）[34]。

**4. CLC-2**　在许多动物（犬、家兔、豚鼠、小鼠等）心脏的心房、心室组织和细胞中均发现 CLC-2 的表达和分布，但是 $I_{Cl.ir}$ 仅能在 10%～15% 的心房和心室肌细胞中观察到。$I_{Cl.ir}$ 在细胞肿胀时增加而在细胞皱缩时减小。CLC-2 通道对阴离子的相对选择性序列是 $Cl^->I^->Br^-$。在心肌细胞内的 $Cl^-$ 浓度低于或等于细胞外时，CLC-2 通道产生的电流的 $I$-$V$ 曲线均呈内向整流特性。在单通道水平测定 CLC-2 通道的电导约是 4pS。CLC-2 通道对均二苯乙烯衍生物（如 DIDS、SITS 等）不敏感，但可被 9-AC、DPC、$Cd^{2+}$ 和 $Zn^{2+}$ 等阻断。CLC-2 与 CLC-3 属于同一基因家族。

# 五、非选择性离子通道

除了以上介绍的几种主要的阳离子通道和阴离子通道外，心脏中还存在对离子选择性相对较低的离子通道。

超级化激活的阳离子电流（hyperpolarization-activated cation current，$I_h$），又称为 "funny current"（$I_f$）。$I_h$ 在心脏的起搏细胞（窦房结、房室结）和某些心肌细胞，细胞膜超极化可激活一个内向整流性的阳离子（$Na^+$、$K^+$ 等）电流，对心脏的自律性活动的产生和调节起重要作用。其生物物理特性使其归类于电压依赖性的阳离子通道。与 $K_{ir}$ 相似，$I_h$ 也在负膜电位时激活而在正膜电位时灭活，也可被 $Cs^+$、$Rb^+$ 等阻断。但与 $K_{ir}$ 不同，$I_h$ 对 $Na^+$ 的通透性几乎与 $K^+$ 相等，其 $I$-$V$ 曲线几近线性，反转电位在 –20mV 左右，也不被 $Ba^{2+}$ 所阻断，门控过程缓慢，电压依赖性也不因细胞外 $K^+$ 浓度变化而改变。

# 六、离子通道的生理调节及基因突变

除以上所述各离子通道本身的门控机制以外，许多离子通道的功能还受体内神经和内分泌系统的调节。这些调节一般是通过受体和第二信使来实现的。由于心血管系统大部分受体（如 α、β 肾上腺素受体，M 毒蕈碱受体，嘌呤能受体等）均与 G 蛋白相偶联，所以，G 蛋白在调节通道功能方面起重要作用。它一般有快速直接调节和慢速间接调节两种途径。前者是指 G 蛋白被激活后由其亚基（α 或 βγ 亚基）直接作用于通道的门控机制而不需要第二信使的参与[35]；后者是指 G 蛋白激活后通过活化其他蛋白质（通常是酶，如腺苷酸环化酶、磷酸酯酶、磷酸二酯酶等）来产生第二信使，后者对通道蛋白进行磷酸化等化学修饰，而改变通道的门控过程。例如，$β_1$ 受体兴奋时激活 $G_s$，活化的 $α_s$ 与 βγ 亚基解离后，一方面可直接作用于心肌的 L 型钙通道而使其开放概率（open probability）增加；$α_s$ 还可激活细胞内腺苷酸环化酶而使细胞内 cAMP 增加，后者通过 PKA 使通道蛋白中含有丝氨酸（Ser）和苏氨酸（Thr）残基的部位磷酸化而改变通道构型和门控机制，增加钙通道活性和电流幅度（图 4-13）。此外，磷脂酰肌醇-4，5 二磷酸（phosphatidylinositol 4, 5-bisphosphate，$PIP_2$）是磷脂酰肌醇（phosphatidylinositol，PI）在肌醇环的第 4、5 位发生磷酸化后的产物。$PIP_2$ 不仅可以作为第二信使 $IP_3$ 及 DAG 的前体，参与胞内信号转导过程，进而调节与其相关的生命活动进程，而且其本身就可作为一种信使分子，在细胞功能的调节中发挥重要作用。$PIP_2$ 也可以直接调控多种类型的离子通道，包括多种 $K_{ir}$、电压依赖性钾通道（KCNQ、$K_v2.1$、HERG）、双孔钾通道（TREK-1、TASK-1）、TRP 通道及 N 型钙通道（$Ca_v2.2$）等。以电压依赖性钾通道 $K_v2.1$ 亚型为例，$PIP_2$ 的耗竭可以

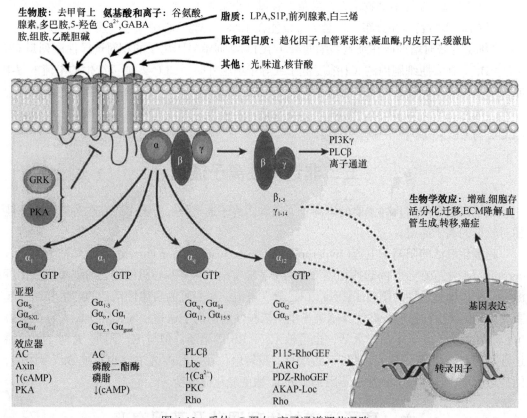

图 4-13　受体–G 蛋白–离子通道调节通路

PI3K，磷脂酰肌醇-3-激酶；PLCβ，磷脂酶 Cβ；AC，腺苷酸环化酶；ECM，细胞外基质；PKC，蛋白激酶 C；PKA，蛋白激酶 A；cAMP，环腺苷酸；Rho，Ras 类似基因家族成员；Axin，Axis 抑制蛋白；GABA，γ-氨基丁酸；LPA，溶血磷脂酸；S1P，1-磷酸鞘氨醇；GTP，鸟苷三磷酸；GRK，G 蛋白偶联受体激酶

加速 $K_v2.1$ 的失活。离子通道通常都具有蛋白激酶（如 PKA、PKC 等）的磷酸化位点，因此，通过蛋白激酶使通道蛋白磷酸化是调节通道功能的常见分子结构机制。了解通道功能的这些调节机制对于进一步了解通道的生理和病理功能及心律失常的分子机制都具有重要意义。

离子通道基因突变，可引起严重的心血管系统功能改变，如 HERG 钾通道突变导致的长 QT 综合征（LQTS），该病的特征为心室复极化延长（>460ms）、反复发作的晕厥（常在运动或情绪紧张时发作），伴有突发心源性猝死的高危险性。大多数 LQTS 基因携带者表现为心电图 QT 间期延长、T 波和 U 波异常，以及异常的心室复极。LQTS 的临床特点是发作性心律失常，特别是尖端扭转型室性心动过速（torsade de pointes），后者可转变为心室颤动，严重者可致心源性猝死。根据分子生物学特点，LQTS 至少可分为 3 种亚型，分别为 LQT1、LQT2、LQT3，其中 LQT1 和 LQT2 是心脏钾通道突变引起的长 QT 综合征，LQT3 是心脏钠通道突变引起的 LQTS。它们分别由位于 11 号染色体上的 $K_v$LQT1 基因、7 号染色体上的 7p35—36 位点 HERG 基因及位于 3 号染色体上的 3p21—24 位点的 SCN5A 基因突变而引发（图 4-14）。此外，电压依赖性钠通道突变导致癫痫，SCN9A 基因突变位于 rs6746030 位点；瞬时型感受器电位通道 TRPV4 基因突变导致脊椎骨骺发育不良，TRPV4 基因突变位于外显子 15 上的脯氨酸 799 和外显子 11 上的精氨酸 594 2 个位点。

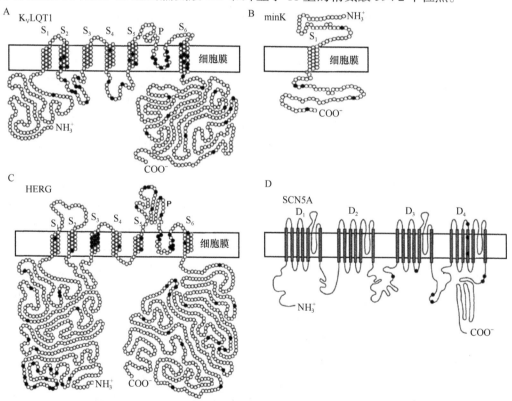

图 4-14　与 LQTS 相关的基因突变

A、B. $K_v$LQT1/minK 的结构图及与 LQT1 相关的突变点。$K_v$LQT1 由 6 个跨膜片段（$S_1$~$S_6$）和 1 个孔区（P）组成，minK 由 1 个跨膜结构域（$S_1$）组成。C. HERG 结构图及与 LQT2 相关的突变点。HERG 由 6 个跨膜片段（$S_1$~$S_6$）和 1 个孔区（P）组成。D. SCN5A 的结构图及与 LQT3 相关的突变点。SCN5A 由 4 个结构域（$D_1$~$D_4$）组成，每个结构域包含 6 个跨膜片段和 1 个孔区。每个圆环代表 1 个氨基酸，●为与 LQTS 相关的突变点

近年的研究还证明，高胆固醇血症在引起动脉粥样硬化的同时可引起血管平滑肌多种钾通道亚型表达及活性的改变，如 ATP 敏感的钾通道和 $K_{ir}3.1$ 亚型等[36,37]。此外心肌肥厚可引起数十种基因的变化，其中包括多种离子通道（如钙通道、瞬时外向钾通道等）相关基因的变化。

# 第三节　离子通道的结构生物学

离子通道的三维结构解析对于深入理解离子通道的结构与功能关系具有重要意义。在离子通道的结构和功能研究历史上，有三个重要的里程碑事件：1952 年，Hodgkin 和 Huxley 使用电压钳技术，对枪乌贼巨大轴突细胞膜上的离子电流进行细致研究，将该电流成功分离为钾电流、钠电流和漏电流三部分，并首次提出离子通道的概念；1976 年，Neher 和 Sakmann 发明膜片钳技术，并首次记录到神经蛙肌纤维膜上的单通道电流，该发现有力证实了生物膜上离子通道的存在；20 世纪 80 年代以来，分子生物学、基因工程技术的发展使离子通道的研究突飞猛进，特别在 1998 年，MacKinnon 利用 X 线结晶首次解析离子通道 KcsA 结构，对离子通道结构和功能关系研究做出了巨大贡献。从 20 世纪 90 年代初至今，X 线晶体学在结构解析数量和质量方面都遥遥领先于其他结构生物学方法，以 MacKinnon 为首的一批科学家利用 X 线晶体学解析了一些钾通道的晶体结构。但 X 线晶体学最大的局限就是要获得可衍射的晶体，但生物大分子结晶本身就是一项非常耗时和具有挑战性的工作，尤其是对膜蛋白和超大分子量的复合物，其结晶异常困难，极大地阻碍了对这些重要生命分子结构的解析和功能的理解。冷冻电子显微学在近年有了关键的技术突破，很好地解决了上述限制，使得曾经非常难以获得的结构解析难度大大降低，与 X 线晶体学形成了完美的互补，并带来了结构生物学前所未有的蓬勃发展。2000 年以前，离子通道的结构解析主要局限于钾通道，并且离子通道的高分辨率结构解析一直是困扰科学家们的一个难题，离子通道结构信息的缺乏限制了对离子通道的功能研究和药物研发，随着冷冻电子显微镜技术的快速发展，离子通道的结构研究得到了跨越式的发展，使我们对这一重要的蛋白家族有了较为深入的了解。过去 10 年时间里，有更多种类的原核生物、真核生物、哺乳动物甚至人的离子通道的晶体结构逐渐被解析，比较有代表性的是 2012 年和 2016 年颜宁团队相继解析了细菌钠通道 NaChBac 和兔钙通道 $Ca_v1.1$ 复合体的晶体结构，2012 年 MacKinnon 团队解析了人双孔钾通道 TRAAK 的晶体结构，2013 年程亦凡与 Julius 团队解析了瞬时型感受器电位通道 TRPV1 的晶体结构。目前已经被解析或者部分被解析的离子通道种类有电压依赖性钾通道（KcsA、$K_v1.2$、HERG、$K_vAP$）、内向整流钾通道（$K_{ir}1.1$、$K_{ir}2.2$、$K_{ir}3.1$）、双孔钾通道（TWIK-1、TREK-2、TRAAK）、钙激活的钾通道（$BK_{Ca}$）、电压依赖性钙通道（$Ca_v1.1$、$Ca_v2$、$Ca_vAb$）、电压依赖性钠通道（$Na_vAb$、NaChBac、$Na_vRh$）、氯通道（TMEM16、CLIC1、CLIC4）、瞬时型感受器电位通道（TRPV1、TRPV6、TRVC1、TRPM）、配体门控离子通道（NMDA、P2X4、nAChR）等。随着分子生物学技术、膜片钳技术及通道晶体结构解析技术的发展，人们对离子通道的研究愈发深入，对离子通道结构和功能紊乱导致离子通道病发生的机制也更为了解，为离子通道疾病的预防和药物研发打下了坚实的理论基础。

## （一）钾通道的结构研究

钾通道是种类和亚型最多的一类离子通道，1998 年首个晶体结构被解析的离子通道就是钾通道 KcsA，并且目前已解析晶体结构的离子通道中钾通道种类和亚型数目也最多，涉及电压依赖性钾通道、内向整流钾通道、钙激活的钾通道及双孔钾通道。电压依赖性钾通道是钾通道中最大的家族，主要参与心肌动作电位、神经元兴奋性的产生和传播、神经递质的释放、细胞增殖及细胞活化等。通过通道蛋白分子序列鉴定和蛋白晶体 X 线衍射分析的结合，已清晰地描绘出电压依赖性钾通道共有的结构特点。如上文所述，电压依赖性钾通道由 4 个结构相同的 α 亚单位组成，每个 α 亚单位由 6 个跨膜疏水性螺旋片段 $S_1 \sim S_6$ 构成，$S_1 \sim S_4$ 片段组成电压感受器，$S_5$ 和 $S_6$ 片段共同构成供离子通过的通道孔区。2005 年 7 月，MacKinnon 团队又成功地解析了第一个真核细胞钾通道 $K_v1.2$ 的晶体结构（图 4-15）。以 $K_v1.2$ 钾通道结构为例，$K_v$ 通道由 4 组独立的跨膜区段组成，每个 α 亚基由 6 个跨膜螺旋组成（$S_1 \sim S_6$），其 N 端和 C 端均位于细胞膜内侧，分别与 $S_1$ 和 $S_6$ 相连，$S_5$ 和 $S_6$ 之间的氨基酸链称为 P 区（pore），离子通透孔区由 $S_5$-pore-$S_6$ 上 4 个保守氨基酸序列构成。$K_v1.2$ 钾通道的电压感受

彩图 4-15

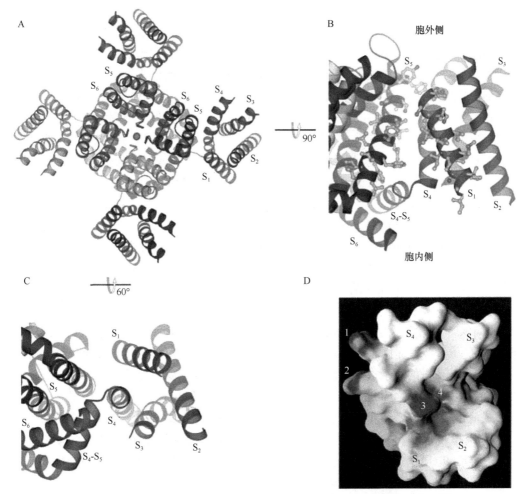

图 4-15　$K_v1.2$ 钾通道完整膜结构（孔区和电压感受器）（细胞外视角）[39]

A. 四聚体结构图；B. 电压感受器和孔区关系示意图（侧方视角）；C. 电压感受器和孔区关系示意图，为 B 图围绕水平旋转 60°；D. 无孔区的 $S_1 \sim S_4$ 电压感受器结构示意图（细胞外视角），1～4 为 $S_4$ 上的 Arg 残基编号

器位于细胞膜的内侧面 $S_4$ 跨膜片段区，$S_4$ 跨膜区段排列着多个带正电荷的精氨酸，这些埋在细胞膜内带有正电荷的精氨酸在细胞膜去极化时受到巨大膜电场力的排斥作用而被推向细胞膜外，移动的电荷除了产生门控电流外，还导致通道构象的改变而引起通道的激活（通道开放）。在药理学研究中发现该区域是众多毒素多肽及小分子药物的作用位点。$K_v1.2$ 钾通道 N 端是控制快速失活（通道关闭）的多肽段，其快速失活通常发生在毫秒级水平，失活机制是 N 型失活，失活一般较快，通道开放后 N 端远端约 20 个氨基酸形成的球体快速摆动，阻塞钾通道孔内口，使通道失活关闭，此即所谓的"球和链"机制（ball and chain mechanism）。虽然钾通道的结构生物学研究起步较早，也有许多钾通道的晶体结构被解析，但钾通道亚型众多，仅已经克隆的电压依赖性钾通道的基因亚型就有 40 余种，其中大部分通道亚型是明确的药物作用靶点；遗憾的是这些通道亚型的晶体结构还不得而知，不仅限制了这些通道的功能研究，也加大了针对这些靶点开展药物研发的难度。

## （二）钙通道的结构研究

钙离子参与调控机体很多生物学功能，如心脏电传导和肌肉收缩、神经信息传递、学习和记忆、细胞增殖和凋亡、细胞能量代谢、蛋白质磷酸化和去磷酸化修饰、基因表达和调控等。钙离子在细胞膜内外及细胞质和细胞器之间根据细胞的需要动态调节，主要是通过钙通道、离子泵及转运体进行协同工作。随着电压钳和膜片钳等电生理技术的不断发展，对各种钙通道的电生理特性、生理功能有了全面深入的认识。但是要揭示钙通道的门控机制、精细调控及其与疾病的关系，还有赖于对钙通道蛋白分子结构的认识。电压依赖性钙通道通常由 $\alpha_1$、$\alpha_2$、$\beta$、$\gamma$ 和 $\delta$ 等多个亚基组成，其中 $\alpha_1$、$\alpha_2/\delta$、$\beta$ 是必需的组成部分。$\alpha_1$ 亚基是构成钙离子跨膜孔道的亚基，$\alpha_1$ 亚基由 4 个同源结构域（Ⅰ～Ⅳ）组成，每个结构域与电压依赖性钾通道的一个亚基同源，都含 6 个跨膜螺旋（$S_1$～$S_6$），其中第 4 个跨膜螺旋 $S_4$ 是一个带正电荷的高度保守片段，能够感受细胞膜电场变化，在细胞去极化时 $S_4$ 向胞外方向位移，导致通道构象发生变化。$S_5$ 和 $S_6$ 2 个跨膜螺旋之间有 1 个连接环，构成了离子选择性滤器。2016 年，清华大学颜宁团队成功解析了 L 型钙通道 $Ca_v1.1$ 的晶体结构（图 4-16）。$Ca_v1.1$ 孔道结构域从胞外向胞内的方向分为 3 部分，依次为胞外环状区、离子选择性滤器及孔内门控区。胞外环状区包含来自Ⅰ、Ⅱ和Ⅲ结构域 $S_5$ 胞外末端与孔道环之间的环形结构，由多个二硫键稳固，在选择性滤器上面形成一个窗口化的圆顶。该圆顶一面为 $\alpha_2\delta$ 亚基提供固着点，另一面富含酸性氨基酸，可能通过其表面负电吸引钙离子，并运送到下方的离子选择性滤器。离子选择性滤器中，第 292 位、614 位、1014 位、1323 位谷氨酸在空间上围成离子通透"孔道"，其侧链可以与钙离子相互作用，实现钙离子的选择性通透。在 $Ca_v1.1$ 的细胞内一侧，Ⅰ～Ⅱ和Ⅲ～Ⅳ结构域之间的连接环存在螺旋结构，分别与 $\beta_1$ 亚基和 $\alpha_1$ 的 C 端结构域相互作用。由于 $\beta_1$ 亚基和 $\alpha_1$ 的 C 端结构域（CTD）均影响通道的电压依赖性，因此这些发现为理解电压依赖性钙通道的功能调控及其与疾病的相关机制提供了重要的结构基础。

二氢吡啶类（DHP）钙通道阻滞剂，如硝苯地平、尼莫地平等主要阻断 L 型钙通道，L 型钙通道的 DHP 结合位点位于形成孔区的 α 亚单位Ⅲ和Ⅳ结构域之间的界面上。但由于缺乏 DHP 和 L 型钙通道的共结晶结构，还无法阐明 DHP 结合于 L 型钙通道的决定性因素。2016 年，在尚无 $Ca_v1.1$ 和 $Ca_v1.2$ 的晶体结构之前，侯廷军团队在细菌钙通道晶体结构的基础上，构建了人 $Ca_v1.2\ \alpha_{1c}$ 亚基中心孔区的三维模型（图 4-17），预测了 DHP 结合于 $Ca_v1.2$ 的结合构象。结果显示 DHP 结合位点位于Ⅲ和Ⅳ结构域上，特别是跨膜片段ⅢS₅、ⅢS₆和ⅣS₆；DHP 主要结合于由 Phe1129、Ile1173、Phe1176、Met1177 和 Met1509形成的疏水口袋中，并且形成 Phe1129 与 Tyr1508 之间的芳基–芳基相互作用。这些结果有助于基于结构设计更有效的 $Ca_v1.2$ 抑制剂。

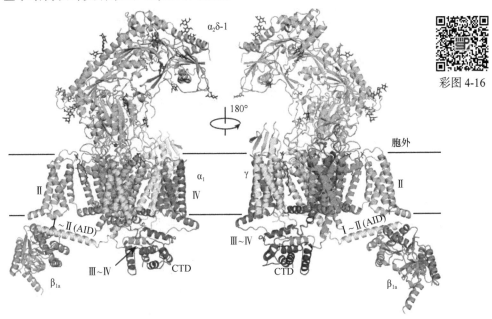

彩图 4-16

图 4-16　兔 $Ca_v1.1$ 复合体的整体结构

AID，α 相互作用结构域；此处显示的结构主要使用 3.6Å 分辨率的Ⅰ类冷冻电镜图像进行建模和细化。细胞内片段基于Ⅰa类图像建模，VSDⅢ基于Ⅰ类和Ⅱ类图像建模。$\alpha_1$ 亚基的 4 个同源重复（Ⅰ～Ⅳ）用越来越深的绿色着色。 糖基部分和脂质显示为黑色

资料来源：Wu J，Yan Z，Li Z，et al. Structure of the voltage-gated calcium channel Ca（v）1.1 at 3.6Å resolution. Nature，
2016，537（7619）：191-196.

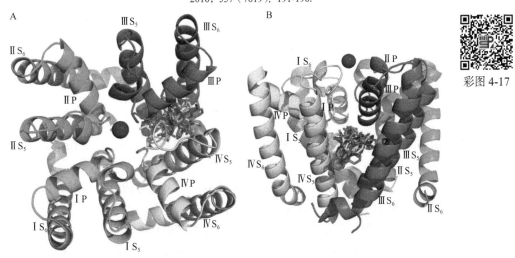

彩图 4-17

图 4-17　DHP 和 $Ca_v1.2$ 结合模型俯视图和侧视图

资料来源：Xu L，Li D，Tao L，et al. Binding mechanisms of 1，4-dihydropyridine derivatives to L-type calcium channel
$Ca_v1.2$：a molecular modeling study. Mol Biosyst，2016，12（2）：379-390.

在过去几十年,离子通道结构信息的缺乏限制了科学家们对离子通道的功能研究和药物研发。近年来,离子通道的结构研究得到了跨越式的发展,使我们对这一重要的受体超家族有了较为深入的了解。随着更多离子通道精细结构逐渐展现在人们面前,离子通道对细胞信号的识别、传导和调控机制将得到更为全面的理解和认识。同时,离子通道的三维结构也有助于相关药物设计和研发,对于人类疾病的治疗具有重要意义。然而,目前离子通道生物学研究还有许多问题尚未解决,因此需要进行更深入的离子通道的结构生物学研究。

# 第四节　作用于心血管系统的主要离子通道药物及发展趋势

## 一、调节钠通道的药物

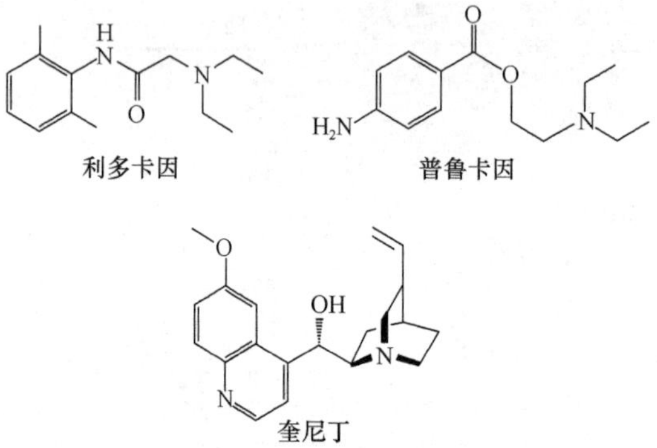

图 4-18　钠通道阻滞药的化学结构

钠通道阻滞药在临床上除用作局部麻醉药[如利多卡因(lidocaine)、普鲁卡因(procaine)等]外,在心血管系统还作为一类重要的抗心律失常药使用,即临床上的Ⅰ类抗心律失常药(图 4-18)。虽然它们都作用于钠通道,但由于它们的通道选择性和对通道的阻断特性不同,因此又被分为以下三种类型。

(1)ⅠA类药物:在一定程度上抑制动作电位的 0 相,但除了钠通道外还同时抑制钾通道,延长复极化过程的药物,如奎尼丁、普鲁卡因胺等。

(2)ⅠB类药物:较少抑制动作电位的 0 相,几乎不影响传导速度,也不影响钾通道的药物,如利多卡因、苯妥英钠、妥卡尼等。

(3)ⅠC类药物:在选择性和作用强度上最强的钠通道阻滞药,显著地抑制 0 相,明显减慢心肌传导速度,但对复极化过程影响较小的药物,如恩卡尼、氟卡尼和普罗帕酮等。

以上三类均为临床常用的抗心律失常药[38],具体的药理学特性及临床应用详见本书第十五章"抗心律失常药"。

## 二、调节钾通道的药物

**1. 钾通道阻滞药**　钾通道阻滞药的种类很多,有无机离子,如 $Cs^+$、$Ba^{2+}$等;有机化合物,如 TEA 和 4-AP 等;多种毒素,如蝎毒(charybdotoxin)、蛇毒(dendrotoxin)、蜂毒(apamin)等;以及目前临床治疗用药物。无机离子及多数合成的经典钾通道阻滞药,多作为研究工具药使用,它们对钾通道亚型的选择性较差。而毒素则对通道亚型的选择性相对较高,如蛇毒可选择性阻断瞬时外向钾通道,蝎毒阻断高电导钙激活的钾通道特异性较高;蜂毒则对平滑肌小电导钙激活的钾通道的阻断作用较强。这些毒素已作为研究钾通道的生化探针而被广泛使用。用于临床上的钾通道阻滞药主要有两大类(图 4-19),一类为磺酰脲类的口服降糖药,格列本脲(glibenclamide)为典型的代表药,它们降糖的原理是选择性阻断胰岛细胞上的 ATP 敏感的钾通道，引起钙内流增加，而促进胰岛素的释放。近来证明，该类药物同样能阻断心肌细胞 ATP 敏感的钾通道。

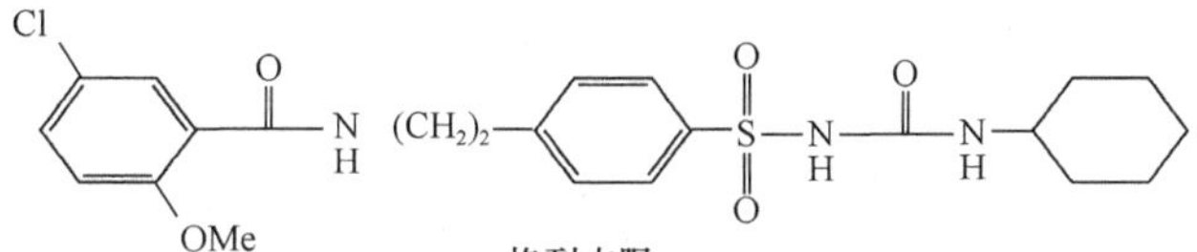

格列本脲

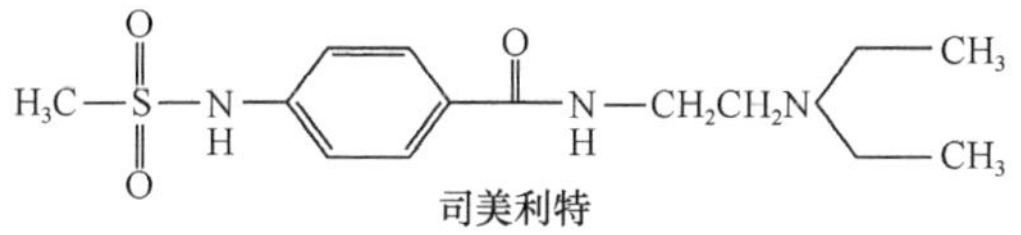

司美利特

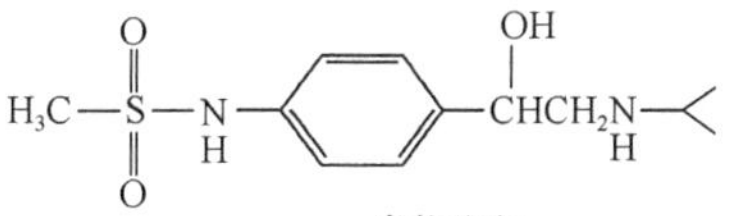

索他洛尔

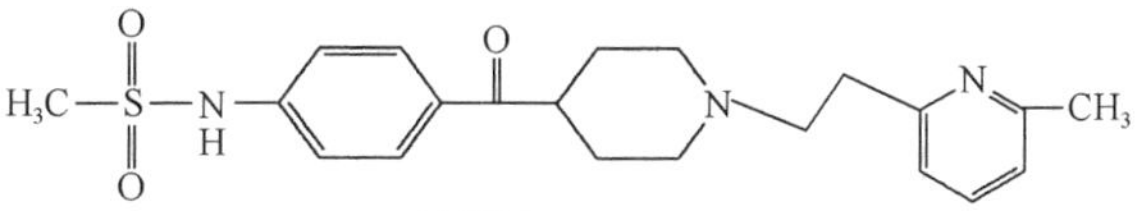

E-4031

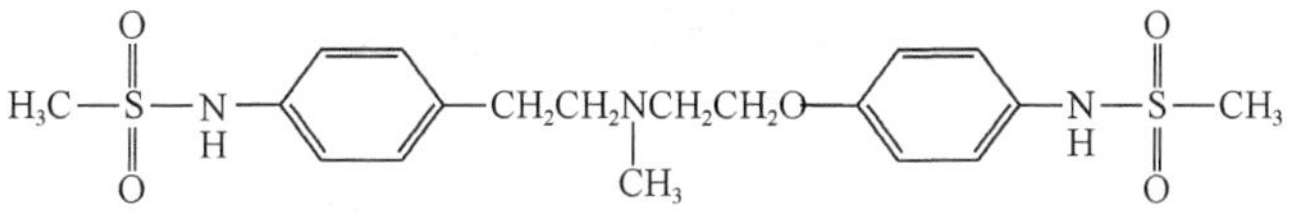

UK-68798

图 4-19　ATP 敏感的钾通道阻滞药（格列本脲）和延迟整流钾通道阻滞药（Ⅲ类抗心律失常药）的化学结构

临床上常用的第二类钾通道阻滞药主要作为抗心律失常药使用，如溴苄胺、索他洛尔（sotalol）和胺碘酮等，其抗心律失常作用是由于阻断心肌的钾通道，延长了动作电位时程和有效不应期，它们均属于Ⅲ类抗心律失常药。尽管上述两类钾通道阻滞药作用于不同的通道亚型，但它们在结构上有一定的相似之处，尤其是Ⅲ类抗心律失常药，多有共同之处，其磺苯胺基对药物的延迟整流钾通道选择性具有重要作用。上述抗心律失常药不仅作用于钾通道，对钠通道、钙通道和肾上腺素受体等也有一定作用。新一代Ⅲ类抗心律失常药主要包括多非利特（dofetilide）、决奈达隆（dronedarone）、阿齐利特（azimilide）和伊布利特（ibutilide）。其中，多非利特选择性作用于快速激活的延迟整流外向钾电流 $I_{Kr}$，$IC_{50}$ 为 0.1～1μmol/L，但对其他心肌离子通道没有作用[39,40]。由于选择性阻断该通道亚型，可有效延长心肌的动作电位时程和有效不应期，但不阻断心脏的传导功能（钠通道阻滞药和钙通道阻滞药均显著抑制传导），不降低心肌收缩力，也不影响静息电位，因而抑制 $I_{Kr}$ 是目前多数新Ⅲ类抗心律失常药最主要的作用机制。

**2. 钾通道激动药或钾通道开放药**　目前已发现多种结构不同的钾通道开放药（图 4-20），但最具代表性的是克罗卡林（cromakalim）、吡那地尔（pinacidil）和尼可地尔（nicorandil）等。这些钾通道开放药均选择性地作用于血管或心肌的 ATP 敏感的钾通道[41]。最主要的临床应用是降压和对缺血性心肌损伤的保护。钾通道开放，促使细胞复极化加快，尤其在缺血损伤和细胞内钙增加的情况下，对于抑制 $Ca^{2+}$ 内流，减少细胞的兴奋性有重要的作用，可直接引起血管平滑肌舒张和心肌耗氧量的降低。但现有的钾通道开放药存在一定的副作用，多由直接的血管扩张所引起，如出现反射性心动过速、头痛、水肿等，以及某些心血管以外的副作用，这是此类药物有待解决的问题。

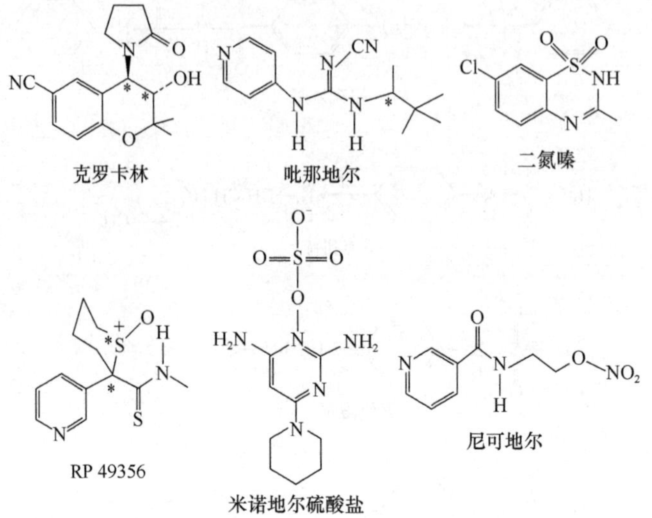

克罗卡林　　　　吡那地尔　　　　　二氮嗪

RP 49356　　　米诺地尔硫酸盐　　　尼可地尔

图 4-20　钾通道激动药或钾通道开放药

# 三、调节钙通道的药物

钙通道调节药分为钙通道阻滞药和激动药。经典的钙通道阻滞药有 3 种不同的结构，用于临床治疗高血压、心绞痛、心律失常和脑血管疾病等。它们分别是维拉帕米（verapamil）、地尔硫䓬（diltiazem）和二氢吡啶类[如硝苯地平（nifedipine）]化合物（图 4-21），其中围绕二氢吡啶类的研究最为活跃，它们对血管分布的钙通道选择性更强，减少了心脏副作用。尼莫地平（nimodipine）对脑血管有较好的选择性，氨氯地平（amlodipine）作用缓慢持久的药动学特点，有利于长期治疗。

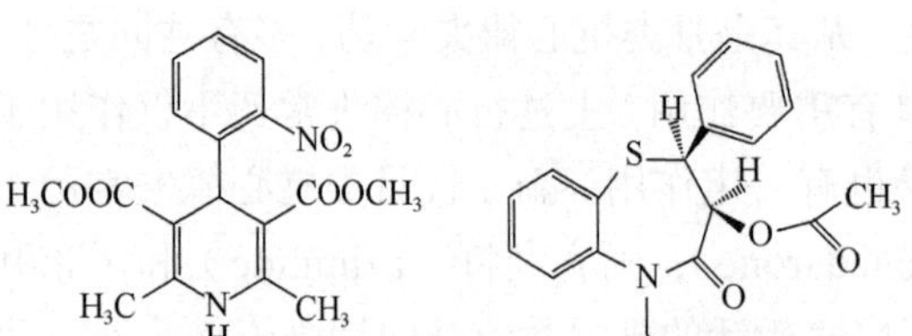

硝苯地平

地尔硫䓬

维拉帕米

图 4-21　3 种经典的钙通道阻滞药的化学结构

这 3 种钙通道阻滞药在药理学方面的差异，已成为临床上用于不同疾病治疗的依据，如维拉帕米和地尔硫䓬，可明显抑制心脏的自主活动，减慢心率，降低收缩力；而硝苯地平的作用则与膜电位变化关系密切，多作用于血管平滑肌，对心肌的影响较小。这主要是由于它们在钙通道的作用位点不同（图 4-21）。维拉帕米结合于钙通道的细胞膜内侧，它易于进入胞内并可直接抑制钙调蛋白活性，从而阻止肌球蛋白轻链磷酸化，故对心肌的抑制作用最强[42]。钙通道在单位时间内开放的次数越多（即心率越快），维拉帕米越容易进入细胞，它对钙通道的阻断作用也越强；反之，当心率慢的时候，它不易进入细胞，对通道的阻断作用也小。这解释了维拉帕米治疗室上性心动过速和减慢房室传导的机制，即它作用于开放状态的通道，具有频率依赖性或使用依赖性。而硝苯地平的作用部位在细胞膜外侧，主要抑制灭活状态的通道，因而这一类药物的使用依赖性较弱，对心脏的自主活动、心率和心脏传导的影响都较小。但该药的电压依赖性作用有利于它们的血管选择性，特别是病变血管，已证明在相同的治疗剂量下，硝苯地平可使高血压患者的血压下降，而对正常血压的影响较小。

目前通过影响钙通道抑制 $Ca^{2+}$ 内流的药物主要是作用于 L 型电压依赖性钙通道（VDC）的药物（图 4-22）。选择性 N 型 VDC 阻滞药则是治疗脑缺血再灌注损伤的新靶点药物，是钙通道调节药物的一个发展趋势。虽然目前仍未找到有效、选择性高的受体控制性钙通道（ROC）阻滞药，但这类药物的发展将会为通过干预离子通道活性来预防疾病开辟新的道路。另外，细胞内肌质网/内质网上存在 $IP_3$ 敏感及兰尼碱敏感的钙通道，这些钙通道的特性及功能均与胞膜上的钙通道不同，它们参与胞内 $Ca^{2+}$ 释放，后者不但可进一步触发 $Ca^{2+}$ 内流，而且亦可参与某些基因表达，如通过兰尼碱通道释放的 $Ca^{2+}$ 可激活脑动脉的 c-fos 转录因子，导致 c-fos 表达增加[43]。在血管平滑肌细胞肌质网上存在这两类钙通道，虽然目前仍不完全清楚它们在病理状态中扮演的角色，但已有实验证明肺动脉在正常状态下主要是 $IP_3$ 敏感钙通道参与 $Ca^{2+}$ 释放，而在缺氧状态下，则是兰尼碱敏感钙通道占主要优势[44]。兰尼碱敏感钙通道亦与血管平滑肌增殖相关，兰尼碱受体及其敏感 $Ca^{2+}$ 池随血管平滑肌增殖过程而丢失[45]。兰尼碱敏感钙通道与心肌缺血损伤、心力衰竭、心肌病发生发展有密切关系[46]。随着它们与疾病关系研究的深入，作用于这些钙通道的药物具有一定的潜力及应用前景。

# 四、心血管系统离子通道药物的研究方向

与其他药物一样，寻找毒副作用小、治疗作用强、选择性好的药物，也是今后离子通道药物的研究方向。然而由于离子通道的特殊性及病理变化，不仅要求新一代离子通道药物对离子通道有较强的阻断（或开放）作用，更重要的是应具有较为理想的作用方式，如为了一定的治疗目的，药物作用的电压依赖性、频率依赖性、组织选择性及多通道的协同作用均很重要。

**1. 对通道亚型的选择性**　药物对离子通道的选择性是与药效、组织选择性及安全性密切相关的因素，由于离子通道的结构类似、亚型繁多、组织分布广泛，寻找针对每一种通道亚型的选择性药物难度很大，迄今为止仅有很少一部分离子通道找到了特异性的阻滞药或激动药，如 L 型钙通道阻滞药、ATP 敏感的钾通道激动药等。寻找新的通道亚型选择性的药物将对治疗心血管疾病发挥更大的作用。例如，各种钙激活钾通道调节药物的开发对心血管功能的调节将发挥更大作用；T 型钙通道调节药物对心脏及血管的自律性可产生重要影响；$K_v1.5$ 和 $K_v4.3$ 通道亚型可能成为治疗心律失常药物的新靶点。

**2. 电压依赖性**　已知细胞的膜电位与细胞的状态关系密切，当细胞受到损伤（多由缺血、缺氧、中毒引起）时，细胞膜对离子的选择性通透作用下降，异常通透增加，难以维持正常的膜电位，而导致明显的膜电位升高（去极化），电压依赖性的通道阻滞药可选择性地作用于这些去极化的组织，即病变区组织，而对同类的正常组织无显著影响，可明显

减少副作用。

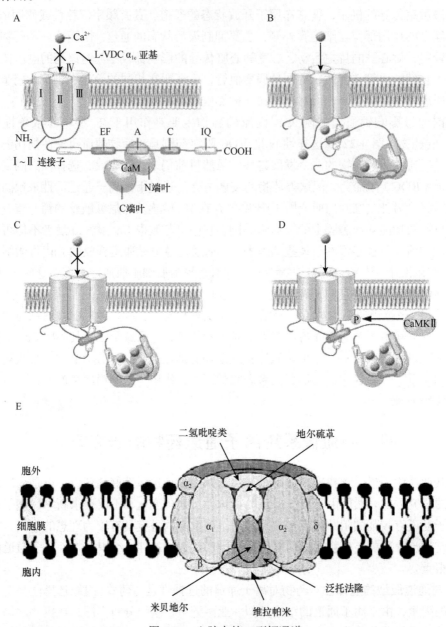

图 4-22　心脏中的 L 型钙通道

A. 静息态；B. 激活态；C. 失活态；D. CaM 和 CaMK Ⅱ 参与了易化过程；E. 钙通道阻滞药的作用部位

**3. 频率依赖性**　对于今后发展抗心律失常药, 频率依赖性是决定药物临床作用的关键因素之一。抑制异常的快速心脏节律, 而对正常频率的同类组织无（或较小）影响, 将提高该药的临床有效性。

**4. 组织选择性**　提高各类离子通道药物的组织选择性是当前面临的重要问题之一。目前已知不同钙通道阻滞药有一定的组织选择性, 如它们较强地作用于血管平滑肌, 而对支气管和胃肠道的作用很弱。其主要原因是, 现有钙通道阻滞药仅作用于电压依赖性钙通道,而对受体操纵的通道作用很弱，气管和胃肠平滑肌中受体和第二信使系统引起的 $Ca^{2+}$ 跨膜转运和内钙释放，在调节生理功能方面起主要作用。因而了解各组织的特性及差异，对设计开发组织选择性药物将有一定帮助。

目前，钾通道开放药的组织选择性较差是一个较突出的问题，也成为影响其临床应用的关键原因之一。尽管钾通道开放药是一类很强的血管扩张药，但由于其缺乏组织选择性，在治疗过程中出现较多心血管系统及心血管系统以外的副作用，大大限制了它们的临床应用。提高钾通道开放药的组织选择性，特别是对心肌（用于心肌保护）、血管平滑肌（用于降压及治疗心脑血管病）的选择性，是今后的重要任务之一。

**5. 多种通道的协同作用**　一段时间以来，研究较多地强调药物对一种离子通道的高选择性，也的确发现了一批对钠、钙和钾通道选择性好、作用强的药物。但近年来发现，单一的离子通道阻滞药在临床治疗中存在一定的问题，如ⅠC类抗心律失常药就是一个较典型的例子。它们是选择性和作用均很强的钠通道阻滞药（如氟卡尼、恩卡尼和普罗帕酮等），但同时也是对心脏传导系统抑制最为严重的药物，据统计在治疗心律失常时，有 8%～15% 的患者心律失常加重，并可增加曾患心肌梗死或无症状且间断出现室性心律失常患者的心搏骤停和突然死亡的危险性。这类药物还可加重窦房结的异常及加剧心力衰竭，因而其使用受到限制（CAST 研究报告 1989）[38]。

高选择性钙通道阻滞药，如维拉帕米等在治疗心律失常时，也出现明显的窦房结抑制和房室传导阻滞。另外，已证明钙通道阻滞药在心肌缺血损伤之前给药，有明显的保护作用；而已出现损伤后则几乎无作用。如同时具有一定的钾通道开放作用，则在组织缺血损伤的前后给药，均可有一定的预防和保护作用。

对Ⅲ类抗心律失常药近来也出现一些新的看法，高选择性钾通道阻滞药一直被认为是理想的抗心律失常药，但有时过度地阻断复极化，延长动作电位时程，可引起长 QT 综合征（LQTS）[47]，该综合征可引起严重的心律失常，甚至出现心搏骤停和突然死亡。已证明索他洛尔可使 2.5% 的患者心律失常加重，在治疗室性心律失常时，约 2% 的患者出现 LQTS[38]。因而，为解决一种通道的过度阻断而带来的副作用，将作用于不同通道的药物协同作用似乎更为合理、可行。例如，胺碘酮可同时作用于不同的离子通道靶点，但在长期用药中副作用较为明显，因而新型、副作用小的多靶点抗心律失常药，是临床所需要的。

## 参 考 文 献

[1] Gadsby DC. The Na/K pump of cardiac cells. Ann Rev Biophys Bioeng, 1984, 13: 373.

[2] Carafol E, Guerini D. Molecular and cellular biology of plasma membrane calcium ATPase. Trends Cardiovasc Med, 1993, 3: 177.

[3] Studer R, Reinecke H, Bilger J, et al. Gene expression of the cardiac $Na^+/Ca^{2+}$ exchanger in end-stage human heart failure. Circ Res, 1994, 75: 443.

[4] Yannoukakos D, Stuart-Tilley A, Fernandez H, et al. Molecular cloning, expression, and chromosomal localization of the AE3 anion exchanger from human heart. Circ Res, 1994, 75: 603.

[5] Hodgkin AL, Huxley AF. A quantitative description of membrane current and its application to conduction and excitation in nerve. J Physiol (Lond.), 1952, 117: 500.

[6] Catterall WA. Structure and function of voltage-sensitive ion channels. Science, 1988, 242: 50.

[7] Godfraind T, Govoni S. Recent advances in the pharmacology of $Ca^+$ and $K^+$ channels. TiPS, 1995, 16: 1.

[8] Catterall WA, Goldin AL, Waxman SG. International Union of Pharmacology. XLⅦ. Nomenclature and structure-function

relationships of voltage-gated sodium channels. Pharmacol Rev, 2005, 57: 397-409.

[9] Makita N, Benett BP Jr, George AL Jr. Voltage-gated Na$^+$ channel $\beta_1$ subunit mRNA expressed in adult human skeletal muscle, heart, and brain is encoded by a single gene. J boil Chem, 1994, 269: 7571.

[10] Kirsch GE. Na$^+$ channels: structure, function, and classification. Drug Develop Res, 1994, 33: 263.

[11] Satin J, Kyle JW, Chen M, et al. A mutant of TTX-resistent cardiac sodium channels with TTX-sensitive properties. Science, 1992, 356: 441.

[12] Heinemann SH, Terlau H, Stühmer W, et al. Calcium channel characteristics conferred on the sodium channel by single mutations. Nature, 1992, 356: 441.

[13] Gadsby DC, Nagel G, Hwang TC. The CFTR chloride channels of mammalian heart. Ann Rev Physiol, 1995, 57: 387.

[14] Snyders J, Knoth KM, Roberds SL, et al. Time-, voltage-, and state-dependent block by quinidine one of a cloned human cardiac potassium channel. Mol Pharmacol, 1992, 41: 322.

[15] Duan D, Fermini B, Nattel S. Potassium channel blocking properties of propafenon in rabbit atrial myocytes. J Pharmacol Exp Ther, 1993, 264: 1113.

[16] Wettwer E, Amos G, Gath J, et al. Transient outward current in human and rat ventricular myocytes. Cardiovasc Res, 1993, 27: 1662.

[17] Xu WH, Li W, Wang XL. Characteristics of transient outward K$^+$ current in human atrial cardiomyocytes, Acta Pharmacological Sinica, 1998, 19（5）: 481-485.

[18] 梁勇，王晓良. 人心肌细胞钾通道研究进展. 中国药理学通报, 1998, 14: 30-33.

[19] Liang Y, Sun XM, Wang XL. Properties of transient outward potsassium current and inward rectifier potassium current in immature human atrial myocytes. Acta Pharmacological Sinica, 1999, 20（11）: 1005-1010.

[20] Gutman GA, Chandy KG, Grissmer S, et al. International Union of Pharmacology. LⅢ. Nomenclature and molecular relationships of voltage-gated potassium channels. Pharmacol Rev, 2005, 57: 473-508.

[21] Choi KL, Aldrich RW, Yellen G. Tetraethylammonium blockade distinguished two inactivation mechanisms in voltage activated K$^+$ channels. Proc Natl Acad Sci USA, 1991, 88: 3092.

[22] Heinemann S, Rettig J, Scott V, et al. The inactivation behavior of bvltage-gated K$^+$-channels mayu be determined by association of $\alpha$ and $\beta$-subunits. J Physiol, 1994, 88: 173.

[23] Wible BA, Taglialatela M, Brown AM. Gating go inwardly rectifying K$^+$ channels localized to a single negatively charged residue. Nature, 1994, 371: 246.

[24] Jan LY, Jan EN. Potassium channels and their evolving gates. Nature, 1994, 371: 119.

[25] Inagaki N, Gonoi T, Clement JP 4th, et al. Reconstitution of KATP: an inward rectifier subunit plus the sulfonylurea receptor. Science, 1995, 270: 1166-1170.

[26] Hofmann F, Lacinova L, Klugbauer N. Voltage-dependent calcium channels: from structure to function. Rev Physiol Biochem Pharmacol, 1999, 139: 35-87.

[27] Zhang JF, Randall AD, Ellinor PT, et al. Distinctive pharmacology and kinetics of cloned neuronal Ca$^{2+}$ channels and their possible counterparts in mammalian CNS neurons. Neuropharmacology, 1993, 32: 1075.

[28] Catterall WA, Perez-Reyes E, Snutch TP, et al. 2005. International Union of Pharmacology. XLⅧ. Nomenclature and structure-function relationships of voltage-gated calcium channels. Pharmacol Rev, 57（4）: 411-425.

[29] Putney JW Jr. A model for receptor-regulated calcium entry. Cell Calcium, 1986, 7: 1-12.

[30] Randriamampita C, Tsien RY. Emptying of intracellular Ca$^{2+}$ stores releases a novel small messenger that stimulates Ca$^{2+}$ influx. Nature, 1993, 364: 809-814.

[31] Hofman T, Schaefer M, Schultz G, et al. Transient receptor potential channels as molecular substrates of receptoe-mediated cation entry. J Mol Med, 2000, 78: 14-25.

[32] Inoue R, Hanano T, Shi J, et al. 2003. Transient receptor potential protein as a novel non-voltage-gated Ca$^{2+}$ entry channel involved in diverse pathophysiological functions. J Pharmacol Sci, 2003, 91（4）: 271-276.

[33] Suzuki M, Morita T, Iwamoto T. Diversity of Cl$^-$ channels. Cell Mol Life Sci, 2006, 63（1）: 12-24.

[34] Duan D. Phenomics of cardiac chloride channels: the systematic study of chloride channel function in the heart. J Physiol, 2009, 587: 2163-2177.

[35] Clapham DE. Direct G protein activation of ion channels? Ann Rev Neurosci, 1994, 17: 441.

[36] 任亚军，王晓良. 血管平滑肌的 ATP 敏感钾通道. 中国药理学通报, 1999, 15（3）: 201-204.

[37] Ren YJ, Xu XH, Zhong CB, et al. Hypercholesterolemia alters vascular functions and gene expression of potassium channels in rat aortic smooth muscle cell. Acta Pharmacological Sinica, 2001, 22（3）: 274-278.

[38] Kuang Q, Purhonen P, Hebert H. Structure of potassium channels.Cell Mol Life Sci, 2015, 72（19）: 3677-3693.

[39] Long SB，Campbell EB，Mackinnon R.Voltage sensor of Kv1.2：structural basis of electromechanical coupling. Science，2005，309（5736）：903-908.

[40] Wu J, Yan Z, Li Z, et al. Structure of the voltage-gated calcium channel Ca( v )1.1 at 3.6Å resolution. Nature, 2016, 537( 7619 )：191-196.

[41] Xu L, Li D, Tao L, et al. Binding mechanisms of 1, 4-dihydropyridine derivatives to L-type calcium channel Cav1.2：a molecular modeling study. Mol Biosyst，2016，12（2）：379-390.

[42] 范雪新，杨磊，项斌，等. 钙离子通道蛋白的研究进展. 生物化学与生物物理进展，2016，43（12）：1129-1138.

[43] Bigger JTJr，Hoffman BF. Antiarrhythmic drugs//Gilman AG，et al. The Pharmacological Basis of Therapeutics. 8th ed. New York：Pergamon Press，1990，840.

[44] Kiehn J，Lacerda AE，Wible B，et al. Molecular physiology and pharmacology of HERG. Single-channel currents and block by dofetilide. Circulation，1996，94：2572-2579.

[45] Riera AR, Uchida A H, Ferreira C, et al.　Relationship among amiodarone, new class Ⅲ antiarrhythmics, miscellaneous agents and acquired long QT syndrome. Cardiol J，2008，15（3）：209-219.

[46] Robertson DW, Steinberg MI. Potassium channel modulators：scientific applications and therapeutic promise. J Med Chem, 1990, 33：1529.

[47] Catterall WA，Atriessnig J. Receptor sites for $Ca^{2+}$ channel antagonists. TiPS，1992，13：256.

# 第五章

# 肾素–血管紧张素–醛固酮系统及其抑制药

缪朝玉[*]

　　肾素–血管紧张素–醛固酮系统（renin-angiotensin-aldosterone system，RAAS）是机体重要而复杂的体液调节系统，在维持心血管生理功能和参与心血管疾病发生发展中具有重要意义[1-4]。RAAS 包含多个药物靶标（图 5-1），例如，1898 年发现的肾素（renin），1956年发现的血管紧张素转化酶（angiotensin-converting enzyme，ACE），1987 年克隆的盐皮质激素受体（mineralocorticoid receptor，MR）（原称醛固酮受体），1990 年发现的糜酶（chymase），1991 年克隆的血管紧张素 1 型受体（AT$_1$ 受体），1993 年克隆的血管紧张素 2 型受体（AT$_2$

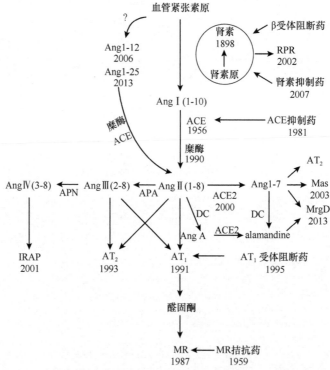

**图 5-1　肾素–血管紧张素–醛固酮系统（RAAS）及其抑制剂[1-4]**

年份表示该物质发现、克隆或首次上市时间。Ang，血管紧张素；RPR，肾素和肾素原受体；ACE，血管紧张素转化酶；APA，氨肽酶 A；APN，氨肽酶 N；AT$_1$，血管紧张素 1 型受体；AT$_2$，血管紧张素 2 型受体；Mas，Mas 受体；IRAP，胰岛素调节的氨肽酶受体（原 AT$_4$）；DC，脱羧酶；MrgD，Mas 相关 G 蛋白偶联受体 D；MR，盐皮质激素受体（原称醛固酮受体）

---

　　* 通讯作者：缪朝玉，E-mail：cymiao@smmu.edu.cn

受体），2000 年发现的 ACE2，2001 年确认的胰岛素调节的氨肽酶（insulin-regulated aminopeptidase，IRAP）受体（原 $AT_4$ 受体），2002 年发现的肾素和肾素原受体（renin and prorenin receptor，RPR），2003 年提出的 Mas 受体，2013 年提出的 Mas 相关 G 蛋白偶联受体 D（Mas-related G protein coupled receptor D，MrgD）等。作用于 RAAS 的临床治疗药物主要有 4 类：ACE 抑制药、$AT_1$ 受体阻断药、MR 拮抗药、肾素抑制药。广义上还包括肾素释放抑制药如β受体阻断药等（见第三章）。目前，ACE 抑制药（1981 年首次上市）、$AT_1$ 受体阻断药（1995 年首次上市）和 MR 拮抗药（1959 年首次上市）是治疗多种心血管疾病的重要药物，已得到广泛应用，这 3 类药物不断有新品种上市，迄今已有数十种。RAAS 新类型药物的研发瓶颈也有所突破，如 2007 年首个肾素抑制药被批准用于高血压治疗，2015 年首个 $AT_1$ 受体阻断和中性内肽酶抑制双靶标药被批准用于心力衰竭的治疗。

　　RAAS 新组分、新功能、新调节的不断发现，RAAS 药物在防治心血管疾病方面的长期应用所取得的重要临床地位，以及 RAAS 新品种和新类型药物不断获准上市，使得这一有着百余年历史的 RAAS 研究领域长盛不衰。本章主要讨论：①RAAS 的组成、生理和病理生理功能；②ACE 抑制药、$AT_1$ 受体阻断药、MR 拮抗药、肾素抑制药及双靶标药的药理学及临床应用；③RAAS 相关新靶标、新疗法、新药物的研究动态。

# 第一节　肾素-血管紧张素-醛固酮系统

## 一、肾素-血管紧张素-醛固酮系统的构成与基本功能

　　RAAS 由肾素、血管紧张素、醛固酮、酶及受体构成（图 5-1，图 5-2）。肾素使血管紧张素原（angiotensinogen）转化为 10 肽的血管紧张素（Ang）Ⅰ，ACE 再去掉 AngⅠ 的 2 个肽转化为 8 肽的 AngⅡ。除 ACE 可以转化 AngⅠ 生成 AngⅡ 外，尚存在非 ACE 途径，如在人类心血管系统，糜酶途径可转化 AngⅠ 产生 AngⅡ。AngⅠ 是 AngⅡ 的前体，它无特异性受体，故生物活性很低。AngⅡ 通过 $AT_1$ 和 $AT_2$ 受体信号途径发挥生物学效应。$AT_1$ 受体介导的醛固酮释放可通过 MR 发挥作用。AngⅡ 在氨肽酶作用下可进一步生成 AngⅢ、AngⅣ，AngⅢ 通过类似 AngⅡ 的受体信号途径发挥作用，而 AngⅣ 则通过新确认的 IRAP 受体（原 $AT_4$ 受体）发挥作用。AngⅡ 还可降解为 Ang1-7，降解酶被确认为与 ACE 有一定同源性但功能几乎不同的新酶 ACE2；降解产物 Ang1-7 作用的受体已提出有多种，包括 Mas 受体、$AT_2$ 受体、MrgD 受体。目前认为，ACE2-Ang1-7-Mas 轴的功能与 ACE-AngⅡ-

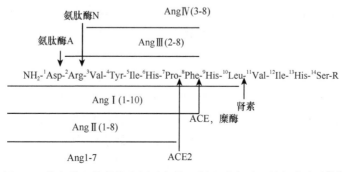

图 5-2　从人类血管紧张素原蛋白的 N 端生成各种血管紧张素肽[1-4]

$AT_1$ 轴的功能相抗衡。另一些令人惊奇的发现是在 RAAS 的起始环节：肾素和肾素原可通过特异性受体 RPR 发挥作用，肾素不再是 Ang 形成的唯一限速途径，非肾素途径也可形成 Ang，新的前体物质有血管紧张素原衍生的 Ang1-12、Ang1-25。

## （一）肾素、肾素原及其受体 RPR[1,3-8]

肾素是一种具有典型双叶结构的天冬氨酰蛋白酶（aspartyl protease），活性中心位于两叶间的凹陷处，含 2 个特征性的天冬氨酸残基。血浆中的肾素来自肾脏。由肾小球入球小动脉壁上的球旁细胞先合成前肾素原（preprorenin，406 个氨基酸），再剪切信号肽（23 个氨基酸）成为肾素原（383 个氨基酸，无酶活性），再去掉 N 端的前段（43 个氨基酸），成为具有酶活性的肾素（340 个氨基酸）。肾素原和肾素同储存于球旁细胞或分泌进入循环。循环中，肾素原浓度高于肾素浓度约 10 倍，肾素半衰期约 15min。肾素对底物的选择性很严，只水解血管紧张素原，在 $^{10}Leu$-$^{11}Val$ 处水解生成 Ang I（图 5-2）。除底物特异性以外，肾素还具有种属特异性，通常肾素只能有效水解同一种属的血管紧张素原。

肾素原之所以缺乏酶活性，是由于其 N 端前段 43 个氨基酸遮盖了凹陷处活性中心。与其他蛋白酶原不同，肾素原不能进行自体激活（auto-activation）。肾素原的激活存在 2 种形式：①蛋白水解激活，只在肾脏球旁细胞内进行，通过一种尚未确认的酶截去前段 43 个氨基酸，是不可逆的；②非蛋白水解激活，在低温（4℃）或低 pH（＜3）条件下进行试管实验，可见肾素原前段打开，是可逆的。在生理条件下，血浆中仅 2%肾素原的前段打开，有酶活性；而 98%肾素原的前段关闭，无酶活性。肾素原主要来自肾脏，少部分来自其他器官，如眼、脑、肾上腺、下颌下腺、生殖腺和脂肪组织，但是这些器官均不能产生肾素，至今认为只有肾脏才有生成肾素的能力。

肾素的合成和释放受许多因素影响，主要有以下几方面：①交感神经张力。球旁细胞受交感神经支配，效应器上的受体为 $β_1$ 受体。当肾交感神经兴奋时，$β_1$ 受体被激动，肾素释放增加，血浆肾素浓度升高。②肾内压力感受器。当肾动脉灌注压低于 85mmHg 时，或一氧化氮（NO）释放增加导致肾内压力降低时，球旁细胞的压力感受器被激活，肾素释放增加。③致密斑机制。远曲小管中的 $Na^+$ 降低时，如用利尿药后，致密斑被激活，肾素释放增加。④化学与药物因素。Ang II 升高时能通过负反馈抑制肾素的分泌，由 $AT_1$ 受体介导。$AT_1$ 受体阻断药或 ACE 抑制药均能通过减弱 Ang II 作用而抑制此种负反馈调节，促进肾素的释放。舒张血管的前列腺素、NO 与心房钠尿肽等刺激肾素释放。多巴胺、组胺与缓激肽等也促进肾素释放。⑤细胞内机制。肾素释放与 cAMP 有关，当 cAMP 浓度升高时，促进肾素释放，故激活腺苷酸环化酶或抑制磷酸二酯酶的因素（如 β 受体激动药、磷酸二酯酶抑制药、组胺等）都因升高细胞内 cAMP 而使肾素释放增加。细胞内 $Ca^{2+}$ 浓度升高则抑制肾素分泌，如 Ang II、升压素、钙离子导入剂（$Ca^{2+}$-ionophore）、细胞外高钾及其他缩血管因素均增加细胞内 $Ca^{2+}$，抑制肾素释放，这些作用可被钙通道阻滞药维拉帕米拮抗。利尿药通过降低血钠，ACE 抑制药通过降低血压与减少 Ang II，钙通道阻滞药通过降低细胞内 $Ca^{2+}$，增加肾素释放；β 受体阻断药通过阻断 $β_1$ 受体，可乐定等则通过抑制中枢的交感神经传出，减少肾素的释放；非甾体抗炎药通过抑制前列腺素合成而减少肾素释放。

传统认为，肾素是生成 Ang 的限速酶，肾素原是无活性的酶原。然而，研究发现，肾素和肾素原可作为配体，其特异性结合蛋白，称为肾素（原）受体，目前已经确认的有 2

种：一种为甘露糖-6-磷酸/胰岛素样生长因子 2 受体（M6P/IGF2R），可以摄取肾素（原），但不能生成 Ang II，而肾素（原）被降解，因此该受体是一种肾素（原）清除受体。另一种特异性 RPR 受体是由 350 个氨基酸组成的单次跨膜蛋白，与肾素和肾素原具有同等亲和力，主要分布在肾系膜细胞及心、脑、内脏脂肪和血管平滑肌细胞，可产生两大作用（图 5-3）：①促进 Ang 生成。它可通过增强肾素活性，特别是使肾素原变构激活（非蛋白水解激活），从而在细胞表面促进 Ang 生成。②促发信号转导。可激活细胞内 MAPK p38-HSP27 和 ERK1/2 信号转导途径，最终引起血管收缩、细胞增生/肥大、间质纤维化等。另外，RPR 可以通过 PI3K-p85 信号转导途径下调受体本身的表达。RPR 受体的编码基因 ATP6AP2 位于 X 染色体的 p11.4 位点。

肾素原变构激活（非蛋白水解激活）假设：肾素原变构激活是指受体结合的肾素原通过构象改变，打开肾素原的前段，暴露酶的活性凹陷位点，与血管紧张素原结合，发挥酶活性作用（图 5-3）。这一过程也称肾素原的非蛋白水解激活，有别于肾素原去掉 N 端的前段而成为肾素的过程，后者称为肾素原的蛋白水解激活，只能在球旁细胞内进行。抗体结合试验研究表明，肾素原的前段存在"把手"（handle）和"闸门"（gate）结构域，"把手"与抗体的结合激发"闸门"打开，从而暴露酶的活性部位。进一步设想采用小分子肽模拟"把手"域，以阻断肾素原与受体结合，以及随后的信号转导和生物学效应。动物实验表明，这一小分子肽可作为 RPR 受体阻断药，对高血压和糖尿病引起的心肾损伤可能具有治疗作用。

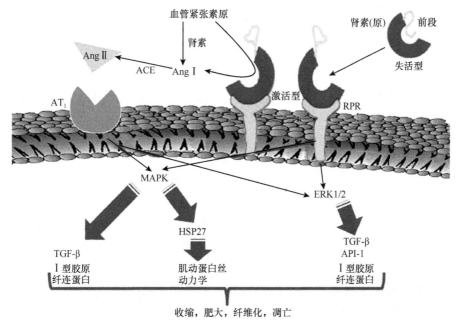

图 5-3　肾素（原）受体（RPR）功能示意图[7]

MAPK，丝裂原激活蛋白激酶；ERK，胞外信号调节激酶；TGF，转化生长因子；HSP，热休克蛋白；
API，纤溶酶原激活物抑制剂

## （二）血管紧张素原[1,3]

血管紧张素原是糖蛋白，为肾素作用的底物，在其 N 端含有 Ang I（图 5-2）。人的血管紧张素原主要由肝脏合成后释放入血，含 452 个氨基酸，由前血管紧张素原

（preangiotensinogen）去掉信号肽（24 或 33 个氨基酸）所得。正常时血浆中的血管紧张素原浓度约为 1μmol/L，妊娠期其在血浆中的浓度增高 4～5 倍。RAAS 对血管紧张素原合成进行反馈性调节，Ang Ⅱ 促进血管紧张素原的合成，肾素则抑制其合成。ACE 抑制药能减少 Ang Ⅱ 生成，故血浆中血管紧张素原浓度也随之降低。此外，雌激素（包括口服避孕药）、糖皮质激素、甲状腺激素、胰岛素、炎症等均能增加血管紧张素原的合成和释放。除肝脏外，脂肪、脑、肾、血管、肾上腺、肺、胃肠等组织均有合成血管紧张素原的能力。

### （三）ACE[1,3]

ACE 也称激肽酶 Ⅱ，为肽基二肽水解酶，是由 1306 个氨基酸构成的大分子的含锌金属蛋白水解酶，有 2 个含锌活性中心。ACE 的特异性不高，与降解缓激肽的激肽酶 Ⅱ 为同一物质。它能去掉 2 肽使 Ang Ⅰ 转化为 Ang Ⅱ（图 5-2），也能降解缓激肽、P 物质、内啡肽等。ACE 有细胞型和分泌型两类。细胞型大量存在于血管内皮细胞的膜表面，也存在于血管平滑肌细胞膜、上皮细胞膜。分泌型为可溶性，分布在血液等多种体液中。人血浆中 ACE 浓度约为 10nmol/L，在结节病时可升高 2.5～10 倍。此外，尚有许多因素可增加组织 ACE 的表达，如糖皮质激素、雄性激素、内皮素、生长因子、ACE 抑制药、心肌梗死、炎症和修复过程等。ACE 的代谢功能主要通过细胞型 ACE 发挥，主要是在肺内进行，故对血压的调节主要取决于肺血管内皮细胞 ACE 的活性。人类 ACE 基因由 4024 个碱基对构成，位于第 17 对染色体 q23 位点。

### （四）糜酶[1,4,9-12]

糜酶途径是人类心血管局部 Ang Ⅱ 生成的重要途径。人类糜酶是含 248 个氨基酸的糖蛋白，具有 1 个活性中心。人类糜酶基因全长 3kb，位于 14 号染色体。糜酶在肥大细胞、内皮细胞和间叶细胞分泌颗粒中合成并储存，其中以肥大细胞为主。糜酶的组织分布主要在内皮层、血管周围区域和组织间隙区。此外，心脏成纤维细胞、心肌细胞也存在糜酶。糜酶可使底物 Ang Ⅰ 及最近发现的 Ang1-12、Ang1-25 转化为 Ang Ⅱ（图 5-1）。糜酶对 ACE 抑制药不敏感，却能被糜酶抑素（chymostatin）有效抑制。Ang Ⅱ 生成的糜酶途径存在种属和器官差异，在实验研究时应加以注意。在特定的病理条件下，如心脏、血管损伤时，储存在肥大细胞中的糜酶释放、激活，促进 Ang Ⅱ 生成，与此同时，使局部 TGF-β 活化，Ang Ⅱ 和 TGF-β 可引起局部细胞增生、炎症反应、纤维化等，从而导致心血管重构（图 5-4）。糜酶在血管成形术后再狭窄、心脏肥大和心力衰竭、心肌梗死后心室重构、动脉粥样硬化、炎症等疾病中具有病理意义，因此，发展糜酶抑制剂对防治这些疾病具有潜在的价值。研究表明，糜酶抑制剂不影响血压，提示糜酶主要在局部起作用，而对整体血压调节不重要。这与 ACE 抑制药具有降压作用、ACE 参与整体血压调节是完全不同的。

### （五）ACE2[1-4,13,14]

ACE2 是一种与 ACE 有一定同源性，但是功能几乎完全不同的新酶。它不能生成 Ang Ⅱ，但可使 Ang Ⅱ 降解为 Ang1-7（图 5-2）。ACE2 与 ACE 的差别在于：①ACE 基因定位在 17 号染色体上，ACE2 的基因定位在 X 染色体上。②ACE 有 2 个催化活性部位，而 ACE2 仅有 1 个催化活性部位。③ACE 含 1306 个氨基酸，ACE2 含 805 个氨基酸。④ACE 属羧二肽酶，使底物脱去 2 个肽，底物种类较少，主要是 Ang Ⅰ 和缓激肽；ACE2 属羧单肽酶，使底物脱去 1 个肽，底物种类较多，包括 Ang Ⅰ、Ang Ⅱ、des-Arg9-BK、apelin-13、强啡肽 A（1-13）、β-酪啡肽，但不能水解缓激肽，对经典的 ACE 抑制药不敏感。⑤ACE 能使 10 肽 Ang Ⅰ 转变为 8 肽 Ang Ⅱ；ACE2 能使 8 肽 Ang Ⅱ 转变为 7 肽 Ang1-7，也能使 10 肽 Ang Ⅰ 转变为 9 肽 Ang1-9，再在 ACE 作用下转变为 7 肽 Ang1-7，也就是说，ACE2 对 Ang 作用所生成的产物为 Ang1-7。需要强调的是，目前证明，ACE2 降解 Ang Ⅱ 为 Ang1-7 在体内是重要的，而 ACE2 降解 Ang Ⅰ 为 Ang1-9 在体内相对并不重要。

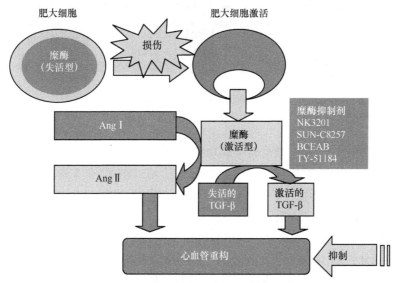

图 5-4　糜酶及糜酶抑制剂对心血管重构的作用[10]

与 ACE 在各种组织中的广泛表达不同，ACE2 的表达具有器官和细胞特异性，主要在心脏、肾脏、睾丸、胃肠道、肺等高表达，在血管内皮细胞、肾小管上皮细胞、心肌细胞等高表达。由于 ACE2 催化生成的 Ang1-7 具有扩血管作用等，与 Ang Ⅱ 的一些作用相反，因此认为 ACE2 具有与 ACE 相抗衡的作用。大量实验证明，ACE2 可发挥心肾保护作用。ACE 抑制药、$AT_1$ 受体阻断药可上调 ACE2 表达，是这两类药物发挥有益治疗作用的机制之一。然而，令人吃惊的是，ACE2 与严重急性呼吸综合征（severe acute respiratory syndrome，SARS）有关，ACE2 可作为 SARS 冠状病毒的功能受体，在介导 SARS 病毒进入细胞和融合过程中发挥重要作用[2]。

ACE2 的存在形式与 ACE 类似，也有膜结合型（细胞型）和可溶型（分泌型）。最近发现，ADAM 蛋白酶家族的 ADAM17 可通过蛋白水解作用促进分泌型 ACE2 形成，进入体液。还发现，血浆中存在内源性 ACE2 抑制剂，可与分泌型 ACE2（sACE2）结合抑制其活性。ACE2 及其 ACE2 调节因子可作为研制新药潜在的靶标（图 5-5）。

（六）Ang Ⅱ 及其 $AT_1$、$AT_2$ 受体[1-4,15-19]

Ang Ⅱ 是 RAS 的主要活性肽，通过 $AT_1$ 和 $AT_2$ 受体发挥多种生物学效应。总体而言，$AT_1$ 与 $AT_2$ 的许多功能是相反的，$AT_1$ 的功能多数是有害的，而 $AT_2$ 的功能则多数是保护性的。

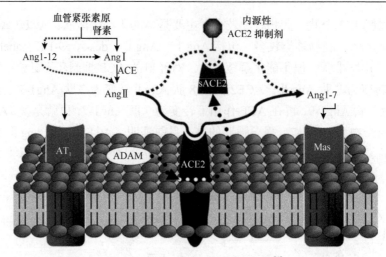

图 5-5　ACE2 新发现的调节机制[1]

ADAM，解整合素–金属蛋白酶，又称肿瘤坏死因子α转化酶（如 ADAM17）；sACE2，分泌型 ACE2

**1. AT₁受体结构、分布、信号转导和功能**　AT₁受体含 359 个氨基酸，为 7 次跨膜 G 蛋白偶联受体。人类 AT₁受体仅 1 种，其编码基因 AGTR1 位于 3 号染色体。大鼠和小鼠 AT₁受体已明确有 2 种亚型，即 AT₁ₐ 和 AT₁ᵦ（以 AT₁ₐ 为主）。AT₁ 在心脏、血管、肾脏、肾上腺、肝、脑、肺中分布丰富。

AT₁ 受体信号转导已呈现为复杂的信号网络调控，新的结果还在不断填充。简单认为，AT₁ 信号转导可分为 G 蛋白依赖性和非依赖性通路。经典的途径有磷脂酶 C 激活（IP₃ 和 DAG 形成使胞内钙释放和 PKC 激活）、电压依赖性钙通道开放（胞外钙内流）、磷脂酶 D 激活（磷脂酰胆碱分解）、磷脂酶 A₂ 激活（花生四烯酸释放和前列腺素合成增加）、腺苷酸环化酶抑制（cAMP 下降）。新近发现的途径主要有 MAPK（ERK1/2、JNK、p38MAPK）、受体酪氨酸激酶（PDGF、EGFR、胰岛素受体）、非受体酪氨酸激酶（Src、JAK/STAT、局部黏附激酶）、NAD（P）H 氧化酶等。最近发现，β-拘留蛋白在 AT₁ 信号转导网络调控中起重要作用，介导 AT₁ 受体的 G 蛋白非依赖性信号转导。上述信号转导有些发生较快，如磷脂酶 C 激活和钙转运可在几秒内发生，磷脂酶 A₂、磷脂酶 D、PKC 及 MAPK 激活在几分钟内发生；有些需要几小时或更长时间，如 JAK/STAT 激活。这种信号通路的时间依赖性激活与其发挥相应的生物学功能有关。

AT₁ 介导几乎全部 Ang II 的生理功能与绝大部分病理作用。其主要功能为血管平滑肌收缩、醛固酮和升压素释放、肾小管钠重吸收、交感神经系统激活、细胞生长和迁移、间质纤维化、氧化应激损伤、炎症反应、内皮功能异常、血小板黏附聚集、胰岛素抵抗等，最终可引起血压升高、心血管重构、动脉粥样硬化、血栓形成等。

AT₁ 受体存在 Ang II 非依赖性激活，即结构（基础）激活。AT₁ 受体可受多种生理、病理、药物及内源性蛋白分子调节。

**2. AT₂受体结构、分布、信号转导和功能**　AT₂受体含 363 个氨基酸，为 7 次跨膜 G 蛋白偶联受体，其基因位于 X 染色体上。AT₂受体广泛分布于胚胎组织，出生后其表达迅速衰减，提示 AT₂ 受体与胚胎发育有关。成年后其分布局限于子宫、心脏、血管、肾上腺髓质与某些脑神经核中，但表达较低。在某些病理状态下，如血管损伤、心肌梗死、心力衰竭或创伤愈合时，$AT_2$ 受体可诱导表达。

动物研究证明，$AT_2$ 受体可发挥心血管、肾脏保护作用。敲除 $AT_2$ 受体的小鼠，血压升高，故认为 $AT_2$ 受体能对抗 $AT_1$ 受体作用，避免血压过高；$AT_2$ 受体可通过缓激肽/NO/cGMP 途径发挥扩血管、利尿、抗纤维化作用；$AT_2$ 受体具有神经营养作用，脑缺血性损伤时 $AT_2$ 受体表达上调，有利于抵抗损伤；肾脏 $AT_2$ 受体可介导 Ang Ⅲ 而不是 Ang Ⅱ 的利尿作用。

$AT_2$ 受体信号转导途径尚未阐明。$AT_2$ 受体也存在结构（基础）激活，即在不存在 Ang Ⅱ 时就有信号输出。

（七）Ang Ⅲ 及其 $AT_1$、$AT_2$ 受体[1,3,4,20,21]

Ang Ⅲ 是 Ang Ⅱ 经氨肽酶 A 作用的代谢产物，其作用的受体与 Ang Ⅱ 一样，为 $AT_1$、$AT_2$。在中枢，Ang Ⅱ 和 Ang Ⅲ 均可激活交感神经活性，抑制孤束核水平的动脉压力感受性反射，促进升压素释放入循环。研究证明，Ang Ⅲ 是 RAAS 在中枢调节血压的重要物质，能升高血压，Ang Ⅲ 的这一作用比 Ang Ⅱ 更重要。而且，已确认氨肽酶 A 是高血压治疗的潜在靶点，脑氨肽酶 A 抑制剂作为新类型的中枢性抗高血压药正在研发中（图 5-6）。Ang Ⅱ 与 Ang Ⅲ 的缩血管作用、促醛固酮释放、对尿钠和血浆肾素活性的影响是同等的，然而，Ang Ⅲ 在血液中的代谢清除率是 Ang Ⅱ 的 5 倍，由此提示，在全身循环 RAAS 中 Ang Ⅱ 是"主角"。

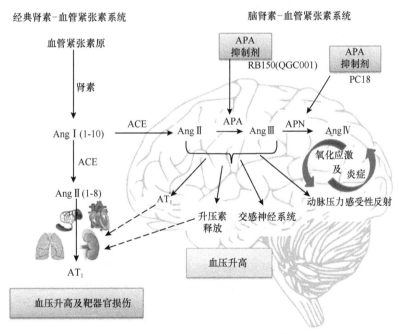

图 5-6　脑肾素-血管紧张素系统[21]

APA，氨肽酶 A；APN，氨肽酶 N；ACE，血管紧张素转化酶

肾脏局部 Ang Ⅱ 和 Ang Ⅲ 浓度要高出其血浆浓度约 1000 倍，$AT_2$ 受体可以介导肾脏的利钠作用。最近报道，引起这一作用的内源性配体主要是 Ang Ⅲ，而不是 Ang Ⅱ。调节 Ang Ⅲ 生成和降解的氨肽酶活性可以影响其利钠作用，如抑制 Ang Ⅲ 降解的氨肽酶 N，可

增强外源性 AngⅢ的利钠作用。自发性高血压大鼠 AngⅢ-AT$_2$受体介导的利钠作用受损，可能参与其高血压发生发展。

### （八）AngⅣ及其 IRAP 受体[1,4,22,23]

AngⅣ由 AngⅢ经氨肽酶 N 降解生成，作用于 IRAP 受体（原 AT$_4$）。由 IRAP 受体介导的 AngⅣ作用包括血管和脑保护作用，以及参与脑认知功能和肾脏代谢，也有报道其参与器官损伤作用。

### （九）Ang1-7 及其候选受体 Mas、AT$_2$、MrgD[1-4,24-28]

1988 年发现 Ang1-7 为一种血管紧张素活性肽[25]，2000 年发现 Ang1-7 生成酶为 ACE2[13,14]，2003 年发现 Ang1-7 的特异受体为 G 蛋白偶联受体 Mas[24]。这些新发现吸引了大批科学家的研究兴趣。研究表明，在 RAAS 与心血管功能调节中，ACE2-Ang1-7-Mas 轴可发挥保护作用，以对抗 ACE-AngⅡ-AT$_1$轴的损害作用。ACE2-Ang1-7-Mas 的功能可概括如下：①心血管保护作用，如血管扩张、血压降低、抗增殖、抗纤维化、内皮功能保护、心功能保护等；②肾脏、肺脏保护作用；③中枢保护作用，如反射易化、中枢降压、缓激肽（BK）增加、促进 BK 和 NO 释放等。目前，针对 ACE2-Ang1-7-Mas 轴为靶标的治疗手段正在研发中（图 5-7）。

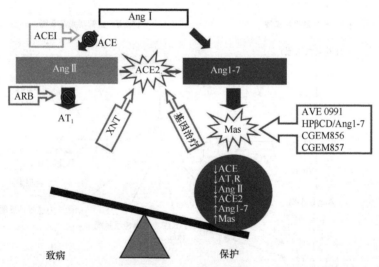

图 5-7　ACE2-Ang1-7-Mas 轴与 ACE-AngⅡ-AT$_1$轴相抗衡，以及基于 ACE2-Ang1-7-Mas 轴为靶标的药物和基因治疗研究[1]

ACEI，ACE 抑制药；ARB，AT$_1$受体阻断药；XNT，ACE2 激动剂；AVE 0991、HPβCD/Ang1-7、CGEM856 和 CGEM857，Mas 激动剂

然而，迄今为止 Mas 受体尚未被真正命名为 Ang1-7 受体，原因是该受体缺乏经典的 G 蛋白信号转导和脱敏过程，以及缺乏一致可信的配体药理学分析[26]。而且，已有证据表明 AT$_2$受体、MrgD 是 Ang1-7 的另 2 个候选受体[26,27]（图 5-8），MrgD 也是 Ang1-7、AngⅡ衍生肽 alamandine（Ala$^1$-Ang1-7）的候选受体[28]。因此，确认 Ang1-7 受体尚有待进一步研究，尤其需要开展受体饱和、竞争性放射配体结合、信号转导等药理学研究。

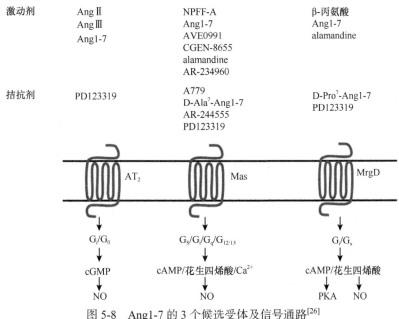

图 5-8 Ang1-7 的 3 个候选受体及信号通路[26]

## （十）Ang1-12 和 Ang1-25 [1,4,11,12,29]

Ang1-12 是 2006 年从小肠分离获得的一种新的血管紧张素原衍生肽，该 12 肽在 Ang I 的 C 端增加 2 个氨基酸（图 5-9），是 Ang 生成的另一前体肽。现已证明，Ang1-12 是非肾素途径的产物，再经糜酶等途径生成 Ang II（图 5-1）。这一发现对经典概念"肾素是水解血管紧张素原为 Ang 的限速步骤"提出了挑战。Ang1-12 存在于小肠、脾脏、肾脏、肝脏、胃、肺脏、肾上腺、心脏、脑、胰腺、主动脉、血液等。在自发性高血压大鼠的心脏组织中，Ang1-12 含量升高。在难治性心房颤动、瓣膜和缺血性心脏病、心力衰竭等多种病理条件下，人类心脏的 Ang1-12 表达和糜酶活性同时升高。Ang1-12-糜酶/Ang II 途径与心血管肥厚、纤维化、心律失常等有关。因此，抑制 Ang1-12-糜酶-Ang II 途径是治疗心血管疾病新的策略，有可能弥补现有 ACE 抑制药或 AT1 受体阻断药的疗效不足。

Ang1-25 是 2013 年从尿液中分离获得，为另一新的非肾素途径的血管紧张素原衍生肽。Ang1-25 除包含 25 个氨基酸之外，还在 Asn14 位 N-糖基化位点上含 9 个糖基的糖链，以及在 Cys18 位上连接 1 个半胱氨酸（图 5-9）。Ang1-25 可经糜酶途径生成 Ang II。免疫组织化学显示，Ang1-25 在人体组织广泛分布，尤其是在肾脏、心脏、肾上腺、胰腺、胎盘等表达丰富，提示 Ang1-25 在各种组织生成 Ang II 中具有重要意义，也有可能 Ang1-25 本身就是一种内分泌激素，尚有待研究。

Ang1-12、Ang1-25 均为非肾素途径酶产物，确切是哪种或哪几种酶迄今未知，Ang1-12、Ang1-25 的关系如何，其转化成 Ang II 过程中不同酶的作用大小，以及这两种肽的功能，均有待进一步研究。

## （十一）醛固酮及其 MR[1,4,21,30]

醛固酮是一种主要由肾上腺皮质球状带分泌的盐皮质激素，可调节血压和水、电解质稳态平衡。醛固酮升高与高血压、心血管肥厚和纤维化、心力衰竭等有关。醛固酮的主要作用是由 MR 介导的。MR 是一种细胞内受体，在细胞核内即为转录因子。MR 在肾脏集合管中高表达，在醛固酮的作用下，MR 可激活和上调肾小管上皮细胞顶侧钠通道及基底侧钠泵和钾通道，引起水钠吸收和钾排出，可导致容量扩张性高血压。肾外组织特别是心脏和血管的 MR 激活，也可促进高血压及其他心血管疾病发生发展，与 MR 上调 NADPH 氧化酶、增加活性氧产生、降低 NO 生物利用度、引起内皮功能受损等有关。醛固酮除了 MR 依赖性、基因组作用之外，也可发挥 MR 非依赖性、非基因组作用。

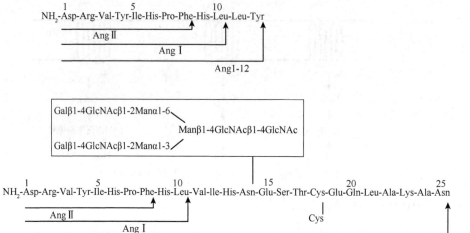

图 5-9　两种新发现的血管紧张素原衍生肽 Ang1-12 和 Ang1-25[12,29]

Gal，半乳糖；GlcNAc，$N$-乙酰半乳糖胺；Man，甘露糖

## （十二）组织局部 RAAS[1-4,31]

RAAS 不仅存在于血液循环，而且在肾脏、心脏、血管、脑、脂肪等许多组织中也存在局部 RAAS。虽然对组织局部 RAAS 来源尚未完全阐明，但对它的存在及其调节器官/组织/细胞功能的重要作用已有定论。例如，肾脏内的局部 RAAS 对肾脏生理与病理条件下的血流动力学起重要的调节作用。生理调节下 ACE 将 Ang I 转化为 Ang II，通过增加 $Na^+$-$H^+$ 交换及其他机制促进 $Na^+$ 在近曲小管被吸收。原发性高血压患者 Ang II 过多，使出球小动脉收缩，增加肾小球内压，引起肾小球功能损伤。心脏与血管中的 RAAS 对心血管结构与功能起重要的调节作用，在高血压与心肌梗死时，Ang II 的促生长作用造成心脏与血管重构及功能减退。不同血管的 ACE 活性不同，人大隐静脉的 ACE 酶活性 3 倍于内乳动脉。这两种血管在用于冠状动脉搭桥术时，在用 ACE 抑制药或 $AT_1$ 受体阻断药防治继发的血管病时应予考虑。脑组织 RAAS 组分可发挥各种神经生物学功能，包括 $AT_1$ 受体介导的血压调节、水盐摄取、升压素释放等，并且 $AT_2$ 受体与神经损伤后细胞凋亡、神经再生等有关；除 Ang II、Ang III 外，Ang IV、Ang1-7 也参与脑功能调节，包括学习记忆功能。脂肪组织 RAAS 与脂肪功能密切相关，其功能异常可参与高血压、糖尿病的发生发展。

## （十三）细胞内 RAAS[1,4,11,32]

除了血液循环 RAAS、组织局部 RAAS，还存在细胞内 RAAS。早在 1971 年，研究人员发现注射标记的 Ang II，可在细胞核中观察到标记的 Ang II。随后又在细胞核中确认了 Ang II 的特异性结合位点 AT₁ 受体，这种结合可上调 RNA 合成，包括肾素、血管紧张素原表达上调。这些研究为近年逐步形成的新概念——胞内分泌功能（intracrine function）奠定了基础。有别于内分泌功能（endocrine function）和旁分泌功能（paracrine function），胞内分泌功能是指某些细胞外肽类物质，包括激素、生长因子、酶、DNA 结合蛋白，可以通过细胞内吞或者细胞合成后滞留在细胞内的形式，在细胞内发挥作用。研究表明，人为上调细胞内 Ang 及其受体，可激活细胞内 RAAS，导致细胞增殖、心肌肥厚。高血糖可上调心肌细胞内 RAAS，表现为正反馈调节：细胞内的 Ang II 可上调血管紧张素原和肾素的合成。抑制细胞内肾素则下调血管紧张素原的表达。有证据表明，细胞内存在以下 RAAS 组分：血管紧张素原、肾素、ACE、糜酶、Ang II、Ang1-7、Ang1-12、AT₁ 受体、肾素（原）受体、MR 等。肾素抑制药阿利吉仑（aliskiren）可抑制细胞内 RAAS，这是其发挥作用的机制之一。某些 AT₁ 受体阻断药、ACE 抑制药也可能通过细胞内 RAAS 发挥作用。以细胞内 RAAS 作为靶标的药物研发将促进未来治疗学的发展。

## 二、肾素-血管紧张素-醛固酮系统对心血管生理的调控作用

### （一）对心血管与血压的作用[1,4]

Ang II 有很强的升压作用，其升压机制如下：①兴奋血管平滑肌的 AT₁ 受体，直接收缩血管。其缩血管作用 40 倍于去甲肾上腺素（NE）。②作用于交感神经末梢突触前膜 AT₁ 受体促进 NE 释放，增强血管收缩。③兴奋交感神经中枢，释放升压素等收缩血管。④作用于肾上腺髓质的 AT₁ 受体，促进儿茶酚胺的释放，引起血管收缩。⑤Ang II 与 Ang III 作用于肾上腺皮质的 AT₁ 受体，促进醛固酮的释放，增加水钠潴留与血容量。⑥促进氧自由基与活性氧的产生，使舒张血管的 NO 失活。Ang II 能促进心肌与血管内皮细胞通过黄嘌呤氧化酶等酶系统产生超氧阴离子，使 NO 失活。活性氧还能促进内皮细胞产生黏附分子与血管平滑肌细胞增生。这些作用均能促进血压升高，导致高血压。

Ang II 也有舒张血管的成分。离体血管实验表明 Ang II 对血管的收缩作用易产生快速耐受性，而其较高浓度时有先收缩后舒张的双相作用。其舒张作用为上述 Ang II 作用于 AT₂ 受体刺激血管内皮细胞释放 NO 与前列环素所致。Ang II 对心房与心室均有兴奋作用。它激动心肌的 AT₁ 受体，产生正性肌力作用。

### （二）对心血管细胞凋亡与重构的作用[1,4]

Ang II 能促进体外培养的大鼠心室肌细胞凋亡增加 5 倍之多。牵张心肌细胞释放的 Ang II 也能同等程度增加细胞凋亡。此作用与激活 p53 并降低 Bcl-2 有关，可被 AT₁ 受体阻断药氯沙坦所阻止，故系 AT₁ 所介导。Ang II 也能促进人的脐静脉血管内皮细胞凋亡。

Ang II 促使细胞凋亡常与其促进心肌重构的两个不同作用并存。Ang II 有生长因子的作用，能促进心肌与血管肥大/增生。心肌重构是心脏在高血压或心肌梗死等情况下形成的，主要表现为心肌细胞与心脏的非心肌细胞的肥大与增生，导致心脏肥大与扩大。血管重构则表现为平滑肌细胞增生，导致血管壁增厚。重构的结果是心脏与血管形态和结构的改变

及功能的减退。在自发性高血压大鼠，先发生与血压升高相平行的心肌肥厚，随后发生与 ACE 活性增高相关联的心肌细胞凋亡。ACE 抑制药喹那普利能消除心肌肥厚与细胞凋亡。在慢性高血压患者，Ang Ⅱ 的促细胞凋亡与心血管肥大/增生的作用同时存在，但通常肥大/增生作用占优势，导致重构。

### （三）对肾脏的作用[1,4]

Ang Ⅱ 对肾脏的血流动力学与肾小球滤过有重要的调节作用。它通过调节出球小动脉的张力影响肾小球的滤过及盐和水的重吸收。在高血压或心力衰竭时，肾素–血管紧张素系统功能亢进，Ang Ⅱ 产生过多，作用于肾小球血管 $AT_1$ 受体，收缩出球小动脉，使流经肾小球的血浆量增加，此时即使肾脏的灌注压不变，血浆经肾脏的滤过率及盐和水的重吸收也会增加。Ang Ⅱ 还直接作用于肾小管上皮细胞，增加盐与水的重吸收。ACE 又能使缓激肽失活，而缓激肽是肾脏利尿的自分泌因素，肾素–血管紧张素系统功能亢进时 ACE 使缓激肽失活也会减少其利尿作用。ACE 抑制药则通过保留缓激肽而增加钠利尿作用。Ang Ⅱ 又能通过收缩入球小动脉，减少肾小球血流量与尿量。

## 三、肾素–血管紧张素–醛固酮系统与心血管疾病

RAAS 不仅与高血压的病理有关，而且与心肌肥厚、心力衰竭、动脉粥样硬化、肾小球硬化等多种心、肾疾病的病因学与发病学有直接关系，也与心血管老化、寿命相关。因此，阻滞 RAAS 可成为多种心血管疾病、肾脏疾病及衰老的治疗策略。

### （一）高血压[1,31,33]

RAAS 与肾血管性高血压的发病学关系密切。Goldblatt 肾性高血压模型的特征之一是血浆肾素活性（PRA）与 Ang 升高，这也是诊断肾性高血压的指标之一。肾素抗体、肾素抑制药或 ACE 抑制药能有效防治肾性高血压，也表明 RAAS 与肾性高血压的病因发病学有关。这是因为肾缺血产生肾素，导致肾素转化产生 Ang Ⅰ，继而产生 Ang Ⅱ，其可收缩血管，释放醛固酮，增加血容量，刺激中枢与外周交感神经，释放或增敏去甲肾上腺素作用，升高血压。

其他肾病有关的高血压也有 RAAS 参与。例如，急性肾小球肾炎引起的高血压，患者血中 Ang 升高。慢性肾盂肾炎引起的高血压，肾血管多有增生与狭窄，可导致肾缺血与 RAAS 功能亢进。原发性高血压患者的肾素水平变化大，有增高，则为高肾素型；若正常，为正常肾素型；有降低，则为低肾素型。曾有人倡议以此分型进行选药治疗，但是肾素在同一患者也有变化，且 ACE 抑制药对各型患者疗效无明显差别，因此高血压患者肾素水平无治疗意义。

脂肪组织 RAAS 与肥胖型高血压有关。研究表明，小鼠脂肪组织局部血管紧张素原过表达可导致血液循环血管紧张素原升高、血压升高。食物引起的肥胖型高血压动物，其内脏脂肪的血管紧张素原表达升高。氯沙坦对肥胖型高血压大鼠的降压作用更加明显。肥胖型高血压大鼠的血管收缩反应增强，而舒张反应减弱，可能与血压升高有关。肥胖、脂肪组织血管紧张素原、血压循环血管紧张素原与血压的关系也在肥胖型高血压患者中得到证实。

## （二）充血性心力衰竭[1]

充血性心力衰竭常伴有 RAAS 功能亢进与交感神经张力增高，这本是机体维持组织器官供血的代偿功能，是心力衰竭时肾血流与灌注压下降，刺激球旁细胞释放肾素的结果，也与肾血流减少，远曲小管中的 $Na^+$ 降低时致密斑被激活有关。肾素水平增高，导致 Ang I 、Ang II 增高，进而促进血管收缩和醛固酮释放，后者增加水钠潴留、血容量与回心血量，在心力衰竭早期可代偿性稍增加心排血量，但是收缩血管引起的心脏后负荷增加，以及与血容量增加引起的前负荷增加，随即抵消了心排血量的代偿性增加，并且可加剧心力衰竭，形成恶性循环（图 5-10）。

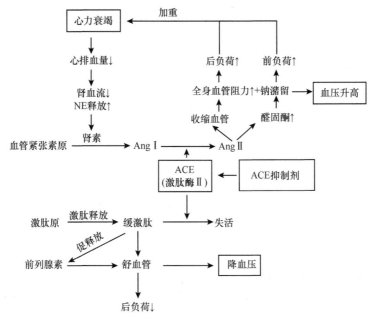

图 5-10　肾素–血管紧张素系统及激肽释放酶–激肽–前列腺素系统对心力衰竭与高血压的影响及 ACE 抑制药的作用部位示意图[1]

## （三）动脉粥样硬化与心血管重构[1,31,33,34]

Ang II 与 Ang III 作用于肾上腺皮质 $AT_1$ 受体促进醛固酮释放，除增加水钠潴留作用外，醛固酮也有促进心肌间质增生/肥厚与重构的作用；又通过 Ang II 激活 $AT_1$ 受体引发的多途径作用促进动脉硬化与心血管重构。首先通过促进多种生长因子基因的表达促进细胞生长，如血小板衍生生长因子（PDGF）、表皮生长因子（EGP）、转化生长因子 β（TGF-β）、血小板激活因子（PAF）等的基因表达。又能激活多种细胞内的信息转导过程，如丝裂原激活蛋白激酶（MAPK）、酪氨酸激酶、各种转录因子等，在心脏参与心肌肥厚与重构；在血管参与血管增厚与动脉粥样硬化；在肾脏参与肾小球血管硬化。Ang II 也能通过 $AT_1$ 受体增加纤溶酶原激活物抑制剂-1（PAI-1），进而促进血栓形成、动脉粥样硬化发展。Ang II 又能通过激活 NADH/NADPH 氧化酶与黄嘌呤氧化酶等产生超氧阴离子与 $H_2O_2$，进而使 NO 失活，血压升高；同时诱导产生核因子 κB（NF-κB），引发炎症与黏附分子的产生，导致或加重心血管损伤，促进动脉粥样硬化的发展。最近研究表明，血管外膜局部脂肪组织 RAS 异常也参与动脉粥样硬化的发生发展。

另外，RAAS 与胰岛素抵抗、糖尿病有关，因为 Ang Ⅱ 可通过 $AT_1$ 受体改变脂代谢，影响胰岛素敏感性及脂肪细胞分化，而 $AT_1$ 受体阻断药则可以改善胰岛素敏感性，促进脂肪细胞分化，防止糖尿病的发生[33,35]。RAAS 还在糖尿病肾病、肾小球肾炎等慢性肾脏疾病的发生发展中起重要作用；阻断 RAAS 可以阻止这些疾病的进展[36]。而且，实验显示，血管、心脏、肾脏等的老年性改变与高血压性改变非常类似，RAAS 在其中起重要作用；$AT_1$ 受体基因敲除可延长小鼠寿命；长期使用 RAAS 抑制药可延长动物寿命。这些均说明 RAAS 与心血管老化、寿命密切相关[37,38]。

# 第二节　血管紧张素转化酶抑制药

血管紧张素转化酶（ACE）抑制药是现今治疗高血压与心力衰竭的主要有效药物。此外，还有抗心肌缺血、保护血管内皮细胞、纠正血脂紊乱、抗动脉硬化和保护肾脏等作用。从 1981 年第一种口服有效的药物卡托普利批准应用以来，现已批准上市的 ACE 抑制药至少有 18 种。这些 ACE 抑制药的英文名词根为 "-pril"（普利），因此也称普利类药物。不同的 ACE 抑制药有共同的药理学作用。由于化学结构的差异，它们在药动学、用法与作用效能等方面有所不同。

# 一、化学结构与分类[1]

## （一）ACE 抑制药的化学结构与构效关系

根据 ACE 的活性部位模型（图 5-11），有 2 个 "必需结合点"，其中 1 个是含锌离子（$Zn^{2+}$）的，是 ACE 抑制药有效基团的作用部位。现有的 ACE 抑制药的化学结构有 3 类（图 5-12）：①含有与 $Zn^{2+}$ 结合的巯基（—SH），如卡托普利、阿拉普利（alacepril）与左芬普利（zofenopril）；②含有与 $Zn^{2+}$ 结合的羧基（—COO⁻），如赖诺普利；③含有与 $Zn^{2+}$ 结合的次膦酸基（—POO⁻），如福辛普利。另有至少 1 个 "附加结合点"。ACE 抑制药与 $Zn^{2+}$ 结合的强度及与 "附加结合点" 结合的数目和亲和力决定其作用强度和作用持续时

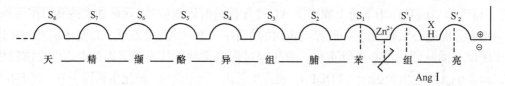

图 5-11　ACE 活性中心与 Ang Ⅰ 和抑制药卡托普利结合示意图[1]

$S_1'$ 与 $S_2'$ 为必需结合点，在此切去 Ang Ⅰ 的 C 端 2 个氨基酸，$S_1 \sim S_8$ 为 ACE 的附加结合点

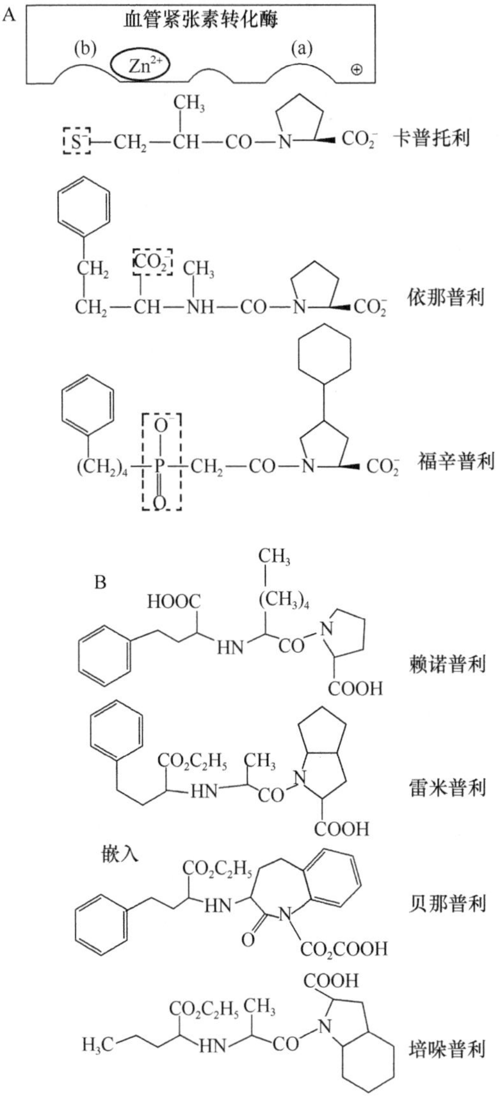

图 5-12　主要 ACE 抑制药的化学结构及其与 ACE 结合部位示意图[1]

A. 显示含 S⁻、COO⁻、POO⁻ 3 类 ACE 抑制药与 ACE 结合部位：（a）必需结合部位，（b）附加结合部位；B. 其他几种重要
ACE 抑制药的化学结构

间。ACE 抑制药的共同基本作用是与 ACE 的活性部位 $Zn^{2+}$ 结合，使之失活。一般而言，含羧基与含次膦酸基的 ACE 抑制药比含巯基的 ACE 抑制药与 ACE 结合较牢固，故作用也较强、较持久（表 5-1）。

### （二）活性药与前药

ACE 抑制药的活性形态是与酶的 $Zn^{2+}$ 结合的基团必须为巯基（—SH），如卡托普利；或为羧酸（—COOH），如赖诺普利。但是许多 ACE 抑制药为前药（prodrug），如依那普利等含有—$COOC_2H_5$，必须在体内转化为羧酸，称为依那普利拉（enalaprilat），才能起作用。同理，福辛普利其—POOR 必须转化为—POOH，为福辛普利拉（fosinoprilat）才能起作用（表 5-1）。故进行 ACE 抑制剂的体外实验须用其活性型，才能观察到其药理活性。

表 5-1　临床应用的 ACE 抑制剂的特点一览表[1]

| 名称 | 商品名 | 基团 | 前药 | $IC_{50}$ （nmol/L） | 起效/持续 （h） | 利用度 （%） | $t_{1/2}$ （h） | 剂量 （mg/次） | 次/日 | 排泄器官 |
|---|---|---|---|---|---|---|---|---|---|---|
| 含巯基（—SH）或硫基（—SR）类 | | | | | | | | | | |
| 卡托普利[a] | 开博通 | —SH | 不是 | 23~35 | 0.5/6~12 | 75~91 | 1.7 | 6.25~50 | 2~3 | 肾 |
| 阿拉普利 | | —SR | 是 | — | 1.5/24 | — | 8 | 12.5~50 | 2 | 肾 |
| 佐芬普利 | | —SR | 是 | 8 | 1/18~24 | — | | 30~60 | 1~2 | 胆,肾 |
| 含羧基（—COO⁻）类 | | | | | | | | | | |
| 贝那普利[a] | 洛汀新 | —COOR | 是 | 2.0 | 1/>24 | 37 | 10[b] | 5~20 | 1~2 | 肾 |
| 西拉普利 | Inhibace | —COOR | 是 | 0.61 | 1~2/24[b] | — | 9 | 2.5~10 | 1 | 肾 |
| 地拉普利 | | —COOR | 是 | 40 | 1~2/ 16~24 | | 1.3 | 7.5~30 | 1~2 | 肾 |
| 依那普利[a] | Vasotec | —COOR | 是 | 1~5.2 | 1/24 | 40~60 | 11[b] | 2.5~20 | 1~2 | 肾 |
| 赖诺普利[a] | Zestril | —COOH | 不是 | 1.7 | 2~3/24[b] | 25 | 12 | 2.5~20 | 1 | 肾 |
| 莫西普利[a] | Univas | —COOR | 是 | 1~2.6 | 1.5/24 | 13~20 | 2[b], 9 | 5~40 | 1 | 肾 |
| 培哚普利[a] | Aceon | —COOR | 是 | 2.4 | 1~2/24 | 10~70 | 3[b], 10 | 4~8 | 1 | 肾 |
| 喹那普利[a] | Accupril | —COOR | 是 | 3 | 1/24 | >60 | 2 | 5~40 | 1~2 | 肾 |
| 雷米普利[a] | Altace | —COOR | 是 | 1.5~4.2 | 1~2/24 | 54~65 | 13~17 | 2.5~10 | 1 | 肾 |
| 螺普利 | Renpress | —COOR | 是 | 0.81 | 1.5/24 | — | 2 | 3~10 | 1 | 胆,肾 |
| 群多普利[a] | Mavik | —COOR | 是 | — | 4/24[b] | 10[b], 70 | 10[b] | 0.5~8 | 1 | 肾 |
| 含次膦酸基（—POO⁻）类 | | | | | | | | | | |
| 福辛普利[a] | Monopril | —POOR | 是 | 11 | 1/24 | 32~36 | 12 | 10~40 | 1 | 胆,肾 |

　　a 主要药。

　　b 活性代谢物。

# 二、基本药理作用

## （一）阻止 Ang Ⅱ 的生成[1]

　　如上所述经 ACE 生成的 Ang Ⅱ 是收缩血管、刺激醛固酮释放、增加血容量、升高血压与促心血管肥大增生的强大因素。ACE 抑制剂阻止 Ang Ⅱ 的生成，即能阻止上述作用的产生，有利于高血压、心力衰竭与心血管重构的防治（图 5-10）。

## （二）保存缓激肽的活性（缓激肽–NO 途径）[1,10]

　　ACE 抑制药阻止 Ang Ⅱ 生成的作用，不是其药效学的唯一机制。因为在动物实验与临床发现长期用 ACE 抑制药降血压时，尽管降压作用持续，但血浆 Ang Ⅱ 水平可恢复正常，表明其降压作用与血浆 Ang 变化无平行关系。现已知除 ACE 转化 Ang Ⅰ 为 Ang Ⅱ 外，人类心血管中富有的糜酶也能将 Ang Ⅰ 转化为 Ang Ⅱ。即使最大治疗剂量的 ACE 抑制药（如卡托普利 150mg/d）也不能阻断 Ang Ⅱ 生成的全部来源，这与 ACE 抑制药不能抑制糜酶途径等有关。但是，研究发现糜酶抑制药不影响血压水平，提示糜酶在血压调节中不重要[10]。然而，发现激肽 $B_2$ 受体阻断药 HOE140 能阻止雷诺普利的降血压与抗心肌肥厚等作用，表明 ACE 抑制药保存缓激肽的作用有其重要性（图 5-10）。缓激肽能激活激肽 $B_2$ 受体，进而激活磷脂酶 C（PLC），产生 $IP_3$，释放细胞内 $Ca^{2+}$，激活 NO 合酶，产生 NO，称为缓激肽-NO 途径。胞内 $Ca^{2+}$ 增加，也激活细胞膜上的磷脂酶 $A_2$（$PLA_2$），诱生前列环素（$PGI_2$）。NO 与 $PGI_2$ 都有舒血管、降血压、抗血小板聚集及抗心血管细胞肥大增生与重塑的作用。

### （三）作为激肽受体的变构增强剂[1,39]

ACE 抑制药的有益作用，不仅来源于它对 ACE（激肽酶 II）的抑制进而阻止 Ang II 生成和保存缓激肽的作用（图 5-10），而且还来源于它对激肽 $B_1$、$B_2$ 受体及其信号转导途径的影响（图 5-13）。实验研究显示，ACE 抑制药可增强缓激肽对 $B_2$ 受体的作用，增加 NO 等释放。ACE 抑制药通过引起 ACE 构象改变，传递给细胞膜上异二聚体结合的 $B_2$ 受体，以增强 $B_2$ 受体的功能，因此，ACE 抑制药可发挥 $B_2$ 受体变构增强剂的作用。ACE 抑制药也可以是 $B_1$ 受体的变构激动剂，直接作用于 $B_1$ 受体的第二个细胞外环锌结合序列（HEAWH）。当 ACE 抑制药增强 $B_1$、$B_2$ 受体信号转导功能时，即增强 NO 生成。$B_2$ 受体信号增强时，激活内皮型一氧化氮合酶（eNOS），产生短时 NO 升高；而 $B_1$ 受体信号增强时，则激活诱导型一氧化氮合酶（iNOS），引起持续的 NO 升高。这些功能与 ACE 抑制药可对各种心血管疾病发挥多效性治疗作用有关。

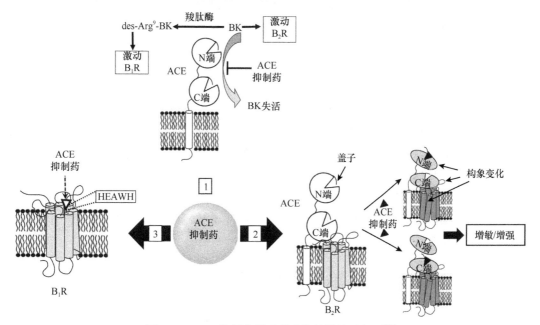

图 5-13 ACE 抑制药增强激肽信号转导示意图[39]

1，ACE 抑制药阻断缓激肽（BK）降解失活，使 BK 增加，从而增强激肽 $B_2$ 受体（$B_2R$）的信号转导；长时 BK 堆积经羧肽酶 M 或 N 途径生成 des-Arg$^9$-BK，从而增强激肽 $B_1$ 受体（$B_1R$）的信号转导。2，人类 ACE 在细胞膜上与 $B_2R$ 形成异二聚体。晶体结构显示，ACE 的 N 端和 C 端区域共有 2 个活性位点，表面有盖子（lid），以限制底物或抑制药的进入。ACE 抑制药通过与 ACE 活性位点结合，引起 $B_2R$ 构象变化，从而增强 $B_2R$ 信号转导。3，ACE 抑制药是 $B_1R$ 的直接变构激动剂。HEAWH，第 2 细胞外环

### （四）保护血管内皮细胞与抗动脉粥样硬化作用[1,40]

动物实验与临床研究表明多种 ACE 抑制药有保护血管内皮细胞的作用，能逆转高血压、心力衰竭、动脉硬化与高血脂引起的内皮细胞功能损伤，恢复内皮细胞依赖性的血管舒张作用；还能保护家兔主动脉与肺动脉内皮细胞对抗自由基损伤，防止血管内皮细胞损伤时乙酰胆碱（ACh）舒张血管的作用反转为收缩作用。多种 ACE 抑制药在动物实验表现为抗动脉粥样硬化作用。雷米普利对高胆固醇食物饲养的家兔有防止动脉粥样硬化的作用，同时降低血浆脂质过氧化水平，提示与抗氧化作用有关。离体心脏与血管实验表明，含—SH 的卡托普利与不含—SH 的雷米普利酸、赖诺普利都有对抗自由基损伤心脏与血管的作用，这可能是通过保存缓激肽（BK）、释放 NO 产生的抗氧化作用实现的。雷米普利的抗动脉粥样硬化作用也得到临床 HOPE 研究证实[40]。

### （五）抗心肌缺血与心肌保护作用[1]

ACE 抑制药在动物实验中有抗心肌缺血/心肌梗死作用，能减轻心肌缺血再灌注损伤引起的心律失常，但在临床上不能肯定其抗心绞痛作用。动物实验结果显示它也能保护心肌，对抗自由基的损伤。其心肌保护作用的机制尚无定论。动物实验结果表明雷米普利有增强缺血预适应与产生延缓期药理学预适应的心血管保护作用。大鼠一次静脉注射 $50\mu g/kg$ 雷米普利，$24\sim48h$ 仍有抗自由基损伤心功能的作用，此作用可被 $B_2$ 受体阻断药、磷酸蛋白激酶（PKC）拮抗剂或 NO 合酶抑制药所抵消，提示此心肌保护作用由激肽 $B_2$ 受体、PKC 及 NO 合酶参与。临床资料表明，卡托普利能降低心肌梗死患者再梗死的危险性。

### （六）对胰岛素敏感性的影响[1]

卡托普利能降低高血压患者的血浆胰岛素水平，增加对胰岛素的敏感性。由于高胰岛素血症对心血管有害，此作用有其特殊的临床价值。曾认为此作用可能是含有—SH 的卡托普利所特有的，但随后发现不含—SH 的依那普利、培哚普利、替莫普利（temocapril）对高血压患者与咪达普利（imidapril）对肥胖大鼠也有此作用。有报道喹那普利还能增强高血压患者胰岛素的舒张血管作用。但是近有报道群多普利不能增敏胰岛素在 2 型糖尿病患者的降糖作用；也有报道卡托普利与依那普利不能增敏胰岛素对高血压患者的作用。结果不一，原因待查。

# 三、临床应用与药效学[1,40]

### （一）治疗高血压

ACE 抑制药为有效的抗高血压药。其降压效果与其他降压药相似。轻中度高血压患者单用 ACE 抑制药能使舒张压降低 20%。多数轻中度高血压患者单用 ACE 抑制药即可控制血压。加用利尿药增效，即使加服 6.25mg 小剂量氢氯噻嗪，对轻中度高血压的疗效也可提高 20%～25%，比加大 ACE 抑制药的剂量更有效。利尿药增强 ACE 抑制药疗效的机制在于它能阻止诱导产生的使其失效的 Ang II，而 ACE 抑制药又能对抗利尿药通过排钠诱导产生肾素与 Ang Ⅱ 增高的作用。ACE 抑制药与钙通道阻滞药合用可消除钙通道阻滞药致踝部水肿的不良反应。ACE 抑制药对肾血管性高血压（因其肾素高）特别有效。ACE 抑制药对心、肾、脑等器官有保护作用，且能减轻心肌肥厚，阻止或逆转心血管病理性重构，这是这类药的优点。对伴有心力衰竭或糖尿病肾病的高血压患者，ACE 抑制药为首选药。

全球大型抗高血压临床试验和降血脂临床试验，即 ALLHAT 试验，比较了各类抗高血压药的有效性，该试验包含了 33 000 例高血压患者，5 年治疗研究结果表明，ACE 抑制药（赖诺普利，10～40mg/d）与利尿药（氯噻酮，12.5～25mg/d）、钙通道阻滞药（氨氯地平，2.5～10mg/d）类似，可同等程度降低冠心病事件的发生[41]。有些临床研究还显示，ACE 抑制药在降低心血管事件方面，优于其他抗高血压药。例如，一项纳入 6083 例老年高血压患者的 4.1 年治疗研究显示，ACE 抑制药和利尿药均可减少心血管事件，ACE 抑制药的作用更大[42]。

ACE 抑制药能通过减少 Ang Ⅱ 的产生，减弱 Ang Ⅱ 作用于神经末梢突触前膜释放去甲肾上腺素的效应，降低交感神经对心血管的张力，并加强副交感神经的张力。故在舒张血管时不引起交感神经兴奋，避免了其他血管扩张药降压后加快心率的副作用。

ACE 抑制药能舒张动脉与静脉，故能降低全身外周血管阻力，降低血压，还可通过减少 Ang Ⅱ 的生成，减少醛固酮的释放，从而减少血容量与水钠潴留，加强其降压作用。对健康人它不影响心率与心排血量；对心力衰竭的患者，则减慢心率，增加心排血量。ACE 抑制药能舒张大的心脑血管，增加血管顺应性，降低心脑血管阻力，增加心脑血流量；又能舒张肾脏的出球小动脉，降低肾小球滤过压，增加肾血流，不影响或稍增加肾滤过率。

### （二）治疗充血性心力衰竭与心肌梗死

大量临床观察证实 ACE 抑制药能降低心力衰竭死亡率，改善充血性心力衰竭预后（表 5-2），延长寿命，其作用胜过其他血管扩张药与强心药，为近代心力衰竭治疗的一大进展。ACE 抑制药能改善血流动力学和器官血液灌流，与利尿药合用是现在治疗心力衰竭最有效的方法之一。高血压伴有心力衰竭或心肌肥厚时，ACE 抑制药为首选药，因为它能最有效地阻止左心室肥大造成的心功能恶化。

**表 5-2　ACE 抑制药治疗充血性心力衰竭与心肌梗死的临床试验[1]**

| 临床试验（年） | 病例数 | ACE 抑制药 | 病例选择 NYHA 分级 | 治疗始起日 | 观察（月） | 结果 |
|---|---|---|---|---|---|---|
| 心力衰竭 | | | | | | |
| CONSENSUS2（1987） | 253 | 依那普利 | Ⅳ级 | | 6～12 | 死亡率（6个月）降低 40%，1 年降低 31% |
| SOLVD-Treat（1991） | 2 569 | 依那普利 | Ⅰ～Ⅲ级 | | 22～55 | 死亡率降低 21%，心力衰竭减轻 |
| SOLVD-Prevt（1992） | 4 228 | 依那普利 | Ⅰ～Ⅱ级无症状心力衰竭 | | 15～62 | 心力衰竭危险性降低 37% |
| V-HeFTⅡ（1991） | 804 | 依那普利 | Ⅲ级 | | 6～68 | 猝死率降低 36% |
| 心肌梗死后 | | | | | | |
| SAVE（1992） | 2 231 | 卡托普利 | 心力衰竭Ⅰ～Ⅱ级 | 3～16 | 24～60 | 死亡率降低 18% |
| AIRE（1993） | 1 986 | 雷米普利 | 心肌梗死后 | 3～10 | 6～15 | 死亡率降低 22% |

续表

| 临床试验（年） | 病例数 | ACE 抑制药 | 病例选择 NYHA 分级 | 治疗始 起日 | 观察 （月） | 结果 |
|---|---|---|---|---|---|---|
| SMILE（1995） | 1 556 | 佐芬普利 | 心肌梗死后心力衰竭 | <1 | 1.5 | 死亡率降低 25%，重度心力衰竭减少 46% |
| GISSI-3（1994） | 19 394 | 赖诺普利 | 心肌梗死后心力衰竭 | <1 | 1.5 | 死亡率降低 11% |
| ISIS-4（1995） | 58 050 | 卡托普利 | 心肌梗死后 | <1 | 1.0 | 死亡率降低 6% |
| TRACE（1995） | 1 749 | 群多普利 | 心肌梗死后心力衰竭 | 3～7 | 24～50 | 死亡率降低 25% |
| CCS-1（1995）中国 | 13 634 | 卡托普利 | 心肌梗死后 | <1.5 | 1.0 | 死亡率降低 5/1000 |

表 5-2 显示，大量临床资料证实 ACE 抑制药能降低心肌梗死的死亡率。仅 CONSENSUS2 观察依那普利对发生 24h 的心肌梗死、无心功能不全者 6 个月的存活率无改善。其他试验表明依那普利、卡托普利、雷米普利、赖诺普利、佐芬普利等均可使心肌梗死死亡率显著降低。另有包含 8290 例患者的临床研究表明，在常规治疗基础上，应用 ACE 抑制药对稳定型冠心病患者也有益处[43]。

### （三）治疗糖尿病肾病与其他肾病

糖尿病患者常并发肾脏病变，这是由于肾小球囊内压升高，损伤肾小球与肾功能。ACE 抑制药对胰岛素依赖型与非依赖型糖尿病患者均能改善或阻止肾功能的恶化，减轻蛋白尿，减轻肾小球滤过率的下降；而且对有无高血压的患者均有效。

对于伴有高血压的糖尿病患者，使用 ACE 抑制药可有效减少糖尿病肾病的发生，这一作用不依赖于其降压作用。大多数 2 型糖尿病患者同时伴有高血压，此时高血压是糖尿病肾病的重要危险因素。对于这种情况，早期有效应用 ACE 抑制药来降低血压是明智的选择，有助于预防和减轻糖尿病肾病的发生和进展，这一结论已被含 1204 例患者的临床研究所证实[44]。

先有研究发现 ACE 抑制药对糖尿病肾病有效，后来又发现它对其他原因（多囊肾例外）引起的肾功能障碍如高血压引起的肾功能不全、肾小球肾病、间质性肾炎、肾硬化有一定疗效，特别是能减轻蛋白尿。对轻中度肾功能减退的高血压伴糖尿病患者，ACE 抑制药的肾脏保护作用胜过利尿药、β 受体阻断药、钙通道阻滞药等其他降压药。故认为其肾脏保护作用与降压作用无关，而是其舒张出球小动脉的结果。因出球小动脉的张力主要受 AngⅡ控制，而且决定肾小球囊内压。ACE 抑制药可通过抑制 AngⅡ的生成而使出球小动脉舒张，从而降低肾小球囊内压，保护肾功能。AngⅡ受体阻断药氯沙坦对高血压性肾病有与依那普利类似的保护作用，支持这一见解。动物实验显示这一肾脏保护作用也有缓激肽的血流动力学参与。但对肾动脉阻塞或肾动脉硬化造成的双侧肾血管病，ACE 抑制药反而加重肾功能损伤。

动物实验表明，ACE 抑制药能改善多种实验性肾衰竭模型的肾功能，包括切除大部分肾组织，或用免疫学方法引起肾小球损伤，或用药物引起糖尿病。实验结果支持临床上见到的对多种肾病的疗效。

### （四）防治心肌肥厚与血管重构

心肌梗死与高血压会引起心室扩大与肥大和血管增生肥厚等心血管重构变化，对心血管的功能恢复与预后不利。动物实验与临床观察均证实 ACE 抑制药能防治心肌肥厚，且此作用不是其降压作用的结果。例如，高血压合并心肌肥厚的患者，用亚降压剂量的雷米普利 1.25mg/d，连服 6 个月，血压无明显降低，但是左心室肥大有明显改善。动物实验表明，雷米普利在不降压的小剂量减轻心肌肥厚的作用可被激肽 $B_2$ 受体阻断药所抵消，说明 ACE 抑制药的这一作用与缓激肽激活 $B_2$ 受体产生 NO 及前列腺素有关。这一作用能被维生素 E 增强，故有抗氧化作用参与。ACE 抑制药的抗心血管重构作用也与其减少 Ang Ⅱ 生成有关，因 Ang 有生长因子作用，能通过 $AT_1$ 受体激活 MAPK 与原癌基因表达，引起心肌肥厚与血管增生。

### （五）降低高危人群的心血管事件[40]

HOPE 研究评价了 ACE 抑制药雷米普利能否降低高危人群的心血管事件死亡率和发生率。该研究的高危人群为 55 岁以上，有冠心病、脑卒中或外周血管病史，或者糖尿病伴有至少 1 种心血管危险因子，先前没有考虑应用 ACE 抑制药，共 9297 例。对这一高危人群采用雷米普利 10mg/d 或者安慰剂治疗 5 年，发现雷米普利可降低心血管事件（心肌梗死、脑卒中）的发生率和死亡率[45]。HOPE TOO 研究在 HOPE 研究基础上，进一步评价了雷米普利延长治疗 2.6 年的作用，发现雷米普利的保护作用可以一直维持[40]。EUROPA 研究采用另一种 ACE 抑制药培哚普利，在 13 655 例高危人群中也得到了相似结论[46]。所以，ACE 抑制药适用于心血管疾病高危人群。

### （六）预防心房颤动[47]

一项荟萃研究总结了 ACE 抑制药和 $AT_1$ 受体阻断药对心房颤动的预防作用，该项分析包含了以往 11 项临床试验，56 308 例心力衰竭、血管疾病和高血压患者。结果表明，对左心衰竭、左心室肥厚患者，ACE 抑制药和 $AT_1$ 受体阻断药均可有效预防心房颤动的发生。

### （七）不同种类 ACE 抑制药的比较临床试验[40]

用于高血压的 ACE 抑制药主要有贝那普利、卡托普利、依那普利、福辛普利、赖诺普利、雷米普利、喹那普利、培哚普利、莫西普利、群多普利。用于心力衰竭的 ACE 抑制药主要有卡托普利、依那普利、福辛普利、赖诺普利、喹那普利、雷米普利、群多普利。已证明能够改善心肌梗死后生存的 ACE 抑制药为赖诺普利、雷米普利。至少 2 项大型临床研究表明，在急性心肌梗死患者中，比较不同 ACE 抑制药的治疗效果，在降低死亡率和非致死性心脑血管病方面，雷米普利优于其他 ACE 抑制药。

## 四、差别与选药[1]

### （一）药动学差别与选药

ACE 抑制药的基本药理作用相同。其化学结构差异造成体内药动学的不同，构成了各种 ACE 抑制药的差异，包括是前药还是有效药，以及在吸收、生物利用度、半衰期、代谢与排泄途径、与血浆蛋白结合率等方面的差别。这些差异对剂量、用法与选药有重要影响。例如，大多数 ACE 为酯类前药，须在肝脏内代谢为酸才有效。故用于离体实验或需要直接起作用时，应选卡托普利、赖诺普利或依那普利拉、雷米普利酸等直接有效药。需长期服药者，可用作用持久的日服 1 次的依那普利、贝那普利、喹那普利、群多普利等。由于 ACE 抑制药脂溶性等理化性质的不同，口服吸收速度、吸收率、生物利用度及其与血浆蛋白结合率不同，反映药物起效时间的有效药达峰时间也有差异。例如，卡托普利为含有—SH 基团的有机酸，在消化道吸收快，生物利用度较高，本身为有效药，故其有效药达峰值的时间最短，起效最快。

### （二）ACE 抑制药的代谢排泄差异与选药

ACE 抑制药的酯类前药经过肝脏代谢转化为有活性的弱有机酸，其中与血浆蛋白有一定结合率的药物（如卡托普利、依那普利与雷米普利）均主要通过阳离子泵机制从肾小管排泄。相反，赖诺普利与血浆蛋白结合率很低，主要经肾小球滤过。福辛普利、螺普利则经胆与肾双通道排泄。肾功能不全与心力衰竭患者应用经肾脏排泄的药物时应减量或用双通道排泄的药物。老年人的肾功能减退，应用经肾脏排泄的 ACE 抑制药的血浓度常偏高，故应考虑用小剂量。

### （三）不良反应与选药

ACE 抑制药的不良反应可概括为 3 类：①非特异性不良反应，如恶心、腹泻等消化道反应及头痛、头昏、疲倦等中枢神经系统反应。不同的 ACE 抑制药不良反应发生率无明显差别，故对选药无影响。②与抑制 ACE 的药理作用相关的不良反应，不同药物基本不良反应相同，但因作用强度不同，不良反应也稍有差别，对选药有所影响。③与化学结构相关的不良反应，对选药影响较大。分述后两者如下。

**1. 与抑制 ACE 的药理作用相关的不良反应**

（1）首剂低血压：口服吸收快、生物利用度高的药物，首剂低血压较多见。以卡托普利为例，约 3.3% 的患者首次服用 5mg 后平均动脉压降低 30% 以上。口服吸收慢、生物利用度低的药物如赖诺普利首剂低血压少见。据报道喹那普利引起直立性低血压与首剂低血压的发生率均比卡托普利或依那普利低，且增大剂量不会明显增加不良反应。

（2）咳嗽：无痰干咳是 ACE 抑制药较常见的不良反应，西方报道发生率为 6%～12%，东方人尤其是女性、不吸烟者与老年人更高，是被迫停药的主要原因之一。偶尔有支气管痉挛性呼吸困难，可不伴有咳嗽。吸入色甘酸钠可以缓解。咳嗽与支气管痉挛的原因可能是 ACE 抑制药使缓激肽蓄积的结果，也可能与前列腺素、P 物质等的蓄积有关。近有报道，咳嗽的发生与缓激肽 $B_2$ 受体基因的多态性有关。在 -58 位为胸腺嘧啶（T）型者咳嗽发生率高于胞嘧啶（C）型者。不同 ACE 抑制药引起咳嗽有交叉性，但发生率稍有不同。有报道依那普利与赖诺普利咳嗽的发生率比卡托普利高，而福辛普利较低。

（3）高血钾作用：由于 ACE 抑制药能减少 AngⅡ生成，依赖 AngⅡ排钾的醛固酮减少，因此血钾可以升高，在肾功能障碍的患者与同时服用保钾利尿药的患者更多见。不同 ACE 抑制药对血钾的影响相似，据报道福辛普利在慢性肾衰竭患者中引起的高血钾较其他 ACE 抑制药轻。

（4）降血糖作用：由于 ACE 抑制药特别是卡托普利能增强对胰岛素的敏感性，常伴有降血糖作用，对胰岛素依赖型与非胰岛素依赖型糖尿病患者均有此作用。用药时宜留意。

（5）肾功能损伤作用：在卡托普利应用的早期报道中有将患者原有的肾功能障碍误认为药物对肾功能的损伤。实际上这类药对肾脏的损伤是有条件的，即对肾动脉阻塞或肾动脉硬化造成的双侧肾血管病，ACE 抑制药能加重肾功能损伤，升高血浆肌酐浓度，产生氮质血症。这是因为 Ang Ⅱ 是通过收缩出球小动脉维持肾灌注压所必需的。ACE 抑制药舒张出球小动脉，减低肾灌注压，以致肾滤过率降低与肾功能受损甚至产生肾衰竭，但停药后常可恢复，故可用作检测严重双侧肾血管病的诊断指标。偶有不可逆性肾功能减退发展为持续性肾衰竭者，应予以注意。不同 ACE 抑制药对肾功能的影响有无差别尚未阐明。

（6）妊娠与哺乳：ACE 抑制药用于妊娠的第二期和第三期时，可引起胎儿畸形、胎儿发育不良甚至死胎。在妊娠第一期内服药虽尚无损伤胎儿的报道，但为慎重计，一旦证实妊娠，应立即停药。有些亲脂性强的 ACE 抑制药如雷米普利与福辛普利在乳汁中分泌，故哺乳期女性忌服。据报道贝那普利在乳汁中分泌量微，哺乳期女性可不忌服。

（7）血管神经性水肿：可发生于唇、舌、口腔、鼻部与面部其他部位，偶尔可发生于喉头，可威胁生命。血管神经性水肿发生的机制与缓激肽或其代谢产物有关。虽多发于用药的第一个月，但也可发生于服药很久以后。一旦发生应停药。

**2. 与化学结构相关的不良反应**　含有—SH 基团的卡托普利有味觉障碍、皮疹与白细胞缺乏等与其他含—SH 药物（如青霉胺）相似的反应。味觉障碍可能是 ACE 抑制药与锌结合的结果。皮疹多为瘙痒性皮疹，常发生于用药几周内，继续服药常可自行消退。服用卡托普利的皮疹发生率比其他 ACE 抑制药要高，且不交叉发生。白细胞缺乏症仅见于肾功能障碍患者，特别是有免疫障碍或用免疫抑制药患者。这不是过敏反应。不含—SH 基团的 ACE 抑制药无此反应。

# 五、主要的血管紧张素转化酶抑制药[1]

## 卡托普利（captopril；开博通，Capoten）

卡托普利是第一个口服有效的 ACE 抑制药，用于治疗高血压、充血性心力衰竭与心肌梗死后的心功能不全、糖尿病肾病及其他肾病，预防心肌梗死的再发作等，疗效肯定。该药积累的文献与经验最多。

**1. 药动学**　卡托普利为有机酸，胃内可吸收小部分，口服后 15min 即可测出血药浓度，口服吸收良好，但受食物影响：空腹服用吸收口服量的 60%～75%，餐后服用则吸收减半。大部分在小肠吸收，服药后 0.8～0.9h 血药浓度达到血药浓度峰值 0.8～1.9mg/L。25%～30% 心力衰竭患者一次口服 25mg 后 1.4h 血药浓度达峰值（约 120ng/ml）。有效血药浓度约为 50ng/ml，血浆半衰期（1.9±0.5）h，肾功能损伤者延长。

除脑组织外，卡托普利可分布于全身。分布容积为 313～371ml/min。哺乳期女性服药后乳汁中分泌极少。据测定当连续服用达稳态血药浓度 713ng/ml 时，乳汁中仅 4.7ng/ml。20%～30% 与血浆蛋白结合。中毒时可用血液透析消除，4h 可清除药量的 40%。

卡托普利约 50% 在人体进行代谢。小部分在肝肾进行甲基化，大部分在血中氧化为二硫化物而失活，但此氧化型的代谢物可在组织中再还原为有活性的状态，在肾脏、肺血管等部位抑制局部 ACE。这可以解释肾、肺血管等组织中 ACE 受卡托普利抑制时间远比血浆中长的现象，也是其降压作用时间远较其血浆半衰期长的原因。卡托普利主要经肾脏排泄，粪便中排泄约 16%。其排泄快，其中 50% 以原型排出，其余代谢为卡托普利的二硫化物排泄。主要经肾小管分泌，部分经肾小球过滤。清除率为（12.7±3.0）ml/（min·kg）。同服丙磺舒可降低肾清除率，提高血药浓度 14%。肾功能障碍时排泄减慢，血浆半衰期延长，血药浓度升高。尿毒症患者血药与代谢物浓度可比正常人高 3~7 倍。

**2. 药理作用**

（1）直接抑制 ACE 的作用：卡托普利不是前药，因含有—SH 基团，能直接抑制 ACE。在体外抑制 ACE 活性 50% 的有效量（$IC_{50}$）为 23~35nmol/L。大鼠体内抑制 Ang I 升压反应 50% 的静脉注射量为 20μg/kg，在犬为 37μg/kg。抑制 ACE 导致人血浆中 Ang II 与醛固酮减少，通过反馈使血浆中肾素活性增高。

（2）对激肽–NO 与前列腺素途径的作用：卡托普利抑制 ACE 的另一结果是使激肽免遭失活。卡托普利能通过增加缓激肽作用于 $B_2$ 受体产生 NO、$PGI_2$ 与前列腺素 $E_2$（$PGE_2$），舒张血管，这是其降压机制之一。阿司匹林等环加氧酶抑制药可抑制前列腺素（PG）的产生，并减弱其降压作用。卡托普利有抗血小板作用，与其产生 NO 与前列腺素有关。

（3）降压作用与抗心力衰竭作用：卡托普利降压作用起效快。口服后 30min 开始降压，1h 达高峰。其降压效果与患者的 RAS 活性状态有关。服药前肾素水平高或用低盐饮食抑或服用利尿药者，其降压作用强。降压作用持续 8~12h，远比血浆中抑制 ACE 的作用长。而与组织中 ACE 受抑制时间相吻合。故其降压作用远较其血浆半衰期为长。

（4）抗心肌肥厚作用：卡托普利与其他 ACE 抑制药均有防治左心室肥大的作用。高血压增加左心室负荷，虽可引起左心室肥大，但 ACE 抑制药的这一作用与其降压作用无平行关系。例如，利尿药与肼屈嗪（hydralazine）、米诺地尔（minoxidil）等舒血管药能控制高血压，但不能减轻左心室肥大，甚至还能加重肥大。β 受体阻断药、钙通道阻滞药有与 ACE 抑制药相似的抗高血压疗效，但其减轻心肌肥厚的疗效不及卡托普利等 ACE 抑制药。ACE 抑制药抗心肌肥厚的作用机制是由缓激肽激活 $B_2$ 受体产生 NO 与前列腺素介导的（详见本章第二节）。

（5）清除氧自由基作用：卡托普利含有—SH 基团，有较强的自由基清除作用，对与自由基释放有关的心血管损伤如心肌缺血再灌注损伤有防治作用。

**3. 临床应用与评价**　　卡托普利已被批准用于治疗高血压、充血性心力衰竭与心肌梗死后的心功能不全及糖尿病肾病，还被批准用于预防心肌梗死的再发与糖尿病微蛋白尿。在 ACE 抑制药中它是应用范围最广泛、研究资料最多的一个，其疗效多经双盲法与安慰剂对照所肯定。

卡托普利对各期高血压都有效。单用的有效率超过 50%。疗效略高于利尿药，而与血管扩张药、β 受体阻断药、钙通道阻滞药相近。卡托普利 100mg/d 与依那普利 10mg/d 的疗效相似。考虑到其疗效可靠且毒副作用低，故可作为第一线抗高血压药。卡托普利与利尿药合用有协同作用，增强降压作用比单用任一种更有效，能提高有效率至 80% 以上，且其可以对抗长期应用利尿药引起的高血糖与高胆固醇血症。

与其他降压药相比，卡托普利及其他 ACE 抑制药有以下优点与特点：①能防止心肌与血管的病理性重构，改善心肌的顺应性与泵功能，延长充血性心力衰竭患者的寿命。②不减少心、脑、肾等重要器官的血流量，并可舒张出球小动脉，改善糖尿病肾病与其他肾病的肾血流。但也因此能减少肾血管病的肾小球过滤，可能使肾功能恶化（参见不良反应部分）。③与肼屈嗪等血管扩张药不同，无水钠潴留不良反应，反而能减少醛固酮释放与水钠潴留作用。与钙通道阻滞药合用时，可以缓解后者引起的水肿不良反应。④不影响心率与心排血量，因其能加强副交感神经张力，减弱交感神经末梢的递质释放，且在舒张动脉的同时也舒张静脉。卡托普利不干扰交感神经的反射功能，无直立性低血压副作用。⑤卡托普利降压作用较稳定，无耐受性，连续用药 1～2 年，降压疗效下降不明显。突然停药血压无反跳现象。⑥卡托普利无中枢副作用，不影响性功能，且能改善睡眠与情绪，改善生活质量，不仅优于其他血管扩张药，而且也可能优于依那普利。⑦卡托普利用于治疗糖尿病肾病，大量临床报道肯定此疗效，且对其他原因造成的肾功能减退也有效。⑧卡托普利及其所含—SH 基团能缓解患者对硝酸甘油的耐受性，为 ACE 抑制药所特有的作用。

卡托普利口服作用快。舌下含服时作用更快更强，只适合重症患者。它经肾脏排泄，其用量取决于肾功能。肾功能正常者可用 12.5～25mg/次，2 次/日，餐前 1h 口服。对肾功能轻度减退者（肌酐清除率 30～60ml/min），对老年人、充血性心力衰竭患者与反应敏感患者，第 1 日可试服 6.25mg，酌情逐渐加量。必要时可用到 50mg，日服 2 次。治疗肾病常需较大量，最大量为 150mg/d，超过此量，多不再增效。

**4. 药物相互作用**　卡托普利等 ACE 抑制药有保钾作用，故不可与保钾利尿药合用，因 $Na^+$ 对 RAS 有负反馈调节作用，而 ACE 抑制药在 RAS 水平高时才发挥高效，故应用低盐饮食，治疗中突然增加钠的摄入（如输生理盐水）会降低疗效。与利尿药合用则增效。吲哚美辛、阿司匹林等环加氧酶抑制药因能抑制前列腺素的生成，降低 ACE 抑制药的疗效，故不可合用。与小于 100mg/d 的阿司匹林同服，因抑制环加氧酶作用弱，对降压疗效影响较小。

**5. 不良反应**　卡托普利的毒副作用小，耐受性良好。小鼠静脉注射半数致死量（$LD_{50}$）为 1000mg/kg，小鼠与大鼠灌胃 $LD_{50}$ 为 6000mg/kg；亚急性毒性 50mg/kg 连用 1 个月无毒性表现，仅在 150mg/kg 与 450mg/kg 时发育延迟，血尿素氮升高。犬 225mg/（kg·d）连用 1 个月、猴 450mg/（kg·d）连用 3 个月后红细胞减少，血尿素氮升高。患者对卡托普利的耐受性良好。大量病例观察，有 5.8% 的患者因不良反应中断治疗。因其含有—SH 基团，较常见的是青霉胺样反应：皮疹、嗜酸性粒细胞增高、味觉异常或丧失。此外，还有咳嗽、中性粒细胞减少与肾脏反应（似膜性肾小球肾炎）。这些反应在高血压患者中的发生率比心力衰竭者高，可能与高血压患者用药时间较长、剂量较大有关。中性粒细胞减少在肾功能正常者少见，在肾功能障碍者则发生率增加，在有红斑性狼疮或硬皮病血肌酐升高者发生率可达 7.2%，应定期检测血象，有反应时应酌情停药。对心力衰竭患者，卡托普利常引起低血压，多无症状。为避免低血压应从小量（6.25mg）开始。

## 依那普利（enalapril，Vasotec）

**1. 药动学**　依那普利是含羧基酯的 ACE 抑制药。它是前药，在血浆和肝肾内代谢转化为有活性的二羧酸，即起效。口服吸收快，可达 60% 吸收，不受胃中食物的影响。生物利用度为 40%～60%。口服后约 2h 血药浓度达峰值，1h 后 ACE 开始被抑制，4～6h 达高峰。因与血浆蛋白结合很牢，体内可持续存在 30～35h。依那普利口服不吸收，只能注射用药。其血浆半衰期为 11h。依那普利与其二羧酸活性物体内分布广泛，能透过血脑屏障进入脑内。约 50%以二羧酸活性物形式在尿中排泄。肾清除率为 157ml/min，提示以肾小球过滤与肾小管分泌形式排泄。血液透析可清除 35%。

**2. 药理作用**　依那普利基本作用与卡托普利相似，具有以下特点：①长效。一次给药抑制 ACE 可持续 24h 以上。日服 1 次即可，也有临床试验采用日服 2 次。②强效。抑制 ACE 作用比卡托普利强 5～10 倍，故临床应用剂量小，心力衰竭患者可从 1.25～2.5mg 开始使用。③缓效。因系前药，在体内水解后才有效，故起效比卡托普利慢，口服后 1～2h 起效，4～6h 作用达高峰。

**3. 临床应用与评价**　依那普利是大规模试验中防治充血性心力衰竭病例最多的 ACE 抑制药（表 5-2）。其治疗高血压效佳。单用其降压有效率在不同病情为 50%～75%。与利尿药合用可增强疗效达 80%～95%，且可消除利尿药的低血钾等不良影响。依那普利治疗充血性心力衰竭的疗效，积累了大量的临床证据（表 5-2）。它能改善症状，延长寿命，使死亡率降低 18%～40%。作用长效，1～2 次/日，治疗心肌梗死与心力衰竭时开始可用 1.25～2.5mg 的小剂量，逐渐增加到 5mg。治疗高血压则剂量为 5～20mg，1～2 次/日。

据报道，依那普利有抗血小板聚集作用。体外实验有抑制腺苷诱导产生的血小板聚集的作用；高血压患者服药 4 周后血小板体外自发性聚集减少 15%。依那普利长期应用对血脂无不良影响，有报道它甚至可降低胆固醇。阿司匹林能减弱依那普利的降压效果。曾有报道认为它在改善患者生活质量方面不及卡托普利，但随后的临床报告认为两药无明显差别。

**4. 不良反应**　早期应用大量依那普利（40mg/d）与卡托普利（150mg/d）治疗心力衰竭的比较研究中，依那普利的不良反应（低血压、高血钾、降低肌酐清除率）比卡托普利多；随后减小剂量的不良反应与卡托普利相似，长期应用患者多能耐受。与卡托普利不同之处，因它不含—SH 基团，故无卡托普利的青霉胺样反应。味觉障碍罕见，皮疹与白细胞减少少见。可引起咳嗽，治疗心力衰竭时可引起低血压、头昏、头痛。因降低肾小球滤过压，肾血管堵塞患者容易发生肾功能损伤。据统计，高血压患者因不良反应停药者占 3.3%；心力衰竭患者停药达 5.7%。对易发生低血压与肾功能损伤的因素（如左心室功能障碍与心力衰竭、低血钠、正在服用利尿药者）应提高警惕。应注意从小剂量（1.25～2.5mg）开始用药，在密切观察下，无直立性低血压或头昏，血中尿素氮、肌酐不升高，电解质正常时，逐渐增加剂量到 5～10mg，日服 2 次。

## 赖诺普利（lisinopril，Zestril）

赖诺普利的化学结构与依那普利相似，是依那普利的赖氨酸同系物。所不同的是赖诺普利系羧酸，能直接抑制 ACE，而且与 ACE 结合很牢，故作用持久。

**1. 药动学**　赖诺普利亲水性较高，口服吸收较少（30%），且较慢，服药后 2～3h 起效，4～6h 血药浓度达峰值。口服吸收不受食物影响。生物利用度约 25%，与血浆蛋白结合不超过 10%。有效血药浓度的半衰期为 11.6h。服药 2～3 天可达到稳态血药浓度。它不在肝脏代谢，原型药经肾脏排泄。在肾功能减退患者、老年人与心力衰竭患者中清除减慢，药量应减少。ACE 抑制作用超过 24h。日服 1 次即可。

**2. 临床应用与评价**　赖诺普利抑制 ACE 的作用与持续时间比依那普利稍强，作用稍长。每日 2.5～20mg，一次服药即可。超过 20mg 药效不再增强。赖诺普利可单用抗高血压，其降低舒张压作用与 β 受体阻断药美托洛尔相似，而其降低收缩压的作用更强。与 β 受体阻断药抑制左心室功能相反，赖诺普利能增强左心室功能。它与噻嗪类利尿药合用有协同增效作用，且可抵消利尿药的低血钾作用。赖诺普利可与钙通道阻滞药合用抗高血压。治疗心力衰竭起始剂量为 1.25～2.5mg/d，可增加到 5～10mg/d。治疗高血压起始剂量为 2.5～5mg/d，可增加到 10～20mg/d。

**3. 不良反应**　患者对赖诺普利的耐受性好。ACE 抑制药一般的不良反应均可能发生，如咳嗽、低血钾、头痛、头昏、腹泻、血管神经性水肿等，国外报道发生率为 3.1%～6.2%。心力衰竭患者服用时可出现低血压。肾动脉堵塞患者可加重肾衰竭。

## 雷米普利（ramipril，Altace）

**1. 药动学**　雷米普利为前药，体内水解代谢为以羧基为活性基团的雷米普利拉（ramiprilat）。口服吸收快，服后 0.3～1h 血药浓度达峰值（52～62μg/L），口服后 1～2h 起效，6h 作用达高峰，生物利用度 54%～65%。雷米普利与血浆蛋白结合率为 73%，清除慢，它与心血管组织中的 ACE 结合更牢，结合后解离得更慢，故作用更持久，血浆半衰期 13～17h，作用持续超过 24h，日服 1 次即可。因亲脂性强，同位素标记的雷米普利动物体内试验显示多储存于肝、肾、肺与皮下组织中。可穿透血脑屏障进入脑组织，通过胎盘进入羊水与胎儿。在肝脏水解为雷米普利拉，继而代谢失活。原型在尿中排泄极少。有少量从乳汁分泌。

**2. 药理作用**　有下列特点：①强效。它与心肌和血管组织亲和力强，对组织中的 ACE 抑制力比依那普利等更强。②保护血管内皮细胞作用更强。动物实验与人体资料表明雷米普利有保护血管内皮细胞作用。在高血脂动物模型中显示出抗动脉硬化作用。③亚降压剂量有抗心肌肥厚作用。大鼠实验显示雷米普利每天 10～100ng/kg 不降低血压，但可阻止主动脉狭窄引起的高血压性心肌肥厚，此作用可被激肽 $β_2$ 受体阻断药 HOE140 所阻断，而且能被维生素 E 所增强。

**3. 临床应用与评价**　①雷米普利治疗高血压与心力衰竭效佳。开始第 1 周，日服 1 次 1.25mg，逐渐增到每日 2.5～7.5mg。②对心肌梗死并发心力衰竭效佳。一项多中心研究（AIRE）观察 2006 例患者，心肌梗死后 3～10 天服用雷米普利能使心肌梗死早期并发心力衰竭患者的死亡率降低 22%。

## 贝那普利（benazepril；洛汀新，Lotensin）

**1. 药动学**　贝那普利为强效、长效的体内水解为羧基的前药。口服吸收快，30min 后血药浓度达峰值，口服后 1h 起效，约 4h 作用达高峰。血浆消除呈双相：初期消除半衰期为 3h，末期消除半衰期为 24h。贝那普利基本上在肝脏中水解为贝那普利拉起效，血浆中浓度峰值时间为 1.25h。体内大部分代谢失活，经肾脏排泄的活性成分不到 1%。部分贝那普利经胆道排泄，轻中度肾功能减退对其血药浓度影响不大。肝硬化患者血药浓度倍升，但转化贝那普利不受影响。哺乳期女性乳汁中含贝那普利与贝那普利拉分别为 2pmol/g 与 5pmol/g，与血浆中（分别为 852pmol/g 与 1614pmol/g）相比，微不足道，而且贝那普利拉在消化道不被吸收，故认为对母乳喂养婴儿安全。

**2. 药理作用**　贝那普利有以下特点：①强效；贝那普利体外抑制 ACE 的 $IC_{50}$ 为 2nmol/L，相当于雷米普利，比依那普利与赖诺普利强。②长效；作用持续 24h 以上，日服 1 次即可。③能增加心排血量，降低右房舒张末压与肺动脉楔压，即心脏的前负荷。④更突出的是增加肾血流量与促进排钠，改善肾功能。这是它治疗肾衰竭的基础。

**3. 临床应用与评价**　贝那普利治疗高血压与心力衰竭有效，应由小剂量开始，逐渐增量。疗效与依那普利相似或稍强。双盲法安慰剂对照的临床观察结果表明贝那普利对多种慢性肾衰竭（包括肾小球肾病、间质性肾炎、肾血管硬化、糖尿病性肾病等）有治疗作用；3 年治疗与安慰剂比较，能降低由轻度肾衰竭发展到末期的危险性达 71%，中度衰竭发展到末期的危险性降低 46%；可以延长肾衰竭患者发展到必须进行血液透析的时间，但对多发性肾囊肿的肾功能损伤无效。贝那普利对肾脏是否有特异性保护作用尚未阐明。它与利尿药合用能增效，与其他心血管药合用无不良的相互作用，包括 β 受体阻断药、钙通道阻滞药、非固醇类抗炎药、抗凝药、洋地黄类等。

**4. 应用**　贝那普利治疗高血压与充血性心力衰竭的剂量为 5～10mg，每日 1 次，最大量 40mg/d。与 6.25mg 氢氯噻嗪合用可减量为 5mg 并增效。与硝苯地平合用可增强降压效果并减轻头痛与水肿不良反应。与 β 受体阻断药合用可增强治疗充血性心力衰竭的疗效。与钙通道阻滞药维拉帕米合用治疗肾衰竭，有报道可增强疗效。

## 培哚普利（perindopril，Aceon）

**1. 药动学**　培哚普利为含—COOR 的前药，口服吸收快；达到血药浓度峰值的时间因药量而不同：口服 4mg 后 0.5h 内达峰值；口服 8mg 后 2h 达峰值；口服 16mg 后约 3h 达峰值。吸收量的 20% 在体内代谢为有活性的培哚普利拉。培哚普利与其活性代谢物培朵普利拉的血浆半衰期分别为 3h 与 10h。其生物利用度为 60%～95%。体内表观分布容积为 313L，血浆蛋白结合率为 18%，与 ACE 结合率很高。健康老年人用药后体内 61% 转化为培哚普利拉，比健康青年人约高 1 倍，故老年人用量应减量。肝功能代偿好的肝硬化患者转化不降低。有报道华人口服培哚普利 4mg 后达到血药浓度峰值比白种人快而持续时间稍短。

**2. 临床应用与评价**　培哚普利体外抑制 ACE 的 $IC_{50}$ 为 2.4nmol/L，相当于雷米普利与贝那普利，稍强于依那普利与赖诺普利。培哚普利 4～8mg/d 的抗高血压疗效相当于依那普利 10～20mg/d 或高于卡托普利 25～50mg 每日 2 次。口服后 4h 抑制 ACE 活性达 90%，抑制 70% 的作用持续 24h 以上，故日服 1 次即可。有资料表明培哚普利能改善动脉的顺应性，逆转左心室肥大，减轻微白蛋白尿。与卡托普利和依那普利相比，培哚普利较少引起心力衰竭患者的首剂低血压反应。据福建高血压患者中对胰岛素不敏感者的研究报道，培哚普利能使之增敏，增加对糖的代谢。培哚普利在降血压时不会减少缺血性脑卒中患者的脑血流与肾血流。

## 福辛普利（fosinopril，Monopril）

福辛普利是第一个批准上市的含有次膦酸基（—POOR）的 ACE 抑制药，它是前药，可在体内转化为含有—POOH 活性基团的福辛普利拉。此活性基团与 ACE 的活性部位 $Zn^{2+}$ 结合发挥抑制作用。福辛普利的亲脂性很强，决定了它的某些药动学特点。

**1. 药动学**　口服福辛普利主要由回肠吸收，吸收量为口服量的 36%，生物利用度为 32%~36%。大部分（70%~80%）在肝脏与肠黏膜水解为福辛普利酸起效，达血药浓度峰值与降血压作用峰值时间均为 3~6h。因亲脂性强，与血浆蛋白结合达 95% 以上，致使其稳态分布容积较低（9.8L）。血浆半衰期 10~12h。福辛普利对心脑 ACE 抑制作用强而持久，对肾脏 ACE 抑制作用弱而短，表明其在心、脑分布多，在肾脏分布较少。福辛普利最大的药动学特点是由肝肾双通道排泄，即在肝或肾功能障碍时，可经另一通道排泄，因此肾脏病或衰老时的肾功能减退，较少影响其药动学。这与其他 ACE 抑制药不同。在轻中度肾功能不全（肌酐清除率 30ml/min）患者中，福辛普利连用 10 天不引起血药浓度积蓄。在肝硬化患者中服用 10mg/d 连续 14 天后血药浓度略增高，但无临床意义。故肝肾功能减退患者，一般不需减量，较少引起积蓄中毒，而依那普利和赖诺普利连用 10 天已有明显蓄积。福辛普利可经乳汁分泌，哺乳期女性忌用。

**2. 临床应用与评价**　福辛普利体外抑制 ACE 的 $IC_{50}$ 为 11nmol/L，比卡托普利高 1 倍。因血浆半衰期较长，每天口服 1 次即可。福辛普利口服后 3~6h 降压作用达到高峰，且作用缓和而持久。据报道福辛普利在改善心脏收缩与舒张功能方面比相应剂量的卡托普利或赖诺普利强，可能与它分布在心肌较多且亲和力较大有关。福辛普利引起咳嗽与高血钾的不良反应似乎较少。这些特点可能与其化学结构中含有次膦酸基有关。

福辛普利常用剂量是 10~20mg/d，超过 20mg 时，降压效果很少增高。治疗心力衰竭时应从小剂量试用，以免发生低血压反应。与利尿药合用时可减量增效。

## 群多普利（trandolapril，Mavik）

群多普利为前药，可在肝脏代谢为有活性的群多普利拉。后者与 ACE 亲和力强，结合后解离慢，故半衰期长，作用持久。口服后 4h 起效。母体的生物利用度为 10%，其活性代谢物的生物利用度为 70%。一次用药后完全抑制 ACE 活性可持续 24h，日服 1 次即可保持降压疗效。约 1/3 从尿排泄，2/3 从粪便排泄。

群多普利作用强大，其 0.5~4mg/d 的抗高血压疗效相当于依那普利 2.5~20mg/d、赖诺普利 10mg/d；其 2~4mg/d 的抗高血压疗效相当于阿替洛尔 100~200mg/d，或缓释的硝苯地平 40mg/d。加服利尿药或与钙通道阻滞药合用，疗效增强。除抗高血压外，群多普利对充血性心力衰竭与心肌肥厚均有效。心肌梗死后 3~7 天服用群多普利能改善左心室功能，降低死亡率。

## 喹那普利（quinapril，Accupril）

喹那普利为前药，可在体内代谢为喹那普利拉后起效。口服后 1h 起效，2~4h 达峰值。它的生物利用度为 60%，与高脂肪饮食同服能减慢吸收。半衰期仅 2h，但由于其与 ACE 结合很牢，降压疗效可持续 24h。肝内代谢后 60% 经肾脏排泄，37% 经粪便排泄。其 10~40mg/d 的抗高血压疗效与同等剂量的依那普利相当。喹那普利对充血性心力衰竭也有效，能改善运动耐力。

喹那普利还能改善血压正常的冠心病患者的血管内皮细胞功能。据临床研究认为其作用机制与抗氧化作用有关。Ang II 能促进线粒体产生氧自由基，使内皮细胞产生的 NO 失活，损伤血管舒张功能。喹那普利能减少 Ang II 在血管产生的氧自由基，保护 NO 免遭失活。

# 第三节　血管紧张素 1 型受体阻断药

## 一、基本药理作用与应用[1,18,48]

　　血管紧张素 Ⅱ 的 1 型受体（$AT_1$）阻断药，在受体水平阻断 Ang Ⅱ 的作用，与 ACE 抑制药比较有其作用专一性的特点。从 1995 年第一个口服有效的非肽类 $AT_1$ 受体阻断药氯沙坦批准应用以来，现已批准上市的 $AT_1$ 受体阻断药至少有 10 种：氯沙坦（losartan）、缬沙坦（valsartan）、厄贝沙坦（irbesartan）、坎地沙坦（candesartan）、他索沙坦（tasosartan）、依普罗沙坦（eprosartan）、替米沙坦（telmisartan）、奥美沙坦（olmesartan）、阿齐沙坦（azilsartan）、阿利沙坦（allisartan）（表 5-3，图 5-14）。这些 $AT_1$ 受体阻断药的英文名词根为"-sartan"（沙坦），所以也称沙坦类药物。

**表 5-3　主要 $AT_1$ 受体阻断药的特点一览表[1]**

| 名称 | 氯沙坦 | 缬沙坦 | 厄贝沙坦 | 坎地沙坦 | 依普罗沙坦 | 替米沙坦 |
|---|---|---|---|---|---|---|
| 前药 | 有效代谢物 E3174 | 否 | 否 | 是 | 否 | 否 |
| 作用开始时间（h） | 1 | 2 | 2 | 2~4 | 1 | 1 |
| 作用高峰时间（h） | 6 | 6 | 3~6 | 6~8 | 3 | 3~9 |
| 作用持续时间（h） | 24 | 24 | 24 | ≥24 | ≥24 | 24 |
| 血药浓度峰值时间（h） | 1 | 2~4 | 1.5~2 | 3~5 | 1~3 | 0.5~1 |
| 生物利用度（%） | 33 | 25 | 60~80 | 15 | 13 | 42~58 |
| 食物影响 | 轻度 | 中度 | 否 | 否 | 否 | 轻度 |
| 消除 $t_{1/2}$（h） | 2（E3174，6~9） | 6~8 | 11~18 | 9~10 | 5~9 | 18~24 |
| 分布容积（L） | 34（E317412，12） | 17 | 53~96 | 10 | 13 | 500 |
| 排泄（尿/粪，%/%） | 35/60 | 13/83 | 20/80 | 33/67 | 7/90 | 1/97 |
| 剂量（mg/d） | 25~100 | 80~320 | 75~300 | 8~32 | 600 | 20~80 |
| 肝功能低时剂量 | 减量 | 减量 | 不变 | 不变 | 慎用 | 慎用 |
| 肾功能低时剂量 | 不变 | 慎用 | 不变 | 不变 | 不变 | 慎用 |
| $IC_{50}$（nmol/L） | 20，50 | 2.7，50 | 1.3 | $K_i$0.6 | 1.4~3.9 | $K_i$3.7 |

　　$AT_1$ 受体阻断药按照其与 $AT_1$ 受体作用的特点，可分为不可超越型拮抗（insurmountable antagonism）与可超越型拮抗（surmountable antagonism）。用某种 $AT_1$ 受体阻断药处理血管后，再用 Ang Ⅱ 处理，即使增加到最大浓度也达不到之前的收缩高峰，为不可超越型拮抗。如果可以达到收缩峰值则为可超越型拮抗。氯沙坦与厄贝沙坦属于可超越型拮抗药，缬沙坦、坎地沙坦与替米沙坦则属于不可超越型拮抗药。

　　$AT_1$ 受体被其阻断药阻断后，Ang Ⅱ 收缩血管与刺激肾上腺释放醛固酮的作用受到抑制，导致血压降低，有与 ACE 抑制药相似的抗高血压作用。$AT_1$ 受体阻断药还能通过阻止 Ang Ⅱ 促心力衰竭的病理因素与舒张血管减轻心脏后负荷的作用，治疗充血性心力衰竭。同时因为其对抗 Ang Ⅱ 的促心血管细胞增殖与肥大作用，能阻止心血管的重构，有利于高血压与心力衰竭的治疗。由于肾内 RAAS 和肾脏 $AT_1$ 受体在引发高血压和维持高血压中至关重要，不同 $AT_1$ 受体阻断药的肾脏分布特征可能影响高血压治疗的有效性，值得今后比较研究。

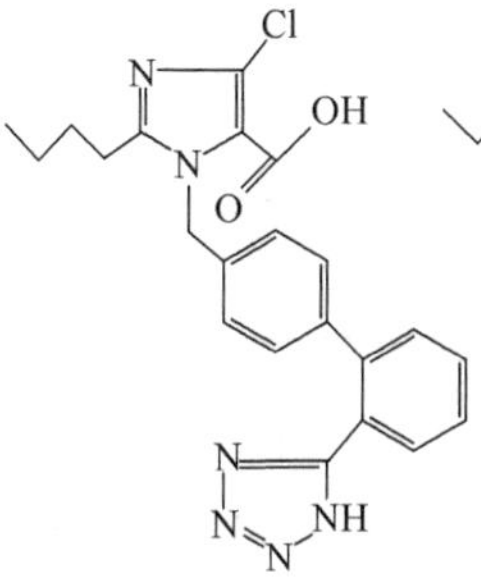

氯沙坦 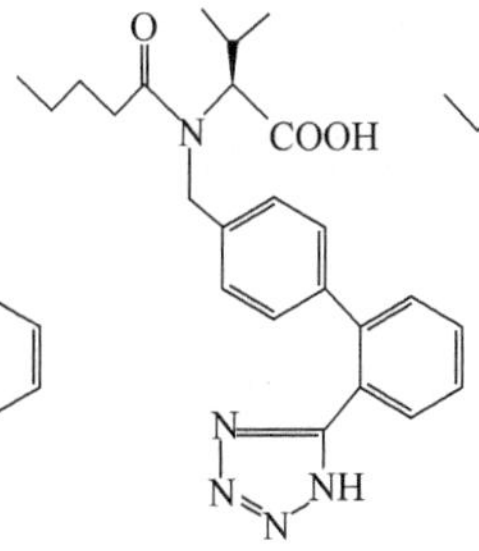　　　　　缬沙坦 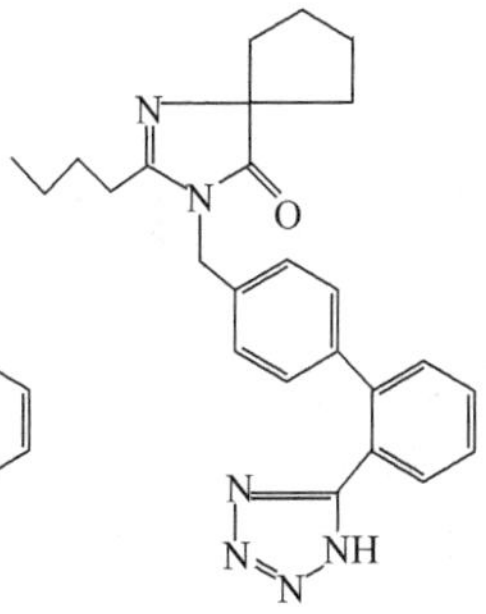　　　　　厄贝沙坦

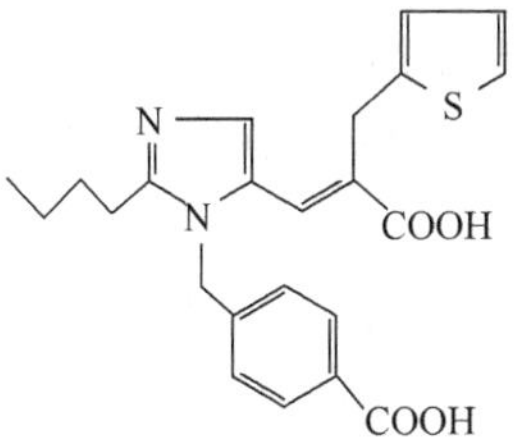

伊普罗沙坦 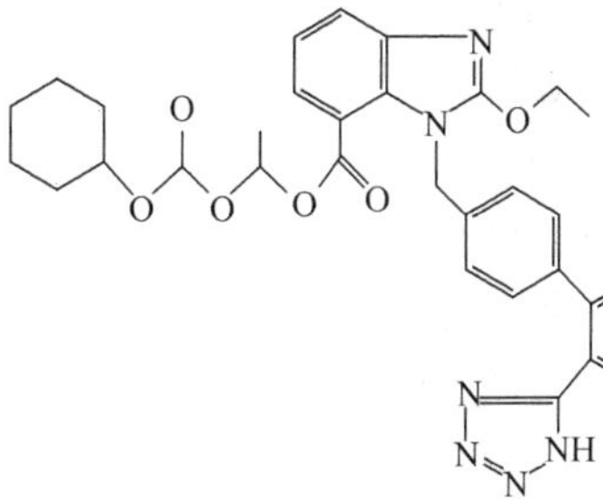　　　　　　　坎地沙坦

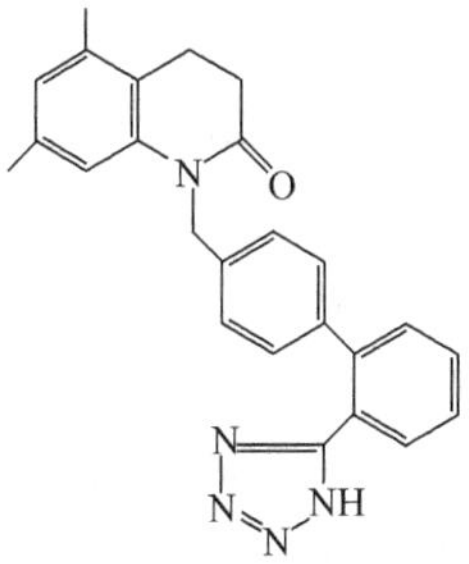

他索沙坦 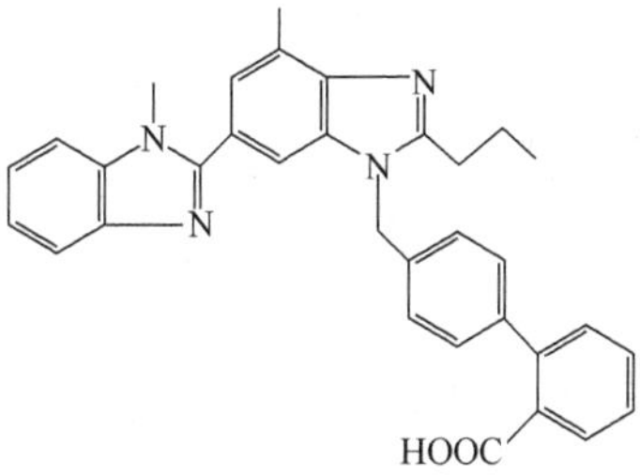　　　　　　替米沙坦

图 5-14　AT$_1$ 受体阻断药的化学结构[1]

与 ACE 抑制药类似，AT$_1$ 受体阻断药除能有效治疗高血压与心力衰竭外，还能有效治疗心肌梗死、糖尿病肾病和其他原因肾病，以及降低新发糖尿病的发生率。

AT$_1$ 受体被阻断后，可反馈性增加血浆肾素 2～3 倍，致血浆 Ang II 浓度升高，但由于 AT$_1$ 受体已被阻断，故这些反馈性作用难以表现，且血浆中升高的 Ang II 通过刺激 AT$_2$ 受体可产生舒张血管与抑制心血管重构的作用，有益于高血压与心力衰竭的治疗。故 AT$_1$ 受体阻断药不仅可通过拮抗 AT$_1$ 受体起效，而且能间接通过增强 Ang II 作用于 AT$_2$ 受体，诱导缓激肽–NO 途径发挥心血管保护作用。AT$_1$ 受体被阻断后醛固酮产生减少，发挥利钠利尿作用，水钠潴留随之减轻，但对血钾影响甚微。AT$_1$ 受体阻断药通过增加 Ang II 激活 AT$_2$ 受体来发挥心血管保护作用已得到临床证实，2 型糖尿病高血压患者采用缬沙坦治疗 1 年，阻力血管的 AT$_2$ 受体表达上调，对 Ang II 产生舒张反应，这些现象在 β 受体阻断药阿替洛尔治疗组并未观察到。这项临床研究提示，AT$_2$ 受体激动药将具有治疗价值。另外，前已述及，AT$_2$ 受体介导的利尿作用，其主要的内源性激动剂为 Ang III，氨肽酶 N 抑制剂可阻止 Ang III 降解，使得外源性 Ang III 的利尿作用明显增强。由此提示，氨肽酶 N 抑制剂可能具有临床治疗价值。

# 二、AT₁受体新的调节机制及药物作用[18]

**1. AngⅡ非依赖性的 AT₁ 受体激活及 AT₁ 受体阻断药作为反向激动剂** AngⅡ与 AT₁ 受体结合，可激活受体，产生血管收缩、醛固酮释放、水钠潴留、交感兴奋、血压上升等生物学功能。研究发现，与某些 G 蛋白偶联受体一样，AT₁ 受体还可在 AngⅡ不存在的条件下被激活，称为结构活性或基础活性（constitutive or basal activity）。例如，在缺乏 AngⅡ时，心肌细胞的 AT₁ 受体可被机械牵拉所激活[49]。

反向激动剂是指化合物与受体结合后，使受体的无活性状态数量增加，从而降低受体的结构（基础）活性。许多 AT₁ 受体阻断药具有反向激动剂活性，包括奥美沙坦、EXP-3174（氯沙坦的代谢产物）、缬沙坦和坎地沙坦[50]。AT₁ 受体阻断药的反向激动特性可起到治疗作用，也可用以解释为什么 AT₁ 受体阻断药对 AngⅡ水平很低的高血压患者可有效降压。

**2. 激活 AT₁ 受体的自身抗体** 先兆子痫可伴有高血压、蛋白尿、高凝血状态、水肿和胎盘异常，是引起孕妇和胎儿死亡、早产的主要原因，目前缺乏特异和有效的疗法。研究发现，母胎局部肾素-血管紧张素系统异常造成血管收缩、母胎营养物质交流下降的原因是，先兆子痫孕妇产生了大量的能激活 AT₁ 受体的自身抗体，称为 AT₁ 受体激动抗体（AT₁ agonistic antibody，AT₁-AA）[51]。进一步研究发现，这些自身抗体可激活各种细胞的 AT₁ 受体，与先兆子痫的许多临床特征有关。另外，这些自身抗体也可在肾脏移植排斥反应时观察到。

AT₁-AA 自身抗体的分子作用机制已阐明。AT₁-AA 结合到 AT₁ 受体第 2 个细胞外环的 7 个氨基酸序列 AFHYESQ，通过 ERK-NAD（P）H 氧化酶途径产生活性氧物质（与 AngⅡ作用方式类似）。还发现其他信号途径，包括在滋养细胞、肾系膜细胞上增加 PAI-1，在肾系膜细胞上增加 IL-6，在 AT₁ 受体转染的 CHO 细胞上增加 $Ca^{2+}$，在单核细胞和血管平滑肌细胞上增加组织因子。上述这些改变均与先兆子痫时血管收缩、炎症反应、高凝血状态有关[52]。

理论上，AT₁ 受体阻断药可治疗先兆子痫，但实际中还要考虑到 AT₁ 受体阻断药对胎儿发育的影响。另一种潜在可行的策略是，设计 AT₁ 受体 7 个氨基酸序列 AFHYESQ 的表位阻断抗体，以特异性阻断 AT₁-AA 自身抗体与受体的结合及作用。

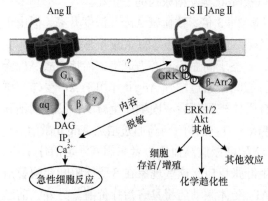

图 5-15　AT₁ 受体的 G 蛋白依赖性（左侧）和非依赖性（右侧）信号转导[17]

β-Arr2, β-拘留蛋白 2

**3. AT₁ 受体的相互作用蛋白** 与大多数 G 蛋白偶联受体一样，AT₁ 受体与激动剂结合后可内吞、脱敏，这一过程由 β-拘留蛋白等相关的一系列机制所介导。AT₁ 受体的细胞内 C 端参与这一调节，与 G 蛋白偶联无关。AT₁ 受体的 G 蛋白非依赖性信号转导也是由 β-拘留蛋白所介导的，此时与 AT₁ 受体结合的 β-拘留蛋白可作为支架蛋白，再与其他多种激酶形成复合物，从而引发不依赖于 G 蛋白的信号转导途径（图 5-15）。研究认为，AT₁ 受体的 G 蛋白依赖性信号转导可引发血压升高、肥厚、纤维化、凋亡等有害作用，而 $AT_1$ 受体的 G 蛋白非依赖性 β-拘留蛋白 2 信号转导则产生抗凋亡、促再生等有益作用[17]。

最近发现，$AT_1$ 受体内吞还可由另一相互作用蛋白所介导。$AT_1$ 受体相关蛋白（$AT_1$ receptor-associated protein，ATRAP）[53]是一个大小为 17.8kDa 的蛋白，有 3 个跨膜结构域，可与 $AT_1$ 受体细胞内 C 端 20 个氨基酸序列结合，分布于许多组织，包括主动脉、心脏、肝脏和肾脏。ATRAP 通过促进受体结构（基础）内吞来减少细胞膜受体数，对 $AT_1$ 受体信号途径起到抑制作用。ATRAP 过表达小鼠血管损伤引起的内膜新生、NAD（P）H 氧化酶活性、炎症反应明显降低，且主动脉结扎引起的心脏肥大较轻。这些表明，ATRAP 可抑制心血管重构。ATRAP 与 $AT_1$ 受体 C 端位置很近，可相互作用，促进细胞内吞，减弱 Ang Ⅱ 介导的 c-fos/TGF-β 信号途径，从而抑制血管平滑肌细胞的增殖反应。这一调节也可发生于 Ang Ⅱ 不存在条件下，即结构（基础）调节，但在 Ang Ⅱ 刺激条件下，ATRAP 与 $AT_1$ 受体的相互作用明显增强，表明这一相互作用不仅可发生在基础状态，而且对于 Ang Ⅱ 刺激后维持受体内吞状态非常重要。与此一致，敲低 ATRAP 可同时增强 $AT_1$ 受体的结构（基础）激活和 Ang Ⅱ 刺激激活。自发性高血压大鼠的 ATRAP/$AT_1$ 受体比例下降、心脏肥大。$AT_1$ 受体阻断药奥美沙坦可恢复 ATRAP/$AT_1$ 受体比例，减小细胞膜上 $AT_1$ 受体密度，抑制 p38MAPK 活性和逆转心脏肥大[54]。由此可见，ATRAP 似乎是一种内源性 $AT_1$ 受体抑制物。

还有一种 $AT_1$ 受体相互作用蛋白 ARAP，其分子质量为 57.2kDa[55]。与 ATRAP 不同，ARAP 可促进内吞的 $AT_1$ 受体再循环到细胞膜上，以恢复 $AT_1$ 受体信号途径。ARAP 主要分布于肺脏、肝脏和肾脏，不存在于血管系统。ARAP 过表达引起 Ang Ⅱ 刺激后细胞膜上受体数增加，ARAP 在受体循环中的确切作用及其功能有待进一步研究。

**4. $AT_1$ 受体的交互作用**（cross-talk）　　$AT_1$ 受体可与自身和（或）其他受体紧密结合形成二聚体复合物，如 $AT_1$-$AT_1$ 受体、$AT_1$-$AT_2$ 受体、$AT_1$-Mas 受体、$AT_1$-$B_2$ 受体、$AT_1$-多巴胺受体、$AT_1$-内皮素 B 型受体、$AT_1$-表皮生长因子受体。已证明，$AT_2$-$B_2$ 受体异二聚体形式可促进 NO-cGMP 途径。然而，$AT_1$ 受体的同二聚体和异二聚体的功能尚未完全阐明。有报道指出，$AT_1$-$AT_2$ 受体异二聚体将抑制 $AT_1$ 受体的信号途径[56]，先兆子痫时 $AT_1$-$B_2$ 受体异二聚体将增强 $AT_1$ 受体的信号途径，引起 Ang Ⅱ 高敏反应[57]。

# 三、$AT_1$ 受体阻断药与 ACE 抑制药比较及合用问题[1,18,40]

$AT_1$ 受体阻断药与 ACE 抑制药在抗高血压及治疗心力衰竭中有相同或相似的疗效，所不同的是 $AT_1$ 受体阻断药不抑制 ACE，因而不产生缓激肽或 P 物质堆积，故无咳嗽不良反应。不能耐受 ACE 抑制药"咳嗽"这一不良反应的患者，可改用 $AT_1$ 受体阻断药，这是 $AT_1$ 受体阻断药较 ACE 抑制药的主要优点之一。又因为 Ang Ⅱ 不仅通过 ACE 转化 Ang Ⅰ 而来，也可以通过糜酶旁路产生，特别是人心脏 80% 的 Ang Ⅱ 来自糜酶旁路。故 ACE 抑制药在通用剂量下不能完全阻止 Ang Ⅱ 的产生。而 $AT_1$ 受体阻断药阻断 Ang Ⅱ 的作用比 ACE 抑制药更完全，也是 $AT_1$ 受体阻断药优于 ACE 抑制药之处。但另一方面，ACE 抑制药不仅阻止 Ang Ⅱ 的产生，也增强缓激肽诱导生成 NO 与前列环素的心血管保护作用。这方面的有益作用又是 $AT_1$ 受体阻断药所缺乏的。对老年患者充血性心力衰竭的临床疗效曾有研究（ELITE-1）称氯沙坦在降低死亡率方面优于卡托普利，但是后来的研究（ELITE-2）结果相反，氯沙坦的死亡率与卡托普利相似或稍高。对于急性心肌梗死伴心力衰竭患者，两项大型临床试验均证明，AT$_1$ 受体阻断药（氯沙坦、缬沙坦）与 ACE 抑制药（卡托普利）的临床疗效相仿[58,59]。对于心血管病高危人群，替米沙坦与雷米普利的疗效也相仿[60]。目前认为，ACE 抑制药和 AT$_1$ 受体阻断药治疗疾病、改善预后的临床地位同等重要[61,62]。

由于 AT$_1$ 受体阻断药与 ACE 抑制药各有优缺点，且阻滞血管紧张素系统的环节不同，故理论上推测两者合用可以更完全地阻断血管紧张素系统，取长补短，增强疗效。动物实验与早期（1996～2000）临床观察证实了这一设想，两类药物合用可增强降压疗效。然而，近年来大型临床试验结果并未观察到两类药物合用的益处，相反却增加了不良反应发生率[59,60]。而且目前临床指南不建议这两类药物合用[63]。

# 四、主要 AT$_1$ 受体阻断药[1]

## 氯沙坦（losartan，Cozaar）

氯沙坦是 1995 年美国 FDA 批准用于高血压治疗的第一个 AT$_1$ 受体阻断药。其化学结构为甲基联苯四唑杂环类，能全面对抗目前所知的 AngⅡ 的作用，与 AT$_1$ 受体的亲和力高，选择性与特异性高；无激动剂活性；无 ACE 抑制作用，属于可超越型 AT$_1$ 受体阻断药。

**1. 药动学**　氯沙坦口服吸收良好，生物利用度 33%，血浆半衰期 2.2h。氯沙坦在肝脏主要由 CYP2C9 代谢为有活性的 EXP3174。后者与 AT$_1$ 受体结合更牢固，解离常数 5 倍于其母体，其血浆半衰较母体长（6.7h），其阻断 AT$_1$ 受体的作用也更强。氯沙坦的效应主要是其代谢物 EXP3174 的作用。在心力衰竭患者观察氯沙坦口服的药动学指标与健康人相似：生物利用度 35%，稳态分布容积 34L，血浆清除率 556ml/min，血浆半衰期 7.6h。抗真菌药氟康唑抑制 CYP2C9，降低氯沙坦代谢产生活性物质 EXP3174 的血浓度，可能降低氯沙坦的临床疗效。利福平为 CYP2C9 的诱导剂，能加速氯沙坦及其代谢物 EXP3174 的清除。

**2. 药理作用**

（1）抗高血压作用：在正常志愿受试者中，口服氯沙坦 10～40mg 能使外源性的 AngⅡ 所致的升压反应降低 70%；口服 40～120mg，则降低 90%。其对抗内源性 AngⅡ 的作用表现在抗高血压作用上。在各种高血压动物模型，包括肾性高血压、自发性高血压大鼠，转基因高血压动物，醋酸去氧皮质酮（DOCA）盐敏感性高血压大鼠等均已证实氯沙坦的抗高血压作用。

（2）抗充血性心力衰竭作用：RAS 对心力衰竭的病理过程有重要作用。氯沙坦可阻断心脏的 AT$_1$ 受体，阻止 AngⅡ 对心力衰竭的不良影响，舒张血管，减轻心脏负荷，故对充血性心力衰竭有效。在心肌梗死后的心力衰竭模型中，氯沙坦对血流动力学参数的影响与卡托普利相同，均降低左室舒张末压，减少左室舒张末容积，降低总血容量，增加静脉容量；均不明显影响平均动脉压、心率和右房压。

（3）对肾脏作用：在麻醉犬中，氯沙坦静脉注射能扩张肾血管，产生利钠作用。15μg/（kg·min）或 50μg/（kg·min）静脉给药不改变血压和心排血量，但会增加肾血流量、肾小球滤过率、尿量和钠钾排出量。在肾切除达 5/6 的严重肾衰竭自发性高血压大鼠模型中，氯沙坦降低尿蛋白的强度同依那普利。在链佐星诱发的糖尿病大鼠，用氯沙坦治疗 3～4

周，能降低血压、肾小球毛细血管压与出球小动脉阻力，增加毛细血管血流量，但不改变单个肾单位肾小球滤过率，可见氯沙坦对肾功能有保护作用。在肾病综合征患者，用药 1 个月后蛋白尿减少 34%。对有高血压的肾病患者，氯沙坦在降压的同时，能保持肾小球滤过率，增加肾血流量与排钠，减少 30%～40%蛋白尿。氯沙坦还能增加尿酸与尿素排泄，降低血浆尿酸水平，这一作用为氯沙坦特有，厄瓜沙坦等无此作用。

（4）抗心脏与血管的重构作用：Ang Ⅱ 有促生长作用，作用于心脏与血管的细胞与间质各种成分，使之增生肥大，形成重构，影响心血管的收缩、舒张功能与生化代谢。氯沙坦能拮抗 Ang Ⅱ 的促细胞生长作用，防止心脏与血管重构。在离体培养的大鼠心脏细胞中，氯沙坦可阻滞 Ang Ⅱ 所致的蛋白质和 DNA 合成增加及肥大反应。在培养的大鼠心脏内皮细胞中，氯沙坦可阻滞 Ang Ⅱ 所诱导的 ET-1 mRNA 增加。在主动脉狭窄所致心脏肥大中，它能预防与逆转心肌肥厚，抑制心肌肌球蛋白重链的基因表达，改善心肌收缩功能。在 DOCA 盐敏感性高血压大鼠心力衰竭模型中，它能减轻心脏重量。在梗死后的心脏重构，氯沙坦与依那普利均能减轻心脏肥大。在主动脉与腔静脉吻合形成的高输出型心力衰竭模型中，氯沙坦与卡托普利相似，均能逆转心肌肥厚，使平均动脉压和左室舒张末压降至正常水平。在培养的血管平滑肌细胞中，氯沙坦阻滞 Ang Ⅱ 诱导的蛋白质和 DNA 合成。氯沙坦还能减轻血管损伤后的内膜增生，如在气囊-导管诱发的大鼠颈动脉损伤模型中，它能显著减轻内膜增生所致的血管狭窄。

（5）拮抗血栓素 $A_2$（$TXA_2$）受体作用：10μmol/L 氯沙坦能明显降低 $TXA_2$ 受体激动剂 U46619 诱导产生的血小板聚集。1μmol/L 氯沙坦能明显抑制 U46619 引起的自发性高血压大鼠主动脉环与犬的冠状动脉收缩。故认为氯沙坦有拮抗 $TXA_2/PGH_2$ 受体的作用，其抗血栓作用在大鼠体内试验中也得到证实。氯沙坦 30mg/kg 灌胃能明显减轻血栓形成，此作用与卡托普利 50mg/kg 灌胃的作用相似，可以此解释其有益的心脏作用。

**3. 临床应用与评价**　氯沙坦对原发性高血压有效，疗效与依那普利、阿替洛尔、非洛地平相似。其降压作用可持续 24h。对轻中度原发性高血压患者，单用 50～100mg/d，用药 5 天后，收缩压和舒张压均明显下降。维持降压效果需 50mg/d，必要时可增加到 100mg/d，再增加剂量，抗高血压效果不再明显增加，但同服利尿药可以增加疗效，可用于重度高血压。氯沙坦兼有促尿酸排泄作用，此作用强度有明显的剂量依赖性。降压的同时通过反馈作用使血浆肾素活性升高，但因 $AT_1$ 受体已被阻断，血浆醛固酮浓度不因此增高。

经 ELITE-2 验证氯沙坦在降低老年充血性心力衰竭患者死亡率方面与卡托普利相似，不耐受 ACE 抑制药的患者可选用氯沙坦。

氯沙坦对肾脏有保护性作用。在伴有蛋白尿的非糖尿病高血压患者中，氯沙坦在降压的同时，可显著减少蛋白尿，疗效与依那普利相似。

**4. 不良反应**　氯沙坦在降压时通常无明显不良反应，不引起咳嗽与血管神经性水肿，耐受性比 ACE 抑制药好，可长期服用，偶有头昏、疲劳、头痛、腹泻等与 ACE 抑制药类似的反应。有少数报道其可导致红细胞减少、可逆性味觉障碍甚至味觉缺失、多发性关节痛、紫癜、急性胰腺炎等。与卡托普利合用不良反应未见增加。孕妇禁用。

**缬沙坦**（valsartan，Diovan）

缬沙坦为 1996 年美国 FDA 批准用于高血压治疗的第 2 个 $AT_1$ 受体阻断药，为不含杂环的联苯四唑类化合物。

**1. 药动学**　缬沙坦口服吸收快，口服 2h 吸收，2～4h 血药浓度达峰值，降压效果 4～6h 达峰值。食物影响其吸收。作用持久，持续作用 24h。生物利用度为 25%，与血浆蛋白结合率为 95%，消除半衰期为 6～8h。主要经胆道排泄消除（占 70%～83%），其次经肾脏排泄（占 13%～30%）。健康人连续服药 8 天后，无明显蓄积，但轻度/中度肝功能损伤患者口服 160mg 后的血药浓度比肝功能正常人约高 2 倍，故肝功能重度障碍者慎用或减量应用。

**2. 药理作用与应用**　在肾性高血压大鼠中，缬沙坦单次灌胃 3mg/kg 产生剂量依赖性的降压作用，其抗高血压临床试验已观察 5000 例以上。有效降压剂量为 80mg/d，服药 4 周内达到降压最高疗效，相当于依那普利 20mg/d，或赖诺普利 5～20mg/d，或阿替洛尔 50～100mg/d 的疗效。应用 8 个月，能显著减轻左心室肥大。缬沙坦与利尿药合用疗效增强。因吸收受食物影响，宜空腹服用。

**3. 不良反应**　缬沙坦有与氯沙坦相似的头痛、头昏反应，咳嗽少见，发生率与安慰剂相近。对轻中度高血压兼有肾功能损伤的患者，用药后肾功能一般无恶化。偶有血肌酐与非蛋白氮升高。

### 厄贝沙坦（irbesartan，Avapro）

厄贝沙坦为与氯沙坦化学结构同类的联苯四唑杂环类 $AT_1$ 受体阻断药，1997 年被美国 FDA 批准用于治疗高血压。它有比氯沙坦更多的优点。

**1. 药动学**　厄贝沙坦口服吸收快，1.5～2h 血药浓度达峰值。吸收不受食物的影响。不同于氯沙坦、他索沙坦、坎地沙坦等，在体内不需要生物转化即有较强的 $AT_1$ 受体拮抗作用。厄贝沙坦生物利用度比氯沙坦、缬沙坦等高，达 60%～80%。在肝脏部分经细胞色素 P4502C9 代谢。80% 经肾排泄，20% 由粪便排泄。其药动学较少受肝肾功能不全与年龄、性别的影响，在肝肾功能不全的患者中，一般不需要调节剂量。其清除半衰期长（11～15h），降血压作用可维持 24h。

**2. 药理作用**　厄贝沙坦的 $AT_1$ 受体阻断作用较氯沙坦的活性代谢物 EXP3174 略强，抑制 $^{125}I$-Ang II 与 $AT_1$ 受体结合的 $IC_{50}$ 分别为 0.9nmol/L 与 1.3nmol/L。在高血压患者中，使用剂量为 25mg/d 与 100mg/d 时，收缩压/舒张压分别降低 7/6mmHg 与 12/7mmHg；对心率、醛固酮无影响；血浆肾素活性则持续升高。每次 100mg、200mg 或 300mg 的降压作用有剂量依赖性，但毒副作用无剂量依赖性。与噻嗪类利尿药合用有增效作用。厄贝沙坦 150mg/d 的降血效果与氯沙坦 100mg/d 相当，而高于氯沙坦 50mg/d。可改善心力衰竭患者的血流动力学。不同于氯沙坦的是，厄贝沙坦无促尿酸排泄作用，表明这一作用与 $AT_1$ 受体无关。

**3. 不良反应**　与氯沙坦、缬沙坦相似，厄贝沙坦耐受性好，但因其阻断 RAS，偶有头昏、低血压、高血钾。孕妇忌用。因可分泌于乳汁，哺乳期女性忌用。在肾动脉阻塞患者中，厄贝沙坦能加重肾功能损伤，但是较 ACE 抑制药少见。不良反应中咳嗽少见，其发生率与安慰剂对照无差别。

### 坎地沙坦（candesartan cilexetil，Atacand，TCV-116）

坎地沙坦为 1998 年美国 FDA 批准的强效长效 $AT_1$ 受体阻断药。其化学结构为与氯沙坦同类的联苯四唑杂环类。它是前药，在体内转化为 CV-11974 后起效。它属于竞争性不可超越型拮抗药，与 $AT_1$ 受体结合牢固，解离慢，故作用持久。大鼠口服坎地沙坦的生物利用度为 15%。坎地沙坦的消除半衰期为 3.5～4h，其活性代谢产物 CV-11974 的消除半衰期为 9～11h。其血浆蛋白结合率为 99.5%。

坎地沙坦的特点是作用强大，因为它与 $AT_1$ 受体的亲和力很高，拮抗的效能很高。它拮抗 Ang II 升压的作用比氯沙坦及其活性代谢物 EXP3174 分别高 48 倍与 12 倍。用于治疗高血压的口服常用剂量仅为 4～16mg/d。其降压效力相当于氯沙坦 100mg/d 或依那普利 10～20mg/d，甚至更强。适用于不同年龄和性别的高血压患者。其不良反应与安慰剂相似，且增大剂量不加重不良反应。

动物实验显示坎地沙坦在易发生脑卒中型自发性高血压大鼠、DOCA 盐敏感性高血压大鼠、肥胖型高血压大鼠中能降低脑卒中的发生率，减少肾功能及其他终末器官的损伤，甚至在低于降压剂量时即有终末器官保护作用，提示它的器官保护作用不完全由于降压作用，而可能是对局部组织 $AT_1$ 受体阻断的结果。

### 依普罗沙坦（eprosartan，Tevetan）

依普罗沙坦为 1998 年美国 FDA 批准的治疗高血压的 $AT_1$ 受体阻断药。健康自愿者口服依普罗沙坦的生物利用度为 13%，食物会减慢其吸收（25%），但不影响药效。口服吸收后 1～2h 血药浓度达峰值。口服 100～800mg 后血药浓度的升高不完全与剂量的增加成比例。长期用药无蓄积作用。其消除半衰期为 5～9h。它与血浆蛋白的结合率高达 98%，分布容积为 13L。依普罗沙坦基本不被肝脏代谢，主要以原型经胆与肾脏排泄。以葡萄糖醛酸形式从尿中排泄的不到 2%。对肾功能轻中度损伤者不需调整剂量。在老年人与肝肾功能严重损伤者中其血药浓度虽升高，但因毒副作用很低，故不致引起严重后果。它不影响地高辛、氯噻嗪的药动学，也不影响华法林与格列本脲的药效。其药动学不受雷尼替丁、氯噻嗪、氟康唑等影响。治疗高血压的有效剂量为 600mg/d，耐受性良好。

### 替米沙坦（telmisartan，Micardis）

替米沙坦是 1998 年 FDA 批准的用于治疗高血压的 $AT_1$ 受体阻断药。它的特点是消除半衰期最长，达 18～24h，降压持续时间可超过 24h。它口服吸收快，服后 1h 起效，但受食物轻度影响。生物利用度较氯沙坦、缬沙坦与坎地沙坦高，口服 40mg 时为 42%，160mg 时为 58%。与血浆蛋白结合达 99%。在肝脏进行酰基葡萄糖醛酸化代谢。肝功能障碍者应用宜谨慎。

临床应用替米沙坦治疗高血压效佳。临床验证报道 20～80mg，每日 1 次，其控制舒张压的效果优于氨氯地平（amlodipine）5mg/d 或 10mg/d，或氯沙坦 50mg/d；对轻中度高血压，替米沙坦的疗效不低于赖诺普利 10～40mg/d 或阿替洛尔 50～100mg/d。替米沙坦（80mg/d）的疗效优于依那普利（20mg/d）。此药与地高辛同服时，能增加地高辛的血药浓度；与华法林同服则降低华法林的血药浓度，但不影响其抗凝血指标。

## 第四节　盐皮质激素受体拮抗药

盐皮质激素受体（mineralocorticoid receptor，MR）作为高血压治疗靶标已有半个多世纪，第一个 MR 拮抗药螺内酯 1959 年研发成功[64]，比 1987 年 MR 分子确认早约 30 年[65]。由于螺内酯等 MR 拮抗药（mineralocorticoid receptor antagonist）可竞争性阻断醛固酮与 MR 的结合，拮抗醛固酮的生物学效应，故此类药物也称醛固酮拮抗药（aldosterone antagonist）。

MR 拮抗药也属于保钾利尿药（参见第十三章），利尿作用弱，单药治疗水肿和高血压的效能较低，但对醛固酮升高有关的顽固性水肿（如肝硬化和肾病综合征水肿）患者及醛固酮增多症引起的高血压患者较为有效。该类药物常与噻嗪类利尿药、袢利尿药等合用以增强疗效和避免钾离子电解质失衡。

MR 拮抗药的临床地位近年大大提高，主要是因为这类药物对难治性高血压和心力衰竭的追加治疗所取得的疗效。血浆醛固酮升高存在于高血压（尤其是难治性高血压）、心力衰竭、心肌梗死后左室重构、冠状动脉疾病、心房颤动、猝死、胰岛素抵抗、代谢综合征等多种疾病状态中，与各种心血管和肾脏疾病的靶器官损伤直接相关。醛固酮及盐皮质激素受体的重要病理意义，以及现有 ACE 抑制药或 $AT_1$ 受体阻断药长期治疗均可出现"醛固酮逃逸"效应，是当前使用 MR 拮抗药治疗心血管和肾脏疾病的理论基础[4,21,30]。已证明，在原有治疗基础上，追加 MR 拮抗药可治疗多种疾病，包括难治性高血压、代谢综合征、慢性肾病、糖尿病肾病；可发挥抗心律失常作用，减轻高血压和心力衰竭患者的心房颤动，降低心肌梗死早期猝死率；可防止心肌重构；可降低心力衰竭或心肌梗死后的住院率和死亡率。

MR 拮抗药已有 4 种（图 5-16）应用于临床[3,4,21,30]，其特点简述如下，详见第十三章、第十四章及第十七章。

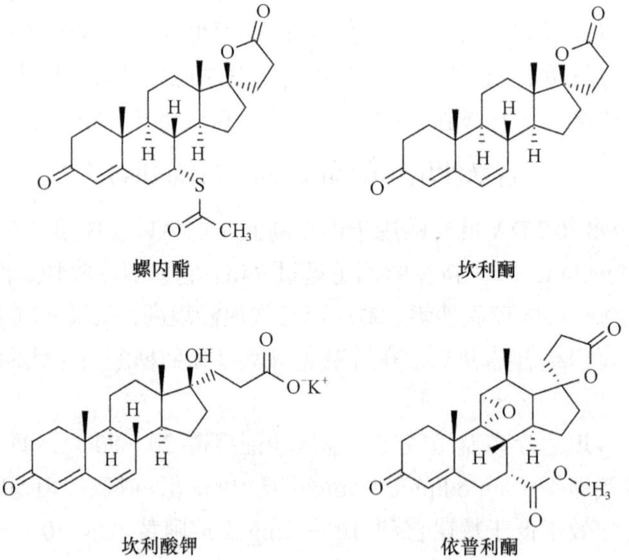

螺内酯                          坎利酮

坎利酸钾                        依普利酮

图 5-16  4 种 MR 拮抗药的化学结构

螺内酯（spironolactone）又称安体舒通（antisterone），是非选择性 MR 拮抗药。螺内酯及其代谢产物坎利酮（canrenone）结构与醛固酮类似，可结合到胞质中的 MR，阻止醛固酮–受体复合物的核转位而产生拮抗醛固酮的作用，发挥治疗效果；此外，其结构也与其他甾体类激素相似，可与雄激素受体、黄体酮（progesterone，又称孕酮）受体结合，引起男性乳房女性化、性功能障碍和女性多毛症、月经紊乱等不良反应。在此指出，黄体酮是天然的 MR 拮抗药。

坎利酸钾（potassium canrenoate）为螺内酯的代谢产物坎利酸的钾盐，作用类似螺内酯，但男性乳房女性化副作用轻，可作为螺内酯的替代药物。有注射剂供应。

坎利酮（canrenone）为螺内酯和坎利酸钾的代谢产物，作用及应用同坎利酸钾。

依普利酮（eplerenone）是 2002 年 FDA 批准用于高血压和心力衰竭治疗的选择性 MR 拮抗药，优点是无类似螺内酯的性激素样副作用。

目前临床应用的甾体类 MR 拮抗药尚有不足[4,21,30]。例如，螺内酯的非选择性作用可产生性激素样副作用；依普利酮作用强度较低，半衰期较短，需要每日 2 次服用；现有甾体类 MR 拮抗药在肾脏的分布高于心脏 3～6 倍，高血钾及肾脏损害不良反应限制了其临床应用；长期治疗依然存在血浆和组织的醛固酮水平升高，即"醛固酮逃逸"，这可能限制 MR 拮抗药的效应发挥，也可产生快速非基因组、MR 非依赖性作用，使得 MR 拮抗药不敏感；不能阻断糖皮质激素可的松引起的 MR 激活，还可引起 MR 突变体 S810L 结构激活（该突变体与男性高血压早发和女性妊娠高血压有关）。因此，当前已提出发展新型非甾体类、作用强度高、改善组织选择性的 MR 拮抗药，使得药物在心血管与肾脏的分布之比提高，从而降低慢性肾病、糖尿病或老年患者的高血钾和肾脏损害发生率。目前进入 II、III 期临床试验的新型非甾体类 MR 拮抗药有 finerenone（BAY 94-8662）等多种，有望克服现有药物的某些不足；此外，醛固酮合酶抑制剂也在研发中。

# 第五节　肾素抑制药

肾素早在 1898 年就被发现，其处在 RAAS 的源头环节，因此长期以来肾素被认为是 RAAS 中最经典、最合乎逻辑的药物靶标。然而，首个肾素抑制药阿利吉仑（aliskiren）于 2007 年才被批准用于高血压的治疗。从肾素发现到肾素抑制药新药上市历经了漫长的过程，是药物研发史上所罕见的，也证明了肾素是极富挑战性的药物靶标。

## 一、肾素抑制药研发困难[1,7,66,67]

在肾素抑制药的研发过程中，碰到过种种困难，有些困难得到了解决，有些仍待解决。其主要困难及解决方案对当前药物研发具有借鉴作用，故归纳如下。

**1. 肾素种属特异性问题**　前已述及，肾素只能有效水解同一种属的血管紧张素原，否则，肾素的水解作用很差或缺乏。因此，体外测试有效的人肾素抑制药，很难在常规应用的大鼠等动物上测试药效，只能应用于与人很接近的灵长类动物，如狨来测试药效。这使得药物研发早期阶段（先导药发现、优化、动物实验）非常困难。1992 年研发成功的双转基因大鼠[68]改变了这一困难局面。研究者使大鼠整合了人类肾素基因和人类血管紧张素原基因，在大鼠身上建立了人源化系统，使其成为测试新一代肾素抑制药非常有用的动物模型。该大鼠是高血压动物模型，还有严重的心肾功能异常，因此不仅可用于研究抗高血压药物，还能研究药物的器官保护作用。

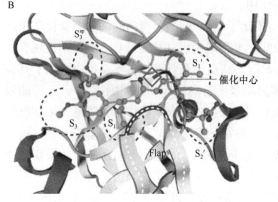

A

阿利吉仑(IC$_{50}$=0.6nmol/L)

B

催化中心

图 5-17　肾素抑制药阿利吉仑（阿利克仑）化学结构
（A）及其与肾素的分子作用模式（B）[66]

**2. 肾素抑制药设计问题**　早先肾素抑制药更接近底物样，而不是药物样。直到 20 世纪 80 年代初，药物化学家才设计生产出更接近药物样的肾素抑制药，这是一个关键突破。第一代肾素抑制药为肽类化合物，强度弱、代谢不稳定。第二代肾素抑制药为肽拟似物，强度增强（nmol/L 级），在动物和人身上注射给药可降低血压。进一步结构优化获得的第二代肾素抑制药，口服有效，但是剂量很大。结构改造虽然改善了代谢稳定性，但口服生物利用度和降压疗效仍然很低，且降压维持时间较短，这些使得第二代肾素抑制药未能最终获批临床应用。第三代肾素抑制药为非肽类化合物，得益于晶体结构图及基于结构的药物设计，获得了一系列新的肾素抑制药，其中阿利吉仑（阿利克仑）是最成功的 1 例（图 5-17）[69]。阿利吉仑可与肾素活性中心附近多个区域结合，特别是能与以往未被认识的 S$_3^{sp}$ 区域结合，扩展了 S$_3$ 结合区，这是其长效、强效所必需的。但是其生物利用度低的问题仍然存在。

**3. 肾素抑制药合成问题**　一直以来，肾素抑制药的合成都令人望而却步，很难实现实验室，特别是制药生产。以阿利吉仑为例，其有 4 个手性中心，起初该化合物的合成既困难又昂贵，阻碍了其进一步研发。后来研究人员发明了一种新的革命性的合成途径，称为"synthon"方法，解决了肾素抑制药合成难和贵的问题，这是一项里程碑式的工作。

**4. 肾素抑制药研发阶段**　ACE 抑制药和 AT$_1$ 受体阻断药的新品种不断上市及相关公司合并带来了一系列问题。与研发 ACE 抑制药、AT$_1$ 受体阻断药相比，肾素抑制药研发的起步并不晚。但是，由于上述提及的种种困难，研发过程中大多数肾素抑制药被淘汰，以及 ACE 抑制药、AT$_1$ 受体阻断药的重要临床地位和新品种不断上市，使得肾素抑制药研发几次陷入绝境。另外，1996 年 Ciba-Geigy 与 Sandoz 合并组建新的 Novartis 公司，1997 年该公司推出新的 AT$_1$ 受体阻断药缬沙坦，使得原先 Ciba-Geigy 公司研发的阿利吉仑被搁置一旁。然而，前 Ciba-Geigy 公司一小组研发人员坚持说服 Novartis 公司管理层，将阿利吉仑转让给 1999 年新成立的 Speedel 公司继续研究。1999~2002 年，Speedel 公司完成了阿利吉仑的 Ⅰ 期和Ⅱ期临床研究，筛选了Ⅲ期临床研究的剂量，解决了药物合成困难的关键问题。2002 年 6 月 Novartis 公司重新买回阿利吉仑专利权，直至 2007 年新药上市。可以说，阿利吉仑是被"救"回来的，使本来不可能的事成为可能。可见，新药研发需要持之以恒。

# 二、肾素抑制药研发现状[1,4,7,66]

肾素抑制药的研发初衷是为了弥补 ACE 抑制药和 AT$_1$ 受体阻断药的某些缺陷。ACE

抑制药和 $AT_1$ 受体阻断药已有几十个品种上市，并经长期临床考验，在心血管疾病和肾病防治方面确立了重要的临床地位，但是，目前这些疾病的死亡率和发病率依然很高。ACE 抑制药和 $AT_1$ 受体阻断药的缺陷：①打断了 Ang Ⅱ 对肾素释放的负反馈调节，使肾素释放增加，血浆肾素活性升高。血浆肾素活性升高被认为是危险因素，与心血管事件发生和死亡率升高有关，尤其在收缩压高于 140mmHg 时[70]。②ACE 抑制药在升高血浆肾素活性的同时，可使 Ang Ⅰ 升高，再通过非 ACE 途径，如糜酶途径生成 Ang Ⅱ。这一逃逸途径使得 ACE 抑制药疗效下降。另外，ACE 抑制药有干咳、首剂低血压和血管性水肿等不良反应，可降低用药顺应性，而血管性水肿甚至可引发致死性气道狭窄。③$AT_1$ 受体阻断药在升高血浆肾素活性的同时，可使 Ang Ⅰ、Ang Ⅱ 升高（图 5-18，表 5-4）。非 $AT_1$ 受体的存在（如 RPR 受体）可降低 $AT_1$ 受体阻断药对 RAAS 的阻断能力。④ACE 抑制药和 $AT_1$ 受体阻断药均可对高血钾及肾动脉狭窄患者产生肾功能损害，并且均只是短暂降低血浆醛固酮水平，长期治疗可出现醛固酮逃逸现象，也限制了其对 RAAS 的阻断能力。

　　由于已有药物对 RAAS 阻断不完全，不能充分满足临床医疗需求，因此应坚持研发 RAAS 新类型阻断药：肾素抑制药。理论上，发展选择性、可口服的肾素抑制药将增强 ACE 抑制药、$AT_1$ 受体阻断药、利尿药（如噻嗪类也可提高血浆肾素及活性）的疗效。因为肾素抑制药不仅可抑制经典 RAAS 源头环节的肾素酶活性，也可抑制肾素和肾素原与 RPR 受体结合引起的酶活性（图 5-3），因此，推测肾素抑制药有更加完全的 RAAS 阻断作用，同时不影响激肽代谢，可避免 ACE 抑制药的某些不良反应。但是，事实上，经过首个肾素抑制药阿利吉仑的 10 年临床应用，目前发现其仅为高血压治疗的一种有效选择，在心力衰竭、糖尿病肾病等心血管和肾脏疾病的治疗方面尚未获得认可；其与 ACE 抑制药或 $AT_1$ 受体阻断药合用，并不能降低主要心脑血管事件的发生率，却可产生用药不安全问题。这使得原本在研的新一代肾素抑制药（至少 4 个新品种进入临床研究，有望克服阿利吉仑生物利用度低的问题）又遭挫折，需要找到阿利吉仑临床试验未能体现足够的终末器官保护作用的原因，才能决定下一步的研发计划。

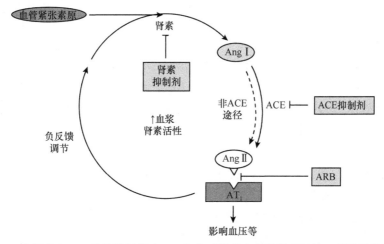

图 5-18　ACE 抑制药和 $AT_1$ 受体阻断药（ARB）负反馈升高血浆肾素活性，以及肾素抑制药直接抑制肾素活性示意图[7,66]

**表 5-4　肾素抑制药阿利吉仑与 ACE 抑制药、$AT_1$ 受体阻断药比较[7]**

| 肾素-血管紧张素系统抑制药 | Ang I | Ang II | 肾素 | 血浆肾素活性 | 血浆醛固酮 | $t_{1/2}$（h） | 生物利用度 | 干咳 | 腹泻 | 血管性水肿 |
|---|---|---|---|---|---|---|---|---|---|---|
| ACE 抑制药 | ↑ | ↓ | ↑ | ↑ | ↓ | 2～25[a] | 高 | ++ | − | ++ |
| $AT_1$ 受体阻断药 | ↑ | ↑ | ↑ | ↑ | ↓ | 2～24 | 高 | + | − | + |
| 阿利吉仑 | ↓ | ↓ | ↑ | ↓ | ↓ | 40 | 低 | − | + | − |

a 雷米普利拉（ramiprilat）除外，其 $t_{1/2}$ 大于 50h。

# 阿利吉仑（aliskiren，Tekturna，Rasilez）

阿利吉仑是首个非肽类、口服有效，并于 2007 年批准用于高血压的肾素抑制药，也是目前用于临床的唯一肾素抑制药[1,71]。

**1. 药动学**　阿利吉仑口服吸收快，血药浓度于 1～3h 后达到峰值；生物利用度低，仅 2.5%；半衰期长，约 40h；大多数（90%）通过胆汁入肠道经粪便以原型排泄。肝、肾疾病患者药动学无明显改变，不需要调整剂量。

**2. 临床前药效学**

（1）抑制血浆肾素活性、降低血压[7,66]：阿利吉仑可特异性地抑制人肾素活性，对其他天冬氨酸蛋白酶几乎无抑制作用，对其他种属肾素抑制作用较差。阿利吉仑对不同种属肾素的 $IC_{50}$ 分别为 0.6nmol/L（人）、2nmol/L（狨）、7nmol/L（犬）、11nmol/L（兔）、63nmol/L（豚鼠）、80nmol/L（大鼠）、150nmol/L（猪）、8500nmol/L（猫）。在对狨的研究表明，阿利吉仑可抑制血浆肾素活性，降低 Ang I、Ang II，但是血浆肾素浓度升高（表 5-4），其降压作用与 ACE 抑制药（依那普利）、$AT_1$ 受体阻断药（缬沙坦）等同或稍强。在自发性高血压大鼠上，也观察到阿利吉仑的抗高血压作用，只是需要比狨高出 10 倍的剂量，这与肾素的种属差异性有关。在携带人类肾素基因和人类血管紧张素原基因的双转基因大鼠上，阿利吉仑可剂量依赖性地降低血压，减轻蛋白尿、心脏肥大等心肾损伤[72]。

（2）对肾素原、RPR 受体的作用[73,74]：在携带小鼠肾素 2 基因的转基因高血压大鼠上，采用链佐星造模，制备糖尿病高血压大鼠模型。阿利吉仑给药后 2h 可在肾脏分布，主要在肾小球和血管壁上。阿利吉仑 10mg/（kg·d）或 30mg/（kg·d）治疗 10 周，可降低血压，防止蛋白尿，抑制肾脏 TGF-β 和 I 型胶原表达，降低 RPR 受体在肾小球、肾小管和肾皮质血管中的表达。在培养的人类肾系膜细胞上，阿利吉仑不能抑制肾素与 RPR 受体的结合，不能改变肾素引起的 ERK1/2 激活，不能影响 RPR 受体的表达，却发现其可与肾素原活性部位结合。这些表明，阿利吉仑不改变肾素和肾素原与 RPR 受体的相互作用，但是可间接引起 RPR 受体的表达下调；阿利吉仑可与肾素、肾素原的活性中心结合以抑制 Ang II 的生成。

**3. 临床应用**　阿利吉仑单药或联合用药治疗高血压已有 60 余项临床研究发表，证明阿利吉仑是有效的抗高血压药物[71]。

阿利吉仑可选择性抑制人的肾素活性，剂量依赖性地降低 Ang II 水平，从而发挥降压作用。对肾素活性抑制作用起效快、维持久，在给药后 1h 就可达 99% 以上的抑制，在 24h 后仍有 95% 以上的抑制。通常采用 150～300mg 剂量治疗高血压，因为 75mg 剂量疗效不够，而 600mg 剂量会增加不良事件发生率。用药后也可使血浆肾素浓度异常升高（比 ACE

抑制药和 $AT_1$ 受体阻断药升得更高），但肾素活性是被抑制的，这与 ACE 抑制药和 $AT_1$ 受体阻断药有所不同。

阿利吉仑适用于各型高血压。其降压疗效持久，血压控制率高。单用的降压疗效与 $AT_1$ 受体阻断药相当，但血压控制率较高。与其他常用抗高血压药比较，阿利吉仑在降压疗效和血压控制率方面，略优于 ACE 抑制药，与氢氯噻嗪类似，比钙通道阻滞药略差。阿利吉仑与氢氯噻嗪或氨氯地平合用降压疗效增强，副作用减少，也可这三种药合用。

阿利吉仑单用或合用的疗效无性别、年龄、种族差异，对合并肥胖的高血压患者、合并糖尿病的高血压患者均有效。对不能控制血压的糖尿病患者，在原有抗高血压药基础上，加用阿利吉仑比加用氯沙坦或雷米普利的疗效要好，表现为降压和降微蛋白尿的作用较强。对肥胖型高血压患者，采用氢氯噻嗪不能控制血压，加用阿利吉仑是有效的，可达到类似合用氨氯地平或厄贝沙坦的疗效；也有证据表明，对肥胖型高血压患者，阿利吉仑疗效优于氢氯噻嗪。在代谢综合征的治疗中，阿利吉仑优于厄贝沙坦、氯沙坦。阿利吉仑在患者特殊高血压人群（如肥胖、代谢综合征、难治性高血压患者）中的使用值得进一步临床研究。

**4. 不良反应**　阿利吉仑可出现腹泻，但无干咳、血管性水肿等不良反应。可导致高血钾及肾动脉狭窄患者肾功能损害。孕妇禁用。

在过去 10 年中，已开展了多项大型阿利吉仑长期临床试验，除观察降压作用，还测试了其对终末器官损伤的作用、对高危人群发病率和死亡率的影响及不良反应。虽然早期研究显示出非常好的应用前景[1,67,71]，但最近数据并不乐观，主要是阿利吉仑与 $AT_1$ 受体阻断药或 ACE 抑制药合用无进一步器官保护作用，却增加了不良反应发生率[71]。分述如下。

（1）治疗高血压时：阿利吉仑与 $AT_1$ 受体阻断药或 ACE 抑制药合用，降压疗效确实增强，但并未对减轻器官损伤和降低死亡率产生更有利的作用，反而增加了低血压、高血钾、肾衰竭等不良事件[75,76]。因此，治疗高血压时，不建议阿利吉仑与 $AT_1$ 受体阻断药或 ACE 抑制药合用[63]。

（2）治疗糖尿病时：AVOID 试验[77]包含 599 例糖尿病肾病患者，采用氯沙坦加用阿利吉仑或安慰剂，考察肾脏保护作用，发现合用阿利吉仑可显著降低尿蛋白/肌酐值，但降压作用和不良反应两组间无差别，提示阿利吉仑具有不依赖于降压的肾脏保护功能。然而，更大型的 ALTITUDE 试验[78]包含了 8562 例糖尿病肾病和（或）糖尿病心血管病患者，在 ACE 抑制药或 $AT_1$ 受体阻断药上加用阿利吉仑或安慰剂时，临床试验因治疗无效和存在安全性问题而提前终止，发现合用阿利吉仑无进一步治疗获益，却使不良反应（肾功能不全、高血钾和低血压）和非致死性脑卒中发生率增加。这项研究提出，对于糖尿病合并心血管或肾脏疾病患者，应禁止阿利吉仑与 ACE 抑制药或 $AT_1$ 受体阻断药合用。另有一项包含 1143 例高血压合并糖尿病和 1～2 期慢性肾病患者的研究[79]，采用缬沙坦加用阿利吉仑或安慰剂，发现合用阿利吉仑具有更强的降压作用，未发现合用安全性问题，认为与该组患者治疗前肾病较轻、治疗时间相对较短有关。

（3）治疗心力衰竭时：ALOFT 试验[80]包含 302 例心力衰竭患者，在原有接受 ACE 抑制药和β受体阻断药治疗基础上加用阿利吉仑，可显著降低血液 N 端前脑钠肽（NT-proBNP）和尿液醛固酮水平，血压无进一步降低。但是，最近的 2 项大型试验结果令人失望。ASTRONAUT 试验[81]包含了 1639 例心力衰竭患者，其左室射血分数≤40%，血液利尿钠肽水平升高，在标准治疗基础上加用阿利吉仑，不能降低心血管死亡率和心力衰竭住院率，却增加了不良反应（高血钾、低血压和肾功能不全）发生率。ATMOSPHERE 试验[82]包含了 7016 例心力衰竭患者，约 4 年随访后，比较阿利吉仑、依那普利及合用的疗效，未证实阿利吉仑疗效不亚于依那普利的结论，并观察到两药合用不能进一步获益却增加了不良反应的风险。

　　因此，目前认为肾素抑制药阿利吉仑不能与 ACE 抑制药或 AT$_1$ 受体阻断药合用，因为这种合用不能进一步获益，却可能出现安全性问题，提示 RAAS 阻断的疗效是有限的，需要顾及安全性，尤其在特殊高危人群。阿利吉仑目前只有高血压治疗适应证是获批的，心力衰竭、糖尿病肾病等其他心血管和肾脏疾病的治疗适应证尚未获准。这些大型长期临床试验结论也提示肾素活性和肾素（原）浓度对疾病预后的确切意义需要进一步研究，因为除了酶活性，近年发现肾素（原）还可作为配体经 RPR 受体信号转导途径发挥损害作用（图 5-3）。

## 第六节　血管紧张素 1 型受体阻断和中性内肽酶抑制双靶标药

　　RAAS 抑制药如 ACE 抑制药、AT$_1$ 受体阻断药、MR 拮抗药及 β 受体阻断药，用于心力衰竭治疗时，已被证明可降低死亡率，这是心力衰竭治疗领域的重要进展。然而，心力衰竭死亡率依然很高，其患者的 5 年生存率仅为 50% 左右[83]。据报道，与 β 受体阻断药、MR 拮抗药比较，ACE 抑制药、AT$_1$ 受体阻断药对心力衰竭治疗的获益是轻微的，包括在降低心力衰竭死亡率、改善症状和活动耐量方面 [84]。这是因为 ACE 抑制药、AT$_1$ 受体阻断药即使是最大剂量也不能完全阻断 Ang II 的作用，而且，这些药物长期治疗可出现血管紧张素系统抑制"逃逸"效应，使得 Ang II 和醛固酮浓度返回甚至超过治疗前水平。提高单药剂量或者联用血管紧张素系统不同靶标药物，不能进一步获益，反而可能引起严重不良反应，因此目前不推荐 ACE 抑制药、AT$_1$ 受体阻断药、肾素抑制药之间的任何联用。

　　利尿钠肽（natriuretic peptide）系统是机体内源性降压和心血管保护系统，增强这一系统作为心血管疾病治疗策略的研究，从 1981 年发现第一个利尿钠肽就开始了，迄今已报道 3 种利尿钠肽：心房钠尿肽（ANP）、脑钠肽（BNP，首次从脑组织提取获得）、C 型利尿钠肽（CNP）。1987 年发现中性内肽酶（neprilysin，NEP；又称脑啡肽酶），并发现其为 ANP 降解酶。目前发现 NEP 可降解包括 3 种利尿钠肽在内的多种肽类物质，如 ANP、BNP、CNP、血管紧张素、内皮素、缓激肽、P 物质、髓质素等。NEP 抑制剂可增强利尿钠肽的保护作用，理论上可作为潜在抗高血压药和心力衰竭治疗药，已有 20 余年临床研究历史。但研究证实 NEP 抑制剂单用治疗高血压几乎无效，有些还可升高血压；对心力衰竭治疗亦无效，甚至增加死亡率[83,85]。现已清楚，NEP 不但可降解利尿钠肽等血管舒张肽，而且还可降解内皮素等血管收缩肽，最终作用取决于净效应[83,86]。随后开展两项系统的双重作用药物研究；内皮素系统与利尿钠肽系统双重作用药物仅进行临床前研究，未进入临床研究；血管紧张素系统与利尿钠肽系统双重作用药物进入了临床研究，但是奥马曲拉（omapatrilat）等血管肽酶抑制剂作为 ACE 和 NEP 的双重抑制剂，虽然效能强大，但安全性不够，可明显增加血管性水肿发生率（3 倍），因此已停止研发[85]。这可能是 ACE 和 NEP 双重抑制使缓激肽和 P 物质大量堆积所致。随后，促使 AT$_1$ 受体阻断和 NEP 抑制的双靶标药的研发，直至 2015 年首个双靶标新药 LCZ696（缬沙坦/沙库巴曲）上市[83,86]。

### LCZ696（缬沙坦/沙库巴曲，valsartan/sacubitril，Entresto®，诺欣妥）

LCZ696（商品名 Entresto®）是 2015 年美国 FDA 批准的首个血管紧张素受体/中性内肽酶双靶标抑制药（angiotensin receptor/neprilysin inhibitor，ARNI），由 Novartis 药业研发，用于心力衰竭治疗[83,86]。该药物分子由 $AT_1$ 受体阻断药缬沙坦和 NEP 抑制剂前药沙库巴曲以 1∶1 连接而成，因此，又称缬沙坦/沙库巴曲（valsartan/sacubitril）。化学分子式为 $C_{48}H_{55}N_6O_8Na_3 \cdot 2.5H_2O$，晶体药物分子包含 6 个缬沙坦和 6 个沙库巴曲的阴离子形式、18 个钠阳离子、15 个水分子，被认为是钠超级分子复合物（图 5-19）。该新药 2017 年进入中国，商品名：诺欣妥®，通用名：沙库巴曲缬沙坦钠片。

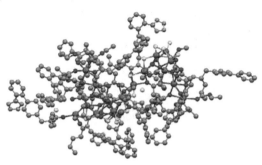

彩图 5-19

图 5-19　LCZ696（缬沙坦/沙库巴曲）的晶体结构

**1. 药动学和药效学**　LCZ696 口服后可裂解为缬沙坦和沙库巴曲，两者均很快吸收。前药沙库巴曲主要经肝脏生物转化为活性药物 LBQ657，LBQ657 由沙库必曲经酯酶作用脱去 1 个乙酯基而形成。活性药物缬沙坦和 LBQ657 具有几乎同样短的血浆药物浓度达峰时间（缬沙坦为 1.7～2.2h，LBQ657 为 1.9～3.5h），以及相近的血浆消除半衰期（缬沙坦为 8.9～16.6h，LBQ657 为 9.9～11.1h）。缬沙坦以原型从尿液或胆汁排泄。LBQ657 在肾脏近曲小管通过有机阴离子转运体 1 和 2 主动分泌入尿液。表观分布容积：缬沙坦为 75L，沙库巴曲为 103L。血浆蛋白结合率高达 94%～97%。LCZ696 活性药物血浆消除半衰期长，适合每日 1 次或 2 次给药，推荐剂量为 100～400mg/d。

缬沙坦通过阻断 $AT_1$ 受体发挥抗高血压、抗纤维化、抗细胞肥大/增生、抗细胞衰老、抗内皮功能受损、抗心血管和肾脏重构等作用，同时保留 $AT_2$ 受体介导的抗高血压和心血管保护作用。沙库巴曲生物转化而成的活性药物 LBQ657 可抑制 NEP 酶活性，阻止利尿钠肽降解，使利尿钠肽浓度增加，从而增强心血管保护和抗高血压作用（图 5-20）。

**2. 临床应用和不良反应**

（1）治疗心力衰竭。LCZ696 可阻断心力衰竭的 2 种主要病理生理机制（RAAS 激活和利尿钠肽敏感性下降）而发挥治疗作用。最大的多中心、随机、双盲研究为 PARADIGM-HF 试验，包含了 8442 例射血分数降低的心力衰竭患者，心力衰竭 Ⅱ～Ⅳ级，试验在药物治疗 27 个月左右取得预料效果而提前结束，发现 LCZ696（200mg，每天 2 次）在降低死亡率、住院率和改善症状方面优于 ACE 抑制药依那普利（10mg，每天 2 次）[87]。另一项在美国、欧洲和土耳其进行的安全性和耐受性研究，包含了 497 名测试者，发现 LCZ696 有很好的耐受性，不良反应轻而少，根据发生率高低不良反应依次为低血压、高血钾、肾功能损害、低血钾、咳嗽、血管性水肿，其中血管性水肿发生率极低（2/497），提示明显优于 ACE 抑制药。

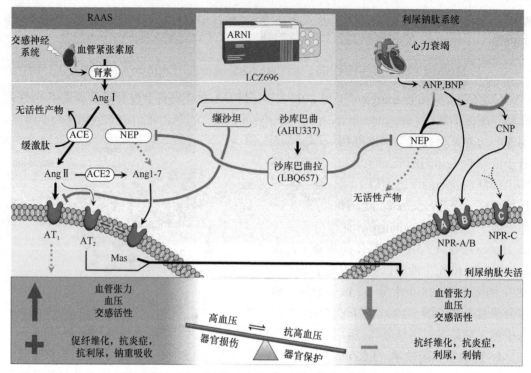

图 5-20　LCZ696（缬沙坦/沙库巴曲）作用机制示意图[86]

ANP，心房钠尿肽；BNP，脑钠肽；CNP，C型利尿钠肽；NEP，中性内肽酶；NPR，利尿钠肽受体，有 A、B、C 三型

（2）治疗高血压。包括中国在内的亚洲各国 1435 名高血压轻中度患者的多中心、随机、双盲研究，比较了 200mg、400mg LCZ696 与 20mg 奥美沙坦的 8 周治疗作用，发现 LCZ696 的降压作用较强，血压控制率较高，而两药的不良反应没有明显差别。包含美国等多国 375 例轻中度高血压患者的研究也得到类似结果。包括 454 例老年高血压患者的研究，评估了药物对动脉硬化和血压的影响，治疗 12 周时发现 LCZ696 在改善动脉硬化和降压方面优于奥美沙坦，但随着时间的延长，治疗 52 周时 LCZ696 与奥美沙坦治疗作用无明显差别，提示 LCZ696 相对于奥美沙坦的治疗优势是暂时的；另外，两药的不良反应发生率接近，老年患者均可耐受。

**3. 展望**　LCZ696 为新药，尚需大量临床证据。心力衰竭是 FDA 目前批准的 LCZ696 治疗的唯一适应证，对射血分数降低的心力衰竭患者有效，若未来研究证实 LCZ696 较现有疗法具有更长期的疗效获益，那么 LCZ696 可成为心力衰竭的一线治疗药物。LCZ696 高血压治疗适应证也有望获得批准，但尚需考察长期疗效，因为仅有一项老年高血压治疗试验测试了 52 周的较长期治疗效果，并未证实 LCZ696 的长期疗效较奥美沙坦有优势。进一步临床试验还需要研究其他患者群体，如黑种人、孕妇、射血分数不低的心力衰竭患者、重度高血压（＞180mmHg）患者、存在糖尿病等并发症的患者。此外，其他血管疾病，如慢性肾病和糖尿病均与血管病变和器官纤维化有关，也可测试 LCZ696 单用或与 MR 拮抗药合用的治疗效果。

# 第七节　肾素–血管紧张素–醛固酮系统及其调节剂的研究动态与展望

ACE 抑制药、$AT_1$ 受体阻断药和 MR 拮抗药在高血压、充血性心力衰竭和糖尿病肾病治疗中的成功应用，不仅是近代心血管药物治疗学的重大进步，在理论上也证实了 RAAS 在心血管和肾脏疾病病理过程中的关键作用。而且，RAAS 新组分、新功能及新调节机制的不断发现，为心血管治疗学的精细化发展提供了机遇和挑战。因此，从各个侧面研制 RAAS 调节剂，成为当前与今后一段时间心血管药研究的主攻方向之一。关于 RAAS 及其调节剂的研究动态与展望，归纳为以下 10 个方面。

**1. 肾素、肾素原及其 RPR 受体**　肾素在 RAAS 中占有枢纽性位置，首个肾素抑制药阿利吉仑经过艰辛和漫长的研究历程终于在 2007 年上市，阿利吉仑应用 10 年以来，已成为抗高血压的有效选择，对难治性高血压人群的治疗意义值得继续研究。更新一代肾素抑制药 SPP635 等 4 种已进入临床研究[66]，有望克服阿利吉仑生物利用度低的缺陷。但是，由于目前阿利吉仑与 $AT_1$ 受体阻断药或 ACE 抑制药合用试验发现可增加不良反应而未能达到疗效获益，需要找到合理的解释后才能决定下一步研发计划[4]。RPR 受体的发现及其病理生理意义的初步阐明，为心血管疾病和肾病防治提供了新的靶标，推测 RPR 受体阻断药具有潜在的临床治疗价值。根据肾素原与 RPR 受体结合后变构激活原理，设计了肾素原“把手”域模拟肽，该小分子肽可阻断肾素原与 RPR 受体的结合，初步研究表明其具有心肾保护作用，优于 ACE 抑制药[1]。RPR 受体的发现也促进了肾素抑制药新的作用机制的研究，实验证据表明，阿利吉仑不仅可抑制肾素活性，而且可抑制肾素原的变构激活，但对 RPR 受体介导的信号转导无作用[73,74]，提示肾素抑制药虽然可抑制肾素（原）酶活性引起的病理作用，却不能阻断肾素抑制药反应性引起的肾素（原）异常升高通过 RPR 受体信号转导途径所致的损害作用。

**2. $AT_1$ 受体新的调节机制**　$AT_1$ 受体具有 Ang II 依赖性和非依赖性激活，后者也称结构性激活，因此推测具有“反向激动活性”（inverse agonism）的 $AT_1$ 受体阻断药，如奥美沙坦、EXP3174（氯沙坦的代谢产物）、缬沙坦和坎地沙坦[50]，具有更好的治疗作用。β-拘留蛋白 2 可通过 G 蛋白非依赖性途径，促使 $AT_1$ 受体内吞、脱敏，并引发抗凋亡、促再生等有益信号转导，从而对抗 $AT_1$ 受体的 G 蛋白依赖性有害信号转导（升压、肥厚、纤维化、凋亡）。因此，发展具有“偏向激动活性”（biased agonism）的新型 $AT_1$ 受体阻断药，将在阻断 $AT_1$ 受体 G 蛋白依赖性有害信号途径的同时，激活 $AT_1$ 受体 G 蛋白非依赖性 β-拘留蛋白 2 有益信号途径，推测其对充血性心力衰竭、缺血再灌注心肌损伤可能有更好的治疗作用[17]。目前研究发现，第 1、4、8 位氨基酸分别被替代为 Ser、Ile、Ile 的 Ang II，即 [S II]Ang II，具有上述偏向激动活性（图 5-15）[17]。但是，[S II]Ang II 尚可通过激动 β-拘留蛋白 1 促进肾上腺分泌醛固酮，这对心肌梗死、充血性心力衰竭是有害的[88]。$AT_1$ 受体新型偏向激动剂 TRV120027 虽然取得临床前疗效，但是在急性心力衰竭患者临床试验中未获预期效果。因此，需要寻找更合适的 $AT_1$ 受体偏向激动剂。新发现的 ATARP 也能促进 $AT_1$ 受体内吞、脱敏，推测其激动配体可能具有治疗作用[18]。先兆子痫缺乏有效治疗方法，新近发现，其病理机制与机体产生自身抗体有关，这种 $AT_1$ 受体激动抗体的结合部位在 $AT_1$

受体的第 2 个细胞外环 7 个氨基酸，因此，可根据 7 个氨基酸 AFHYESQ 结合位点，设计特异性表位阻断抗体以发展潜在的治疗药物[18]。

**3. ACE2-Ang1-7-Mas 轴**　与 ACE-Ang Ⅱ -AT$_1$ 轴的有害作用相抗衡，新发现的 ACE2-Ang1-7-Mas 轴被证明具有有益作用。以"ACE2-Ang1-7-Mas 轴"作为防治新靶标，已探索多种潜在的治疗学意义（图 5-7）。ACE2 抗体/疫苗、ACE2 抑制药可能有抗 SARS 病毒作用，可能有利于防治低血压；ACE2 激动药、ACE2 重组蛋白可能有利于防治高血压、肺动脉高压等心血管疾病[4]。ACE2 的存在形式与 ACE 类似，也有膜结合型（细胞型）和分泌型（可溶型）。最近发现，ADAM 蛋白酶家族的 ADAM17 可通过蛋白水解作用促进分泌型 ACE2 形成，进入体液。还发现，血浆中存在内源性 ACE2 抑制剂，可与分泌型 ACE2 结合抑制其活性。因此，通过干预 ADAM17 和内源性 ACE2 抑制剂，也可能有利于防治有关疾病[1]。Ang1-7 是肽类，其半衰期短，成药性差。正在研发的 Ang1-7 类似物，如 AVE 0991、β-环糊精复合物（HPβCD）/Ang1-7、CGEM856、CGEM857 等，可口服，较稳定，它们可作为 Mas 激动剂，具有心血管保护、抗高血压作用[1]，并且最近又发现其具有其他多种功能，有望用于多种疾病的治疗[4]，但迄今均未获得临床试验证实。因此，对 Ang1-7/Mas 激动剂的研发需要瞄准个别合适疾病开展深入的研究。另外，口服有效的 alamandine（Ala$^1$-Ang1-7）HPβCD（alamandine/HPβCD）可通过激动 MrgD 受体发挥抗高血压、抗心脏纤维化作用，具有潜在治疗价值[21]。

**4. 非肾素非 ACE 途径**　糜酶为 Ang Ⅱ 生成的主要非 ACE 途径，在人类心血管局部非常重要。糜酶抑制剂尚在研发中（图 5-4），无降压作用，对血管成形术后再狭窄、动脉粥样硬化等疾病具有潜在的治疗价值，也可能发展成为新靶点抗炎药物[10]。新发现的 Ang1-12、Ang1-25 经非肾素途径生成，可转化为 Ang Ⅱ，这些血管紧张素原衍生的新的 Ang 前体肽合成酶有待确定，也可能成为 RAAS 的新靶标。

**5. AT$_2$ 受体、Ang Ⅲ、氨肽酶**　动物实验和临床研究证明，AT$_1$ 受体阻断药可通过 AT$_2$ 受体激活而发挥有益作用，由此提示，发展特异性 AT$_2$ 受体激动药可能具有治疗价值[18]。非肽类、口服有效、特异性 AT$_2$ 受体激活药——化合物 C21 正在研发中，可能联合 AT$_1$ 受体阻断作用成为双重作用药物[4]。AT$_2$ 受体介导的利尿作用，主要由肾脏 Ang Ⅲ 引起，氨肽酶 N 抑制可阻止 Ang Ⅲ 降解，使得外源性 Ang Ⅲ 的利尿作用明显增强，由此提示，氨肽酶 N 抑制剂可能具有治疗作用[18,20]。已确认氨肽酶 A 是高血压治疗的潜在靶点，脑氨肽酶 A 抑制剂可抑制中枢 Ang Ⅲ 生成及 AT$_1$ 受体介导的升压作用，可作为新类型的中枢性抗高血压药，目前正在研发中（图 5-6）。

**6. RAAS 相关系统**

（1）交感神经系统：可调节肾素（原）释放。交感活性升高，表现为去甲肾上腺素、肾上腺素升高，通过 β$_1$ 受体刺激肾球旁细胞肾素（原）释放，因此，中枢和外周交感抑制药可抑制肾素（原）释放，是这些药物的作用机制之一。由此想到，β 受体阻断药，而非 α 受体阻断药，作为临床一线抗高血压药，其通过中枢和外周途径抑制 RAAS 是优点之一。

（2）激肽系统：与 RAAS 交互作用明显，可发生在酶水平、受体水平。例如，ACE（激肽酶 Ⅱ）是 Ang Ⅱ 的生成酶，也是缓激肽的降解酶，ACE 抑制药除通过减少 Ang Ⅱ 发挥作用外，还通过缓激肽–NO 途径，以及最近发现的作为激肽受体的变构增强剂而发挥多效性功能；AT$_1$ 受体还可与激肽 B$_2$ 受体形成异二聚体发生相互作用等[18,39]。

**7. 组织局部 RAAS，细胞内 RAAS**　组织局部 RAAS 与相应的疾病及药物治疗有关，特别是脑组织 RAAS、肾组织 RAAS、脂肪组织 RAAS[31,33,35] 值得多多关注。细胞内 RAAS 概念和理论已逐步建立，应与细胞内信号转导概念相区别。兼有细胞内外 RAAS 抑制作用的药物将可能具有更好的治疗作用[4,11]。

**8. 多靶点治疗**　心血管疾病的病因、病理是错综复杂的，单靶点治疗往往疗效有限，由此提出多靶点治疗新策略。不太难的方法是，采用单靶点药物联合应用，这在高血压治疗中已被极力推荐[89]。RAAS 抑制药与其他心血管治疗药物合用受到广泛重视，并进行了大规模临床试验。另外，难度较大的是，发展多靶点治疗药物，即 1 种药物可通过 2 个以上靶点发挥治疗作用，这也是当前研究的热点[90,91]。已有 $AT_1$ 受体阻断和 NEP 抑制的双靶标单分子新药（缬沙坦/沙库巴曲）于 2015 年上市[83,86]，但还需要接受临床应用有效性和安全性的进一步考验。

**9. 新疗法**

（1）疫苗疗法：针对肾素–血管紧张素系统的抗高血压疫苗研发已有近 60 年历史，已进入临床研究。候选疫苗有针对 $AT_1$ 受体的 ATRQβ-001、ATR12181 等，有针对 Ang Ⅱ 的 pHAV-4Ang Ⅱ、CYT006-AngQβ、Ang Ⅰ-R 等，其中 CYT006-AngQβ 已进入 Ⅱ 期临床研究。抗高血压疫苗具有长效的优点，1 年用 2 次即可，这对于不能坚持每天用药者是福音，但是其降压作用非常有限，比不上现有任何种类的血管–紧张素系统抑制药。因此这一疗法对于预防前期高血压（prehypertension）发展成为高血压，将是一种具有吸引力的选择[21,92]。

（2）基因疗法：针对 RAAS 各种蛋白组分的基因治疗，已开展了广泛的动物实验研究，基因治疗具有普通药物所不具有的优越性（超长效），但是在病毒载体安全性等问题尚未解决之前，这些仅仅是研究而已，到达临床应用的转化药理学路途还很远[93]。

（3）细胞疗法：干细胞、祖细胞治疗已在缺血性疾病中开展了大量的动物和临床研究，治疗的目的是达到血管床新生，恢复供血。这些促使人们研究 RAAS 对祖细胞的作用，以及研究心血管疾病与内皮祖细胞功能的关系。迄今，对于 RAAS 对祖细胞的调节尚未得到统一认识[94]。

**10. 醛固酮及盐皮质激素受体**　甾体类 MR 拮抗药从非选择性 MR 拮抗药（螺内酯）到选择性 MR 拮抗药（依普利酮），已取得了进步，但这些甾体类 MR 拮抗药仍存在缺陷（详见本章第四节）。目前正在发展新型非甾体 MR 拮抗药，进入 Ⅱ、Ⅲ 期临床试验的有 finerenone（BAY 94-8662）等多种[4,21,30]，有望克服现有药物的某些不足。此外，为了克服现有药物长期治疗中的"醛固酮逃逸"现象，醛固酮合酶抑制剂也在研发中[4,21,30]，LCI699 因为缺乏足够酶选择性作用，在完成 Ⅱ 临床试验后已停止研发[95]，进一步研发需要克服对酶的选择性抑制等问题。

## 参 考 文 献

[1] 缪朝玉，陈修. 肾素血管紧张素系统及其抑制剂//苏定冯，陈丰原. 心血管药理学. 4 版. 北京：人民卫生出版社，2011：266-305.

[2] 缪朝玉，李玲. 肾素–血管紧张素系统的新靶标 ACE2 及其新药发现//苏定冯，缪朝玉. 心血管药理学. 2 版. 北京：科学出版社，2010：273-280.

[3] Hilal-Dandan R，Chapter 26　Renin and angiotensin//Brunton L，Chabner B，Knollman B，et al. Goodman & Gilman's The Pharmacological Basis of Therapeutics. 12th ed. New York：McGraw Hill，2011：721-744.

[4] Tamargo M, Tamargo J. Future drug discovery in renin-angiotensin-aldosterone system intervention. Expert Opin Drug Discov, 2017, 12: 827-848.

[5] Nguyen G, Delarue F, Burcklé C, et al. Pivotal role of the rennin/prorenin receptor in angiotensin Ⅱ production and cellular responses to renin. J Clin Invest, 2002, 109: 1417-1427.

[6] Nguyen G, Contrepas A, DeMello WC, et al. Renin Angiotensin System and Cardiovascular Disease. New York: Humana Press, 2009: 15-24.

[7] Abassi Z, Winaver J, Feuerstein GZ. The biochemical pharmacology of renin inhibitors: implications for translational medicine in hypertension, diabetic nephropathy and heart failure: expectations and reality. Biochem Pharmacol, 2009, 78: 933-940.

[8] Sihn G, Rousselle A, Vilianovitch L, et al. Physiology of the (pro) renin receptor: Wnt of change? Kidney Int, 2010, 78: 246-256.

[9] Urata H, Kinoshita A, Misono KS, et al. Identification of a highly specific chymase as the major angiotensin Ⅱ-forming enzyme in the human heart. J Biol Chem, 1990, 265: 22348-22357.

[10] 缪朝玉, 苏定冯. 糜酶及其抑制剂//苏定冯, 缪朝玉. 心血管药理学. 2 版. 北京: 科学出版社, 2010: 281-294.

[11] Reyes S, Varagic J, Ahmad S, et al. Novel cardiac intracrine mechanisms based on Ang-(1-12)/chymase axis require a revision of therapeutic approaches in human heart disease. Curr Hypertens Rep, 2017, 19: 16.

[12] Nagata S, Hatakeyama K, Asami M, et al. Big angiotensin-25: a novel glycosylated angiotensin-related peptide isolated from human urine. Biochem Biophys Res Commun, 2013, 441: 757-762.

[13] Donoghue M, Hsieh F, Baronas E, et al. A novel angiotensin-converting enzyme-related carboxypeptidase (ACE2) converts angiotensin Ⅰ to angiotensin 1-9. Circ Res, 2000, 87: E1-E9.

[14] Tipnis SR, Hooper NM, Hyde R, et al. A human homolog of angiotensin-converting enzyme. Cloning and functional expression as a captopril-insensitive carboxypeptidase. J Biol Chem, 2000, 275: 33238-33243.

[15] de Gasparo M, Catt KJ, Inagami T, et al. International Union of Pharmacology. ⅩⅩⅢ. The angiotensin receptors. Pharmacol Rev, 2000, 52: 415-472.

[16] Mehta PK, Griendling KK. Angiotensin Ⅱ cell signaling: physiological and pathological effects in the cardiovascular system. Am J Physiol Cell Physiol, 2007, 292: C82-C97.

[17] Aplin M, Bonde MM, Hansen JL, et al. Molecular determinants of angiotensin Ⅱ type 1 receptor functional selectivity. J Mol Cell Cardiol, 2009, 46: 15-24.

[18] Carey RM, DeMello WC, Frohlich ED. Renin Angiotensin System and Cardiovascular Disease. New York: Humana Press, 2009: 59-79.

[19] Porrello ER, Delbridge LM, Thomas WG. The angiotensin Ⅱ type 2 ($AT_2$) receptor: an enigmatic seven transmembrane receptor. Front Biosci, 2009, 14: 958-972.

[20] Carey RM, Frohlich ED, Re RN. The Local Cardiac Renin–Angiotensin Aldosterone System. 2nd ed. New York: Springer, 2009: 107-120.

[21] Oparil S, Schmieder RE. New approaches in the treatment of hypertension. Circ Res, 2015, 116: 1074-1095.

[22] Albiston AL, Mcdowall SG, Lee J, et al. Evidence that the angiotensin Ⅳ ($AT_4$) receptor is the enzyme insulin-regulated aminopeptidase. J Biol Chem, 2001, 276: 48623-48626.

[23] Albiston AL, Diwakarla S, Fernando RN, et al. Identification and development of specific inhibitors for insulin-regulated aminopeptidase as a new class of cognitive enhancers. Br J Pharmacol, 2011, 164: 37-47.

[24] Santos RA, Maric C, Silva DM, et al. Angiotensin-(1-7) is an endogenous ligand for the G protein coupled receptor Mas. Proc Natl Acad Sci U S A, 2003, 100: 8258-8263.

[25] Schiavone MT, Santos RA, Brosnihan KB, et al. Release of vasopressin from the rat hypothalamo-neurohypophysial system by angiotensin-(1-7) heptapeptide. Proc Natl Acad Sci U S A, 1988, 85: 4095-4098.

[26] Karnik SS, Singh KD, Tirupula K, et al. Significance of angiotensin 1-7 coupling with MAS1 receptor and other GPCRs to the renin-angiotensin system: IUPHAR Review 22. Br J Pharmacol, 2017, 174: 737-753.

[27] Tetzner A, Gebolys K, Meinert C, et al. G-protein-coupled MrgD is a receptor for angiotensin-(1-7) involving adenylyl cyclase, cAMP, and phosphokinase A. Hypertension, 2016, 68: 185-194.

[28] Lautner RQ, Villela DC, Fragasilva RA, et al. Discovery and characterization of alamandine: a novel component of the renin-angiotensin system. Circ Res, 2013, 112: 1104-1111.

[29] Nagata S, Kato J, Sasaki K, et al. Isolation and identification of proangiotensin-12, a possible component of the renin-angiotensin system. Biochem Biophys Res Commun, 2006, 350: 1026-1031.

[30] Jaisser F, Farman N. Emerging roles of the mineralocorticoid receptor in pathology: toward new paradigms in clinical pharmacology. Pharmacol Rev, 2016, 68: 49-75.

[31] Miao CY，Li ZY. The role of perivascular adipose tissue in vascular smooth muscle cell growth. Br J Pharmacol，2012，165：643-658.

[32] Cook JL，Re RN，Frohlich ED，et al. The Local Cardiac Renin-Angiotensin Aldosterone System. 2nd ed. New York：Springer，2009，29-41.

[33] Thatcher S，Yiannikouris F，Gupte M，et al. The adipose renin-angiotensin system：role in cardiovascular disease. Mol Cell Endocrinol，2009，302：111-117.

[34] DeMello WC，Frohlich ED. Renin Angiotensin System and Cardiovascular Disease. New York：Humana Press，2009：215-230.

[35] Iwai M，Horiuchi M. Role of renin–angiotensin system in adipose tissue dysfunction. Hypertens Res，2009，32：425-427.

[36] Iwanami J, Mogi M, Iwai M, et al. Inhibition of the renin-angiotensin system and target organ protection. Hypertens Res，2009，32：229-237.

[37] Ferder LF. Renin Angiotensin System and Cardiovascular Disease. New York：Humana Press，2009：231-243.

[38] Benigni A，Corna D，Zoja C，et al. Disruption of the Ang Ⅱ type 1 receptor promotes longevity in mice. J Clin Invest，2009，119：524-530.

[39] Erdös EG，Tan F，Skidgel RA，et al. Angiotensin Ⅰ-converting enzyme inhibitors are allosteric enhancers of kinin B1 and B2 receptor function. Hypertension，2010，55：214-220.

[40] Katragadda S，Arora RR. Role of angiotensin-converting enzyme inhibitors in vascular modulation：beyond the hypertensive effects. Am J Ther，2010，17：e11-e23.

[41] ALLHAT Officers and Coordinators for the ALLHAT Collaborative Research Group. Major outcomes in high risk hypertensive patients randomized to angiotensin-converting enzyme inhibitor or calcium channel blocker vs diuretic：the Antihypertensive and Lipid-Lowering Treatment to Prevent Heart Attack Trial（ALLHAT）. JAMA，2002，288：2981-2997.

[42] Wing LM，Reid CM，Ryan P，et al. A Comparison of outcomes with angiotensin-converting-enzyme inhibitors and diuretics for hypertension in the elderly. N Engl J Med，2003，348：583-592.

[43] Braunwald E，Domanski MJ，Fowler SE，et al. The PEACE Trial Investigators. Angiotensin-converting-enzyme inhibition in stable coronary artery disease. N Engl J Med，2004，351：2058-2068.

[44] Ruggenenti P，Fassi A，Rubis N，et al. Preventing microalbuminuria in type 2 diabetes. N Engl J Med，2004，351：1941-1951.

[45] Yusuf S，Sleight P，Pogue J，et al. Effects of an angiotensin converting enzyme inhibitor，ramipril，on cardiovascular events in high risk patients. The Heart Outcomes Prevention Evaluation Study Investigators. N Engl J Med，2000，342：145-153.

[46] Fox KM. EURopean trial on reduction of cardiac events with Perindopril in stable coronary artery disease investigators. Efficacy of perindopril in reduction of cardiovascular events among patients with stable coronary artery disease：randomised，double-blind，placebo-controlled，multicentre trial（the EUROPA study）. Lancet，2003，362：782-788.

[47] Healey JS，Baranchuk A，Crystal E，et al. Prevention of atrial fibrillation with angiotensin-converting enzyme inhibitors and angiotensin receptor blockers：a meta-analysis. J Am Coll Cardiol，2005，45：1832-1839.

[48] Hjermitslev M，Grimm DG，Wehland M，et al. Azilsartan medoxomil，an angiotensin Ⅱ receptor antagonist for the treatment of hypertension. Basic Clin Pharmacol Toxicol，2017，121：225-233.

[49] Zou Y，Akazawa H，Qin Y，et al. Mechanical stress activates angiotensin Ⅱ type 1 receptor without the involvement of Ang Ⅱ. Nat Cell Biol，2004，6：499-506.

[50] Miura S. Angiotensin Ⅱ receptor blocker as an inverse agonist：a current perspective. Current Hypertens Reviews，2005，1：115-121.

[51] Wallukat G，Homuth V，Fischer T，et al. Patients with preeclampsia develop agonistic autoantibodies against the angiotensin AT1 receptor. J Clin Invest，1999，103：945-952.

[52] Yang X，Ramin SM，Kellems RE. Potential roles of angiotensin receptor activating autoantibody in the pathophysiology of preeclampsia. Hypertension，2016，50（2）：269.

[53] Daviet L，Lehtonen JY，Tamura K，et al. Cloning and characterization of ATRAP，a novel protein that interacts with the angiotensin type 1 receptor. J Biol Chem，1999，274：17058-17062.

[54] Shigenaga A，Tamura K，Wakui H，et al. Effect of olmesartan on tissue expression balance between angiotensin Ⅱ receptor and its inhibitory binding molecule. Hypertension，2008，52：672-678.

[55] Guo DF，Chenier I，Tardif V，et al. Type 1 angiotensin Ⅱ receptor associated protein ARAP1 binds and recycles the receptor to the plasma membrane. Biochem Biophys Res Commun，2003，10：1254-1265.

[56] AbdAlla S，Lother H，Abdeltawab AM，et al. The angiotensin $AT_2$ receptor is an $AT_1$ receptor antagonist. J Biol Chem，2001，276：39721-39726.

[57] AbdAlla S，Lother H，Massiery AE，et al. Increased AT（1）receptor heterodimers in preeclampsia mediate enhanced angiotensin Ⅱ responsiveness. Nature Med，2001，7：1003-1009.

[58] Dickstein K, Kjekshus J. Effects of losartan and captopril on mortality and morbidity in high-risk patients after acute myocardial infarction: the OPTIMAAL randomised trial. Optimal Trial in Myocardial Infarction with Angiotensin Ⅱ Antagonist Losartan. Lancet, 2002, 360: 752-760.

[59] Pfeffer MA, Mcmurray J, Rouleau J, et al. Valsartan, captopril, or both in myocardial infarction complicated by heart failure, left ventricular dysfunction, or both. N Engl J Med, 2003, 349: 1893-1906.

[60] Yusuf S, Teo KK, Pague J, et al. Telmisartan, ramipril, or both in patients at high risk for vascular events. N Engl J Med, 2008, 358: 1547-1559.

[61] Dézsi CA. Differences in the clinical effects of angiotensin-converting enzyme inhibitors and angiotensin receptor blockers: a critical review of the evidence. Am J Cardiovasc Drugs, 2014, 14: 167-173.

[62] Potier L, Roussel R, Elbez Y, et al. Angiotensin-converting enzyme inhibitors and angiotensin receptor blockers in high vascular risk. Heart, 2017, 103: 1339-1346.

[63] Whelton PK, Carey RM, Aronow WS, et al. 2017 ACC/AHA/AAPA/ABC/ACPM/AGS/APhA/ASH/ASPC/NMA/PCNA Prevention, Detection, Evaluation, and Management of High Blood Pressure in Adults: A Report of the American College of Cardiology/American Heart Association Task Force on Clinical Practice Guidelines. Hypertension, 2018, 71（6）: e13-e115.

[64] Ménard J. The 45-year story of the development of an anti-aldosterone more specific than spironolactone. Mol Cell Endocrinol, 2004, 217: 45-52.

[65] Arriza JL, Weinberger C, Cerelli G, et al. Cloning of human mineralocorticoid receptor complementary DNA: structural and functional kinship with the glucocorticoid receptor. Science, 1987, 237: 268-275.

[66] Jensen C, Herold P, Brunner HR, et al. Aliskiren: the first renin inhibitor for clinical treatment. Nat Rev Drug Discov, 2008, 7: 399-410.

[67] 徐添颖，缪朝玉. 肾素抑制剂研究进展//苏定冯，缪朝玉，沈甫明. 药理学进展（2010）. 北京：人民卫生出版社，2011: 23-34.

[68] Ganten D, Wagner J, Ganten V, et al. Species specificity of renin kinetics in transgenic rats harboring the human renin and angiotensinogen genes. Proc Natl Acad Sci U S A, 1992, 89: 7806-7810.

[69] Wood JM, Maibaum J, Rahuel J, et al. Structure-based design of aliskiren, a novel orally effective renin inhibitor. Biochem Biophys Res Commun, 2003, 308: 698-705.

[70] Bhandari SK, Batech M, Shi J, et al. Plasma renin activity and risk of cardiovascular and mortality outcomes among individuals with elevated and nonelevated blood pressure. Kidney Res Clin Pract, 2016, 35: 219-228.

[71] Pantzaris ND, Karanikolas E, Tsiotsios K, et al. Renin inhibition with aliskiren: a decade of clinical experience. J Clin Med, 2017, 6: 61.

[72] Pilz B, Shagdarsuren E, Wellner M, et al. Aliskiren, a human renin inhibitor, ameliorates cardiac and renal damage in double-transgenic rats. Hypertension, 2005, 46: 569-576.

[73] Feldman DL, Jin L, Xuan H, et al. Effects of aliskiren on blood pressure, albuminuria, and（pro）renin receptor expression in diabetic TG（mRen-2）27 rats. Hypertension, 2008, 52: 130-136.

[74] Carey RM. Antihypertensive and renoprotective mechanisms of rennin inhibition in diabetic rats. Hypertension, 2008, 52: 63-64.

[75] Zheng Z, Shi H, Jia J, et al. A systematic review and meta-analysis of aliskiren and angiotension receptor blockers in the management of essential hypertension. J Renin Angiotensin Aldosterone Syst, 2011, 12: 102-112.

[76] Makani H, Bangalore S, Desouza KA, et al. Efficacy and safety of dual blockade of the renin-angiotensin system: meta-analysis of randomised trials. BMJ, 2013, 346: f360.

[77] Parving HH, Persson F, Lewis JB, et al. Aliskiren combined with losartan in type 2 diabetes and nephropathy. N Engl J Med, 2008, 358: 2433-2446.

[78] Parving HH, Brenner BM, Mcmurray JJ, et al. Cardiorenal end points in a trial of aliskiren for type 2 diabetes. N Engl J Med, 2012, 367: 2204-2213.

[79] Bakris GL, Oparil S, Purkayastha D, et al. Randomized study of antihypertensive efficacy and safety of combination aliskiren/valsartan vs valsartan monotherapy in hypertensive participants with type 2 diabetes mellitus. J Clin Hypertens（Greenwich）, 2013, 15: 92-100.

[80] McMurray JJV, Pitt B, Latini R, et al. Effects of the oral direct renin inhibitor aliskiren in patients with symptomatic heart failure. Circ Heart Fail, 2008, 1: 17-24.

[81] Gheorghiade M, Böhm M, Greene SJ, et al. Effect of aliskiren on postdischarge mortality and heart failure readmissions among patients hospitalized for heart failure: the astronaut randomized trial. JAMA, 2013, 309: 1125-1135.

[82] McMurray JJV, Krum H, Greenlaw N, et al. Aliskiren, enalapril, or aliskiren and enalapril in heart failure. N Engl J Med, 2016, 374: 1521-1532.

[83] Hubers SA, Brown NJ. Combined angiotensin receptor antagonism and neprilysin inhibition. Circulation, 2016, 133: 1115-1124.

[84] Packer M, McMurray JJV. Importance of endogenous compensatory vasoactive peptides in broadening the effects of inhibitors of the renin-angiotensin system for the treatment of heart failure. Lancet, 2017, 389: 1831-1840.

[85] von Lueder TG, Atar D, Krum H. Current role of neprilysin inhibitors in hypertension and heart failure. Pharmacol Ther, 2014, 144: 41-49.

[86] Nielsen PM. The combination of valsartan and sacubitril in the treatment of hypertension and heart failure - an update. Basic Clin Pharmacol Toxicol, 2018, 122: 9-18.

[87] McMurray JJV, Packer M, Gong J, et al. Angiotensin-neprilysin inhibition versus enalapril in heart failure. N Engl J Med, 2014, 371: 993-1004.

[88] Lymperopoulos A, Rengo G, Zincarelli C, et al. An adrenal β-arrestin 1-mediated signaling pathway underlies angiotensin II-induced aldosterone production in vitro and in vivo. Proc Natl Acad Sci U S A, 2009, 106: 5825-5830.

[89] 缪朝玉, 苏定冯. 抗高血压药物研究//苏定冯, 缪朝玉. 心血管药理学. 2版. 北京: 科学出版社, 2010: 63-75.

[90] 张婧婕, 李学军. 多靶点药物治疗与多靶点药物研究进展//苏定冯, 缪朝玉. 心血管药理学. 2版. 北京: 科学出版社, 2010: 432-446.

[91] Schadt EE, Friend SH, Shaywitz DA, et al. A network view of disease and compound screening. Nat Rev Drug Discov, 2009, 8: 286-295.

[92] Bairwa M, Pilania M, Gupta V, et al. Hypertension vaccine may be a boon to millions in developing world. Hum Vaccin Immunother, 2014, 10: 708-713.

[93] 缪朝玉, 李冬洁. 高血压的基因治疗研究//苏定冯, 缪朝玉. 心血管药理学. 2版. 北京: 科学出版社, 2010: 76-100.

[94] Qian C, Schoemaker RG, Van Gilst WH, et al. The role of the renin-angiotensin-aldosterone system in cardiovascular progenitor cell function. Clin Sci, 2009, 116: 301-314.

[95] Andersen K, Hartman D, Peppard T, et al. The effects of aldosterone synthase inhibition on aldosterone and cortisol in patients with hypertension: a phase Ⅱ, randomized, double-blind, placebo-controlled, multicenter study. J Clin Hypertens( Greenwich ), 2012, 14: 580-587.

# 第六章

## 一氧化氮系统及相关药物

徐添颖　缪朝玉*

随着一氧化氮（NO）作为内皮细胞依赖性舒张因子角色的阐明，人们对 NO 的认识已从一种有害的环境污染气体发展为一种可内源产生的、具有多种生物学作用，并且在细胞信号转导通路中发挥多种功能的重要分子。

NO 产生后，根据环境和所产生的量的多少，可通过多条通路进行信号传导，参与细胞结构和功能改变（图 6-1）。NO 在低浓度（＜200nmol/L）时能直接影响含过渡金属元素的酶和转录因子，参与多个生物进程。其中，细胞内的可溶性鸟苷酸环化酶（soluble guanylate cyclase，sGC）是 NO 最主要的效应器，sGC 将鸟苷三磷酸（guanosine triphosphate，GTP）转化形成 3′, 5′-环鸟苷一磷酸（cyclic guanosine monophosphate，cGMP）。cGMP 是体内重要的第二信使，其参与的信号通路包括 cGMP 依赖的蛋白激酶（cGMP-dependent protein kinase，PKG）、环核苷酸门控通道（cyclic nucleotide-gated ion channel，CNG）和磷酸二酯酶（phosphodiesterase，PDE）等。除了 cGMP 依赖的信号通路外，现在有越来越多的证据表明 NO 还可以通过非 cGMP 依赖的信号通路（激活钙依赖钾通道、激活钠钾 ATP 酶、抑制细胞内肌质网钙的释放等）发挥作用。

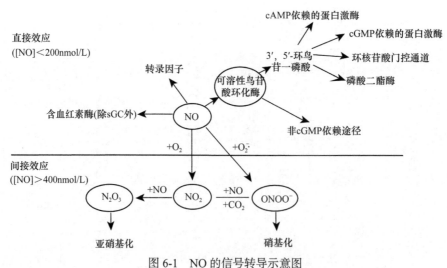

图 6-1　NO 的信号转导示意图

当 NO 在体内的浓度＞400nmol/L 时，则主要表现为一种细胞毒性分子[1,2]。高浓度的 NO

* 通讯作者：缪朝玉，E-mail：cymiao@smmu.edu.cn

可导致自发氧化及产生 $N_2O_3$。$N_2O_3$ 是亚硝基化的主要中介物，它可使含巯基的蛋白亚硝基化。已经有多个证据显示亚硝基化可以直接影响蛋白的功能，如选择性亚硝基化 Ras 蛋白的半胱氨酸残基能激活磷脂酰肌醇 3-激酶（PI3K）。高浓度的 NO 还可直接损伤 DNA。另外，强氧化剂如超氧阴离子的存在可以直接淬灭 NO，或进一步与 NO 作用形成过氧化亚硝酸盐使酪氨酸硝基化，这些作用可使与能量代谢或抗氧化有关的酶失活。

在心血管循环系统中，内皮细胞源性的一氧化氮合酶及合成的一氧化氮是调节血管舒张收缩、抑制血小板聚集和维护血循环稳态的重要物质。因此本章主要阐述的是内皮细胞源性一氧化氮合酶及一氧化氮在心血管系统中的作用和参与的信号通路。

# 第一节　一氧化氮的生物化学

NO 是一种极不稳定的化合物，在实验条件下的半衰期为 3～5s。在 $O_2$ 及超氧阴离子（$O_2^-$）存在的情况下，NO 迅速转变为无机亚硝酸盐、硝酸或硝酸盐而失活。因此，超氧化物歧化酶（superoxide dismutase，SOD）或酸性 pH 条件可以增加其化学稳定性。NO 有高度脂溶性，极易扩散通过生物膜。而在细胞内的 NO 则迅速通过 cGMP 依赖和非 cGMP 依赖途径产生多种生物学作用。

# 一、一氧化氮合酶的分类

一氧化氮合酶（nitric oxide synthase，NOS）有 3 种同工酶：神经细胞的 NOS Ⅰ——神经型一氧化氮合酶（neuronal nitric oxide synthase，nNOS），巨噬细胞、胶质细胞的 NOS Ⅱ——诱导型一氧化氮合酶（inducible nitric oxide synthase，iNOS）和内皮细胞的 NOS Ⅲ——内皮型一氧化氮合酶（endothelial nitric oxide synthase，eNOS）。

不同部位的 NOS 根据其性质、结构及对 $Ca^{2+}$ 的依赖性，可分为两大类：$Ca^{2+}$/钙调蛋白（CaM）依赖的原生型 NOS（constitutive NOS，cNOS），与非 $Ca^{2+}$/CaM 依赖的诱导型 NOS（iNOS）[3,4]。由表 6-1 可见，cNOS 可分为 Ⅰ 型 nNOS（存在于神经元中）与 Ⅲ 型 eNOS（主要存在于血管内皮细胞）。cNOS 在生理条件下即存在于血管内皮细胞与神经元等细胞中，是细胞结构的一部分。cNOS 以与膜结合的形式存在，缓激肽等激动剂能使 cNOS 的丝氨酸残基磷酸化并转入胞质内。任何引起钙内流的物理化学因素均可激活 NOS 释放 NO。生理状态下，NO 的浓度（皮摩尔或纳摩尔）很低。iNOS 主要存在于巨噬细胞、血管平滑肌细胞、心肌细胞和肝细胞胞质中。在正常生理条件下 iNOS 蛋白几乎不能检测。内毒素或细胞因子刺激可诱导其基因和蛋白表达增加，并产生大量（微摩尔甚至毫摩尔）的 NO。高浓度的 NO 可直接杀死微生物甚至肿瘤细胞，又称为病理型 NOS。

表 6-1　NOS 的存在部位与分类

| 类别 | 缩写 | 分子质量（kDa） | 存在部位 | 基因在人类染色体定位 |
| --- | --- | --- | --- | --- |
| Ⅰ | nNOS | 160 | 神经元，上皮细胞，胰岛细胞，中性粒细胞，骨骼肌细胞等 | 12q24.2 |
| Ⅱ | iNOS | 130 | 巨噬细胞，血管平滑肌细胞，心肌细胞，肝细胞，内皮细胞，软骨细胞，腺癌细胞 | 17cen—q12 |
| Ⅲ | eNOS | 133 | 血管内皮细胞，CA1 神经元，肾小管上皮细胞 | 7q35—36 |

eNOS 产生 NO 不仅需要前体 L-精氨酸，而且还需要辅因子四氢生物蝶呤（tetrahydrobiopterin，$BH_4$），黄素腺嘌呤二核苷酸（flavin adenine dinucleotide，FAD），黄素单核苷酸（flavin mononucleotide，FMN），钙调蛋白（calmodulin，CaM）和铁原卟啉IX（iron protoporphyrin IX，Heme Fe）。需要指出是，eNOS 必须以同二聚体形式存在才可以产生 NO。单体 eNOS 产生超氧阴离子；另外当细胞内 L-精氨酸的浓度过低不能满足二聚体需要时，eNOS 仍然会产生超氧阴离子。$BH_4$ 对 eNOS 二聚体耦合至关重要。只有当足够的 L-精氨酸和 $BH_4$ 与偶联的 NOS 结合时，经烟酰胺腺嘌呤二核苷酸磷酸（nicotinamide adenine dinucleotide phosphate，NADPH）提供的电子（$e^-$）先后通过 FAD、FMN、CaM 和 Heme Fe，最终才能产生 NO。eNOS 蛋白不同位点氨基酸的磷酸化也是调节蛋白活性的重要机制，目前研究最为广泛的有 1177 位点的丝氨酸（活化位点）和 495 位点的苏氨酸（抑制位点）。当然，NOS 酶的活化还需要有合适的 $Ca^{2+}$ 与钙调蛋白结合（图 6-2）。

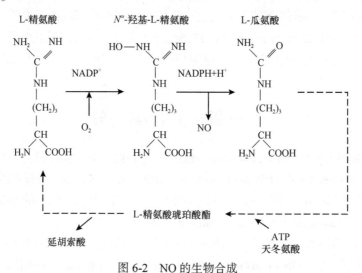

图 6-2　NO 的生物合成

## 二、一氧化氮合酶抑制剂

NO 的生物合成主要受 NOS 调节。一氧化氮合酶抑制剂主要包括内源性和人工合成的 NOS 的底物同系物，以及二聚作用抑制剂和共抑制因子等，其中以竞争性的底物同系物最为常用[5]。内源性的底物同系物主要有 $N^G$-单甲基-L-精氨酸（$N^G$-monomethyl-L-arginine，L-NMMA）和不对称二甲基精氨酸（asymmetric dimethylarginine，ADMA），人工合成 NOS 的底物同系物有 $N^G$-硝基-L-精氨酸甲酯（$N^G$-nitro-L-arginine methyl ester，L-NAME）、氨基胍等。它们通过与底物 L-精氨酸竞争 NOS 的作用位点，从而抑制 NOS 的作用。人工合成的底物同系物已广泛作为工具药用于实验室研究。此外，在底物同系物中还发展出了一些具有选择性的抑制剂，例如，选择性 iNOS 抑制剂 S, S′-[1, 3-亚苯基-双（1, 2-乙二基）]双-异硫脲（PBTIU）和 $N$-[3-（氨基甲基）苄基]乙脒（1400W）；选择性的 nNOS 抑制剂 $N^5$-亚氨基乙基-L-鸟氨酸（L-NIO）等。

## 三、一氧化氮的代谢

NO 在体内的命运较复杂，相关研究资料也较少。游离在细胞外的 NO 在离体细胞营养液中主要氧化成亚硝酸盐。NO 在血浆中氧化成的亚硝酸盐可稳定数小时，但在体内全血中，亚硝酸盐迅速转化为硝酸盐。吸入的 NO 气体也有 70% 以上转化为硝酸盐。

NO 代谢与环境中氧的含量密切相关。体内涉及 NO 代谢的几种主要机制包括血红细胞反应、细胞代谢和与活性氧簇的反应[1]。血红蛋白可通过亚硝基化携带 NO，通过血液循环运输到中末端脏器和组织，再释放 NO 基团发挥生物活性。细胞对 NO 的消耗比红细胞慢，这是建立 NO 浓度梯度的重要决定因素。NO 也可与活性氧簇反应被快速氧化成高氧氮原子（$NO_x$），结果可使含巯基的分子如谷胱甘肽、半胱氨酸和白蛋白硝基化。

# 第二节　环鸟苷酸依赖的信号转导途径

## 一、可溶性鸟苷酸环化酶

已知有两型鸟苷酸环化酶：可溶性鸟苷酸环化酶（soluble guanylyl cyclase，sGC）和颗粒型鸟苷酸环化酶（particulate guanylyl cyclase，pGC）[6]。sGC 主要位于胞质，而 pGC 主要位于胞膜。pGC 没有血红素辅基，不参与 NO 作用。sGC 是异二聚体酶，包含 α、β 两个亚单位。每个亚单位至少有两种亚型，分别为 $α_1$、$α_2$ 和 $β_1$、$β_2$。不同亚单位在不同组织中的表达是不同的。其中，$α_1$ 和 $β_1$ 广泛存在，而 $α_2$ 主要在人胎脑、肾脏、胎盘、胰腺、脾脏和子宫中表达，$β_2$ 则选择性地表达在肾脏和肝脏中。

尽管每个亚单位均含有催化基团和血红素结合基团，但需两亚单位结合时才具有活性。NO 通过识别血红素辅基中的 $Fe^{2+}$，改变 sGC 构象，激活鸟苷酸环化酶。sGC 在基础状态下活性很低，一旦与 NO 结合（仅被 NO 的游离形式激活），酶的活性即提高到 200 倍。sGC 的激活可催化鸟苷三磷酸（GTP）生成环鸟苷酸（cGMP）[GTP→cGMP+ PPi（焦磷酸盐）]。cGMP 是重要的第二信使，细胞内 cGMP 浓度的升高将触发一系列信号转导途径，参与多个生理进程。

因此抑制 sGC 活性也是抑制一氧化氮通路的重要方式。亚甲蓝（methylene blue）、LY-83583 和 ODQ 是常用的 sGC 抑制剂。亚甲蓝是一种较弱 sGC 抑制剂，可以同时抑制 NOS 并产生超氧阴离子。LY-83583 不仅抑制 sGC，还可抑制内皮细胞释放 NO。ODQ 对 sGC 的作用则相对专一，研究显示它不干扰 NO 合成的任何步骤，是研究 NO-cGMP 通路的重要工具药。

YC-1 和 BAY 41-2272 是 sGC 激动剂。YC-1 被认为是独立于 NO 需血红素基团的 sGC 激动剂。而新化合物 BAY 41-2272 可以通过非血红素途径与 sGC 的 $α_1$ 亚单位的半胱氨酸 238 位和 243 位作用来激活 sGC[7]。

## 二、环鸟苷酸的靶蛋白

cGMP 有 4 种主要效应蛋白，即 cGMP 依赖的蛋白激酶（cGMP-dependent protein

kinase，PKG）、环核苷酸门控通道（cyclic nucleotide-gated channel，CNG）、磷酸二酯酶（phosphodiesterase，PDE）和 cAMP 依赖的蛋白激酶（cAMP-dependent protein kinase，PKA），其中以 cGMP 依赖的蛋白激酶最为重要[8]。

**1. cGMP 依赖的蛋白激酶**　PKG 属于丝氨酸/苏氨酸激酶家族，广泛存在于各种生物的细胞中。哺乳动物有 2 个 PKG 基因：prkg1 和 prkg2，分别编码 PKG I 和 PKG II。PKG I 的 N 端（头 90～100 个残基）被 2 个可选的外显子所编码，从而产生 PKG I α 和 PKG I β 亚型，它们可被 cGMP 在亚微摩尔到微摩尔的浓度所激活。所有的平滑肌、血小板、小脑、海马、背根神经节、神经肌肉接头终板和肾脏都高表达 PKG I；而心肌细胞、血管内皮细胞、粒细胞、软骨细胞、破骨细胞和不同的脑核中低表达 PKG I。PKG I α 同工酶存在于肺、心、背根神经节和小脑；PKG I β 同工酶则在平滑肌（包括子宫、血管、肠和气管）中高度表达。血小板、海马神经元和嗅球神经元主要包含 PKG I β 同工酶。PKG II 在脑核、肠黏膜、肾、肾上腺皮质、软骨细胞和肺中表达。活化的 PKG II 分布在细胞膜上，通过调节囊性纤维化穿膜传导调节蛋白（cystic fibrosis transmembrane conductance regulator，CFTR）的磷酸化，参与下游信号的传导。

PKG I 含有 3 个功能域：1 个 N 端域、1 个调节域和 1 个催化域。调节域包含 2 个串联的 cGMP 结合位点，能与 cGMP 以高或低的亲和力结合并变构相互作用。同时占据 2 个结合位点诱导二级结构发生很大的改变，产生 1 个更长的分子。催化域含有与 Mg-ATP 和肽结合的口袋结构。cGMP 与调节域的 2 个位点结合可释放 N 端的自身抑制位点，调节域的丝氨酸/苏氨酸残基发生磷酸化并最终激活 PKG 酶。除了对催化中心的活性控制和抑制作用，N 端还有其他 2 个功能：①二聚作用，PKG 是同二聚体，由存在于 N 端的亮氨酸拉链连在一起；②靶向作用，酶通过它们的 N 端定位到不同的亚细胞位点。

由表 6-2 可见有超过 10 个底物已被确认在体内被 PKG I 磷酸化，而被 PKG II 修饰的蛋白目前只有 1 种。还有一些蛋白在表达系统中被鉴定为底物，但它们的磷酸化还未在完整的原代细胞或组织上被发现。大多数被鉴定为底物的蛋白也是其他信号通路的组分，如离子通道、G 蛋白家族和相关调节因子或细胞骨架相关蛋白。

PKG 底物的特异性依赖于每种同工酶不同的氨基酸末端，如肌醇三磷酸（IP₃）受体相关的 PKG 底物（InsP₃R-associated cGMP kinase substrate，IRAG）只与 PKG I β 同工酶的氨基酸末端作用，而肌球蛋白磷酸酶靶向亚单位（myosin phosphatase target subunit，MYPT）1 特定地与 PKG I α 同工酶的氨基酸末端作用。这 2 种同工酶仅在 N 端有所区别。PKG II 同工酶的 N 端是特异性针对 CFTR 蛋白的。

表 6-2　PKG 的底物

| 底物 | 分子量 | PKG 亚型 | 存在部位 | 磷酸化功能 |
| --- | --- | --- | --- | --- |
| 已确认的 PKG 底物 | | | | |
| 高电导钙激活钾通道（BK$_{Ca}$） | 130 | PKG I | 平滑肌 | 增强的开放可能性；膜超极化 |
| G 底物 | 32 | PKG I | 小脑 | 蛋白磷酸酶抑制剂；引发长时程抑制（LTD） |
| 肌醇三磷酸 I 型受体 | 230 | PKG I | 小脑 | 刺激钙从 IP₃ 敏感的钙库释放 |
| 肌醇三磷酸受体相关的 cGMP 激酶底物 | 125 | PKG I β | 平滑肌，血小板 | 减少钙从 IP₃ 敏感的钙库释放 |
| 肌球蛋白磷酸酶靶位亚单位 1 | 130 | PKG I α | 平滑肌 | 抑制 Rho 激酶对肌球蛋白磷酸酶的抑制；降低钙致敏作用 |

续表

| 底物 | 分子量 | PKG 亚型 | 存在部位 | 磷酸化功能 |
|---|---|---|---|---|
| 磷酸二酯酶（PDE）5 | 100 | PKG I | 平滑肌，血小板 | 增强 cGMP 降解 |
| 受磷蛋白 | 6 | PKG I | 血管平滑肌 | 增强肌质网 $Ca^{2+}$-ATP 酶的钙摄取 |
| G 蛋白信号调节蛋白（RGS）2 | 24 | PKG I α | 平滑肌 | 抑制 $IP_3$ 产生 |
| Sox9 转录因子 | 56 | PKG II | 软骨细胞 | 骨生长 |
| 激酶相关蛋白 telokin | 17 | PKG I | 平滑肌 | 抑制肌球蛋白轻链激酶（MLCK）活性 |
| 血管舒张剂刺激磷蛋白 | 46/50 | PKG I | 平滑肌，血小板，海马 | 调节肌动蛋白细胞骨架，小囊泡运输 |
| 潜在的 PKG 底物 | | | | |
| 囊性纤维化穿膜传导调节蛋白（CFTR） | 200 | PKG II | IEC-CF7 细胞（肠细胞系） | 刺激氯化物通道 |
| 富含半胱氨酸蛋白（CRP）2 | 23 | PKG I | 平滑肌，肠道神经元 | 调节平滑肌张力 |
| 热休克蛋白（HSP）27 | 27 | PKG I | 血小板 | 体外减少肌动蛋白聚合作用 |
| 膈蛋白 3 | 40 | PKG I | 脑 | 小囊泡运输 |
| Rap1 特异的 GTP 酶激活蛋白 2（Rap1GAP2） | 90 | PKG I | 血小板 | 抑制 Rap1 |
| Ras 类似基因家族成员 A（RhoA） | 22 | PKG I | 平滑肌，海马 | 减少肌球蛋白轻链磷酸化，小囊泡运输 |
| 瞬时型感受器电位蛋白（TRP）C3 | 97 | PKG I | HEK283 | 抑制钙池操纵的钙内流 |
| 血栓素 $A_2$ 受体（TP）I α | 40 | PKG I | HEK293 | TP I α 信号脱敏 |

**2. 环核苷酸门控通道**（CNG） CNG 也是 cGMP 的下游效应器[9]。CNG 是电压门控的阳离子通道，由 4 个亚单位在细胞膜上形成 1 个电压敏感的孔隙。CNG 有 5 种亚型。目前关注较多的是 CNG1 和 CNG3，分别参与棒体视感细胞和锥体视感细胞的视黄醛转导。有趣的是，选择性地在小鼠上敲除编码 CNG3 的基因导致锥体视感细胞异常反应和棒体视感细胞的渐进性衰退，这种表型与人全色盲几乎完全相同。

**3. 磷酸二酯酶**（PDE） PDE 迅速水解细胞内第二信使 cAMP 或 cGMP 为 5'-AMP 或 5'-BMP，并终结对应的生化信号。目前已鉴定磷酸二酯酶有 11 个亚型，其中 PDE4、PDE7 和 PDE8 选择性作用于 cAMP；PDE5、PDE6 和 PDE9 选择性作用于 cGMP；PDE1、PDE2、PDE3、PDE10 和 PDE11 共同作用于 cAMP 和 cGMP。PDE 抑制剂通过抑制 cAMP 或 cGMP 的降解，继而达到延长或增强 cAMP 或 cGMP 介导的信号通路的作用。目前应用最为广泛的磷酸二酯酶抑制剂是药物西地那非。抑制剂通过选择性地抑制 PDE5 导致 cGMP 浓度增加，长时间活化 PKG，达到局部血管舒张和阴茎勃起的目的。PDE6 在视网膜上高度表达，对棒体视感细胞和锥体视感细胞的视觉换能起重要作用。

**4. 其他** 虽然 cAMP 依赖的激酶（PKA）不被认为是 cGMP 经典的作用靶位，但 PKG 和 PKA 的环核苷结合域很相似，并有许多证据提示 cGMP 可以激活 PKA。例如，在结肠细胞上给予热稳定肠毒素刺激，cGMP 可激活 PKA 来介导氯离子分泌。平滑肌上的此类证据虽然还不够充分，但已有实验证实在兔门静脉肌细胞模型上 cGMP 能交叉激活 PKA。

# 三、心血管系统中 cGMP 依赖的蛋白激酶信号通路

药理和基因研究已证实 NO 信号通路在心血管健康和疾病中发挥重要作用。NO 能舒张血管、下调血压及防止急性的血管收缩和血栓形成。此外，NO 信号通路也参与调节心脏和血管重构过程。心血管 NO 通路的分子机制还未完全阐明，但目前已公认很多效应是经由 cGMP 依赖的蛋白激酶信号通路实现的。提高 cGMP 效应的药物已在人身上得到成功应用。例如，NO 供体硝酸甘油用来治疗心绞痛；PDE5 抑制剂西地那非（伟哥）用于治疗勃起障碍和肺源性高血压。在心血管系统中，PKG I 是重要的 cGMP 依赖的蛋白激酶。整体和组织特异性敲除 PKG I 基因已证明 PKG I 是 NO 介导的多种心血管效应的重要中介物。也有部分研究提出 PKG I 可能涉及潜在的有害作用。

**1. 血管舒张**　血管平滑肌的收缩状态受激素和神经输入的动态调节。血管平滑肌的收缩和舒张状态分别受细胞内钙浓度（$[Ca^{2+}]_i$）上升和下降的触发。$[Ca^{2+}]_i$ 可经由 2 种机制升高：①由 $IP_3$ 或斯里兰卡肉桂碱受体介导从细胞内钙库释放；②经由电压依赖和不依赖的钙通道的细胞外钙内流。$[Ca^{2+}]_i$ 的上升激活了 $Ca^{2+}$/钙调节蛋白依赖的肌球蛋白轻链激酶（myosin light-chain kinase，MLCK），以及磷酸化肌球蛋白轻链（myosin light-chain，MLC）导致肌球蛋白 ATP 酶激活，肌动蛋白桥联，张力增加。

目前已提出 NO-cGMP-PKG 主要通过 3 种机制来介导平滑肌舒张：①降低细胞内钙浓度；②钙收缩脱敏；③细丝调节（图 6-3）[10-12]。参与血管舒张的 PKG I 重要靶点已被鉴定出（表 6-2）。

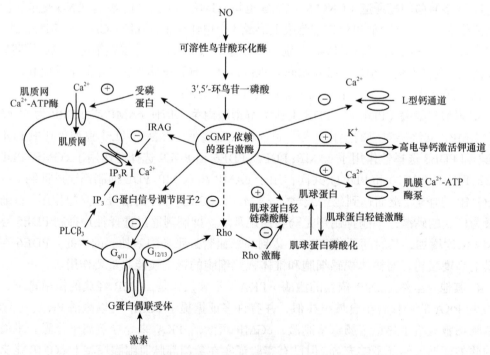

图 6-3　血管平滑肌上 NO-cGMP-PKG 介导的舒张机制

IRAG，1，4，5-三磷酸肌醇受体相关的 cGMP 激酶底物；$IP_3R\,I$，1，4，5-三磷酸肌醇 I 型受体；$IP_3$，1，4，5-三磷酸肌醇；$PLC\beta_3$，磷脂酶 $C\beta_3$

细胞内$[Ca^{2+}]_i$减少导致 MLCK 失活及肌球蛋白轻链磷酸酶（myosin light-chain phosphatase，MLCP）对 MLC 的脱磷酸化引发舒张反应。血管平滑肌同时表达 PKGⅠα和 PKGⅠβ。在转染的 COS 细胞和平滑肌细胞上，发现只有 PKGⅠβ参与磷酸化 IRAG 蛋白并抑制 $IP_3$ 诱导的 $Ca^{2+}$ 释放。在 IRAG 蛋白突变的转基因小鼠上发现突变蛋白不能和 $IP_3$ 受体相互作用。在 9 周龄和更老的 IRAG 突变小鼠的主动脉平滑肌上，cGMP 的参与不能改变细胞内钙离子浓度，也不能抑制平滑肌收缩反应。由此说明 cGMP 是通过 PKGⅠβ-IRAG-$IP_3$ 受体通路而影响平滑肌细胞舒缩反应的[13]。

也有报道指出 PKGⅠα也参与平滑肌细胞的收缩和舒张活动。PKGⅠ可能通过磷酸化 G 蛋白信号调节蛋白（regulator of G-protein signaling protein，RGS）或磷脂酶 Cβ（phospholipase Cβ）来抑制磷脂酶 C 活性和 $IP_3$ 合成[14]。这些结果提示 PKGⅠα-RGS2 通路也参与了平滑肌细胞中 $Ca^{2+}$ 释放和血管收缩调节。

PKGⅠ还通过调节受磷蛋白（phospholamban，PLN）来激活肌质网 $Ca^{2+}$-ATP 酶（SERCA），调节细胞内游离 $Ca^{2+}$ 的浓度[15]。SERCA 活性增强可促进 $Ca^{2+}$ 重摄取入肌质网。目前磷酸化这两个蛋白在整体上的重要性还不明确，因为敲除 $Ca^{2+}$ 激活钾通道 $BK_{Ca}$ 基因和受磷蛋白基因仅低水平地影响 NO-cGMP 依赖的血管舒张。

PKG 可直接抑制膜上电压依赖的钙通道减少外钙内流，激活 $Ca^{2+}$-ATP 酶泵促进内钙外排。近期研究显示 PKGⅠ还通过直接磷酸化或者间接调节蛋白磷酸酶增加 $BK_{Ca}$ 通道的开放。$BK_{Ca}$ 通道的开放导致膜超极化和电压依赖性钙通道的关闭，因此减少 $Ca^{2+}$ 内流。

血管平滑肌收缩性还可以在恒定的$[Ca^{2+}]_i$时被调节。平滑肌的收缩状态主要依赖于 MLC 的磷酸化水平，而 MLC 的磷酸化水平是受 MLCK 和 MLCP 活性的平衡调节。抑制 MLCP 活性可以在细胞内钙浓度不增加的情况下产生收缩（即钙收缩增敏），相反，增强 MLCP 活性可以在细胞内钙浓度不变的情况下减少 MLC 磷酸化产生舒张（即钙收缩脱敏）。目前没有确凿的证据说明 PKG 磷酸化 MLCK 并抑制它的活性，但大多数报道证实 PKG 激活 MLCP。还有一个重要的钙收缩增敏机制的组成部分是 Rho-Rho 激酶依赖的对 MLCP 的抑制。PKG 通过磷酸化 MLCP 的肌球蛋白结合亚单位显著抵抗了 Rho 激酶对 MLCP 的抑制。另有报道指出 PKG 还可能通过直接磷酸化 Rho 来干扰 Rho 激酶的激活。

细丝在调节平滑肌细胞收缩中的角色从某种程度上来说具有争议。细丝结合蛋白调节并有助于细胞的收缩活性，但有关调节细丝蛋白功能的第二信使作用的报道很少。目前有两个细丝结合蛋白由于可能通过调节细丝来调节平滑肌收缩而备受关注，一个是血管舒张剂刺激磷蛋白（vasodilatory-stimulated phosphoprotein，VASP），另一个是 20kDa 的热休克蛋白 HSP20。有报道指出 PKG 磷酸化 VASP 减少了 VASP 与肌动蛋白细丝的结合，但它在平滑肌收缩中的作用需要进一步研究。HSP20 可被 PKG 和 PKA 磷酸化，并且与平滑肌舒张有关。使用 HSP20 抑制肽的一项研究指出 HSP20 主要通过与细肌丝作用介导舒张。具体的机制可能是解聚丝状肌动蛋白和直接抑制肌动球蛋白桥联[16]。

值得注意的是，以上所阐述的每一种机制对 PKG 介导的舒张的贡献可能会随血管的类型、功能和收缩状态而变化。

**2. 血管重构**　除了舒张血管，NO-cGMP 信号还参与血管生成和血管增生等疾病进程，如再狭窄和动脉粥样硬化。血管重构的一个关键过程是血管平滑肌从表现为收缩转化成表现为增殖/分化的细胞。高浓度的 NO 抑制血管平滑肌的体外生长。然而，现有的研究表明激活 PKG I 促进原代血管平滑肌生长，但却不参与 NO 的抗增殖效应。因此推测 cGMP 可能通过 PKA 通路产生抗增殖效应。

对血管平滑肌的体外实验分析使人们推测 cGMP-PKG I 信号通路可能还参与体内病理血管重构状态下血管平滑肌表型的改变。apoE 敲除小鼠在出生后进行平滑肌特异的 PKG I 基因敲除，发现敲除小鼠表现出血管平滑肌来源的斑块细胞生长受损及平滑肌损伤部位的显著减少，说明 PKG I 激活参与体内血管平滑肌动脉粥样硬化斑块的形成。

血管增生有两种方式，即从现存血管上发展新生血管和从祖细胞直接生成新的血管。这两种增生方式都有 NO 的参与。缺血/缺氧状态可诱导血管生成，这一现象在过表达 PKG I α 的转基因小鼠上有所增强，因此推测 PKG I 介导的病理性血管增生可能涉及 APK-PI3K-Akt 激酶通路、$[Ca^{2+}]_i$ 或 Rho/Rho 激酶等信号通路。

其他可能参与的靶点是转录因子，如活化 T 细胞核因子（NFAT）或 VASP。VASP 已确证是 PKG I 的重要底物，VASP 的磷酸化状态与血管平滑肌的增殖有关。PKG I 可能还通过对细胞黏附、迁移和凋亡的作用来调节细胞生长。综上数据提示 cGMP-PKG I 信号通路可促进病理和生理条件下的各种血管增生过程。

**3. 血小板功能**　　血小板黏附和聚集在血管表面是动脉粥样硬化和血栓发病机制的中心环节。前列环素和 NO 分别提升血小板 cAMP 和 cGMP 水平，抑制血小板活化。值得注意的是，血小板含高浓度的 PKG I β 和它的底物 VASP 及 IRAG。在 PKG I 或 IRAG 缺失表达的血小板，NO-cGMP 不能抑制血小板聚集。这些说明 NO 信号经由 cGMP 和 PKG I 来抑制血小板激活，并且磷酸化 VASP 和 IRAG 都参与介导体内血小板抑制。

此外，近期有报道提示 PKG I 可以触发对血小板的二相反应，包括一个初始短暂的刺激血小板聚集和后继的限制血栓大小的抑制作用。PKG I 对血小板的活化可能涉及对血小板激活剂 ADP 的分泌增加，但是 PKG I 刺激的血小板聚集的体内关联性还有待进一步发现。

**4. 心肌收缩性和重构**　　NO 调节心肌收缩性和重构。经由 cGMP 依赖和非依赖通路介导 NO 效应的相对重要性目前很有争论。在整体和心肌特异的 PKG I 敲除小鼠上所做的联合分析证实 cGMP-PKG I 有助于 NO 对青少年、成年鼠心脏的负性肌力作用。然而，NO-cGMP-PKG I 通路似乎不参与乙酰胆碱的负性肌力作用。

心肌过表达 PKG I 可增强 NO-cGMP 通路作用，但不增强毒蕈碱对 L 型钙通道活性的抑制作用。有趣的是，CNP 可以产生正性肌力作用，并且这种作用在 PKG I α 过表达的小鼠上增强了。因此提示心肌收缩性可以被 NO 刺激的 cGMP 抑制，但可以被 CNP 刺激的 cGMP 增强。需要关注的是 NO-cGMP-PKG I 和 CNP-cGMP-PKG I 都有 PKG I 的参与，推测这可能与不同亚细胞功能域有关。

培养的新生大鼠心室细胞对 $\alpha_1$ 肾上腺素受体激活导致的肥大效应可被 NO 或 cGMP 抑制。这说明由 NO 刺激的 cGMP 的合成能抑制心肌肥厚。cGMP 的抗心肌肥厚效应是否经由 PKG I 介导目前还不清楚。腺病毒过表达 PKG I 在体外实验中抑制心肌肥厚的作用至少部分经由抑制神经钙蛋白-NFAT 通路实现。然而，整体或心肌特异性的 PKG I 敲除都不影响基础条件下或在压力过度负荷条件下心肌肥厚的形成。近来，有报道显示应用西地那非———一种磷酸二酯酶抑制剂，能抑制压力过度负荷下心肌肥厚的形成，甚至

能逆转已经形成的心脏增大。令人惊奇的是，西地那非的潜在抗肥大作用与心肌 cGMP
的明显减少和 PKG Ⅰ 活性的增强有关。cGMP、PKG Ⅰ 和西地那非抗肥大作用的因果关
系还不明确。

## 第三节　非环鸟苷酸依赖的信号转导途径

近年来，非 cGMP 依赖的信号转导途径获得了越来越多的关注[17]。NO 浓度、疾病状
态和不同的血管床都可能影响 cGMP 依赖和非 cGMP 依赖机制的平衡。这里重点阐述 NO
和 NO 供体在血管和血小板中的非 cGMP 依赖途径（图 6-4）。

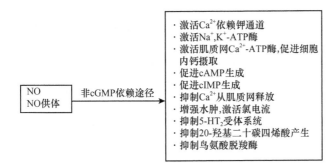

图 6-4　NO 和 NO 供体在血管和血小板中的非 cGMP 依赖信号转导途径

cIMP，环肌苷酸；cAMP 环磷酸腺苷；5-HT，5-羟色胺

# 一、血管舒张效应中非 cGMP 依赖途径

**1. 直接舒张作用**　最早的非 cGMP 依赖的通路证据是通过颅窗观察麻醉猫大脑顶叶
皮质的微循环获得的。猫的大、小脑动脉均可被 NO（100μmol/L）和 SNP（1μg/ml）所
舒张，但是舒张作用不被亚甲蓝取消。还有很多重要的非 cGMP 依赖途径的证据来源于
兔主动脉平滑肌细胞，NO≥0.2μmol/L 可以直接激活 $Ca^{2+}$依赖钾通道。兔主动脉环对 NO
（≥0.1μmol/L）的舒张反应不能被亚甲蓝抑制，但是可被一种 $Ca^{2+}$依赖钾通道抑制剂北
非蝎毒素（charybdotoxin，CTX）所抑制。NO 和 SNP 也可以激活兔主动脉的 $Na^+$，$K^+$-ATP
酶，这一效应并不被鸟苷酸环化酶抑制剂 LY-83583 阻断或者 dibutyryl-cGMP（cGMP 模
拟物）模拟，但是可被两种 $Na^+$-$H^+$交换抑制剂所抑制。因此，可以推断 NO 直接激活
$Na^+$，$K^+$-ATP 酶，并增加 $Na^+$-$H^+$交换。

许多更确凿的非 cGMP 依赖的血管舒张结果都是使用 ODQ 获得的。在表 6-3 所示的
各种血管中，对 NO 和（或）NO 供体诱导离体血管舒张反应，ODQ 可以显著减少 cGMP
的产生，但是不能阻断 NO 诱导的舒张效应。这一结果提示在一些特定血管中，或者特定
病理条件下确实存在非 cGMP 依赖血管舒张机制。在人胎盘动脉和脐动脉上，NO 诱导的
血管舒张作用仅被 ODQ 部分阻断；而 8-Br-cGMP 不能诱导离体人胎盘动脉舒张。这些实
验结果说明在人胎盘动脉和脐动脉也存在非 cGMP 依赖的血管舒张机制。

在一些离体的动物血管上，如兔主动脉及颈动脉、大鼠肠系膜动脉和小鼠主动脉，ODQ
的抑制效应是很小的。在大鼠肾动脉和肠系膜动脉中增加 ODQ 的浓度不能完全抑制 NO
刺激的血管舒张作用。在肠系膜动脉，非 cGMP 依赖通路多涉及激活北非蝎毒素敏感的钾

**表 6-3　ODQ（10μmol/L）存在时，NO 或 NO 供体仍能引起部分舒张反应的血管**

| 血管种类 | | NO[a] | NO 供体 | cGMP 数据[b] |
|---|---|---|---|---|
| 主动脉 | 兔 | NO（≥0.01μmol/L） | SNP | 有 |
| | 大鼠 | NO（≥1μmol/L） | SNAP, GSNO, Sper/NO, SIN-1 | 无 |
| | | | | 有 |
| | 小鼠 | NO（≥3μmol/L） | SNP, Sper/NO | 无 |
| 颈动脉 | 兔 | NO（≥0.1μmol/L） | | 无 |
| 脑动脉 | 犬 | | DEA/NO | 有[c] |
| | 兔 | | SNP | 无 |
| | 大鼠 | | SNP | 无 |
| 肠系膜动脉 | 大鼠 | NO | DEA/NO | 无 |
| 胎盘动脉 | 人 | | GTN, SNAP | 有 |
| 肺动脉 | 牛 | | GSNO, SNP | 有 |
| | 大鼠 | | Sper/NO, MAHMA/NO, FK 409, SIN-1 | 有 |
| 肾动脉 | 大鼠 | NO（≥3μmol/L） | SNP | 无 |
| 脐动脉 | 人 | NO（≥0.03μmol/L） | | 无 |

a 本栏括号中 NO 浓度是在 ODQ 存在时仍有舒张反应的浓度。

b 本栏中显示有些研究中还测定了 cGMP 数据，进一步说明尽管 ODQ 取消了 cGMP 产生，舒张效应仍然存在。

c 此项研究中 ODQ 的最高浓度是 3μmol/L。

注：SNP，硝普钠；SNAP，S-亚硝基-N-乙酰青霉胺；Sper，精胺；GSNO，亚硝基谷胱甘肽；DEA，二乙胺；SIN-1，林西多明；MAHMA，甲胺六亚甲基甲胺。

通道，而在肾动脉这一途径似乎是血管收缩剂 20-羟基二十碳四烯酸（20-HETE）的产生增加。在大鼠肾小动脉来源的微血管上，SNP 和一种亲核 NO 供体 PAPA/NO（0.1～100μmol/L）都可抑制细胞色素 P4504A（一种可以催化 20-HETE 形成的酶）。不仅如此，在离体大鼠肾动脉和大鼠脑动脉上，外源性 20-HETE 也可抑制 SNP 诱导的血管舒张作用。

另外在一些动物的离体血管（如大鼠基底动脉、肺动脉和肾阻力血管、仓鼠阻力动脉及人皮下小动脉等）中，ODQ（10～20μmol/L）可完全阻断 NO 供体引起的血管舒张反应。值得注意的是在这些特定的研究中，NO 供体的应用仅限于 SNP 或 S-亚硝基-N-乙酰青霉胺（SNAP），而内源性的 NO 并未被考察。因此，NO 或其他的 NO 供体很可能通过非 cGMP 依赖性机制来舒张这些血管。

在血管平滑肌上的电生理研究也提供了 NO 和 NO 供体产生的非 cGMP 依赖性作用机制的证据。在大鼠肠系膜动脉，NO（45μmol/L 或 67μmol/L）能激活 $BK_{Ca}$ 通道，但这种效应不被 ODQ 所改变。SIN-1 和 SNP 也能在大鼠肠系膜动脉激活 $BK_{Ca}$。因此提出在大鼠肠系膜动脉中，NO 可以直接激活 $BK_{Ca}$，刺激血管舒张。在豚鼠肠系膜动脉来源的血管平滑肌细胞上，SNAP（50μmol/L）和 SNP（100μmol/L）抑制去甲肾上腺素诱导的游离钙浓度增加。这些效应不被 8-Br-cGMP 所模仿，也不被 ODQ 所阻断。由此推测 NO 供体的作用可能是抑制了细胞内钙从肌质网的释放。

**2. 长时程效应**　在一些离体的血管功能实验中发现有 NO 供体的长时程效应。cGMP 依赖和非 cGMP 依赖的机制都有报道参与 NO 的长时程效应。这些实验数据的差异可能归结于实验动物的种属、血管床的差异及选择血管收缩剂的不同。

cGMP 依赖通路的实验报道（在大鼠主动脉）包括：①SNAP 的长时程效应被 1μmol/L

ODQ 所阻断；②亚硝基谷胱甘肽（GSNO）的持续效应被蛋白激酶 G 抑制剂 Rp-8-Br-cGMP 所抑制。这些结果提示 cGMP 涉及 NO 供体的持续作用。

非 cGMP 依赖的机制也有报道。大鼠主动脉对去氧肾上腺素（新福林）的收缩反应可被 NO 供体 SNAP、DEA/NO 或 GSNO 预孵抑制，但是不能被 8-Br-cGMP 预孵所抑制。同样，应用能抑制 cGMP 产生的 sGC 抑制剂 LY-83583，并不能阻断 SNAP 的长时程效应。在兔肺动脉，GSNO 能抑制 5-羟色胺的收缩作用，但不能被 LY-83583 逆转。这一研究中发现 $5\text{-HT}_2$ 受体可能通过 S-亚硝基化被 NO 化学修饰。

NO 的长时程效应还在其他离体血管上被证实。例如，大鼠肠系膜动脉、猪冠状动脉及人隐静脉和乳内动脉。但在这些研究中，cGMP 的参与或其他方面并没有被考察。

NO 供体长时程效应的机制（体内或体外的）可解释为钾通道、受体或低分子量的巯基化合物如半胱氨酸的亚硝基转换。长时程效应似乎仅限于那些能产生 S-亚硝基化的 NO 供体。前两种机制是独立于 cGMP 的，第三种提出的机制，即假定被 S-亚硝基化的低分子量巯基化合物可作为储藏所并缓慢释放生物活性的 NO，但理论上释放的 NO 可以经由或不经由 cGMP 作用。

## 二、NO 和 NO 供体间血管舒张效应的区别

大量实验数据提示 ODQ 的抑制效应在内源性 NO 和不同的外源性 NO 供体中有差异。ODQ 对外源性 NO 供体的抑制作用较内源性 NO 强[18]，另有研究显示在大鼠主动脉上硝酸甘油（GTN）、SNP 和 SNAP 作用的不同，其中可能的解释是不同 NO 供体之间对非血红素位点相结合位点不同和结合效应有差异。此外，亚硝基硫醇类 NO 供体可能通过独特的亚硝基转移反应产生生物学效应。例如，将药物巯基位点上的 NO 基团转移到靶组织蛋白的巯基位点上（如受体、载体、酶、离子通道），硫醇盐阴离子的硫醇化作用也会发生。这可能也部分解释了非 cGMP 依赖的反应。

如果 cGMP 在 NO 供体作用差别中的角色被证实，那么对用于特定实验目的的 NO 供体的选择将具有重要参考价值。更重要的是，NO 供体间的这些差别可能同样被用于临床治疗。

## 三、病　理　状　态

现有的研究提出在缺氧和动脉粥样硬化时 cGMP 依赖和非 cGMP 依赖机制的平衡可能会改变。

**1. 缺氧**　与通常的舒张效应相反，在缺氧状态下 NO 会引起冠状动脉收缩增强，这一作用机制依赖于 sGC，但是不依赖于 cGMP[3]。事实上，急性缺氧可诱导预收缩的冠状动脉张力瞬时性增加。这种作用是内皮依赖的，可被 L-NAME 或 ODQ 所取消，但可被外源性 NO 供体恢复。然而，在这些情况下，cGMP 的水平并没有增加，给予外源性透膜的 cGMP 类似物并不能恢复 sGC 抑制剂所阻断的缺氧性收缩增强。不仅如此，抑制 PKG 活性并不改善缺氧性收缩反应。与 cGMP 的情况相反，在缺氧性收缩时，环肌苷酸（3′,5′-cyclic inosine monophosphate，cIMP）的水平显著增加了，并且外源性的 cIMP 可以恢复 sGC 抑制剂所

阻断的缺氧性收缩增强。这些结果提示与经典的 NO-sGC-cGMP 舒张通路不同，NO 下游存在一个全新的 cIMP 介导的信号通路机制[11]。

**2. 高脂血症**　在高脂血症兔子的主动脉上，内源性 NO 产生的舒张反应较对照组兔子明显减弱，而主动脉对 SNP 的反应则未改变。10μmol/L ODQ 完全阻断了血管对 SNP 的反应，但仅部分取消了对内源性 NO 的反应；且高脂血症兔子上内源性 NO 对 ODQ 的抵抗效应较正常兔子的抵抗效应小，同时环匹阿尼酸（cyclopiazonic acid；SERCA 抑制剂）可以完全阻断内源性 NO 诱导的血管舒张反应。因此，在主动脉上内源性 NO 引起的舒张反应由非 cGMP 依赖的 SERCA 参与。而在颈动脉，NO 或 SNP 诱导的舒张反应在高脂血症和对照兔子之间没有差异。北非蝎毒素阻断非 cGMP 依赖性的舒张反应，提示 $Ca^{2+}$ 依赖钾通道参与了颈动脉的血管舒张反应。以上这些数据阐明了发生在不同血管床上（主动脉和颈动脉）的两种非 cGMP 依赖的舒张机制。

还有报道提出非 cGMP 依赖的机制可以在不同的疾病状态下被差异调节，在体外离体血管功能实验中，10μmol/L 的 ODQ 显著减弱了牛肺动脉对 SNAP 的舒张反应，而低氧条件（$N_2$）时，ODQ 对 SNAP 引起的舒张效应的抑制作用大为减弱了。在牛冠状动脉，ODQ 取消了 SNAP 的效应，而在低氧条件下仅能部分减弱 SNAP 的效应。在牛肺动脉上，SERCA 抑制剂环并偶氮酸能减弱 ODQ 不能阻断的舒张作用，说明 NO 在缺氧的动脉上对 SERCA 的直接激活增强了。

# 四、血 管 生 长

**1. 抗有丝分裂和迁移作用**　NO 可以抑制血管平滑肌细胞的增殖，这是减轻动脉粥样硬化的重要保护机制。NO 抗增殖效应涉及多种蛋白激酶通路，其中包括丝裂原激活蛋白激酶（mitogen activated protein kinase，MAPK）、蛋白激酶 B（protein kinase B，PKB）及 p21 介导激酶。

除了早期研究提示 NO 对抗血管平滑肌细胞增殖是通过 cGMP 依赖的途径外，最新研究提示 NO 的抗增殖反应也有非 cGMP 依赖的机制参与。在家兔主动脉平滑肌细胞体外培养中，8-Br-cGMP 治疗不改变平滑肌细胞的生长，且 ODQ 不能抑制 NO 供体对主动脉平滑肌细胞的抗增殖效应。NO 供体（SNAP、SIN-1、GEA 5624）增加大鼠主动脉平滑肌细胞上 cGMP 水平和刺激平滑肌的增殖，但是这个平滑肌的增殖效应不被 10μmol/L 的 ODQ 减弱。在大鼠胚胎胸主动脉来源的 A7r5 细胞上，SNAP（10～1000μmol/L）抑制血小板衍生生长因子（PDGF）刺激的胸腺嘧啶掺入和细胞增殖。SNAP 还抑制 PDGF 诱导的蛋白激酶 B 磷酸化。10μmol/L ODQ 虽然可取消 SNAP 引起的 cGMP 生成，但这些 SNAP 的作用都不能被这个浓度的 ODQ 所阻断。DETA/NO、硝基阿司匹林衍生物及 SNAP 都能抑制大鼠主动脉平滑肌细胞的胸腺嘧啶掺入，但这种效应不被 ODQ 或扎普斯特（磷酸二酯酶 5 抑制剂）所抑制。目前有证据说明 NO 抑制细胞增殖的能力可能由于它可抑制鸟氨酸脱羧酶。

NO 或 NO 供体产生的非 cGMP 依赖的机制在其他血管上也有报道。亚硝基硫醇（RSNO）和 GSNO（60～75μmol/L）抑制人和猪冠状动脉平滑肌细胞生长。这个效应与 cGMP 产生基本无关，并且不被 ODQ 阻断。在脐动脉来源的细胞上，SNAP 显著抑制胸腺嘧啶掺入，而 8-Br-cGMP 对掺入的影响很小。在这项研究中，SNAP 诱导增加激酶抑制剂

p21 的表达，这一作用不被 10μmol/L 的 ODQ 所阻断。

在内皮细胞的增殖实验中，对 NO 诱导的非 cGMP 依赖机制也有报道。SNP、GSNO 和 SNAP 抑制人脐静脉和冠状动脉内皮细胞的增殖。尽管 ODQ 可减少 cGMP 的产生，但它不能抑制抗增殖的效应。

血管紧张素 Ⅱ 刺激的大鼠平滑肌迁移可被 SNAP、SNP 及 8-Br-cGMP 抑制（≥10nmol/L）。SNAP 的抗增殖作用仅被 LY-83583 或 KT5823（一种 cGMP 依赖的蛋白激酶抑制剂）部分抑制，提示这一作用可能同时被 cGMP 依赖和非 cGMP 依赖的机制介导。

**2. 抗凋亡作用**　血管平滑肌细胞的凋亡在动脉粥样硬化、内膜过度增生及之后的血管损伤和重构中扮演重要角色，并且这对血管发生和血管形成是必要的。

NO 在低浓度时抑制细胞凋亡，而在高浓度时则诱导凋亡。SNP（1～10μmol/L）抑制人脐静脉内皮细胞的凋亡，SNP（≥50μmol/L）和 SNAP（>200μmol/L）诱导内皮细胞凋亡。SNP 诱导的细胞凋亡不能被 Rp8-pCPT-cGMP（cGMP 依赖的蛋白激酶 Ⅰα 抑制剂）所阻断。并且，8-Br-cGMP 和 Sp8-pCPT-cGMP（cGMP 依赖的蛋白激酶 Ⅰα 激动剂）不能诱导细胞凋亡。SNAP 诱导小鼠主动脉细胞凋亡的能力不能被 ODQ 的预孵所阻断。在家兔主动脉平滑肌细胞上，大剂量地给予 NO（SNAP 和 SIN-1）诱导细胞凋亡。这个效果并不能被 dibutyryl-cGMP 模拟。PKG 抑制剂 KT5823 不能抑制 NO 供体的效应。这提示 NO 供体诱导细胞凋亡的效应可能是通过非 cGMP 依赖的途径。

**3. 促进血管发生作用**　NO 可刺激血管发生，但仅有的证据显示这是 cGMP 依赖的效应而不是非 cGMP 依赖效应。

# 五、血　小　板

NO 和 NO 供体抑制血小板聚集。内皮的损伤可导致 NO 和前列环素的生成减少，血小板聚集增加。

在一项对 7 种不同外源性 NO 供体所做的研究中[GSNO、S-亚硝基半胱氨酸(CysNO)、SNAP、S-亚硝基-N-乙酰半胱氨酸（SNAC）、S-亚硝基同型半胱氨酸（homoCysNO）、DEA/NO 和 SNP 均为 10μmol/L]，NO 的浓度与 cGMP 的产生呈正相关，但是 cGMP 的产生与胶原诱导的人血小板聚集缺乏相关性。在验证实验中发现，ODQ 对不同 NO 供体的抗血小板聚集作用有明显差异。ODQ 减少 NO 供体刺激产生的 cGMP，可以抑制 SNP 的抗血小板聚集作用，但是对 GSNO、DEA/NO 和 SNAC 的抗血小板聚集的作用有部分保留。这些实验结果提示外源性 NO 对于血小板的抗聚集作用有非 cGMP 依赖途径的参与。

NO 通过非 cGMP 依赖性途径抑制血小板的概念被一项最近的临床研究所支持。12 名健康志愿者吸入 NO 抑制胶原、花生四烯酸和肾上腺素诱导的血小板聚集作用，尽管血浆 cGMP 水平提高了 4 倍，但是血小板 cGMP 水平没有显著提高。

NO 减少血小板胞质 $Ca^{2+}$ 和继发的血小板聚集机制可能涉及加速 SERCA 依赖的 $Ca^{2+}$ 库的充实。因此，在人血小板，NO 降低血栓致 $Ca^{2+}$ 峰升高及促进 $Ca^{2+}$ 反向摄入钙库的能力减弱了，但是不能被 10μmol/L 的 ODQ 所阻止。相反，用丁烷蜂蜜油（butane honey oil，BHO）抑制 SERCA 可取消 NO 的这些反应。SERCA 参与 NO 供体对血小板聚集的非 cGMP 依赖性抑制机制在大鼠的血小板上也得到了证实。

## 第四节　一氧化氮的其他信号转导途径

**1. 激活除 sGC 外的含血红素辅基的酶**　铁是体内最丰富的过渡金属，NO 通过与铁反应来影响含血红素辅基的酶[2]。环加氧酶（COX）是从花生四烯酸合成前列腺素的限速酶，包括两个亚型称为 COX-1 和 COX-2。COX 是含血红素的酶，可直接与 NO 结合导致酶活性增加。在海马和多种外周组织中，外源性高浓度 NO 可通过 COX-1 和 COX-2 刺激前列腺素 $E_2$ 的生成，此作用不依赖于 cGMP。

细胞色素 c 氧化酶有两个血红素辅基，因而很可能是 NO 的靶点。NO 对细胞色素 c 起抑制作用，然而确切的抑制机制目前还不明确。

过氧化氢酶的血红素辅基含高价铁，参与降解过氧化氢成为氧气和水。NO 与高价铁离子结合抑制过氧化氢酶活性，继而增加羟基浓度。巨噬细胞可表达高水平的 NO，激活的巨噬细胞中羟基浓度的增加可以增强细胞毒性。

**2. 影响转录因子**　NO 能够利用 DNA 锌指结合域调节一些转录因子的活性。例如，能抑制维生素 D 受体–维生素 A 受体异二聚体与维生素 D 反应元件作用，调节血管源性转录因子 HIF-1，抑制核因子-κB（NF-κB）激活，刺激早期反应基因表达等。

Kroncke 等研究显示 NO 对维生素 D 受体–维生素 A 受体异二聚体与维生素 D 反应元件有浓度依赖性抑制作用。在这些实验中应用的是相对高浓度的 NO 供体（0.5～0.8mmol/L），因此这种现象的生理学意义还有待于进一步研究[19]。

在单独给予低氧或 NO 条件下，HIF-1 结合到血管内皮生长因子（VEGF）启动子的反应元件上并刺激 VEGF 的转录；HIF-1 还稳定红细胞生成素的 mRNA。然而在联合低氧和 NO 给予的条件下，VEGF 表达下调，这些不同的结果可能依赖于系统中氧的含量，提示可能有 NO 的自氧化和 S-亚硝基化[20]。

NO 可抑制多种促炎介质如 IL-6 和 IL-8 的表达，这些基因的启动子均与转录因子核因子-κB（NF-κB）有相互作用。NO 对上述因子的抑制作用不是由 cGMP 依赖的途径介导的，而是通过抑制 NF-κB 介导的。

## 第五节　一氧化氮系统相关药物

# 一、概　述

由于 NO 在心血管系统的重要作用，很多旨在增强 NO 信号通路的药物正在不断研发中[21]（图 6-5）。增强 NO 信号通路有三种主要的途径：增强 NO 形成、抑制 NO 降解和直接刺激下游信号通路。

增强 NO 形成可以通过直接产生 NO 的化合物达到。NO 直接供体多是具有亚硝基或亚硝酰基结构的药物，如硝普钠等。需经机体代谢后释放的 NO 供体有硝酸酯类、亚硝酸酯类和有机硝酸盐类包括硝酸甘油、亚硝酸异戊酯、硝酸异山梨酯、单硝酸异山梨酯和尼可地尔等。这类药物很多已长期被临床用于缺血性心脏病的治疗，但因具有潜在不利的血流动力学效应、药物耐受、缺乏选择性和有限的生物活性而应用范围较窄。目前还发展了一些兼具 NO 释放和其他药理功能的 NO 供体复合物,如 NO-阿司匹林、NO-泼尼松龙等,但都尚未经过临床验证。另外一种增强 NO 形成的策略是刺激内源性 NOS 生成 NO。这可以通过 NOS 底物、辅助因子、NOS 活性药物或能干扰 NOS 活性抑制通路的化合物来达到。相关药物有 L-精氨酸、L-瓜氨酸、四氢生物蝶呤、精氨酸酶抑制剂和非对称性二甲基精氨酸抑制剂等,其他能增强内皮 NOS 活性的药物有他汀类药物、皮质激素、β 受体阻断药奈必洛尔等。但是这些药物的临床作用还有待进一步确证。

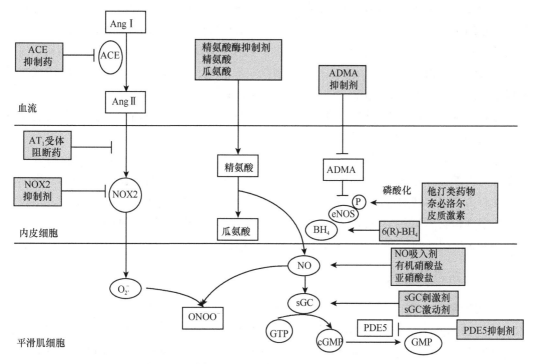

图 6-5 增加 NO 生物利用度的相关靶点和药物

ACE,血管紧张素转化酶;Ang Ⅰ,血管紧张素Ⅰ;AngⅡ,血管紧张素Ⅱ;AT₁,血管紧张素 1 型受体;NOX2,NADPH 氧化酶 2 型;ADMA,非对称性二甲基精氨酸;eNOS,内皮型一氧化氮合酶;BH₄,四氢生物蝶呤;sGC,可溶性鸟苷酸环化酶;PDE5,磷酸二酯酶 5 型;cGMP,环鸟苷酸;GTP,鸟苷三磷酸;GMP,鸟苷一磷酸

NO 可与其他基团和过渡金属快速反应,这也是它生物活性多种多样的基础。然而,这一特性也使得 NO 易于被迅速破坏,或者转化为其他产物,如过氧化亚硝酸盐,从而带来可能的有害作用。因此,增强 NO 生物利用度的另一条途径是限制活性氧簇的形成,从而减少 NO 降解,增强下游信号。这条途径上的相关药物有血管紧张素转化酶抑制剂、血管紧张素 1 型受体阻断药和 NADPH 氧化酶抑制剂。目前,尚无 NADPH 氧化酶抑制剂进入临床应用。

最后,直接刺激 NO 下游通路途径的相关药物有 PDE5 抑制剂和 sGC 激活剂两类。PDE5 抑制剂是发展较为成熟的药物,目前临床用途还在不断被拓宽。sGC 激活剂和刺激剂也是新的研究热点。最近,sGC 刺激剂利奥西呱(riociguat,BAY63-2521)首先完成转化,并于 2013 年获批在美国上市用于治疗 2 种形式的肺动脉高压[22]。

综上所述,虽然 NO 系统有很多相关药物已经或正在研发,但由于多种原因很多药物并未走上临床或临床应用范围很窄。目前临床转化最为成功、应用最广的主要是 PDE5 抑制剂[23]，以下将重点介绍该类药物。

# 二、PDE5 抑制剂

选择性 PDE5 抑制剂可阻止 cGMP 的降解，因而增加 NO 下游信号。该类药物中最具代表性的、研究的最为广泛的当属西地那非（sildenafil）[24]。西地那非最初用于治疗高血压和心绞痛，但是效果并不理想。在用于心绞痛治疗的 I 期临床试验中，阴茎勃起被视为西地那非的不良反应被报道。这也使得 PDE5 抑制剂被提议用于治疗勃起功能障碍。在多个临床试验后，FDA 批准了西地那非作为首个 PDE5 抑制剂用于治疗勃起功能障碍。以后因为巨大的市场需求，很多新的 PDE5 抑制剂应运而生，美国 FDA 先后批准应用的有西地那非、伐地那非（vardenafil）、他达拉非（tadalafil）、阿伐那非（avanafil）等（表 6-4）。乌地那非（udenafil）、罗地那非（lodenafil）、米罗那非（mirodenafil）虽然也是商品化的药物，但是它们尚未被 FDA 所批准应用。

PDE5 抑制剂于最近获批用于治疗勃起功能障碍、良性前列腺增生和肺动脉高压[25]。许多研究仍然在探索该类药物新的心血管适应证。在动物实验中，PDE5 抑制剂已证实对充血性心力衰竭、缺血性心脏疾病、外周血管疾病和多柔比星心肌病有保护作用。不仅如此，在小规模临床试验中，PDE5 抑制剂还显示可以减轻雷诺综合征的血管收缩。下文对主要 PDE5 抑制剂的药理学特点和获批的临床应用作一阐述。

## （一）药理学特点

**1. 西地那非**（伟哥，Viagra™） 枸橼酸西地那非是一种强效的选择性 PDE5 抑制剂（$IC_{50}$：3.9nmol/L）。它对人 PDE5 具有高度的选择性，较 PDE2～PDE4 高 1000 倍以上，而较 PDE6 仅约高 10 倍。西地那非通常在给药后 30～60min 起效。它在口服后可被快速吸收，并且在 1h 内达到血浆药物浓度峰值（0.5～2h）。血浆半衰期约 4h（3～5h），作用持续时间可达 12h。然而，在高脂饮食后服药血药浓度峰值会降低，达峰时间会推迟，这主要由于其高度亲脂的特性所致。

**2. 伐地那非**（艾力达，Levitra™） 盐酸伐地那非在体外具有很高的效价强度（$IC_{50}$：0.1～0.7nmol/L），并且对 PDE5 的选择性也很高（较 PDE2～PDE4 和 PDE7～PDE10 高 1000以上，较 PDE11 高 300 倍以上，较 PDE1 高 130 倍以上）。与西地那非类似，对 PDE5 的效价强度较 PDE6 约高 15 倍。伐地那非服用 20～30min 后起效，血浆半衰期约 3.94h（4～5h）。然而，像西地那非一样，高脂饮食（脂肪含量＞57%）可能造成吸收减少。

**3. 他达拉非**（西力士，Cialis™） 他达拉非是一种强效的 PDE5 抑制剂（$IC_{50}$：0.94nmol/L），对 PDE5 具有高度选择性（较 PDE1～PDE4 和 PDE7～PDE10 高 1000 倍以上，较 PDE6 高 700 倍以上），但是对 PDE5 的效价强度仅较 PDE11 高 5 倍。他达拉非与西地那非和伐地那非的结构不同，并且拥有截然不同的药理学特点。半衰期为 17.5h，服药 2h后血浆达峰浓度，效力可维持 36h，并且由于较慢的小肠吸收而不受食物摄入的影响。

**4. 阿伐那非**（Stendra™） 阿伐那非是一种嘧啶衍生物，相比其他 PDE5 抑制剂具有作用快速、选择性高的特点[26]。阿伐那非的 $IC_{50}$ 为 4.2～5.2nmol/L，它对 PDE5 的选择性高于所有已知的其他 PDE 亚型（较 PDE1、PDE3、PDE9 和 PDE11 高 10 000 倍，较 PDE4、

PDE8 和 PDE10 高 1000 倍以上，较 PDE6 高 100 倍以上）。相比其他 PDE5 抑制剂，就 PDE5、PDE1、PDE6 和 PDE11 而言，阿伐那非对 PDE5 的选择性更高。阿伐那非相比现有获批的 PDE5 抑制剂具有更短的作用起效时间和半衰期。服药后，35min 血药浓度达峰，半衰期小于 1.5h。大约 70% 的患者在服药 15min 内成功地完成了性交行为。

表 6-4　主要 PDE5 抑制剂的药动学特点一览表

| | 西地那非 | 伐地那非 | 他达拉非 | 阿伐那非 |
|---|---|---|---|---|
| 剂量（mg） | 25，50，100 | 5，10，20 | 10，20，2.5，5<br>每日 1 次剂量 | 50，100，200 |
| 口服生物利用度（%） | 38～41 | 15（8～25） | 36 | 30～70（犬类模型） |
| 肝脏代谢，CYP 同工酶 | 3A4（主要）<br>2C9，2C19，2D6（次要） | 3A4（主要）<br>3A5，2C9（次要） | 3A4 | 3A4（主要）<br>2C9（次要） |
| 排泄（粪/尿，%） | （73～88）/（6～15） | （91～95）/（2～6） | 61/36 | 63/21 |
| 高脂饮食影响 | 达峰时间延迟 1h；峰浓度降低 29%；药时曲线下面积减少 11% | 达峰时间延迟 1h；峰浓度降低 18%；药时曲线下面积不变 | 没有显著影响 | 达峰时间延迟 1.25h；峰浓度降低 39%；药时曲线下面积不变 |
| 达峰时间（h） | 1（0.5～2.0） | 0.7（0.25～3.0） | 2（0.5～6.0） | 0.5（0.55～0.69） |
| 半衰期（h） | 3～5 | 4～5 | 17.5 | 1.1 |
| 峰浓度（ng/ml）/禁食条件的剂量（mg） | 560/100 | 20.9/20 | 378/20 | 366/50 |
| 作用开始时间（min） | 30～60 | 20～30 | 15～45 | 15 |
| 作用持续时间（h） | 12 | 8～12 | 36 | 6 |

### （二）临床应用与评价

**1. 勃起功能障碍**　很多研究证实 NO 是勃起功能中非常重要的生化介质，并且 NO 释放减少或 NOS 功能障碍是器质性勃起功能障碍的重要致病机制一[27]。阴茎海绵体上血管的舒张作用是通过 NO-cGMP 途径完成的。NO 或 NO 供体 SIN-1 诱导的血管舒张和继发的钙通道的激活可以被 ODQ 完全阻断。因此增加 NO 合成和增加 cGMP 作用是改善勃起功能的重要机制之一。

所有的 PDE5 抑制剂对于勃起功能障碍治疗都是同样有效和安全的；然而，它们在副作用、效价和作用持续时间上有所差异。西地那非诱导蓝视改变可能是由于其非特异性抑制了视网膜的 PDE6。而他达拉非对 PDE6 同工酶的作用要比西地那非或伐地那非要小得多。从效价考量，他达拉非是最有效和最受患者及医生欢迎的化合物，其次是伐地那非。患者和医生对于他达拉非的偏好可能与它作用的长期持续性（半衰期 17.5h，而西地那非只有 4h）有关，这给患者提供了更多的性交时间选择。

PDE5 抑制剂能有效改善勃起功能并达到成功性交。PDE5 抑制剂的这一效能已在广泛的人群中得到证实，包括一些高血压、糖尿病、传统前列腺切除术后患者和有心理性、器质性或混合原因的引起勃起功能障碍患者等。值得指出的是 PDE5 抑制剂的效能依赖于 NO-cGMP 通路的完整性，如果患者体内的该通路被破坏，则可能无法从中获益。使用 PDE5 抑制剂疗效不佳的患者主要包括根治性前列腺切除术后去除阴茎海绵体神经的患者、神经病变和（或）严重糖尿病和血管疾病中发生内皮功能障碍的患者。

PDE5 抑制剂的处方分为即时型，即性交前 1h 服用，或持续型，即 1 次/天。有 40%～

50%的勃起功能障碍患者不能获益于即时型抑制剂。他达拉非半衰期相对较长，可以在较长时间内维持有效的血药浓度。越来越多的证据表明慢性给药法也能获得和即时型药物相当的勃起效果。目前，他达拉非（1次/日）的使用已被FDA批准用于治疗勃起功能障碍。根据欧洲性医学协会2015年的报道，只有8%的治疗失败可被更换为其他PDE5抑制剂所补救，但50%的即时型药物治疗失败可以通过1次/日给药法所补救。

总体来说，长效PDE5抑制剂如他达拉非使用毋庸置疑地被证实可对多种原因导致的勃起功能障碍达到高度有效的控制。

**2. 良性前列腺增生**　指由于前列腺的间质和上皮细胞的增生而阻断尿液流出。临床上，良性前列腺增生导致排泄障碍，多表现为下泌尿道症状。那些具有良性前列腺增生症状和下泌尿道症状的男性在性功能障碍方面具有持续增高的风险，这些性功能障碍包括勃起功能障碍和射精障碍。

最主要的治疗与良性前列腺增生相关的下泌尿道障碍的药物类别包括 $\alpha_1$ 肾上腺素受体阻断药（坦洛新）、5-$\alpha$ 还原酶抑制剂（度他雄胺）和抗胆碱药（托特罗定）。目前推荐的方案有药物单独使用或联合应用。值得指出的是，$\alpha_1$ 肾上腺素受体阻断药和 5-$\alpha$ 还原酶抑制剂的联合使用可能会加重原本由于良性前列腺增生和下泌尿道症状导致的性功能障碍[28]。

几项临床研究已经对PDE5抑制剂包括伐地那非、西地那非和他达拉非在减轻下泌尿道症状方面进行了评估。他达拉非是目前唯一被 FDA 批准的用于治疗良性前列腺增生的抑制剂，同时他达拉非也可用于那些兼有勃起功能障碍和良性前列腺增生的患者[29]。在这些情况下，他达拉非（5mg/d）连续 12 周治疗显著改善了患者的前列腺症状评分、良性前列腺增生影响指数和国际勃起功能指数。在整合四个安慰剂控制的临床试验数据后发现他达拉非诱导的下泌尿道症状改善是独立于勃起功能障碍改善的；路径分析模型提示 70%的前列腺症状评分的改善源于药物的直接效果，而 30%的改善源于药物的间接治疗作用。这一研究结果支持了他达拉非对下泌尿道症状/良性前列腺增生和勃起功能障碍具有双重作用机制的说法。

在联合治疗方面，已经尝试使用PDE5抑制剂合并 $\alpha_1$ 肾上腺素受体阻断药或 5-$\alpha$ 还原酶抑制剂开展治疗。一项共涉及515位患者的系统性综述和Meta分析显示，联合应用PDE5抑制剂和 $\alpha_1$ 肾上腺素受体阻断药相比单独应用PDE5抑制剂可对勃起功能障碍和下泌尿道症状患者产生额外的有益作用，这提示 $\alpha$ 肾上腺素受体阻断药可能增强 PDE5 抑制剂的作用效果。PDE5抑制剂他达拉非和 5-$\alpha$ 还原酶抑制剂非那雄胺联合应用的结果也是类似的。一项全球的随机双盲研究的结果显示他达拉非/非那雄胺联合应用可对有良性前列腺增生和前列腺肥大男性的下泌尿道症状发挥早期改善作用。他达拉非/非那雄胺联合应用还能改善同时有勃起功能障碍患者的勃起功能。总之，联合应用PDE5抑制剂和 $\alpha_1$ 肾上腺素受体阻断药或 5-$\alpha$ 还原酶抑制剂正在成为控制与良性前列腺增生和勃起功能障碍有关的下泌尿道症状的标准疗法。

**3. 肺动脉高压**（pulmonary hypertension，PH）　原发性肺动脉高压指肺小动脉高压，是由于肺循环阻力血管发生病理改变，如血管变厚、狭窄等，因而导致血流缓慢并受阻。继发性肺动脉高压是指由于慢性肺部疾病、肺血管血栓（血栓栓塞）或瓣膜疾病等造成慢性肺动脉高压，继而导致右心室压力超载，最终发生心脏功能衰竭。

目前主要有 3 类药物获批用于治疗肺小动脉高压：类前列腺素（前列环素或前列环素类似物）、内皮素受体拮抗剂（如波生坦、西他生坦和安贝生坦）和 PDE5 抑制剂（西地那非和他达拉非）。这 3 类药物疗法都可改善肺动脉高压患者的血流动力学指标及运动耐受。

一项观察时间长达 16 周、共有 405 位患者参与的双盲对照临床研究显示，患者对 40mg 他达拉非有很好的耐受性。这一剂量在改善运动能力和生活质量方面效果最佳，并且显著延缓了肺动脉高压的临床进程。西地那非也显示了相似的结果。值得指出的是，联合运用内皮素受体拮抗剂波生坦后，患者的肺功能分级和运动能力有进一步的改善。

在一项对长期结果评估的 Meta 分析中，发现只有静脉给予前列环素对患者的长期生存率有明显的提高，而 PDE5 抑制剂对患者的长期生存率没有影响。因此有关 PDE5 抑制剂在肺动脉高压患者中的应用还需要进一步研究。

（三）药物相互作用

**1. 硝酸盐**　磷酸二酯酶抑制剂可能会增加硝酸盐和其他 NO 供体对血管的舒张作用。目前认为是因为这两种药物对 NO-cGMP 通路有协同作用。因此，美国心脏病学会建议，当患者已经使用了 PDE5 抑制剂，需间隔至少 24～48h 再服用硝酸盐类药物。

**2. 细胞色素 P450 3A4**（CYP3A4）　PDE5 抑制剂主要经由 CYP3A4 代谢。因此，其他也经由 CYP3A4 代谢的药物与 PDE5 抑制剂合用时需考虑它们的相互作用。不良反应多出现在与强效 CYP3A4 抑制剂合用时，其中包括酮康唑、利托那韦、伊曲康唑、克拉霉素、阿扎那韦、茚地那韦等。PDE5 抑制剂与这些药物合用可导致药物代谢时间延长和血清药物浓度升高，继而加重血流动力学紊乱，因此 PDE5 抑制剂应避免与此类药物合用。

**3. α 肾上腺素受体阻断药**　PDE5 抑制剂与 α 肾上腺素受体阻断药合用可能发生直立性低血压症状，因此两药合用时需十分慎重。通常，稳定服用 α 肾上腺素受体阻断药的患者在需要使用 PDE5 抑制剂时，建议从最低可获得剂量开始，边观察边增加剂量。

（四）不良反应

PDE5 对其他同工酶的非特异性抑制作用是产生药物不良反应和脱靶效应的重要因素[24]。在 PDE 超家族中，PDE6 和 PDE11 是涉及交叉反应的 2 种常见的亚型。6% 服用西地那非的患者和部分服用伐地那非的患者抱怨视觉异常包括蓝视和光亮度增加，推测 PDE5 抑制剂非特异性地抑制了视网膜光感受器中的 PDE6。在 12% 服用他拉达非的患者中观察到肌痛和下腰痛，这是由于药物对骨骼肌中 PDE11 的非特异性抑制。

**1. 血流动力学影响**　PDE5 抑制剂的使用多伴有轻至中度的外周血管舒张和血压下降。药物对最大收缩压/舒张压的平均降低程度分别为西地那非 8.4/5.5mmHg、伐地那非 7/8mmHg、他达拉非 1.6/0.8mmHg、阿伐那非 2.5/6mmHg。药物对心率没有显著影响，但有报道提示伐地那非与轻度 QT 延长相关，所以禁用于服用 I A 型（奎尼丁、普鲁卡因胺）和Ⅲ型抗心律失常药物（胺碘酮）的患者，以及患有先天性 QT 延长症状的人群。

**2. 一般不良反应**　PDE5 抑制剂不良反应多与药物剂量相关。头痛是最常见的不良反应，在 10%～16% 的患者中发生。其他常见不良反应包括面红（5%～12%）、消化不良（4%～12%）、鼻充血（1%～10%）和头晕（2%～3%）。这些不良反应一般是轻度的，并且由于这些不良反应而导致的停用率通常较低。

**3. 罕见但潜在的不良反应** 非动脉炎性前部缺血性视神经病变（non-arteritic anterior ischemic optic neuropathy，NAION）是指突发的、不可逆的、视神经相关的视力丧失，常常发生在有糖尿病、高脂血症、高血压和心血管疾病的患者中。已经有多个个例报道提示 PDE5 抑制剂与 NAION 之间存在相关性。一项病例交叉研究证实 PDE5 抑制剂的使用会使 NAION 的风险提高 2 倍。据估计，每周使用 PDE5 抑制剂将会在每 100 000 例 50 岁及以上男性中每年增加 3 例 NAION。虽然 PDE5 抑制剂和视力丧失之间缺乏细节研究，但具有 NAION 病史的患者在涉及 PDE 抑制剂使用时应得到警告。

突发性耳聋（sudden sensorineural hearing loss，SSHL）被定义为在症状发生的 72h 内，听觉至少在相连的 3 个频率下降 30 分贝（dB）及以上。突发性耳聋的病因学尚不清楚，目前的临床研究数据提示 SSHL 可能与 PDE5 抑制剂的使用有关。因此自 2007 年以来，美国 FDA 已经宣布在 PDE5 抑制剂的药物标签上将增加与 NAION 和 SSHL 关联的视力和听力损害潜在危险的警告。

## 参 考 文 献

[1] Thomas DD, Ridnour LA, Isenberg JS, et al. The chemical biology of nitric oxide: implications in cellular signaling. Free Radic Biol Med, 2008, 45: 18-31.

[2] Hanafy KA, Krumenacker JS, Murad F. NO, nitrotyrosine, and cyclic GMP in signal transduction. Med Sci Monit, 2001, 7: 801-819.

[3] Vanhoutte PM, Zhao Y, Xu A, et al. Thirty years of saying NO: sources, fate, actions, and misfortunes of the endothelium-derived vasodilator mediator. Circ Res, 2016, 119: 375-396.

[4] Jiménez-Jiménez FJ, Alonso-Navarro H, Herrero MT, et al. An update on the role of nitric oxide in the neurodegenerative processes of parkinson's disease. Curr Med Chem, 2016, 23: 2666-2679.

[5] Low SY. Application of pharmaceuticals to nitric oxide. Mol Aspects Med, 2005, 26: 97-138.

[6] Poulos TL. Soluble guanylate cyclase. Curr Opin Struct Biol, 2006, 16: 736-743.

[7] Becker EM, Alonso-Alija C, Apeler H, et al. NO-independent regulatory site of direct sGC stimulators like YC-1 and BAY 41-2272. BMC Pharmacol, 2001, 1: 13.

[8] Hofmann F, Feil R, Kleppisch T, et al. Function of cGMP-dependent protein kinases as revealed by gene deletion. Physiol Rev, 2006, 86: 1-23.

[9] Biel M, Zong X, Ludwig A, et al. Structure and function of cyclic nucleotide-gated channels. Rev Physiol Biochem Pharmacol, 1999, 135: 151-171.

[10] Lincoln TM, Dey N, Sellak H. cGMP-dependent protein kinase signaling mechanisms in smooth muscle: from the regulation of tone to gene expression. J Appl Physiol, 2001, 91: 1421-1430.

[11] Zhao Y, Vanhoutte PM, Leung SW. Vascular nitric oxide: beyond eNOS. J Pharmacol Sci, 2015, 129: 83-94.

[12] Carvajal JA, Germain AM, Huidobro-Toro JP, et al. Molecular mechanism of cGMP-mediated smooth muscle relaxation. J Cell Physiol, 2000, 184: 409-420.

[13] Schlossmann J, Ammendola A, Ashman K, et al. Regulation of intracellular calcium by a signalling complex of IRAG, IP3 receptor and cGMP kinase I beta. Nature, 2000, 404: 197-201.

[14] Tang KM, Wang GR, Lu P, et al. Regulator of G-protein signaling-2 mediates vascular smooth muscle relaxation and blood pressure. Nat Med, 2003, 9: 1506-1512.

[15] Koller A, Schlossmann J, Ashman K, et al. Association of phospholamban with a cGMP kinase signaling complex. Biochem Biophys Res Commun, 2003, 300: 155-160.

[16] Salinthone S, Tyagi M, Gerthoffer WT. Small heat shock proteins in smooth muscle. Pharmacol Ther, 2008, 119: 44-54.

[17] Wanstall JC, Homer KL, Doggrell SA. Evidence for, and importance of, cGMP-independent mechanisms with NO and NO donors on blood vessels and platelets. Curr Vasc Pharmacol, 2005, 3: 41-53.

[18] Adachi T, Matsui R, Weisbrod RM, et al. Reduced sarco/endoplasmic reticulum $Ca^{2+}$ uptake activity can account for the reduced response to NO, but not sodium nitroprusside, in hypercholesterolaemic rabbit aorta. Circulation, 2001, 104: 1040-1045.

[19] Kröncke KD, Carlberg C. Inactivation of zinc finger transcription factors provides a mechanism for a gene regulatory role of nitric oxide. FASEB J, 2000, 14: 166-173.

[20] Kimura H, Weisz A, Kurashima Y, et al. Hypoxia response element of the human vascular endothelial growth factor gene mediates transcriptional regulation by nitric oxide: control of hypoxia-inducible factor-1 activity by nitric oxide. Blood, 2000, 95: 189-197.

[21] Lundberg JO, Gladwin MT, Weitzberg E. Strategies to increase nitric oxide signalling in cardiovascular disease. Nat Rev Drug Discov, 2015, 14: 623-641.

[22] Conole D, Scott LJ. Riociguat: first global approval. Drugs, 2013, 73: 1967-1975.

[23] Papapetropoulos A, Hobbs AJ, Topouzis S. Extending the translational potential of targeting NO/cGMP-regulated pathways in the CVS. Br J Pharmacol, 2015, 172: 1397-1414.

[24] Hong JH, Kwon YS, Kim IY. Pharmacodynamics, pharmacokinetics and clinical efficacy of phosphodiesterase-5 inhibitors. Expert Opin Drug Metab Toxicol, 2017, 13: 183-192.

[25] Elhwuegi AS. The Wonders of phosphodiesterase-5 inhibitors: a majestic history. Ann Med Health Sci Res, 2016, 6: 139-145.

[26] Zurawin JL, Stewart CA, Anaissie JE, et al. Avanafil for the treatment of erectile dysfunction. Expert Rev Clin Pharmacol, 2016, 9: 1163-1170.

[27] Meldrum DR, Burnett AL, Dorey G, et al. Erectile hydraulics: maximizing inflow while minimizing outflow. J Sex Med, 2014, 11: 1208-1220.

[28] Gacci M, Eardley I, Giuliano F, et al. Critical analysis of the relationship between sexual dysfunctions and lower urinary tract symptoms due to benign prostatic hyperplasia. Eur Urol, 2011, 60: 809-825.

[29] Carson CC, Rosenberg M, Kissel J, et al. Tadalafil-a therapeutic option in the management of BPH-LUTS. Int J Clin Pract, 2014, 68: 94-103.

# 第七章

## 内皮素系统药理学

史 懿*

## 第一节 内皮素的发现

20 世纪 80 年代基于血管内皮细胞的发现及内皮细胞功能研究的不断延伸，Yanagisawa 于 1988 年在牛主动脉内皮细胞培养液中发现了一种可以诱导血管收缩的多肽，经分离提纯后，明确了其氨基酸序列及编码基因，命名为内皮素（endothelin）或内皮素 -1（endothelin-1，ET-1）[1]。内皮素是至今发现的功能最为强大的血管收缩因子，在体内和体外实验中都能够诱导并长时间维持各种血管的强烈收缩反应。同年，在蛇 *Atractaspis engaddensis* 的毒液中发现了一组与 ET-1 序列高度相似性的多肽角蝰毒素（sarafotoxins），而且角蝰毒素同样具有强烈的血管收缩作用[2]。由此开始了近 30 年的内皮素研究。

内皮素系统（endothelin system，ETS）包括前内皮素原（preproendothelin）、内皮素原（proendothelin）、大内皮素（big endothelin）、内皮素转化酶（endothelin converting enzyme）和内皮素受体（endothelin receptor）。内皮素是由 21 个氨基酸组成的多肽，共有 3 个异构体（ET-1、ET-2 和 ET-3）。ET-1 的化学结构是其他内皮素异构体的基本结构。ET-2 与 ET-1 有 2 个氨基酸序列的差异，ET-3 与 ET-1 有 6 个氨基酸的差异。内皮素受体属于 G 蛋白偶联受体 A 系统，又分为 ETA 受体和 ETB 受体。ET-3 是唯一可以区分这两个受体的内皮素；它对 ETA 受体的亲和力远低于其他异构体，而对 ETB 受体的亲和力与其他异构体相似。血管内皮细胞、平滑肌细胞和区域局部的白细胞是循环系统中内皮素产生的重要细胞来源。在生理条件下，内皮细胞源性的一氧化氮、前列环素和超极化反应等对内皮素的产生和效应有直接抑制作用；病理环境，如氧化应激反应、炎症反应、应切力改变、血凝素、血管紧张素Ⅱ和（或）氧化低密度脂蛋白等可刺激内皮素合成分泌增加，同时内皮素还可以通过自分泌途径进一步促进自身的合成。除此以外，内皮素还参与其他多种细胞活动并具有类似细胞因子的功能[3]。本章将聚焦于内皮素和内皮素受体，通过药理学方法和基因编码等方法，解析内皮素及受体的功能。内皮素的发现、内皮素受体激动剂和拮抗剂的探索与应用为临床药物的研发和各种疾病的治疗提供了新视角。

* 通讯作者：史懿，E-mail：Shi. yi@zs-hospital.sh.cn

## 第二节 内皮素和角蝰毒素

# 一、内皮素-1 和大内皮素-1

ET-1 共由 21 个氨基酸组成，包括 N 端的和 C 端的游离氨基。在内皮素系统和角蝰毒素多肽中，位点 1、3、8、10、11、15、16、18、20 和 21 的氨基酸高度保守。N 端有 2 个二硫键分别将 1～15、3～11 位点的半胱氨酸连接起来。第 10、13、14、17、18 和 21 位点的氨基酸与受体结合密切相关。这些氨基酸（13～14，17～18）之间定位连续，且规律地分别相隔 2 个氨基酸，提示了多肽的二级螺旋结构[4]。内皮素的三级结构至今还未得到完全确认（图 7-1）。

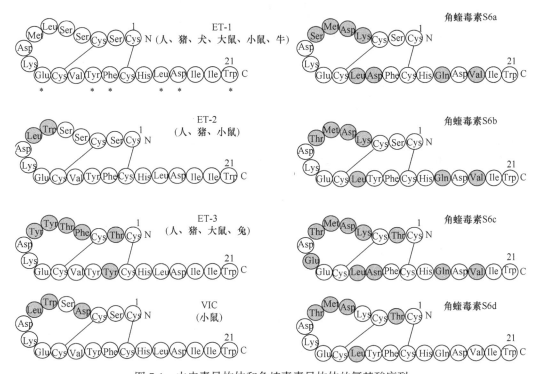

图 7-1　内皮素异构体和角蝰毒素异构体的氨基酸序列

深色标记的氨基酸是异构体与 ET-1 之间氨基酸的差异序列。ET-1 序列中*标记的氨基酸参与受体结合。VIC，血管活性肠道收缩剂，又称鼠型 EF2

ET-1 在心血管系统表达最为丰富，血管内皮细胞是产生内皮素的主要细胞来源，ET-1 在各级血管的内皮细胞上都能检测到，推测它是调节血管功能和维持组织血液灌注的重要因子。产生 ET-1 的其他来源细胞还包括上皮细胞、巨噬细胞和单个核细胞、肠道神经胶质细胞，以及中枢神经系统中的一些神经元和胶质细胞等。

前内皮素原（preproendothelin，ppET）是内皮素基因编码的直接产物，共由 212 个氨基酸组成。在生理和病理情况下，如剪切应力、缺氧、血管紧张素Ⅱ（AngⅡ）表达增高等都能通过激活蛋白-1（activator protein-1，AP-1）、NF-κB、叉头框蛋白 O1（forkhead box protein O1，FOXO1）、Vezf1/DB1、缺氧诱导因子（hypoxia-inducible factor，HIF）-1 或

GATA-2 等转录因子上调前内皮素原的蛋白表达水平。信号肽酶剪切 17 个氨基酸的信号序列后生成内皮素原；随后弗林蛋白酶分别在 C 端和 N 端剪切 35 个氨基酸和 122 个氨基酸，生成由 38 个氨基酸组成的大内皮素（big endothelin）。弗林蛋白酶的剪切作用不具有特异性，因此没有相关抑制剂进入实验室研究和临床开发（图 7-2）。

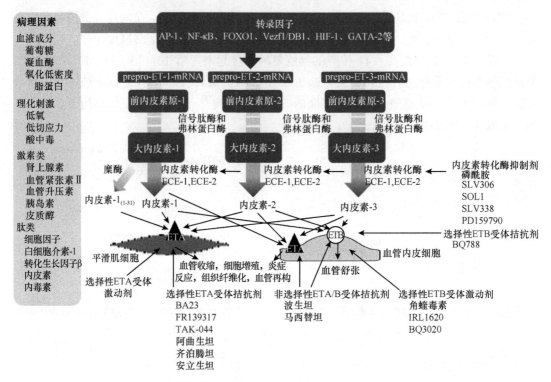

图 7-2　病理因素通过转录因子上调前内皮素原蛋白表达水平

非特异性的肽酶联合作用后生成大内皮素，继而在内皮素转化酶的作用下生产内皮素，或在糜酶作用下降解成内皮素-1 $_{(1-31)}$。内皮素受体在机体内广泛表达。在血管，ETA 受体主要表达在血管平滑肌细胞，而 ETB 受体主要表达在血管内皮细胞。内皮素大量产生，激活 ETA 受体造成血管持续收缩，ETA 受体的长期激活还可以促进细胞增殖，增加炎症反应和组织纤维化，造成血管再构。ETB 受体有血管舒张作用。ETA 受体对内皮素-1 和内皮素-2 的亲和力强（内皮素-1=内皮素-2＞内皮素-3），ETB 受体对内皮素异构体的亲和力相似（内皮素-1=内皮素-2=内皮素-3）。内皮素-1 $_{(1-31)}$ 也可通过 ETA 受体刺激血管收缩

内皮素转化酶（endothelin converting enzyme，ECE）-1 是Ⅱ类膜型含锌金属的蛋白酶，能够选择性水解内皮素原 Trp21-Val22 之间的连接，完成内皮素的最终转化。ECE-1 在 pH=7时活性最高。内皮素转化酶又分为 4 个异构体（a、b、c、d），它们由相同基因转录合成，ECE-1 异构体在胞质区的 N 端结构域略有不同，且分布在不同的亚细胞位点。ECE-1a 存在于细胞内的分泌小泡中，被持续释放到细胞表面参与活化内皮素，是维持血液中低浓度内皮素的重要机制。细胞内 Weibel-Palade 储存颗粒中可以见到内皮素和 ECE-1 共同存在。在病理环境中细胞发生脱颗粒反应，大量释放内皮素，诱导血管收缩。ECE-1 在血管平滑肌细胞也有表达。鉴于平滑肌细胞数量远大于血管内皮细胞，推测血管平滑肌细胞的 ECE-1可能是生产内皮素的重要细胞来源[5]（图 7-2）。

ECE-2 与 ECE-1 有 59% 的同源性，也有 4 个异构体。同样，异构体在胞质区的 N 端结构略有不同，且分别分布在不同的细胞位点。ECE-2 在弱酸性环境（pH=5.5）活性最高，

因此主要分布于分泌小泡中，提示 ECE-2 有可能在缺氧缺血等病理环境下起主要作用。ECE-2 还参与其他肽链的剪切，特异性较低，因此未开展相关临床药物的研究。在转基因小鼠中，ECE-1$^{-/-}$ 和 ECE-2$^{-/-}$ 联合敲除小鼠表现有严重胚胎发育不良，较 ECE-1$^{-/-}$ 小鼠更为严重，提示 ECE-2 也参与胚胎发育；但是仍然有少量内皮素可以在联合敲除的小鼠中检测到，提示还有其他途径参与内皮素的合成[6]。

糜酶是与炎症反应紧密相关的丝氨酸蛋白酶。肥大细胞主要活跃于心血管疾病的慢性炎症过程中，肥大细胞脱颗粒所释放的糜酶被认为是 AngⅡ 及 ET-1 的合成过程中的后备机制。糜酶剪切大内皮素 Tyr31-Gly32 连接，生成 ET-1（1-31）[7]。ET-1（1-31）诱导的收缩反应远低于ET-1，但不受到 ECE 抑制剂影响；在人的心脏中 ET-1（1-31）对 ETA 受体和 ETB 受体亲和力相似，且 ET-1（1-31）诱导的收缩反应能被 ETA 受体拮抗剂阻断[8]。ET-1（1-31）在急性心肌梗死期明显升高，但是在慢性心功能不全的患者却没有显著改变[9]。因此 ET-1（1-31）的作用和意义还有待进一步的深入研究（图 7-2）。

磷酰胺是肽转化酶/中性肽链内切酶的抑制剂。基于磷酰胺对肽转化酶和中性肽链内切酶都有抑制作用，所以对应的实验结果需要结合特异性中性肽链内切酶抑制剂进一步剖析。SLV306 和 SOL1 等是肽转化酶/中性肽链内切酶的小分子抑制剂。SOL1 属于非肽类化合物，对于肽转化酶的抑制作用略弱于中性肽链内切酶。SOL1 可以在高盐饮食诱导的高血压大鼠中降低大内皮素诱导的血压增高，并减少巨噬细胞浸润[10]。SOL1 还可以改善受损内皮细胞的超极化反应[11]。SLV338 在有脑卒中倾向的自发性高血压大鼠模型中能减少脑卒中的发生，改善脑卒中的生存率；在大鼠的急性缺血性肾功能不全模型中可改善肾脏功能，降低死亡率；在"二肾一夹"的肾源性高血压模型中，可改善心肌重构[12]。SLV306，又名达格鲁曲（daglutril），是口服的双重抑制剂，在机体内水解为活性代谢物 KC-12615。在早期的动物实验中发现 SLV306 与卡托普利的效果相当，可以减少蛋白尿、减缓肾小球硬化和改善肾间质纤维化[12]。目前 SLV306 已进入Ⅱ期临床试验，参与治疗高血压、充血性心功能不全和肺动脉高压的治疗，但还没有相关临床试验结果报道。

PD159790 是选择性 ECE-1 小分子抑制剂，它克服了磷酰胺的非特异性作用。PD159790只能在中性环境下抑制 ECE 活性，因此对 ECE-1 的选择性比较高[5]。至今尚无相关临床研究。

# 二、内皮素-2 和大内皮素-2

在人类，ET-2 与 ET-1 的差异仅表现在两个氨基酸 Trp6 和 Leu7 上。ET-2 的合成与 ET-1相似，病理因素通过上调 ET-2 基因转录水平，生成前内皮素原-2，然后在非特异性内肽酶和羧肽酶的作用下生成 38 个氨基酸的大内皮素-2[13]。ET-2 的表达有明确的组织特异性。血浆中的 ET-2 主要来自内皮细胞。其他组织如血管平滑肌细胞、心脏、肺脏、肾脏、肠道和卵巢都有 ET-2 表达[14]。通过同位素标记发现 ET-2 对 ETA 受体的亲和力与 ET-1 相似。在功能性的检测中发现 ET-2 对血管的收缩能力也与 ET-1 相似（图 7-1）。

在鼠类动物中，ET-2 最早被发现能够刺激离体回肠发生收缩反应，又称血管活性肠道收缩剂（VIC）。VIC 的蛋白序列与 ET-1 有三个氨基酸不同：Asn9、Trp6 和 Leu7，但是蛋白前体的合成及剪切与 ET-1 相似；VIC 对 ETA 和 ETB 两个受体有相同的亲和力[14]（图 7-1）。

虽然 ET-2 与 ET-1 有很多相似之处，但是 ET-2 还具有独特的生物功能。在转基因小鼠中发现 ET-2 可能参与基础代谢和生长发育。ET-2 在卵巢排卵的过程中也有重要的参与作用。在炎症反应过程中，高浓度 ET-2 抑制中性粒细胞的迁移，低浓度 ET-2 则刺激中性粒细胞趋化。在肿瘤发生过程中（如乳腺肿瘤和皮肤肿瘤）ET-2 的高表达参与肿瘤的增殖、血管形成、迁移、侵袭和凋亡等过程[15]。

# 三、内皮素-3 和大内皮素-3

ET-3 在生理浓度下可以区分两种受体亚型。ET-3 对 ETA 受体的亲和力远低于 ET-1 和 ET-2，但是对 ETB 受体的亲和力与其他异构体相似（图 7-1 和图 7-2）。ET-3 主要表达在脑组织中，包括小脑和延髓的新纹状体、下丘脑核、海马和浦肯野细胞的神经元和神经胶质[16]。关于 ET-3 合成的途径和功能研究尚有很多争议。人的血管内皮细胞不参与合成大 ET-3；血液中 ET-3 的主要来源可能是肾上腺、心脏、子宫内膜和垂体。在其他物种中，ET-3 还表达在肠、肺脏、脑垂体和脑组织中。

# 四、蛇毒毒肽角蝰毒素

角蝰毒素是从蛇（*Atractaspis engaddensis*）的毒液中分离并鉴定得出[2]。角蝰毒素家族与 ET-1 具有高度的序列相似性，共有四种异构体（S6a、S6b、S6c、S6d）。角蝰毒素主要通过强烈地收缩全身血管和心肌，导致房室传导阻滞和心搏骤停。其中研究最广泛的异构体是 S6b 和 S6c。角蝰毒素 S6b 对 ETA 受体和 ETB 受体的亲和效应与 ET-1 / ET-2 类似，但效力较低；而 S6c 是中度选择性 ETB 受体激动剂[17]（图 7-1）。

# 第三节　内皮素受体结构、分布和功能

# 一、内皮素受体

内皮素受体属于 G 蛋白受体偶联受体家族，可分为 ETA 受体和 ETB 受体。内皮素受体结构在哺乳动物中高度保守，种属间的差异主要集中在细胞外 N 端结构域。跨膜螺旋区氨基酸参与内皮素和受体的结合；胞质内的 C 端主要参与细胞内的信号传导。近年来随着基因检测技术的高度发展，编码 G 蛋白偶联受体的基因都获得了明确序列。目前认为约有 80 个受体因为其胞内的连接尚未明确被称为孤儿受体，其中有 20 多个孤儿受体可以和内皮素多肽结合（包括 ETA 和 ETB），因此内皮素受体的研究还有很多未知领域[12]。

内皮素受体在机体内广泛表达。ETA 受体和 ETB 受体在人的心肌及冠状动脉都有表达和分布，以 ETA 受体占主导；在房室束中 ETB 受体占多，在房室结中两种亚型受体分布大致相当。在血管，ETA 受体主要表达在血管平滑肌细胞，而 ETB 受体主要表达在血管内皮细胞。ETA 和 ETB 受体在肺脏内表达水平也比较高；在中枢神经系统 ETA 受体表达水平较低，ETB 受体表达水平高。ETA 受体通过内化失活，并且部分内化的受体可发生再循环，因而失活缓慢，作用时间长；而 ETB 受体通过磷酸化作用迅速失活，作用时间较为短暂。受体的修饰如磷酸化、棕榈酰化和糖基化等也参与改变内皮素受体的功能[18]。

# 二、内皮素受体在心血管的作用

ET 受体广泛分布于心血管系统，ETA 受体和 ETB 受体相互制约（图 7-2）。生理状态下 ET-1 的血浆浓度仅为 0.6～1.2pmol/L，远远低于可诱导血管收缩的阈值[19]。在病理情况下，内皮素大量产生，激活 ETA 受体造成血管持续收缩；ETA 受体的长期激活还可以促进细胞增殖，增加炎症反应和组织纤维化，造成血管再构。ETB 受体有血管舒张作用，内皮素可通过自分泌的方式激动内皮细胞的 ETB 受体，刺激内皮细胞释放一氧化氮和（或）前列环素，或促进内皮细胞源性的超极化反应等。目前推测在生理状况下低浓度内皮素通过内皮细胞的 ETB 受体促进血管舒张反应；在病理情况下内皮素浓度明显增高，则激活 ETA 受体引起血管收缩反应[20]。ETB 受体表达于各个组织脏器的微循环血管内皮细胞表面。ETB 受体在肾脏中占内皮素受体的 70%，在肺脏占 50%，在肝脏占 80%。同位素标记实验发现，内皮素在静脉注射后早期均匀分布于机体各个器官，2min 后机体随即开始内皮素的清除工作。参与清除内皮素的脏器与 ETB 受体的分布一致，主要有肺脏、肝脏和肾脏。同时 ETB 受体拮抗剂的使用可显著延缓内皮素的清除，因此推测 ETB 受体激活还参与 ET-1 的清除工作[21]。还有少量的 ETB 受体分布在上皮细胞和平滑肌细胞。在特异性内皮细胞 ETB 受体敲除小鼠中发现内皮素的清除率延缓，提示在其他细胞表面的 ETB 受体也参与内皮素清除工作[22]。

# 第四节　内皮素和内皮素受体的生物学效应

药理学是研究使用化学物质治疗疾病时引起机体功能变化的一门学科。激动剂和拮抗剂的使用可以深入了解目标蛋白在生理和病理状况的作用。同时需要指出，药物/化合物的使用多伴有毒副作用和脱靶效应。基因编辑技术的发展为规避传统药物/化合物所产生的毒副作用和脱靶效应提供了契机。本部分将通过药理学方法（激动剂和拮抗剂）和基因编辑方法（基因敲除和过表达），深入解析内皮素和内皮素受体的生物效应。

大量内皮素受体的激动剂和拮抗剂及潜在药物的相关资料可见于国际药理学会 IUPHAR/BPS 和欧洲生物信息研究所（ChEMBL；https：//www.ebi.ac.uk/chembl/）。ChEMBL 罗列了 3885 个针对 ET 受体的化学结构。通过比对化合物的活性及与受体的亲和力，数据库中可激活 ETA 受体的化合物有 1133 个，激活 ETB 受体的化合物 534 个，同时激活 ETA/B 受体的化合物 456 个；拮抗 ETA 受体的化合物 677 个，拮抗 ETB 受体的化合物 78 个（http://dx.doi.org/10.6084/m9.figshare.1549677）。非肽链结构的化合物不易被降解，具有临床运用的潜能，又可分为选择性和非选择性拮抗剂。选择性 ETA 受体拮抗剂是指这一拮抗剂对 ETA 的亲和力远大于 ETB（＞100 倍）；选择性 ETB 受体激动剂和拮抗剂是指这一化合物对 ETB 的亲和力远大于 ETA（＞100 倍）。非选择性受体拮抗剂指这一化合物对于两个受体的亲和力没有明显差别[23]。

# 一、激动剂和拮抗剂

## （一）激动剂

**1. 选择性内皮素 ETA 受体激动剂**　没有实际化合物（图 7-2）。

**2. 选择性内皮素 ETB 受体激动剂**（图 7-2） 目前使用最广泛和引用次数最多的 ETB 受体激动剂有角蝰毒素 S6c、IRL1620 和 BQ3020。角蝰毒素 S6c 是从蛇的血清中提取出来的，对大鼠的 ETB 受体有高度选择性，为 ETA 受体的 20 万倍。角蝰毒素 S6c 不能被肽酶降解。IRL1620 是线性类似物，N 端具有琥珀酰基修饰，不易被非特异性肽酶代谢[12]。

ETB 受体激动剂目前正在参与肿瘤治疗的临床试验。ETB 受体激动剂可以舒张血管，增加局部血流和药物浓度。在 I 期临床试验中选取了肿瘤复发并进展的患者，给予 IRL1620（SPI-1620）治疗可以暂时增加肿瘤局部的血流[24]。

## （二）拮抗剂

**1. ETA 受体肽类和非肽类拮抗剂**（图 7-2） BQ123 是最广泛使用的 ETA 受体肽类拮抗剂，对受体有极高的亲和力。其次为线性肽 FR139317。肽类化合物溶解度高，不易与血浆蛋白质结合，可被迅速代谢。BQ123 和 FR139317 多用于观察短期效果。六环肽 TAK-044 有轻度的 ETA 选择性，参与的临床研究包括肾衰竭和蛛网膜下腔出血。

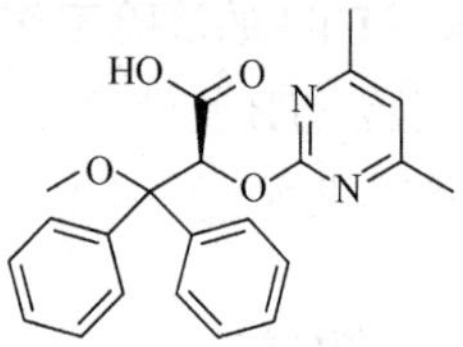

图 7-3 安立生坦的化学结构

安立生坦（ambrisentan，又名 letairis，volibris，LU 208075，BSF 208075）（图 7-3）[25]，于 2007 年被美国 FDA 和欧洲药品管理局批准为口服药物，用于治疗肺动脉高压。安立生坦的半衰期比较长，没有明显的肝脏损伤表现。常见的副作用表现有鼻腔充血和外周水肿。2015 年围绕安立生坦又开展了包括门肺高压、左心室综合征、不能手术的慢性血栓栓塞性肺动脉高压、继发于系统性硬化病的肺动脉高压和运动诱导的肺动脉高压等疾病的临床试验。

齐泊腾坦（zibotentan）是高度拮抗 ETA 受体的小分子化合物，在对化疗药物不敏感的前列腺肿瘤并伴有骨转移患者的Ⅲ期临床试验中获得阴性试验结果。目前还参与包括间歇性跛行和肾小球硬化患者的临床试验[26]。

阿曲生坦（atrasentan）（AB 627）是临床前期研究最广泛的 ETA 受体拮抗剂。在 2 型糖尿病肾病患者的临床试验中发现其可以减少蛋白尿，降低血压、胆固醇和三酰甘油的水平。因此继续开展了招募 4000 名患者的Ⅲ期临床试验（http://www.clinicaltrials.gov/）。

西他生坦（sitaxentan）在 2008 年作为一个竞争性的长效口服活性 ETA 受体拮抗剂被引入肺动脉高压的临床试验，在 2010 年由于药物引起的特异性肝炎和急性肝衰竭被撤销。

**2. 选择性 ETB 受体拮抗剂** ETB 受体拮抗剂可以造成血管收缩，因此相应的肽类和非肽类的小分子化合物很少被用于研发。目前用于实验研究的有 BQ788、RO468443、A192621、RES-701-1 及 IRL-2500 等。

**3. 非选择性 ETA/B 受体拮抗剂** 波生坦（bosentan）属于磺胺类药物（图 7-2 和图 7-4）[27]，是第一个被批准用于肺动脉高压治疗的口服活性拮抗剂。它的半衰期较短，有良好的生物利用度。水潴留发生率较低；药物引起的肝毒性发生较多，推测是通过抑制胆汁盐输出而造成胆汁盐积聚，进而引起的肝

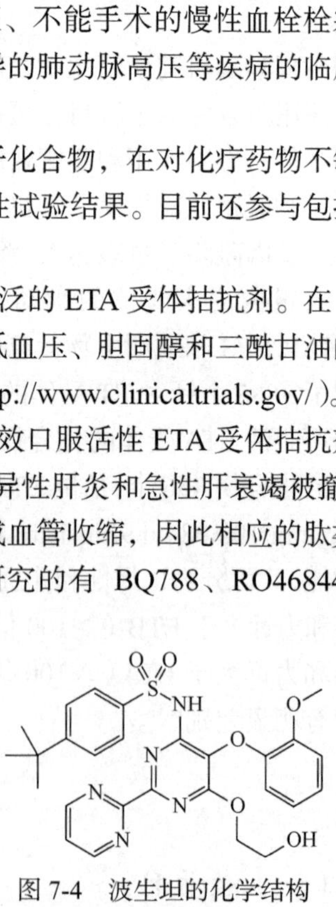

图 7-4 波生坦的化学结构

细胞损伤。2015 年，对波生坦联合伊洛前列素（iloprost）开展了包括硬皮病肾脏危象、缺

血性视神经病变和稳定的严重慢性阻塞性肺疾病等临床试验（http://www.clinicaltrials.gov/）。

马西替坦（macitentan，又名 opsumit，ACT-064992，actelion）（图 7-2 和图 7-5）[28]，是在 2013 年被批准用于肺动脉高压治疗的磺酰胺药物。马西替坦通过被动扩散方式进入肝脏，可明显降低肝毒性作用；且水潴留发生率也降低。ACT-132577 是马西替坦的活性代谢物，其生物效

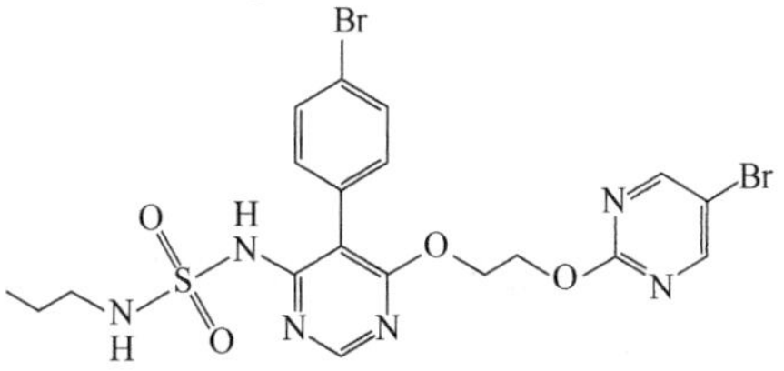

图 7-5　马西替坦的化学结构

应略低。ACT-132577 与受体结合不可解除，因此半衰期较母体更长，导致体内长期积聚高浓度的 ACT-132577 化合物。因此，马西替坦比波生坦更为有效（大于 10 倍左右）。马西替坦对 ETA 的选择性为 ETB 的 800 倍，然而血浆中 ET-1 浓度有显著增加，提示 ETB 受体的清除功能也受到了阻断。因此马西替坦被标注为非特异性的 ETA/B 受体拮抗剂[29]。2015 年，马西替坦参与的临床试验包括血栓栓塞性肺动脉高压、肺动脉高压和艾森门格综合征。内皮素通路在胶质母细胞瘤的病程中表达上调。2016 年在联合使用替莫唑胺的临床试验中没有发现显著的治疗效果，而终止了相关试验（http://www.clinicaltrial.gov/）。

# 二、基因敲除/敲减和过表达

早期靶基因的全面敲除技术可能发生实验动物胚胎死亡或发育不全；LoxP/Cre 和 Flp/FRT 等技术实现了特定细胞的靶基因编辑；而近期发展的锌指核酸酶和 Cas/Cas9 编辑技术更加推进了基因编辑技术在实体动物中的运用。

## （一）全面内皮素过表达编辑

**1. ET-1 过表达**　杂合子小鼠在出生早期血压水平和血液的 ET-1 浓度与野生型小鼠相似，但是内皮素的表达在小鼠的脑、肺和肾脏明显升高。转基因小鼠有肾血流减少和肾小球滤过率下降的表现，同时在肾脏发现有大量肾囊肿生成、肾脏局部炎症反应增加、肾脏纤维化、肾小球硬化及弥漫性的肾脏细胞凋亡增加，提示 ET-1 在肾脏发育和肾脏疾病的演变进程中有重要的参与作用[30]。

**2. ET-2 过表达**　通过基因编辑技术将人源内皮素-2 编辑到 Sprague-Dawley 大鼠体内，又称为 TGR（hET-2）37 鼠[31]。转基因大鼠血压水平与野生型大鼠相似，但是 ET-2 表达水平在肾脏、肾上腺、脾脏、胃肠道、肺脏和脑组织中明显升高。雄性鼠血浆中内皮素水平较雌性鼠有显著升高。同时在转基因鼠可见肾小球和肾间质硬化[31]。在此基础上诱导的糖尿病模型可见到明显的心肌肥厚和间质纤维化[31]。

## （二）全面内皮素敲除编辑

**1. ET-1 敲除**　纯合子转基因小鼠多发生围生期死亡。小鼠有明显颌面部及心脏发育异常，同时也伴有甲状腺及胸腺发育异常，提示 ET-1 对胚胎发育有重要作用。杂合子转基因小鼠在出生以后表现无异常，可正常生育繁殖；肺脏和血液中 ET-1 浓度明显降低并伴有血压改变[32]。

**2. ET-2 敲除**　ET-2 敲除小鼠在出生时表现正常，哺乳期表现为发育迟缓，一般只能

存活 3～4 周。胰岛素水平正常，但是血糖水平低下伴有尿素氮和尿酸水平增高，提示小鼠长期处于饥饿状态。同时小鼠表现出体温低下和肺脏组织结构异常。为了观察 ET-2 在成年鼠中的作用，分别培育了围生期和成年期 ET-2 诱导性敲除小鼠。两种转基因小鼠都表现出临界低体温并在应激状态下加重，提示 ET-2 参与基础代谢的调节和生长发育[33]。

**3. ET-3 敲除**　　ET-3 敲除小鼠在出生时表现正常，平均生存时间为 21 天。转基因小鼠没有明显的肺功能和血压调控异常。转基因小鼠仅有 20%躯体覆盖有黑色皮毛，皮肤的组织学分析发现转基因小鼠缺乏黑素细胞和黑色素。同时转基因小鼠远端结肠的平滑肌缺乏肌间神经节神经元，表现有神经节巨结肠；提示 ET-3 对于迷走神经嵴衍生的肠神经元和树干神经嵴衍生的表皮黑素细胞的正常发育至关重要，推测 ET-3 缺失表达是导致巨结肠突变的重要原因[34]。

**4. ET-1 表达改变转基因小鼠**　　Kakoki 实验室通过 Cre-loxP 联合手段建立了 ET-1 重度低表达、中度低表达和高表达转基因小鼠。内皮素低表达小鼠表现有扩张型心肌病、高血压、高血容量和心室僵硬度降低。内皮素的高表达纠正了心肌的病理改变，增加了心室厚度并减少了血容量[35]。这一实验动物模型的建立提示内皮素参与维持心脏胶原组成和心脏正常收缩活动。

### （三）全面 ECE-1、ETA 和 ETB 受体表达编辑

**1. ECE-1 敲除**　　纯合子 ECE-1 敲除小鼠多在胚胎期 12.5 天死亡，主要表现有组织充血、心房和血管扩展、心包积液和全身水肿；极少数的乳鼠也在出生后 30min 内死亡，表现为 ET-1/ETA 敲除小鼠的颌面部和心血管系统发育异常及 ET-3/ETB 敲除小鼠肠道神经的发育异常。与 ET-1 敲除和 ETA 受体敲除的小鼠相比，ECE-1 敲除小鼠在胚胎发育的更早期便死亡，提示 ET-1 和 ET-3 及对应的受体都参与了胚胎的早期发育[36]。

**2. ECE-2 敲除**　　ECE-2 在胚胎发育 10.5 天起在间质、心脏和神经管/神经元表达。ECE-2 敲除小鼠出生时健康，发育良好，并且可以正常繁衍，猜测 ECE-1 可能代偿了 ECE-2 的缺失[37]。

**3. ETA 受体敲除**　　ETA 受体敲除小鼠在出生后 30min 死亡，主要表现有颌面部发育异常，与 ET-1 敲除小鼠相似。转基因小鼠还表现出许多神经嵴来源的结构异常，包括缺乏中耳的锤骨、砧骨和鼓膜环，从中枢神经节发出的许多神经具有末梢发育异常，但是外周神经系统发育正常；心血管方面表现为左颈总动脉和左锁骨下动脉之间的主动脉弓中断，提示在发育过程中细胞凋亡过多而增殖不足[38]。

**4. ETB 受体敲除**　　纯合子小鼠表现与 ET-3 敲除小鼠有很多相似之处，如皮毛色素缺乏等。小鼠在出生 2 周后开始表现出病弱，多在 4 周内死亡。主要表现有结肠周围神经细胞缺失。结合 ET-3 敲除小鼠表型，推测 ET-3/ETB 受体与神经嵴来源细胞的发育密切相关。杂合子小鼠没有围生期死亡的现象。杂合子小鼠体内血液中 ET-1 的浓度明显升高并伴有血压升高，且对 ETB 受体拮抗剂没有反应。转基因小鼠的心脏交感神经和副交感神经发育正常，但是脑组织和肺组织中的 ETA 受体表达下调，推测可能与 ET-1 持续高表达有关[39]。

### （四）内皮素系统在血管的特异性敲除或过表达

**1. 内皮细胞过表达 ET-1**　　共有两种内皮细胞过表达 ET-1 转基因小鼠，分别为 TG 或

eET-1 小鼠[40]和 TET-1 小鼠[41]。TG 小鼠血液中 ET-1 浓度较野生型小鼠高出 7 倍以上，但是心率和血压没有明显改变。在肠道阻抗性小血管内有 NADPH 氧化酶表达升高伴有活性氧化物大量产生，表现为血管舒张功能损伤。在转基因小鼠肠系膜上动脉的基因芯片中发现内皮细胞 ET-1 的过表达与脂质代谢密切相关，提示 ET-1 表达升高可能参与血管粥样硬化的病理改变进程。TET-1 小鼠脑血管组织的 ET-1 表达较野生型小鼠明显升高，但是心率和血压与野生型小鼠相似。TET-1 同样表现有主动脉和肠系膜阻力血管的内皮细胞舒张功能损伤。

**2. 内皮细胞 ET-1 敲除**　转基因小鼠血液中 ET-1 的浓度较野生型小鼠明显降低，说明在静息状态下内皮细胞是产生内皮素的主要来源。但是在血管紧张素 II、去氧肾上腺素、缓激肽、一氧化氮合酶抑制剂或 ET-1 等应激刺激下，转基因小鼠与野生型小鼠的 ET-1 浓度没有差异，说明在应激状态下其他细胞也参与合成分泌 ET-1[42]。在心肌肥厚模型中，转基因小鼠表现为心肌肥厚减轻和心肌纤维化改善[43]。在急性肾损伤模型中（缺血再灌注、缺氧或高盐饮食等诱导），转基因小鼠的氧化应激反应、炎症反应和肾小管损伤等病理表现有明显缓解[44]。

**3. 内皮细胞 ETB 受体敲除**　转基因小鼠血液中 ET-1 浓度升高并伴有血管舒张功能降低，但是血压没有改变[22]；在缺氧条件下可促进肺动脉平滑肌转化和血管重构，是参与肺动脉高压改变的重要因素[45]。转基因小鼠还表现为肝窦直径变小和门静脉淤血，说明 ETB 受体也参与门静脉舒张反应，提示受体拮抗剂有用于治疗临床肝硬化患者的潜能[46]。

**4. 平滑肌细胞 ET-1 敲除**　转基因小鼠发育正常，血液中 ET-1 浓度与野生型相似，提示内皮细胞是血液中内皮素的主要来源。在低氧状态下，转基因小鼠的右心室收缩压较野生型降低，提示平滑肌 ET-1 是参与形成肺动脉高压的重要因素[47]。

**5. 平滑肌细胞 ETA 受体敲除**　平滑肌细胞 ETA 受体敲除小鼠的表现与全面 ETA 受体敲除小鼠相似，主要表现为生长迟缓、下颌发育不良、颅脑血管畸形、异常胸腺、心包囊肿和主动脉弓血管增厚等。极少量转基因小鼠可以存活至成年，表型与野生鼠没有差异。外源性 ET-1 刺激后不能上调血压，提示平滑肌内皮素 ETA 受体参与机体发育和血压调节[48]。

## （五）内皮素系统在心脏的特异性敲除或过表达

**1. 心肌细胞过表达 ET-1**　转基因小鼠血液中的 ET-1 浓度没有发生改变，但是心肌内 ET-1 的浓度较野生鼠增高 10 倍，局部表现有严重的心肌炎症反应和心肌肥厚，继而进展为扩张型心肌病、慢性心脏功能不全及心力衰竭等。非特异性 ETA/B 受体阻断剂，而不是 ETA 受体拮抗剂，可以暂时减少炎症反应改善心脏功能；提示 ETB 受体拮抗剂有治疗慢性心脏功能不全的潜质[49]。

**2. 心肌细胞 ET-1 敲除**　转基因小鼠发育正常，心肌细胞内 ET-1 较野生型下降 75%。在心肌肥厚模型中，转基因小鼠的心肌肥厚程度较对照组下降 57%；在主动脉狭窄模型中，转基因小鼠有大量的心肌细胞凋亡并迅速发生心力衰竭[50]；在衰老模型中发现转基因鼠表现为心室扩展、心脏纤维化和心力衰竭[51]。综上，提示 ET-1 是维持心脏功能的重要因素。

**3. 心肌细胞 ETA 受体敲除**　转基因小鼠发育正常，心脏大小和功能表现正常。在应激性心脏病模型中，转基因小鼠与野生型小鼠的表现没有差异[52]；在长期低温刺激下，转基因小鼠能减少氧自由基的产生，减少心脏纤维化，维护正常心脏功能[53]。

### （六）内皮素系统在肾脏的特异性敲除或过表达

**1. 集合管 ET-1 敲除** 转基因小鼠的血压较野生型小鼠明显升高，并在高盐饮食等情况下更为显著[54]。利尿治疗可改善水钠潴留，但是对血压没有调节作用[55]。转基因小鼠体内的肾素–血管紧张素–醛固酮水平与野生型相似；血管紧张素受体阻断药等可以部分下调血压，提示肾素–血管紧张素系统也参与调节集合管 ET-1 的产生[56]。

**2. 集合管 ETA 敲除** 转基因小鼠发育正常，在高盐饮食下与野生型小鼠表现相似，提示集合管 ETA 受体不参与钠离子排泄和外周血管功能及血压的调节。转基因小鼠血浆升压素浓度明显升高；而野生型小鼠在给予外源性升压素时，集合管的浓缩能力明显降低。实验结果提示集合管 ETA 受体参与尿液浓缩过程[57]。

**3. 集合管 ETB 敲除** 转基因小鼠血压水平较野生型小鼠明显升高，并在高盐刺激下继续升高。转基因小鼠表现为肾素活性降低，醛固酮分泌减少，在急性高钠负荷时有延迟的排钠利尿反应。值得指出的是，集合管 ETB 受体敲除的小鼠血压水平较集合管 ET-1 敲除小鼠略低；提示内皮素的排钠利尿反应可能是通过非集合管的内皮素受体执行的[58]。

**4. 集合管 ETA/B 受体敲除** 转基因小鼠血压水平在高盐饮食环境中明显升高，与集合管 ET-1 敲除小鼠表现相当。在高盐饮食环境中尿钠的排泄明显降低，推测 ETA/B 受体同时参与了集合管的利尿作用，内皮素是水盐平衡和血压控制的重要因素[59]。

**5. 心肌、平滑肌、肾单位和（或）集合管 ETA 联合敲除** 肾小管 ETA 受体敲除小鼠的血压水平和尿钠分泌水平与野生型小鼠相似，但是表现为明显的水潴留，提示肾单位以外的 ETA 受体参与调节肾脏内水平衡。在联合敲除小鼠给予高盐饮食合并内皮素受体拮抗剂治疗实验中，内皮素拮抗剂的使用仅在对照组和心肌细胞敲除小鼠中观察到严重的水潴留和体重增加；集合管敲除小鼠完全没有水潴留的表现；平滑肌敲除小鼠仅表现部分水潴留[60]。这一结果提示集合管和平滑肌内皮素受体是参与水平衡的重要因子。

**6. 足细胞 ETA/B 受体敲除** 肾小球内足细胞同时表达 ETA 和 ETB 受体。在糖尿病环境下，转基因小鼠表现出尿蛋白和肾小球硬化减少[61]。

### （七）内皮素系统在神经系统的特异性敲除或过表达

**1. 神经元 ET-1 敲除** ET-1 及相关受体与周围和中枢神经系统的疼痛密切相关。ET-1 可以直接诱导疼痛，也可以增加疼痛阈值。肌肉疼痛和肌肉牵拉都可以引起局部 ET-1 表达的改变。转基因小鼠对于神经源性疼痛极为敏感，但是对于物理刺激等诱导的疼痛反应迟缓，提示神经元产生的内皮素参与感受疼痛[62]。

**2. 星状细胞过表达 ET-1** 具有这种特征的小鼠称为 GET-1 小鼠。在大脑中动脉闭塞诱导的脑缺血模型中，野生型小鼠的 ET-1 浓度在脑卒中组织中较对侧升高仅 3 倍，而在 GET-1 小鼠中 ET-1 的浓度较对侧组织升高达 25 倍以上。GET-1 小鼠的存活率与对照组相似，但是表现为脑梗死面积明显增大和广泛的脑组织水肿。因此，星状细胞 ET-1 过表达在脑卒中模型中可加重血脑屏障的破坏、脑组织水肿和局部的血管持续痉挛[63]。在疼痛模型中，GET-1 小鼠对疼痛反应的指数较野生型小鼠高，提示星状细胞产生的 ET-1 在疼痛产生过程中也有参与作用[64]。有关中枢和外周神经元对疼痛的不同反应还有待进一步研究。

**3. 神经细胞 ET-2 敲除** 转基因小鼠发育正常，体温调节功能正常[33]。

（八）其他

肠道上皮细胞 ET-2 敲除小鼠发育正常，肠道功能表现正常[33]，因此肠道上皮细胞的 ET-2 对代谢调控的机制研究还要进一步深入。

# 第五节 内皮素受体激动剂和拮抗剂的临床应用

## 一、慢性心力衰竭

大量临床前数据（包括实验动物和临床标本）证实内皮素系统在慢性心功能不全的患者中有激活，并且内皮素激活水平与心脏功能和预后密切相关，由此开展了 ET-1 受体拮抗剂在慢性心功能不全患者的临床试验。早期临床试验是以血流动力学的改变作为临床观察指标，在用药后短期内都获得了可喜的结果，但长期观察结果提示 ET-1 受体拮抗剂的使用对于患者的心脏功能和生存率均无明显改善。在近期完成的 4 项大规模多中心的双盲临床试验中，ETA/B 受体拮抗剂波生坦参与了 REACH-1 和 ENABLE 2 项试验。治疗组表现有明显的肝脏功能损伤。选择性 ETA 受体拮抗剂恩拉生坦（enrasentan）和达芦生坦（darusentan）在 ENCOR 试验和 EARTH 试验中也没有获得满意的临床结果；相反，由于拮抗剂的使用产生了严重水潴留并加剧了心功能不全的表现。因此 ETA 受体拮抗剂的临床试验还没有获得真正意义的展开[15]。

## 二、高 血 压

动物实验发现 ET-1 对血压的升高作用多发生于高盐环境。在轻度和中度高血压患者（约 300 人）中，分别给予口服波生坦 500mg/d 或者 2000mg/d，服药 4 周后发现患者的收缩压和舒张压都获得了明显的下调。选择性 ETA 受体拮抗剂达芦生坦在 2 期高血压临床试验中也获得了改善血压的结果[65]。

围绕选择性 ETA 受体拮抗剂达芦生坦还开展了针对耐药性高血压患者（约 100 人）的临床试验。由于对照组表现有明显的安慰剂效应，很难对达芦生坦的临床有效性做出正确的判断，因此制药公司终止了达芦生坦耐药性高血压的研究[66]。

## 三、慢性肾脏疾病

总结各种内皮素转基因小鼠肾脏的表现，发现内皮素系统在多层次和多角度参与了慢性肾脏疾病的进展，包括内皮细胞功能损伤、动脉粥样硬化改变、尿液浓缩和矿物骨病等。目前慢性肾脏疾病的临床观察指标主要有血压控制和蛋白尿减少，而缺乏针对上述影响因素和参数的直接且独立观察指标，因此很难正确评价内皮素受体拮抗剂在肾脏疾病中的作用[15]。

（一）高血压肾病

在针对非糖尿病的慢性肾病患者的临床研究中，ETA 受体拮抗剂可以迅速下调血压，减少肾脏内血管阻力并改善肾脏内的血流动力学，但是患者的肾小球滤过率没有得到改善[67]。至今还没有关于联合 ETA/B 受体拮抗剂的临床研究。

在针对糖尿病肾病患者人群的临床研究中，选择型 ETA 受体拮抗剂可以明显降低血压[68]。

（二）蛋白尿

在非糖尿病的慢性肾病人群中，选择性 ETA 受体拮抗剂的短期和长期使用都可以减少蛋白尿。ETA/B 受体拮抗剂还可以同时降低患者血压。

在大规模糖尿病人群中，选择性 ETA 受体拮抗剂阿伏生坦（avosentan）联合血管紧张素转化酶抑制剂可显著减少尿蛋白，但高剂量的阿伏生坦可协同阻断 ETB 受体，继而导致大量水潴留和充血性心力衰竭[69]。

至今，很难区分尿蛋白的改善是药物的直接作用还是下调血压后的继发作用。在一项糖尿病肾病的临床研究中发现选择性 ETA 受体拮抗剂的短期使用就能显著降低血压和尿蛋白/肌酐值；因此提示在疾病早期，血流动力学的改变是减少尿蛋白产生的重要原因[15]。

## 四、内皮细胞功能损伤、动脉粥样硬化改变及血管硬化

临床研究发现 ETA 受体阻断可以改善冠状动脉的内皮功能[70]，至今两项临床研究发现选择性 ETA 受体拮抗剂可以改善血管硬化[69]，但是很难区分血管硬化的改善是否与血压下调有直接关系。

## 五、疼　　痛

大多数关于疼痛的管理研究是在动物模型中进行的，目前少量的疼痛临床研究仅局限于癌症和镰状细胞病。肿瘤疼痛研究集中在对去势治疗不敏感的前列腺肿瘤患者，特别是伴有骨转移的患者。在常规治疗中添加内皮素受体拮抗剂可以强化疼痛管理。镰状细胞病主要是由于破裂的细胞碎片阻塞微血管而引起疼痛。研究表明内皮素通过激活钠钾通道参与红细胞的破坏，破裂的红细胞碎片又反馈刺激内皮细胞产生更多的内皮素，造成微血管痉挛收缩，继而堵塞微循环血管。至今尚没有相关临床研究结果[71]。

## 六、蛛网膜下腔出血

临床研究发现在蛛网膜下腔出血时，内皮素合成增加并伴有内皮素受体表达上调[72]。早期的临床数据发现 ETA 受体拮抗剂克拉生坦（clazosentan）可以改善血管痉挛，但是没有明显改善患者预后[73]。Meta 分析归纳了 5 项临床试验共 2601 名患者的数据，证实了早期的临床研究结果，同时指出拮抗剂的使用可增加水潴留和贫血等副作用[74]。

## 七、肿　　瘤

内皮素系统的激活与肿瘤发生、肿瘤血管形成、上皮细胞间质化和肿瘤转移密切相

关[75]。乳腺肿瘤、结肠肿瘤和前列腺肿瘤的 ETA 受体表达增高；黑色素瘤和脑肿瘤（如胶质瘤）的 ETB 受体表达增高；膀胱肿瘤、肺脏肿瘤和卵巢肿瘤 ETA 和 ETB 受体的表达均升高[76]。上皮细胞肿瘤多通过 ETA 受体促进肿瘤细胞分裂增殖[77]，而非上皮细胞肿瘤多通过 ETB 受体促进肿瘤细胞分裂增殖[78]。ETB 受体高表达可促进淋巴内皮细胞分裂，提示 ETB 受体也与肿瘤淋巴转移相关[79]。但是目前临床试验的研究结果与实验室结果并不一致。在多项临床试验中内皮素受体拮抗剂的治疗都获得阴性结果，包括选择性 ETA 受体拮抗剂阿曲生坦（809 人）和齐泊腾坦（312 人）针对晚期前列腺肿瘤患者的治疗，ETA/B 受体拮抗剂波生坦针对转移性黑色素瘤的治疗，以及齐泊腾坦针对晚期卵巢肿瘤的治疗[15]。

## 第六节　内皮素药物的临床应用和展望

自 1992 年第一个内皮素受体拮抗剂发现后，ET 受体始终是极具挑战性的药物靶标。有关药物专利申请在 20 世纪末已经明显减少，目前在临床批准使用的药物只有 3 种——波生坦、马西替坦和安立生坦，而且药物使用的适应证也仅限于肺动脉高压的治疗。至今仍然不能确定选择性 ETA 受体拮抗剂是否优于双重 ETA/ETB 拮抗剂。

## 一、内皮素相关药物研发的潜在方向

别构调节剂通过结合别构酶的调节部位参与调节该酶的生物活性。别构调节剂可以是激活剂，也可以是抑制剂。抑制性变构调节剂可能有降低 ET-1 作用的效果。目前已报道的 ETA 受体抑制性的变构调节剂仅有水杨酸钠等个别化合物。水杨酸钠及相关分子通常通过抑制环加氧酶活性作为非甾体抗炎药，也参与抑制血管扩张药如前列环素的产生。因此类似别构调节药的结果很难直接归结于内皮素受体[15]。

治疗性单克隆抗体：单克隆抗体的研发是目前临床药物研发的前沿热点。单克隆抗体 rendomab-B1 对 ETB 受体有高度亲和力。该抗体尚未在体内进行相关测试，但基于 ETB 受体拮抗剂 BQ788 的研究经验，预期 rendomab-B1 可阻断内皮 ETB 受体，并因此引起血管收缩[80]。预期可通过联合用药作用于 ETB 受体过表达的肿瘤。

靶向 ET 受体的细胞穿透肽：细胞穿透肽携带多种不同大小和性质的生物活性物质进入细胞。已经有针对报道 ETB 受体的细胞穿透肽用于实验动物，但是实验结果还需进一步验证[81]。

内皮素信号的表观遗传调控：表观遗传是指 DNA 序列不发生变化，但却发生了可遗传的机制，主要包括 DNA 甲基化和组蛋白修饰。内皮素转录水平的上调是增加内皮素产物的首要步骤，因此表观遗传调控对 ET 通路也很重要。例如，Ang Ⅱ 可通过上调内皮素转录水平诱导心肌肥厚和纤维化。

## 二、内皮素受体拮抗剂的临床运用

### 安立生坦（ambrisentan）

安立生坦（图 7-3）是选择性 ETA 受体拮抗剂，在 2007 年和 2008 年分别获得了美国

FDA 和欧洲药品管理局的批准，用于治疗肺动脉高压。

**1. 适应证**　WHO 标准诊断的Ⅱ期或Ⅲ期肺动脉高压患者。主要用以改善患者的运动能力和延缓临床症状进程。

**2. 用法和用量**　起始剂量为 5mg，每日 1 次；对于耐受良好的患者则可考虑调整剂量为 10mg，每日 1 次。饮食对于药物服用和效果没有影响。

**3. 不良反应**　常见的不良反应包括颜面部潮红、心率加快、头痛和皮肤苍白。严重的不良反应包括颜面和肢体肿胀、声音嘶哑、颜面潮红、体重增加、流涕及喉咙疼痛等流感症状、乏力、恶心呕吐、上腹部疼痛、皮肤瘙痒、皮肤或角膜变黄、尿液颜色变深等。这些不良反应主要是水潴留引起的，也有药物引起的肝脏损伤。有报道服用安立生坦可使精子减少，所以有生育计划的男性要慎重使用。

**4. 禁忌证**　①对于安立生坦药物过敏者；②妊娠或者可能妊娠者，除非采取了充分的避孕措施，在动物实验中有报道胎儿畸形发生；③哺乳期女性；④中度或严重肝功能损害和（或）肝脏氨基转移酶，即天冬氨酸转氨酶和（或）丙氨酸转氨酶的基线值高于正常值上限的 3 倍；⑤总胆红素增加超过正常值上限的 2 倍；⑥伴随使用环孢素 A 者；⑦中重度贫血；⑧原发性肺纤维化。

**5. 特殊人群须知**　肾功能受损对安立生坦药动学的影响很小，不需要做剂量调整；年龄大于 65 岁的患者多伴有其他脏器功能降低或有联合其他药物使用史，应该慎重选择使用剂量；轻度肝功能损害患者可能会由于安立生坦的使用增加肝脏负荷，但是目前尚无相关信息报道。

如果患者在使用药物时出现急性肺水肿，应考虑肺静脉闭塞症的可能性，确诊后应停用本药。

## 波生坦（bosentan）

波生坦（图 7-4）是非特异性 ETA/B 受体拮抗剂，是第一个被批准用于肺动脉高压治疗的口服活性拮抗剂。

**1. 适应证**　WHO 标准诊断的Ⅲ期和Ⅳ期原发性肺动脉高压，或者硬皮病引起的肺动脉高压。

**2. 用法和用量**　起始剂量为每日早晚各 1 次，每次 62.5mg，持续 4 周。随后增加至维持剂量 125mg，每日 2 次。饮食对于药物服用和效果没有影响。

**3. 不良反应**　常见的不良反应包括头痛、颜面部潮红、皮肤瘙痒、流涕及喉咙疼痛等流感症状、心脏烧灼感。严重的不良反应包括肢体肿胀、心悸和心律不齐、乏力、眩晕、视物模糊或呼吸短促等。这些不良反应可能是水潴留引起的，较多的不良反应是继发于药物性肝脏损伤。

**4. 禁忌证**　①对于波生坦药物过敏者；②妊娠或者可能妊娠者，除非采取了充分的避孕措施，在动物实验中有报道胎儿畸形发生；③中度或严重肝功能损害和（或）肝脏氨基转移酶，即天冬氨酸转氨和（或）丙氨酸转氨酶的基线值高于正常值上限的 3 倍；④总胆红素增加超过正常值上限的 2 倍；⑤伴随使用环孢素 A 者；⑥伴随使用格列本脲者。

**5. 特殊人群须知**　肾功能受损对药物的药动学影响很小，不需要做剂量调整；年龄大于 65 岁的患者多伴有其他脏器功能降低或有联合其他药物使用病史，应该慎重选择使用剂量；轻度肝脏损害病患不需要调整剂量，中重度肝功能损害患者应慎用波生坦。如果有联合使用利托那韦需特别咨询。

**6. 治疗中止**　应在停药前的3～7天将剂量减至一半，并紧密观察患者的病情改变。

### 马西替坦（macitentan）

马西替坦是非特异性 ETA/B 受体拮抗剂，在2013年被批准用于治疗肺动脉高压（图7-5）。

**1. 适应证**　WHO 标准诊断的Ⅲ期和Ⅳ期原发性肺动脉高压。

**2. 用法和用量**　每日1次，每次10mg。饮食对于药物服用和效果没有影响。

**3. 不良反应**　常见的不良反应包括鼻塞、喉咙疼痛、咳嗽、头痛、颜面部潮红、流感症状及尿频、尿急、排尿困难等。严重的不良反应包括颜面和肢体肿胀、声音嘶哑、呼吸吞咽困难、不明原因的乏力和恶心呕吐、食欲缺乏、上腹部疼痛、皮肤瘙痒、皮肤或角膜变黄、尿液颜色变深、呼吸短促或困难、咯血或粉红色泡沫痰等。

**4. 禁忌证**　①对于马西替坦药物过敏者；②妊娠或可能妊娠者，除非采取了充分的避孕措施，在动物实验中有报道胎儿畸形发生；③中度或严重肝功能损害和（或）肝脏氨基转移酶，即天冬氨酸转氨酶和（或）丙氨酸转氨酶的基线值高于正常值上限的3倍；④总胆红素增加超过正常值上限的2倍；⑤伴随使用环孢素 A 者；⑥伴随使用格列本脲者。

**5. 特殊人群须知**　肾功能受损对该药的药动学影响很小，不需要做剂量调整；年龄大于65岁的患者多伴有其他脏器功能降低或有联合其他药物使用史，应该慎重选择使用剂量；轻度肝脏损害患者不需要调整剂量，中重度肝功能损害患者应慎用马西替坦。如果需联合使用卡马西平、克拉霉素、依法韦仑、奈非那韦、茚地那韦、利托那韦、伊曲康唑、酮康唑、奈法唑酮、苯巴比妥、苯妥英钠、利福平等，需特别咨询。

## 三、展　　望

内皮素是重要的血管收缩剂，同时还具有多种细胞因子样活性。内皮素受体拮抗剂已经被研发并开展了针对肺动脉高压及前列腺肿瘤等疾病的临床试验。因为内皮素和内皮素受体分布广泛，体内网络调节复杂，在应用其拮抗剂治疗时的最大困难是应对不良反应；然而随着剂量加大，其不良反应必然频繁出现。目前对如何维持内皮素系统的内外平衡，还知之尚少，围绕内皮素系统的基础和临床研究方兴未艾，每年 SCI 收录的研究论文在1000篇以上。学界将联合新兴的基因治疗和靶向技术，进一步推广内皮素受体拮抗剂在临床的应用。

### 参 考 文 献

[1] Yagisawa M，Kurihara H，Kimura S，et al. A novel potent vasoconstrictor peptide produced by vascular endothelial cells. Nature，1988，332：411-415.

[2] Kloog Y，Ambar I，Sokolovsky M，et al. Sarafotoxin，a novel vasoconstrictor peptide：phosphoinositide hydrolysis in rat heart and brain. Science，1988，242：268-270.

[3] Barton M，Kiowski W. The therapeutic potential of endothelin receptor antagonists in cardiovascular disease. Curr Hypertens Rep，2001，3：322-330.

[4] Huggins JP，Pelton JT，Miller RC. The structure and specificity of endothelin receptors：their importance in physiology and

medicine. Pharmacol Ther, 1993, 59: 55-123.

[5] Russell FD, Davenport AP. Secretory pathways in endothelin synthesis. Br J Pharmacol, 1999, 126: 391-398.

[6] Russell FD, Davenport AP. Evidence for intracellular endothelin-converting enzyme-2 expression in cultured human vascular endothelial cells. Circ Res, 1999, 84: 891-896.

[7] D'Orleans-Juste P, Houde M, Rae GA, et al. Endothelin-1 (1-31): from chymase-dependent synthesis to cardiovascular pathologies. Vascul Pharmacol, 2008, 49: 51-62.

[8] Maguire J, Davenport AP. Alternative pathway to endothelin-converting enzyme for the synthesis of endothelin in human blood vessels. J Cardiovasc Pharmacol, 2004, 44 ( Suppl 1 ): S27-S29.

[9] Leslie SJ, Johnston N, Strachan FE, et al. Endothelin-1[1-31] is not elevated in men with chronic heart failure. J Cardiovasc Pharmacol, 2004, 44 ( Suppl 1 ): S96-S99.

[10] Lemkens P, Nelissen J, Meens MJ, et al. Impaired flow-induced arterial remodeling in DOCA-salt hypertensive rats. Hypertens Res, 2012, 35: 1093-1101.

[11] Nelissen J, Lemkens P, Sann H, et al. Pharmacokinetic and pharmacodynamic properties of SOL1: a novel dual inhibitor of neutral endopeptidase and endothelin converting enzyme. Life Sci, 2012, 91: 587-592.

[12] Maguire JJ, Davenport AP. Endothelin@25-new agonists, antagonistos, inhibitors and emerging research frontiers: IUPHAR Review 12. Br J Pharmacol, 2014, 171: 5555-5572.

[13] Emoto N, Yanagisawa M. Endothelin-converting enzyme-2 is a membrane-bound, phosphoramidon-sensitive metalloprotease with acidic pH optimum. J Biol Chem, 1995, 270: 15262-15268.

[14] Davenport AP, Morton AJ, Brown MJ. Localization of endothelin-1 (ET-1), ET-2, and ET-3, mouse VIC, and sarafotoxin S6b binding sites in mammalian heart and kidney. J Cardiovasc Pharmacol, 1991, 17 ( Suppl 7 ): S152-S155.

[15] Davenport AP, Hyndman KA, Dhaun N, et al. Endothelin. Pharmacol Rev, 2016, 68: 357-418.

[16] Giaid A, Gibson SJ, Herrero MT, et al. Topographical localisation of endothelin mRNA and peptide immunoreactivity in neurones of the human brain. Histochemistry, 1991, 95: 303-314.

[17] Maguire JJ, Davenport AP. Endothelin receptor expression and pharmacology in human saphenous vein graft. Br J Pharmacol, 1999, 126: 443-450.

[18] Cramer H, Schmenger K, Heinrich K, et al. Coupling of endothelin receptors to the ERK/MAP kinase pathway. Roles of palmitoylation and G(alpha)q. Eur J Biochem, 2001, 268: 5449-5459.

[19] Regard JB, Sato IT, Coughlin SR. Anatomical profiling of G protein-coupled receptor expression. Cell, 2008, 135: 561-571.

[20] Barton M, Yanagisawa M. Endothelin: 20 years from discovery to therapy. Can J Physiol Pharmacol, 2008, 86: 485-498.

[21] Bremnes T, Paasche JD, Mehlum A, et al. Regulation and intracellular trafficking pathways of the endothelin receptors. J Biol Chem, 2000, 275: 17596-17604.

[22] Bagnall AJ, Kelland NF, Gulliver-Sloan F, et al. Deletion of endothelial cell endothelin B receptors does not affect blood pressure or sensitivity to salt. Hypertension, 2006, 48: 286-293.

[23] Davenport AP, Maguire JJ. Endothelin. Handb Exp Pharmacol, 2006, (176 Pt 1): 295-329.

[24] Gulati A, Sunila ES, Kuttan G. IRL-1620, an endothelin-B receptor agonist, enhanced radiation induced reduction in tumor volume in Dalton's Lymphoma Ascites tumor model. Arzneimittelforschung, 2012, 62: 14-17.

[25] Vatter H, Zimmermann M, Weyrauch E, et al. Cerebrovascular characterization of the novel nonpeptide endothelin-A receptor antagonist LU 208075. Clin Neuropharmacol, 2003, 26: 73-83.

[26] Nelson JB, Fizazi K, Miller K, et al. Phase 3, randomized, placebo-controlled study of zibotentan (ZD4054) in patients with castration-resistant prostate cancer metastatic to bone. Cancer, 2012, 118: 5709-5718.

[27] Palmer MJ. Endothelin receptor antagonists: status and learning 20 years on. Prog Med Chem, 2009, 47: 203-237.

[28] Patel T, McKeage K. Macitentan: first global approval. Drugs, 2014, 74: 127-133.

[29] Sidharta PN, van Giersbergen PL, Halabi A, et al. Macitentan: entry-into-humans study with a new endothelin receptor antagonist. Eur J Clin Pharmacol, 2011, 67: 977-984.

[30] Hocher B, Rohmeiss P, Thone-Reineke C, et al. Apoptosis in kidneys of endothelin-1 transgenic mice. J Cardiovasc Pharmacol, 1998, 31 ( Suppl 1 ): S554-S556.

[31] Liefeldt L, Schonfelder G, Bocker W, et al. Transgenic rats expressing the human ET-2 gene: a model for the study of endothelin actions in vivo. J Mol Med (Berl), 1999, 77: 565-574.

[32] Kohno M, Yokokawa K, Horio T, et al. Heparin inhibits endothelin-1 production in cultured rat mesangial cells. Kidney Int, 1994, 45: 137-142.

[33] Chang I, Bramall AN, Baynash AG, et al. Endothelin-2 deficiency causes growth retardation, hypothermia, and emphysema in mice. J Clin Invest, 2013, 123: 2643-2653.

[34] Baynash AG，Hosoda K，Giaid A，et al. Interaction of endothelin-3 with endothelin-B receptor is essential for development of epidermal melanocytes and enteric neurons. Cell，1994，79：1277-1285.

[35] Hathaway CK，Grant R，Hagaman JR，et al. Endothelin-1 critically influences cardiac function via superoxide-MMP9 cascade. Proc Natl Acad Sci U S A，2015，112：5141-5146.

[36] Yanagisawa H，Yanagisawa M，Kapur RP，et al. Dual genetic pathways of endothelin-mediated intercellular signaling revealed by targeted disruption of endothelin converting enzyme-1 gene. Development，1998，125：825-836.

[37] Yanagisawa H，Hammer RE，Richardson JA，et al. Disruption of ECE-1 and ECE-2 reveals a role for endothelin-converting enzyme-2 in murine cardiac development. J Clin Invest，2000，105：1373-1382.

[38] Yanagisawa H，Nodera M，Umemori Y，et al. Role of angiotensin Ⅱ，endothelin-1，and nitric oxide in HgCl$_2$-induced acute renal failure. Toxicol Appl Pharmacol，1998，152：315-326.

[39] Hosoda K，Hammer RE，Richardson JA，et al. Targeted and natural (piebald-lethal) mutations of endothelin-B receptor gene produce megacolon associated with spotted coat color in mice. Cell，1994，79：1267-1276.

[40] Amiri F，Virdis A，Neves MF，et al. Endothelium-restricted overexpression of human endothelin-1 causes vascular remodeling and endothelial dysfunction. Circulation，2004，110：2233-2240.

[41] Leung JW，Ho MC，Lo AC，et al. Endothelial cell-specific over-expression of endothelin-1 leads to more severe cerebral damage following transient middle cerebral artery occlusion. J Cardiovasc Pharmacol，2004，44（Suppl 1）：S293-S300.

[42] Kisanuki YY，Emoto N，Ohuchi T，et al. Low blood pressure in endothelial cell-specific endothelin 1 knockout mice. Hypertension，2010，56：121-128.

[43] Adiarto S，Heiden S，Vignon-Zellweger N，et al. ET-1 from endothelial cells is required for complete angiotensin Ⅱ-induced cardiac fibrosis and hypertrophy. Life Sci，2012，91：651-657.

[44] Heimlich JB，Speed JS，Bloom CJ，et al. ET-1 increases reactive oxygen species following hypoxia and high-salt diet in the mouse glomerulus. Acta Physiol (Oxf)，2015，213：722-730.

[45] Kelland NF，Kuc RE，McLean DL，et al. Endothelial cell-specific ETB receptor knockout：autoradiographic and histological characterisation and crucial role in the clearance of endothelin-1. Can J Physiol Pharmacol，2010，88：644-651.

[46] Ling L，Kuc RE，Maguire JJ，et al. Comparison of endothelin receptors in normal versus cirrhotic human liver and in the liver from endothelial cell-specific ETB knockout mice. Life Sci，2012，91：716-722.

[47] Kim FY，Barnes EA，Ying L，et al. Pulmonary artery smooth muscle cell endothelin-1 expression modulates the pulmonary vascular response to chronic hypoxia. Am J Physiol Lung Cell Mol Physiol，2015，308：L368-L377.

[48] Donato AJ，Lesniewski LA，Stuart D，et al. Smooth muscle specific disruption of the endothelin-A receptor in mice reduces arterial pressure，and vascular reactivity and affects vascular development. Life Sci，2014，118：238-243.

[49] Yang LL，Gros R，Kabir MG，et al. Conditional cardiac overexpression of endothelin-1 induces inflammation and dilated cardiomyopathy in mice. Circulation，2004，109：255-261.

[50] Shohet RV，Kisanuki YY，Zhao XS，et al. Mice with cardiomyocyte-specific disruption of the endothelin-1 gene are resistant to hyperthyroid cardiac hypertrophy. Proc Natl Acad Sci U S A，2004，101：2088-2093.

[51] Zhao XS，Pan W，Bekeredjian R，et al. Endogenous endothelin-1 is required for cardiomyocyte survival in vivo. Circulation，2006，114：830-837.

[52] Kedzierski RM，Grayburn PA，Kisanuki YY，et al. Cardiomyocyte-specific endothelin A receptor knockout mice have normal cardiac function and an unaltered hypertrophic response to angiotensin Ⅱ and isoproterenol. Mol Cell Biol，2003，23：8226-8232.

[53] Zhang Y，Li L，Hua Y，et al. Cardiac-specific knockout of ET(A) receptor mitigates low ambient temperature-induced cardiac hypertrophy and contractile dysfunction. J Mol Cell Biol，2012，4：97-107.

[54] Nelson RD，Stricklett P，Gustafson C，et al. Expression of an AQP2 Cre recombinase transgene in kidney and male reproductive system of transgenic mice. Am J Physiol，1998，275：C216-C226.

[55] Ahn D，Ge Y，Stricklett PK，et al. Collecting duct-specific knockout of endothelin-1 causes hypertension and sodium retention. J Clin Invest，2004，114：504-511.

[56] Ge Y，Huang Y，Kohan DE. Role of the renin-angiotensin-aldosterone system in collecting duct-derived endothelin-1 regulation of blood pressure. Can J Physiol Pharmacol，2008，86：329-336.

[57] Ge Y，Ahn D，Stricklett PK，et al. Collecting duct-specific knockout of endothelin-1 alters vasopressin regulation of urine osmolality. Am J Physiol Renal Physiol，2005，288：F912-F920.

[58] Ge Y，Bagnall A，Stricklett PK，et al. Collecting duct-specific knockout of the endothelin B receptor causes hypertension and sodium retention. Am J Physiol Renal Physiol，2006，291：F1274-F1280.

[59] Ge Y，Bagnall A，Stricklett PK，et al. Combined knockout of collecting duct endothelin A and B receptors causes hypertension and

sodium retention. Am J Physiol Renal Physiol, 2008, 295: F1635-F1640.

[60] Stuart D, Chapman M, Rees S, et al. Myocardial, smooth muscle, nephron, and collecting duct gene targeting reveals the organ sites of endothelin A receptor antagonist fluid retention. J Pharmacol Exp Ther, 2013, 346: 182-189.

[61] Lenoir O, Milon M, Virsolvy A, et al. Direct action of endothelin-1 on podocytes promotes diabetic glomerulosclerosis. J Am Soc Nephrol, 2014, 25: 1050-1062.

[62] Hasue F, Kuwaki T, Kisanuki YY, et al. Increased sensitivity to acute and persistent pain in neuron-specific endothelin-1 knockout mice. Neuroscience, 2005, 130: 349-358.

[63] Lo AC, Chen AY, Hung VK, et al. Endothelin-1 overexpression leads to further water accumulation and brain edema after middle cerebral artery occlusion via aquaporin 4 expression in astrocytic end-feet. J Cereb Blood Flow Metab, 2005, 25: 998-1011.

[64] Hostenbach S, D'Haeseleer M, Kooijman R, et al. The pathophysiological role of astrocytic endothelin-1. Prog Neurobiol, 2016, 144: 88-102.

[65] Krum H, Viskoper RJ, Lacourciere Y, et al. The effect of an endothelin-receptor antagonist, bosentan, on blood pressure in patients with essential hypertension. Bosentan Hypertension Investigators. N Engl J Med, 1998, 338: 784-790.

[66] Webb DJ. DORADO: opportunity postponed: lessons from studies of endothelin receptor antagonists in treatment-resistant hypertension. Hypertension, 2010, 56: 806-807.

[67] Weber MA, Black H, Bakris G, et al. A selective endothelin-receptor antagonist to reduce blood pressure in patients with treatment-resistant hypertension: a randomised, double-blind, placebo-controlled trial. Lancet, 2009, 374: 1423-1431.

[68] Rafnsson A, Shemyakin A, Pernow J. Selective endothelin ETA and dual ET(A)/ET(B) receptor blockade improve endothelium-dependent vasodilatation in patients with type 2 diabetes and coronary artery disease. Life Sci, 2014, 118: 435-439.

[69] Dhaun N, MacIntyre IM, Kerr D, et al. Selective endothelin-A receptor antagonism reduces proteinuria, blood pressure, and arterial stiffness in chronic proteinuric kidney disease. Hypertension, 2011, 57: 772-779.

[70] Westby CM, Weil BR, Greiner JJ, et al. Endothelin-1 vasoconstriction and the age-related decline in endothelium-dependent vasodilatation in men. Clin Sci (Lond), 2011, 120: 485-491.

[71] Smith TP, Haymond T, Smith SN, et al. Evidence for the endothelin system as an emerging therapeutic target for the treatment of chronic pain. J Pain Res, 2014, 7: 531-545.

[72] Petrov T, Rafols JA. Acute alterations of endothelin-1 and iNOS expression and control of the brain microcirculation after head trauma. Neurol Res, 2001, 23: 139-143.

[73] Macdonald RL, Pluta RM, Zhang JH. Cerebral vasospasm after subarachnoid hemorrhage: the emerging revolution. Nat Clin Pract Neurol, 2007, 3: 256-263.

[74] Vergouwen MD, Algra A, Rinkel GJ. Endothelin receptor antagonists for aneurysmal subarachnoid hemorrhage: a systematic review and meta-analysis update. Stroke, 2012, 43: 2671-2676.

[75] Rosano L, Spinella F, Bagnato A. Endothelin 1 in cancer: biological implications and therapeutic opportunities. Nat Rev Cancer, 2013, 13: 637-651.

[76] Irani S, Salajegheh A, Smith RA, et al. A review of the profile of endothelin axis in cancer and its management. Crit Rev Oncol Hematol, 2014, 89: 314-321.

[77] Grant K, Loizidou M, Taylor I. Endothelin-1: a multifunctional molecule in cancer. Br J Cancer, 2003, 88: 163-166.

[78] Lahav R, Suva ML, Rimoldi D, et al. Endothelin receptor B inhibition triggers apoptosis and enhances angiogenesis in melanomas. Cancer Res, 2004, 64: 8945-8953.

[79] Spinella F, Caprara V, Garrafa E, et al. Endothelin axis induces metalloproteinase activation and invasiveness in human lymphatic endothelial cells. Can J Physiol Pharmacol, 2010, 88: 782-787.

[80] Allard B, Wijkhuisen A, Borrull A, et al. Generation and characterization of rendomab-B1, a monoclonal antibody displaying potent and specific antagonism of the human endothelin B receptor. MAbs, 2013, 5: 56-69.

[81] Green DS, Rupasinghe C, Warburton R, et al. A cell permeable peptide targeting the intracellular loop 2 of endothelin B receptor reduces pulmonary hypertension in a hypoxic rat model. PLoS One, 2013, 8: e81309.

# 第八章

## 5-羟色胺的心脑血管药理

于剑光　缪朝玉[*]

早在19世纪生物学家就已认识到从凝固血液中可释放出一种血管收缩物质。直至1948年 Rapport 等才从新鲜牛血清中分离出此种缩血管物质，取名为血清素（serotonin）。一年后他们明确了血清素的化学结构为 3-( β-氨基乙基 )-5-羟基吲哚，即 5-羟色胺( 5-hydroxytryptamine，5-HT )。1951 年 Hamlin 和 Fischer 等人工合成了 5-HT，并证明它具有天然血清素的特性。与此同时意大利学者 Erspamer 等也从胃肠道黏膜中提取出一种缩血管物质，命名为肠胺（enteramine）。后来证实，血清素与肠胺系同一化合物，即 5-HT。

## 第一节　5-羟色胺的生物化学

### 一、5-羟色胺的分布

5-HT 广泛存在于脊椎动物、被囊类动物、软体动物、节肢动物和腔肠动物中，也存在于诸如菠萝、香蕉、李子、梅子之类的水果及各种坚果中。

5-HT 广泛分布于胃肠道、脾脏、血液和中枢神经系统等组织。胃肠道的 5-HT 主要在肠嗜铬细胞和嗜铬样细胞中。脾脏和血液的 5-HT 主要在血小板中。中枢 5-HT 以下丘脑、丘脑内侧核、中脑、脑干等处最多，大脑皮质、海马和纹状体次之，小脑最少。5-HT 以结合型和游离型存在于机体，仅游离型具有生物活性。血浆中游离 5-HT 水平很低，为 $10\sim20ng/ml$，而全血 5-HT 水平为 $100\sim200ng/ml$。人体 5-HT 总量的 8%～10%在血小板，90%在胃肠道，1%～2%在中枢神经系统。

### 二、5-羟色胺的合成和摄取

由于 5-HT 不能透过血脑屏障，所以中枢和外周的 5-HT 代谢自成独立体系。食物中的 5-HT，多数在通过肠壁时被代谢，余下的被肝和肺所破坏。肠嗜铬细胞和神经元等含 5-HT 的细胞中，5-HT 是在原位由色氨酸合成的。而血小板例外，其从周围环境中摄取 5-HT。在合成 5-HT 的细胞中，色氨酸首先被色氨酸-5-羟化酶（限速酶）羟化成 5-羟色氨酸，然后通过非特异性的芳香族 L-氨基酸脱羧酶脱羧生成 5-HT（图 8-1）。在细胞质中，不

*通讯作者：缪朝玉，E-mail：cymiao@smmu.edu.cn

管是合成的还是获得的（如血小板）5-HT 都被摄入分泌颗粒（或囊泡），并与腺苷三磷酸等物质一起组成一种不易扩散的复合物储存在其中。此过程与儿茶酚胺类的储存过程相似，因此影响儿茶酚胺储存的利血平也影响 5-HT 的储存。血小板在流过肠血管期间，通过高亲和力摄取机制摄取肠嗜铬细胞分泌的 5-HT，使 5-HT 能逆悬殊的浓度梯度积聚起来。和血小板一样，5-HT 能神经末梢也存在一种高亲和力摄取机制，能摄回已释放的递质。目前已知这种高亲和力摄取是一种 Na+依赖性的主动转运，通过 5-HT 转运体（5-HT transporter）来实现。5-HT 转运体分布于 5-HT 能神经末梢膜和血小板外膜上，已于 1992 年克隆成功。它与囊泡膜上的胺泵不同，前者特异性较高，而后者对于单胺类递质均可主动转运。

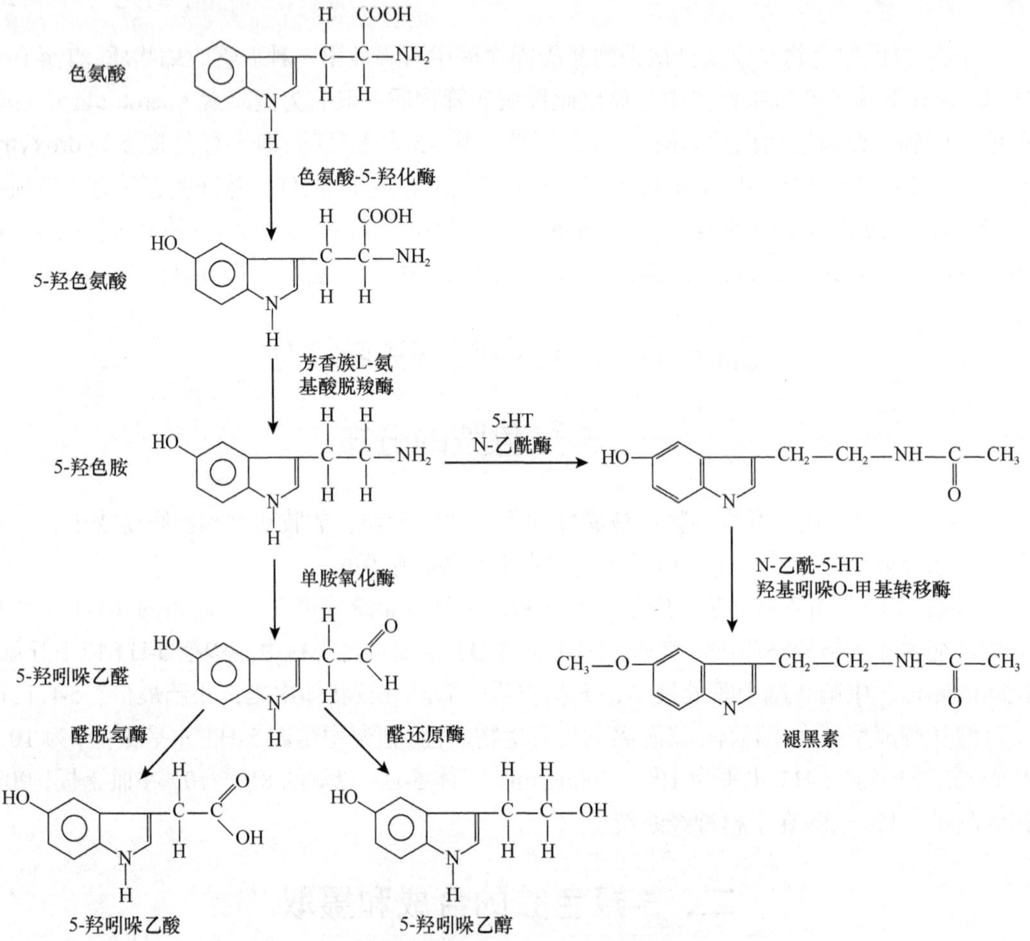

图 8-1　5-HT 的合成和代谢

# 三、5-羟色胺的代谢

在人体内大多数 5-HT 经单胺氧化酶的氧化脱氨成为 5-羟吲哚乙醛，然后迅速降解，主要被醛脱氢酶进一步氧化成 5-羟吲哚乙酸（5-HIAA），但也有小部分被醛还原酶还原成 5-羟吲哚乙醇（图 8-1）。此三种酶存在于肝脏和各种含 5-HT 的组织中。5-HT 主要在肝脏和肺脏被破坏。血循环中的 5-HT 除了一部分被血小板摄取外，大部分被内皮细胞代谢，极少部分被血管平滑肌细胞代谢和血管壁的交感神经末梢摄取。主要代谢产物 5-HIAA 以与葡萄糖醛酸或硫酸结合的形式从尿中排出。正常成人每天排出 2~10mg 的 5-HIAA。5-HT 也可通过酶反应途径转化为褪黑素（melatonin）。

# 第二节　5-羟色胺受体

5-HT 受体[1-10]分类和命名有几次大的修改。根据受体结构、信号转导和功能的综合分类方法，国际药理学联合会（IUPHAR）公布了最新的 5-HT 受体分类和命名资料。目前，5-HT 受体分七大类，某些类别还分亚型（图 8-2）。5-HT 受体多数属 G 蛋白偶联受体家族，有 7 个跨膜段，仅 5-HT$_3$ 受体属配体门控性离子通道，有 4 个跨膜段（图 8-2）。各型 5-HT 受体的基本特征见表 8-1。

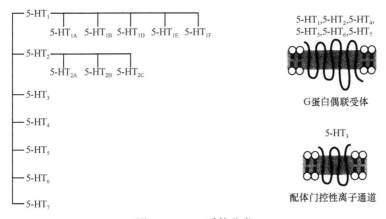

图 8-2　5-HT 受体分类

**表 8-1　5-HT 受体的基本特征**

| 受体类型 | 结构[a] | 信号转导 | 分布 | 功能 | 选择性激动剂 | 选择性拮抗剂 |
|---|---|---|---|---|---|---|
| 5-HT$_1$ | | | | | | |
| 5-HT$_{1A}$ | 7TM，422aa，chr. 5q11.2—q13 | cAMP↓ | 海马，中缝核，外周 | 自身受体，中枢性降压，心率↓ | 8-OH-DPAT NLX-101 | 罗巴佐坦 WAY-100635 |
| 5-HT$_{1B}$ | 7TM，390aa，chr. 6q13 | cAMP↓ | 海马，中缝核，血管平滑肌 | 自身受体，平滑肌收缩 | CP94253 | GR-55562 SB 224289 SB 236057 |
| 5-HT$_{1D}$ | 7TM，377aa，chr. 1p34.3—p36.3 | cAMP↓ | 脑下脚，黑质，脑血管，三叉神经末梢 | 自身受体，↓5-HT 和 ACh 释放，血管收缩，↓血浆外渗 | PNU109291 依立曲坦 | SB 714786 |
| 5-HT$_{1E}$ | 7TM，365aa，chr. 6q14—q15 | cAMP↓ | 中枢 | ? | 无 | 无 |
| 5-HT$_{1F}$ | 7TM，366aa，chr. 3p12 | cAMP↓ | 中枢外周 | ? | LY334370 lasmiditan 5-BODMT LY344864 | 无 |

| 受体类型 | 结构 [a] | 信号转导 | 分布 | 功能 | 选择性激动剂 | 选择性拮抗剂 |
|---|---|---|---|---|---|---|
| 5-HT$_2$ | | | | | | |
| 5-HT$_{2A}$ | 7TM, 471aa, chr. 13q14—q21 | IP$_3$/DAG↑ | 平滑肌细胞，血小板，心肌起搏细胞，中枢 | 平滑肌收缩，血小板聚集，心率↑，中枢性升压 | 无 | 哌马色林 酮色林 |
| 5-HT$_{2B}$ | 7TM, 481aa, chr.2q36.3—q37.1 | IP$_3$/DAG↑ | 胃底平滑肌，血管 | 内皮依赖性的血管松弛（通过 NO） | Ro 60-0175 BW723C86 | BF-1 RS-127445 EGIS-7625 |
| 5-HT$_{2C}$ | 7TM, 458aa, chr. Xq24 | IP$_3$/DAG↑ | 中枢（主要在脉络丛） | 调节脑脊液的量 | 氯卡色林 WAY-163909 | FR-260010 SB 242084 RS-102221 |
| 5-HT$_3$ | 4TM, 484aa, chr. 11q23.1 （5-HT$_{3A}$ 亚单位） | 快通道↑ | 外周神经，最后区，孤束核 | 呕吐反应，Bezold-Jarisch 反射 | meta-chlorophenylbiguanide 2-methyl-5-HT SR57227A 1-苯基双胍 | 帕洛诺司琼 阿洛司琼 （S）-扎考必利 格拉司琼 托烷司琼 昂丹司琼 |
| 5-HT$_4$ | 7TM, 387aa chr. 5q31—q33 | cAMP↑ | 海马，上下丘平滑肌，心脏 | 神经兴奋，平滑肌松弛，收缩力和心率↑ | TD-8954 ML 10302 relenopride 维司曲格 BIMU 8 RS67506 | RS-100235 SB 204070 GR 113808 |
| 5-HT$_5$ | | | | | | |
| 5-HT$_{5A}$ | 7TM, 357aa, chr. 7q36.1 | cAMP↓ | 中枢 | ? | 无 | SB 699551 |
| 5-HT$_{5B}$ | chr. 2q14.1 | ? | ? | 伪基因 | 无 | 无 |
| 5-HT$_6$ | 7TM, 440aa, chr. 1p35—p36 | cAMP↑ | 中枢 | 调节 ACh 及多巴胺（DA）释放 | E6801 WAY-181187 WAY-208466 EMD-386088 | SB 399885 SB 271046 cerlapirdine SB 357134 Ro 63-0563 |
| 5-HT$_7$ | 7TM, 479aa, chr.10q21—q24 | cAMP↑ | 中枢，血管和胃肠道平滑肌 | 平滑肌松弛 昼夜时相改变 | LP-12 LP-44 LP-211 AS-19 E55888 | SB 269970 SB 656104 DR-4004 JNJ-18038683 |

a 受体结构资料包括跨膜段个数、氨基酸个数和染色体定位，均为人的 5-HT 受体结果。

? 表示尚未明确。

# 一、5-HT$_1$ 受体

脑组织匀浆中与放射性标记的 5-HT 具有高亲和力的位点被定为 5-HT$_1$ 受体。[$^3$H]-8-OH-DPAT、[$^{125}$I]-氰基吲哚洛尔、[$^3$H]-美舒麦角、[$^{125}$I]-GTI 的高亲和力位点分别称为 5-HT$_{1A}$、5-HT$_{1B}$、5-HT$_{1C}$、5-HT$_{1D}$ 受体。5-HT$_{1A}$、5-HT$_{1B}$、5-HT$_{1D}$、5-HT$_{1E}$、5-HT$_{1F}$ 受体通过与 G 蛋白（主要是 G$_{i/o}$）偶联抑制腺苷酸环化酶使 cAMP 生成减少而发挥效应。

**1. 5-HT$_{1A}$ 受体**　　主要分布于中枢。以边缘系统（如海马）和中缝背侧核群为主，下丘脑、锥体外系、前脑皮质、脊髓胶状质也有少量分布。在外周，胃肠道、血管平滑肌及交感和副交感神经末梢也有该受体。延髓中缝核 5-HT 能神经元上的 5-HT$_{1A}$ 自身受体可能与降低血压、减慢心率有关。5-HT$_{1A}$ 受体参与行为活动、情绪、食欲和体温的调节，还调节泌乳素、生长激素、促肾上腺皮质激素的释放，抑制胆碱能神经末梢递质的释放，介导脑基底动脉的收缩。人 5-HT$_{1A}$ 受体由 422 个氨基酸组成。

**2. 5-HT$_{1B}$ 受体**　　主要分布在中枢和血管平滑肌上，可作为自身受体调节递质释放，还能使血管平滑肌收缩。人 5-HT$_{1B}$ 受体由 390 个氨基酸组成。

**3. 5-HT$_{1D}$ 受体**　　分布于中枢、脑血管、三叉神经末梢等，可作为自身受体抑制 5-HT 等递质释放，可使脑血管收缩，并可抑制由于刺激三叉神经引起的脑血管血浆外渗。人 5-HT$_{1D}$ 受体由 377 个氨基酸组成。

**4. 其他 5-HT$_1$ 受体亚型**　　5-HT$_{1E}$ 受体仅分布于中枢，其功能尚不清楚。5-HT$_{1F}$ 受体主要分布于中枢，激活 5-HT$_{1F}$ 受体可以治疗偏头痛[2-4]。

# 二、5-HT$_2$ 受体

5-HT$_2$ 受体可分为三种亚型：5-HT$_{2A}$、5-HT$_{2B}$、5-HT$_{2C}$ 受体。它们均已被克隆，三者分子量相近、同源性高，均与 G 蛋白（主要是 G$_{q/11}$）偶联，通过激活磷脂酶 C（PLC）促进二酰甘油（DAG）和肌醇三磷酸（IP$_3$）生成而发挥效应。

**1. 5-HT$_{2A}$ 受体**　　主要分布于外周组织，如平滑肌、血小板、心肌起搏细胞、外周神经元。中枢内也有 5-HT$_{2A}$ 受体，如皮质、屏状核、边缘系统、延髓等。5-HT$_{2A}$ 受体的功能有血管收缩、非血管性平滑肌收缩、心率增加、血小板聚集及神经元的兴奋。可能还介导神经内分泌功能，如 β-内啡肽、皮质酮、黄体生成素和泌乳素的释放。

**2. 5-HT$_{2B}$ 受体**　　首先在大鼠胃底被发现。5-HT$_{2B}$ 受体 mRNA 存在于多种组织中，如胃底、肠道、心脏、血管、肾脏、肺脏、脑。可产生内皮依赖性的血管松弛反应，与 NO 生成有关；对 DOCA 盐敏感性高血压大鼠可引起血管平滑肌收缩。

**3. 5-HT$_{2C}$ 受体**　　主要分布于脉络丛的内皮细胞、脑室壁的 5-HT 能神经末梢、边缘系统、基底神经节（尤其是苍白球和黑质）。5-HT$_{2C}$ 受体的功能有抑制行为活动和摄食、抑制脑脊液形成等。

# 三、5-HT$_3$ 受体

中枢和外周均有 5-HT$_3$ 受体分布。在中枢主要分布于低位脑干、最后区、孤束核和脊髓胶状质，皮质和边缘系统也有少量分布；在外周主要分布于自主神经的节前神经元、节后神经元、感觉神经元、肠神经丛的非肾上腺素能非胆碱能神经元。5-HT$_3$ 受体属配体门控性离子通道，以五聚体形式存在，其亚单位包括 5-HT$_{3A}$、5-HT$_{3B}$、5-HT$_{3C}$、5-HT$_{3D}$ 及 5-HT$_{3E}$。5-HT$_3$ 受体的这种结构在单胺类神经递质受体中是非常独特的。5-HT$_3$ 受体激活可触发细胞膜的快速去极化，选择性开放离子通道，使胞内 Ca$^{2+}$ 浓度增高又触发神经递质的释放。5-HT$_3$ 受体兴奋可通过 Bezold-Jarisch 反射抑制心脏、扩张血管；兴奋皮肤感觉神经引起疼痛；兴奋颈动脉体的化学感受器影响呼吸；调节胃肠道张力；收缩膀胱。肿瘤放疗或化疗引起的恶心呕吐与 $5-HT_3$ 受体兴奋有关。

# 四、其他 5-HT 受体

$5-HT_4$ 受体的分布较广，如大脑皮质、海马、边缘系统、上下丘神经元、心脏、肾脏、食管、回肠、结肠等。$5-HT_4$ 受体通过与 G 蛋白（主要是 $G_s$）偶联激活腺苷酸环化酶，升高胞内 cAMP 水平而发挥效应。$5-HT_4$ 受体兴奋可促进肠神经末梢释放乙酰胆碱，引起肠管收缩，促进肾上腺分泌类固醇，加快心率，收缩膀胱。$5-HT_4$ 受体与情感障碍、运动失调有关。

$5-HT_{5A}$ 的信号转导类似于 $5-HT_1$ 受体。$5-HT_6$ 和 $5-HT_7$ 受体的信号转导类似于 $5-HT_4$ 受体。$5-HT_{5A}$ 受体主要分布于中枢，其功能可能与镇痛和记忆有关[5, 6]。$5-HT_6$ 受体主要分布于中枢，其功能可能与学习记忆及调节 ACh 和 DA 的释放有关[7, 8]。$5-HT_7$ 受体主要分布于中枢、血管和胃肠道平滑肌，其功能可能与昼夜时相改变及平滑肌松弛有关[9, 10]。

# 第三节　5-羟色胺的心脑血管功能

## 一、5-HT 对血管的作用

**1. 血管收缩作用**[11, 12]　5-HT 作用于血管平滑肌细胞而引起多数动静脉收缩，这种收缩作用主要是由 $5-HT_{2A}$ 受体介导的，但包括人类在内的多数种属的脑基底动脉收缩主要是通过 $5-HT_1$ 受体介导的。5-HT 还可增强其他血管活性物质如去甲肾上腺素（NE）、组胺、血管紧张素 II（Ang II）、升压素和血栓素 $A_2$（$TXA_2$）等引起的血管收缩反应。值得注意的是，5-HT 对血管的收缩反应存在某些超敏现象：①血管去内皮后对 5-HT 收缩反应增强；②侧支血管对 5-HT 的收缩反应较主要营养血管强；③脑血管对 5-HT 的收缩反应较外周血管强；④老年血管对 5-HT 的收缩反应增强；⑤某些疾病状态下（如缺氧、缺血、动脉粥样硬化、高血压等）血管对 5-HT 的收缩反应增强。

**2. 血管舒张作用**[13]　5-HT 可以通过作用于血管壁上的不同细胞引起血管舒张：①内皮细胞上的 $5-HT_1$ 受体激活可通过释放内皮细胞舒血管因子（EDRF）和前列腺素（PG）使血管松弛，这一作用在小血管如骨骼肌小动脉处尤为明显；②交感神经末梢上的 $5-HT_{1A}$ 受体激活可抑制 NE 的释放，降低血管张力；③平滑肌细胞上的 $5-HT_{1A}$ 受体激活可致血管舒张。

5-HT 对血管的净效应取决于静息血管张力、所用剂量、血管壁 $5-HT_1$ 与 $5-HT_{2A}$ 受体的比例。具有舒张作用的 $5-HT_1$ 受体主要分布于阻力血管，具有收缩作用的 $5-HT_1$ 受体主要分布于非营养性血管（如动静脉吻合部）。$5-HT_{2A}$ 受体主要分布于大血管。

**3. 促进细胞增殖**[11, 12]　5-HT 可刺激培养的牛主动脉平滑肌细胞增殖，虽然作用远较血小板衍生生长因子（PDGF）弱，但低浓度的 5-HT 具有显著增强 PDGF 的促增殖作用。该作用是由 $5-HT_{2A}$ 受体介导的，酮色林可阻断它。5-HT 还可促进培养的成纤维细胞增殖和细胞内胶原的形成。另外，5-HT 还可促进培养的心肌细胞增殖。

**4. 增加血管通透性**[12]　5-HT 是强效血管通透性增强剂，是由 $5-HT_{2A}$ 受体介导的。颈动脉注射 5-HT 可引起脑血管通透性增加和脑血流减少。脑损伤引起的缺血后脑水肿与

5-HT 增强血管通透性有关。

## 二、5-HT 对心脏的作用[14]

哺乳动物心脏可合成 5-HT，每克心肌组织约含 5-HT 0.4μg。5-HT 有不同程度的正性肌力作用和正性频率作用。在离体标本上这些作用很明显，由 $5-HT_{2A}$ 受体介导，酮色林能阻断它。在整体动物，5-HT 对心肌收缩力的作用很小，而对心率的影响较明显，也较复杂，既可引起心动过缓，也可诱发心动过速。在多数种属动物以心动过缓为主。5-HT 引起心动过缓的机制：①心源性迷走神经末梢的 $5-HT_3$ 受体激活，通过 Bezold-Jarisch 反射抑制交感神经、兴奋迷走神经，引起严重心动过缓和低血压，$5-HT_3$ 受体拮抗剂可阻断它；②刺激压力感受器和化学感受器传入神经上的 $5-HT_3$ 受体，通过反射使心率减慢；③中枢 $5-HT_{1A}$ 受体介导的交感抑制作用；④激活节后胆碱能神经元上的 $5-HT_3$ 受体使乙酰胆碱释放，心率减慢。5-HT 致心动过速的机制具有种属差异。5-HT 可激活支配兔心脏的 NE 能神经末梢上的 $5-HT_3$ 受体，释放 NE，引起心率增加。5-HT 还可作用于 $5-HT_4$ 受体使猪和人的心房率增加。

## 三、5-HT 对血压的作用[13, 15]

静脉注射 5-HT 可使血压发生三相变化，即立刻产生的短期重度降压相（早期降压相）；紧接着出现中度升压相；最后出现一个长时间的降压相（晚期降压相）。早期降压相是因为心源性迷走神经末梢的 $5-HT_3$ 受体激活，通过 Bezold-Jarisch 反射引起心率突然减慢的结果。升压相与种属和实验条件有关，如兔、猪、猫的升压相不明显，而犬和大鼠的升压相非常明显，尤其是在神经节阻断后。升压相是肾上腺髓质和血管的 $5-HT_{2A}$ 受体激活，儿茶酚胺释放增加、血管收缩所致，可能还有中枢 $5-HT_{2A}$ 受体介导的中枢升压机制参与。晚期降压相不受选择性 $5-HT_{2A}$ 或 $5-HT_3$ 受体拮抗剂的影响，而是由 $5-HT_1$ 受体介导的。降压机制有以下几种：①$5-HT_{1A}$ 受体介导的中枢降压机制；②$5-HT_{1A}$ 受体介导的抑制交感节后神经元释放 NE；③$5-HT_{1A}$ 受体介导的血管平滑肌松弛；④$5-HT_1$ 受体介导的 EDRF 释放增加。

## 四、5-HT 对血小板的作用[11, 16]

5-HT 与 ADP、$TXA_2$、血小板激活因子、升压素等一样，是一种弱的血小板激活剂。5-HT 单独对血小板的作用微弱，但能显著增强 ADP、$TXA_2$、凝血酶、胶原等的血小板聚集作用，后两者为强血小板激活剂。血小板聚集后可释放 5-HT、ADP、$TXA_2$、PG 等其他介质，进一步作用于血小板，促进血小板聚集，这一现象称为自分泌刺激，旧称正反馈。该作用对于止血是非常重要的。5-HT 对血小板的这些作用是由血小板上的 $5-HT_{2A}$ 受体介导的，酮色林可阻断它。

## 五、中枢 5-HT 能神经系统对心脑血管功能的调节[17]

哺乳动物的中枢 5-HT 神经元主要位于脑干中缝核群，有 9 个分区，从尾端至头端分别标为 B1～B9。人类中枢 5-HT 能神经元的分布与动物差异不大。5-HT 能神经纤维广泛投射到中枢神经系统的各个部位，与心脑血管功能的中枢调节有关的主要有两条通路，即从中脑的 B7（中缝背核）、B8（中缝中核）等至下丘脑至前脑的上行通路，以及从延髓的 B1（中缝苍白核）、B2（中缝暗核）、B3（中缝大核）至脊髓胸、腰段侧角的下行通路。中枢 5-HT 能神经系统对心脑血管功能的调节比较复杂。脑内 5-HT 水平变化与心脑血管功能的变化并不一致，5-HT 水平升高或降低皆可引起血压、心率和交感神经活动的升高、降低、不变或双相变化，与药物、剂量、注射部位、种属等有关。因此，整个中枢 5-HT 能神经系统不能简单地说与心脑血管活动兴奋或抑制有关。实验证明通过激活特异的 5-HT 能神经通路可调节心脑血管活动，如通过激活上述上行通路使交感神经活动增强、血压升高、心率加快；通过激活上述下行通路的两群不同 5-HT 神经元分别引起交感抑制和兴奋。

　　5-HT 引起的心脑血管抑制作用主要由 5-HT$_{1A}$ 受体介导，低位脑干的 5-HT$_{1A}$ 受体激活引起交感抑制和迷走兴奋（直接作用于迷走节前神经元），导致血压下降、心动过缓。5-HT 引起的心脑血管兴奋作用主要由 5-HT$_2$ 受体介导，5-HT$_2$ 受体的激活可使猫的血压升高，主要与交感活动增加有关；可使大鼠的血压升高，主要与升压素释放增加有关。此外，前脑的 5-HT$_{1A}$ 受体也可介导 5-HT 引起的心脑血管兴奋作用。由此可见，中枢给予 5-HT 引起的复杂的心脑血管反应取决于 5-HT$_{1A}$ 受体和 5-HT$_2$ 受体的净激活情况。

# 第四节　5-羟色胺与心脑血管疾病

## 一、高　血　压[15]

　　早在 1954 年 Page 就提出 5-HT 在原发性高血压的发生和维持中起一定作用，但直到 20 世纪 80 年代随着作用于 5-HT 受体的抗高血压药（酮色林、乌拉地尔）问世，5-HT 才引起广大学者的兴趣和重视。许多学者认为 5-HT、5-HT 受体、5-HT 能神经元异常是高血压发生、发展和维持的因素之一。支持这种观点的实验依据如下：①高血压动物或患者的离体血管条对外源性 5-HT 的收缩反应增强。5-HT 除了能直接调节血管张力，还能增强血管平滑肌对 NE、Ang Ⅱ、组胺等缩血管物质的反应性。这种作用可能由 5-HT$_{2A}$ 受体介导。②高血压患者（尤其是老年）的血小板中 5-HT 含量较低，而血浆 5-HT 浓度较高，酮色林可以逆转这种变化。③酮色林、乌拉地尔可有效治疗高血压。因此有人提出，正常人由 5-HT$_{1A}$ 受体介导的舒血管反应和由 5-HT$_{2A}$ 受体介导的缩血管反应处于平衡状态。当 5-HT$_{2A}$ 受体的活动占优势，或由 5-HT$_{1A}$ 受体所介导的舒血管反应被削弱时，可导致血压升高。也有学者认为 5-HT 与高血压的发病关系不大。

## 二、动脉粥样硬化[11]

　　当原有动脉粥样硬化病变或高血压、糖尿病使血管内皮损伤时，血小板易黏附在血管壁上，促使 5-HT 释放增加。动脉粥样硬化病变可加强 5-HT 的缩血管作用。在 5-HT 参与下，血小板发生不可逆性聚集，血小板中的 α 颗粒、致密颗粒大量释放，5-HT、血小板第 Ⅳ 因子、β 血小板球蛋白等促使成纤维细胞激活，血管平滑肌细胞增生，动脉粥样硬化斑块增大，血管腔狭窄。5-HT 尚可通过缩血管作用，使本来已狭窄的血管腔变得更狭窄，使血流速度减慢，血液黏滞，血小板更易发生凝聚。5-HT 释放虽然不是动脉粥样硬化的启动因素，但它是动脉粥样硬化的恶化因素。

# 三、脑 缺 血[12, 18]

脑血管由 5-HT 能神经元支配，如中缝核的 5-HT 能神经元有部分纤维投射到软脑膜血管。支配脑血管的交感神经末梢内也含有 5-HT。脑血管对 5-HT 的敏感性比外周血管高，提示 5-HT 对于维持正常脑血流有重要作用。外源性 5-HT 可使脑血管收缩，当内皮受损或去除后收缩作用加强。当脑组织缺血时局部组织 5-HT 含量增加，这是由于血小板的侵入和激活。有人观察到脑卒中患者的血小板内 5-HT 含量下降、脑脊液内 5-HT 含量升高。缺血后脑组织的 5-HT 合成增加，比多巴胺、肾上腺素等递质增加明显，且持续时间也较长。缺血区脑血管对 5-HT 的敏感性增高。当组织缺氧时，内皮细胞摄取、代谢 5-HT 减少，则更多的 5-HT 作用于血管平滑肌，导致血管收缩（包括侧支循环），进一步加重缺氧。5-HT 还可使血脑屏障受损、血液淤滞、血管通透性升高。因此，5-HT 在脑组织缺血后期通过降低血流量，促进水肿，加重脑损害。$5-HT_{2A}$ 受体拮抗剂萘呋胺酯可抑制血小板聚集，减轻脑水肿，抑制血管收缩，从而减轻缺血脑组织的损害。丁螺环酮等抗焦虑药作用于中枢 5-HT 受体，已经被证明能降低局部和全脑缺血动物模型的脑梗死范围。然而，$5-TH_{1A}$ 受体参与治疗受到怀疑，因为这些药是非选择性的，最重要的是，强效 $5-TH_{1A}$ 受体激动剂 8-OH-DPAT 在上述实验中被证明是无效的。

# 四、偏 头 痛[19]

偏头痛的发作一般认为是因为脑血管（尤其是脑膜血管）的过分扩张和（或）支配脑血管的神经末梢释放神经肽、P 物质和降钙素基因相关肽（CGRP）引起局部发生无菌性炎症反应（神经源性炎症反应）。大多数患者偏头痛发作时，血小板内 5-HT 含量降低，尿 5-HIAA 排出增加，不仅血小板释放 5-HT 增加，胃肠道释放 5-HT 也增加。偏头痛患者注射利血平（促进 5-HT 释放）可诱发偏头痛发作，同时可观察到血小板内 5-HT 含量降低、尿 5-HIAA 排出增加。若先给予美西麦角，则可抑制利血平诱发的头痛，但不能抑制血小板释放 5-HT。利血平不能诱发非偏头痛者发生头痛。口服芬氟拉明（选择性地促进 5-HT 释放）也可诱发偏头痛患者发生头痛。5-HT 再摄取抑制剂齐美定也可诱发偏头痛的发作。当贮存 5-HT 被耗竭后可防止偏头痛的发作。$5-HT_{1D}$ 受体激动剂舒马普坦等对偏头痛有治疗作用，5-HT 受体拮抗剂苯噻啶、米安舍林等对偏头痛有预防作用。以上证据表明 5-HT 与偏头痛有关。

# 五、雷 诺 现 象

5-HT 可引起离体人指动脉收缩，这种收缩与雷诺现象发生时血管收缩极为相似。当输注 5-HT 时，雷诺病患者血管收缩时间延长，当使用酮色林时，患者症状可暂时缓解。

雷诺现象可能与 5-HT 提高血管壁对交感神经的反应性致使血管强烈收缩有关。

# 第五节　5-羟色胺受体激动剂和拮抗剂

## 一、作用于 5-HT 受体的抗高血压药

### 乌拉地尔（urapidil）

乌拉地尔是尿嘧啶的衍生物，其化学结构如下。

**1. 作用**　乌拉地尔每次 30mg，每日 2 次，连续 4 周，不影响健康志愿者的血压、心率，而高血压患者的收缩压、舒张压均明显下降，心率、心排血量和左室射血分数无改变。乌拉地尔不影响动脉压力感受性反射，也不影响心肺反射。充血性心力衰竭患者静脉注射乌拉地尔，可使肺动脉压、肺毛细血管楔压和外周阻力下降，心脏指数、心排血量、每搏输出量升高。乌拉地尔可广泛扩张肺循环和体循环的动脉和静脉，使心脏前后负荷降低，但并不降低心、脑、肾等重要脏器的血流量，相反还轻度增加肾血流量，因为扩张内脏动脉的作用较外周动脉强。乌拉地尔可能还一过性地升高血浆肾素活性，但不影响血糖、血脂代谢。

**2. 作用机制**　乌拉地尔主要通过作用于外周突触后膜 $\alpha_1$ 受体而降压[20]，但它对 $\alpha_1$ 受体的阻断作用不如哌唑嗪强。乌拉地尔还可以通过激动 5-HT$_{1A}$ 受体而抑制交感神经张力。椎动脉内注射乌拉地尔可使动物的血压降低，且所需剂量较静脉内注射小得多；第四脑室、小脑池内注射或延髓腹外侧局部注射乌拉地尔均可使血压降低，且这些作用均能被 5-HT$_{1A}$ 受体拮抗剂阻断[20]，表明它的降压作用有中枢机制参与。受体结合试验也证明乌拉地尔能与 5-HT$_{1A}$ 受体结合。乌拉地尔能通过激活中枢 5-HT$_{1A}$ 受体，抑制外周交感神经张力而降压，但与外周 5-HT$_{1A}$ 受体的关系不大[21]。

**3. 药动学[20, 22]**　乌拉地尔口服后很快就能在胃肠道被吸收，0.5～1h 后达血浆峰值浓度。由于首过效应，其绝对生物利用度为 78%。乌拉地尔能透过血脑屏障，在体内分布呈二室模型。静脉注射后，消除 $t_{1/2}$ 为 2.7h，血浆蛋白结合率为 75%～80%。口服乌拉地尔的缓释胶囊，消除 $t_{1/2}$ 可延至 3～4.8h。20%的乌拉地尔以原型从尿粪排出，其余在肝内被代谢。肾功能不全者不影响它的药动学，地高辛也不影响它的药动学。

**4. 临床应用与评价**　乌拉地尔主要用于治疗高血压，其疗效已经被大量临床资料所充分肯定，且安全性好，无直立性低血压、无首剂效应、无反射性心动过速。副作用少而短暂，易被患者接受。长期使用无耐受性。静脉注射 25～50mg 乌拉地尔可治疗高血压危象或恶性高血压，作用与 100～200mg 的二氮嗪相当。乌拉地尔对子痫先兆期和子痫期的高血压也有治疗作用。常用剂量 30～90mg，每日 2 次。必要时可以静脉滴注或静脉注射 10～50mg。

**5. 不良反应[22]**　乌拉地尔的主要不良反应有瞌睡（4%）、恶心（2.5%）、头痛（2%）、

乏力（1%）和心悸（1%）。这些不良反应一般出现在治疗早期，且轻而短暂，以后逐渐消失，很少有患者因此而中止治疗。

## 酮色林（ketanserin）

酮色林是弱碱（$pK_a$=7.50），中度亲脂，水溶解度为 2.4%（24g/L）。酮色林系六氢吡啶衍生物。其化学结构如下。

**1. 作用**　酮色林主要通过扩张外周血管、降低总外周阻力而降压，但其确切的降压机制尚无定论。单纯用 5-HT$_{2A}$ 受体拮抗机制或 $\alpha_1$ 受体拮抗机制均不能解释其降压作用，因为纯粹的 5-HT$_{2A}$ 受体拮抗剂利坦色林无抗高血压作用，酮色林也不能拮抗去氧肾上腺素的升压作用。目前认为酮色林的降压作用是由 5-HT$_{2A}$ 受体阻滞和 $\alpha_1$ 受体阻滞协同作用的结果。因为先用哌唑嗪能削弱酮色林的抗高血压作用，而先用呋塞米就不影响其抗高血压作用；且利坦色林可以加强哌唑嗪的降压作用；还通过阻断中枢 5-HT$_{2A}$ 受体和 $\alpha_1$ 受体抑制交感神经张力而降低血压、减慢心率，并对心脏有直接的负性频率作用[14]。酮色林通过拮抗中枢的 5-HT$_{2A}$ 受体，增强动脉压力感受性反射功能，进而降低 SHR 的血压波动性[23]。

**2. 药动学**[24]　酮色林口服吸收完全，吸收率不受胃内容物的影响，但与西咪替丁合用时，吸收率降低。由于首过效应，酮色林的绝对生物利用度仅 50%。在血浆内主要与白蛋白结合（95%），而肝功能不全和肾功能不全患者，血浆游离酮色林达 7.5%。体内分布呈三室模型，消除 $t_{1/2}$ 为 14.3h。以原型排出不足 2%，大部分被还原成无活性的凯他色林醇，68%经尿中排出，24%经粪便排出。凯他色林醇在体内有小部分可被再氧化成酮色林。

**3. 临床应用与评价**　酮色林无论是口服还是静脉注射，均有良好的抗高血压作用。酮色林起效比较缓慢，40mg 每日 3 次，需 12 周才能达最大作用。酮色林舌下含服，25min 后起效；静脉注射，6min 后起效。对老年高血压患者（>60 岁）较青年高血压患者的降压作用明显[25]。对糖尿病伴发的高血压也有一定疗效。酮色林降压的同时无反射性心动过速，无直立性低血压，不影响心排血量。酮色林不影响血糖、血脂代谢。酮色林可使心力衰竭患者的右房压、肺动脉压、肺动脉楔压、肺血管阻力、外周阻力降低，心排血量增加[26]。酮色林可以降低门静脉高压，轻度降低肺动脉高压，对雷诺现象、间歇性跛行、糖尿病患者的皮肤溃疡有一定的治疗作用。它能抑制血小板聚集和自分泌刺激，防止血栓形成，抑制血管平滑肌细胞增殖，故可能还有防治动脉粥样硬化的作用。常用剂量：20～40mg/次，每日 2 次；静脉注射 10mg/次，肝肾功能不全者酌情减量。

**4. 不良反应**　剂量小于 40mg/次时，因为不良反应而中止酮色林治疗的患者占 4%。青年人的不良反应主要是瞌睡、失眠、乏力、口干；而老年人的不良反应主要是头痛。最严重的不良反应是致 QT 间期延长。低血钾加重酮色林的致心律失常作用，故严禁与失钾类利尿药合用。剂量大于 60mg/次时，不良反应明显增多。不良反应多发生在治疗早期，以后有的可消失。青年人的不良反应较老年人多见。

另外，实验证明在门静脉高压患者 5-HT 通过 5-HT$_2$ 受体降低门静脉–体循环的侧支血流量，而体循环血压只是轻微降低。因此 5-HT$_2$ 受体拮抗剂可以成为门静脉高压的临床治疗药物。很多证据表明 5-HT 可能对肺动脉高压的血管收缩和血管重构有双重效应，研究证明选择性 5-HT$_{1B}$ 和（或）5-HT$_{2B}$ 受体拮抗剂可能在治疗肺动脉高压方面很有效[27]。

# 二、作用于 5-HT 受体的抗偏头痛药

## 麦角胺（ergotamine）[28]

麦角胺可用于治疗偏头痛的急性发作，不能用于长期预防性治疗。口服和舌下给药吸收不好，个体差异很大。用直肠栓剂可达到较高的血药浓度，口服和直肠给酒石酸麦角胺 2mg 和咖啡因 100mg，血浆峰浓度分别为 454pg/ml 和 21.4pg/ml（相差约 20 倍）。吸入给药能达到与直肠给药同样的血药浓度。消除 $t_{1/2}$ 为 90～155min。由于麦角胺的生物 $t_{1/2}$ 显著长于消除 $t_{1/2}$，提示药物的生物活性可能部分或全部由代谢产物产生。麦角胺及其代谢产物主要通过胆汁排泄。口服和直肠给药只用复方制剂，国外至少有 9 种复方制剂，国内有仿国外的麦角胺咖啡因片，内含酒石酸麦角胺 1mg 和咖啡因 100mg，咖啡因可使麦角胺的吸收速率和血药浓度提高 1 倍。麦角胺的抗偏头痛机制与 5-HT$_{1B/1D/1F}$ 受体激动有关，这与舒马普坦相似[29]。在治疗剂量下它可以增强肾上腺素、NE 的作用和抑制神经末梢对它们的重摄取。

麦角胺的常见不良反应为恶心、呕吐、上腹不适、腹泻、口渴和不安。较严重的不良反应包括肢体的感觉异常、痉挛、疼痛、乏力及心绞痛样疼痛。有些敏感患者可出现局部水肿、瘙痒和外周血管收缩。长期超量（每周 7～10mg 连续给药）导致严重的下肢血管收缩，造成供血不足，应及时用硝普钠静脉或动脉滴注直到体内的麦角胺及代谢产物大量消除（24～48h）。还可产生躯体依赖性，主要表现为停药后原有的偏头痛症状加重，有些患者在停药前 1 天服萘普生 500mg，每日 2 次可降低停药反应的发生率和严重程度。停药反应与药物引起的下丘脑–垂体轴的组胺能受体敏感性改变有关。麦角胺禁用于外周血管病、严重高血压、缺血性心脏病、胃溃疡、肝肾疾病、营养不良、严重感染或对麦角制剂过敏者，禁用于催产和引产（因为可降低子宫血流），慎用于儿童。

## 双氢麦角胺（dihydroergotamine）[28]

双氢麦角胺对偏头痛急性发作的疗效优于麦角胺，作用强度是它的 6 倍，副作用只是它的 1/8，且无躯体依赖性。双氢麦角胺可通过血脑屏障，注射给药作用迅速。双氢麦角胺肌内注射 1mg，30min 后 311 名偏头痛患者中有 46% 疼痛完全消失或降到轻微，1h 后有效者增至 76%，可恢复正常工作。双氢麦角胺是一种有效的 5-HT$_{1B/1D/1F}$ 受体激动剂，其作用强于舒马曲坦[29]。

双氢麦角胺口服后首过效应明显，只有 1% 的药物到达全身循环。皮下注射的生物利用度个体差异较大，鼻腔喷雾剂其生物利用度为 40%。双氢麦角胺主要经肝代谢消除，仅 0.01% 以原型从尿中排出。代谢产物 8–羟–双氢麦角胺仍有活性，其在血浆和尿液中的浓度较原药高 5～7 倍，且具有较长的消除 $t_{1/2}$。静脉注射，双氢麦角胺及其代谢产物的 $t_{1/2}$ 为 21h。

## 舒马普坦（sumatriptan）[29, 30]

舒马普坦是 5-HT 类似物。其化学结构如下。

舒马普坦可用于治疗急性偏头痛发作，疗效优于麦角胺 2mg+咖啡因 200mg 或阿司匹林+甲氧氯普胺（灭吐灵）。与安慰剂相比，本品可使大多数偏头痛患者的伴发症状如恶心、呕吐、畏光/恐声得到有效缓解。但是约 40%的患者在舒马普坦治疗后 24～48h 不再发生偏头痛。舒马普坦无镇痛作用，也不能透过血脑屏障直接作用于中枢神经系统。放射性配体结合试验表明它能与脑内 5-HT$_{1B/1D/1F}$ 受体高亲和性结合。离体研究表明，它可以使脑基底动脉、硬脑膜血管、软脑膜血管等收缩，提示它可以通过收缩处于扩张状态的硬脑膜血管而缓解偏头痛。另外舒马普坦可以抑制由刺激三叉神经引起的大鼠上矢状窦处 CGRP 水平的升高和硬脑膜血管的血浆外渗，也可使偏头痛发作时升高的 CGRP 水平恢复正常，提示其可以抑制神经肽的释放，从而阻断神经源性炎症反应而缓解偏头痛。

舒马普坦口服生物利用度仅为 14%，不受食物影响。皮下注射生物利用度为 96%。舒马普坦主要分布在组织内，其血浆蛋白结合率为 14%～21%。在体内约 80%被代谢，主要被代谢成无活性的吲哚乙酸类似物。静脉或皮下 1 次注射的 $t_{1/2}$ 为 2h。肝功能不全者，其血浆浓度可能会升高。预防偏头痛发作的药物如普萘洛尔、苯噻啶、氟桂利嗪不影响舒马普坦的药动学。推荐剂量：偏头痛发作时立即皮下注射 6mg，如未能控制症状则在 1h 后重复 6mg；或立即口服 100mg，如症状复发可重复给药。24h 内最大剂量为皮下注射不超过 12mg，口服不超过 300mg。

口服舒马普坦的常见不良反应是恶心/呕吐（0.96%）、味觉异常（0.76%），膜衣片可减轻不良反应。皮下注射的常见不良反应是注射部位疼痛、发红，持续时间不超过 60min（2.1%），偶见皮肤麻刺感、烧灼感或发热、面部潮红、胸闷、颈痛。这些不良反应一般在 10～30min 消失。冠心病、重度高血压患者慎用。

### 佐米曲坦（zolmitriptan）[31]

佐米曲坦是 5-HT$_{1B/1D}$ 受体激动剂。其化学结构如下。

佐米曲坦用于治疗偏头痛急性发作。在美国口服片剂和口腔崩解片的剂量分别是 2.5mg 和 5mg。鼻腔喷雾剂是 5mg。所有的剂量都应在偏头痛发作时应用，如果头痛持续，则 2h 后重复应用。

佐米曲坦作用于三叉神经血管系统。在外周，佐米曲坦阻断三叉神经血管连接处的神经源性炎症，通过激动颈动脉的 5-HT$_{1B}$ 受体引起血管收缩，抑制神经元除极。在中枢，佐米曲坦通过激动 5-HT$_{1D}$ 受体抑制三叉神经尾核细胞的兴奋。佐米曲坦主要通过激动 5-HT$_{1B}$ 受体而引起颅内动脉、冠状动脉、外周动脉的血管平滑肌收缩。总之，这些机制使得佐米曲坦能够有效治疗偏头痛的急性发作。

佐米曲坦有 3 种不同的制剂：口服片剂、口腔崩解片、鼻腔喷雾剂。片剂与鼻腔喷雾剂在吸收速度、达最大浓度时间及活性代谢物出现时间等方面有很大的不同。佐米曲坦吸收迅速，口服后 15min 内可在血浆中检测到，鼻喷后 2～5min 可检测到。口服佐米曲坦的生物利用度是 40%～48%，鼻喷佐米曲坦的生物利用度是 42%。所有制剂的佐米曲坦的半衰期均是 3h。

1/3 的佐米曲坦是通过肾脏代谢的，2/3 是经过肝脏 CYP1A2 系统代谢的，产生 3 种代谢物，其中 1 种（N-去甲基佐米曲坦）是有活性的，它的活性比佐米曲坦高 2～6 倍，在血液中比佐米曲坦出现得晚，这可能是其药效第二次增大和鼻喷剂药效持续时间长的主要原因。

人体对佐米曲坦的耐受性良好。临床上不到一半的患者出现不良反应，而且大多数都是短暂的，症状比较轻。常见不良反应为恶心、头晕、感觉异常、嗜睡，用鼻喷剂者可出现味觉异常、局部鼻咽症状、咽炎等。佐米曲坦禁用于严重高血压、冠心病、偏瘫性头痛、基底动脉性头痛、对佐米曲坦过敏、缺血性心脏疾病、潜在心血管疾病、旁路性心律失常（如预激综合征）、有脑卒中危险及同时服用单胺氧化酶 A 抑制剂、麦角胺及其他激动剂者。对无溶血的肾衰竭患者佐米曲坦无须调量，严重肝损害患者不能应用佐米曲坦，佐米曲坦可以用于处于月经期的偏头痛患者。孕妇及哺乳期妇女能否应用佐米曲坦还存在争议，但据实验报道应用佐米曲坦患者的后代中有早产儿及低体重儿。包括佐米曲坦在内的曲普坦类药物禁用于小儿。老年人可以应用佐米曲坦，但是存在无症状性血管异常危险因素的患者应慎用。

现已上市或正在开发的 5-HT$_{1B/1D}$ 受体激动剂类抗偏头痛药还有那拉曲坦（naratriptan）、利扎曲普坦（rizatriptan）、夫罗曲坦（frovatriptan）、阿莫曲坦（almotriptan）、依立曲坦（eletriptan）等[1, 32]。

## 美西麦角（methysergide）[29]

美西麦角是半合成麦角生物碱。其化学结构如下。

美西麦角只有轻微的血管收缩作用，可用于预防偏头痛，但不能治疗偏头痛发作。其预防偏头痛的机制还不十分清楚，可能与 5-HT$_{1B/1D}$ 受体激动有关。美西麦角具有明显的首过效应，生物利用度为 13%。其 $t_{1/2}$ 为 1h，在体内代谢成甲基麦角新碱，该产物具有较大活性和较长 $t_{1/2}$（3.5h）。

早期最常见的不良反应为胃肠道反应，包括恶心、呕吐、腹泻、上腹痛；也可发生中枢神经系统反应，包括失眠、紧张、欣快、头晕、共济失调、快语、思维困难、人格分离、噩梦和幻觉；血管供血不足的症状：心绞痛样疼痛和下肢发冷、麻木、疼痛、感觉异常、脉搏减弱或消失。最严重而少见（1/5000）的不良反应为长期用药后的不同部位纤维化，如腹膜后、胸膜、肺、冠脉和心内膜纤维化，通常停药后纤维化逆转。少数需手术治疗。

因此本药只用于预防那些对其他预防药如 β 受体阻断药、钙通道阻滞药或非甾体抗炎药无效的严重偏头痛患者，且需要仔细监测，剂量不超过 8mg/d，以及采用间隙疗法，即用药 4～6 个月后停药 4 周，这样可以减少严重纤维化的发生。

此外选择性 5-HT$_{1F}$ 受体激动剂 lasmiditan，也有望成为通过非血管收缩机制治疗急性偏头痛的安全有效药物[2-4]。

# 三、作用于 5-HT 受体的抗血小板药

## 沙格雷酯（sarpogrelate）[33]

沙格雷酯是选择性 5-HT$_{2A}$ 受体拮抗剂。其化学结构如下。

沙格雷酯通过阻断 5-HT$_{2A}$ 受体抑制血小板凝集及由凝集引起的血小板内 5-HT、P 选择素向细胞外释放，同时抑制胶原蛋白诱导的血小板凝集及 ADP、肾上腺素诱导的第二次血小板凝集高峰；选择性抑制由 5-HT$_{2A}$ 受体介导的动脉血管收缩。

沙格雷酯主要用于改善慢性动脉闭塞症引起的溃疡、疼痛、冷感等缺血性症状。研究证明沙格雷酯对侧支循环尚好的心绞痛患者，可通过增加侧支循环血流量而起到改善心绞痛症状和提高运动耐量的作用，提示沙格雷酯不仅可作为抗血小板药物，而且可成为抗心绞痛药物。

沙格雷酯的不良反应为恶心（1%）、皮疹（0.7%）、胃痛、胃热、消化道出血、异物感、便秘、面潮红、胸部压抑感、气短、水肿、发红、头痛、异味感、体重增加、天冬氨酸转氨酶上升各占 0.3%。应用时注意：①出血患者及妊娠妇女禁用；②已知同类药物（如盐酸噻氯匹定）可引起粒细胞缺乏症、血小板减少症者，月经期患者，有出血倾向者，正在服用抗凝药或有抑制血小板凝集作用药物的患者应慎用；③肾脏严重受损等患者也应慎用；④与抗凝药（华法林等）或有抑制血小板凝集作用的药物合用时，会引起出血或增加出血的时间。

## 参 考 文 献

[1] Sanders-Bush E，Hazelwood L. 5-Hydroxytryptamine（serotonin）and dopamine//Brunton LL，Chabner BA，Knollmann BC. Goodman & Gilman's The Pharmacological Basis of Therapeutics. 12th ed. New York：McGraw-Hill，2011.

[2] Akerman S，Romero-Reyes M，Holland PR. Current and novel insights into the neurophysiology of migraine and its implications for therapeutics. Pharmacol Ther，2017，172：151-170.

[3] Goadsby PJ，Holland PR，Martins-Oliveira M，et al. Pathophysiology of migraine：a disorder of sensory processing. Physiol Rev，2017，97（2）：553-622.

[4] Diener HC，Charles A，Goadsby PJ，et al. New therapeutic approaches for the prevention and treatment of migraine. Lancet Neurol，2015，14（10）：1010-1022.

[5] Vidal-Cantu GC，Jimenez-Hernandez M，Rocha-Gonzalez HI，et al. Role of 5-HT5A and 5-HT1B/1D receptors in the antinociception produced by ergotamine and valerenic acid in the rat formalin test. Eur J Pharmacol，2016，781：109-116.

[6] Nikiforuk A, Holuj M, Kos T, et al. The effects of a 5-HT5A receptor antagonist in a ketamine-based rat model of cognitive dysfunction and the negative symptoms of schizophrenia. Neuropharmacology, 2016, 105: 351-360.

[7] Asselot R, Simon-O'Brien E, Lebourgeois S, et al. Time-dependent impact of glutamatergic modulators on the promnesiant effect of 5-HT6R blockade on mice recognition memory. Pharmacol Res, 2017, 118: 111-118.

[8] Mork A, Russell RV, de Jong IE, et al. Effects of the 5-HT6 receptor antagonist idalopirdine on extracellular levels of monoamines, glutamate and acetylcholine in the rat medial prefrontal cortex. Eur J Pharmacol, 2017, 799: 1-6.

[9] Westrich L, Haddjeri N, Dkhissi-Benyahya O, et al. Involvement of 5-HT (7) receptors in vortioxetine's modulation of circadian rhythms and episodic memory in rodents. Neuropharmacology, 2015, 89: 382-390.

[10] Prause AS, Stoffel MH, Portier CJ, et al. Expression and function of 5-HT7 receptors in smooth muscle preparations from equine duodenum, ileum, and pelvic flexure. Res Vet Sci, 2009, 87 (2): 292-299.

[11] De Clerck F. Effects of serotonin on platelets and blood vessels. J Cardiovasc Pharmacol, 1991, 17 (Suppl 5): S1-S5.

[12] Wiernsperger NF. Serotonin, 5-HT2 receptors, and their blockade by naftidrofuryl: a targeted therapy of vascular diseases. J Cardiovasc Pharmacol, 1994, 23 (Suppl 3): S37-S43.

[13] Saxena PR, Villalon CM. Cardiovascular effects of serotonin agonists and antagonists. J Cardiovasc Pharmacol, 1990, 15 (Suppl 7): S17-S34.

[14] 缪朝玉, 苏定冯. Ketanserin 对大鼠离体右心房的负性频率作用及机理分析. 第二军医大学学报, 1990, 11 (5): 397-400.

[15] van Zwieten PA, Blauw GJ, van Brummelen P. Serotonergic receptors and drugs in hypertension. Pharmacol Toxicol, 1992, 70 (6 Pt 2): S17-S22.

[16] Holmsen H. Significance of testing platelet functions in vitro. Eur J Clin Invest, 1994, 24 (Suppl 1): 3-8.

[17] McCall RB, Clement ME. Role of serotonin1A and serotonin2 receptors in the central regulation of the cardiovascular system. Pharmacol Rev, 1994, 46 (3): 231-243.

[18] Wiernsperger N. Serotonin 5-HT2 receptors and brain circulation. J Cardiovasc Pharmacol, 1990, 16 (Suppl 3): S20-S24.

[19] Fozard JR, Kalkman HO. 5-Hydroxytryptamine (5-HT) and the initiation of migraine: new perspectives. Naunyn Schmiedebergs Arch Pharmacol, 1994, 350 (3): 225-229.

[20] Langtry HD, Mammen GJ, Sorkin EM. Urapidil. A review of its pharmacodynamic and pharmacokinetic properties, and therapeutic potential in the treatment of hypertension. Drugs, 1989, 38 (6): 900-940.

[21] Van Zwieten PA, Bruning TA. Comparison of the hemodynamic effects of urapidil and flesinoxan in healthy volunteers. Blood Press Suppl, 1994, 4: 19-24.

[22] Shepherd AM. Human pharmacology of urapidil. Drugs, 1988, 35 (Suppl 6): 34-39.

[23] 于辉, 张黎明, 程勇, 等. Ketanserin 降低清醒自发性高血压大鼠血压波动性的机理初探. 第二军医大学学报, 1994, 15 (4): 336-341.

[24] Persson B, Heykants J, Hedner T. Clinical pharmacokinetics of ketanserin. Clin Pharmacokinet, 1991, 20 (4): 263-279.

[25] Doyle AE. Age-related effects of 5-HT2 antagonists. J Cardiovasc Pharmacol, 1991, 17 (Suppl 5): S29-S34.

[26] Brune S, Tebbe U, Kreuzer H. Serotonin antagonism in the treatment of cardiac insufficiency. Clin Physiol Biochem, 1990, 8 Suppl 3: 85-89.

[27] Villalon CM, Centurion D. Cardiovascular responses produced by 5-hydroxytryptamine: a pharmacological update on the receptors/mechanisms involved and therapeutic implications. Naunyn Schmiedebergs Arch Pharmacol, 2007, 376 (1-2): 45-63.

[28] Silberstein SD, McCrory DC. Ergotamine and dihydroergotamine: history, pharmacology, and efficacy. Headache, 2003, 43 (2): 144-166.

[29] Dahlof C, Maassen VDBA. Dihydroergotamine, ergotamine, methysergide and sumatriptan - basic science in relation to migraine treatment. Headache, 2012, 52 (4): 707-714.

[30] Tfelt-Hansen P, Hougaard A. Sumatriptan: a review of its pharmacokinetics, pharmacodynamics and efficacy in the acute treatment of migraine. Expert Opin Drug Metab Toxicol, 2013, 9 (1): 91-103.

[31] Peterlin BL, Rapoport AM. Clinical pharmacology of the serotonin receptor agonist, zolmitriptan. Expert Opin Drug Metab Toxicol, 2007, 3 (6): 899-911.

[32] Becker WJ. Acute migraine treatment in adults. Headache, 2015, 55 (6): 778-793.

[33] Nagatomo T, Rashid M, Abul Muntasir H, et al. Functions of 5-HT2A receptor and its antagonists in the cardiovascular system. Pharmacol Ther, 2004, 104 (1): 59-81.

# 第九章

## 氧化/硝化应激与心脑血管药理

韩 峰*

心脑血管疾病是严重影响人类健康的重大疾病之一，其发生发展和体内氧化还原系统失衡密切相关。机体氧化还原系统的异常可诱发心血管内皮细胞功能障碍、激活炎症信号通路、促进黏附分子和细胞因子的表达及刺激血管平滑肌增生和迁移，参与心肌肥厚、心肌重构与细胞凋亡、高血压、动脉粥样硬化、脑卒中及血管性痴呆等多种病理生理过程。由此，对基于氧化/硝化应激分子事件的心脑血管疾病发病机制的研究，将有助于新型药物靶标发现及为有效防治该类疾病提供候选药物。

### 第一节　氧化/硝化应激概述

### 一、氧化/硝化应激主要概念

正常机体内存在氧化系统和抗氧化系统维持机体内环境的稳定。在持续性的内源性或外源性危险因素刺激下，机体的氧化-抗氧化能力间平衡失调，引起机体的蛋白、脂质、核酸等遭受氧化损伤，触发各种疾病的发生。

#### （一）生物体内氧化系统

生物体内的氧化系统主要由氧化酶系构成，存在于各种细胞组织类型中，包括一氧化氮合酶（nitric oxide synthase，NOS）、环加氧酶（cyclooxygenase，COX）、黄嘌呤氧化酶（xanthine oxidase，XO）、还原型辅酶 Ⅱ 氧化酶（reduced form of nicotin amide- adenine dinucleotide phosphate，NADPH 氧化酶）、细胞色素 P450 单加氧酶（cytochrome P450 monooxygenase）、髓过氧化物酶（myeloperoxidase，MPO）和单胺氧化酶（monoamine oxidase，MAO）等。

**1. 一氧化氮合酶**　是一种同工酶，主要有 3 种亚型：正常状态下表达的神经型一氧化氮合酶（nNOS）、内皮型一氧化氮合酶（eNOS）及损伤后诱导表达的诱导型一氧化氮合酶（iNOS）[1]。前两者存在于生理状态下，需要借助 $Ca^{2+}$/钙调蛋白复合物发挥功能，为 $Ca^{2+}$ 依赖型，而诱导型为非 $Ca^{2+}$ 依赖型。nNOS 主要在中枢和周围神经系统的神经元中较活跃，其产生的 NO 对于调节突触传递及可塑性功能有重要作用[2]。eNOS 主要在血管内

* 通讯作者：韩峰，E-mail：fenghan169@njmu.edu.cn

皮细胞中产生 NO, 经由 sGC-cGMP 信号途径舒张血管平滑肌及调节组织局部血流[3, 4]。iNOS 则主要发现于单核巨噬细胞、内皮细胞和胶质细胞中, 具有细胞免疫与防御功能[5]。

**2. 环加氧酶** 是花生四烯酸代谢的限速酶, 介导前列腺素和血栓素的形成, 具有环氧合酶和过氧化物酶功能的双重酶。目前 COX 有 2 个亚型, 即正常状态下表达的 COX-1 和诱导型的 COX-2[6]。COX-1 是参与正常生理作用的结构酶, 具有保护胃肠道黏膜、调节肾血流和促进血小板聚集等作用。COX-2 是诱导酶, 在生理状态下, 体内大多数组织中检测不到 COX-2, 在炎症因子的诱导下可以大量表达, 继而促进各种前列腺素合成, 介导疼痛、炎症和发热等反应。

**3. 黄嘌呤氧化酶** 是一种黄素蛋白酶, 存在于各种生物体中, 由 1330 个氨基酸构成, 其氨基酸序列在鼠和人之间具有 90% 的同源性。黄嘌呤氧化酶的分子量较大, 约 27 万, 由 2 个完全对称的结构单元构成, 含有 2 分子黄素腺嘌呤二核苷酸 (flavinadeninedinucleotide, FAD)、2 个钼原子和 8 个铁原子。酶中的钼以钼蝶呤 (molybdopterin, Mo-pt) 辅因子的形式存在, 是酶的活性位点。铁原子则为铁氧还蛋白[2Fe-2S]簇的一部分, 参与电子转移反应[7]。黄嘌呤氧化酶可催化体内的嘌呤底物形成尿酸, 其中钼蝶呤中心是该反应的关键位点。

**4. NADPH 氧化酶** (NADPH oxidase, NOX) 通过将细胞内的 NADPH 电子转移到细胞膜上, 并与分子氧结合而产生超氧阴离子等活性氧自由基, 进而清除入侵的病原微生物, 参与宿主防御[7, 8]。该氧化酶是由 gp91$^{phox}$、p22$^{phox}$、p47$^{phox}$、p67$^{phox}$、p40$^{phox}$ 和 Rac 6 种亚基组成的复合体, 在不同种类的细胞中发现了一系列 NADPH 氧化酶催化亚基即 gp$^{91phox}$ 的同源物, 分别称其为 NOX1、NOX2、NOX3、NOX4、NOX5、DUOX1、DUOX2, 后来被命名为 NOX 的蛋白家族。

**5. 细胞色素 P450** 为一类亚铁血红素–硫醇盐蛋白的超家族, 它参与内源性物质和包括药物、环境化合物在内的外源性物质的代谢。细胞色素 P450 几乎存在于所有生物体中, 包括动物、植物、真菌甚至病毒, 且其种类繁多[9]。细胞色素 P450 是以硫醇盐结合血红素为活性中心催化氧原子转移的氧化还原酶, 其需要亚铁血红素 (HEM) 活化氧。细胞色素 P450 可以接受 NADPH 供给的电子, 催化多种活性物质的合成, 灭活生成过氧化物中间体, 且其自身可以发生自氧化生成超氧阴离子。

**6. 髓过氧化物酶** 是由中性粒细胞、单核细胞和某些组织的巨噬细胞分泌的含血红素辅基的血红素蛋白酶, 是血红素过氧化物酶超家族成员之一[10]。MPO 的主要功能是在吞噬细胞内杀灭微生物, 利用过氧化氢和氯离子产生次氯酸盐, 并形成具有氧化能力的自由基, 构成 MPO-$H_2O_2$-卤素系统。

**7. 单胺氧化酶** 是催化单胺氧化脱氨反应的酶, 主要作用于—CH—$NH_2$ 基团, 在氧参与下, 催化 1 种单胺氧化, 生成相应的醛、氨和过氧化氢。人体内含有 2 种单胺氧化酶: 单胺氧化酶 A (MAO-A) 和单胺氧化酶 B (MAO-B)[11]。

### (二) 生物体内抗氧化系统

抗氧化系统主要分为 2 类: 一类是酶抗氧化系统, 主要包括超氧化物歧化酶 (superoxide dismutase, SOD)、过氧化氢酶 (catalase, CAT) 和谷胱甘肽过氧化物酶 (glutathione peroxidase, GSH-Px) 等; 另一类是非酶抗氧化系统, 指的是机体内具有还原性质或具有减缓氧化反应的物质，包括麦角硫因、维生素 C、维生素 E、谷胱甘肽、褪黑素、α-硫辛酸、类胡萝卜素，以及微量元素铜、锌、硒等。

**1. 超氧化物歧化酶**　是抗氧化系统中一类非常重要的金属酶。按金属辅基成分的不同，SOD 分为 Cu，Zn-SOD、Mn-SOD、Fe-SOD，动物组织中不含 Fe-SOD[12]。哺乳动物 SOD 有 3 种同工酶，即存在于胞质和细胞膜的 Cu，Zn-SOD、线粒体基质中的 Mn-SOD 及分泌到细胞外的 SOD。需氧代谢的细胞内都含有 SOD，使氧自由基歧化生成 $O_2$ 和 $H_2O_2$，$H_2O_2$ 又在过氧化氢酶作用下生成 $H_2O$ 和 $O_2$。

**2. 过氧化氢酶**　是催化过氧化氢分解成氧和水的酶，存在于细胞的过氧化物体内。过氧化氢酶是过氧化物酶体的标志酶，约占过氧化物酶体总量的 40%。过氧化氢酶是一种酶类清除剂，又称为触酶，是以铁卟啉为辅基的结合酶。它可促使 $H_2O_2$ 分解为分子氧和水，从而使细胞免于遭受 $H_2O_2$ 的毒害，是生物防御体系的关键酶之一[13]。CAT 作用于过氧化氢的机制实质上是 $H_2O_2$ 的歧化，必须有两个 $H_2O_2$ 先后与 CAT 相遇且碰撞在活性中心上，才能发生反应。$H_2O_2$ 浓度越高，分解速度越快。

**3. 谷胱甘肽过氧化物酶**　是机体内广泛存在的一种重要的过氧化物分解酶。GSH-Px 的活性中心是硒半胱氨酸，其活力大小可以反映机体硒水平。硒是 GSH-Px 酶系的组成成分，它能催化 GSH 变为 GSSG，使有毒的过氧化物还原成无毒的羟基化合物，从而保护细胞膜的结构及功能不受过氧化物的干扰及损害[14]。GSH-Px 主要包括 4 种，分别为胞质 GSH-Px、血浆 GSH-Px、磷脂氢过氧化物 GSH-Px 及胃肠道专属性 GSH-Px。

### （三）氧化/硝化应激

氧化应激（oxidative stress，OS）是指机体在遭受各种有害刺激时，体内活性自由基产生过多，氧化系统和抗氧化系统失衡，大量自由基不断聚积，从而导致组织损伤，引发各种病理改变[15]。氧化应激的标志物包括活性氧簇（reactive oxygen species，ROS）如超氧阴离子（$O_2^{\cdot-}$）、羟自由基（·OH）和过氧化氢（$H_2O_2$）等。此外，机体内也产生活性氮簇（reactive nitrogen species，RNS）（表 9-1），如一氧化氮（NO）、二氧化氮（$NO_2$）、过氧亚硝基阴离子（peroxynitrite，$ONOO^-$）和与 $ONOO^-$ 反应生成的氮自由基等[16]。硝化应激（nitrosative stress）特指机体对活性氮簇的高应激性，主要表现为病理过程中 $ONOO^-$ 过量生成，从而诱发细胞内蛋白质酪氨酸硝基化等分子事件，并最终导致细胞损伤或凋亡级联反应[17]。

细胞内活性氧自由基的来源是不同的，不同的亚细胞器生成活性氧的主要酶系也是不同的。简单来说，除了能量代谢中心线粒体外，内质网、细胞膜、过氧化物酶体内均能产生活性氧自由基[18]。

在生物体内，线粒体作为真核生命必需的细胞器，90%以上的氧在线粒体内参与各种反应。因此在生理条件下，活性氧自由基主要来源于线粒体。线粒体呼吸链由 NAPDH、铁硫蛋白、黄素蛋白、辅酶 Q 和细胞色素类组成的氧化还原系统。研究表明，在线粒体中，呼吸链中传递的电子会有部分泄露，与氧气反应即时可生成超氧阴离子。

此外，内质网具有大量的单加氧酶系，其中细胞色素 P450 自氧化和 NADPH-细胞色素 P450 还原酶都能生成活性氧。而过氧化物酶体含有 50 多种以上的酶，它们参与不同的代谢通路，在生成活性氧的同时，也能降解活性氧，对于维持机体内氧自由基平衡具有重要作用。

病理条件下大量 ROS 产生，破坏氧化系统和抗氧化系统，导致氧化应激。ROS 的重要成分是超氧阴离子和$H_2O_2$，主要来源于NADPH氧化酶系统。在血管系统中，血管过氧化物酶1（vascular peroxidase 1）是新近发现的一种广泛存在于血管系统中的过氧化物酶家族成员。作为NOX下游传导酶，其通过催化NOX来源的$H_2O_2$（弱氧化剂）生成HOCl（强氧化剂），进一步放大氧化应激效应，加重病理损伤。在硝化应激体系中，生成的HOCl也可以进一步与$NO_2^-$反应生成$Cl-NO_2$，参与硝化应激反应。

除了活性氧自由基，机体内还能合成大量活性氮自由基，主要为以NO为中心的一类衍生物，这个分子家族的成员包括硝酸盐离子和多种氮氧化物（表9-1）。过氧亚硝基在生物体内的生化功能是高度依赖于pH。例如，在pH=7.4时，约80%的过氧亚硝基以阴离子形式存在；相反，在pH=6.2（如在巨噬细胞的吞噬泡中）时，超过80%的过氧亚硝基会质子化。$ONOO^-$和$ONOOH$在稳定性、反应活性及穿透细胞膜的能力上存在一定差异[19, 20]。在生理情况下，一氧化氮合酶以L-精氨酸（L-arginine，L-Arg）为底物，以还原型辅酶Ⅱ（NADPH）作为电子供体，生成NO和L-瓜氨酸（L-citrulline）[19]。在NOS的3种同工酶中，nNOS和eNOS存在于生理状态下，以依存于$Ca^{2+}$/钙调蛋白方式合成，需要还原型辅酶Ⅱ为电子供体，以黄素单核苷核酸、黄素腺嘌呤二核苷酸、四氢生物蝶呤（$BH_4$）等作为辅助因子发挥其生理活性[19, 20]。

表 9-1　活性氮家族

| 名称 | 分子式 | 来源 |
| --- | --- | --- |
| 亚硝酸盐 | $NO_2^-$ | 一氧化氮自由基（NO·） |
| 硝酸盐 | $NO_3^-$ | 过氧亚硝基阴离子（$ONOO^-$）异构化 |
| 二氧化氮 | $NO_2$ | 过氧亚硝基阴离子（$ONOO^-$）分解 |
| 硝基阳离子 | $NO_2^+$ | 亚硝基过氧碳酸酯阴离子（$ONOOCO_2^-$）分解 |
| 亚硝胺阳离子 | $NO_2^+$ | 一氧化氮自由基（NO·） |
| 一氧化氮或氮氧化物 | NO· | 一氧化氮合酶（NOS） |
| 三氧化二氮 | $N_2O_3$ | 一氧化氮自由基（NO·）和氧气（$O_2$） |
| 过氧亚硝基阴离子 | $ONOO^-$ | 一氧化氮自由基（NO·）和超氧阴离子（$O_2^{·-}$） |
| 亚硝基过氧碳酸酯阴离子 | $ONOOCO_2^-$ | 过氧亚硝基阴离子（$ONOO^-$）和二氧化碳（$CO_2$） |
| 3-硝基酪氨酸残基 | 3-$NO_2$-Tyr- | 酪氨酸酚羟基的邻位加入亚硝基团 |
| 亚硝基巯基 | RSNO | 半胱氨酸硫醇/磺酸共价连接一氧化氮自由基 |
| 亚硝基血红素 | Nitrosyl-heame | 硝酰阴离子（$NO^-$）和血红素中的二价铁离子（$Fe^{2+}$） |
| 过氧亚硝基脂质 | LOONO | 脂质和过氧亚硝基阴离子（$ONOO^-$） |
| 硝酰基 | HNO | 一氧化氮自由基（NO·）的单电子还原 |
| 亚硝酸 | $HNO_2$ | 三氧化二氮（$N_2O_3$）和水（$H_2O$） |
| 烷基过氧亚硝基 | ROONO | 烷基（R—）和过氧亚硝基阴离子（$ONOO^-$） |
| 硝基氯 | $Cl-NO_2$ | 亚硝基阴离子（$NO_2^-$）和次氯酸（HClO） |

由NOS催化合成的NO最早被发现作为内皮细胞舒血管因子（endothelial relaxing factor，EDRF），参与NO-cGMP信号转导途径，发挥多种细胞间和细胞内的生理作用。但是，多种疾病的病理过程中，体内NO的生成量超过正常生理浓度后，与超氧阴离子反应生成高活性细胞毒性物质$ONOO^-$。$ONOO^-$具有异常活跃的生物学特性，既是强氧化剂，又是硝化剂，可以与蛋白质、脂质、核酸等生物大分子反应，造成细胞损伤[1, 20, 21]（图9-1）。

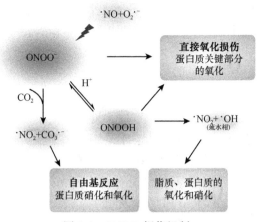

图 9-1 ONOO⁻损伤机制

˙NO，一氧化氮自由基；O₂˙⁻，超氧阴离子；ONOO⁻，过氧亚硝基阴离子；CO₂，二氧化碳；˙NO₂，二氧化氮自由基；CO₃˙⁻，

碳酸阴离子；H⁺，氢离子；ONOOH，过氧亚硝酸；OH˙，氢氧根自由基

　　除了经典的 cGMP 依赖的信号通路外，一氧化氮还能通过对蛋白质的半胱氨酸巯基进行蛋白质翻译后修饰形成亚硝基硫醇而发挥其生物活性[22]。这种活性氮对蛋白质半胱氨酸的巯基蛋白质翻译后修饰，又被称为 S-亚硝基化或 S-亚硝酰化，在一氧化氮的作用机制中占有重要位置。通过该修饰形成的亚硝基巯基（S-nitrosothiol，RSNO 或 Cys-NO）可调控蛋白质的结构、稳定性、细胞定位、蛋白质–蛋白质相互作用等。

　　蛋白质的 S-亚硝基化反应是一个可逆的过程，可以在体外/体内调节多种代谢酶、氧化还原酶、蛋白酶、蛋白激酶和蛋白磷酸酶的活性，以及受体/离子通道和转运体、细胞骨架、转录因子和调节因子（包括 G 蛋白）的功能。S-亚硝基化在多种疾病中发挥重要作用，尤其是神经退行性疾病、癌症、心脑血管疾病等。

　　神经元蛋白质的 S-亚硝基化修饰对于神经元突触可塑性、神经元连接性等十分重要[23]，且在血管内皮细胞中决定血管的渗透性等[24]。研究统计结果表明，蛋白质巯基亚硝基化产物在多种疾病中表现出异常升高或降低，这种由于 S-亚硝基化引起的机体损伤又被称为亚硝基化应激，本章主要讨论由于 ONOO⁻导致的蛋白质酪氨酸硝基化造成的细胞损伤，故 S-亚硝基化不列在硝化应激范围之内，但 S-亚硝基化作为一种重要的蛋白质修饰方式，其发挥的独特的生理作用值得关注。

　　从某种角度考虑，硝化应激与氧化应激之间存在着必然联系，它们共同作用于疾病发生、发展及转归病理过程中[25]。而近年来逐渐认识到硝化应激具有其独特的生物化学基础及特点，又区别于普遍意义上的氧化应激。

## 二、ROS 和 ONOO⁻介导的细胞信号转导途径

　　在正常生理状态下，机体内产生的活性氧参与多种信号转导途径，介导细胞的增殖、衰老及死亡等。而体内的氧化–抗氧化系统失衡时，过多的 ROS 及 ONOO⁻产生导致了氧化/硝化应激的发生，造成细胞损伤，诱发心脑血管疾病。

　　ROS 和 ONOO⁻共同参与了多种细胞信号转导途径，如 MAPK 途径、PI3K/Akt 途径、

蛋白激酶 C（protein kinase C，PKC）途径、AMPK-TSC2 途径等，此外，由于 ONOO⁻特殊的生物学性质，除了以上途径，其还具有调控胰岛素信号转导和交感–肾上腺素能信号的功能[26]。

## （一）MAPK 途径

丝裂原激活蛋白激酶（MAPK）类，包括大量的丝氨酸/苏氨酸激酶，是丝氨酸/苏氨酸激酶家族中最重要的激酶，广泛参与细胞的调控过程，包括增殖、分化、凋亡等。MAPK可在特定的三肽位点上被双磷酸化激活，由 MAPK 激酶（MKK 或 MEK）和磷酸化 MAPK激酶（MKKK 或 MEKK）介导。上游信号通路的激活触发 MKKK 主要取决于活化的生长因子和小 G 蛋白受体，如 Ras、Rac 和 Cdc42[27]。

根据结构上的不同，MAPK 分为 3 个亚族：胞外信号调节激酶（ERK）、c-Jun N 端激酶（c-Jun N-terminal kinase，JNK）和 p38 激酶。3 个亚族通常由独立的信号级联激活，进而调节不同效应蛋白的磷酸化作用，最终导致基因表达改变。ERK 途径通常与调控细胞增殖相关，而 JNK 和 p38 途径主要与应激损伤有关。

**1. ERK 途径**　ERK 通路主要被分裂原激活，如生长因子与受体结合激活小 G 蛋白Ras，进而激活 Raf→MEK→ERK 通路。氧化应激导致的 ERK 活化作用中生长因子受体非常重要，包括表皮生长因子（EGF）受体、血小板衍生生长因子（PDGF）受体和 T 细胞受体复合物等。氧化剂通过活化生长因子受体激活 ERK 通路，生长因子受体通过磷酸化作用对抗过氧化氢、石棉、紫外线照射所致的氧化侵袭。在氧化损伤中，ERK 激活可提高氧化剂处理后的细胞生存率，然而另一些模型系统显示 ERK 活化可以促进凋亡。危险刺激因素、ERK 活化动力学及 ERK 通路保持激活状态的时间可能是决定 ERK 通路在氧化应激中起促进或阻止凋亡作用的重要因素。

与 ROS 激活生长因子进而激活 ERK 通路不同，在内皮细胞中，ONOO⁻活化主要是直接氧化 p21Ras 的 118 位半胱氨酸，导致 Raf 结合增加，进而导致下游 ERK 的激活[27]。而也有实验表明，Raf-MEK-ERK 通路的激活在某种程度上取决于过氧化亚硝酸盐酪氨酸残基硝化的程度。酪氨酸硝化比酪氨酸氧化更容易激活 ERK 途径，这也表明氧化/硝化应激能够激活 ERK 途径，在某种程度上调控细胞的增殖与凋亡。

**2. JNK 途径**　JNK 和 p38 途径可被多种刺激因素激活，如细胞因子、辐射、渗透刺激、机械损伤、热休克和氧化损伤。这些导致活化的途径非常复杂，比较典型的机制是谷胱甘肽硫转移酶（GST）在非应激条件下可结合在 JNK 上，抑制其活性，氧化应激时这种相互作用被破坏，进而激活 JNK。

然而 JNK 活性对细胞存活的影响非常复杂且颇具争议，由于缺乏 JNK 特异性抑制剂，大多数确定 JNK 介导凋亡作用的研究主要通过使用 JNK 的突变体或其上游抑制剂，无法完全抑制 JNK 的活性，观察到的效应多是各种不同的信号分子所致。因此在氧化应激模型中，一些研究显示 JNK 介导凋亡，另一些研究显示 JNK 有助于细胞存活，此作用取决于不同损伤条件。

在氧化/硝化应激过程中，JNK 途径在炎症和细胞凋亡中发挥重要的作用。ROS 如 $H_2O_2$可以使特定的 JNK 磷酸酶失活而激活 JNK 上游的信号，进而激活 JNK，而 ONOO⁻参与JNK 激活介导 Fas 基因参与的细胞凋亡。总体来说，氧化/硝化应激介导参与 JNK 的激活，进而可能引起细胞凋亡，但具体机制还有待深入研究。

**3. p38 途径**　p38 亚家族有多种异构体亚型，如 α、β1、β2、γ、δ 等。对氧化损伤、细胞存活的研究集中在 α 和 β 亚型，因其活性可被特异抑制剂有效抑制。不同氧化剂对 p38 的激活作用可诱导多种细胞类型的细胞周期阻滞和细胞凋亡。ROS 和 ONOO⁻诱导的 p38 激活能影响多种细胞类型的细胞存活，特别是在血管、心脏、神经等[28]。ONOO⁻诱导 p38 激活在神经退行性疾病中也有发生。持续的 p38 激活，将过度刺激 N-甲基-D-天冬氨酸（NMDA）受体，增强神经元 NO 的生成，引起 ONOO⁻导致的细胞毒性。

### （二）PI3K/Akt 途径

PI3K/Akt 的活化对细胞存活非常重要，PI3K/Akt 途径被认为是依赖磷酸化作用抑制细胞内凋亡因子，如 BAD、胱天蛋白酶（caspase）-9，GSK3 和 IKKα 途径。Akt 是一个重要的抗凋亡蛋白，在氧化损伤时会被激活，机制为 PI3K 介导 3′-磷酸化的磷酸肌醇将 Akt 募集到细胞膜上，在 3-磷酸肌醇依赖性蛋白激酶 1（PDK-1）的作用下，Akt 被磷酸化，作用于 ASK1，阻止 ASK1 激活 JNK 及其下游 ATF2，从而保护细胞抵御过氧化氢诱导的凋亡。

ONOO⁻可以通过诱导酪氨酸的氧化或硝化，分别发挥促进或抑制 PI3K/PKB（Akt）的活化，这取决于过氧亚硝酸根的浓度。一般情况下，过量的 ONOO⁻可导致 PI3K 的酪氨酸硝基化，阻止 PI3K 的活化，抑制 Akt 的抗凋亡功能。

### （三）PKC 途径

PKC 是一类磷脂依赖的丝氨酸/苏氨酸激酶家族，参与调控细胞生长、死亡、应激反应等信号转导途径。通常 PKC 活性依赖 $Ca^{2+}$浓度，在结构上易受氧化还原作用调节影响，且各种抗氧化剂均能抑制 PKC 依赖的细胞反应。在血管平滑肌细胞中，过氧化氢诱导的 PKC 与凋亡相关，当 PKC 被下调或抑制时，坏死成为细胞死亡的主要形式。在抑制氧化剂损伤过程中，PKC 激活是必需的[26]。

### （四）NF-κB 途径

核转录因子-κB（NF-κB）为一个转录因子蛋白家族，包括 5 个亚单位：Rel（cRel）、p65（RelA，NF-κB3）、RelB 和 p50（NF-κB1）、p52（NF-κB2），参与调控与免疫功能、炎症、凋亡和细胞增殖有关的基因。抗氧化剂能有效阻止 NF-κB 的活化，因此 ROS 可能是 NF-κB 活化过程的重要中介。NF-κB 在正常细胞中与其抑制蛋白（IκB）结合而处于失活状态，许多刺激因素如干扰素（IFN）、脂多糖（LPS）、IL-1、紫外线、病毒等都可诱导 IκB 磷酸化而使 NF-κB 活化，而 ROS 可促进 PKC 的激活，活化的 PKC 磷酸化 IκB，导致后者与 NF-κB 解离，NF-κB 释放到核中，从而激活转录过程[29]。一方面，氧化应激可活化对其敏感的 NF-κB；另一方面，细胞外的氧化刺激可激活细胞膜上 Rac1 调控的 NADPH 氧化酶，后者促使细胞质中 ROS 的水平增高，ROS 也可以通过氧化还原因子-1（redox factor-1，Ref-1）或其他途径间接使 NF-κB 活化，如通过调节 IκB 激酶的活性及影响 NF-κB 与 IκB 亲和力的方式来调节 NF-κB 的活性。NF-κB 被激活后，转位进入细胞核内，与凋亡相关基因如 c-myc 等的 NF-κB 调控元件结合，促进基因转录，诱导细胞凋亡。

在人类多形核细胞进行的一系列实验结果表明，内源性或外源性的 ONOO⁻ 诱导产生的 LPS、TLR-9，均能激活 NF-κB，从而导致 IL-8 的分泌增加，也就意味着 ONOO⁻ 可能放大中性粒细胞 NF-κB 依赖的炎症反应。

### （五）AMPK-TSC2 途径

腺苷酸活化的蛋白激酶（AMP-activated protein kinase，AMPK）是丝氨酸/苏氨酸蛋白激酶，是生物能量代谢调节的关键分子。AMPK 对细胞内 AMP/ATP 值变化十分敏感，在应激条件如氧化/硝化应激条件下，AMP/ATP 值增加，AMPK 活化，通过下调合成代谢过程减低 ATP 的消耗，同时促进催化氧化过程以生成更多的 ATP，缓解应激，维持机体的正常代谢[30]。而结节性硬化复合物蛋白 2（tuberous sclerosis complex 2，TSC2），作为 AMPK 的一种底物，参与调节 AMPK 介导 mTOCR1 信号通路，调节细胞生长。当营养匮乏或应激压力导致细胞内 ATP 水平下降时，AMPK 被激活，直接磷酸化 TSC2 苏氨酸的 1345 位点，使 TSC2 活化，抑制 mTOR 活性，减少蛋白合成，进而影响细胞生长[31, 32]。

# 三、氧化/硝化应激细胞损伤分子机制

氧化/硝化应激的发生与机体内氧/氮自由基的产生–消除失衡有关，进而导致脂质、蛋白质、核酸的过氧化/硝化，直接表现为 DNA 损伤、脂质过氧化/硝化、细胞凋亡等分子事件，造成细胞、组织损伤，间接表现为氧化/硝化应激与炎症的恶性循环，引发各种疾病。对于氧化/硝化应激细胞损伤分子机制的深入解析，有助于发现治疗心脑血管疾病的药物靶标。

## （一）DNA 损伤

氧化/硝化应激状态下，过多的氧自由基和氮自由基可与 DNA 发生氧化/硝化反应，破坏 DNA 结构，导致 DNA 链断裂、DNA 位点突变、DNA 双链畸变等形式的 DNA 损伤[33]。一方面，ROS 可以与鸟嘌呤（G）发生氧化反应，生成 8-氧鸟嘌呤（8-oxoG），氧化后的鸟嘌呤不再与胞嘧啶（C）配对，从而与腺嘌呤（A）配对，使 DNA 位点发生突变，引起 DNA 损伤[34]；另一方面，过多的 ONOO⁻ 也能与 DNA 发生反应，引起碱基修饰和 DNA 双链断裂，ONOO⁻ 可以与鸟嘌呤反应生成 8-硝基鸟嘌呤，破坏 DNA，同时还能够与环戊糖反应使其脱氢，导致 DNA 双链断裂[34]。

ROS 和 ONOO⁻ 导致 DNA 损伤双链断裂后，进而激活了机体内多聚 ADP 核糖聚合酶（poly ADP-ribose polymerase，PARP）[35, 36]。PARP 家族目前已发现有 17 种亚型，其中 PARP-1 作为最重要的成员之一，是 DNA 损伤的分子感受器，在氧化/硝化应激诱导 DNA 损伤时被激活，参与 DNA 的修复，并加速细胞能量耗竭，引起细胞死亡。PARP-1 是一种具有多种调节功能的核酶，作用于多种蛋白质的谷氨酸残基，催化 NAD⁺ 底物生成 ADP 核糖聚合物和烟酰胺。活性氧/氮自由基引发 DNA 单链断裂后，激活 PARP-1，可形成 ADP 核糖基化蛋白受体，与多种核蛋白结合，介导碱基修复复合物参与 DNA 的修复，但此过程中，细胞内的 ATP 急剧下降，加快能量耗竭，导致细胞死亡。已有研究表明，轻度的 PARP-1 激活有利于 DNA 的修复，促进细胞的存活，但过度的 PARP-1 激活可导致细胞死亡[35, 36]。

此外，PARP-1 也可参与多种蛋白质的转录水平调节，尤其是介导一些炎症因子，如 iNOS，细胞间黏附分子（ICAM）-1、主要组织相容性复合体 II 类（MHC II）等。氧化/硝化应激条件下，DNA 单链断裂，激活 PARP 家族，介导炎症反应，促进趋化因子的产生，使 ICAM-1 的表达增加，招募更多的白细胞聚集到炎症病灶，加重氧化/硝化应激导致的损伤，造成恶性循环。

### （二）脂质过氧化/硝化

氧自由基反应和脂质过氧化反应在机体的新陈代谢过程中起着重要的作用，正常情况下两者处于协调与动态平衡状态，维持着体内许多生理生化反应和免疫反应。一旦这种协调与动态平衡产生紊乱与失调，就会引起一系列的新陈代谢失常和免疫功能降低，形成氧自由基连锁反应，损害生物膜及其功能，以致形成细胞透明性病变、纤维化、大面积细胞损伤造成神经、组织、器官等损伤。这种由氧自由基氧化脂质造成的损伤称为脂质过氧化。

细胞膜上存在大量的脂质，氧化/硝化应激状态下，大量的氧/氮自由基极易与脂质发生反应，主要包括 3 个步骤：启动、传播和终止。脂质过氧化反应可以理解为持续的自由基链式反应，直到终止发生。首先，氧/氮自由基攻击烯丙基碳形成碳中心自由基，碳中心自由基与 $O_2$ 反应生成脂质过氧自由基，过氧自由基可以与相邻的脂质发生循环反应继续形成脂质过氧化物。脂质过氧化可分解产生多重反应产物，其中最重要的包括丙二醛（malondialdehyde，MDA）、丙烯醛、4-羟基壬烯醛（4-hydroxynonenal，HNE）、4-羟基-2-己烯醛等[37]。生成的这些无功能的醛类容易与半胱氨酸、赖氨酸、组氨酸的氨基酸残基附着，共价形成稳定的复合物，导致氨基酸失去功能，并改变其作用的蛋白质功能。简单来说，脂质过氧化过程中 ROS 氧化生物膜的过程，即 ROS 与生物膜的磷脂、酶和膜受体相关的多不饱和脂肪酸的侧链及核酸等大分子物质发生脂质过氧化反应形成脂质过氧化物（lipid peroxide，LPO）如 MDA 和 HNE，从而改变细胞膜的成分组成，使细胞膜的流动性和通透性发生改变，最终导致细胞结构和功能的改变[38]。

而由于 ONOO⁻ 能够穿过生物膜，故可以直接或者间接同细胞内脂质发生反应。ONOO⁻ 一方面参与脂质的过氧化，另一方面也具有氧化蛋白质的作用，其不可逆的蛋白质氧化修饰导致蛋白质构象的变化，使蛋白质聚集或展开，最终失去功能，如抑制线粒体呼吸链的酶类，造成线粒体功能障碍，抑制锰超氧化物歧化酶，降低细胞抗氧化能力。另外，ONOO⁻ 能直接和不饱和脂肪酸发生硝化反应生成硝基脂肪酸，同时也通过干预环加氧酶-2（COX-2）和细胞色素 P450 等一些关键酶来影响脂类合成，从而影响细胞的生理功能[39]。

### （三）细胞凋亡级联反应

氧分子作为氧化磷酸化的终末电子受体，在需氧代谢中占有重要地位，但这种对电子的需求同时也导致了各种活性氧的形成。ROS 可启动一个链式反应，易与细胞膜上的各种不饱和脂肪酸及胆固醇反应，这种直接作用于细胞的氧化损伤能导致细胞凋亡。氧化应激使机体处于易损状态，同时能增强致病因素的毒性作用，它不仅与多种疾病的发生发展有关，也与细胞凋亡存在着密切的关系。目前，氧化应激诱导细胞凋亡的分子机制还不十分清楚，概括起来有以下几种认识。

**1. 线粒体损伤介导的细胞凋亡**  线粒体是真核生物能量和代谢的中心，为细胞的各种生命活动提供基础能量。许多因素包括死亡受体信号、生长因子抑制剂、抗癌药物等，可以损伤线粒体的功能，诱发细胞凋亡。由于线粒体 DNA（mtDNA）是裸露的，并与呼吸链和富含脂质的线粒体膜紧密相连，使其对氧化应激损害的敏感性较核 DNA 高；加之催化 mtDNA 复制的 DNA 聚合酶不具备校读功能及 mtDNA 缺乏修复机制等原因，造成 mtDNA 的损伤积累效应，从而出现片段的丢失、修饰及插入突变，突变的 mtDNA 可编码结构和功能改变的蛋白质，又进一步促进氧自由基的生成，造成恶性循环。

此外，ROS 的增加可直接或间接损伤线粒体膜，造成膜电位的下降，进而使线粒体膜的通透性提高，使线粒体膜间腔的细胞色素 c（Cytc）释放入胞质，与凋亡激活因子-1（apoptosis activating factor-1，Apaf-1）及 pro-caspase-9 形成凋亡小体（apoptosome）[40]，在 ATP 参与下，凋亡小体内的 pro-caspase-9 可自身激活，形成具有活性的 caspase-9，后者进一步激活 caspase-3、caspase-6、caspase-7 等；活化的 caspase 可进一步导致线粒体膜破裂，致使线粒体进一步释放其他一些激活因子[如凋亡诱导因子（AIF）、HSP60/100 等]；caspase-3、caspase-6、caspase-7 被激活后，可催化靶底物分裂，如分裂 DNA 片段化因子 45（DNA fragmentation factor 45，DFF45）释放出具有活性的 DFF40，后者进入核内使 DNA 有序片段化；分裂 PARP 和复制因子 C 大亚基（large subunit of replication factor C）RFC140 引起 DNA 修复和复制障碍，导致细胞凋亡。

**2. 死亡受体途径**  外源性凋亡途径与细胞表面的受体激活后凋亡程序的启动和进展有关，如死亡受体（death receptor，DR）中的肿瘤坏死因子受体（tumor necrosis factor-receptor，TNFR）超家族。DR 是细胞表面受体，属于 TNFR 超家族，是 I 型膜蛋白，结构包括胞内 C 端、跨膜区及胞外配体结合的 N 端，其在结构上有 1 个共同特征，都具有富含数个半胱氨酸相似结构的胞外功能区和 1 个同源的胞内功能区，后者称为死亡效应结构域（death effector domain，DED）。目前已知的 DR 亚家族成员包括 Fas-R、TNFR1 和 TNFR2、DR3，以及肿瘤坏死因子相关凋亡诱导配体（TNF related apoptosis inducing ligand，TRAIL）的受体 1、2、3、4。Fas 是细胞表面重要的 DR，Fas-R 缺失或其配体 FasL 升高会增加 Bax 基础表达。Fas 介导的凋亡依赖线粒体的活性，线粒体为启动下游的凋亡执行环节——caspase 级联反应提供放大信号[41]。线粒体的激活由促凋亡的 Bcl-2 家族成员 Bid 介导。Bid 是 caspase-8 的作用底物。有研究表明，caspase-8-Bid 途径是活体高氧应激致肺细胞凋亡的主要途径。caspase-8 和 caspase-10 通过 DED 直接作用于 DR，并通过受体配体相互作用自体活化。caspase-8 和 caspase-10 为信号通路中的顶点，激活下游的 caspase，而 caspase-3 则是凋亡的最终执行者。

**3. 内质网应激反应途径**  氧化应激主要作用于内质网（endoplasmic reticulum，ER）及钙泵，内质网作为真核生物的重要细胞器之一，不仅是细胞内主要的 $Ca^{2+}$ 储存场所，还负责细胞内蛋白质的正确折叠和成熟，保证生命活动的正常进行。各种原因引起的 ER 中出现错误折叠与未折叠蛋白在腔内聚集及 $Ca^{2+}$ 平衡紊乱的状态，即称为内质网应激（endoplasmic reticulum stress，ERS）。时至今日 ERS 介导凋亡的机制仍有争论，曾有人提出严重的 ERS 会激活 c-Jun N 端激酶（JNK）和 CHOP（C/EBP homologous protein），损害

Bcl-2 抗凋亡功能，并激活 Bim、Bax 和 Bak，引起从 ER 到线粒体的凋亡信号转导，最终激活 caspase 导致细胞凋亡。凋亡过程中线粒体和 ER 应激通路的相互作用逐渐为人们所认识。氧化性 DNA 损伤和氧化介导的 ERS 也是氧化应激所激活的重要凋亡信号级联反应，活性氧和氮自由基被发现可以通过 ERS 介导的 JNK 激活、CHOP 转录激活及 caspase 激活等来直接激活不同的信号级联通路[42, 43]。

硝化应激从某种程度上与氧化应激具有类似的损伤作用，但是某些方面又有别于氧化应激，持续硝化应激可特异性引起蛋白质酪氨酸硝基化修饰，导致其功能的激活或抑制，同时也可能改变蛋白之间的相互作用。$ONOO^-$ 是一种强硝化剂和氧化剂，在生理 pH 条件下显示最强的硝化能力[44]。体内 $ONOO^-$ 与其共轭酸过氧亚硝酸（HOONO）都可直接氧化过渡金属中心或巯基，生成·$NO_2$ 或 $NO_2^-$，过渡金属中心则形成氧合金属配合物。$ONOO^-$ 还能裂解产生多种毒性代谢产物，引起膜脂质、结构蛋白和 DNA 损伤。在生理条件下，蛋白质硝基化水平非常低，在没有靶分子存在时，细胞内 $ONOO^-$ 大部分会转化为 $NO_3^-$[16]。但在缺血、炎症等病理状况下，$ONOO^-$ 及其衍生物的积聚可加剧病理损伤。细胞内众多蛋白质都可能成为 $ONOO^-$ 的作用靶点，由于蛋白质结构、定位、细胞内浓度及与其他蛋白质相互作用的差异决定了硝化应激是一个选择性修饰特定酪氨酸残基的过程。经过一系列的自由基反应，$ONOO^-$ 及其衍生物可将酪氨酸残基氧化生成酪氨酰自由基（Tyr·），然后 Tyr·与·$NO_2$ 结合生成更加稳定的 3-硝基酪氨酸（3-nitrotyrsine，3-NT）[45]。据报道，细胞内一些重要的功能酶类本身作为蛋白质，其酪氨酸残基极易受到硝基化的影响。例如，线粒体呼吸链的酶类、锰超氧化物歧化酶（Mn-SOD）、细胞色素 c，以及膜上 $Na^+$，$K^+$-ATP 酶都可能因酪氨酸硝基化而失活，这可以解释在某些病理情况下线粒体功能障碍的机制[46-49]。上述这些都可能是 $ONOO^-$ 导致蛋白质功能障碍、酶活性变化、细胞骨架蛋白改变及细胞损伤的重要原因。

而在诸多研究中，也证实硝化应激损伤参与介导了线粒体依赖的凋亡级联反应。$ONOO^-$ 可以在线粒体内形成，又因其易于穿过生物膜，也可以从线粒体外扩散进入线粒体，从而可直接与敏感靶分子反应。研究证明，$ONOO^-$ 可以直接与呼吸链中复合物Ⅰ（NADH–泛醌还原酶）和复合物Ⅱ（琥珀酸–泛醌还原酶）的铁硫中心反应，从而导致二者的失活；$ONOO^-$ 也可能通过形成 3-NT 抑制复合物Ⅰ，导致氧化磷酸化的脱偶联[50, 51]。另外，$ONOO^-$ 也可以导致线粒体 Mn-SOD 发生酪氨酸残基硝基化，从而导致 Mn-SOD 酶活性及抗氧化能力下降[50, 51]；$ONOO^-$ 的硝化活性也可使顺乌头酸酶（aconitase）酪氨酸残基硝基化，致使线粒体功能障碍，引起细胞供能不足，最终引发细胞凋亡反应[51, 52]。由此可见，硝化应激既可以通过直接影响线粒体膜电位，又可以通过干预线粒体呼吸链重要酶类等来介导线粒体依赖的凋亡级联反应。

（四）炎症反应

在氧化/硝化应激状态下，体内处于氧化–抗氧化失衡状态，过多 ROS 和 RNS 生成，使平衡倾向于氧化，导致中性粒细胞炎症性浸润，蛋白酶分泌增加，产生大量氧化中间产物，如白三烯、血栓素等促炎症介质[53]。同时，氧化/硝化应激可以激活 NF-κB[54]，上调多种炎症因子如 TNF-α、IL-6 等，加重细胞炎症反应。同时，在心脑血管疾病中，血管损伤造成的炎症反应，其产生的多种炎症分子还可以激活细胞内 NADPH 氧化酶，使其产生大量的自由基，进而导致氧化/硝化损伤，造成炎症与氧化/硝化应激的恶性循环[55]。

# 第二节　氧化/硝化应激与心脑血管疾病

氧化/硝化应激发生后，容易引起细胞、组织的损伤，进而引发疾病。对于心脑血管系统，氧化/硝化应激在多种心脑血管疾病的发生、发展过程中发挥关键的作用，如诱发动脉粥样硬化，引发并恶化心力衰竭，参与缺血性脑血管病等病理过程。

# 一、心力衰竭

心力衰竭是指由于心脏的收缩功能或舒张功能发生障碍，不能将静脉回心血量充分排出心脏，导致静脉系统血液淤积、动脉系统血液灌注不足，即由各种心脏疾病导致心功能不全而引起的一种综合征。多种心脏疾病最终都会导致心力衰竭，其发病机制有很多，概括来说涉及神经体液机制、细胞因子、氧化应激和心肌细胞凋亡等，而以上各个因素之间既相互联系又相互影响。

在氧化应激中，ROS 可损伤心肌细胞膜和改变离子通道，造成心肌细胞损伤，导致心脏收缩或舒张功能下降；此外 ROS 促进胶原合成，导致心肌纤维化，进而促进心室重构；最后 ROS 还可引发和加重血管内皮功能障碍，使内皮细胞依赖的血管舒张作用减弱，血管阻力逐步增加，最终导致左心室负荷过重和心力衰竭进展，加剧心功能减退及循环功能障碍，参与心力衰竭形成发展的不良进展病理过程[56]。

实验证明，在急性和慢性心力衰竭动物模型及患者心脏中都有 ROS/RNS 生成的增加[57]。作为血管内皮因子的 NO 在正常浓度下可舒张血管，减少炎症反应，具有一定的保护作用，但过量生成的 NO 也可以与超氧阴离子作用生成 $ONOO^-$，可迅速使酪氨酸残基硝基化，形成比较稳定的终末代谢产物 3-NT，导致心肌细胞线粒体功能障碍，引发心力衰竭。此外，由硝化应激造成 ROS 与 RNS 之间的失衡也是诱发心力衰竭的重要原因之一[58]。硝化应激还能引起左心室及血管系统功能障碍，诱发心力衰竭。除了以上机制外，有研究表明在心力衰竭患者的肌质网 $Ca^{2+}$-ATP 酶（SERCA）中发现了硝化蛋白的存在。SERCAa 的硝化修饰将使 SERCA 失活，引起细胞内钙紊乱，从而导致心力衰竭。

在心力衰竭模型中，大量 ROS 和 RNS 的产生破坏了机体内 ROS/RNS 的平衡，损伤细胞，导致能量代谢障碍，造成特定蛋白的氧化/硝化修饰，促进心室重构，加速心力衰竭，形成恶性循环[59]。主要概括为以下几点。

（1）心肌细胞 ROS/RNS 过量生成导致能量代谢障碍，造成心肌细胞凋亡：由于心脏的高能量需求，心脏的线粒体数量比其他组织高，线粒体功能的变化对维持能量平衡十分敏感。线粒体呼吸链电子渗漏是 ROS 的主要来源，但在正常生理状态下，ROS 的产生量普遍较低，可以通过抗氧化剂如线粒体 Mn-SOD 和过氧化氢酶维持 ROS 的正常水平。然而，在病理条件下，线粒体损伤和功能障碍可能会导致电子传递链的堵塞和 ROS 产生增加，同时抗氧化剂的下调会导致 ROS 的清除能力下降，使线粒体 ROS 水平的整体上升[60]。

心肌细胞中的 ROS 过量生成可以通过攻击膜磷脂中的多聚不饱和脂肪酸导致过氧化，

形成脂质自由基链式反应，改变膜流动性，破坏线粒体膜通透性，导致 ROS 诱导的大量 ROS 释放。过量 NO 与超氧阴离子反应生成 $ONOO^-$ 后，随之生成的 3-NT 容易造成关键抗氧化酶系的失活，如 Mn-SOD 的失活导致 ROS 清除减少，ROS 的持续增加导致心肌细胞死亡。有研究表明，过表达 NOX4 会增加超氧阴离子生成，并伴有线粒体蛋白氧化程度增加，发生线粒体功能障碍，同时降低线粒体的物质合成[61]。另一方面，eNOS 脱偶联，黄嘌呤氧化酶（XO）和 p47phox 的表达都可以激活 ROS，造成线粒体损伤，进一步加重能量代谢障碍。能量供给不足，造成心肌细胞凋亡，诱导心肌肥厚，加重心力衰竭。

（2）氧化/硝化应激加速心脏组织重塑：氧化应激可直接影响细胞的结构和功能，并可能激活心脏重塑和心力衰竭的分子机制。氧化应激可以刺激心肌生长，导致基质重塑和细胞功能障碍，其主要涉及几个下游信号通路的激活[62]。

1）ROS 激活广泛的肥大信号激酶的转录因素，如 ROS 刺激酪氨酸激酶 Src、GTP 结合蛋白 Ras、蛋白激酶 C、MAPK 和 JNK。过氧化氢低水平下可激活 MAPK，促进蛋白质合成，而高水平下刺激 MAPK、JNK、p38 和蛋白 Akt 激酶，诱导细胞凋亡[28]。

2）ROS/RNS 系统激活诱导细胞凋亡，加速心脏重塑和心肌功能障碍，主要与 ROS/RNS 介导的 DNA 和线粒体损伤诱导与凋亡信号激酶的激活有关。ROS/RNS 导致 DNA 链断裂，激活核酶 PARP-1，PARP-1 的激活一方面会造成能量生成障碍；另一方面可以调节多种炎症介质的表达，促进心脏重塑[57]。

3）ROS/RNS 系统可以激活基质金属蛋白酶（MMP）。MMP 通常以非活性形式分泌，ROS 激活 MMP，通过其有针对性地与关键的半胱氨酸肽抑制域结合翻译后激活。ROS 也通过激活转录因子 NF-κB 增加 MMP 表达，MMP 在心肌组织重塑过程中起着举足轻重的作用[63]。有研究表明，MMP-2 基因敲除后可改善小鼠心肌梗死后的存活率，持续的 MMP 激活可能通过提供异常的细胞外环境与心肌细胞相互作用影响心肌的结构特性。

4）ROS/RNS 系统通过使参与兴奋-收缩偶联的蛋白质发生酪氨酸氧化/硝化修饰直接影响收缩功能，如抑制 L 型钙通道肌质中钙 ATP 酶的氧化作用，从而抑制内质网的钙摄取。

（3）损伤心肌肌质网，介导 SERCA 氧化/硝化，使 $Ca^{2+}$ 稳态失调：肌质网指肌纤维胞质中的滑面内质网，是贮存、释放兴奋-收缩偶联介质 $Ca^{2+}$ 的场所。肌质网心脏型 $Ca^{2+}$-ATP 酶（SERCA2a）功能受损影响压力负荷诱导的肥大心肌细胞功能，已被证明在代偿性肥大的心力衰竭进展中是至关重要的[64]。研究人员已经证明，通过在心力衰竭的各种动物模型中增加 SERCA2a 基因表达可以改善心脏功能。首先，SERCA2a 蛋白是氧化应激敏感蛋白，过氧化氢和羟自由基直接通过抑制其与 ATP 结合，抑制 ATP 酶活性，从而损害肌质网钙泵。其次，SERCA2 可以被硝化修饰，SERCA2a 酪氨酸硝化程度增加与年龄呈正相关。最后，SERCA2 的半胱氨酸氧化可提高其活性，降低钙处理后心脏的损伤。

研究表明，心肌细胞 SERCA2a 的活性和水平与胞质蛋白 SUMO-1 水平有一定的联系[65]。经过 SUMO 相关的赖氨酸残基 480 和 585 翻译后修饰，可以提高 SERCA2a 的稳定性及其活性。此外，SUMO-1 表达水平高可以促进 SERCA2a 水平的恢复，改善血流动力学，降低心力衰竭小鼠的死亡率[65]。众所周知，蛋白质的 SUMO 化修饰与细胞的应激反应相关。氧化应激可以影响蛋白 SUMO 的目标浓度和时间依赖性。在人类神经细胞中，SUMO 的过度表达增加了氧糖剥夺下的细胞存活率，提示 SUMO 化可增强缺血耐受[66]。这在心力衰竭供血不足的情况下，提高存活率具有重要的作用；然而，氧化应激作为心脏肥大和心力衰竭的一个关键环节，如何影响 SUMO-1 基因的表达还有待研究。

在心力衰竭模型中，随着 ROS/ONOO⁻浓度的增加，SERCA2a 的氧化/硝化程度随之增加，钙泵活性大大降低，心脏松弛率降低，肌质网摄钙能力下降，使细胞内 $Ca^{2+}$ 浓度增加，导致细胞内钙超载，引起心脏细胞收缩和舒张功能的紊乱，最终导致心脏功能失调，加重心理衰竭。虽然引起心力衰竭的特定蛋白硝化位点尚不明确，但使用抑制硝化应激的药物降低细胞内硝化应激水平将成为治疗心力衰竭的关键途径之一。

# 二、动脉粥样硬化

动脉粥样硬化（atherosclerosis，AS）是冠心病、脑梗死、外周血管病的主要原因，其特征为由脂质代谢异常引起动脉内膜出现胆固醇、类脂肪等粥样病理改变。氧化/硝化应激在动脉粥样硬化的发生、发展过程中扮演重要角色，其主要通过氧化/硝化作用、促进局部炎症反应、诱导血管基因的改变等[1]参与动脉粥样硬化的发生发展过程。

（1）氧化/硝化应激引起血管内皮细胞损伤，诱导内皮细胞黏附因子表达：血管内皮细胞结构与功能的完整性是保护血管、防止动脉粥样硬化的重要条件。血管内皮细胞具有多种功能，可发挥显著的自分泌、旁分泌与内分泌作用，并且可以影响血管平滑肌细胞（SMC）、血小板和白细胞等。内皮功能障碍被认为是动脉粥样硬化的首要事件，以扩张血管的 NO 生物活性下降和内皮源性收缩因子如内皮素-1 增加为特征，这种失衡会促进炎症反应的发生、血小板激活和血栓的形成等。有研究表明，内皮细胞涉及许多疾病过程，包括动脉粥样硬化、肺动脉高血压、脓毒症和炎症综合征等，这都与内皮损伤、内皮功能障碍及其活化有关。

NO 是维持并调节血管内皮功能的重要物质，既是气体信号因子，又是血管舒张因子。由内皮型一氧化氮合酶（eNOS）生成的 NO 作为信使分子，激活可溶性鸟苷酸环化酶（soluble guanylate cyclase，sGC）后发挥多重生理效应，包括调节血管张力，抗氧化，防止氧化型低密度脂蛋白的产生，抑制激活的内皮细胞表达黏附分子，抑制白细胞与血管内皮细胞黏附，抑制血小板黏附、聚集，调节血管平滑肌细胞增殖、迁移和细胞外基质的合成，对动脉粥样硬化病理形成和发展具有抑制作用[67]。

在氧化应激状态下，大量 ROS 可导致 eNOS 形成寡聚体，诱导大量超氧阴离子生成，而不生成正常浓度的 NO，即引起 eNOS 脱偶联。大量的超氧阴离子与 NO 迅速反应生成 ONOO⁻，诱发硝化应激，造成多种蛋白发生酪氨酸硝化反应，破坏内皮细胞结构，eNOS 活性下降，进一步导致 NO 浓度下降，使 NO 生物利用度降低而导致内皮功能失调[68]。氧化/硝化应激激活血管内皮细胞，诱导其表达多种选择性黏附分子，如血管细胞黏附分子-1（VCAM-1）、单核细胞趋化蛋白-1（MCP-1）、细胞间黏附分子-1（ICAM-1）等，导致单核细胞黏附，最终造成动脉粥样硬化。而很多氧化物前体可直接刺激血管内皮细胞，上调致动脉粥样硬化基因的表达，促进单核细胞黏附及炎性分子释放，加重局部炎症反应。

（2）低密度脂蛋白（LDL）氧化修饰，促进泡沫细胞生成和动脉粥样硬化斑块形成：

在 AS 的发展进程中，低密度脂蛋白（LDL）的氧化修饰可导致脂质过氧化（LPO）的发生，而 LPO 过程是产生自由基和自由基参与的链式翻译，是 ROS 对机体造成的最大损害。生物膜上的许多不饱和脂肪酸对 ROS 的进攻非常敏感，一旦反应启动，就会以级联反应方式进行下去，造成大量脂质过氧化物的产生[69]。

在代谢过程中，过氧化物被断裂成大小不同的醛类分子，具有细胞毒性，可破坏或改变生物膜的结构，导致膜流动性下降、通透性改变、运输功能紊乱等。动脉壁中的平滑肌细胞、内皮细胞、单核巨噬细胞都具有氧化修饰 LDL 的功能，氧化 LDL（ox-LDL）通过多种途径启动和促进动脉粥样硬化的发生发展，并最终导致粥样斑块破裂，引发恶性血管事件。ox-LDL 致动脉粥样硬化具体表现在以下几个方面：①与巨噬细胞上清道夫受体 A1（SR-A1）高度亲和，趋化单核细胞至内皮下间隙，促进平滑肌细胞增殖，巨噬细胞中胆固醇大量聚积，发生变性、坏死，形成泡沫细胞；②诱导大量细胞黏附分子及炎症因子的生成，促进细胞黏附于内皮并向内皮下趋化，加剧炎症反应；③损伤内皮细胞，诱导内皮细胞核血管平滑肌增殖、迁移。

因此，ox-LDL 是致 AS 的独立危险因素，氧化应激中 ROS 的蓄积导致大量的 LDL 被氧化修饰成 ox-LDL，而硝化应激中的 ONOO$^-$能够使载脂蛋白 A I 或 A II 发生硝基化，导致巨噬细胞和内皮细胞胆固醇大量聚积，诱发动脉粥样硬化形成[70]。在氧化/硝化应激状态下，大量 ROS/RNS 引起 LDL 氧化修饰生成 ox-LDL，导致泡沫细胞生成，加重炎症反应，诱发动脉粥样硬化发生。

（3）血管平滑肌细胞增殖和迁移：平滑肌细胞（SMC）是动脉中唯一的细胞成分，有收缩型和合成型 2 种。合成型的 SMC 对多种调节因子和细胞因子敏感，可合成细胞外基质，可迁移，是构成斑块的主要细胞成分。氧化/硝化应激引起内皮损伤后，平滑肌细胞发生增殖和迁移，合成型的 SMC 释放生长调节因子如成纤维细胞生长因子（FGF）、平滑肌细胞源性生长因子（SDGF）、血小板衍生生长因子（PDGF）等，通过自分泌方式影响自体细胞，通过旁分泌方式影响邻近细胞，加速平滑肌细胞的增殖和迁移[71]。

有研究表明，血管损伤后，早期的血管重塑需要 NADPH 氧化酶衍生的 ROS 参与，而后期的血管重塑需要依赖于 eNOS 产生的 ONOO$^-$。且 ROS/RNS 可以调节细胞外基质的降解，并伴随 MMP 的分泌，促进血管平滑肌细胞的迁移[72]。而 H$_2$O$_2$ 和超氧阴离子均具有促进血管平滑肌细胞增殖的作用，这表明 ROS 在平滑肌细胞增殖中扮演重要的角色，也与动脉粥样硬化斑块的形成和破裂有一定的联系。

此外，在动脉粥样硬化病变的各个时期中，在损伤部位均可检测到诱导型一氧化氮合酶（iNOS）的过表达及酪氨酸残基的硝基化，由硝化应激所产生的硝化产物含量是正常组织的 6 倍，过氧化亚硝酸盐的含量高于正常细胞[73]。同时，在内膜斑块、复合异生细胞斑块及无细胞纤维斑块中也可检测到硝化酪氨酸。概括来说，在动脉粥样硬化发展过程中，一方面硝化应激产生的 ONOO$^-$能够引起脂质过氧化而损伤动脉血管内皮细胞，刺激血管平滑肌细胞增殖，导致血管平滑肌细胞凋亡并引起血管重构；另一方面硝化应激会引起促炎症因子的释放、黏附分子表达增加、单核细胞黏附于内皮、血管通透性增加，最终促进动脉粥样硬化形成[74]。有研究表明，醛固酮拮抗剂与血管紧张素转化酶抑制剂的联合应用，可降低血管内过氧化物的生成，从而起到内皮保护作用。同时通过降低硝化应激水平，还可以减小动脉粥样斑块的面积。目前，单核巨噬细胞内硝化应激的水平可能成为检测早期动脉粥样硬化的指标之一，具有重要的临床意义与应用价值。

# 三、缺血性脑血管病

缺血性脑血管病与心脏病、恶性肿瘤是导致人类死亡的三大致死病因，具有高发病率、高致残率、高复发率的特点。脑组织对缺血缺氧性损害非常敏感，缺血缺氧数分钟即可造成神经元死亡，即不可逆转的脑损伤。脑缺血时，特别是再灌注时，自由基的产生远远超过自身内源性抗氧化系统的清除能力，过多的自由基可以引起脂质、蛋白质、核酸的过氧化，进而引发一系列的损伤级联反应，包括钙稳态失衡、兴奋性氨基酸的毒性作用、线粒体功能障碍等，以及随之产生的蛋白酶激活、基因表达的改变，最终导致细胞坏死或凋亡。

氧化/硝化应激不仅是缺血性脑血管病的重要病理生理分子事件，同时又在缺血性脑血管病的各个阶段起着不同程度的作用。

**1. 氧化/硝化应激与炎症相互促进导致血管内皮损伤**　缺血性脑血管病的致病因素中动脉粥样硬化是极为重要的，而血管内皮损伤是动脉粥样硬化的始动因素，由于血压、血糖、血脂、感染、过劳等多种危险因素的刺激，造成血管内皮功能受损，发生氧化应激和炎症反应，诱发各种炎性因子如 MCP-1、VCAM 的分泌，启动了动脉粥样硬化的病理过程。而氧化应激与炎症关系密切，NF-κB 是调节多种炎症因子表达的重要上游机制，氧化应激可激活 NF-κB，从而上调多种炎症因子表达并诱发炎症，而炎症因子如 TNF-α、IL-1可激活细胞内 NADPH 氧化酶，NADPH 氧化酶产生大量氧自由基导致氧化应激损伤[75]。氧化应激与炎症相互促进，形成恶性循环，造成内皮损伤、细胞凋亡和新生血管增多，最终引发脑缺血损伤事件。

**2. 氧化/硝化应激诱发不稳定斑块破裂并发血栓**　不稳定斑块破裂并发血栓形成是动脉粥样硬化性疾病事件的主要诱发因素。造成斑块破裂的因素是多方面的，而氧化应激在其中扮演了重要角色。影响斑块稳定性的主要因素有斑块内细胞凋亡、内皮功能不良、斑块内新生血管增多和降解斑块纤维帽的基质金属蛋白酶（MMP）增多。MMP 是影响斑块稳定性的关键因素，主要受氧化应激的调控，而细胞凋亡、新生血管增多和内皮功能不良也与氧化应激存在密切联系，可见氧化应激是诱发斑块破裂的关键因素。粥样物质溢出诱发血栓形成或随血液流动至血管远端形成栓塞，因此氧化应激不仅与缺血性脑血管病血流动力学因素密切相关，与栓塞性因素同样也具有密切联系。

在中枢神经系统中，MMP 是由脑血管内皮细胞、胶质细胞、神经元和中性粒细胞以无活性的酶原形式分泌的一类依赖 $Zn^{2+}$ 的蛋白水解酶，其底物为 Ⅳ 型胶原等细胞外基质成分[76]。MMP 的分子结构从 N 端至 C 端依次为信号肽、前肽、催化区（含高度保守的 $Zn^{2+}$结合位点、交联区和血红素结合蛋白区）。根据分子结构和作用底物的不同，MMP 分为 5种类型：明胶酶、胶原酶、基质溶解素、膜型 MMP 和其他未分类的 MMP。实验证明，MMP 广泛参与了组织重塑、血管发生、胚胎发育和创伤愈合等生理学过程，其中 MMP-2和 MMP-9 在脑缺血再灌注损伤早期与血脑屏障破坏关系最为密切。缺血再灌注后 3h 血脑屏障开放与 MMP-2 相关，而缺血再灌注后 48h 血脑屏障开放由 MMP-9 所致，大鼠脑缺血后 7～14 天 MMP-9 在梗死区域的表达升高。

**3. 氧化/硝化应激导致脑缺血后线粒体凋亡通路激活**　线粒体中存在 Smac 蛋白，这种蛋白能通过与凋亡抑制蛋白（IAP）结合解除 IAP 的抑制作用，并协助凋亡激活因子（Apaf-1）促进 caspase 的激活，其促凋亡活性需在 Apaf-1 及细胞色素 c 存在或 caspase-9 前体存在的情况下才发挥作用，在正常细胞它并不诱发凋亡。短暂脑缺血后产生的自由基可作用于线粒体，导致线粒体孔通透性改变，线粒体膜去极化，导致细胞色素 c 和 Smac 从线粒体释放到胞质中，激活 caspase-9。活化的 caspase-9 进一步激活 caspase-3，caspase-3 激活其他一系列胱天蛋白酶家族，从而引起 DNA 损伤，导致凋亡[77]。

氧化应激是脑组织缺血再灌注损伤的核心病理环节。研究发现脑缺血再灌注时，脑和血清中脂质过氧化物水平增高，同时组织损害加重，这主要是因为超过再灌注时间窗（约 3h）的脑细胞中线粒体因氧化应激介导的损伤级联破坏殆尽，不能利用有氧代谢产生 ATP，血液再灌注所带入的氧只能在黄嘌呤氧化酶作用下产生新的超氧阴离子，又使原有因氧耗竭而停滞的烷自由基向脂质过氧化物自由基的转换得以继续，从而产生新的自由基。此外，再灌注带入的 $Ca^{2+}$ 可提高黄嘌呤氧化酶的活性，促进氧自由基进一步产生超氧阴离子，激发氧化应激的连锁反应，造成更多损害。

当脑缺血发生时，脑微血管系统中存在的谷胱甘肽-谷胱甘肽还原酶自由基清除系统的含量下降，再灌注时则导致微血管周围产生大量自由基。氧自由基则会损伤血脑屏障，促进脑水肿的形成、血管内皮黏附分子的表达及白细胞和血小板与内皮的黏附，加重再灌注后脑微循环障碍。

近期研究表明，$ONOO^-$ 介导的硝化应激可能是缺氧缺血引起线粒体依赖性凋亡中的关键触发机制。在体外缺氧低糖损伤条件下，$ONOO^-$ 以浓度依赖的方式促使 HtrA2（high temperature requirement protein A2）由线粒体释放入胞质，导致血管内皮细胞 HtrA2/XIAP/caspase-3 稳态失衡，该机制与血管内皮细胞紧密连接蛋白分解及内皮细胞损伤密切关联[78]。近期的关联研究也提示，脑缺血后线粒体凋亡通路的激活与自噬-溶酶体途径之间存在着信号转导通路的内在交联。例如，在血管内皮细胞缺氧低糖损伤过程中观察到线粒体凋亡通路的激活，同时伴有自噬-溶酶体途径分子标志物微管相关蛋白 1 轻链 3（microtubule associated protein 1 light chain 3，LC3）、溶酶体相关膜蛋白 2（lysosome-associated membrane protein 2，LAMP2）及组织蛋白酶 B（cathepsin B）的高表达[79]。值得注意的是，$ONOO^-$ 可以触发缺氧低糖损伤病理过程中内皮细胞的自噬-溶酶体信号途径，反之，抑制上游钙调蛋白活性或者应用 $ONOO^-$ 清除剂均可以起到有效调控作用。来自于微栓塞缺血整体动物模型资料也证实，过量 $ONOO^-$ 介导的硝化应激可能触发了脑微血管线粒体凋亡通路激活。

**4. 氧化/硝化应激参与兴奋性氨基酸诱发的细胞凋亡损伤级联反应**　氧化/硝化应激可诱发缺血性脑血管病，同时在发生缺血性脑血管病后参与到损伤级联反应中，从多方面对缺血性脑血管病进程造成影响，形成恶性循环，主要如下。氧自由基产生过多，使兴奋性氨基酸（excitatory amino acid，EAA）释放增加及重摄取受阻，导致神经毒性损伤。EAA 是以谷氨酸和天冬氨酸为代表，存在于中枢神经系统中起传递兴奋性信息作用的一种神经毒素，在脑缺血缺氧及缺血再灌注后的脑组织损伤中起重要作用。实验研究证明，损伤越严重则 EAA 升高越显著，持续的时间也越长[80]。在脑缺血缺氧损伤时，脑内会产生大量的 EAA，作用于其受体，导致细胞内 $Ca^{2+}$ 浓度升高，进而通过 4 条途径来加重脑缺血损伤：①大量 $Ca^{2+}$ 沉积于线粒体，干扰氧化磷酸化。②胞内钙超载可使胞质内或溶酶体内 $Ca^{2+}$ 依赖性酶类激活，特别是中性蛋白酶的病理性增加，可使细胞结构分解、神经元骨架破坏，导致细胞死亡。③胞内 $Ca^{2+}$ 浓度增加，激活 $PLA_2$ 和 PLC，使膜磷脂降解，产生大量的游离脂肪酸，特别是花生四烯酸，进一步代谢产生大量血栓素、白三烯和自由基，并可激活血小板，形成微血栓，加重脑缺血损伤。④脑血管平滑肌内皮细胞 $Ca^{2+}$ 内流，促进血管收缩痉挛，加重脑缺血损伤，最终使神经细胞代谢衰竭而死亡。

**5. 氧化/硝化应激减弱侧支循环实施有效代偿功能**　缺血性脑血管病的缺血症状和神经功能障碍严重程度除与缺血时间长短及残存血流量有关外，还取决于能否迅速建立有效的侧支循环。侧支循环是缺血后机体的重要代偿机制。有效的侧支循环，对于挽救缺血组织、减轻缺血后组织损害、改善疾病预后起关键作用。良好的侧支循环可以降低患者发生缺血性脑卒中和短暂性脑缺血发作（TIA）的风险，增加缺血半暗带（可逆性脑缺血区）的血液供应，保护脑组织，改善疾病预后[81]。而一些分子生物学因素会影响侧支循环的建立和开放，其中包括血管内皮生长因子（VEGF）、NO、MMP 等，这些因素都与脑缺血后氧化应激有关。氧化应激导致脑血管内皮损伤、NO 分泌减少、VEGF 表达下调，从而抑制脑缺血后新生血管生成即三级侧支循环的建立。氧化应激引起 MMP 表达上调，其中 MMP-2 和 MMP-9 的裂解产物血管抑素（angiostatin）生成增加，抑制血管新生，不利于脑缺血后侧支循环的建立和开放。

硝化应激虽属于氧化应激，但在缺血性脑损伤过程中具有独特的作用机制。硝化应激作为特殊的生化现象，在缺血性脑血管病发生、发展病理过程中有其独特的病理生理特点，有别于普遍意义上的氧化应激。硝化应激信号级联反应与缺血性脑损伤病理过程密切相关，除了导致 DNA 损伤和脂质过氧化/硝化外，过量生成的 $ONOO^-$ 通过诱发 eNOS 脱偶联、靶蛋白酪氨酸残基硝基化、抑制线粒体功能等特殊分子病理机制破坏微血管的完整性，进而导致血脑屏障破坏，最终引发并加重脑水肿和神经血管单元损伤[82]。主要表现为以下几个方面。

（1）eNOS 脱偶联介导缺血后硝化应激损伤：内皮细胞中 eNOS 脱偶联是脑缺血介导硝化应激损伤信号转导通路激活的重要环节。有研究结果提示，此时 eNOS 会由二聚体的聚合形式脱偶联为寡聚体，诱发过量超氧阴离子生成，而非产生生理浓度的 NO[83]。造成 eNOS 脱偶联的主要机制为脑缺血病理条件下内皮细胞处于氧化/硝化应激状态，NO 合成底物 L-Arg 和辅助因子 $BH_4$ 缺乏[83]。$ONOO^-$ 的积聚可进一步氧化 $BH_4$ 而导致其活性功能下降，也可直接氧化 eNOS 活性中心的"锌指结构"加重 eNOS 脱偶联，最终导致血管内皮细胞损伤的恶性循环[83]（图 9-2）。研究发现，体外缺氧低糖损伤 6h 可导致血管内皮细胞 eNOS 由二聚体的聚合形式脱偶联为寡聚体，而采用药物预处理特异性阻断硝化应激生化过程，可以明显逆转二聚体/寡聚体比例失衡及内皮细胞损伤[21, 78]。因此，深入研究 eNOS 脱偶联发生途径与硝化应激的内在关联性，特别是针对减轻 eNOS 脱偶联及硝化应激损伤作用的新药研制，有助于寻找有效的缺血性脑卒中治疗方法。

（2）硝化应激导致血脑屏障（BBB）破坏：BBB 由脑毛细血管内皮细胞、基膜、周细胞及星形胶质细胞终足围成的神经胶质膜构成，其中脑血管内皮细胞是 BBB 的主要结构成分之一，各成分协同作用共同维系 BBB 的生理功能。缺血性损伤的靶细胞曾主要锁定在神经元，而近年来的研究证据逐渐提示脑缺血后 BBB 的破坏更应予以重视[85]。脑缺血引发早期微血管的氧化和炎症级联反应，包括内皮细胞白细胞黏附受体的表达、基底膜损伤和随之产生的星形胶质细胞与内皮细胞的通信紊乱，最终导致毛细血管通透性增加及神经血管单元损伤的终点事件[21, 85]。

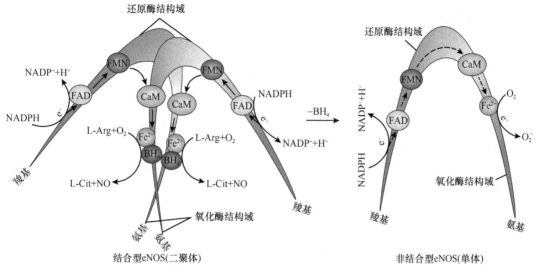

图 9-2 内皮细胞 eNOS 脱偶联示意图

NADP⁺, 烟酰胺腺嘌呤二核苷磷酸; H⁺, 氢离子; NADPH, 还原型烟酰胺腺嘌呤二核苷酸磷酸; FMN, 核黄素单核苷酸; FAD, 黄素腺嘌呤二核苷酸; CaM, 钙调蛋白; Fe²⁺, 亚铁离子; BH₄, 四氢生物蝶呤; L-Arg, L-精氨酸; O₂, 氧气; L-Cit, 脲氨基戊酸; NO, 一氧化氮; e⁻, 电子; O₂⁻, 超氧阴离子; eNOS, 内皮型一氧化氮合酶

　　脑缺血诱导的 BBB 破坏病理过程中, 最初伴有 eNOS、iNOS 酶的上调, 进而 ONOO⁻ 水平和蛋白酪氨酸硝基化显著增加[21, 85-87]。近年来的研究认为 ONOO⁻ 过量生成是检测脑缺血后 BBB 损伤的重要标志之一。硝化应激介导的缺血后 BBB 功能破坏是脑卒中病理生理过程的早期现象, 是血管源性脑水肿和继发性脑组织损伤的关键因素[88-92]。ONOO⁻ 过量生成可引发脑血管和神经元细胞外基质破坏, 从而导致 BBB 破坏、出血和神经细胞死亡。蛋白硝基化后生成的自由 3-硝基酪氨酸也可以引起血管内皮细胞线粒体膜电位下降、紧密连接蛋白分解, 进而导致 BBB 功能障碍。实验证实, 能够阻断 NO-ONOO⁻ 信号通路或具有清除 ONOO⁻ 作用的药物, 均可明显抑制缺血引起的 BBB 破坏和迟发性神经元死亡[78, 79, 92]。利用脑微血管损伤动物模型, 发现钙调蛋白抑制及 ONOO⁻ 清除可以有效减轻实验动物的 BBB 破坏, 进一步提示 NO-ONOO⁻ 信号通路异常激活与缺血后 BBB 损伤紧密关联[21, 78, 79]。

　　(3) 硝化应激介导蛋白质酪氨酸残基硝基化与缺血后神经血管单元损伤相关: 已有证据支持 NO-ONOO⁻ 信号通路在调控脑缺血损伤反应中扮演着较重要的角色。例如, Rodrigo 等采用缺氧低糖模型研究了小脑浦肯野细胞树突形态变化与硝化应激损伤的关联性, 发现缺血损伤 2h 后即诱导了 iNOS 的高表达, NOS 抑制剂 L-NAME 在减轻蛋白质硝基化的同时具有一定细胞保护作用[93]。在大鼠缺血再灌模型中, Mn-SOD 被酪氨酸硝基化后酶功能下降[94]。在沙鼠短暂缺血模型中, Hashiguchi 等证明在海马区神经元凋亡之前其锥体神经元蛋白酪氨酸硝基化增多。也有报道新生鼠单侧颈动脉闭塞模型中 nNOS 和 eNOS 上调伴随蛋白酪氨酸硝基化上升[95]。与此相一致, 患者临床病理资料显示, 空洞型脑卒中患者的脑脊液可以检测到异常增高的 3-NT, 提示其作为反映脑缺血后硝化应激损伤生物标志物的重要价值[96]。目前国际上越来越多地开始关注 NO-ONOO⁻ 信号转导途径激活导致特定蛋白发生硝基化修饰与其精确生物学功能调控的关联性研究。近年来的研究发现, 基于酪氨酸残基对硝化应激的高敏感性, 脑内众多蛋白质会被硝化损伤所影响。例如, 研究发现脑血管损伤危险因素下 ONOO⁻ 硝基化 Kelch 样环氧氯丙烷相关蛋白-1（Keap1），使其酶活性结构关键位点 Y473 发生蛋白质酪氨酸硝基化修饰，直接导致 Keap1 入核并且抑制核转录因子 E2 相关因子（nuclear factor erythroid 2 related factor，Nrf2）活性，从而引起下游抗氧化靶蛋白表达抑制，引起血管内皮细胞紧密连接蛋白 ZO-1 降解，破坏 BBB 完整性，触发后期缺血性脑损伤[97]。由此，在后续的工作中需要关注容易发生硝基化的特定蛋白质，并对其酪氨酸硝基化位点进行鉴定，进而明确这种位点硝基化修饰是否与蛋白质构象及酶活性改变直接相关。这些研究提示：在缺血性脑损伤病理过程中，$Ca^{2+}$ 依赖型和非依赖型 NOS 亚型表达均异常增高，在不同阶段分别参与了 ONOO⁻ 的过量生成，进而引发蛋白酪氨酸硝基化及细胞病理损伤过程（图 9-3）。

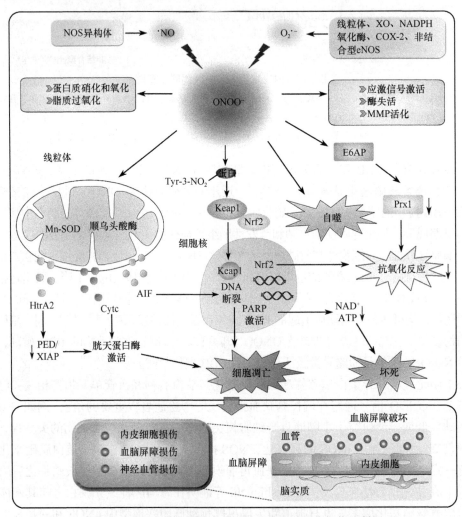

**图 9-3　硝化应激介导蛋白质络氨酸残基硝基化损伤机制图**

NOS，一氧化氮合酶；˙NO，一氧化氮自由基；$O_2^{˙-}$，超氧阴离子；ONOO⁻，过氧亚硝基阴离子；XO，黄嘌呤氧化酶；NADPH，还原型烟酰胺腺嘌呤二核苷酸磷酸；COX-2，环加氧酶 2；eNOS，内皮型一氧化氮合酶；MMP，金属蛋白酶；Mn-SOD，锰超氧化物歧化酶；HtrA2，丝氨酸蛋白酶；PED，星形胶质细胞中富集的磷蛋白；XIAP，X 染色体性连锁凋亡抑制蛋白；Cytc，细胞色素 C；Tyr-3-$NO_2$，3-硝基酪氨酸；Keap1，Kelch 样环氧氯丙烷相关蛋白 1；Nrf2，核转录因子 E2 相关因子 2；AIF，凋亡诱导因子；PARP，多聚 ADP-核糖聚合酶，为 DNA 修复酶；E6AP，人乳头瘤病毒 E6 相关蛋白；Prx 1，过氧化物酶 1；$NAD^+$，烟酰胺腺嘌呤二核苷酸；ATP，腺苷三磷酸

综上所述，氧化/硝化应激参与了缺血性脑血管病由病理始动直到预后恢复的整个过程。抑制氧化/硝化应激及清除自由基是贯穿缺血性脑血管病病程的重要治疗策略。缺血性脑血管病各阶段使用抗氧化剂，可为患者带来不同的获益，对于防治脑血管病的发生、发展起到重要的作用。

# 四、血管性痴呆

血管性痴呆（vascular dementia，VD）是由缺血性脑卒中、出血性脑卒中和造成记忆、认知和行为等脑区低灌注的脑血管疾病所致的严重认知功能障碍综合征，其临床表现除局灶性神经系统症状和体征外，尚有一系列的神经心理症状和精神行为异常，已成为仅次于阿尔茨海默病（AD）导致痴呆的第二大原因。

VD 的神经病理分类包括缺血性和出血性脑损害所致的痴呆及低血氧-低灌流性痴呆。主要分为以下几类：①多发性脑梗死性痴呆（MID），为大血管阻塞所导致的大面积梗死；②关键性梗死性痴呆，由重要皮质、皮质下功能区域的几个小面积梗死灶，有时甚至是单个梗死病灶所引起的；③小血管性痴呆。临床以 MID 较多见。VD 的病理生理原因是脑动脉硬化、狭窄、闭塞导致脑组织灌流量降低，脑组织结构受损，兴奋性下降，导致脑代谢率降低和脑血管血流量下降。脑卒中可使脑缺血缺氧进一步加重，病灶累积或增大，是构成智能障碍的一项重要危险因素，梗死部位是导致痴呆的关键。所以上文中提到的缺血性脑血管病的机制均与血管性痴呆有关，其中比较重要的是以下几点。

**1. 血管性痴呆病理过程中线粒体损伤和氧化应激的恶性循环**　氧化应激状态下，机体 ROS 的生成超过了抗氧化系统修复能力，导致 ROS 对组织损害。相对于身体其他器官，脑对氧化应激更为敏感。因为脑组织中富含不饱和脂肪酸，容易受 ROS 损害，而且脑中抗氧化的酶类含量低，所以在很多神经系统疾病中都存在氧化应激损伤。既往研究证实氧化应激在血管性痴呆发病机制中有重要作用。

研究表明血管性痴呆大鼠脑中 ROS 含量明显升高，SOD 显著下降，机体抗氧化系统与氧化系统失衡，表明在血管性痴呆的发病机制中存在氧化应激损伤[98]；血管性痴呆大鼠脑中线粒体膜电位显著下降，表明在血管性痴呆的发病机制和病理中存在线粒体功能的改变。

神经细胞功能的维持依赖于线粒体形态和功能的完整，线粒体膜电位的维持对神经功能至关重要。氧化应激与线粒体功能间有密切关系。线粒体是机体自由基的主要来源，同时也是自由基损伤的首要靶点。ROS 是线粒体生成 ATP 过程中的副产物，氧化磷酸化是 $H_2O_2$、超氧阴离子等内源性自由基主要来源。线粒体是细胞的能量工厂，线粒体位于细胞胞质中，其首要功能是生成 ATP 提供能量。脑组织不能储存能量，而且脑组织通过糖酵解来获得能量的能力有限，使得脑组织的能量完全来源于线粒体氧化磷酸化所生成的 ATP。脑需要持续不断、大量的 ATP 来维持其正常生理功能，即使是短暂的能量剥夺都将引起神经元死亡和脑功能障碍。线粒体膜电位的维持对调节线粒体基质内蛋白转运、ROS 生成、$Ca^{2+}$ 调节、细胞死亡、ATP 生成等有重要意义[99]。线粒体膜电位下降 30%将导致 ATP 水平下降 50%。线粒体膜电位下降和 ATP 合成下降等多种机制导致神经元功能障碍，而这是导致包括痴呆在内的神经系统疾病的首要原因。线粒体功能障碍时导致氧化/硝化应激，氧化/硝化应激性损伤进一步造成线粒体功能损伤，线粒体功能障碍和氧化/硝化应激损伤形成恶性循环，在血管性痴呆发病中有重要作用[100]。

**2. 自由基对神经元的直接损伤** 氧自由基通过过氧化损伤神经元细胞膜中的不饱和脂肪酸，改变细胞膜表面 Na$^+$，K$^+$-ATP 泵活性，以及修饰 $N$-甲基-D-天冬氨酸（NMDA）受体表达，从而损伤神经元。而 NO 不仅参与脑血管疾病的发生发展，而且与认知功能障碍相关，并且 NO 与氧自由基对神经细胞的损伤有协同作用，氧化应激可使神经元 NO 产生增多，而 NO 可与超氧阴离子反应生成 ONOO$^-$损伤神经元，从而导致认知功能障碍[101]。

# 第三节 氧化/硝化应激分子事件的可视化研究

氧化/硝化应激关联代谢分子不仅参与正常心脑血管氧化还原稳态的维持，其合成代谢紊乱还与心脑血管疾病的发生发展密切相关；发展对氧化/硝化应激分子事件实时在体示踪的方法，对揭示心脑血管疾病病理生理过程的具体分子事件及机制等有重要意义。

活性氧的常见检测方法有电子顺磁共振法、SOD 酶活性测定法、高效液相色谱法（HPLC）、化学发光法及电化学方法等，这些检测技术精度高，但存在实验设备昂贵、实验过程复杂、检测工作量大、受限因素多等缺陷。近年来，小分子荧光探针检测法因其快速准确、灵敏度高、数据采集简化度高、显微成像分辨率高等优点而被广泛应用在生物及化学系统的检测中，而且可以实现活细胞内活性氧的"原位可视化"，从而对活性氧在生命体内进行"实时动态"观测。借助探针，研究人员能够在很短时间内获得所需活性氧的相关信息，其理论依据是借助活性氧的某些特性，使得原来不产生荧光的探针转变成具有荧光特性的化合物，或使检测探针原本的荧光变弱甚至是猝灭，通过对荧光强度改变的测定间接实现对待测活性氧的量化分析。

下面对近年出现的活性氧检测探针做一简要介绍。①过氧化氢探针：如 7-羟基-2-氧代-$N$-[2-（二苯基磷）乙基]-2H-苯吡喃-3-甲酰胺[102]、Eu（tc）[103]等，与过氧化氢作用可生成具有强烈荧光的化合物。以近红外染料花菁为荧光团，设计合成了可逆荧光探针 Cy-O-ebselen，探针实现了对过氧化氢的可逆荧光响应。②超氧阴离子探针：Maeda 等利用非氧化还原反应机制设计出 2，4-二硝基苯磺酰荧光素来检测黄嘌呤氧化物/次黄嘌呤系统产生的超氧阴离子[104]。基于咖啡酸与超氧阴离子的专一性反应，发展了一种对超氧阴离子瞬时、动态、可逆荧光成像的新型荧光探针，并能根据生物样品的不同厚度灵活地采用单光子或双光子激发进行细胞和活体荧光成像。基于超氧阴离子脱氢反应的荧光探针 2-（2-吡啶基）苯并噻唑啉，在碱性条件下该探针能高选择性地检测超氧阴离子自由基[105]。③羟基自由基探针：香豆素及其非羟化衍生物是一类自身不产生荧光的物质，但羟基自由基与香豆素作用时可以生成荧光化合物，3-羧酸香豆素（3-CCA）便是基于此原理应用的检测探针[106]。

在硝化应激中占重要地位的 ONOO$^-$因半衰期短、生物体内绝对含量低等原因较难检测，目前发展较成熟的有过氧化物酶法、荧光比率法等，但实验过程复杂，实时性较差，同 ROS 一样，荧光探针成为检测 RNS 的重要发展方向，目前已报道的探针：①基于硒的氧化还原特性及其对 ONOO$^-$的清除作用，设计合成了一种新型含硒近红外荧光探针（BzSe-Cy），探针被成功地应用于小鼠巨噬细胞内 ONOO$^-$的测定，并且可以对多个氧化还原循环进行荧光成像。②基于 ONOO⁻ 引起二烯键氧化断裂的新型 ONOO⁻荧光探针 F482。③基于 ONOO⁻能将"对羟基苯胺"氧化为"对亚氨基苯醌"的强氧化性，Li 等利用"对羟基苯胺"屏蔽"2-（2-羟基苯）苯并噻唑"荧光团的荧光，设计了用于 ONOO⁻特异灵敏性检测的探针 NP3。NP3 不仅能实现血管内皮细胞损伤过程的实时监测，结合双光子活体成像技术，还成功实现了活体小鼠脑卒中（缺血及出血）病理过程中硝化应激损伤过程的实时示踪[107]。

综上所述，小分子荧光探针检测法较传统生物检测法，如荧光蛋白法、免疫染色法等，有操作简便、能实现活体原位检测等方面的优势，为氧化/硝化应激分子事件的示踪、药物分子机制研究及靶向药物筛选提供了先进技术手段。

# 第四节　基于氧化/硝化应激的疾病治疗与药物研究

## 一、基于氧化应激的治疗策略

如何减少机体内的 ROS，重新维持机体的氧化反应平衡，是阻断氧化应激的根本措施，此外，还需要恢复氧化应激所造成的损伤，阻断上下游反应，这些治疗策略都是治疗由氧化应激引起的心脑血管疾病可以考虑和借鉴的。在此主要介绍几种治疗手段及药物。正常机体内存在完整的抗氧化系统，内源性可清除 ROS 的物质有很多，包括 SOD、CAT、GSH-Px 等酶系，也包括褪黑素、雌激素、多种维生素等。而目前一些合成药物也具有很好的抗氧化作用，已应用于疾病治疗中。下面就基于氧化应激的治疗策略进行简单的介绍，主要包括谷胱甘肽过氧化物酶类似物、超氧化物歧化酶及其类似物、抗氧化剂及合成的自由基清除剂等。

**1. 谷胱甘肽过氧化物酶类似物**　谷胱甘肽过氧化物酶（glutathione peroxidase，GSH-Px）是机体内广泛存在的一种重要的过氧化物分解酶，能将有毒的过氧化物还原成无毒的羟基化合物，从而保护细胞膜的结构及功能不受过氧化物的干扰及损害。

依布硒啉（ebselen，EBS）是一种有机硒化合物，具有类似 GSH-Px 的活性，是目前公认的具有模拟 GSH-Px 作用最好的药物之一。依布硒啉及其类似物发挥抗氧化作用主要是通过与蛋白质的半胱氨酸巯基发生反应，发挥类似 GSH-Px 的作用，减少机体内 ROS。依布硒啉与蛋白质半胱氨酸活性部位结合生成 EBS-SeH。ROS 氧化 EBS-SeH 生成 EBS-SeOH，然后通过谷胱甘肽（GSH）生成硒酰硫中间体（EBS-SeSG），最后将 GSH 变为 GSSG，将有毒的过氧化物还原成无毒的羟基化合物。

该药物能够提高人体组织的抗氧化能力。一方面，依布硒啉及其衍生物可以联合 SOD 清除体内产生的过多的 ROS 和 RNS；另一方面，还能抑制脂氧酶的活性，抑制白三烯的生成，表现出极好的抗炎作用，且无非甾体抗炎药的胃肠道刺激反应[108]。EBS 作为有机硒类化合物，分子量小，毒性低，脂溶性好，容易进入细胞发挥作用，在多种疾病中发挥重要作用，如关节炎、脑卒中、糖尿病、动脉粥样硬化等，但是由于 EBS 自身的水溶性差及治疗效果不专一等方面因素的影响，导致其应用受限制。目前，对于 EBS 及其类似物质的相关研究还在不断深入。

**2. 超氧化物歧化酶及其类似物、抗氧化剂**　内源性的 SOD 广泛分布于各种生物体内，如动物、植物、微生物等。SOD 可以使氧自由基发生歧化反应生成 $O_2$ 和 $H_2O_2$，而 $H_2O_2$ 又在过氧化氢酶作用下生成 $H_2O$ 和 $O_2$。提取的 SOD 作为一种生化酶制剂，广泛应用于临床和科研上，具有抗衰老、抗肿瘤、调节人体内分泌系统、提高免疫力等作用，在多种疾病治疗中表现出较好的应用前景，尤其是在心肌梗死、心血管病、肿瘤等疾病中[109]。

在国外，SOD 常用于对缺血及出血性心、脑等重要脏器病伤（或手术治疗后）引发的继发性（自由基）过氧化损伤及其自由基清除药物治疗效果的监测，以指导临床制定相应的自由基清除干预对策及确立最佳治疗时间窗。SOD 对自由基继发损伤病情的诊断、自由基清除治疗疗效跟踪和预后判断与评估等具有重要参考价值。而 SOD 类似物，以及促 SOD 因子的研究也引起了广泛关注，更好地应用植物、微生物中的 SOD 也具有重要意义。

### 3. 抗氧化剂

（1）线粒体靶向抗氧化剂：在线粒体中，辅酶 $Q_{10}$ 作为呼吸链的重要组成部分，是电子传递链的递氢体，而还原型辅酶 $Q_{10}$ 可以清除体内多种自由基，抑制蛋白质和 DNA 的氧化，稳定心肌钙依赖性离子通道，还可以与维生素 E 协同发挥抗氧化作用。线粒体作为自由基产生的主要场所，近年来针对线粒体靶向的抗氧化剂引起了广泛的关注。而 MitoQ 是目前研究最多和应用最广泛的线粒体靶向抗氧化剂，由三苯基磷阳离子（$TPP^+$）与辅酶 $Q_{10}$ 的苯醌部分通过一个十碳脂肪链共价结合构成。在线粒体膜电位的驱动下，MitoQ 的 $TPP^+$ 部分诱导其快速穿过线粒体膜，被线粒体迅速广泛摄取而聚集在线粒体基质内，然后转变成具有抗氧化活性的泛醇形式，随着泛醌部分深入地插进膜的疏水性内部，线粒体膜内的基质成为其主要吸收部位，使 MitoQ 可以不断地清除过氧化氢、过氧亚硝酸盐、超氧化物，降低线粒体活性氧的水平，减少线粒体蛋白、脂质和 DNA 氧化损伤而保护线粒体[110]。由于 MitoQ 强大的抗氧化作用，使其在神经退行性疾病、脓毒症、缺血性损伤等多种疾病情况下都发挥保护作用。

近年来集中在靶向线粒体的抗氧化剂的研究取得了不小的进步，除了 MitoQ，MitoE、四肽类线粒体靶向抗氧化剂（SS-20、SS-31）等也可以聚集在线粒体，发挥其抗氧化作用[111]。

（2）普罗布考：是降血脂药，兼有强大的抗氧化作用和抗动脉粥样硬化作用，不但可以广泛应用于心血管系统专科疾病的治疗，在与衰老、癌症、脑卒中、免疫性疾病等相关系统疾病的治疗中也具有强大的作用[112]。该药的抗氧化作用主要来自于氧离子捕捉和断链抗氧化特性。普罗布考分子所含的酚羟基很容易被氧化而发生断裂，捕捉氧离子并与之结合形成稳定的酚氧基，可有效降低血浆氧自由基浓度，抑制 ox-LDL 形成。使用普罗布考治疗可以降低血浆 ox-LDL 和丙二醛（MDA）水平，SOD/MDA 值明显增高，硫代巴比妥酸反应产物（TBARS）和 LDL 过氧化物显著降低，抑制 $Cu^{2+}$ 对脂质和 LDL 的过氧化，明显延长 $Cu^{2+}$ 氧化时间[111]。AGI-1067 是普罗布考的单丁二酸酯，与普罗布考相比，该化合物水溶性和细胞穿透性更好，降脂作用和抗氧化活性更强，且能够抑制 MCP-1 和 VCAM-1 的表达，阻断动脉粥样硬化炎症过程[113]。

（3）褪黑素：美乐托宁（melatonin，MLT），即褪黑素，属于吲哚杂环类化合物，其化学名是 *N*-乙酰基-5-甲氧基色胺，又称为松果体素、褪黑色素，是迄今发现的最强的内源性自由基清除剂。它可以轻易地穿过细胞膜和血脑屏障，和其他抗氧化剂不同，它不参与到还原循环（redox cycling）中。像维生素 C 这种参与氧化还原循环中的抗氧化剂可能会起到促氧化剂的作用，从而促进自由基的形成。褪黑素最大的特点是氧化后的褪黑素无法被还原，因为氧化后的褪黑素会与自由基形成几种稳定的最终产物。因此褪黑素被称为终端抗氧化剂（terminal antioxidant），在抗氧化上发挥强大的功能。

**4. 合成的自由基清除剂**

（1）依达拉奉（edaravone）：是日本 2001 年批准上市的自由基清除剂，可清除超氧阴离子、过氧化氢和羟自由基。该药也在我国被批准上市，广泛用于治疗缺血性脑卒中。依达拉奉化学名为 3-甲基-1-苯基-2-吡唑啉-5-酮，有 3 种互变异构体（酮式、烯醇式、氨式），其中烯醇式结构可转化为阴离子形式。依达拉奉 $pK_a$ 约为 7.0，在生理 pH 下有 50% 以阴离子形式存在，具有强大的自由基清除功能，依达拉奉与自由基反应最终形成稳定的氧化产物 2-氧-3 苯腙丁酸（OPB）。依达拉奉对心脏、血管和脑缺血损伤及炎症具有保护作用，在心血管疾病和脑卒中中具有抗凋亡、抗坏死、抗细胞因子等作用[114]。在神经退行性疾病中，依达拉奉所表现出的自由基清除作用也有对神经血管网络的保护作用，目前也用于改善脑梗死后的神经症状。

（2）硝酮类化合物：硝酮类药物的原型化合物为 α-苯基叔丁基硝酮（α-phenyl-N-tert-butylnitrone，PBN），能够清除氧和碳类自由基，几种基于此结构开发的药物都显示了很好的脑神经保护作用[115]，包括 NXY-059[116]、STAZN[117]、TBN 等。但这些药物的自由基清除能力都没有依达拉奉强。

（3）氨基类固醇类：此类药物是糖皮质激素的衍生物，但无糖皮质激素与盐皮质激素活性。通过清除自由基与膜稳定作用两方面抑制离子依赖的脂质过氧化过程，代表药物为替拉扎特（tirilazad）。替拉扎特是脂质过氧化反应的强效抑制剂，在动物实验中能明显提高鼠 24h 和 48h 的存活率，还能保护海马和皮质两侧的神经元，使脑梗死大鼠的梗死范围减小[118]。

# 二、基于硝化应激的治疗策略

在缺血性脑血管病中，如何保护脑血管内皮细胞功能，改善脑微循环障碍，尽快恢复缺血区的血供，挽救濒死的神经元和神经胶质细胞，可能是研发新型脑血管疾病防治药物的关键所在。随着目前对于缺血性脑损伤病理过程中血脑屏障损伤机制的深入认识，为利用血管保护药物防治缺血性脑损伤带来了新的治疗策略。越来越多的研究证据显示，中和 ONOO⁻ 或者阻断与 ONOO⁻ 相关的上游信号通路，对众多基于血管内皮细胞损伤的脑部疾病都能产生较好的疗效，可为受损大脑提供多方位的保护[118]（图 9-4）。而针对心血管疾病，硝化应激也普遍引起了关注。下面就选择性钙调蛋白拮抗剂、ONOO⁻ 清除剂和 ONOO⁻ 分解催化剂代表药物（表 9-2）做简要概述。

**1. 钙调蛋白抑制剂**　相关研究提示 $Ca^{2+}$/钙调蛋白（CaM）激活的级联反应是硝化应激损伤病理过程的上游分子事件。例如，病理情况下的 eNOS 脱偶联也是以 $Ca^{2+}$/CaM 依存的方式进行的，这就为使用 CaM 阻断药逆转 eNOS 脱偶联及硝化应激损伤提供了实验依据。现有的研究表明，在显示较强 CaM 拮抗作用的同时，CaM 抑制剂对大鼠短暂性和永久性局部脑缺血均有明显的治疗作用，不仅可缩小梗死面积，且可以明显抑制大脑皮质

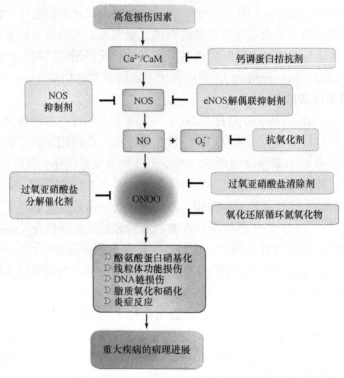

图 9-4 基于硝化应激的主要治疗策略

Ca²⁺，钙离子；CaM，钙调蛋白；NOS，一氧化氮合酶；eNOS，内皮型一氧化氮合酶；NO，一氧化氮；$O_2^{\cdot-}$，超氧阴离子；ONOO⁻，过氧亚硝基阴离子

表 9-2 神经血管疾病中基于硝化应激的小分子化合物

| 药理作用靶点 | | 候选化合物 |
| --- | --- | --- |
| 过氧亚硝基阴离子的上游信号靶点 | 神经型一氧化氮合酶抑制剂 | 7-硝基吲唑、L-MIT 和替利嗪 |
| | 诱导型一氧化氮合酶抑制剂 | 氨基胍和 1400W |
| | 钙调蛋白拮抗剂 | 三氟拉嗪、他莫昔芬、卡米达唑和 DY-9760e |
| | PSD-95/神经型一氧化氮合酶抑制剂 | 和厚朴酚、IC87201、高牛磺酸和 ZL006 |
| 过氧亚硝基阴离子靶点 | 过氧亚硝酸盐清除剂 | |
| | 甲氧色胺 | 褪黑素 |
| | 杂环嘌呤 | 尿酸 |
| | 硒化合物 | 依布硒啉、二苯基二硒醚 |
| | 酚类化合物 | 黄酮类化合物（类胡萝卜素、黄芩苷、姜黄素和 HSYA），儿茶素类（表儿茶素和 EGCG），白藜芦醇，咖啡酸 |
| | 其他过氧亚硝酸盐清除剂 | 卡麦角林、N-乙酰半胱氨酸、依达拉奉、桦木酸、氧化铈、MCP、S-亚硝基谷胱甘肽、GKT136901 |
| | 过氧亚硝酸盐分解催化剂 | |
| | 金属铁卟啉 | FeTMPyP、FeTPPS 和 FP-15 |
| | 金属锰卟啉 | MnTE-2-PyP、MnTnHex-2-PyP 和 AEOL 10113 |
| | 氧化还原循环氮氧化合物 | Tempol |

注：L-MIT，L-S-甲基异硫代瓜氨酸；1400W，N-[3-（氨基甲基）苄基]乙脒；HSYA，羟基红花黄素 A；EGCG，表没食子儿茶素没食子酸酯；MCP，甲基环丙烯；FeTMPyP，5,10,15,20-四（N-甲基-4'-吡啶基）铁（Ⅲ）卟啉氯化物；FeTPPS，5,10,15,20-四-（4-磺酸）-铁（Ⅲ）卟啉；MnTE-2-PyP，四-（N-乙基吡啶-2-基）锰（Ⅲ）卟啉；Tempol，4-羟基-2,2,6,6-四甲基哌啶-N-烃氧基。

和纹状体中缺血诱导的蛋白水解酶 calpain 过度激活[119]。Shirakura 等采用大鼠永久缺血模型结合脑微透析技术测定梗死脑区 NO 水平研究发现，CaM 拮抗剂 DY-9760e 可以有效阻断过量 NO 的生成[120]，并认为其机制主要与减少 eNOS 脱偶联和 nNOS 异常增高相关。与此一致，DY-9760e 也可以减少缺血性损伤脑区的蛋白质中硝基化酪氨酸的表达量。值得注意的是，后续研究发现缺血性损伤脑区的微血管有异常增高的硝化应激现象，并且与血脑屏障破坏密切关联，而 DY-9760e 治疗可以减少大鼠脑微血管的蛋白质酪氨酸硝基化，从而保护脑缺血区微血管结构与功能，降低脑水肿发生发展[121]。所以，通过有效调控 $Ca^{2+}$/CaM 而阻断硝化应激导致的神经血管单元损伤对防治缺血性脑损伤有重要研究价值。

**2. ONOO⁻清除剂**　褪黑素主要是由哺乳动物和人类的小内分泌腺体松果体所产生的一种胺类激素。近年来发现，褪黑素及其代谢物能特异性清除 ONOO⁻[122, 123]。如前所述，ONOO⁻经一系列自由基反应生成·NO 和 $CO_3^{-\cdot}$ 等氧化活性物质，褪黑素与这些物质直接反应，自身被氧化为自由基离子（MLT·），MLT⁺·再经氧化/硝化、重排等反应，最终生成 1，2，3，3a，8，8a-六氢-1-乙酰基-5-甲氧基-8a-羟基吡咯并[2，3-b]吲哚及其互变异构体和它的同分异构体 1，2，3，3a，8，8a-六氢-1-乙酰基-5-甲氧基-3a-羟基吡咯并[2，3-b]吲哚，这些产物的生成被认为是褪黑素发挥其抗氧化活性和自由基清除剂作用的重要过程[123]。另外，前期研究发现褪黑素除了具有直接清除 ONOO⁻的作用外，还具有选择性 CaM 抑制作用，这种双重调控作用与其有效的抗缺血性脑损伤作用密切相关[122, 124, 125]。在体外缺氧低糖模型中，ONOO⁻的持续生成致使血管内皮细胞处于硝化应激失衡状态，从而导致血管内皮细胞线粒体膜电位的变化，因而引起 HtrA2 向胞质释放，激活 caspase 凋亡级联反应。与此相反，褪黑素通过阻断 ONOO⁻形成，可以有效抑制缺氧低糖介导的线粒体 HtrA2 释放及下游抗凋亡蛋白（XIAP 蛋白）的下调，最终会起到对抗早期紧密连接蛋白及血脑屏障破坏，减小硝化应激对脑微血管的损伤作用。

尿酸（uric acid）是嘌呤代谢的终产物，为血液和脑组织中的一种天然抗氧化物质，是 ONOO⁻的有效清除剂[126, 127]。有报道称，尿酸与重组组织型纤溶酶原激活物（rtPA）联用，明显增强了 rtPA 对血栓栓塞型缺血性脑卒中的神经保护作用。在减少梗死体积和改善神经功能障碍评分的同时，尿酸还具有减少过氧化物酶（myeloperoxidase，MPO）、中性粒细胞浸润和炎性反应的作用，而这些作用与尿酸有效减轻蛋白质硝基化损伤相关联[128]。这提示我们合理控制体内尿酸浓度，有效发挥其清除 ONOO⁻作用可能成为脑血管病的一种治疗策略。新近于 2016 年末在《中风》（Stroke）杂志报道的 URICO-ICTUS 临床研究试验结果也提示[129]，外源性抗硝化应激药物治疗能够预防早期缺血恶化，其改善脑微血管侧支循环的作用可增强其神经保护作用。

**3. ONOO⁻分解催化剂**　金属卟啉可以催化高活性的 ONOO⁻分解，从而起到保护生物体的作用。四磺基苯基铁卟啉（·FeTPPS）是一种 ONOO⁻的分解催化剂，通过异构过氧亚硝酸盐成为硝酸阴离子，从而减少高活性的中间产物如二氧化氮和羟基的生成，同时它也显示出较缓和的类 SOD 活性。据报道，在全脑缺血再灌损伤动物模型中，FeTPPS 可以对抗 ONOO⁻介导的硝化应激反应，减少 DNA 的损伤，发挥神经元的保护作用[129, 130]。此外，FeTMPyP 是一种水溶性的金属卟啉类 ONOO⁻分解催化剂，具有低浓度和高效率的特点，主要通过催化 ONOO⁻转化为硝酸盐（>90%），而减轻其毒性作用，对机体起保护作用[131]。

Suofu 等报道 FeTMPyP 通过有效分解 ONOO⁻ 起到减少 MMP 激活，进而有效减轻缺血再灌注诱导的血管内皮细胞基膜及其他神经血管单元组分损伤[132]。金属卟啉类作为一种高效的 ONOO⁻的分解催化剂，近年来，相关研究越来越多。

大量研究表明，一些金属卟啉类 ONOO⁻分解催化剂在心脑血管疾病中均有一定的保护作用，如 WW85。WW85 可以降低脂质过氧化，增加抗凋亡基因的表达，降低 PARP 活化，减少硝基酪氨酸，减少硝化应激的损伤[133]。由此，探索金属卟啉中心离子电荷、分子前线轨道能级与其催化活性之间的内在规律，对寻找及合成新型有效的 ONOO⁻清除剂来防止脑卒中具有重要的意义。

除了金属卟啉类 ONOO⁻分解催化剂外，还有许多其他结构的分解催化剂，如 FP15、INO-4885 等。FP15 作为一种新型的 ONOO⁻分解催化剂，其主要的作用机制是促进 ONOO⁻的分解并能抑制 PARP 的活性，减少由于 DNA 损伤造成的心脏及血管内皮细胞能量过度消耗而造成的细胞死亡，从某种意义上具有良好的保护作用[134, 135]。INO-4885 是一种卟酚类化合物，可以通过促进过氧亚硝酸分解并抑制 NADPH 氧化酶产生氧自由基，而发挥保护作用，可以作为保护因子减少缺血再灌注损伤[136]。

# 三、抗氧化/硝化应激天然药物

除了上述药物，许多天然药物也被发现具有抗氧化/硝化应激作用，包括姜黄素（curcumin）、丹参酮（tanshinone）等。

姜黄素是从姜科姜黄属植物姜黄、郁金、莪术的干燥根茎中提取的一种天然有效成分，已发现其具有抗炎、抗氧化、调脂、抗病毒、抗感染、抗肿瘤、抗凝、抗肝纤维化、抗动脉粥样硬化等广泛的药理活性，且毒性低、不良反应小。从化学结构分析，姜黄素有 2 个如同肉桂醛的苯丙烯酰基骨架，2 个苯环上各有 1 个酚羟基和 1 个甲氧基，丙烯基与 1 个 β-双酮/烯醇式结构连接。很多研究表明具有 1，2-二羟基基团的酚类物质在抗氧化过程中会产生稳定性很好的醌类物质，故此类化合物具有很强的抗氧化活性。已有研究证明，姜黄素在体外可以很好地清除 ROS 和 RNS。而姜黄素消除 ROS/RNS 的机制还可能与其稳定抗氧化系统酶系，如 CAT、SOD 等有关[137]。

姜黄素在多种疾病（如肿瘤、动脉粥样硬化、糖尿病、类风湿关节炎等）中扮演着重要的角色，它显示的抗氧化抗炎作用一直是学者们关注的焦点。除了姜黄素外，许多多酚类化合物也具有清除自由基的功能，可以捕获超氧阴离子和羟自由基，阻止自由基的产生。例如，绿茶多酚可显著降低缺血大鼠的脑损伤面积，并降低血脑屏障通透性，减轻脑水肿；如具有多个酚羟基结构的黄芩苷可明显增加大鼠缺血侧脑组织 SOD 含量，降低脑组织 MDA 水平，保护神经元免受脂质过氧化损伤。

丹参酮又名总丹参酮，是从丹参中提取的脂溶性二萜类化合物，如丹参酮 I 、二氢丹参酮、丹参酮 ⅡB 等，其具有抗氧化、抗癌、预防心脑血管疾病等功能[137, 138]。其抗氧化作用主要表现在它具有清除超氧阴离子、羟自由基的功能。此外，有研究表明丹参注射液可减少自由基的生成，对神经细胞的氧化损伤具有保护作用[139]，这可能与丹参可显著降低脑梗死大鼠缺血再灌注后脑内的 NO 含量有关。

除了上述天然药物，还有许多抗氧化/硝化应激天然药物在心脑血管疾病中都表现出良好的保护作用和发展前景，如人参皂苷 Rb1 可以有效阻止体内超氧离子产生，减少内皮细胞的损伤，起到抗动脉粥样硬化的作用[140]；当归多糖和黄芪多糖能通过清除自由基、抑制脂质过氧化等途径来抑制炎症的发生[141]；α-硫辛酸可以透过血脑屏障，通过与金属离子螯合减少活性氧自由基，从而发挥神经保护作用等[142]。

# 结语和展望

氧化应激学说已经研究多年，其参与心脑血管疾病的发生、发展过程是肯定的，可在心脑血管疾病的治疗中提供有效的抗氧化及 ROS 清除剂，对于减轻血管损伤、减少血管事件均有作用。而在近年来的研究中，随着人们对 ONOO⁻生物学特性的认识，关于硝化应激的研究越来越引起重视，尤其是在脑血管疾病及神经退行性疾病中。硝化应激虽然在传统的范畴上属于氧化应激研究领域，但近些年越来越多的研究表明脑缺血病理过程中硝化应激作为独立的特殊生化现象有其独特的病理生理特点，有别于普遍意义上的氧化应激。硝化应激引起的早期、快速细胞损伤的机制包括 eNOS 脱偶联、靶蛋白质酪氨酸残基硝基化、线粒体功能障碍、血脑屏障破坏等，最终引发并加重脑水肿和神经血管单元损伤。虽然以抑制硝化应激为靶标的药物研究尚处于初步阶段，但基于硝化应激在脑血管病病理过程中的特异性而言，其意义依然非常重大。

采取以氧化/硝化应激及其相关信号通路为靶标的治疗策略，同时兼顾新药研发，也让我们有理由期待研究取得从实验室向临床治疗转化的长足进步。近年来对于氧化/硝化应激损伤在心脑血管病中的作用有了较多了解，但是还有一些关键性的问题没有得到确证，例如，氧化/硝化应激在不同心脑血管疾病病理过程中激活的特异性分子事件及精确调控；ONOO⁻损伤各种重要细胞器的作用阈值及相应的病理生理效应；脑缺血后如何逆转 eNOS 脱偶联现象及血管内皮细胞损伤；氧化/硝化应激引起神经血管单元各组分（脑微血管内皮细胞、胶质细胞、周细胞、神经元）损伤的复杂内在偶联规律；氧化/硝化应激分子事件的体内外实时示踪研究与分子标志物发现；以及如何选择以氧化/硝化应激为靶点的脑血管病防治药物的最佳使用时间窗及其他药物的联合治疗方案等。总之，围绕氧化/硝化应激和神经血管单元损伤的进一步深入研究，将有助于揭示心脑血管疾病的发病机制，发现新的分子靶点，为预防和治疗心脑血管疾病提供新的途径。

## 参 考 文 献

[1] Pacher P, Beckman JS, Liaudet L. Nitric oxide and peroxynitrite in health and disease. Physiol Rev, 2007, 87（1）: 315-424.

[2] Mungrue IN, Bredt DS. nNOS at a glance: implications for brain and brawn. J Cell Sci, 2004, 117（Pt 13）: 2627-2629.

[3] Chen AF, Jiang SW, Crotty TB, et al. Effects of in vivo adventitial expression of recombinant endothelial nitric oxide synthase gene in cerebral arteries. Proc Natl Acad Sci U S A, 1997, 94（23）: 12568-12573.

[4] Lam CF, Peterson TE, Richardson DM, et al. Increased blood flow causes coordinated upregulation of arterial eNOS and biosynthesis of tetrahydrobiopterin. Am J Physiol Heart Circ Physiol, 2006, 290（2）: H786-H793.

[5] Karpuzoglu E, Ahmed SA. Estrogen regulation of nitric oxide and inducible nitric oxide synthase（iNOS）in immune cells: implications for immunity, autoimmune diseases, and apoptosis. Nitric Oxide, 2006, 15（3）: 177-186.

[6] Dubois RN, Abramson SB, Crofford L, et al. Cyclooxygenase in biology and disease. FASEB J, 1998, 12（12）: 1063-1073.

[7] Katsuyama M. NOX/NADPH oxidase, the superoxide-generating enzyme: its transcriptional regulation and physiological roles. J Pharmacol Sci, 2010, 114（2）: 134-136.

[8] Sahoo S, Meijles DN, Pagano PJ. NADPH oxidases: key modulators in aging and age-related cardiovascular diseases? Clin Sci

（Lond），2016，130（5）：317-335.

[9] Nelson DR. The cytochrome p450 homepage. Hum Genomics，2009，4（1）：59-65.

[10] Anatoliotakis N，Deftereos S，Bouras G，et al. Myeloperoxidase：expressing inflammation and oxidative stress in cardiovascular disease. Curr Top Med Chem，2013，13（2）：115-138.

[11] Slotkin TA. Mary Bernheim and the discovery of monoamine oxidase. Brain Res Bull，1999，50（5-6）：373.

[12] Sheng Y，Abreu I A，Cabelli DE，et al. Superoxide dismutases and superoxide reductases. Chem Rev，2014，114（7）：3854-3918.

[13] Chelikani P，Fita I，Loewen PC. Diversity of structures and properties among catalases. Cell Mol Life Sci，2004，61（2）：192-208.

[14] Deponte M. Glutathione catalysis and the reaction mechanisms of glutathione-dependent enzymes. Biochim Biophys Acta，2013，1830（5）：3217-3266.

[15] Tsimikas S. In vivo markers of oxidative stress and therapeutic interventions. Am J Cardiol，2008，101（10A）：S34-S42.

[16] Szabo C，Ischiropoulos H，Radi R. Peroxynitrite：biochemistry，pathophysiology and development of therapeutics. Nat Rev Drug Discov，2007，6（8）：662-680.

[17] Radi R. Nitric oxide，oxidants，and protein tyrosine nitration. Proc Natl Acad Sci U S A，2004，101（12）：4003-4008.

[18] Santos CX，Tanaka LY，Wosniak J，et al. Mechanisms and implications of reactive oxygen species generation during the unfolded protein response：roles of endoplasmic reticulum oxidoreductases，mitochondrial electron transport，and NADPH oxidase. Antioxid Redox Signal，2009，11（10）：2409-2427.

[19] Hobbs AJ，Fukuto JM，Ignarro LJ. Formation of free nitric oxide from l-arginine by nitric oxide synthase：direct enhancement of generation by superoxide dismutase. Proc Natl Acad Sci U S A，1994，91（23）：10992-10996.

[20] Lancaster JJ. Nitroxidative，nitrosative，and nitrative stress：kinetic predictions of reactive nitrogen species chemistry under biological conditions. Chem Res Toxicol，2006，19（9）：1160-1174.

[21] Tao RR，Ji YL，Lu YM，et al. Targeting nitrosative stress for neurovascular protection：new implications in brain diseases. Curr Drug Targets，2012，13（2）：272-284.

[22] Reinartz M，Ding Z，Flogel U，et al. Nitrosative stress leads to protein glutathiolation，increased S-nitrosation，and up-regulation of peroxiredoxins in the heart. J Biol Chem，2008，283（25）：17440-17449.

[23] Okamoto S，Lipton SA. S-Nitrosylation in neurogenesis and neuronal development. Biochimica et Biophysica Acta（BBA）- General Subjects，2015，1850（8）：1588-1593.

[24] Durán WN，Beuve AV，Sánchez FA. Nitric oxide，S-Nitrosation，and endothelial permeability. IUBMB Life，2013，65（10）：819-826.

[25] Turko IV，Murad F. Protein nitration in cardiovascular diseases. Pharmacol Rev，2002，54（4）：619-634.

[26] Liaudet L，Vassalli G，Pacher P. Role of peroxynitrite in the redox regulation of cell signal transduction pathways. Front Biosci，2009，14（14）：4809

[27] Son Y，Kim S，Chung HT，et al. Reactive oxygen species in the activation of MAP kinases. Methods Enzymol，2013，528：27-48.

[28] Brown DI，Griendling KK. Regulation of signal transduction by reactive oxygen species in the cardiovascular system. Circ Res，2015，116（3）：531-549.

[29] Tobon-Velasco JC，Cuevas E，Torres-Ramos MA. Receptor for AGEs（RAGE）as mediator of NF-κB pathway activation in neuroinflammation and oxidative stress. CNS Neurol Disord Drug Targets，2014，13（9）：1615-1626.

[30] 赵颂媛，马洪升. AMPK 在肿瘤研究中的新进展. 国际消化病杂志，2013，（02）：101-104.

[31] Kim M，Lee JH. Identification of an AMPK phosphorylation site in Drosophila TSC2（gigas）that regulate cell growth. Int J Mol Sci，2015，16（4）：7015-7026.

[32] Chen W，Pan Y，Wang S，et al. Cryptotanshinone activates AMPK-TSC2 axis leading to inhibition of mTORC1 signaling in cancer cells. BMC Cancer，2017，17（1）：34.

[33] Meira LB，Bugni JM，Green SL，et al. DNA damage induced by chronic inflammation contributes to colon carcinogenesis in mice. J Clin Invest，2008，118（7）：2516-2525.

[34] Wang D，Kreutzer DA，Essigmann J M. Mutagenicity and repair of oxidative DNA damage：insights from studies using defined lesions. Mutat Res，1998，400（1-2）：99-115.

[35] Martinez MC，Andriantsitohaina R. Reactive nitrogen species：molecular mechanisms and potential significance in health and disease. Antioxid Redox Signal，2009，11（3）：669-702.

[36] Nakajima H，Kubo T，Ihara H，et al. Nuclear-translocated glyceraldehyde-3-phosphate dehydrogenase promotes poly（ADP-ribose）polymerase-1 activation during oxidative/nitrosative stress in stroke. Biol Chem，2015，290（23）：14493-14503.

[37] Gueraud F，Atalay M，Bresgen N，et al. Chemistry and biochemistry of lipid peroxidation products. Free Radic Res，2010，44（10）：1098-1124.

[38] Arimon M, Takeda S, Post KL, et al. Oxidative stress and lipid peroxidation are upstream of amyloid pathology. Neurobiol Dis, 2015, 84: 109-119.

[39] Erener S, Petrilli V, Kassner I, et al. Inflammasome-activated caspase 7 cleaves PARP1 to enhance the expression of a subset of NF-κB target genes. Mol Cell, 2012, 46（2）: 200-211.

[40] Krantic S, Mechawar N, Reix S, et al. Apoptosis-inducing factor: a matter of neuron life and death. Prog Neurobiol, 2007, 81（3）: 179-196.

[41] Lavrik IN. Regulation of death receptor-induced apoptosis induced via CD95/FAS and other death receptors. Mol Biol（Mosk）, 2011, 45（1）: 173-179.

[42] Qiu ZL, Zhang JP, Guo XC. Endoplasmic reticulum stress and vascular endothelial cell apoptosis. Zhongguo Yi Xue Ke Xue Yuan Xue Bao, 2014, 36（1）: 102-107.

[43] Szegezdi E, Logue SE, Gorman AM, et al. Mediators of endoplasmic reticulum stress-induced apoptosis. EMBO Rep, 2006, 7（9）: 880-885.

[44] Goldstein S, Merenyi G. The chemistry of peroxynitrite: implications for biological activity. Methods Enzymol, 2008, 436: 49-61.

[45] Alvarez B, Radi R. Peroxynitrite reactivity with amino acids and proteins. Amino Acids, 2003, 25（3-4）: 295-311.

[46] Chinta SJ, Andersen JK. Nitrosylation and nitration of mitochondrial complex Ⅰ in Parkinson's disease. Free Radic Res, 2011, 45（1）: 53-58.

[47] Moreno DM, Marti MA, De Biase PM, et al. Exploring the molecular basis of human manganese superoxide dismutase inactivation mediated by tyrosine 34 nitration. Arch Biochem Biophys, 2011, 507（2）: 304-309.

[48] Diaz-Moreno I, Garcia-Heredia JM, Diaz-Quintana A, et al. Nitration of tyrosines 46 and 48 induces the specific degradation of cytochrome c upon change of the heme iron state to high-spin. Biochim Biophys Acta, 2011, 1807（12）: 1616-1623.

[49] Golden WC, Brambrink AM, Traystman RJ, et al. Nitration of the striatal Na, K-ATPase alpha3 isoform occurs in normal brain development but is not increased during hypoxia-ischemia in newborn piglets. Neurochem Res, 2003, 28（12）: 1883-1889.

[50] Radi R, Cassina A, Hodara R, et al. Peroxynitrite reactions and formation in mitochondria. Free Radic Biol Med, 2002, 33（11）: 1451-1464.

[51] Radi R, Cassina A, Hodara R. Nitric oxide and peroxynitrite interactions with mitochondria. Biol Chem, 2002, 383（3-4）: 401-409.

[52] Tortora V, Quijano C, Freeman B, et al. Mitochondrial aconitase reaction with nitric oxide, S-nitrosoglutathione, and peroxynitrite: mechanisms and relative contributions to aconitase inactivation. Free Radic Biol Med, 2007, 42（7）: 1075-1088.

[53] Ungvari Z, Orosz Z, Labinskyy N, et al. Increased mitochondrial $H_2O_2$ production promotes endothelial NF-kappaB activation in aged rat arteries. Am J Physiol Heart Circ Physiol, 2007, 293（1）: H37-H47.

[54] Tobonvelasco JC, Cuevas E, Torresramos MA. Receptor for AGEs（RAGE）as mediator of NF-κB pathway activation in neuroinflammation and oxidative stress. CNS Neurol Disord Drug Targets, 2014, 13（9）: 1615-1626.

[55] Inoue N. Vascular C-reactive protein in the pathogenesis of coronary artery disease: role of vascular inflammation and oxidative stress. Cardiovasc Hematol Disord Drug Targets, 2006, 6（4）: 227-231.

[56] Yang O, Li J, Kong J. The endothelium as a target for the treatment of heart failure. Cell Biochem Biophys, 2015, 72（3）: 751-756.

[57] Ungvari Z, Gupte SA, Recchia FA, et al. Role of oxidative-nitrosative stress and downstream pathways in various forms of cardiomyopathy and heart failure. Curr Vasc Pharmacol, 2005, 3（3）: 221-229.

[58] Hare JM, Beigi F, Tziomalos K. Nitric oxide and cardiobiology-methods for intact hearts and isolated myocytes. Methods Enzymol, 2008, 441: 369-392.

[59] Hafstad AD, Nabeebaccus AA, Shah AM. Novel aspects of ROS signalling in heart failure. Basic Res Cardiol, 2013, 108（4）: 359.

[60] Pall M. The NO/ONOO-Cycle as the central cause of heart failure. Int J Mol Sci, 2013, 14（11）: 22274-22330.

[61] Bayeva M, Gheorghiade M, Ardehali H. Mitochondria as a therapeutic target in heart failure. J Am Coll Cardiol, 2013, 61（6）: 599-610.

[62] Khaper N, Bryan SS, Singal R, et al. Targeting the vicious inflammation‐oxidative stress cycle for the management of heart failure. Antioxid Redox Signal, 2010, 13（7）: 1033-1049.

[63] Peterson JT, Hallak H, Johnson L, et al. Matrix metalloproteinase inhibition attenuates left ventricular remodeling and dysfunction in a rat model of progressive heart failure. Circulation, 2001, 103（18）: 2303-2309.

[64] Lokuta AJ, Maertz NA, Meethal SV, et al. Increased nitration of sarcoplasmic reticulum $Ca^{2+}$-ATPase in human heart failure. Circulation, 2005, 111（8）: 988-995.

[65] Lee A, Jeong D, Mitsuyama S, et al. The role of SUMO-1 in cardiac oxidative stress and hypertrophy. Antioxid Redox Signal,

2014, 21（14）: 1986-2001.

[66] Kho C, Lee A, Jeong D, et al. SUMO1-dependent modulation of SERCA2a in heart failure. Nature, 2011, 477( 7366 ): 601-605.

[67] Guzik TJ, Sadowski J, Kapelak B, et al. Systemic regulation of vascular NAD( P )H oxidase activity and nox isoform expression in human arteries and veins. Arterioscler Thromb Vasc Biol, 2004, 24（9）: 1614-1620.

[68] Tousoulis D, Psaltopoulou T, Androulakis E, et al. Oxidative stress and early atherosclerosis: novel antioxidant treatment. Cardiovasc Drugs Ther, 2015, 29（1）: 75-88.

[69] Richter C. Biophysical consequences of lipid peroxidation in membranes. Chem Phys Lipids, 1987, 44（2-4）: 175-189.

[70] Trostchansky A, Ferrer-Sueta G, Batthyany C, et al. Peroxynitrite flux-mediated LDL oxidation is inhibited by manganese porphyrins in the presence of uric acid. Free Radic Biol Med, 2003, 35（10）: 1293-1300.

[71] Li H, Horke S, Förstermann U. Vascular oxidative stress, nitric oxide and atherosclerosis. Atherosclerosis, 2014, 237（1）: 208-219.

[72] Degendorfer G, Chuang CY, Hammer A, et al. Peroxynitrous acid induces structural and functional modifications to basement membranes and its key component, laminin. Free Radic Biol Med, 2015, 89: 721-733.

[73] Hermo R, Mier C, Mazzotta M, et al. Circulating levels of nitrated apolipoprotein A-I are increased in type 2 diabetic patients. Clin Chem Lab Med, 2005, 43（6）: 601-606.

[74] Sucu N, Unlu A, Tamer L, et al. 3-Nitrotyrosine in atherosclerotic blood vessels. Clin Chem Lab Med, 2003, 41（1）: 23-25.

[75] Chrissobolis S, Miller AA, Drummond GR, et al. Oxidative stress and endothelial dysfunction in cerebrovascular disease. Front Biosci ( Landmark Ed ), 2011, 16: 1733-1745.

[76] Hamacher S, Matern S, Roeb E. Extracellular matrix—from basic research to clinical significance. An overview with special consideration of matrix metalloproteinases. Dtsch Med Wochenschr, 2004, 129（38）: 1976-1980.

[77] Cao XL, Du J, Zhang Y, et al. Hyperlipidemia exacerbates cerebral injury through oxidative stress, inflammation and neuronal apoptosis in MCAO/reperfusion rats. Exp Brain Res, 2015, 233（10）: 2753-2765.

[78] Han F, Tao RR, Zhang GS, et al. Melatonin ameliorates ischemic-like injury-evoked nitrosative stress: Involvement of HtrA2/PED pathways in endothelial cells. J Pineal Res, 2011, 50（3）: 281-291.

[79] Han F, Chen YX, Lu YM, et al. Regulation of the ischemia-induced autophagy-lysosome processes by nitrosative stress in endothelial cells. J Pineal Res, 2011, 51（1）: 124-135.

[80] Xiong ZG, Zhu XM, Chu XP, et al. Neuroprotection in ischemia: blocking calcium-permeable acid-sensing ion channels. Cell, 2004, 118（6）: 687-698.

[81] Tsiskaridze A, Devuyst G, de Freitas GR, et al. Stroke with internal carotid artery stenosis. Arch Neurol, 2001, 58（4）: 605-609.

[82] 黄继云, 韩峰. 硝化应激参与介导缺血性脑损伤的研究进展. 神经药理学报, 2011,（5）: 56-64.

[83] Zou MH, Shi C, Cohen RA. Oxidation of the zinc-thiolate complex and uncoupling of endothelial nitric oxide synthase by peroxynitrite. J Clin Invest, 2002, 109（6）: 817-826.

[84] Wang S, Xu J, Song P, et al. Acute inhibition of guanosine triphosphate cyclohydrolase 1 uncouples endothelial nitric oxide synthase and elevates blood pressure. Hypertension, 2008, 52（3）: 484-490.

[85] Iadecola C, Alexander M. Cerebral ischemia and inflammation. Curr Opin Neurol, 2001, 14（1）: 89-94.

[86] Hashiguchi A, Kawano T, Yano S, et al. The neuroprotective effect of a novel calmodulin antagonist, 3-[2-[4-（3-chloro-2-methylphenyl）-1-piperazinyl]ethyl]-5, 6-dimethoxy-1-（4-imidazo lylmethyl）-1H-indazole dihydrochloride 3.5 hydrate, in transient forebrain ischemia. Neuroscience, 2003, 121（2）: 379-386.

[87] Yu Z, Ouyang JP, Li YP. Dexamethasone attenuated endotoxin-induced acute lung injury through inhibiting expression of inducible nitric oxide synthase. Clin Hemorheol Microcirc, 2009, 41（2）: 117-125.

[88] Chi OZ, Hunter C, Liu X, et al. Effects of VEGF and nitric oxide synthase inhibition on blood-brain barrier disruption in the ischemic and non-ischemic cerebral cortex. Neurol Res, 2005, 27（8）: 864-868.

[89] Gursoy-Ozdemir Y, Bolay H, Saribas O, et al. Role of endothelial nitric oxide generation and peroxynitrite formation in reperfusion injury after focal cerebral ischemia. Stroke, 2000, 31（8）: 1974-1980.

[90] Pinard E, Engrand N, Seylaz J. Dynamic cerebral microcirculatory changes in transient forebrain ischemia in rats: involvement of type I nitric oxide synthase. J Cereb Blood Flow Metab, 2000, 20（12）: 1648-1658.

[91] Xu J, He L, Ahmed SH, et al. Oxygen-glucose deprivation induces inducible nitric oxide synthase and nitrotyrosine expression in cerebral endothelial cells. Stroke, 2000, 31（7）: 1744-1751.

[92] Zhang J, Benveniste H, Klitzman B, et al. Nitric oxide synthase inhibition and extracellular glutamate concentration after cerebral ischemia/reperfusion. Stroke, 1995, 26（2）: 298-304.

[93] Rodrigo J, Alonso D, Fernandez AP, et al. Neuronal and inducible nitric oxide synthase expression and protein nitration in rat cerebellum after oxygen and glucose deprivation. Brain Res, 2001, 909（1-2）: 20-45.

[94] Yamakura F, Kawasaki H. Post-translational modifications of superoxide dismutase. Biochim Biophys Acta, 2010, 1804（2）: 318-325.

[95] van den Tweel ER，Nijboer C，Kavelaars A，et al. Expression of nitric oxide synthase isoforms and nitrotyrosine formation after hypoxia-ischemia in the neonatal rat brain. J Neuroimmunol, 2005, 167（1-2）: 64-71.

[96] Isobe C，Abe T，Terayama Y. Remarkable increase in 3-nitrotyrosine in the cerebrospinal fluid in patients with lacunar stroke. Brain Res, 2009, 1305: 132-136.

[97] Tao RR，Wang H，Hong L J，et al. Nitrosative stress induces peroxiredoxin 1 ubiquitination during ischemic insult via E6AP activation in endothelial cells both in vitro and in vivo. Antioxid Redox Signal, 2014, 21（1）: 1-16.

[98] Li X，Lu F，Li W，et al. Edaravone injection reverses learning and memory deficits in a rat model of vascular dementia. Acta Biochim Biophys Sin（Shanghai）, 2017, 49（1）: 83-89.

[99] Li H，Liu Y，Lin L T，et al. Acupuncture reversed hippocampal mitochondrial dysfunction in vascular dementia rats. Neurochem Int, 2016, 92: 35-42.

[100] Bennett S，Grant MM，Aldred S. Oxidative stress in vascular dementia and Alzheimer's disease: a common pathology. J Alzheimers Dis, 2009, 17（2）: 245-257.

[101] Benisty S. Current concepts in vascular dementia. Geriatr Psychol Neuropsychiatr Vieil, 2013, 11（2）: 171-180.

[102] Soh N，Sakawaki O，Makihara K，et al. Design and development of a fluorescent probe for monitoring hydrogen peroxide using photoinduced electron transfer. Bioorg Med Chem, 2005, 13（4）: 1131-1139.

[103] Wolfbeis OS，Durkop A，Wu M，et al. A europium-ion-based luminescent sensing probe for hydrogen peroxide. Angew Chem Int Ed Engl, 2002, 41（23）: 4495-4498.

[104] Maeda H，Yamamoto K，Nomura Y，et al. A design of fluorescent probes for superoxide based on a nonredox mechanism. J Am Chem Soc, 2005, 127（1）: 68-69.

[105] Carrington SJ，Chakraborty I，Bernard JM，et al. A theranostic two-tone luminescent PhotoCORM derived from Re（I）and（2-Pyridyl）-benzothiazole: trackable CO delivery to malignant cells. Inorg Chem, 2016, 55（16）: 7852-7858.

[106] Xiao H，Parkin KL. Antioxidant functions of selected allium thiosulfinates and S-alk（en）yl-L-cysteine sulfoxides. J Agric Food Chem, 2002, 50（9）: 2488-2493.

[107] Li X，Tao RR，Hong LJ，et al. Visualizing peroxynitrite fluxes in endothelial cells reveals the dynamic progression of brain vascular injury. J Am Chem Soc, 2015, 137（38）: 12296-12303.

[108] Azad GK，Tomar RS. Ebselen, a promising antioxidant drug: mechanisms of action and targets of biological pathways. Mol Biol Rep, 2014, 41（8）: 4865-4879.

[109] Segui J，Gironella M，Sans M，et al. Superoxide dismutase ameliorates TNBS-induced colitis by reducing oxidative stress, adhesion molecule expression, and leukocyte recruitment into the inflamed intestine. J Leukoc Biol, 2004, 76（3）: 537-544.

[110] Jin H，Kanthasamy A，Ghosh A，et al. Mitochondria-targeted antioxidants for treatment of Parkinson's disease: preclinical and clinical outcomes. Biochim Biophys Acta, 2014, 1842（8）: 1282-1294.

[111] Reddy PH，Tripathi R，Troung Q，et al. Abnormal mitochondrial dynamics and synaptic degeneration as early events in Alzheimer's disease: implications to mitochondria-targeted antioxidant therapeutics. Biochim Biophys Acta, 2012, 1822（5）: 639-649.

[112] Rodes J，Cote G，Lesperanc EJ，et al. Prevention of restenosis after angioplasty in small coronary arteries with probucol. Circulation, 1998, 97（5）: 429-436.

[113] Tardif JC，Gregoire J，Lavoie MA，et al. Pharmacologic prevention of both restenosis and atherosclerosis progression: AGI-1067, probucol, statins, folic acid and other therapies. Curr Opin Lipidol, 2003, 14（6）: 615-620.

[114] Kikuchi K，Tancharoen S，Takeshige N，et al. The efficacy of edaravone（radicut）, a free radical scavenger, for cardiovascular disease. Int J Mol Sci, 2013, 14（7）: 13909-13930.

[115] Durand G，Choteau F，Pucci B，et al. Reactivity of superoxide radical anion and hydroperoxyl radical with alpha-phenyl-N-tert-butylnitrone（PBN）derivatives. J Phys Chem A, 2008, 112（48）: 12498-12509.

[116] Bath PM，Gray LJ，Bath AJ，et al. Effects of NXY-059 in experimental stroke: an individual animal meta-analysis. Br J Pharmacol, 2009, 157（7）: 1157-1171.

[117] Ley JJ，Belayev L，Saul I，et al. Neuroprotective effect of STAZN, a novel azulenyl nitrone antioxidant, in focal cerebral ischemia in rats: dose-response and therapeutic window. Brain Res, 2007, 1180: 101-110.

[118] Sanchez-Casado M，Sanchez-Ledesma MJ，Goncalves-Estella JM，et al. Effect of combination therapy with hypothermia, magnesium and tirilazad in an experimental model of diffuse cerebral ischemia. Med Intensiva, 2007, 31（3）: 113-119.

[119] Han F，Shirasaki Y，Fukunaga K. 3-[2-[4-（3-Chloro-2-methylphenylmethyl）-1-piperazinyl]ethyl]-5, 6-dimethoxy-1-（4-imidazolylmethyl）-1H-indazole dihydro-chloride 3.5 hydrate（DY-9760e）is neuroprotective in rat microsphere embolism: role of the cross-talk between calpain and caspase-3 through calpastatin. J Pharmacol Exp Ther, 2006, 317（2）: 529-536.

[120] Shirakura T，Han F，Shiota N，et al. Inhibition of nitric oxide production and protein tyrosine nitration contribute to neuroprotection by a novel calmodulin antagonist, DY-9760e, in the rat microsphere embolism. Biol Pharm Bull, 2005, 28（9）: 1658-1661.

[121] Han F，Shirasaki Y，Fukunaga K. Microsphere embolism-induced endothelial nitric oxide synthase expression mediates disruption of the blood-brain barrier in rat brain. J Neurochem, 2006, 99（1）: 97-106.

[122] Reiter RJ, Tan DX, Paredes SD, et al. Beneficial effects of melatonin in cardiovascular disease. Ann Med, 2010, 42（4）: 276-285.

[123] Zhang H, Squadrito GL, Uppu R, et al. Reaction of peroxynitrite with melatonin: a mechanistic study. Chem Res Toxicol, 1999, 12（6）: 526-534.

[124] Reiter RJ. Melatonin: lowering the high price of free radicals. News Physiol Sci, 2000, 15: 246-250.

[125] Leon J, Macias M, Escames G, et al. Structure-related inhibition of calmodulin-dependent neuronal nitric-oxide synthase activity by melatonin and synthetic kynurenines. Mol Pharmacol, 2000, 58（5）: 967-975.

[126] Andreadou E, Nikolaou C, Gournaras F, et al. Serum uric acid levels in patients with Parkinson's disease: their relationship to treatment and disease duration. Clin Neurol Neurosurg, 2009, 111（9）: 724-728.

[127] Dujmovic I, Pekmezovic T, Obrenovic R, et al. Cerebrospinal fluid and serum uric acid levels in patients with multiple sclerosis. Clin Chem Lab Med, 2009, 47（7）: 848-853.

[128] Romanos E, Planas AM, Amaro S, et al. Uric acid reduces brain damage and improves the benefits of rt-PA in a rat model of thromboembolic stroke. J Cereb Blood Flow Metab, 2007, 27（1）: 14-20.

[129] Amaro S, Laredo C, Renu A, et al. Uric acid therapy prevents early ischemic stroke progression: a tertiary analysis of the URICO-ICTUS trial（efficacy study of combined treatment with uric acid and r-tPA in acute ischemic stroke）. Stroke, 2016, 47（11）: 2874-2876.

[130] Sharma SS, Dhar A, Kaundal RK. FeTPPS protects against global cerebral ischemic-reperfusion injury in gerbils. Pharmacol Res, 2007, 55（4）: 335-342.

[131] Cipolla MJ, Sweet JG, Chan S. Effect of hypertension and peroxynitrite decomposition with FeTMPyP on CBF and stroke outcome. J Cereb Blood Flow Metab, 2016, 37（4）: 1276-1285.

[132] Suofu Y, Clark J, Broderick J, et al. Peroxynitrite decomposition catalyst prevents matrix metalloproteinase activation and neurovascular injury after prolonged cerebral ischemia in rats. J Neurochem, 2010, 115（5）: 1266-1276.

[133] Pieper GM, Nilakantan V, Chen M, et al. Protective mechanisms of a metalloporphyrinic peroxynitrite decomposition catalyst, WW85, in rat cardiac transplants. J Pharmacol Exp Ther, 2005, 314（1）: 53-60.

[134] Bianchi C, Wakiyama H, Faro R, et al. A novel peroxynitrite decomposer catalyst（FP-15）reduces myocardial infarct size in an in vivo peroxynitrite decomposer and acute ischemia-reperfusion in pigs. Ann Thorac Surg, 2002, 74（4）: 1201-1207.

[135] Radovits T, Seres L, Gero D, et al. The peroxynitrite decomposition catalyst FP15 improves ageing-associated cardiac and vascular dysfunction. Mech Ageing Dev, 2007, 128（2）: 173-181.

[136] Jiao X Y, Gao E, Yuan Y, et al. INO-4885 [5, 10, 15, 20-tetra[N-（benzyl-4'-carboxylate）-2-pyridinium]-21H, 23H-porphine iron（Ⅲ）chloride], a peroxynitrite decomposition catalyst, protects the heart against reperfusion injury in mice. J Pharmacol Exp Ther, 2009, 328（3）: 777-784.

[137] Dohare P, Garg P, Jain V, et al. Dose dependence and therapeutic window for the neuroprotective effects of curcumin in thromboembolic model of rat. Behav Brain Res, 2008, 193（2）: 289-297.

[138] Cui ZT, Liu JP, Wei WL. The effects of tanshinone ⅡA on hypoxia/reoxygenation-induced myocardial microvascular endothelial cell apoptosis in rats via the JAK2/STAT3 signaling pathway. Biomed Pharmacother, 2016, 83: 1116-1126.

[139] Cai Q, Wang HW, Hua SY, et al. Neutroprotective efficacy of sodium tanshinone B on hippocampus neuron in a rat model of focal cerebral ischemia. Chin J Integr Med, 2012, 18（11）: 837-845.

[140] Zhou W, Chai H, Lin P H, et al. Ginsenoside Rb1 blocks homocysteine-induced endothelial dysfunction in porcine coronary arteries. J Vasc Surg, 2005, 41（5）: 861-868.

[141] Pu X, Fan W, Yu S, et al. Polysaccharides from Angelica and Astragalus exert hepatoprotective effects against carbon-tetrachloride-induced intoxication in mice. Can J Physiol Pharmacol, 2015, 93（1）: 39-43.

[142] Zhao R, Xu F, Xu X, et al. Effects of alpha-lipoic acid on spatial learning and memory, oxidative stress, and central cholinergic system in a rat model of vascular dementia. Neurosci Lett, 2015, 587: 113-119.

# 第十章

## 免疫炎症反应与心脑血管药理

### 第一节　概　　述

周家国*

心血管疾病已成为全世界人群的主要死因。糖尿病、吸烟、血脂异常、肥胖、精神紧张、年龄及遗传与家族史等是心血管疾病发生发展的主要危险因素。这些危险因素将导致交感神经紧张性增高、肾素−血管紧张素−醛固酮系统激活及氧化应激产物增多等病理变化，最终导致心血管疾病的发生和发展。阻断上述病理机制及下游信号通路的药物，包括他汀类药物、β受体阻断药、血管紧张素转化酶抑制药、血管紧张素Ⅱ受体阻断药、醛固酮受体拮抗药、钙通道阻滞药和利尿药等在改善心脑血管疾病的临床症状，延长患者的生存寿命及提高患者生存质量等方面发挥了重要作用。但心脑血管疾病的发病率和死亡率仍然居高不下，说明该类疾病的发病机制尚未完全阐明。

早在19世纪，Rudolf Virchow已经将动脉粥样硬化描述为"entzündung"，即炎症。但是这一创新性发现的重要性直到20世纪80年代才逐渐引起医学界的重视。1982年研究者们在心肌梗死患者血浆中发现一种经典急性期反应蛋白，即C反应蛋白（C reactive protein，CRP）的水平明显升高。随后大量的临床资料证实CRP水平在多种心血管疾病中均有明显增高，目前CRP水平升高已经成为临床上预测心血管事件的独立危险因素[1, 2]。CRP是机体受到微生物入侵或组织损伤等炎症性刺激时肝细胞合成的急性相蛋白，其主要作用是通过与配体（凋亡与坏死的细胞或入侵的病原体）结合，激活补体和单核吞噬细胞系统以清除病原体。这些研究结果为炎症反应与心血管疾病相关的科学假说提供了依据。在20世纪90年代，研究者们发现异体移植的血管可发生动脉硬化，动脉炎患者也可出现明显血管狭窄，这些发现说明免疫炎症反应具有直接致动脉硬化作用。动脉粥样硬化患者斑块中有大量免疫细胞浸润和多种炎症因子的表达上调，进一步明确了免疫炎症反应在动脉粥样硬化发生中的核心作用[1, 3, 4]。除此之外，研究者们在心力衰竭、脑卒中和高血压等患者中发现受累心肌、神经元和血管壁中也存在大量免疫细胞浸润和炎症因子的上调[5-10]。以上证据表明血管炎症是心脑血管病主要的共性病理生理特征，提示免疫炎症系统激活可能是包括动脉粥样硬化在内的多种心脑血管疾病重要的共同发病机制。

近30年来，大量的动物实验结果证实心脑血管疾病的免疫炎症假说[2-8]。研究者们分别采用清除免疫细胞、接种ox-LDL疫苗、注射抗β₁受体抗体、应用全身性免疫抑制剂或

* 通讯作者：周家国，E-mail：zhoujg@mail.sysu.edu.cn

阻断特定炎症因子受体等方法，观察到抗炎抗免疫治疗能够明显改善动脉粥样硬化和慢性心力衰竭等心血管疾病症状。但遗憾的是，随后的一系列临床研究结果远未达到预期。尽管接种 ox-LDL 疫苗在动物模型观察到了明显的抗动脉粥样硬化效果，但在动脉粥样硬化患者中应用针对 LDL 修饰表位的重组抗体却未发现明显的抗血管炎症作用。有报道应用全身性免疫抑制剂治疗可明显改善慢性心力衰竭患者的临床症状，但也有无效的报道。而注射免疫球蛋白或抗 $\beta_1$ 受体抗体治疗心力衰竭也未取得理想的效果。依那西普和英夫利昔单抗均为 TNF-α 的阻断剂。这两种药物已证明对自身免疫性疾病如炎性肠病和类风湿关节炎具有明显的改善作用。但遗憾的是，这两种 TNF-α 的阻断剂并不能有效缓解慢性心力衰竭患者的临床症状，相反有促进患者死亡的报道。与此相类似，有临床研究发现慢性心力衰竭患者在早期诊断时炎症反应越明显，常规治疗后其左心室功能和其他临床指标的改善越显著，表明早期的炎症反应可能起保护性作用。上述相互矛盾的临床研究结果及临床研究和动物模型研究结果之间的不一致并不能简单地否定免疫炎症反应在心脑血管疾病中的作用，深入分析其原因可能有以下两个方面：①在不同疾病类型患者之间或者同一类疾病不同患者群体之间，导致疾病发生的炎症激活机制或关键的致病性炎症因子可能不同，可能存在特异性致病性炎症机制；②动物模型实验和临床患者治疗后两者所处环境不同，动物接受抗炎抗免疫治疗后均处于相对洁净的环境，可以免受感染等刺激对机体造成的伤害。

　　冠状动脉支架置入术是临床治疗冠心病的重要治疗手段，但术后支架内再狭窄仍是主要的问题。例如，使用免疫抑制药物如西罗莫司包被的药物洗脱支架则可使再狭窄的发生率显著降低，主要因为西罗莫司可以抑制血管平滑肌细胞的增殖。他汀类药物是临床常用的降脂药，但临床血脂正常的患者服用他汀类药物仍然可以显著降低心脑血管疾病的发生率，目前认为其机制与降低心脑血管系统炎症反应有关。阿司匹林是一种镇痛抗炎药，临床研究也证实长期服用可降低心脑血管疾病的发生率。这些临床资料进一步说明炎症与心脑血管疾病发生有关，但尚不足以直接证明心脑血管疾病的炎症假说。因为临床上器官移植患者长期服用全身性免疫抑制剂（如环孢素和他克莫司）可引起血脂异常升高，促进动脉粥样硬化等不良反应。西罗莫司局部用药降低血管再狭窄发生可能与其直接作用于血管平滑肌细胞的 mTOR 信号有关，不一定依赖于其免疫抑制效应。他汀类药物对血脂正常患者的心血管保护作用不一定依赖于其抗炎效应，因为他汀类药物的多效性还包括抗氧化、抑制血管平滑肌细胞增殖和改善内皮功能障碍等作用。而低剂量阿司匹林对心脑血管疾病的保护作用可能主要归因于其血小板抑制作用而不是抗炎活性。

　　令人欣慰的是，2017 年一项多中心大样本的临床研究结果首次直接证明抗炎药物可减少心血管疾病的发生，为动脉粥样硬化的炎症假说提供了直接证据。该研究结果显示，IL-1β 单克隆抗体——卡纳单抗（canakinumab），可在他汀类降脂药物治疗的基础上进一步降低心肌梗死患者不良心血管事件的发生率，卡纳单抗治疗可使 CRP 降低 39%，但对 LDL-C 和 HDL-C 的水平无明显影响[11]。研究结果证实了炎症是独立于 LDL-C 的心血管疾病的重要危险因素，抑制炎症有助于减少动脉粥样硬化性心血管疾病的发生，同时也为后续更多炎症靶向药物的研发提供了坚实的基础。

# 第二节　动脉粥样硬化的免疫炎症机制

动脉粥样硬化是缺血性心脏病和脑卒中的最常见的原因。该病进展缓慢，以慢性血管炎症及大中动脉内皮下脂质斑块形成为特征。在斑块破裂或侵蚀引起血栓形成、血管阻塞并导致缺血性损伤之前，动脉粥样硬化因在其发展早期无明显临床表现而经常被忽视。

## 一、动脉粥样硬化是一种慢性炎症性疾病

早期研究发现动脉粥样硬化发生与感染相关，并因此提出了动脉粥样硬化可能是由感染引起的假说[4, 12]。确实，在兔子中，肺炎衣原体可以加速实验性动脉粥样硬化进展，但在小鼠中并未观察到该现象。而且无菌小鼠也可发生动脉粥样硬化，表明细菌不是引起动脉粥样硬化形成的必要因素。虽然，报道认为肠道菌群改变导致的膳食中胆碱代谢的变化与动脉粥样硬化等心血管疾病有关，但应用抗生素治疗肠道炎症并未降低冠状动脉疾病患者心血管事件的死亡率或发生率。因此，至少现有数据表明，感染因子和动脉粥样硬化之间无因果联系。

早在 19 世纪，Rudolf Virchow 即将动脉粥样硬化描述为 "entzündung"，即炎症。1913年 Nikolai Anitschkow 发现胆固醇摄入可引起兔形成动脉粥样硬化斑块，因此提出 "没有胆固醇，就没有动脉粥样硬化" 的结论。但直到 20 世纪 80 年代医学界才逐渐意识到这些创新发现的重要意义。动脉粥样硬化是一种炎症性疾病的概念目前已得到医学界的广泛认可。早期支持动脉粥样硬化是一种炎症性疾病主要来自于急性反应蛋白，特别是 C 反应蛋白（CRP）的研究证据。CRP 是正五聚蛋白（pentraxin）家族成员，主要由肝脏细胞分泌，在外伤、缺血、各种炎症和感染时迅速升高，上述情况缓解后则很快下降。因此，血浆 CRP 水平可反映炎症反应状态。1982 年，有研究显示心肌梗死患者血浆 CRP 水平升高，为炎症与心肌缺血的相关性提供了依据[1-4]。迄今，越来越多的研究证实 CRP 水平升高是预测心血管事件的独立危险因素。然而，CRP 指标也存在特异性不强等缺点。

与 CRP 不同，正五聚蛋白 3（pentraxin-3，PTX3）是由包括单核细胞、平滑肌细胞和内皮细胞在内的多种类型细胞产生的正五聚蛋白家族成员。PTX3 在动脉粥样硬化斑块局部产生，其血浆水平升高是动脉粥样硬化的标志物。已证实 PTX3 可减少炎症细胞的浸润和血管壁的损伤，表明该生物标志物具有内在的血管保护性质。目前证据认为，PTX3 可能是一种相比于 CRP 与动脉粥样硬化相关性更强的生物标志物[4]。

## 二、动脉粥样硬化的发病机制

动脉粥样硬化是一种炎症性疾病的科学假说深化了医学界对该类疾病发病机制的认识。目前认为动脉粥样硬化是一类炎症反应介导的脂质沉积性疾病，其具体机制如下[3, 4, 12]。

**1. 脂蛋白的积聚**　LDL 在动脉内膜下的累积是导致动脉粥样硬化发生发展的关键因素。滞留在内皮下的 LDL 颗粒经由蛋白酶和脂肪酶进行化学修饰，导致其与蛋白聚糖的结合增加，发生聚集。随后 LDL 经髓过氧化物酶、脂加氧酶和活性氧的氧化修饰导致氧化 LDL（oxidized LDL，ox-LDL）形成，进而触发血管炎性反应。

**2. 免疫细胞募集** 在 ox-LDL 作用下，内皮细胞活化进而表达细胞黏附分子，如血管细胞黏附分子-1（vascular cell adhesion molecule 1，VCAM-1）和细胞间黏附分子-1（intercellular cell adhesion molecule 1，ICAM-1）等。循环单核细胞和其他白细胞在黏附分子作用下被招募至血管壁。随后在内皮细胞分泌的巨噬细胞集落刺激因子和粒细胞–巨噬细胞集落刺激因子作用下，单核细胞分化为巨噬细胞。由于单核细胞的持续募集和分化，单核细胞来源的巨噬细胞成为动脉粥样硬化斑块中的主要细胞群体。

**3. 泡沫细胞和斑块形成** 内膜下巨噬细胞表达清道夫受体，负责摄取内膜下 LDL 和化学修饰 LDL，如 ox-LDL 等。其中清道夫受体 A 和 CD36 对于 LDL 的摄取最为重要。与 LDL 受体相反，清道夫受体在细胞摄取胆固醇过程中不会出现数量和功能的下调，因此可导致脂蛋白的持续吞噬，最终诱导巨噬细胞转化为泡沫细胞。泡沫细胞形成后，其迁移能力降低并停留于内膜下。它们最终死亡并在内膜下形成主要由凋亡和坏死细胞、胆固醇和其他细胞外物质组成的斑块核心区域。

研究表明，血管平滑肌细胞在脂质作用下可转化成巨噬细胞样细胞。在小鼠动脉粥样硬化斑块中，约 30% 的平滑肌细胞表达巨噬细胞标志物。人病变斑块中也观察到平滑肌和巨噬细胞标志物的共表达。值得注意的是，apoE$^{-/-}$小鼠动脉粥样硬化斑块中的平滑肌细胞符合 Mox 细胞（巨噬细胞的一种亚型）的标准，然而，是否该现象导致了平滑肌细胞衍生成泡沫细胞仍有待确认。

**4. 纤维帽形成和斑块稳定性** 平滑肌细胞和胶原蛋白在斑块稳定性中起主要作用。转化生长因子（TGF）β 刺激细胞外胶原蛋白成熟，并通过平滑肌细胞调节胶原蛋白合成，成熟胶原为纤维帽提供机械支撑；而 IFNγ 则通过抑制平滑肌细胞分化和增殖及胶原蛋白的合成，大大减弱斑块的稳定性。基质金属蛋白酶通过降解胶原纤维增大了斑块脆性。肥大细胞通常发现在斑块破裂的部位，可释放降解基质的蛋白酶并激活基质金属蛋白酶。此外，巨噬细胞、平滑肌细胞和内皮细胞是斑块中基质金属蛋白酶的重要细胞来源。

易破裂的斑块会呈现出薄的纤维帽、大的脂质填充的坏死核心和持续的炎症反应等病理学特征。当纤维帽不能承受来自血压的搏动力时，将会导致斑块破裂和动脉粥样硬化性血栓形成。斑块破裂占冠状动脉血栓事件的 70% 左右。因此，寻找到预防斑块破裂的新疗法非常重要。

# 三、免疫炎症反应和动脉粥样硬化

**1. 先天性免疫** 斑块中的巨噬细胞表达各种 Toll 样受体（toll like receptor，TLR），TLR 可以特异性识别两类配体，分别为损伤相关分子模式（damage associated molecular pattern，DAMP）和病原体相关分子模式（pathogen-associated molecular pattern，PAMP），分别来源于损伤的宿主细胞和病原体。TLR 与配体结合后，通过下游信号通路激活 NF-κB，上调致炎基因表达。经修饰的 LDL 及其产物可能是 TLR2 和 TLR4 的内源性配体。TLR 的其他内源和外源配体也可能存在于斑块中，包括热休克蛋白、细菌毒素和病毒糖蛋白。TLR 和 MyD88 的下游信号分子为重要的促动脉粥样硬化信号。脂蛋白相关磷脂酶 A$_2$（Lp-PLA$_2$）在 LDL 氧化过程中产生的溶血磷脂酰胆碱和氧化的非酯化脂肪酸也可激活先天免疫系统。所有这些因素在启动和维持炎症损伤中都起着至关重要的作用[1, 4, 13, 14]。尽管如此，使用抗氧化剂或选择性 Lp-PLA$_2$ 抑制剂预防先天免疫系统激活，并未降低各种患者群体的心血管事件的发生率。

胆固醇结晶在泡沫细胞中形成可以激活含有核苷酸结合寡聚化区域（NACHT）、C 端富含亮氨酸的重复序列（LRR）和热蛋白结构域（PYD）的蛋白 3（NLRP3）炎性小体，导致 IL-1β 释放。NLRP3 炎性小体有富含亮氨酸的重复序列，可感知细胞内的危险信号。活化的炎症细胞募集脱天蛋白酶-1（caspase-1），其将原型 IL-1β 和 IL-18 切割成可发挥功能的成熟蛋白。释放的 IL-1β 和 IL-18 作用于平滑肌细胞促进其产生 IL-6，IL-6 反过来作用于肝脏，诱导急性反应，如促使 CRP 产生[15]。上述机制为胆固醇代谢和先天免疫系统激活之间建立了明确联系。目前通过抑制 IL-1β 来预防心血管疾病的临床试验正在进行中。

与巨噬细胞相比，其他先天免疫细胞，如中性粒细胞、肥大细胞、自然杀伤细胞（natural killer cell，NK 细胞）和 NK T 细胞等在斑块中的占比较小。在高胆固醇血症小鼠血管，仅在动脉粥样硬化初期观察到中性粒细胞的募集。如上所述，肥大细胞分泌基质降解酶并可降低斑块稳定性，NK 细胞和 NK T 细胞可能通过释放 IFNγ 加剧动脉粥样硬化。γδT 细胞似乎不影响动脉粥样硬化。虽然现有的数据表明，先天免疫细胞不同亚群在疾病发展的不同阶段都有重要作用，但是斑块中的主要先天免疫效应细胞类型是巨噬细胞[4]。

巨噬细胞可分为 M1 亚型和 M2 亚型。M2 巨噬细胞由 IL-4 或 IL-13 激活，而 M1 巨噬细胞的活化由 IFNγ 和脂多糖（LPS）介导。动脉粥样硬化斑块的组织学检测已经明确 M1 巨噬细胞富含脂质，而 M2 巨噬细胞所含脂质较少且远离脂质核心。另外，从动脉粥样硬化小鼠主动脉分离的巨噬细胞超过 1/3 不符合 M1 或 M2 细胞的分类标准，现已命名为 Mox 亚型。巨噬细胞的异质性和复杂性表明其分类需要进一步深入研究。巨噬细胞显示出高度的可塑性，并与其他细胞（特别是 T 细胞）发生相互作用，这些细胞可能在局部环境中使其他细胞发生极化[4, 13, 14]。因此，阐明巨噬细胞不同表型转换的空间和时间变化规律有助于揭示其在动脉粥样硬化中的作用。

**2. 适应性免疫**　　在形成动脉粥样硬化过程中，表达 MHC Ⅱ 类的细胞及存在于动脉粥样硬化斑块中的大量 T 细胞是适应性免疫应答的基础。人类白细胞抗原（HLA）-DR 由斑块中的多种类型细胞表达，并向 CD4$^+$ T 细胞呈递抗原。动脉粥样硬化斑块和相邻外膜中的树突状细胞吸收斑块来源的抗原并迁移至淋巴结，并将这些抗原呈递给初始 T 细胞。

衍生自 LDL 颗粒的自身抗原是促进动脉粥样硬化发生发展的重要因素。抗 ox-LDL 抗体的存在表明 B 细胞可作用于 ox-LDL。一般来说，与健康对照组相比，冠状动脉疾病患者抗 ox-LDL 抗体更常见。由于 ox-LDL 是具有不同性质和异质性的复杂粒子，它具有溶血磷脂酰胆碱、磷酸胆碱和来自载脂蛋白（apo）B100 的各种肽的潜在表位。抗 ox-LDL 抗体可以是 IgM 或 IgG，表明抗体可发生同种型转换。

热休克蛋白从细菌到人类高度保守，并且受压力条件（如血流动力学变化和炎症）刺激产生。因此，有观点认为受损血管区域的热休克蛋白是引起动脉粥样硬化起始的重要自身抗原。确实，从动脉粥样硬化斑块中可分离出热休克蛋白 60/65（HSP60/65）-反应性 T 细胞。研究报道，针对 HSP60/65 的自身抗体是致病性的，介导了对内皮细胞的细胞毒性，可引起脂肪条纹形成。人类 HSP60 及衣原体和分枝杆菌 HSP60/65 对应物之间的抗体交叉反应可能解释了这些微生物与动脉粥样硬化的关联。实验表明，诱导 HSP65 的黏膜耐受性可防止动脉粥样硬化，对 HSP65 进行定期免疫也可以产生类似作用。尽管如此，热休克蛋白作为自身抗原的作用仍然需要进一步的研究。其他涉及动脉粥样硬化的免疫原还包括 apoH（以前称为 $\beta_2$-糖蛋白 I）和醛修饰的细胞外基质蛋白等[3, 4]。

（1）细胞免疫：在动脉粥样硬化发病机制中的作用已经在小鼠模型中进行了深入研究[3, 4, 12]。然而，动脉粥样硬化模型的实验结果易受小鼠品系、年龄、性别、微生物群和饮食差异等影响。因此，大多数小鼠研究的结果尚不能直接应用于人体。

活化的 T 细胞是动脉粥样硬化斑块中的大量细胞群，这些 T 细胞是记忆性 T 细胞。联合免疫缺陷（缺乏 T 细胞和 B 细胞）的 apoE$^{-/-}$ 小鼠与具有免疫活性的 apoE$^{-/-}$ 小鼠相比，动脉粥样硬化发病率大大降低，同时，若将 LDL 特异性 CD4$^+$ T 细胞转移到免疫缺陷型 apoE$^{-/-}$ 小鼠中，会促进动脉粥样硬化的发生。类似的，与具有免疫活性对照组相比，适应性免疫细胞缺陷的 RAG1$^{-/-}$ 小鼠动脉粥样硬化患病率减少 50%。这些发现表明 T 细胞对动脉粥样硬化发生起前期驱动作用。

CD8$^+$ T 细胞主要在病变发展的早期阶段起作用，但其效应似乎比 CD4$^+$ T 细胞的作用弱。在动脉粥样硬化病变部位，CD8$^+$ T 细胞占总 T 细胞的比例随着病变的减轻而逐渐减少。用共刺激分子 CD137 的配体处理 apoE$^{-/-}$ 小鼠，可以将 CD8$^+$ T 细胞募集至斑块部位并促进动脉粥样硬化。另一方面，CD8$^+$ 调节性 T（Treg）细胞可能限制动脉粥样硬化的发展。

CD4$^+$ 辅助性 T 细胞（Th 细胞）是动脉粥样硬化斑块中的主要适应性效应细胞。一些 Th 细胞与来自 LDL 的 apoB100-蛋白质的肽片段发生反应，ox-LDL 和天然 LDL 都含有 apoB 衍生的 T 细胞表位。当抗原呈递细胞（APC）表达识别 ox-LDL 的清道夫受体时，氧化应激反应可促进 LDL 摄取和抗原呈递。但也有报道发现 LDL 的氧化反应可减少 T 细胞的活化，可能是由于氧化反应导致了 apoB 衍生表位的受损。可能的解释是轻度氧化可促进抗原呈递和 T 细胞活化，而过度氧化则具有相反的作用。

目前认为 CD4$^+$ Th 细胞不同亚型在动脉粥样硬化发生过程中发挥的作用不同。

Th1 细胞：分泌 IFNγ，促进单核细胞浸润，增强巨噬细胞活化，并调节泡沫细胞形成。IFNγ 还可与 IL-12 协同作用促进 Th1 细胞分化。IFNγ 可刺激 MHC II 的抗原呈递作用，亦可抑制平滑肌细胞增殖和 α-平滑肌肌动蛋白的表达。动物实验进一步证实 Th1 细胞具有促动脉粥样硬化作用。Th1 细胞转录因子 T-bet 缺失小鼠和 IFNγ 缺陷小鼠动脉粥样硬化发生率明显减少。在人动脉粥样硬化斑块中，Th1 细胞免疫应答亦占主导地位。与无症状患者的斑块组织相比，有症状患者斑块内 IFNγ 的表达水平显著增加。

Th2 细胞：在动脉粥样硬化斑块中远低于 Th1 细胞，其在动脉粥样硬化过程中的作用尚不完全清楚。针对 Th2 相关细胞因子影响动脉粥样硬化斑块形成的研究发现，IL-4 对疾病有促进作用，而 IL-5、IL-13 和 IL-33 可能限制疾病发展。IL-5 的保护作用可能是通过刺激 B1 细胞产生天然抗体介导的。IL-5 与心血管疾病的关系已在患者体内得到证实，因为 IL-5 基因中的单核苷酸多态性已发现与人冠心病发生有关。

Th17 细胞：诱发动脉粥样硬化的因素和 ox-LDL 可能会诱导 Th17 细胞分化，但 Th17 细胞在斑块中所占比例较少。Th17 细胞对动脉粥样硬化影响的实验结果相互矛盾，apoE$^{-/-}$ 小鼠给予 IL-17A 后，动脉粥样硬化斑块面积增加、减少或无变化的结果均有报道。应用抗 IL-17A 中和抗体的研究结果则比较一致，中和抗体治疗后可减少动脉粥样硬化斑块面积。但也有研究发现 IL-17A 具有稳定斑块的作用。急性冠脉综合征患者血液中 Th17 细胞数量增加，IL-17A 水平升高。血浆 IL-17A 水平越低的患者，其心血管事件的再发率越高。这些相互矛盾的发现可能主要由于 Th17 细胞和 IL-17A 在动脉粥样硬化发展的不同阶段作用不同，而 Th17 细胞标志性的细胞因子 IL-17A，也可由其他细胞如肥大细胞和中性粒细胞产生，因此 IL-17A 水平的变化不一定反映了 Th17 细胞数量的变化。

Treg 细胞：在动脉粥样硬化疾病的各个阶段，FOXP3$^+$ Treg 细胞在动脉粥样硬化斑块中的数量均较少，但 Treg 细胞在疾病进展中起重要作用。清除 Treg 细胞可增加高胆固醇血症小鼠动脉粥样硬化的发生率，而移植入 Treg 细胞则抑制动脉粥样硬化斑块形成。在体扩增 Treg 细胞不仅可导致动脉粥样硬化斑块的消退，而且可同时增加斑块的稳定性。这些结果表明抗原特异性 Treg 细胞在动脉粥样硬化形成过程中具有重要的保护作用。

（2）体液免疫：在动脉粥样硬化斑块中仅偶尔观察到 B 细胞。通过脾切除术和 B 细胞转移实验已发现 B 细胞缺失可促进动脉粥样硬化进展，说明 B 细胞产生了保护性免疫反应。临床研究进一步证实了上述假设，因为脾切除的患者心肌梗死死亡风险会明显增加。然而，抗 CD20 抗体耗损 B 细胞的实验结果则相反。例如，使用抗 CD20 抗体耗损 B 细胞可防止实验动脉粥样硬化发生，类风湿关节炎患者使用抗 CD20 抗体（利妥昔单抗）可对内皮功能障碍有改善作用[2, 4]。应该注意的是，抗 CD20 治疗仅靶向作用于 B2 细胞，B1 细胞和产生抗体的浆细胞不受抗 CD20 抗体的影响。上述结果是否提示 B1 细胞和 B2 细胞这两类细胞亚型在动脉粥样硬化过程中发挥完全相反的作用，目前还不清楚。如果是，那么这些细胞又是如何调控动脉粥样硬化进展的，值得深入研究。

# 第三节 高血压的免疫炎症机制

高血压是严重威胁人类健康的疾病之一。血管系统、肾脏和交感神经系统的功能对于控制和维持血压至关重要，上述系统的功能异常是高血压形成的重要原因，但是高血压的具体发病机制目前仍未完全明确。

## 一、炎症是高血压的主要特征之一

除了血管系统、肾脏和交感神经系统的功能异常外，越来越多的证据表明，炎症是高血压的主要病理特征之一，慢性轻度炎症可能是包括高血压在内的多种心血管疾病发生发展的重要原因。例如，C 反应蛋白（CRP）是一种典型的炎症标志物，临床急性心肌梗死、冠状动脉型疾病和高血压等心血管疾病患者早期血液中 CRP 的含量即有明显升高。动物实验发现轻微升高 CRP 就可引起血压升高，并且能提高机体对血管紧张素Ⅱ（Ang Ⅱ）反应的敏感性。除 CRP 外，炎症过程涉及多种细胞及多种促炎细胞因子之间的复杂相互作用，这一过程受到免疫系统的调控，先天性和适应性免疫系统中多种免疫细胞在炎症的起始和维持阶段均发挥重要的作用[1, 2, 9, 10]。

## 二、免疫细胞与高血压

1964 年 White 与 Grollman 首次报道了免疫抑制对肾梗死高血压大鼠模型有治疗作用。

自此，免疫系统与高血压之间的关系逐渐引起了大家的关注。随后有研究表明，如果将高血压动物的淋巴结/脾脏中的免疫细胞移植到正常血压的动物体内，可导致接受移植的动物血压升高，而切除胸腺则能够减轻 DOCA 盐诱导的小鼠血压升高及降低自发性高血压大鼠的血压[1, 2]。上述证据揭示了免疫系统在高血压发生中的重要作用，但由于方法学和动物模型的限制，免疫系统与高血压发生发展的具体机制还远未明确。

## （一）单核/巨噬细胞

单核细胞和巨噬细胞已证实与多种动物模型的高血压进展有关[1, 2, 10]。Ang Ⅱ 诱导的高血压模型血液循环中单核细胞数量增多，去除单核细胞后可以降低其对高血压模型的敏感性，其机制与血管 ROS 生成降低和血管功能改善有关。单核细胞是巨噬细胞在循环系统中的前体，在高血压过程中会在血管周围脂肪组织（PVAT）、血管外膜和肾脏等部位积累。巨噬细胞浸润将释放促炎介质并通过 NOX2 NADPH 氧化酶产生自由基，从而改变血管的内环境稳态。巨噬细胞集落刺激因子（M-CSF）缺乏可明显减轻 Ang Ⅱ 诱导的高血压及其继发病变，如动脉重构、内皮功能障碍、NADPH 氧化酶活化和血管炎症反应等。巨噬细胞 CCR2 受体阻断剂 INCB3344 可阻止巨噬细胞募集至血管壁并逆转 DOCA 盐和 Ang Ⅱ 诱导的高血压。

Toll 样受体（TLR）在巨噬细胞和单核细胞的激活中具有重要作用[2, 10]。它们通过激活 NF-κB 继而引起细胞因子和趋化因子的合成。Ang Ⅱ 诱导的高血压模型中 TLR4 上调，抗 TLR4 抗体治疗可通过抑制 MyD88 激活和 JNK-NF-κB 信号通路使血压恢复正常，并降低相关的炎症和血管病变。在成年自发性高血压大鼠体内抑制 TLR4 亦观察到血压的明显降低和血管收缩功能的改善。另外，激活后的巨噬细胞和单核细胞可以通过抗原呈递和调节共刺激分子表达等方式激活 T 细胞，进一步加重血管炎症反应的发生和发展。

## （二）中性粒细胞

有关中性粒细胞在高血压发生发展过程中的作用，现有的研究数据并不一致[2, 10]。在去氧肾上腺素诱发血管收缩的动物模型中，使用药物消耗中性粒细胞可以显著降低血管的收缩反应和收缩压。相反，选择性敲除循环中的中性粒细胞尽管能够对抗氧化应激反应，但对 Ang Ⅱ 诱导的高血压并无明显影响。与此类似，在 LysMiDTR 敲除小鼠（小鼠单核细胞缺失）中过继移植中性粒细胞并不能恢复 Ang Ⅱ 的病理生理作用。因此，中性粒细胞与高血压发生发展的关系尚需深入研究。

## （三）T 淋巴细胞

2007 年 Guzik 等发现淋巴细胞缺失的 RAG1−/− 小鼠对 Ang Ⅱ 或 DOCA 盐诱发的高血压存在一定的耐受能力，而该基因修饰小鼠在移植了正常小鼠的 T 细胞（而非 B 细胞）后这种耐受能力消失。Crowley 等随后证实了上述结果，他们发现在免疫缺陷型小鼠中，T 细胞对 Ang Ⅱ 依赖性高血压的发生发展至关重要，同时 Mattson 等在 RAG1−/− 大鼠上也获得了相似的结果。此外，抑制 T 细胞增殖的免疫抑制剂吗替麦考酚酯（mycophenolate）可以降低 DOCA 盐诱发的高血压。上述证据说明 T 细胞在高血压发生过程中发挥了重要作用[2, 10]。

已知 Ang Ⅱ 是通过 $AT_1$ 和 $AT_2$ 受体起作用的，而两型受体在 T 细胞表面均有表达。如果将 $AT_1$ 受体缺陷的 T 细胞移植到 RAG1$^{-/-}$ 小鼠体内，该小鼠对 Ang Ⅱ 诱导的高血压仍存在一定的耐受能力，说明 Ang Ⅱ 诱导的 T 细胞活化参与了高血压发生和发展。确实，研究发现 Ang Ⅱ 处理可增加 T 细胞效应表型（CD69$^+$、CD25$^+$、CCR5$^+$）的比例。而具有效应表型的 T 细胞会积聚在血管周围脂肪组织（PVAT）和肾脏组织，影响内皮功能和血管纤维化。值得关注的是，来自 GWAS 数据分析指出编码淋巴细胞上接头蛋白 lnk 的基因 SH2B3 多态性是收缩期和舒张期血压的重要预测因子。敲除 lnk 可促进 Ang Ⅱ 诱导的高血压和其相关的肾脏和血管功能障碍。lnk 缺失促进高血压形成的机制可能与小鼠 T 细胞活化增强及细胞因子分泌均增加有关，因为早期研究已发现高血压患者体内 CD8$^+$ T 细胞的细胞数量及细胞因子的分泌均高于正常人群。上述工作进一步明确了 T 细胞在人类高血压发生发展中的重要作用[2, 9, 10]。但参与高血压的 T 细胞亚群及其调控血压的分子机制有待深入研究。

在 T 细胞中有一类独特的调节型细胞亚群，其表达 CD4、CD25 和转录因子 FOXP3。这一独特的 T 细胞亚群具有抑制先天性与适应性免疫应答的功能。最近研究表明，实验性高血压与这种调节型 T 细胞亚群降低有关。Ang Ⅱ 诱导的高血压模型小鼠在过继移植这种调节型 T 细胞后出现血压降低，内皮功能改善[2, 9]。

### （四）B 淋巴细胞

临床和实验性高血压总是伴随有血清中 IgG、IgA、IgM 等抗体的升高，这些抗体都是由 B 细胞分泌的。RAG1$^{-/-}$ 小鼠可对抗 Ang Ⅱ 诱导血压升高，该小鼠进行 B 细胞移植后 Ang Ⅱ 诱导血压升高作用并未恢复，似乎说明 B 细胞并不参与高血压病程。应该注意的是，B 细胞的活化似乎依赖于与 T 细胞的相互作用，而 RAG1$^{-/-}$ 小鼠中 T 细胞同样也是缺失的。因此上述结果并不能否定 B 细胞活化在高血压中的作用。最近，Drummond 研究小组发现，给予 Ang Ⅱ 会导致活化的 B 细胞抗体产量增加。敲除 B 细胞激活因子受体或者通过药物耗竭 B 细胞均能抑制 Ang Ⅱ 引起的血压升高，减少胶原沉积与动脉硬化。这些抑制作用均可以通过 B 细胞的过继移植而丧失，说明 B 细胞激活确实参与了高血压的发展过程[2, 9]。

### （五）NK 细胞

目前有关 NK 细胞和高血压的关系报道较少。早期在 L-NAME 诱导的高血压模型小鼠的研究中发现 NK 基因复合物是小鼠对 L-NAME 敏感性的重要决定因素，NK 基因复合物影响了小鼠高血压的发生发展及血管重构过程。妊娠性高血压大鼠血液中观察到 NK 细胞数量的增加。消除 NK 细胞可以保护小鼠免受 Ang Ⅱ 诱导的血管功能损伤。这些工作均证实了 NK 细胞在高血压中的作用[2, 9]，但 NK 细胞如何调控血管功能尚不清楚。

### （六）树突状细胞

高血压小鼠树突状细胞（dentritic cell，DC）高表达共刺激配体 CD80 和 CD86，这些是 DC 激活的标志。而且高血压动物体内 DC 的氧化应激产物及多种细胞因子（IL-1β、IL-6、IL-23）合成增加。如果将 DC 从高血压供体小鼠移植到 C57BL/6 小鼠体内后，低剂量的 Ang Ⅱ 即可导致小鼠产生严重的高血压。而抑制剂 CTLA4-Ig 阻断 B7 依赖性共刺激信号可明显抑制 Ang Ⅱ和 DOCA 盐诱导的血压升高。这些证据表明，DC 的激活促进了高血压的发生发展[2, 9]。

# 三、细胞因子是高血压的关键介质

在高血压进展期间，免疫细胞在靶器官中聚集，尤其在肾脏和心血管系统。这些细胞产生影响血管和肾功能的细胞因子，对高血压的发展至关重要。近年来，已报道了多种在高血压发展中具有关键作用的细胞因子[1, 2, 9, 10]。

## （一）肿瘤坏死因子 α

肿瘤坏死因子 α（TNF-α）由免疫细胞、血管细胞和脂肪细胞等多种细胞产生，TNF-α 水平升高与高血压形成有关。TNF-α 基因缺失小鼠或用依那西普（TNF-α 拮抗剂）治疗小鼠输注 Ang Ⅱ均无血压升高表现；如果恢复 TNF-α 水平，Ang Ⅱ的升压作用随即恢复。机制研究发现 TNF-α 可降低血管内皮细胞 eNOS 的表达，减少 NO 的生成；同时 TNF-α 可激活 NF-κB 和 NADPH 氧化酶，促进氧化应激产物的产生及趋化因子和黏附分子的表达。microRNA-155（miR-155）可能是介导 TNF-α 上述作用的关键下游分子，TNF-α 和其他促炎细胞因子，如 IFNγ 和 IL-6 等，可上调 miR-155 的表达。miR-155 一方面可直接靶向内皮细胞 eNOS 3′非翻译区（UTR），减少 eNOS 蛋白表达和 NO 生成，诱导内皮功能障碍；另一方面，miR-155 是一种促炎性的 microRNA，是维持 B 细胞和 T 细胞正常功能的关键分子。miR-155 升高可促进多种细胞因子的表达。上述证据说明 TNF-α-miR-155 信号通路是 Ang Ⅱ诱导血压升高的关键介质。

## （二）干扰素 γ

干扰素 γ（IFNγ）是另一种在高血压中起促炎作用的细胞因子。活化的 T 细胞与 NK 细胞分泌的 IFNγ 增加与实验性高血压相关。IFNγ 敲除小鼠对 Ang Ⅱ升压作用的敏感性降低。IFNγ 的作用可能不依赖于 IFNγ 1 型受体（IFNγ R1），因为敲除 IFNγ R1 并不影响 Ang Ⅱ的升压作用。与野生型小鼠相比，lnk 基因缺失使 CD8+淋巴细胞分泌的 IFNγ 增多，可导致内皮依赖性舒张功能障碍。预孵育抗氧化剂 PEG-SOD 可部分逆转 IFNγ 诱导的内皮功能障碍，说明 NADPH 氧化酶的表达与活性上调，使氧化应激产物生成增加，进而导致内皮功能障碍是 IFNγ 促进高血压形成的重要机制。最近也有研究认为 IFNγ 可能通过影响肾脏 3 型钠离子–质子转运体及 RAS 系统，调控钠的重吸收和肾素–血管紧张素系统，促进高血压的发展。

## （三）白细胞介素 6

白细胞介素 6（IL-6）由 DC、巨噬细胞、单核细胞、T 细胞和血管细胞等多种细胞产生。IL-6 的升高与血压升高存在相关性，IL-6 可能是高血压的独立危险因素之一。小鼠缺失 IL-6 对 Ang Ⅱ和应激诱导的实验性高血压不敏感。IL-6 影响高血压形成的机制涉及多个方面，IL-6 处理小鼠增加血管上 AT₁ 受体的表达，提高血管对 Ang Ⅱ的敏感性，增加血管收缩反应；同时，IL-6 可通过影响 NO-cGMP 信号通路介导氧化应激产物的生成与内皮功能损伤；此外，IL-6可促进血管平滑肌细胞迁移与增殖。

### （四）白细胞介素17

白细胞介素17（IL-17）主要由一类被称为Th17的CD4$^+$T细胞亚群产生。另外，γ/δ细胞（一种CD8$^+$的T细胞亚群）及一些B细胞和NK细胞也可以产生IL-17。IL-17水平在高血压患者和动物血浆中均增加。小鼠单纯注射重组IL-17即可导致小鼠血压轻微升高，而敲除IL-17小鼠对AngⅡ和DOCA盐诱导的高血压模型不敏感，说明IL-17在高血压发生发展过程中发挥了重要作用。机制分析发现IL-17可以通过Rho/Rho激酶磷酸化eNOS的495磷酸化位点，抑制eNOS活性，继而降低NO的合成和血管舒张反应。IL-17亦可激活内皮细胞，上调黏附分子与趋化因子的表达，促进血管炎症反应。此外，IL-17可通过p38MAPK依赖性途径上调胶原蛋白的表达，导致胶原沉积过多与主动脉顺应性降低，促进主动脉硬化。

### （五）白细胞介素10

与之前提到的细胞因子相反，白细胞介素10（IL-10）是一种具有抗炎特性的细胞因子，主要由Treg细胞、DC和巨噬细胞产生。IL-10不仅能抑制各种免疫细胞产生促炎细胞因子，如TNF-α、IFNγ和IL-6等，还能阻断NF-κB等促炎转录因子的活性。俄罗斯鞑靼人的高血压发病率偏低，就是因为该类人群存在IL-10 –627C/C基因多态性导致了IL-10表达增加。动物实验亦表明，IL-10可使动物对多种实验性高血压模型耐受；而缺失IL-10小鼠对AngⅡ诱导的血压升高效应更加敏感。IL-10抑制高血压形成的机制与改善血管内皮功能有关。IL-10作用于内皮细胞一方面可上调eNOS的表达、活性和磷酸化水平，促进NO生成；另一方面IL-10可抑制内皮细胞NADPH氧化酶活性，减少氧化应激产物的产生。

## 四、免疫炎症反应与高血压的临床证据

如上所述，免疫细胞激活及炎症因子水平与实验性高血压密切相关，抑制免疫细胞活化通常能使实验性高血压恢复正常。尽管目前免疫抑制治疗并未在临床高血压患者上得到验证，但越来越多的证据支持免疫系统在人类高血压的发生发展过程中扮演着重要角色。

一项纳入5626名参与者的实验研究发现高血压患者体循环的白细胞数量高于正常血压对照组，而且白细胞数量与收缩压之间存在正相关。肿瘤患者在治疗期间如果输注同种异体激活的T细胞，也能观察到患者血压增加。相反，对于艾滋病毒感染者，其血压异常升高的概率较低。此外，无肾毒性的免疫抑制剂可以降低临床高血压发生的概率。高血压并伴有颈动脉粥样硬化的患者联合使用替米沙坦和瑞舒伐他汀具有降血压作用，该作用与Th17/Treg值及促炎细胞因子的降低有关[10]。

总之，上述的促炎细胞因子不仅能作为炎症的标志物，也可能是包括高血压在内的多种心血管疾病的危险因素。高血压与免疫和炎症系统的激活是密切相关的，目前的研究也认识到高血压进程中的炎症因素主要是相对低强度的慢性炎症，这些工作将对发现高血压

和肾脏并发症的新型治疗策略具有重要的指导意义。

## 第四节　缺血性脑卒中的免疫炎症机制

脑卒中是一类高致残性、高致死性的脑血液循环障碍性疾病。它分为 2 种类型：缺血性脑卒中和出血性脑卒中，其中缺血性脑卒中是临床最为常见的类型。

早期对于缺血性脑卒中机制的研究，主要集中于神经元损伤的自身机制。近年来的研究进展提示缺血性脑卒中不仅涉及神经元功能障碍，也包括血管内皮细胞、血脑屏障、细胞基质和免疫系统之间的复杂相互作用。其中，免疫炎症反应可能是这一复杂网络中的关键节点。炎症对于缺血性脑卒中是一把双刃剑：一方面小胶质细胞、星形胶质细胞及内皮细胞的活化具有神经保护作用，可促进损伤组织修复和再生；另一方面募集表达炎症因子的免疫细胞，可破坏血脑屏障，诱发脑水肿、脑出血及神经元死亡等，加重脑组织损伤。缺血性脑卒中的治疗目标是尽可能快速恢复血流以减少组织损伤，但血流的快速恢复又会加剧炎症反应，加重缺血组织损伤，即再灌注损伤。缺血和再灌注损伤均是以炎症细胞功能调节为特点的过程。因此对免疫系统-脑作用机制的深入了解，对于发现预防与治疗缺血性脑卒中的新型疗法具有重要意义[7, 8]。

# 一、免疫细胞和缺血性脑卒中

## （一）中性粒细胞

中枢神经系统（CNS）缺血性损伤的一个早期标志是中性粒细胞的浸润。与其他的先天免疫细胞一样，中性粒细胞通过 TLR 结合损伤相关分子模式和病原体相关分子模式，并通过释放炎症介质（如 TNF-α 和 INFγ）上调 CD15 和 CD11b 黏附受体，促进其与内皮细胞的黏附和迁移至炎症部位。中性粒细胞随后可通过分泌炎症介质，释放溶解酶，促进 CNS 损伤并引发脑毛细血管淤积。研究显示，脑卒中发作后几小时，循环中的多形核中性粒细胞（PMN）的数量即有明显升高。PMN 在损伤组织中的累积程度与脑卒中严重程度及预后相关。活化的 PMN 加强缺血损伤主要通过 3 种机制：ROS 生成和蛋白酶生成、细胞因子介导的炎症反应及补体激活。应用抗 Ly6G 抗体消耗中性粒细胞，或阻断中性粒细胞特异性趋化因子受体（如 CXC-趋化因子受体 2）可减少缺血性脑损伤[8, 16]。

## （二）小胶质细胞和循环单核/巨噬细胞

小胶质细胞（microglial cell）是 CNS 先天免疫细胞中的重要成员，小胶质细胞作为脑内固有巨噬细胞，在免疫监视、吞噬和调节神经炎症中发挥重要功能。与外周巨噬细胞一样，小胶质细胞具有极强的可塑性，不同刺激激活的小胶质细胞表型及功能多样。初次暴露于各种损伤信号后，小胶质细胞活化并上调细胞表面特异性分子如 CD11b、Iba-1、CD40、CD80/86 及 MHCⅡ等，这些特异性分子对于 CNS 损伤后的功能修复十分重要。小胶质细胞一旦激活，细胞在缺血周围极化成不同表型，即促炎 M1 型和抗炎 M2 型。M1 型促进组织损伤，M2 型则参与组织修复。

在慢性缺血性脑卒中发作期间，来自血液中单核细胞分化的巨噬细胞在 3～7 天到达损伤部位。脑损伤后，在人体血液循环中单核细胞的总数会大量升高，其中 $CD14^{++}CD16^-$ 单核细胞亚型显著升高，而 $CD14^+CD16^{++}$ 单核细胞亚型则显著降低。脑缺血的发展和严重程度与 $CD14^{++}CD16^-$ 的升高及 $CD14^+CD16^{++}$ 的降低直接相关。血液源性的单核细胞募集到缺血组织，根据它们表面特异性分子的表达水平分为 2 种亚型：$CCR2^+CX3CR1^{low}Ly6C^{high}$ 单核细胞亚型，表现为促炎症表型，对应经典活化的 M1 型巨噬细胞；$CCR2^-CX3CR1^{high}Ly6C^{low}$ 单核细胞亚型，对应 M2 型巨噬细胞。尽管在脑卒中病变发展中，不同细胞亚型的准确作用尚未完全清楚，但目前观点认为，早期募集进入脑卒中发生部位的单核细胞主要是促炎型 $Ly6C^{high}$ 细胞。促炎型 $Ly6C^{high}$ 细胞渗透到缺血病变区后，能够分化成 M2 型抗炎单核/巨噬细胞。血源性单核细胞被招募到 CNS 应对缺血性损伤，负责多重作用，包括初期炎症反应，后期修复反应，促进血管生成和组织愈合等[8, 17]。

### （三）T 淋巴细胞和 B 淋巴细胞

缺血性脑卒中 24h 内在梗死周围区域即可检测到 T 细胞浸润，14 天后数量开始减少。在不同 T 淋巴细胞亚型中，$CD4^+$ 和 $CD8^+$ T 细胞扮演破坏性角色。IL-17 主要来源于 γδT 细胞，研究发现人类梗死脑组织和脑卒中动物模型的损伤部位均有 IL-17 的高表达，IL-17 可促进损伤部位神经元凋亡，加重缺血再灌注诱导的损伤过程。因此，γδT 细胞和 IL-17 可能是有效的缺血性脑卒中的治疗靶点[8]。

与其他 T 细胞亚型相比，Treg 细胞扮演着相反的角色，这些细胞通过与其他 T 细胞直接相互作用，产生抗炎因子（如 IL-10 和 TGF-β 等），对于免疫平衡起重要调节作用。Treg 细胞的选择性损耗与梗死面积增加相关[8]。

B 细胞对于缺血性脑卒中的作用主要和自身抗体产生有关。动物脑卒中模型显示调节性 B 细胞具有强大的抗炎和改善脑卒中后神经行为学的能力，消除该类细胞亚型可促进脑梗死的发展[8]。

### （四）树突状细胞

作为先天性免疫与适应性免疫之间的中心环节，DC 是许多免疫应答的重要成员。然而，DC 在缺血性脑卒中如何调节 CNS 免疫应答反应尚未完全清楚。临床研究证实，循环中大量的 DC 与梗死的面积大小相关，脑缺血后 DC 的扩增加剧脑卒中恶化。存在于梗死区的 DC 可刺激和激活 T 细胞，诱导长时间的免疫反应，使脑卒中结局恶化[8]。

## 二、炎症介质与缺血性脑卒中

### （一）细胞因子

对于缺血性脑损伤，多种细胞因子可诱发炎症反应。最重要的促炎细胞因子包括 TNF-α、IL-1 和 IL-6，它们在脑组织、脑脊髓液及急性脑卒中患者的血中均可检测到升高。动物模型证实促炎因子的升高与梗死区域增大有关[7, 8, 16, 18]。

IL-1 包括 IL-1α 和 IL-1β 2 个亚型，均通过 IL-1 的 1 型受体（IL-1R1）发挥作用。在脑缺血发生后 1h，这 2 种亚型均可检测到。IL-1α 主要由小胶质细胞分泌，IL-1β 则由神经血管单元多种细胞分泌。有意思的是，IL-1 不是直接发挥针对神经元的毒性作用，而是通过激活星形胶质细胞和内皮细胞，促进星形胶质细胞增生，释放趋化因子，活化 MMP-9，释放 ICAM-1 和 VCAM-1。

脑缺血发生后 24h 脑脊液中 TNF-α 的水平达到峰值，TNF-α 的水平与临床预后相关。而脑脊髓液中 IL-1β 的水平在脑缺血 6h 后开始升高，但是 IL-1β 的水平与梗死面积大小和临床预后之间关系不大。血液中 TNF-α 和 IL-1β 的水平与梗死面积大小和临床预后之间关系具有较大争议，说明全身性炎症反应指标对于预测缺血性脑卒中预后的临床价值不大。

IL-10 和 TGF-β 作为抗炎因子，促进组织修复。它们作为促炎因子的负性调节因子，参与对抗促炎因子介导的缺血诱导神经元兴奋毒性等作用。在动物模型中，脑缺血后血液中 TGF-β 的水平升高，在星形胶质细胞、小胶质细胞及巨噬细胞其升高至少维持 1 周以上。

### （二）趋化因子

脑缺血后可能发挥病理生理学作用的 3 种最相关的趋化因子（chemokine）包括[7, 8, 17]：①间质细胞衍生因子（SDF）-1，也称为 CXCL12；②分形趋化因子（fractalkine），也称为 CX3CL1；③单核细胞趋化蛋白（MCP）-1，也称为 CCL2。

阻断 CXCL12 与其受体（CXC 趋化因子受体 4 型）结合可减少脑卒中动物模型中的损伤部位的炎症反应和梗死面积，同时白细胞浸润和细胞因子释放显著减少，血脑屏障破坏减轻。但是也有资料证实 CXCL12 表达可促进缺血损伤部位的恢复。

脑缺血动物模型的结果表明阻断 CX3CL1 与小胶质细胞上受体（CX3CR1）结合可减少缺血后损害，减轻神经兴奋性毒性、ROS 释放、血脑屏障破坏及白细胞浸润。但是，临床资料则发现血浆 CX3CL1 的浓度越高，患者的临床预后越好。因此有学者提出趋化因子，如 CX3CL1、CXCL16 和 CCL2 等可能是保护缺血损伤的内源性自我保护分子。

拮抗 CCL2 与其受体（CCR2）之间的结合可导致梗死区域内白细胞的浸润减少及血脑屏障通透性降低。CCL2 增加血脑屏障的通透性与其促进闭合蛋白（occludin）、闭琐小带（zonula occludens）-1 和闭琐小带-2 等基因的表达有关。

### （三）氧化应激产物

脑缺血后，上调的抗氧化酶不能够有效消除大量产生的 ROS。氧化还原不平衡引起早期炎症反应，包括小胶质细胞和神经元细胞，以及循环的白细胞等的活化。ROS 在炎症环境中是必需的介质，它主要来源于 NADPH 氧化酶（NOX），ROS 和免疫细胞一起渗入到缺血组织。ROS 的产生反过来通过酶系统刺激缺血神经元释放更多的 ROS。小鼠 NOX2 缺失确实可以减小梗死面积。脑缺血后抑制小鼠 NOX4 具有神经保护作用，可改善小鼠长期的神经系统功能，降低死亡率[8]。

### （四）损伤相关分子模式

脑卒中后，损伤细胞释放内源性分子，触发和诱导 Toll 样受体（TLR）活化，以及其他受体活化，如糖基化终产物（RAGE）、C 型外源凝集素受体，促进炎症介质表达，加重组织损伤。缺血神经元释放的线粒体 DNA 可以从免疫细胞中检测到，这种线粒体 DNA 可作为损伤相关分子模式（DAMP）激活 TLR9 发挥促炎作用。已知线粒体的 DAMP 包含甲基肽及线粒体本身 DNA，可分别通过激活甲基肽受体 1 和 TLR9 活化中性粒细胞，导致中性粒细胞迁移和脱颗粒反应。另外，已证实腺苷三磷酸可通过刺激炎性小体的活化，导致缺血后损伤扩大，促进神经元死亡[8]。

脂质过氧化的终产物，如磷脂酰胆碱、丙二醛和 4-羟基壬烯醛等是反应性醛类，可通过与蛋白质的伯胺和脂质的氨基共价结合，形成氧化特异性表位（OSE）。而 OSE 以半抗原特异性方式与不同受体结合激活适应性免疫反应，因此被认为是一种新型的 DAMP。氧化型的磷脂是 CD36 配体，亦可作为一种 DAMP，脑缺血是它通过激活 TLR2 促进脑组织的炎症反应。另外，氧化磷脂还可以通过 ROS 依赖性和非依赖性途径激活炎性小体[8]。

高迁移率族蛋白 1（high mobility group box 1，HMGB1）和硫氧还蛋白过氧化物酶（thioredoxin peroxidase，TPx）家族蛋白是两类与脑缺血损伤相关的 DAMP。HMGB1 一般在脑卒中发生早期出现，而 TPx 在亚急性期升高且主要在半影区。HMGB1-RAGE 信号通路参与了脑缺血后的组织损伤，抑制该通路可改善脑缺血组织的代谢和神经行为学，降低死亡率但不影响脑损伤面积的大小。有意思的是，研究发现 TPx 在细胞内外可发挥两种完全相反的功能。缺血增加 TPx 在神经细胞内的表达，通过促进 ROS 降解促进细胞存活。当神经元坏死，TPx 从坏死细胞释放至胞外，则通过激活 TLR2 和 TLR4 诱导巨噬细胞浸润，促进炎性细胞因子表达和缺血性损伤[8]。

其他与缺血性脑卒中相关的 DAMP 还包括 S100A8、S100A9、冷诱导 RNA 结合蛋白及 TLR 的内质网伴侣分子热休克蛋白 gp96 等[8]。

## 三、炎症介质作为缺血性脑卒中诊断和预后的生物标志

**1. 缺血性脑卒中免疫系统相关生物标志物[8, 18]**　　缺血性脑卒中后血脑屏障破坏，星形胶质细胞和神经元分泌的蛋白将渗透到血液中。因此检测血液中这些蛋白的含量应该可以作为缺血性脑卒中潜在有效的特异性生物标志物，如钙结合蛋白 S100B。传统意义上 S100B 升高是由于星形胶质细胞功能异常，但最近研究发现血清中 S100B 的水平在缺血性脑卒中症状发作的 8～10h 升高，72h 到达峰值，96h 开始下降，提示 S100B 亦可作为血脑屏障损伤的标志物。然而最近的 Meta 分析结果并不支持该观点。

脂质过氧化和氧化应激是神经炎症的早期事件，故被认为可作为缺血性脑卒中的诊断标志。TBARS 和 MDA 曾被作为预后不良的标志物，但这二者缺乏特异性，检测方法亦不够精确。烯醇酶（神经元细胞内特异性糖酵解酶）和心脏脂肪酸结合蛋白有脑组织特异性，研究发现症状发作开始 3h 内两者即有升高。但受限于敏感性较低，二者诊断的准确性不高，目前并未用于临床。

由神经血管单元分泌的炎症分子可能会释放到血液中，激活免疫系统。因此理论上全身性炎症介质可作为缺血性脑卒中的诊断标志物。C 反应蛋白（CRP）浓度升高可作为首次或者复发脑血管事件预测因子，但它是否可作为诊断标志物尚需研究。CRP 在缺血性脑卒中早期升高，在其他炎症状态下亦升高，导致其作为缺血性脑卒中的诊断生物标志的特异性低。值得注意的是，在预测缺血性脑卒中后 1 年死亡率方面，降钙素原与 CRP 相比具有更好的准确性。已经证实，降钙素原表达量与缺血性脑卒中的严重程度相关。

与 CRP 相似，尽管实验研究发现外周血中细胞因子 TNF-α、IL-1、IL-6 和 IL-10 等在缺血性脑卒中发生时表达上调，但细胞因子释放增加与缺血性脑卒中严重程度、发病部位、衰老、发病状态及全身炎症状态均有关。因此单一炎症介质分析没有反映全身免疫应答的异质性和复杂性，作为缺血性脑卒中的诊断生物标志物的特异性均低。

**2. 缺血性脑卒中的新型炎性生物标志物**[8]　缺血性损伤后神经元坏死可释放多种 DAMP，目前认为 DAMP 是早期局部和全身炎症级联过程中的启动因素。近年来研究发现缺血性脑卒中发生后，血清中 HMGB1 升高，可持续超过 30 天。HMGB1 可作为卒中患者的一个炎性生物标志物。

最近有研究认为脂肪细胞因子作为炎症介质可能与脑卒中的风险相关。脂连蛋白（APN）的表达量与缺血性脑卒中发病原因和短期的神经学功能失常相关，但其表达无法预测长期的临床结局。内脂素（visfatin）在脑缺血时表达上调，进而保护缺血诱导的神经损伤[19]。然而脂肪细胞因子在脑卒中发病过程中的作用还不清楚。

# 第五节　慢性心力衰竭的免疫炎症机制

心力衰竭是一种继发于左心室收缩和舒张功能障碍的疾病。尽管治疗心力衰竭的药物已取得了重大进展，但目前全球仍有 2%～17% 的患者在首次入院期间死亡，入院 1 年内死亡率达到 17%～45%，而 5 年内死亡率则超过 50%。

近几十年来，人们在临床与动物实验中对心力衰竭的研究主要集中于神经激素和交感神经系统的激活。阻断这些通路确实在不同患者群体中均显示出良好的治疗效果，特别是对于左心室收缩功能减弱的心力衰竭患者。然而在所有心力衰竭入院患者中，约有一半的患者为射血分数正常性心力衰竭（HFpEF）。遗憾的是，所有明确有效的神经激素阻断治疗药物（如血管紧张素转化酶抑制药、血管紧张素受体阻断药和 β 受体阻断药）对 HFpEF 均无有效治疗作用。

早在 1939 年，研究人员即在心肌缺血区发现了炎症细胞的浸润。早期研究认为炎症细胞激活主要通过消除不可修复的损伤及死细胞以诱导瘢痕形成，从而参与梗死区域心肌的修复。但随后的大量研究数据表明，心肌修复后炎症反应依旧持续存在，并随后蔓延到非梗死心肌，加剧心脏重塑进程。这些证据表明，炎症活化是心力衰竭疾病发生发展的重要途径。临床研究也发现，收缩性心力衰竭（缺血性或非缺血性）患者在心力衰竭期间，多种促炎细胞因子（如 TNF-α、IL-1、IL-6、半乳凝素 3）或炎症因子受体（如 TNF 受体 1 和 TNF 受体 2）均表现为上调，而且血清促炎细胞因子的升高与 HFpEF 患者不良预后相关，进一步支持了炎症可能是诱发心力衰竭的重要因素的科学假说。值得注意的是，慢性心力衰竭患者血清中促炎细胞因子升高的幅度明显低于自身免疫性疾病或急性感染病例，说明弱的慢性炎症可能是维持慢性心力衰竭或使其恶化的主要原因[1, 2, 6, 20]。

# 一、心力衰竭的诱因

引起心力衰竭的因素可以分为四大类。第 1 类是指传统的危险因素，如缺血性损伤、高血压和代谢综合征（糖尿病、中枢性肥胖和高脂血症）。第 2 类是遗传性心肌病。第

3 类是机械性因素，如主动脉瓣狭窄导致左心室压力升高等。这 3 类心力衰竭的原始诱因不是基于免疫因素，但随后的继发反应可激活免疫炎症系统。第 4 类因素是自身免疫和感染性（病毒和细菌）免疫被激活后通过先天性和适应性免疫系统活化参与诱发心力衰竭。

# 二、免疫炎症反应在不同诱因心力衰竭中的作用

## （一）病毒性心肌炎

病毒与心肌炎、扩张型心肌病、猝死和血管舒张功能障碍密切相关。目前的观点认为病毒感染是非缺血性心肌病（NICM）发展的重要因素。

柯萨奇病毒 B 是目前了解最为透彻的与病毒性心肌炎相关的主要病原体。但最近 10 年，研究者发现细小病毒和腺病毒感染更为常见。病毒入侵激活机体免疫应答以防御入侵病原体，在此过程中，免疫细胞将产生多种细胞因子，诱导机体的炎症反应。病毒感染所引起的过度炎症反应与心力衰竭存在临床上的相关性。但病毒感染如何引发慢性心力衰竭目前尚未明确。已有资料表明病毒感染可通过病毒来源的蛋白酶直接切割心肌细胞中肌营养不良蛋白-肌聚糖复合体，诱发心脏扩张。而更多的实验证据支持病毒感染主要是通过激活免疫反应诱发心力衰竭。已知病毒感染的宿主细胞需要 T 细胞清除，临床证据显示有近一半的扩张型心肌病患者存在心脏 T 细胞浸润。患者心肌病毒感染消除后左心室功能可自发改善，而心肌内有病毒持续性感染患者的左心室功能则逐渐恶化，说明病毒性心肌炎是一个慢性炎症过程。虽然有结果证实抗病毒治疗可以改善左心室功能，但是这可能与特定的病毒基因组有关，因为不同病毒感染的临床试验结果并不一致[6]。

## （二）缺血性心肌病

心肌梗死后的缺血性损伤是慢性心力衰竭发展中最常见的起始因素。心肌梗死后，在一系列炎性细胞因子和趋化因子的驱动下，炎症细胞被募集到梗死区域，随后转变为以成纤维细胞激活和瘢痕形成为特征的组织修复过程。在心肌梗死小鼠模型（左前降支冠状动脉结扎）中观察到：心肌梗死发生 3 天后，初始炎症反应主要是中性粒细胞积聚，其次是单核吞噬细胞（单核细胞、巨噬细胞和树突状细胞）的浸润，并介导炎症反应的发生。大约 1 周后，大部分巨噬细胞表现出抗炎特性（表达 IL-10），它们参与调控炎症、血管生成和肌成纤维细胞增殖等过程，最终形成成熟瘢痕[6, 21, 22]。

目前关于免疫细胞在缺血诱导的慢性心力衰竭中作用的研究还不多。最近的证据表明 Toll 样受体 4（toll-like receptor 4，TLR4）在慢性心力衰竭进展中发挥了重要作用。TLR4 是 TLR 家族成员，在心肌细胞和骨髓细胞的细胞表面高表达。TLR 与配体结合后，通过下游信号通路激活 NF-κB，上调致炎基因表达。许多压力因素（包括缺血）可以刺激心肌细胞释放 DAMP（如热休克蛋白）。此外，慢性心力衰竭中 TLR4 的表达持续上调，阻断 TLR4 能够改善慢性缺血性心肌病中左心室的功能[6, 21, 22]。

Ismahil 等证实脾脏在缺血性心力衰竭过程中发挥了关键作用[6, 21, 22]。心肌梗死 8 周后，脾切除术能够显著改善左心室收缩功能并减少左心室肥大。将慢性心力衰竭小鼠（心肌梗

死后 8 周）分离的脾脏细胞移植到正常小鼠体内后，这些细胞将归巢于小鼠的心肌，导致左心室扩张和左心室功能障碍，表明在慢性心力衰竭脾脏中的细胞群落可以直接引起心脏损伤。其产生机制主要是由于心力衰竭小鼠脾脏细胞中几种预警肽的表达增加，如HMGB1。预警肽属于 DAMP，通常由免疫细胞表达，当免疫细胞被 DAMP 或 PAMP 激活时，它们以自分泌方式分泌预警肽。

　　总之，目前观点认为，无法完全消退的炎症反应与慢性心力衰竭的发展是由模式识别受体（即 TLR）信号的持续激活引起的。

### （三）高血压性心肌病

　　高血压心脏病通常与左心室增生、收缩期/舒张期功能障碍有关。目前已经明确，炎症反应确实参与了高血压性心肌病的发生和发展。

　　Ang Ⅱ 是心血管疾病的关键致病分子，同时也是多种药物的治疗靶点。最近有研究根据心脏巨噬细胞的起源和功能，定义了不同的心脏巨噬细胞亚群。输注 Ang Ⅱ 后，机体通过募集 CCR2 阳性的单核细胞和促进驻留巨噬细胞局部增殖的方式使心脏巨噬细胞总数显著增加。驻留型巨噬细胞主要来自胚胎发育并在成年动物体内持续存在。胚胎来源的心脏巨噬细胞在功能上发挥了修复作用，而招募的 CCR2 阳性巨噬细胞则有诱导炎症反应的功能，如其可通过 NLRP3 炎性小体途径调节 IL-1β 的产生。Ang Ⅱ 输注急性模型可用于巨噬细胞在心脏纤维化发展中作用的研究。使用氯膦酸盐脂质体敲除巨噬细胞可导致心脏中 α 平滑肌肌动蛋白（α-SMA）阳性的肌成纤维细胞数量降低并抑制心脏纤维化进程。同样，在 MCP-1（CCR2 趋化因子受体的配体）基因敲除小鼠中，可观察到巨噬细胞及骨髓细胞数量的减少，Ang Ⅱ 引起心脏纤维化的减弱。巨噬细胞可能通过表达促纤维化的生长因子 TGF-β，从而在成纤维细胞到肌成纤维细胞的转化过程中发挥重要的作用。成纤维细胞在 TGF-β 诱导下可上调 α-SMA、Ⅰ 型胶原和纤连蛋白的表达。同时，炎症通路也参与调控 Ang Ⅱ 诱导的心脏肥大进程。TRIF 是 TLR4 信号转导的重要细胞介质，在急性期心力衰竭模型中，TRIF 敲除可抑制心肌肥厚和纤维化进程。这些数据表明，由常驻型或招募型单核/巨噬细胞释放的 DAMP，可经由 TLR4 或其他模式识别受体识别，进而促进病情发展[6, 14]。

　　主动脉缩窄模型（transverse aortic constriction，TAC）能够导致左心室急性压力过载，是研究代偿性心肌肥厚的动物模型。与 Ang Ⅱ 刺激得到的结果相似，TAC 模型中心脏巨噬细胞数量增加，纤维化加剧。如果在 TAC 模型使用氯膦酸盐脂质体敲除单核/巨噬细胞，则可使 TGF-β、人 Ⅲ 型胶原 α1（COL3A1）和心房钠尿肽等在第 3 天时表达降低。此外，持续使用氯膦酸盐脂质体 3 周可减缓左心室肥大，减少心脏纤维化，说明单核/巨噬细胞活化参与了 TAC 模型诱导的心力衰竭过程[6, 14]。

　　目前对于慢性血流动力学应激中炎症反应的研究还不多。Kain 等给予大鼠高盐饮食 12 周后，建立了大鼠慢性高血压模型，可导致心脏肥大和心脏纤维化。在高盐饮食 12 周后，使用氯膦酸盐脂质体非特异性敲除单核/巨噬细胞，小鼠心脏功能明显改善，而对照组小鼠的左心室功能则继续恶化。在已建立的慢性高血压心力衰竭模型的研究中，瑞舒伐他汀治疗可有效抑制心脏纤维化，其机制与降低巨噬细胞的炎症反应有关。这些结果均说明巨噬细胞活化可能是慢性高血压心力衰竭的重要因素。但值得注意的是，氯膦酸盐脂质体对单核细胞的消耗是非特异性的，他汀类药物的抗炎作用也是如此（尽管体外研究表明巨噬细胞是他汀类药物的直接靶标，但是他汀类药物也可能作用于巨噬细胞以外其他类型的细胞，发挥抗炎作用）。如果能进一步明确到底是哪群心脏巨噬细胞（来自胚胎祖细胞或被募集到心肌的巨噬细胞）引起了病变，将具有重要的意义[6, 14]。

### （四）糖尿病心肌病

肥胖症中炎症和巨噬细胞浸润参与胰岛素抵抗和糖尿病的发生发展。虽然心力衰竭可继发于动脉粥样硬化、血脂异常、高血压和血栓形成，但是流行病学研究显示，即使在没有冠状动脉疾病或高血压的情况下，高血糖也可诱发左心室功能受损，导致糖尿病心肌病。在人类和小鼠的糖尿病心肌病模型中，脂质积累、氧化应激、线粒体功能障碍及心肌细胞死亡等病理变化均显示会诱发炎症反应。

研究表明 NLRP3 炎性小体活化介导了糖尿病心肌病中心脏的炎症反应和白细胞募集过程。糖尿病心肌病中炎性小体的活化主要是由线粒体功能障碍导致氧化应激水平增加所致。糖尿病（db/db）小鼠敲除 smad3 基因可显著降低心肌细胞活性氧水平，减少心脏巨噬细胞数量，抑制心脏纤维化，说明 Smad3-TGF-β 信号通路所介导的氧化应激参与了糖尿病心肌病发生发展[6, 14]。但糖尿病心肌病发生后，巨噬细胞敲除是否能改善或恢复心脏功能目前尚不清楚。

胰岛素抵抗可引起心肌组织中的脂质积聚，进而引起心脏毒性。Schilling 等使用心肌细胞特异性脂质沉积的转基因小鼠模型，在早期即发现心肌组织中促炎细胞因子（IL-6、MCP-1 和 MCP-2，但不包括 TNF-α）产生增多，在 3 周龄小鼠中发现心肌巨噬细胞积累增加，但小鼠心脏功能正常。8 周龄时，脂质积累导致左心室功能下降。在早期使用氯膦酸盐脂质体非选择性地敲除单核/巨噬细胞可改善左心室收缩功能，说明巨噬细胞活化是脂毒性诱导心功能损害的关键因素[6, 14]。但应注意的是，该模型中心脏肥大（通过左心室壁厚度和左室重量指数测量）未受巨噬细胞耗竭的影响，这表明在脂质超负荷的心脏肥大发展过程中有其他因素起作用。

### （五）遗传性心肌病

遗传因素同样在心力衰竭的发生和发展中起重要作用[6]。目前已鉴定出 900 个遗传突变与心力衰竭有关，这些突变是心力衰竭发生的重要起始因素，或者协助其他起始因素引发慢性心力衰竭。家族性扩张型心肌病和肥厚型心肌病是年轻人（≤35 岁）猝死的主因。目前已有 80 多个基因被认为是家族性扩张型心肌病（包括肌节蛋白、细胞骨架和核膜包膜蛋白、膜离子通道和细胞质）的遗传危险因子。炎症反应是否参与了遗传因素诱导的心力衰竭过程尚无可靠证据，因为心肌细胞中过表达突变蛋白的转基因小鼠虽可模拟人家族性心力衰竭表型，但很少发现炎症细胞的浸润。

## 第六节　心血管疾病的抗炎抗免疫治疗

# 一、动脉粥样硬化的抗免疫治疗——临床前和临床研究证据

针对动脉粥样硬化的免疫疗法目前还主要集中于动物实验方面。最新证据表明 LDL

颗粒可激活动脉粥样硬化中的先天性和适应性免疫反应。先天免疫系统可以通过炎性小体激活的胆固醇结晶和apoB衍生肽来激活。对LDL的适应性免疫反应识别来自apoB100的天然寡肽。apoB衍生肽通常由APC呈递，但该呈递过程是否可导致T细胞活化、致病性Th1细胞分化或抗炎Treg细胞的诱导仍有待研究[3, 4]。

修饰LDL颗粒的疫苗接种在动脉粥样硬化模型动物中表现出良好的抗动脉粥样硬化效应，其保护机制包括细胞和体液免疫及天然IgM抗体。尽管基于天然LDL的疫苗具有类似的动脉粥样硬化保护作用，多数研究仍集中在LDL中的氧化修饰或丙二醛修饰的表位。另外，在小鼠实验中还发现，针对LDL颗粒中的apoB蛋白的天然肽进行疫苗接种亦可以保护动脉粥样硬化。

LDL或apoB的黏膜疫苗接种可诱导apoB特异性Treg细胞上调，Treg细胞通过分泌TGF-β和IL-10发挥保护动脉粥样硬化作用。类似的，给予致耐受性树突状细胞诱导apoB特异性Treg细胞也可抑制小鼠动脉粥样硬化的发生。这些动物实验为基于T细胞的治疗或疫苗接种预防动脉粥样硬化等心血管疾病提供了有力证据。

人血浆中的抗ox-LDL IgG水平与冠状动脉疾病相关，而IgM水平显示出负性关系。但针对LDL丙二醛修饰表位的重组抗体的短期（3个月）临床试验并未显示出明显的抗血管炎症效果。尽管目前多数研究对此持否定态度，但优化表位选择可能值得尝试。考虑到天然apoB肽的自身抗体经常在人体中检测到，针对天然LDL的合适表位诱导适应性免疫应答，可能会抑制血管炎症并降低血浆脂质水平，进而发挥抗动脉粥样硬化作用。

# 二、缺血性脑卒中的抗炎抗免疫治疗：临床前和临床研究证据

神经损伤的炎症和免疫介导机制已引起了较大关注，一些调节炎症和免疫应答的脑缺血治疗方式已经进入临床前或临床试验阶段。基于在动物模型中具有较好抗炎治疗效果的一些化合物已经进入临床试验Ⅱ或Ⅲ期实验[7, 8, 16-18]。

**1. IL-1受体拮抗剂**　IL-1在脑损伤中发挥重要作用，尽管IL-1受体拮抗剂（IL-1Ra）对脑卒中的保护作用尚未完全阐明，但已有的数据显示其兼具神经保护和血管保护作用。IL-1Ra的血管保护作用主要是防止血脑屏障破坏和抑制中性粒细胞迁移。

IL-1Ra治疗对永久性大脑中动脉闭塞（middle cerebral artery occlusion，MCAO）大鼠的脑损伤具有保护作用。在短暂的MCAO大鼠模型中，脑室内注射抗IL-1β抗体，亦可限制缺血脑损伤。值得关注的是，对于永久性MCAO大鼠，即使延迟给予IL-1Ra也可明显减少梗死面积，而且外周给药与脑室给药有相近作用。

阿那白滞素（anakinra）是通过基因重组技术产生的人IL-1Ra，其半衰期为5～6h。脑卒中症状发作6h内的患者，静脉注射阿那白滞素可明显降低中性粒细胞和白细胞数量及CRP和IL-6浓度，即使在皮质梗死患者中，阿那白滞素给药3个月后的治疗效果仍明显优于安慰剂组。卡纳单抗（canakinumab）是一种人源单克隆抗体，选择性靶向作用于IL-1β，半衰期21～28天，对于治疗缺血性脑卒中非常有前景。

**2. 他汀类药物**　对于动脉粥样硬化的作用众所周知，越来越多的研究发现他汀类药物不仅具有降低胆固醇的作用，亦可调节炎症通路发挥抗炎抗氧化作用。因为在正常胆固醇小鼠，预先使用他汀类药物可以显著减少脑卒中组织炎症细胞浸润和氧化应激损伤，提高

脑血流，减少梗死面积，改善神经学行为。

已有资料证实辛伐他汀和普伐他汀预防给药可以降低30%脑卒中发生率，而且对各种类型脑卒中均有效，即使调整年龄、性别和高血压家族史、吸烟、糖尿病、基础胆固醇和三酰甘油水平等危险因素，他汀类药物仍然具有相似的治疗效应。已有多项临床试验结果显示，预先使用他汀类可以在90天改善不同类型脑卒中的临床结局。如果患者中断使用他汀类药物或者缩短使用时间会导致临床结局恶化、致死率增加。目前证据认为他汀类药物对于缺血性脑卒中是安全有效的：①脑卒中前他汀类药物预防性给药减少脑卒中性脑损伤；②脑卒中后及时给予他汀类药物治疗能够减少神经功能丧失和短期的死亡率；③进行血栓溶解治疗的患者如果同时使用他汀类药物会有更好的治疗结果。

**3. 芬戈莫德**（fingolimod，FTY720）　是鞘氨醇磷酸盐受体（S1P-1）类似物，可以防止淋巴细胞从淋巴器官进入血液循环。动物研究显示，FTY720可以减少脑淋巴细胞的浸润，防止血脑屏障破坏，降低ICAM-1、IFNγ和IL-17水平。它作为一个潜在的药物，具有更好的效果和安全性。目前认为减少淋巴细胞动员和抑制微血管血栓形成是FTY720抗脑卒中的主要机制。

在Ⅱ期临床研究中发现FTY720有诱导自发性颅内出血倾向，同时由于FTY720具有诱导感染和心律失常等不良反应，限制了其在临床上的应用。

**4. 多奈哌齐**（donepezil）　是中枢胆碱酯酶抑制剂。多种动物模型均证实，多奈哌齐可通过烟碱-乙酰胆碱受体通路和$K_v2.1$钾通道减少缺血性脑损伤及神经兴奋毒性损伤，可改善慢性脑灌注不足导致的意识功能紊乱。最近研究发现抑制脑组织细胞因子释放和COX-2表达，减少系统炎症反应，可能是该药物防治缺血性脑卒中的重要分子机制。

**5. 西酞普兰**（citalopram）　是选择性5-羟色胺再摄取抑制剂，主要用作抗抑郁药物。动物实验显示，该药可以提高缺血性脑卒中后神经血管再生和功能性修复。抗炎作用可能是该药物发挥上述作用的分子机制，因为西酞普兰可以下调多种炎症因子（如IL-1β和TNF-α）的表达，减少小胶质细胞释放谷氨酸等，进而延迟脑缺血后多巴胺能神经元退化，改善受伤皮质神经元损伤。针对该药物治疗缺血性脑卒中患者的临床试验尚在进行中。

**6. 环孢素A**（cyclosporine A）　属于免疫抑制剂，通过抑制NFAT家族核转位，特异性抑制T细胞活化和细胞因子产生。动物脑缺血模型中观察到该药物可通过血脑屏障，给予环孢素A可有效减少梗死面积，延迟神经元损伤。但最近的一项Ⅱ期临床研究则发现，尽管环孢素A是安全的，但未能减少最终的梗死面积。

**7. 那他珠单抗**（natalizumab，anti-CD49d antibody）　是人源单克隆抗体，可识别整合素$\alpha_4$，用于多发性硬化症和克罗恩病的治疗。2001年的研究结果显示那他珠单抗可以减少MCAO大鼠模型脑缺血病变面积，改善神经学行为。其机制与抑制中性粒细胞和淋巴细胞脑组织中的浸润有关。一项多中心Ⅱ期临床研究的初步结果证实该药物安全有效，静脉注射那他珠单抗可有效减少缺血性脑卒中患者的梗死面积。

**8. 依达拉奉**（edaravone，MCI-186）　是ROS清除剂。动物脑缺血模型结果显示，依达拉奉可以减少脑卒中后脑梗死面积，减轻脑水肿，其作用与抑制炎症反应有关，因为依达拉奉治疗可显著降低IL-1α、IL-1β、IL-6、IL-10、巨噬细胞炎症蛋白（MIP）-1α和MIP-3α及MMP-9等趋化因子的水平。

目前，依达拉奉是批准用于缺血性脑卒中治疗的一种神经保护剂候选药物。已有的临床结果显示患者使用依达拉奉后脑卒中复发率降低，癫痫发作及肺部感染症状等均明显减少。另外，根据临床前证据，rtPA 和依达拉奉联合治疗可提高血管再通率，降低颅内出血发生率并改善功能预后。

# 三、慢性心力衰竭的抗炎抗免疫治疗：临床前和临床研究证据

尽管动物和临床试验已肯定了免疫炎症反应在心力衰竭中的作用，但是目前有关免疫抑制疗法在慢性心力衰竭中的疗效并不一致[6, 23]。在一项纳入 111 例被确诊患有心力衰竭的患者（左室射血分数<45%）的临床试验中，受试者分别接受常规治疗或使用泼尼松和环孢素或硫唑嘌呤的全身免疫抑制治疗。结果显示免疫抑制治疗对心力衰竭症状和左心室收缩功能并无明显改善。但在另一项临床试验中，88 例心力衰竭受试者在均接受标准治疗的情况下，实验组受试者再加上免疫抑制治疗（用泼尼松和硫唑嘌呤治疗 3 个月）。该项试验仅纳入具有炎症标志物证据的患者，同时自愈能力强的患者被排除在外（自诊断后<6 个月）。3 个月后，约 72%接受免疫抑制治疗的患者，其左心室功能和其他临床指标均有改善，而对照组仅为 21%。上述采用免疫抑制治疗心力衰竭的临床疗效不一致的原因尚不清楚。

特别应该注意的是，在第一项临床试验过程中，实验者发现在诊断时炎症反应明显（白细胞计数升高，巨噬细胞/自然杀伤细胞浸润增多，心肌 IgG 升高）的患者，其左心室功能和其他临床指标的改善更明显，表明早期炎症反应可能是保护性的。慢性心力衰竭过程中采用非特异性靶向炎症治疗反而可能有害。因此，近年来有关慢性心力衰竭的抗炎治疗方案主要采用针对特定炎症因子的靶向治疗，其中有几种治疗方案显示出了良好的应用前景[6, 23]。

## （一）心力衰竭抗炎抗免疫治疗效果及评价

**1. 免疫球蛋白静脉注射**　心肌炎和特发性扩张型心肌病患者，静脉注射免疫球蛋白治疗后的作用与安慰剂组相似。但考虑到该项研究的设计并不完善，且实验结果差异较大，目前在心力衰竭患者中静脉注射免疫球蛋白的治疗价值还有待商榷。

**2. 免疫吸附**　以往大量研究均在心力衰竭患者中发现了多种心肌自身抗体，但目前还不清楚主要是哪一组抗体诱发了临床症状。动物模型表明扩张型心肌病可以诱发针对 $\beta_1$ 肾上腺素受体或肌钙蛋白的自身抗体。几项小型研究已经表明，免疫吸附可以消除循环中的自身抗体，包括抗 $\beta_1$ 肾上腺素受体的自身抗体，从而改善一些扩张型心肌病患者的左心室功能。但目前尚缺乏足够的数据以评估其临床疗效。

**3. 甲氨蝶呤（methotrexate）**　在一项纳入由高血压、缺血性心肌病或扩张型心肌病引发的心力衰竭患者的临床试验中，患者每周 1 次给予甲氨蝶呤 7.5mg 或安慰剂，并接受标准心脏药物治疗（71 名入选患者中有 62 人完成了研究），在治疗组患者中，IL-6、TNF-α 和 CRP 水平显著降低，但 IL-1α 和 IL-8 水平无变化，IL-10 水平明显升高。治疗组患者左室射血分数（LVEF）没有明显变化，但 NYHA 功能分级和 6min 步行测试结果则显示甲氨蝶呤治疗具有改善心功能作用。需要注意该项研究存在以下 3 方面的问题：①研究中接受

甲氨蝶呤治疗的患者数量较少；②同时纳入了 3 种病因的患者；③甲氨蝶呤的用量是否足量未知。

**4. 拮抗 TNF-α 的靶向药物**　依那西普（etanercept）和英夫利昔单抗（infliximab）均为 TNF-α 的阻断剂。已证明这两种药物对自身免疫性疾病如炎性肠病和类风湿关节炎具有明显的改善作用。但遗憾的是，这些药物并不能有效治疗慢性心力衰竭，相反有促进心力衰竭患者死亡的报道。目前的机制解释如下：①这些药物可能通过抗体依赖性或补体依赖性细胞毒作用诱导心肌细胞凋亡。②生理水平的 TNF-α 可能是组织重塑和修复中必不可少的因素，而且 TNF-α 可能在急性心肌损伤期间发挥细胞保护反应。

**5. 干扰素 β（IFN-β）**　在多年前已用于肠病毒或腺病毒持续感染的心脏功能障碍患者的治疗，但其结果不明了。2016 年的一项研究报道了 143 例由病毒性心肌病引起的慢性心力衰竭患者的双盲随机研究结果。该研究通过心肌组织活检，确认了其中存在肠病毒、腺病毒和（或）细小病毒 B19 基因组。所有患者在均保有标准心力衰竭药物治疗的基础上，持续 24 周给予重组人干扰素 β-1b（IFN-β-1b）或安慰剂（对照组）。结果显示 IFN-β-1b 组和安慰剂组不良心脏事件的发生率相似。但 IFN-β-1b 治疗不仅可有效清除或降低病毒载量，而且在生活质量、NYHA 功能分级和患者整体评估方面均表现出良好的改善效果。因此，这项新的数据显示，IFN-β 的免疫治疗对由病毒性心肌炎引发的心力衰竭患者有效。

## （二）心力衰竭抗炎抗免疫治疗潜在有效靶点和候选方案[6]

**1. 正五聚蛋白（PTX）**　是一种在体内广泛表达的分子，细胞因子可诱导其表达上调。PTX3 在心脏的炎症反应中高表达。血管细胞在炎性信号和 ox-LDL 刺激下亦高表达 PTX3。小鼠敲除 PTX3 后，心脏损伤加剧，无血流区域扩大，中性粒细胞浸润增加，毛细血管数量减少，凋亡心肌细胞数量增加。外源性给予 PTX3 则可逆转 PTX3 敲除小鼠心肌损伤的恶化。临床试验表明血浆 PTX3 水平可以作为死亡率的独立预测因子。上述数据显示，PTX3 有可能作为一种临床上预测心肌梗死后死亡率的生物标志物，并且有望成为预防心肌梗死后心脏损伤的新型治疗方法。

**2. Gp130**　是 IL-6 受体，炎症、机械压力负荷或缺血性损伤可激活该蛋白。敲除小鼠的 Gp130 基因可导致小鼠应对生物力学应激时的死亡率增加，心力衰竭加重。Gp130 有望成为预防心肌梗死后心脏损伤的新靶点。

**3. PI3Kγ**　激酶参与调控了白细胞迁移。抑制 PI3Kγ 的催化活性为抗炎治疗提供了新的手段，目前在炎症性疾病（如类风湿关节炎）的临床前实验中测试的第一代 PI3Kγ 抑制剂显示出良好的治疗效果。动物数据表明，PI3Kγ 抑制剂对心脏具有保护作用，这表明抗 PI3Kγ 的药物有望成为治疗心脏炎性病变（包括缺血再灌注/纤维化）的一种治疗手段。

**4. 甘露糖结合凝集素（mannose-binding lectin，MBL）**　是肝脏产生的一种血清 C 型凝集素，可以与甘露糖结合的急性期蛋白，通过识别病原微生物表面的甘露糖、岩藻糖及 N-乙酰葡糖胺，激活补体系统，参与先天免疫应答，激活补体，调节炎症，促进吞噬和清除凋亡细胞等。最新数据表明，MBL 参与多种慢性疾病和心血管损伤过程并发挥促炎作用。然而，有关 MBL 在不同慢性疾病和心血管损伤中的实验研究结果并不一致。这反映了 MBL 在炎症中的作用是相对复杂的。MBL 是否是干预心血管疾病的新靶点尚需深入研究。

# 第七节　IL-1β 单克隆抗体治疗心肌梗死的临床疗效、意义和启示

2017 年，CANTOS 研究团队在《新英格兰医学杂志》（*N Engl J Med*）报道了最新的抗炎治疗心血管疾病的研究结果，首次直接证明抗炎药物可减少心血管疾病的发生。该研究共入选了来自 39 个国家的 10 061 例合并超敏 C 反应蛋白（hs-CRP）升高（＞2mg/L）的心肌梗死患者。所有患者在标准药物治疗基础上，随机分为 4 组：安慰剂组、卡纳单抗 50mg、150mg 或 300mg 组；卡纳单抗每 3 个月经皮下注射 1 次，中位随访时间 3.7 年。研究结果显示，IL-1β 单克隆抗体卡纳单抗可在标准药物治疗基础上，将心肌梗死后主要终点事件（非致命性心肌梗死、非致命性脑卒中或由心血管疾病引起的死亡）的发生风险进一步降低 15%。该项研究证实卡纳单抗可在降脂药物治疗基础上进一步减少心肌梗死患者不良心血管事件的发生，卡纳单抗治疗可使 CRP 降低 39%，但对 LDL-C 和 HDL-C 的水平无明显影响。值得注意的是，治疗 3 个月时 hs-CRP 降低（＜2mg/L）的患者才能从卡纳单抗治疗中获益[11]。

该项临床研究结果及其后续研究为动脉粥样硬化的炎症假说提供了直接证据[24, 25]，证实炎症是独立于 LDL-C 的心血管病的重要危险因素，抑制炎症有助于减少动脉粥样硬化性心血管疾病的发生，同时也为后续更多炎症靶向药物的研发提供了坚实的基础。

考虑到心血管疾病发病机制的复杂性及免疫细胞在心血管疾病过程中的动态变化，抗炎免疫疗法的发展仍然具有非常大的挑战性。因此深入了解心血管疾病过程中免疫细胞和致炎因子在发病不同时期的具体功能及其动态变化规律，对寻找到心血管系统中与致病性炎症相关的特异性干预靶点至关重要，因为针对这些特异性靶点的治疗不会影响宿主防御或肿瘤监测功能。

## 参 考 文 献

[1] Montecucco F, Liberale L, Bonaventura A, et al. The role of inflammation in cardiovascular outcome. Curr Atheroscler Rep, 2017, 19（3）：11.

[2] Carbone F, Liberale L, Bonaventura A, et al. Targeting inflammation in primary cardiovascular prevention. Curr Pharm Des, 2016, 22（37）：5662-5675.

[3] Hansson GK. Inflammation and atherosclerosis：the end of a controversy. Circulation, 2017, 136（20）：1875-1877.

[4] Gisterå A, Hansson GK. The immunology of atherosclerosis. Nat Rev Nephrol, 2017, 13（6）：368-380.

[5] Cocco G, Jerie P, Amiet P, et al. Inflammation in Heart Failure：known knowns and unknown unknowns. Expert Opin Pharmacother, 2017, 18（12）：1225-1233.

[6] Shirazi LF, Bissett J, Romeo F, et al. Role of inflammation in heart failure. Curr Atheroscler Rep, 2017, 19（6）：27.

[7] Petrovic-Djergovic D, Goonewardena SN, Pinsky DJ. Inflammatory disequilibrium in stroke. Circ Res, 2016, 119（1）：142-158.

[8] Bonaventura A, Liberale L, Vecchié A, et al. Update on inflammatory biomarkers and treatments in ischemic stroke. Int J Mol Sci, 2016, 17（12）. pii：E1967.

[9] Guzik TJ, Touyz RM. Oxidative stress, inflammation, and vascular aging in hypertension. Hypertension, 2017, 70（4）：660-667.

[10] Nosalski R, McGinnigle E, Siedlinski M, et al. Novel immune mechanisms in hypertension and cardiovascular risk. Curr Cardiovasc Risk Rep, 2017, 11（4）：12.

[11] Ridker PM, Everett BM, Thuren T, et al. Antiinflammatory therapy with canakinumab for atherosclerotic disease. N Engl J Med, 2017, 377（12）：1119-1131.

[12] Pothineni NVK, Subramany S, Kuriakose K, et al. Infections, atherosclerosis, and coronary heart disease. Eur Heart J, 2017,

38（43）：3195-3201.

[13] Nahrendorf M. Myeloid cell contributions to cardiovascular health and disease. Nat Med，2018，24（6）：711-720.

[14] Honold L，Nahrendorf M. Resident and monocyte-derived macrophages in cardiovascular disease. Circ Res，2018，122（1）：113-127.

[15] Grebe A，Hoss F，Latz E. NLRP3 inflammasome and the IL-1 pathway in atherosclerosis. Circ Res，2018，122（12）：1722-1740.

[16] Perez-de-Puig I，Miro-Mur F，Ferrer-Ferrer M，et al. Neutrophil recruitment to the brain in mouse and human ischemic stroke. Acta Neuropathol，2015，129（2）：239-257.

[17] Arac A，Grimbaldeston MA，Nepomuceno ARB，et al. Evidence that meningeal mast cells can worsen stroke pathology in mice. Am J Pathol，2014，184（9）：2493-2504.

[18] Li Y，Liu X. Serum levels of procalcitonin and high sensitivity C-reactive protein are associated with long-term mortality in acute ischemic stroke. J Neurol Sci，2015，352（1-2）：68-73.

[19] Zhao Y，Liu XZ，Tian WW，et al. Extracellular visfatin has nicotinamide phosphoribosyltransferase enzymatic activity and is neuroprotective against ischemic injury. CNS Neurosci Ther，2014，20（6）：539-547.

[20] Dick SA，Epelman S. Chronic heart failure and inflammation：what do we really know？Circ Res，2016，119（1）：159-176.

[21] Hoyer FF，Nahrendorf M. Neutrophil contributions to ischaemic heart disease. Eur Heart J，2017，38（7）：465-472.

[22] Nahrendorf M，Swirski FK. Innate immune cells in ischaemic heart disease：does myocardial infarction beget myocardial infarction？Eur Heart J，2016，37（11）：868-872.

[23] Ayoub KF，Pothineni NVK，Rutland J，et al. Immunity，inflammation，and oxidative stress in heart failure：emerging molecular targets. Cardiovasc Drugs Ther，2017，31（5-6）：593-608.

[24] Ridker PM，MacFadyen JG，Glynn RJ，et al. Inhibition of interleukin-1β by canakinumab and cardiovascular outcomes in patients with chronic kidney disease. J Am Coll Cardiol，2018，71（21）：2405-2414.

[25] Ridker PM，MacFadyen JG，Everett BM，et al. Relationship of C-reactive protein reduction to cardiovascular event reduction following treatment with canakinumab：a secondary analysis from the CANTOS randomised controlled trial. Lancet，2018，391（10118）：319-328.

# 第十一章

## 细胞凋亡/自噬与心脑血管药理

王 培*

生存还是死亡，我们身体中成千上万个细胞每时每刻都在面临这一选择——不仅选择是否死去，还选择了如何死去。作为生命现象中的必然事件之一，细胞死亡有生理性和病理性2种，前者是维持组织机能和形态所必需的生命活动，而后者则往往发生于各种疾病中，成为疾病的重要特征和致病因素。深入探索细胞死亡的分子机制有助于了解心脑血管疾病的发病机制，并为发展心脑血管疾病的治疗方法提供新的药物干预靶点。

传统上，细胞死亡可分为2类，即细胞坏死（necrosis）和细胞程序性死亡（programmed cell death）。其中，细胞坏死是指完全随机的被动死亡，如物理性或化学性的损害因子及缺氧与营养不良等均导致细胞坏死。坏死细胞的膜通透性增高，致使细胞肿胀、细胞器变形或肿大，早期核无明显形态学变化，最后导致细胞的破裂并释放出内含物，并常引起炎症反应。在愈合过程中常伴随周围组织器官的纤维化，并形成瘢痕。而细胞程序性死亡长期以来特指细胞凋亡（apoptosis），这是一种细胞主动的死亡过程，被认为是维持细胞内环境稳定且由基因控制的细胞自主的有序死亡，细胞凋亡后也不会导致炎症的产生。细胞凋亡与细胞坏死之间是有很大不同的，它涉及一系列基因的激活、表达及调控等作用。细胞凋亡受到细胞内的生物学程序严格控制，并且是由逐级激活凋亡通路引起的。通常认为，它并不是病理条件下机体受到外界损伤导致细胞被迫死亡的现象，而是机体为更好地适应生存环境而主动争取的一种细胞死亡过程[1]（图11-1）。

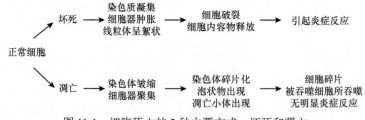

图 11-1 细胞死亡的 2 种主要方式：坏死和凋亡

近年来，随着研究的进一步深入，人们发现细胞死亡远不止以上2种方式。利用新的形态学、分子生物学等研究手段，各种新的细胞死亡方式逐渐被发现，包括细胞自噬（autophagy）、细胞程序性坏死（necroptosis）、细胞凋亡（pyroptosis）、并入死亡（entosis）、胀亡（oncosis）、铁死亡（ferroptosis）等，其中坏死、凋亡、自噬、程序性坏死、凋亡这

---

* 通讯作者：王培，E-mail：pwang@smmu.edu.cn

些细胞死亡方式在心脑血管疾病的病理生理学机制中已有相当多的研究，而且已有针对这些细胞死亡方式的药物在研发中。而几种新类型的细胞死亡方式，包括并入死亡、胀亡、铁死亡等，还未在心脑血管疾病中有所报道。

目前，凋亡和自噬在心脑血管药理学中的作用较为清楚，因此这里将主要针对凋亡和自噬在心脑血管疾病药理学中的重要作用及分子机制进行介绍。此外，本章也将会介绍关于程序性坏死和凋亡的部分内容，但人们对这些新类型细胞死亡在心脑血管药理学中作用的了解仍非常浅显，其作用和机制还远未为人所知。

# 第一节　细胞凋亡与心脑血管疾病

近几十年来的研究证明，细胞凋亡在动脉粥样硬化、心肌缺血再灌注损伤、心功能不全、脑血管疾病等心脑血管疾病中均被证实广泛存在且发挥了重要的调控作用。针对细胞凋亡这一生物学过程进行干预，已成为发展心脑血管疾病治疗策略和手段的重要途径。

## 一、细胞凋亡的分子信号调控通路

凋亡是在各种细胞内在分子信号通路及外界细胞因子的参与和严格控制下有步骤进行的。总体而言，参与控制细胞凋亡的分子信号调控通路主要包括线粒体凋亡通路、死亡受体通路、内质网感应凋亡通路。细胞凋亡流程可通过线粒体外膜透化作用、激活死亡受体、内质网应激而启动（图 11-2）。

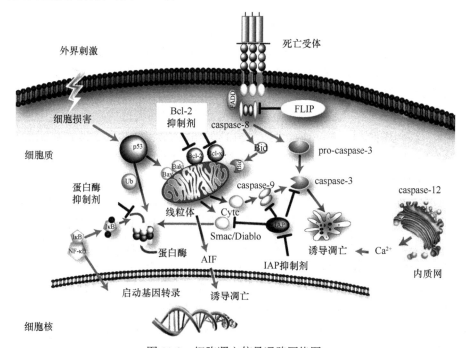

图 11-2　细胞凋亡信号通路网络图

FLIP, FLICE 抑制蛋白；FADD, Fas 相关死亡结构域蛋白；IAP, 凋亡抑制蛋白；AIF, 凋亡诱导因子；Ub, 泛素；IκB, NF-κB 抑制蛋白；Cytc, 细胞色素 c

## （一）线粒体凋亡通路

线粒体凋亡通路是目前研究最为深入的凋亡通路。传统上认为，线粒体的主要功能是通过氧化磷酸化反应形成 ATP 为细胞供能。在心肌细胞中，线粒体大概占细胞体积的 30%，位于靠近胞膜的位置，属于胞内细胞器。这么高的细胞体积占比和位置都是为了更有效地为心肌供应 ATP。而线粒体同样也会在氧化应激、血清剥夺、DNA 受损等情况下出现改变，并引起细胞死亡。线粒体受到刺激后会反应性地释放凋亡前因子，如细胞色素 c，凋亡诱导因子（AIF）、核酸内切酶 G（EndoG）、线粒体促凋亡蛋白（Smac/Diablo）及 HtrA2/Omi，进而介导细胞凋亡。在线粒体凋亡通路上，有许多蛋白发挥着重要的调控作用，下面将详细介绍。

**1. 细胞色素 c 及 caspase 家族**　缺血损伤后，受损细胞内有大量细胞色素 c 释放及 caspase 家族蛋白被激活。在受到外界的强烈缺血刺激后，线粒体变得透化，这导致细胞色素 c、pro-caspase-9 和 Apaf-1 从其膜间隙释放。在 ATP/dATP 存在下，细胞色素 c 结合 Apaf-1 的 WD-40 结构域并促进 Apaf-1 寡聚化，导致 Apaf-1 和细胞色素 c 多聚体复合物形成。pro-caspase-9 通过 Apaf-1 的 N 端 CARD 结构域与 caspase-9 的 N 端 CARD 结构域之间的相互作用以 1∶1 的比例聚集成 Apaf-1 和 pro-caspase-9 复合物。因此，caspase-9 分子彼此接近并通过自动裂解激活，可形成非常大（～700kDa）的复合物，它可以启动下游的进一步凋亡级联，活化 capase-3。caspase-3 是缺血导致细胞凋亡的关键参与因子，可以激活脱氧核糖核酸酶（CAD）导致 DNA 断裂[2]。

线粒体释放的其他凋亡效应因子还包括丝氨酸蛋白酶 Omi/HtrA2、Smac/Diablo，以及核酸内切酶 G（EndoG）等蛋白。此外，哺乳动物细胞中 caspase 的活性还受到 X 连锁凋亡抑制蛋白（XIAP）等因子的负性调节。Omi/HtrA2、Smac/Diablo 在激活 caspase 级联反应的模式上与细胞色素 c 很类似，都是间接参与。举例来说，凋亡抑制蛋白（IAP）是 caspase 的内源性抑制剂，在正常情况下与 caspase-3 和 caspase-9 相结合。当 Smac/Diablo 和 Omi/HtrA2 释放到胞质后，会解除 IAP 对 caspase 的抑制作用，进而间接性地激活 caspase-3 和 caspase-9。关于 Omi/HtrA2 的作用机制，已分别在小鼠和大鼠的缺血损伤模型中进行了验证[3, 4]。在实验鼠上使用 Omi/HtrA2 抑制剂 Ucf-101，可以减少细胞凋亡率和梗死面积。在缺血损伤模型中，IAP2 过表达的转基因鼠较野生型小鼠梗死面积更小，TUNEL 阳性的凋亡细胞也更少[5]。

EndoG 是一种位于线粒体内膜上的细胞核内切酶。在正常情况下，EndoG 的作用是修复线粒体内出现缺陷的 DNA。EndoG 可转运到胞核内去裂解 DNA。尽管有一些研究中使用 EndoG 基因敲除的脾细胞和成纤维细胞证明 EndoG 并不是胞核 DNA 裂解及细胞凋亡的必需因素，但有很多证据表明 EndoG 在缺血损伤介导的细胞死亡中起关键作用。Javadov 等报道使用 VAE-480（一种 $Na^+/H^+$ 转运体 NHE-1 的特异性阻滞剂）可以减少 EndoG 的释放并减少缺血损伤，这提示减少 EndoG 释放有心脏保护作用[6]。另外 Bahi 等证明 EndoG 从线粒体内释放出来并引起 DNA 损伤，通过 siRNA 下调 EndoG 表达后，缺血损伤模型中的心肌细胞损伤也明显减轻[7]。以上研究都证明 EndoG 在缺血损伤导致的 DNA 损伤中起到关键调节作用。

**2. Bcl-2 家族蛋白**　目前有证据表明，Bcl-2 家族作为一个重要的促凋亡及抗凋亡双相调节蛋白家族，参与了线粒体凋亡通路的精细调节过程。这一家族蛋白包括 Bcl-2、Bax、Bcl-xL、Bcl-xS 等，均含有 4 个类似的蛋白结构域，称为 Bcl-2 同源结构域（BH 结构域）。抗凋亡蛋白都包含 4 个 BH 结构域（BH1～BH4），有保护细胞的功能，以 Bcl-2 和 Bcl-xL 为典型代表。而促凋亡蛋白有 1 个或 3 个 BH 结构域，以 Bax 和 Bak 为典型代表。从结构上，它们亦可分为两大类：①多结构蛋白，如 Bax 和 Bak 这种拥有 3 个 BH 结构（BH1～BH3）的蛋白，它们还拥有其他结构域。②只含有 BH3 结构域的蛋白，如 Bnip3、Nix/Bnip3L、Bad、Bid、Noxa 和 Puma。在细胞面对各种应激时，Bcl-2 和 Bcl-xL 等抗凋亡蛋白起到非常重要的保护作用。例如，在 H9C2 心肌细胞中过表达 Bcl-xL 可有效对抗多柔比星和低氧诱导的细胞凋亡，保护线粒体完整性[8]。在脑缺血后，脑组织 Bcl-2 家族成员的表达均发生改变，包括在缺血核心和梗死半暗带都发现 Bax 表达的增加及 Bcl-2、Bcl-w 表达的降低；相反，在缺血区域中观察到 Bcl-2、Bcl-xL 或 Bcl-w 的表达增加。Bcl-2 家族成员表达的改变反映了存活的神经元对缺血性损伤的适应性[9]。Weisleder 等发现在特异性心肌肌间丝缺乏的小鼠心脏中过表达 Bcl-2，可以保护心肌线粒体进而保护心肌细胞，减轻心肌病[10]。此外，Bcl-2 可以通过抑制 ATP 酶，减少糖酵解来源的 ATP 消耗，进而起到保护作用。

Bcl-2 家族蛋白的 BH3 结构域蛋白具有感受细胞内各种刺激和压力改变的功能。例如，Bnip3 会在氧化应激增加时被反应性激活[11]，Bad 会因生长因子耗尽而被反应性激活[12]。唯 BH3 域蛋白在某些特定的刺激条件下激活后，可通过直接或间接两种方式激活下游 Bax 和（或）Bak 效应蛋白。间接激活是通过隔离抗凋亡蛋白 Bcl-2/Bcl-xL 实现的。Bax 和 Bak 是线粒体通路介导细胞死亡的必需蛋白，能介导线粒体膜的三聚体反应，形成释放膜内蛋白的孔道。因此，在 Bax/Bak 双敲除的小鼠胚胎成纤维细胞（MEF）上，星形孢菌素刺激、生长因子剥离、放射线照射和唯 BH3 域蛋白（如 tBid、Bad、Bnip3）过表达等条件无法诱导细胞死亡。

在心脑血管疾病中，Bcl-2 蛋白家族已被证明发挥着重要作用。在心肌细胞中，Bax 蛋白的激活与氧化应激、缺血损伤密切相关。心肌特异性缺乏 Bax 蛋白的小鼠与野生型小鼠相比，线粒体损伤和心肌梗死面积更小，这提示 Bax 蛋白在缺血导致的细胞损伤中起到了重要作用。Bid 蛋白在缺血损伤时通过顶端剪切修饰被激活。而 Bad 蛋白在缺血损伤时有明显的表达上调。Bnip3 蛋白是在心脏中研究较多的唯 BH3 域蛋白，它已被证明有助于急性缺血损伤和梗死后的心肌重构。新生儿心肌细胞中 Bnip3 蛋白在缺氧环境中通过 HIF-1α 和 E2F-1 通路实现转录上调。心肌 Bnip3 蛋白会在氧化应激的条件下激活，进而发生同二聚化，诱导凋亡。Bnip3 蛋白的同源蛋白 Nix/Bnip3L 已被证明广泛存在于肥厚型心肌病中，并与心肌病进展相关。此外，Bnip3 蛋白可激活下游的 Bax/Bak 蛋白，同时介导线粒体膜上转运孔通道的开放。

Bcl-2 家族蛋白中的促凋亡蛋白和抗凋亡蛋白之间的平衡关系决定了细胞在遇到细胞凋亡相关刺激时的存亡。在临床上，心肌梗死、严重的扩张型心肌病和缺血性心肌病患者中 Bcl-2 家族促凋亡蛋白和 Bcl-2 家族抗凋亡蛋白之间存在比例失衡。另外，在前负荷超载导致的肥厚型心力衰竭的动物模型中，Bax 蛋白和 Bcl-xL 蛋白的比例存在明显变化，Bcl-2 家族促凋亡蛋白明显上调。此外，心肌细胞的细胞质中，细胞色素 c 的含量明显升高，caspase-3 也被激活[13]。因此，Bcl-2 家族促凋亡蛋白和 Bcl-2 家族抗凋亡蛋白的平衡是否被打破可能会直接决定细胞是否发生凋亡。

在脑缺血导致的细胞凋亡中，Bcl-2 家族蛋白同样起着关键的作用。促细胞凋亡蛋白 Bax 及其易位水平的升高可能对神经元凋亡起重要作用。在脑缺血发生后，可以观察到细胞溶质中 Bax 快速转移到线粒体，其与线粒体腺嘌呤核苷酸转运体和电压依赖的阴离子通道相互作用。此外，细胞色素 c 和 caspase-9 从线粒体释放的时间和区域与 Bax 分布一致。相反，很多文献都报道了抗凋亡因子 Bcl-2 和 Bcl-xL 在脑缺血后阻断细胞死亡的能力。Zhao 等证明脑卒中后 Bcl-2 的过表达对缺血边缘内的神经元损伤是具有保护作用的，并且这种保护作用伴随着细胞色素 c 转位到胞质的减少和 caspase-3 的活化而降低[14]。类似的，在神经元凋亡期间，Bcl-xL 的过表达可以抑制线粒体超极化和细胞色素 c 释放[15]。因此，它提示了 Bcl-2 家族蛋白质在脑缺血后调节线粒体凋亡通路的重要性。

在脑缺血引起的细胞死亡/存活中，Bad 也起着关键作用。在正常状态下，它可通过 4 个丝氨酸残基的磷酸化与分子伴侣形成 14-3-3 无活性复合物。而在促凋亡因素的刺激下，Bad 被去磷酸化，从 14-3-3 中解离，并且转移到线粒体膜外，其随后与 Bcl-xL 二聚化以促进线粒体细胞色素 c 释放。在 MCAO 所致的实验性脑缺血动物模型上，也观察到这种 Bad 被去磷酸化的级联反应[16]。一些细胞内信号通路可抑制缺血后 Bad 的促凋亡功能。TGF-$\beta_1$ 可通过 Bad 的 Ser-112 残基的磷酸化和 ERK 的活化来抑制 Bad 的活性。此外，Akt 和 PKA 途径也参与到 Bad 的磷酸化及其在脑缺血再灌注（IR）后存活的神经元与 14-3-3 的结合中。有趣的是，最近的报道表明，PI3K/Akt 介导的存活信号转导到 JNK 介导的死亡信号过程也涉及 Bad 的激活。因此，Bad 是脑缺血后细胞存活和死亡信号通路的关键转换分子。

唯 BH3 域蛋白 Puma 在缺氧/复氧环境下合成会上调，而且存在 Puma 蛋白合成缺陷的动物与野生型动物相比，Langendorff 离体心脏灌流模型中缺血损伤介导的细胞死亡率更低，梗死面积也更小[17]。近期，也有研究报道缺乏 Puma 蛋白和通过小干扰 RNA（siRNA）下调 Puma 蛋白的心肌细胞可以抵御内质网应激引起的细胞凋亡[18]，这提示心肌细胞中，Puma 蛋白是内质网应激介导的细胞凋亡中的关键物质。近期也有内质网膜上存在 Bcl-2 蛋白的报道，并指出 Bcl-2 蛋白可以调节内质网内 $Ca^{2+}$ 的存储水平[19]。

**3. 凋亡诱导因子（AIF）**　是一种位于线粒体内膜上的蛋白，用于细胞氧化磷酸化和组装[和（或）稳定]呼吸复合体 I。AIF 对维持正常的心肌细胞功能不可或缺，AIF 失活会导致扩张型心肌病。使用病毒感染敲减 Aif 基因使得心肌 AIF 分泌量降低 80%，这种造模的小鼠称为 Harlequin（Hq）小鼠。这种 Hq 小鼠对氧化应激引起的细胞死亡更为敏感，且 Hq 小鼠心肌细胞相对于野生型小鼠在缺血再灌注损伤中表现出更严重的损伤。正常情况下，AIF 通过其 N 端固定于线粒体内膜上。然而在促凋亡因素的刺激下，AIF 会被裂解并释放到胞质，进而转运至胞核引发染色质聚集和 DNA 链断裂。线粒体内 $Ca^{2+}$ 含量增加，可激活线粒体钙蛋白酶，进而裂解膜上的 AIF，使得线粒体膜透化和可溶性 AIF 的释放。自从有了关于缺血损伤会引发 AIF 分泌的报道[20, 21]，关于 $Ca^{2+}$ 相关钙蛋白酶导致 AIF 释放就一直是研究的热点问题。缺血损伤可以导致线粒体 $Ca^{2+}$ 过载，因此抑制梗死后线粒体 $Ca^{2+}$ 的吸收可以改善心肌功能并减小梗死面积。由于 AIF 在 NADH 氧化相关的呼吸复合体 I 中起着传递电子的作用，因此 AIF 的流失可能会导致线粒体呼吸功能紊乱。此外，AIF 除了自身启动细胞凋亡的作用之外，其导致的线粒体呼吸功能紊乱也会导致细胞死亡。

### （二）死亡受体通路

死亡受体通路诱导的细胞凋亡是指通过细胞膜上的死亡受体（death receptor）介导的信号通路，激活复杂的级联反应信号转运体系实现的凋亡。死亡受体隶属于肿瘤坏死因子/神经生长因子受体超家族体系，是一种广泛与胞内、胞间、胞上配体相结合的跨膜转运蛋白。死亡受体与配体结合后，可以引发三聚体反应并激活受体。Fas 配体（FasL）是一种三聚体分子，每个 FasL 三聚体结合 3 个 Fas 分子。一旦结合成 FasL 三聚体，Fas 受体在细胞表面形成微团聚体，能够衔接 Fas 相关死亡结构域（FADD），通过多步机制聚集到其胞质尾部。FADD 在其 N 端区域中含有死亡效应结构域（DED），与 pro-caspase-8 结构域中的 DED 相互作用，并且将 pro-caspase-8 募集到 Fas 周围。Fas、FADD 和 pro-caspases-8 形成死亡诱导信号复合物（DISC），caspase-8 通过其下游的 caspase-3 在线粒体中释放细胞色素 c 来传递凋亡信号。

在心力衰竭相关的细胞凋亡过程中，死亡受体通路起到重要作用。最具特征性的受体包括 Fas（也被称为 CD95 或 Apo1）和肿瘤坏死因子受体 1（TNFR1）。这两种受体在心肌细胞中都有表达，并参与心脑血管疾病的发生。一般认为肿瘤坏死因子相关凋亡诱导配体（TRAIL）与死亡受体 4、5（DR4、DR5）相配，在心肌中有分泌，但在心脏中是否存在这种配体与受体关系还没有明确的定论。终末期充血性心力衰竭患者的外周血中 TNF-α（对应受体为 TNFR1）水平显著提高，血清中 TNF-α 水平与心力衰竭严重程度密切相关。而心肌细胞本身可成为分泌 TNF-α 的重要来源，值得注意的是，只有心力衰竭时细胞会高表达 TNF-α，正常心肌细胞中则基本不表达 TNF-α。在心肌发生缺血再灌注损伤后，心肌和外周循环中的 TNF-α 水平均持续上升。TNF-α 高表达促进细胞凋亡的作用已经在心肌特异性过表达 TNF-α 的小鼠模型上得到证明。例如，心脏特异性过表达 TNF-α 的转基因小鼠可以引起扩张型心肌病和心力衰竭，提示 TNF-α 通过激活死亡受体，诱导凋亡，并最终对心肌造成损伤[22]。

在缺氧环境中，Fas 和 FasL 的表达均有所上调。Fas 介导的细胞凋亡可能加快了心肌炎、心肌再灌注损伤、心肌梗死后心室重构等疾病的病程。但是这一点仍存在一定的争议。有研究发现，敲除了 Fas 配体的 Fas-lpr 小鼠在急性心肌缺血损伤条件下产生的细胞损伤更小，心肌梗死面积更小，细胞凋亡率更低[23, 24]。在缺血损伤动物模型中给予硫酸氧钒，可以引起 FasL 表达下降，进而减少 caspase-3 的激活和细胞死亡[25]。这些结果均说明 Fas 通路在缺血损伤中起介导心肌凋亡的作用。而 Gomez 等近期报道，心脏特异性敲除 FasL 的小鼠在急性缺血损伤之后，在梗死面积和细胞凋亡水平上均与正常小鼠无差异，认为 Fas 在急性缺血损伤的调节中起到的作用比较有限[26]。Li 等则在两组不同的 FasL 缺乏小鼠模型（Fas-lpr 小鼠和 Fas-gld 小鼠）中研究心肌梗死，他们发现：心肌梗死造模 2 天后，野生型小鼠和 FasL 缺乏小鼠的梗死面积无差异；然而，FasL 缺乏小鼠的心肌梗死后心肌重构却明显减轻；并且他们在实验中发现，用腺病毒携带的可溶性 Fas 作为 FasL 的竞争性抑制剂感染心肌，在心肌梗死 3 天后，可有效改善心肌功能和存活率[27]。这些使用同种老鼠的研究却得出了不同的结论，其原因尚不明确。另外，在冠心病发病过程，单核细胞趋化蛋白-1（MCP-1）可诱导单核/巨噬细胞聚集至血管壁。在心脏中过表达 MCP-1 的转基因小鼠出现了心脏炎症反应和进展性的心力衰竭。有趣的是，使用可溶性 Fas 在心脏中特异性阻断 FasL 功能后，可以减缓 MCP-1 转基因小鼠的心力衰竭进程[28]。这一发现提示来源于单核细胞浸润的 FasL 可以引起心肌细胞死亡，进而影响心力衰竭进程。显然，Fas 介导的细胞凋亡在心力衰竭的进程中起到重要调节作用，但仍需要更多的研究去阐明不同条件下（急性或慢性损伤）Fas 是如何激活细胞凋亡的。

死亡受体和线粒体细胞死亡途径存在一定交叉影响。通过死亡受体激活的 caspase-8 可以直接激活 caspase-3，但也同样会裂解唯 BH3 域蛋白 Bid 生成 15kDa 的 tBid 蛋白，进而影响 Bid 蛋白促线粒体中细胞色素 c 释放的作用。释放细胞色素 c 会引起 caspase-9 激活，caspase-9 又会激活 caspase-3，放大死亡信号的部位是浆细胞膜。心肌细胞和心脏死亡受体通路之间的激活存在一定交叉影响。新生儿心肌细胞 FasL 过表达会同时激活 caspase-8 和 caspase-9。心肌特异性过表达 TNF-α 会导致细胞凋亡率上升和心力衰竭，但当心肌 TNF-α 过表达小鼠和心肌 Bcl-2 过表达小鼠杂交后，细胞凋亡和左心室重构又会减轻。另外，心脏中 caspase-8 被激活及 Bid 蛋白被裂解成 tBid 蛋白提示死亡受体和线粒体凋亡通路都可以被 TNF-α 及 Fas 所介导。

### （三）内质网感应凋亡通路

内质网（endoplasmic reticulum，ER）主要的作用包括合成、折叠分泌蛋白及存储 $Ca^{2+}$。在正常情况下，导入未折叠蛋白和分泌已折叠蛋白之间存在精妙的平衡。一旦这一平衡被打破，就会造成内质网网腔内蛋白聚集，激活未折叠蛋白反应（UPR）以稳定 ER 内稳态。异常的 $Ca^{2+}$ 调节也会激活 UPR。UPR 一旦被激活，即可以通过调控下游产物的转录增加 ER 的蛋白折叠能力，降解错误折叠蛋白并抑制细胞内蛋白合成。因此，UPR 是一种 ER 恢复内稳态的适应性反应，能对抗外界刺激，起到细胞保护作用。UPR 的特征在于激活了 3 种内质网内的跨膜效应蛋白，分别为 PKR 样内质网激酶（PERK）、激活转录因子 6（ATF-6）和肌醇依赖酶 1（IRE1）。在生理状态下，这 3 种效应物在其腔内结构域上结合内质网伴侣葡萄糖调节蛋白（GRP78），处于无活性状态[29, 30]。在内质网发生应激后，错误折叠的蛋白质积累在内质网腔，GRP78 很快就从 PERK、ATF-6 和 IRE1 上解离，从而导致它们的活化。

PERK、ATF-6 和 IRE1 这 3 种蛋白有着不同的功能。PERK 可以通过磷酸化来激活真核起始因子-2α（eIF-2α），抑制蛋白质合成以避免蛋白质的进一步积累。此外，PERK 还可以使转录因子 C/EBP 的表达增加，从而诱导表达 DNA 损伤诱导基因-153（CHOP/GADD-153）。CHOP/GADD-153 mRNA 的表达上调是内质网应激的标志。活化的 ATF-6 移位到高尔基体或细胞核，分别被蛋白酶分裂成活性形式（～50kDa）或结合内质网应激反应元件（ERSE）启动子序列，启动下游基因 GRP78 的转录。激活的 IRE1α（异构体）可切割 x-box 结合蛋白 1（XBP-1）RNA 编码区的 26 个碱基序列，导致内质网驻留酶和伴侣的转录因子 XBP-1 蛋白的翻译增强。XBP-1 结合蛋白也是对 ATF-6 具有重叠结合特异性的 ERSE 结合转录因子。此外，活性 IRE-1α还参与了 caspase-12 的活化过程。

适度的 UPR 是有益于协助细胞对抗外部刺激的，但是若 UPR 应激长期存在且无法得到解决将导致细胞死亡。内质网应激介导细胞死亡主要通过以下 2 种机制：①在内质网应激的条件下，激活的 caspase-12 会激活 caspase-3，进而导致细胞凋亡；②由内质网应激激活的死亡通路通过上调转录因子 CHOP/GADD-153 激活转录程序，从而实现细胞凋亡信号的启动。CHOP 可以激活促凋亡蛋白相关的基因转录，如唯 BH3 域蛋白（如 Puma 蛋白）。

近期已有研究表明内质网应激在心脑血管疾病中起到重要作用。例如，Szegezdi 等发现在新生儿心肌细胞长期缺血模型中，UPR 在内质网应激的条件下能上调转录因子 CHOP 并切换成促凋亡反应。在缺血损伤模型中上调 CHOP 表达可以促进细胞凋亡，而使用 PKCδ 抑制剂可以降低 CHOP 表达，并显著减轻内质网应激导致的细胞凋亡。这些研究都提示：PKCδ 转移到内质网膜上可以介导 UPR，而 UPR 又会导致 CHOP 上调，进而引起细胞凋亡。另外，Okada 等发现主动脉狭窄引起的压力超负荷会在心室肥大至心力衰竭的全病程中引起广泛性的内质网应激，而在心脏中通过药物引发内质网应激会增加 CHOP 表达和心肌凋亡[31]。另外，还有研究显示内质网应激也会在缺血损伤模型中出现，而且增加内质网应激会加快缺血性心脏病的进程[32]。在糖尿病和心力衰竭的病理进程中，也有证据证明存在着内质网应激。通过超微结构分析法分析糖尿病心肌病的心肌细胞，发现存在内质网应激及内质网肿胀[33]。一种因 KDEL 受体（一种内质网伴侣受体）缺乏而导致内质网缺陷的转基因小鼠存在明显的扩张型心肌病[34]。这些研究都提示内质网应激在心脑血管疾病中的细胞凋亡调节方面有着重要作用。在脑缺血后，可在神经元中发现内质网应激的诸多特征，包括内质网腔的蛋白累积、eIF-2α 的磷酸化、蛋白质合成的抑制、内质网存储的 $Ca^{2+}$ 的消耗、CHOP/GADD-153 的表达上调和 caspase-12 的活化。所有这些均提示：内质网应激在脑缺血后的神经元细胞凋亡信号中起到了关键作用。

关于内质网应激通路和死亡受体通路之间的关系也有所报道。例如，对 L929 细胞给予 FasL 可以介导 caspase-12 的合成，也可以激活 caspase-3、caspase-7、caspase-9[35]。另外，近期报道 TNF-α 可以在 HL-1 心肌细胞株上同时激活 caspase-3 和 caspase-12[36]。在骨髓增生异常综合征的凋亡红细胞前体上，内质网靶向的 Bcl-2 蛋白同样可以抑制线粒体膜的去极化和细胞色素 c 的释放。BAP31 是由 caspase-8 裂解而成的一种内质网相关蛋白。其裂解碎片可通过介导内质网内 $Ca^{2+}$ 释放至线粒体，进而影响线粒体的促凋亡信号。另外，唯 BH3 域蛋白 Bik 被报道仅存在于线粒体，但该蛋白会通过激活内质网膜上的 Bax/Bak 蛋白激活 $Ca^{2+}$ 释放。

# 二、细胞凋亡与心脑血管疾病

## （一）动脉粥样硬化

在动脉粥样硬化中，巨噬细胞浸润和平滑肌细胞凋亡是导致不稳定动脉粥样硬化斑块破裂和血栓形成的直接诱因。在 apoE$^{-/-}$ 动脉硬化斑块模型小鼠中，血管内皮和平滑肌细胞均存在显著的凋亡，细胞凋亡促进斑块形成，并且由于胶原、基质流失及斑块纤维帽变薄等原因而变得易破碎，成为不稳定斑块。另外，在富含脂质的动脉粥样硬化斑块中，巨噬细胞凋亡引起的脂质清除率下降可以直接导致细胞碎片聚集，进而引起动脉粥样硬化斑块恶化甚至破裂。

### （二）心肌梗死

心肌梗死与心肌缺血密切相关。动脉粥样硬化斑块破裂和动脉粥样硬化导致的血栓都可引起心脏冠状动脉栓塞，进而引发心肌缺血，最终导致心肌梗死甚至死亡。溶栓、再灌注是对急性心肌缺血的一种治疗方式，但是也会由于大量氧气的突然重新摄入引发组织的再灌注损伤。在过去的很长一段时间里，缺血再灌注损伤所导致的细胞死亡都被认为仅与细胞坏死相关。但近十余年的研究显示，细胞凋亡是心肌梗死-再灌注损伤中的重要组成部分。细胞凋亡与缺血后的再灌注损伤有关，而持续的缺血将导致细胞坏死。同时，有大量的证据显示细胞凋亡还参与了心肌梗死后的细胞慢性死亡。已有研究表明在心肌梗死的边缘、更远端的心肌部位及心肌梗死数月后的心肌均存在细胞凋亡，说明细胞凋亡在心肌缺血损伤后重构和远期发生心力衰竭的过程中起到了关键作用。

### （三）慢性充血性心力衰竭

慢性充血性心力衰竭和细胞凋亡也存在一定关联。在晚期心力衰竭中心肌细胞凋亡率（0.08%～0.25%）要明显高于对照组（0.001%～0.002%）。基于动物模型的遗传学和药理学研究均证实在心力衰竭的发展进程中，细胞凋亡均起到决定性作用。Wencker 等证明在心肌 caspase-8 过表达小鼠中，即使较低的慢性心肌细胞凋亡率也会引起致死性的扩张型心肌病[37]。同时，他们还发现使用 caspase 抑制剂可以通过抑制细胞凋亡达到抑制左心室扩张和改善心室功能的效果[37]。由此证明，在诸如缺血损伤（缺血再灌注损伤）等损伤之后，即使细胞凋亡发生在一个极低的水平，也必然会导致渐进性的心肌细胞损失和心室功能下降，进而导致剩余的心肌细胞负担不断加大，引发原发性心肌病和心力衰竭。

### （四）糖尿病心脏病

在现代社会，物质的极大丰富导致糖尿病、代谢综合征等营养过剩引发的疾病发病率快速上升。值得一提的是，在我国，随着营养条件的改善，糖尿病发病率飙升，导致糖尿病伴发心脑血管疾病的风险也快速上升。目前已发现，在糖尿病患者的心脏和糖尿病动物模型中，细胞凋亡广泛存在。一般认为，糖尿病心肌病发病机制涉及的细胞器包括线粒体、胞膜及内质网，与高血糖、高氧化应激水平、高一氧化氮浓度有关。注射胰岛素可以在糖尿病大鼠模型中抑制高血糖症引起的心肌细胞凋亡。另有研究显示，通过抑制氧化应激或抑制细胞凋亡通路均可有效保护糖尿病心脏病中的心肌细胞，证明氧化应激通过调节细胞凋亡在糖尿病心肌病进展中起到了重要作用。

### （五）脑血管疾病

急性脑血管疾病往往称为脑卒中，也称"中风""脑血管意外"（cerebrovascular accident，CVA）。脑卒中是世界上导致死亡与残疾的主要病因之一，分为缺血性脑卒中和出血性脑卒中 2 种。缺血性脑卒中以大脑中动脉栓塞为代表。缺血性脑卒中发生后，缺血区域的大多数细胞快速坏死，其特点是细胞能量突然减少和细胞迅速肿胀、破裂、死亡。而围绕核心低灌注的脑组织边缘称为缺血半暗带，具有再灌注改善情况下的恢复能力。半暗带中的细胞死亡方式被认为主要是凋亡[38]。现有证据表明，caspase 依赖和非依赖性的细胞凋亡通路的激活主要发生在半暗带。另外，如果半暗带的缺血损伤一直无法获得缓解，大量活化的 caspase 将导致细胞内部 $Ca^{2+}$ 稳态的破坏，并最终将细胞死亡方式转化为坏死。出血性脑卒中则更为凶险，致死致残率非常高，往往由于脑血管壁病变、坏死、破裂导致出血，伴随出血周围脑组织的急性炎症和大量细胞急剧坏死。而血红蛋白的毒性反应则又可以诱导周围更大范围脑卒中的炎症产生，导致神经细胞凋亡。

# 第二节　细胞自噬与心脑血管疾病

自噬（autophagy），顾名思义，即自己吞噬自己。自噬体是由比利时科学家 Christian de Duve 在 20 世纪 50 年代通过电镜观察到的结构，并且在 1963 年溶酶体国际会议上首先提出了"自噬"这种说法。1974 年，Christian de Duve 因其发现自噬过程涉及的核心细胞器溶酶体而荣获诺贝尔奖。从提出"自噬"这一概念开始，长久以来由于不了解与这一过程相关的基因，这一领域的研究进展非常缓慢。而近 30 年间，自噬的研究获得了迅猛的发展，这得益于 20 世纪 90 年代日本分子细胞生物学家大隅良典（Yoshinori Ohsumi）通过筛选上千株酿酒酵母后发现了十几个自噬相关基因（autophagy-related gene，Atg）。目前，基本上认为自噬是一种由溶酶体介导，通过清除功能受损的蛋白质和细胞器维持细胞内环境稳态的自身适应性过程。自噬是真核细胞共有的一种机制，在生物进化过程中，从酵母到人类均高度保守，并且在细胞的生命活动中扮演了非常重要的角色。以研究自噬相关基因（Atg）为基石，自噬发生和调控的分子机制研究得以迅速开展，而且随着各种基因敲除或突变动物模型的构建，自噬在生理和病理过程中的关键作用和意义逐渐被揭示。大隅良典也因其对细胞自噬分子机制做出的开创性贡献获得了 2016 年诺贝尔生理或医学奖。

从进行方式来分，自噬可分为 3 种（图 11-3），分别是巨自噬（macroautophagy）、微

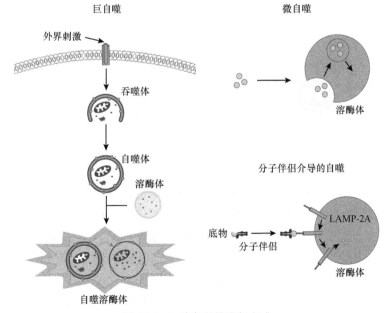

图 11-3　3 种自噬的进行方式

LAMP-2A，溶酶体相关膜蛋白-2A

自噬（microautophagy）和分子伴侣介导的自噬（chaperone-mediated autophagy）。巨自噬是目前研究得最多的自噬过程，它最主要的特征是在细胞质中会形成一个可以包裹各种细胞器及其他胞质内物质的双层膜结构，即自噬体（autophagosome）。接着，自噬体与溶酶体相融合形成自噬溶酶体，从而将原先包裹在自噬体中的物质降解回收。微自噬是指由溶酶体直接将细胞物质内吞并降解的过程。分子伴侣介导的细胞自噬则是指细胞中可溶性的蛋白质直接通过分子伴侣进入到溶酶体中被降解的过程。目前，巨自噬被认为是最经常和最主要发生的一种自噬形式，因此在很多文献里，巨自噬就被简称为自噬。

自噬通常是非特异性的，但通过自噬可选择性靶向细胞内其他组分。在特定条件下，线粒体、内质网、过氧化物酶体、核糖体、脂滴和细菌病原体均可以被自噬体隔离和降解。在生理条件下，自噬通过消除细胞内冗余成分，释放营养物质，从而维持内稳态。自噬还可以被压力（如饥饿）所刺激，降解细胞质物质，产生氨基酸和脂肪酸，进而产生 ATP，从而有助于细胞的存活。自噬除了保护细胞的作用外，还参与胚胎发育、分化、凋亡和免疫等其他生命活动。自噬功能障碍与多种疾病密切相关，包括神经退行性疾病、癌症、感染、老化，以及心脑血管疾病，如动脉粥样硬化、心肌缺血和再灌注、心肌病/心力衰竭及脑缺血、脑出血等[39]。

对于自噬过程的检测，主要是以病理学、分子生物学手段来进行的。目前，对于如何检测自噬已经有了全球性的指南[40]。在细胞上检测自噬是较为方便的，但是对于组织中自噬的检测仍然难以做到非常精确。透射电子显微镜（TEM）是公认的评估自噬最准确的方法，通过透射电子显微镜可以观察到双层膜自噬结构，但这种方式极其耗时，并不适合实验室日常应用。Martinet 等评估了免疫组织化学法常用的几个自噬相关标记蛋白（如 LC3、Atg5、CTSD、Beclin-1 及 p62/SQSTM1）在组织上的特异性和可行性。他们发现，LC3-Ⅱ/LC3-Ⅰ 值依然是最适合监测自噬的指标，而电镜仍然是人体组织样本中评估自噬的金标准。

# 一、自噬的信号调控机制

自噬的发生主要包括 4 个阶段，最终以溶酶体将细胞内容物降解结束：吞噬体（分离膜）的起始和成核，自噬体泡膜的扩增，自噬体与溶酶体融合为自噬溶酶体，自噬体的降解。自噬由超过 30 个高度保守的 Atg 基因调节，这些基因最初是在酿酒酵母中被发现的，后来在哺乳动物中发现了它们的同源基因[41]。自噬过程一旦被激活，将从吞噬体（自噬体的前体）的形成开始，但其起源一直以来都饱受争议。最近的一些数据揭示了哺乳动物细胞中吞噬体的来源是多样化的。吞噬体的膜样结构可以来自于内质网、线粒体外膜、质膜的网格蛋白包被的囊泡、早期核内体及内质网和高尔基体的囊泡。在最近的一项研究中，Ge 等确定了内质网–高尔基体的中间鞘为吞噬体最常见的膜底物[42]。

在吞噬体初步形成后，如何将特异蛋白质招募过来并形成新的自噬体是自噬体成熟的关键步骤。研究发现，这一过程受到 2 种主要的蛋白复合物调节。第 1 种复合物参与了自噬的早期过程，包含 ULK1（也称作为 Atg1），可与 Atg5、Atg12、Atg16、Atg13 及黏着斑激酶（FAK）家族相互作用蛋白（FIP200）相互作用，这一复合体常被称为 ULK1-Atg13-FIP200 复合体。第 2 种复合物为以三型磷脂酰肌醇 3-激酶（Class Ⅲ PI3K，PI3KC3）为核心骨架的复合体，它能够招募吞噬体形成区域的自噬特异性蛋白（Atg17、

Atg13）。该大分子复合物还包含 Beclin-1（酵母 Atg6 哺乳动物的同源基因）、p150 Vsp15-p150、Atg14 和 Ambra1。

此外，自噬体膜的形成和延伸还需 2 个泛素连接（ubiquitin-protein ligase）系统的参与，分别是 Atg12-Atg5-Atg16L 系统和 Atg8 系统。Atg8 在哺乳动物细胞中的同源蛋白为 LC3，又名微管结合蛋白轻链 3。在 Atg12-Atg5-Atg16L 系统中，Atg12 通过 Atg7 与 Atg5 缀合，类似于 E1 泛素化激酶，形成复合物后与 Atg16L 相互作用，最终定位于新生自噬体外膜，但在自噬体成熟前解离。在 Atg8/LC3 系统中，ATG4B 裂解 LC3 前体产生 LC3-Ⅰ。LC3-Ⅰ通过 Atg7 和 Atg3 结合，再与磷脂酰乙醇胺结合形成 LC3-Ⅱ，即标志着自噬体的成熟。由于 LC3-Ⅱ与自噬体的关联是特异性的，且 LC3-Ⅱ的水平与自噬体数量相关，因此 LC3-Ⅱ通常被认为是自噬体形成的标志物[43]。成熟的自噬体利用动力蛋白（dynein）-动力蛋白激活蛋白（dynactin）这一动力蛋白复合体沿微管运输到内涵体或溶酶体，由转运所需的内体分选复合物介导自噬体与内涵体/溶酶体的融合，动力蛋白复合物包含可溶性 N-乙基马来酰亚胺敏感因子结合蛋白受体（SNARE）、GTP 酶-Rab7 蛋白及溶酶体相关膜蛋白 LAMP-1、LAMP-2。在自噬过程的最后阶段，被包裹的内容物经溶酶体降解并释放。

有趣的是，近期有很多研究发现了细胞自噬和细胞凋亡之间存在着密切关系。Atg5 蛋白原本被认为是一种细胞自噬的必需蛋白，现在被证实可以激活细胞凋亡。Yousefi 等发现在给予细胞死亡诱导药物，包括抗肿瘤药物时，Atg5 过表达的细胞比正常细胞更容易引发细胞凋亡[44]。他们在研究中发现给予凋亡刺激会引起钙蛋白酶剪切 Atg5 蛋白，而被剪切过的 Atg5 蛋白会介导细胞色素 c 的释放，进而促进细胞凋亡。过表达 Bcl-2 蛋白又可以拮抗 Atg5 蛋白所导致的线粒体功能紊乱和凋亡[44]。这提示 Atg5 蛋白可能是一个调节细胞自噬和细胞凋亡的分子开关，但其调节线粒体凋亡通路的作用机制尚不明确。另外，Atg5 蛋白还可以辅助 FADD 蛋白调节 IFNγ 介导细胞死亡。Atg5 突变蛋白（Atg5-K130R）虽然不能激活细胞自噬，但可以介导细胞死亡。同样，经钙蛋白酶剪切的 Atg5 蛋白残基也不能促发细胞自噬，却仍然可以介导细胞凋亡。这 2 项研究都提示 Atg5 蛋白介导的细胞凋亡并不需要自噬的参与。而关于细胞自噬和细胞凋亡之间的分子机制还需要进一步的研究。

抗凋亡 Bcl-2 蛋白家族和促凋亡唯 BH3 域蛋白也分别存在拮抗和抑制细胞自噬的作用。Beclin-1 蛋白作为细胞自噬的必需蛋白，也受到 Bcl-2 蛋白的调节。在正常情况下，Bcl-2 蛋白和 Bcl-xL 蛋白会结合 Beclin-1 蛋白，进而抑制细胞自噬。唯 BH3 域蛋白可以破坏 Beclin-1 蛋白和 Bcl-2 蛋白/Bcl-xL 蛋白的相互结合作用，进而引发细胞自噬。此外，唯 BH3 域蛋白 Bik 被证明可以在 Bcl-2 缺乏细胞中增加以细胞自噬为特征的细胞死亡，而且在 MCF-7 细胞中通过使用 siRNA 下调 Bcl-2 蛋白也可以介导以细胞自噬为特征的细胞死亡。唯 BH3 域蛋白 Bnip3 已被证明可在心肌细胞中介导细胞自噬，且和 Bcl-2 蛋白、Bcl-xL 蛋白存在相互作用。尽管 Beclin-1 蛋白也具有 BH3 结构域，但是 Beclin-1 蛋白是否具有唯 BH3 域蛋白激活细胞凋亡的功能尚不清楚。不过，已经有证据表明 Beclin-1 杂合小鼠（Beclin-1+/-）不仅能减轻细胞自噬，还能减轻细胞凋亡及减少缺血损伤后的梗死面积[45]，这都提示 Beclin-1 蛋白在细胞凋亡中同样具有关键的作用。

# 二、自噬与心脑血管疾病

在上述这一系列的复杂信号转导过程中，自噬的任何一个步骤受到阻碍或干扰，都有可能导致细胞进入异常状态并诱发疾病。目前，已经明确自噬参与了动脉粥样硬化、心肌肥厚、心室重构、心肌缺血再灌注损伤、脑缺血再灌注损伤等多种心血管疾病的病理生理过程。下面将逐一介绍自噬在部分心脑血管疾病中的重要作用。

## （一）自噬与动脉粥样硬化

有很多实验证据显示自噬在动脉粥样硬化病变中确实存在。在人和兔子的动脉粥样硬化斑块中（胆固醇食物喂养模型）的主动脉平滑肌细胞上进行电镜分析，可以观察到自噬的特征性结构，如空泡化、髓鞘样结构的形成及泛素包涵体的存在。最近，有研究报道了人的动脉粥样硬化斑块中有着自噬过程中所有的完整超微结构，明确证实自噬存在于病变涉及的主要细胞，包括平滑肌细胞、巨噬细胞、内皮细胞[46]。通过免疫印迹和免疫荧光显微镜分析在人斑块中发现了自噬的标记蛋白，如LC3-Ⅱ、p62/SQSTM1和Beclin-1[47]，在小鼠动脉粥样硬化中也得到了相同的结果[48]。尽管小鼠模型是目前应用最为广泛的动脉粥样硬化研究的模型，但由于小鼠模型中代表性的斑块通常由含有脂质的巨噬细胞组成，无人类动脉粥样硬化那种发育良好的纤维帽或坏死结构。此外，人类动脉粥样硬化斑块中的内膜出血是坏死性核扩张的重要因素，在小鼠中很少可以观察到[49]。因此将该病理性机制从小鼠模型推导至人时需要注意这一点。

炎症和缺氧是动脉粥样硬化斑块中自噬的重要诱因。炎症因子如 TNF-α、INFγ、CD40-CD40L 等均可在特定环境中诱导自噬或抑制自噬。动脉粥样硬化斑块中的炎症细胞和平滑肌细胞可分泌 TNF-α，而 TNF-α 又可增加动脉粥样硬化斑块的空泡化及平滑肌细胞中自噬标志物 LC3-Ⅱ和 Beclin-1 的表达。骨桥蛋白（OPN）是一种参与血管炎症的细胞因子，能够通过激动整合素/CD44 和 p38MAPK 信号通路诱导自噬体的形成，上调 LC3-Ⅱ蛋白与自噬相关基因，导致腹主动脉瘤中的平滑肌细胞自噬。脂肪因子趋化素（chemerin）可通过上调自噬活性促进人主动脉内皮细胞的血管新生能力，并最终促进血管的生成。动脉粥样硬化斑块发展至斑块内血管新生，是缺氧组织的一个典型特征，并且缺乏自噬蛋白 Beclin-1 的小鼠表现出缺氧相关的促血管生成表型。有趣的是，培养的人肺血管细胞中，自噬的激活抑制着这些细胞的缺氧增殖。此外，缺氧可通过人肺部血管平滑肌细胞中的代谢传感器腺苷酸活化的蛋白激酶（AMP activated protein kinase，AMPK）激活自噬，并且抑制 AMPK 可防止缺氧介导的自噬和细胞死亡的诱导。然而，缺氧在动脉粥样病变中是如何诱导自噬的，目前尚不明确。

氧化应激是动脉粥样硬化斑块中自噬的另一重要诱因。活性氧、氧化低密度脂蛋白和脂质氧化降解的二级产物都参与自噬的激活。氧化低密度脂蛋白在血管内皮细胞及血管平滑肌细胞上均可增加自噬相关蛋白及自噬体的形成。有趣的是，血管平滑肌细胞暴露于适量的高浓度氧化低密度脂蛋白（10～40μg/ml）中可增强自噬和凋亡，而暴露于更高浓度（≥60μg/ml）时会诱导高水平的凋亡及损害自噬，表明当到达细胞损伤阈值时，自噬作为应激反应出现将存在缺陷。此外，脂蛋白中脂质的氧化降解生成生物活性脂质中间体和过氧化终产物均可诱导自噬产生。生物活性脂质中间体如游离醛[如 4-羟基壬烯醛（4-HNE）、丙烯醛]和脂质氢过氧化物（如 1-棕榈酰-2-氧代戊酰磷脂酰胆碱）可引起自噬标志物 LC3-Ⅱ 的剧烈增加。经过 4-HNE 处理的血管平滑肌细胞可显示广泛的空泡化，有大量胞饮体、新月形吞噬体和多层囊泡形成。7-酮胆固醇（7-KC）是动脉粥样硬化斑块中存在的主要氧固醇之一，暴露于 7-KC 的人血管平滑肌细胞和小鼠巨噬细胞显示过度泛素化和自噬。7-KC 通过增加 NOX4 介导 ROS 的产生，过量的 ROS 可强烈抑制自噬基因 Atg4B 的活性，并最终引起自噬。

　　生长因子对血管细胞自噬也有影响。血管损伤和慢性动脉疾病导致血管平滑肌细胞长期暴露于浓度增加的生长因子中，导致血管平滑肌细胞从正常的收缩型转换为高度增殖和合成表型。血小板衍生生长因子（platelet-derived growth factor，PDGF）或音猬因子（sonic hedgehog，SHH）可刺激血管平滑肌细胞，增加平滑肌细胞的合成表型标记物的表达，并且促进 LC3-Ⅱ 的表达及 LC3 斑点形成、双层囊泡的数量增加[50]。这种由 PDGF 或 SHH 介导的自噬参与了血管平滑肌细胞的增殖，利用 3-甲基腺嘌呤（3-MA）阻断自噬的进行可以防止动脉再狭窄的产生。此外，晚期糖基化终产物（AGE）和缺氧也可以诱导自噬。在高血糖和氧化应激的驱动下，AGE 的形成在多种基于氧化的疾病的发生发展中具有病理生理学作用，包括动脉粥样硬化、糖尿病和神经系统疾病[51]。它们诱导自噬的作用最近在血管细胞的研究中也得到了证实。AGE 在大鼠主动脉血管平滑肌细胞中通过 ERK、JNK 和 p38 等信号通路促进自噬，表明 AGE 自噬通路可以加速糖尿病患者动脉粥样硬化的发展。糖尿病外周血管系统中的血管生成障碍会导致伤口愈合的延迟、外周肢体缺血恶化，甚至是糖尿病患者的心脏死亡。而甲基乙二醛，一种高活性的 α-氧化醛，可以通过诱导过氧亚硝酸盐（ONOO⁻）依赖性和自噬介导的血管内皮细胞生长因子受体-2（vascular endothelial growth factor receptor-2，VEGFR-2）降解来减少血管内皮生成，这可能是糖尿病损伤血管的机制[52]。

　　自噬在动脉粥样硬化中起保护作用还是损害作用，是一个亟待解答的问题。在动脉粥样硬化发展期间，自噬的有利或有害作用都有过报道[53]。最近的数据揭示，巨噬细胞自噬在动脉粥样硬化斑块发展的过程中发挥保护作用。Razani 等利用巨噬细胞上剔除自噬相关基因的 apoE 基因敲除小鼠进行研究，发现自噬标志物 p62/SQSTM1 和 LC3-Ⅱ 主要与 CD45 阳性细胞、单核巨噬细胞（CD11b⁺/MOMA-2⁺）共定位。有趣的是，在 apoE 敲除小鼠的动脉粥样硬化斑块发展中，主动脉粥样硬化斑块的 p62/SQSTM1 蛋白表达水平逐渐升高，显示自噬明显受损。此外，在 apoE 敲除小鼠中可观察到斑块形成的增加、巨噬细胞炎性小体的超活化及 IL-1β 的增加。最近，Tabas 课题组也为巨噬细胞自噬的保护作用提供了额外的证据[54]。他们在晚期动脉粥样硬化病变中，将 Atg5 缺陷巨噬细胞暴露于氧化/内质网应激物中，探讨了自噬抑制如何影响细胞凋亡和胞葬作用（efferocytosis）。他们发现在晚期病变巨噬细胞中，自噬的缺陷导致细胞凋亡和氧化应激急剧增加，也极大地促进了动脉粥样硬化斑块的坏死及胞葬作用的减弱。自噬抑制影响凋亡巨噬细胞胞葬作用的机制尚未完全阐明，自噬可能通过吞噬细胞或减少细胞表面识别分子的表达来损害凋亡细胞的识别和内化功能。由于死亡细胞中缺乏自噬基因 Atg5 或 Beclin-1，因此不能表达"吃我"信号（磷脂酰丝氨酸），并且分泌低水平"来捕获我"信号（溶血磷脂酰胆碱）[55]。因此，Beclin-1 沉默的血管内皮细胞暴露于氧化低密度脂蛋白时，会表现出较少的磷脂酰丝氨酸外翻，而巨噬细胞对其吞噬亦减少。由于胞葬作用在预防斑块破裂上具有重要性，因此对自噬和胞葬作用在动脉粥样硬化病变进程中出现衰退的原因有必要进行更为深入的研究。

受损的自噬和炎性小体的激活之间的联系可能涉及不同的机制：①线粒体受损，导致 ROS 的产生增加，损伤的线粒体中释放的 ROS 可以激活炎性小体；②由吞噬的胆固醇晶体引起功能失调的溶酶体的积累导致炎性小体的激活。然而，最近有数据表明，溶酶体生物合成可减弱从动脉粥样硬化斑块中分离得到的巨噬细胞溶酶体的功能和炎性小体的激活，而这种情况并不伴有自噬的改变，因此可能还有其他机制参与其中。有趣的是，自噬对动脉粥样硬化的保护功能也与胆固醇代谢和脂吞噬相关。脂滴可以通过自噬传递到溶酶体，从而促进胆固醇酯的水解和随后 ATP 结合盒转运体 A1（adenosine triphosphate binding cassette transporter A1，ABCA1）介导的胆固醇外流。这些发现在 Wip1 缺陷小鼠中得到了证实。Wip1 磷酸酶是一个抑制 ATM-mTOR 依赖性信号的负调节剂，Wip1 磷酸酶的缺失会导致自噬的激活，抑制巨噬细胞转化为泡沫细胞，并且预防动脉粥样硬化斑块形成[56]。

除了巨噬细胞在动脉粥样硬化斑块发展中的保护作用外，自噬还通过减少氧化应激、炎症及增加 NO 的生物利用度发挥保护血管内皮的作用。在动脉粥样硬化早期，氧化低密度脂蛋白活化血管内皮细胞伴随着内皮通透性的增加。因此，连接自噬与内皮功能障碍的分子机制涉及氧化低密度脂蛋白与 LC3 和溶酶体相关膜蛋白（LAMP）-2 共定位所证明的、自噬溶酶体途径介导的氧化低密度脂蛋白降解。此外，暴露于氧化低密度脂蛋白的血管内皮细胞通过涉及 Beclin-1 的常规机制激活自噬及暴露吞噬信号[57]。因此可以认为，自噬可以通过促进氧化低密度脂蛋白的处理及清除促血栓形成的凋亡细胞来延缓动脉粥样硬化的发生发展。有趣的是，在 Atg7 内皮特异性敲除的小鼠中，斑块黏附到损伤的血管壁需要血管性假血友病因子的分泌量改变，尽管这些动物血管结构及毛细血管密度是正常的[58]。自噬可能通过清除脂质过氧化修饰的线粒体蛋白而发挥抵抗血红素诱导的血管内皮细胞死亡的有益作用。总体来说，这些现象都表明调节自噬对于防止血栓形成可能是一个有效的策略。

对于细胞损伤成分的自噬，可以保护斑块细胞免受氧化应激损伤且促进细胞存活。血管平滑肌细胞的死亡及丢失会促进纤维帽变薄，从而导致斑块的不稳定和破裂[59]。血管平滑肌细胞自噬有显著的保护作用。强烈抑制自噬，会导致细胞凋亡和坏死显著增加；而诱导自噬则可以减少细胞凋亡和坏死。例如，7-KC 诱导的自噬可减少低浓度他汀引起的主动脉血管平滑肌细胞死亡。最近的另外一项研究表明，7-KC 引起的自噬上调具有保护作用，并且可以由 NADPH 氧化酶 4（NOX4）诱导的 ROS 所介导[60]。自噬诱导剂西罗莫司可抑制游离胆固醇在血管平滑肌细胞导致的细胞死亡。此外，由于自噬可去除醛修饰的蛋白质，并且抑制自噬可促进醛处理血管平滑肌细胞的死亡，因此，在过度脂质过氧化条件下，自噬可能是血管平滑肌细胞存活的重要机制。

如上所述，自噬主要被认为是动脉粥样硬化中的保护机制；然而，自噬在血管平滑肌细胞、巨噬细胞等相关细胞死亡过程中的作用尚未完全明确，而且可能在不同的刺激强度下所展现的作用完全不同。例如，过度的外界刺激所导致的强烈自噬可能会导致血管平滑肌细胞的自噬性死亡，导致胶原合成减少、纤维帽变薄并最终导致斑块不稳定。类似的，血管内皮细胞的自噬死亡会增加血管通透性和斑块聚集，这会增加血栓形成和急性临床事件的风险。有趣的是，最近发现了自噬调节血管平滑肌细胞表型的新作用。PDGF-BB 是一种促进血管平滑肌细胞从静息状态向增殖状态发展的因子，而 PDGF-BB 处理血管平滑肌细胞可显著诱导血管平滑肌细胞发生自噬[50]。抑制这种自噬可阻断平滑肌细胞收缩蛋白的降解，并防止血管平滑肌细胞的过度增殖和迁移，从而支持自噬在再狭窄中发挥有害作用这一观点。因此，自噬在动脉粥样硬化中的作用仍暂无定论。

### （二）自噬与心脏疾病

自噬在心肌细胞中的发生原因还不完全清楚，大部分学者认为和在其他细胞中是类似的，即由异常蛋白质的聚集等胞内外的应激导致。有研究表明，心肌细胞内异常蛋白质聚集时可诱导自噬发生，而自噬可充当清除心肌细胞内异常蛋白质聚集物的修复机制。Kostin 等在特发性扩张型心肌病患者中发现，泛素/蛋白酶体（ubiquitin/proteasome）的功能缺陷与心肌细胞内的泛素蛋白（ubiquitinated protein）聚集及其引发的自噬密切相关。Tannous 等用蛋白酶体抑制剂（MG-132）抑制蛋白酶体活动后发现，心室细胞内蛋白质大量聚集，并伴有细胞内自噬的增加，而用自噬抑制剂 3-MA 处理后，心室细胞内则可见到大量泛素蛋白样物质的聚集，表明蛋白质在胞内的聚集是引发心肌胞自噬的重要原因[61]。自噬与心脏各种疾病的发生发展有着非常重要的关系，如心肌缺血再灌注（IR）损伤、心力衰竭等。目前，在心脏疾病中，研究的最多是自噬与心肌缺血损伤之间的关系。心肌缺血本质上是血流供应不足导致的营养物质缺乏，因此，自噬可以被急、慢性心肌缺血所诱导。应激条件下，自噬在调节细胞存活方面极其重要，但是，非生理性或不恰当的自噬作用往往导致细胞死亡。心肌缺血过程中的自噬对心肌起保护作用还是损伤作用，目前尚存在一定的争议。

在 20 世纪 70 年代，自噬在心肌细胞 IR 损伤中的保护作用就已经被发现。Sybers 等曾报道在心肌细胞 IR 后产生的自噬体。他们发现，在心肌细胞上模拟一过性 IR 亦可以引起自噬泡增加。胎鼠心脏在模拟 IR 损伤后，可以在无糖培养液培养达 4h 而无损伤[62]。Decker 等也发现，在离体灌流的兔心脏上，给予 IR 损伤，可引起明显的自噬作用，若抑制这种自噬作用，将不利于心功能的恢复，从而认为自噬是激起心肌细胞修复过程的必需之路[63]。此后，Kuma 等发现失去母乳哺育的小鼠很快发生心肌细胞自噬增加，显示营养缺乏，在接近 6h 时达到高峰；而在小鼠吮吸母乳后 0.5h，心肌细胞的自噬随即明显降低[64]。他们还对比了野生型小鼠和先天自噬缺陷小鼠在出生后缺乏母乳喂养条件下的存活时间，结果发现先天自噬缺陷小鼠的存活时间远短于野生型小鼠，而且其体内的营养物质浓度非常低，呈现出极度的能量耗竭状态[64]。因此，心肌细胞自噬途径产生的氨基酸在早期能量稳态过程中至关重要。Yan 等则在猪慢性心肌缺血模型上发现，遭受反复缺血损伤但仍存活的心肌细胞中，细胞的自噬标志物的表达皆全面上升，包括溶酶体蛋白组织蛋白酶（cathepsin）B、D，热休克同源蛋白 Hsc73，Beclin-1 及 LC3。最为关键的是，高表达自噬相关蛋白的心肌细胞凋亡率明显下降[65]。在体外培养细胞水平上，更多的分子证据支持心肌细胞自噬在 IR 过程中起保护作用。使用 siRNA 敲低 Beclin-1 或 Atg5 抑制自噬，可以使心肌细胞在 IR 刺激下 Bax 表达显著增加，存活率下降；相反，如果将 Beclin-1 或 Atg5 过表达，则可降低 Bax 阳性细胞数，提高其在 IR 损伤后的存活率。新近的研究表明，乙醛脱氢酶（ALDH-2）通过激活 AMPK 激酶，抑制哺乳动物西罗莫司靶蛋白（mammalian target of rapamycin，mTOR），在缺血期诱导自噬，保护心肌细胞存活。另外，组蛋白脱乙酰酶

（histone deacetylase，HDAC）抑制剂（SAHA）亦可以通过诱导自噬，在缺血刺激下保护心肌细胞存活。因此，自噬极有可能是急、慢性缺血过程中心肌细胞的一种自我保护机制。

然而，亦有不少研究发现，自噬在心肌细胞 IR 过程中的作用可能并非完全是保护性的。在 H9C2 心肌细胞中，若用 3-MA 阻断饥饿诱导的自噬，能够降低细胞死亡[12]。Valentim 等的研究则发现，使用多肽尾促皮质肽（urocortin）处理，可通过抑制 Beclin-1 的表达降低自噬的发生，并能保护心肌细胞的存活[66]。这些研究结果指出了自噬在 IR 条件下可引起细胞死亡的作用。更有趣的是，Matsui 等的研究发现自噬在缺血期（I）和再灌注期（R）可能扮演完全不同的角色[45]。他们使用 Beclin-1 杂合子敲除小鼠模型发现，自噬在缺血期通过诱导 AMPK 依赖的信号通路发挥保护作用，而在再灌注期则通过 AMPK 非依赖的信号通路产生相反的作用，引起细胞的损伤导致死亡[45]。这一结果也被后续研究所证实[67]。这一现象强烈提示，刺激/应激因素的不同，决定了自噬的病理生理学意义不同。生理条件下的营养物质缺乏激发的自噬会使细胞度过艰难期，而在病理条件下的自噬可能引起细胞的自杀。因此，在心肌再灌注时，细胞自噬可能对细胞的存活反而是不利的。

除心肌 IR 损伤外，自噬还在其他心脏疾病中如扩张型心肌病、心力衰竭及毒素诱导的心肌病中，扮演了重要角色。例如，Nakai 等发现敲除 Atg5 自噬基因在正常状态下不会对心脏有影响，但是在压力超负荷法导致的心力衰竭小鼠模型上，却会导致严重的心功能不全[68]。微小 RNA-212/132（miRNA-212/132）则通过靶向 FOXO3 上调自噬相关基因的转录，导致心力衰竭的形成。Danon 病是一种罕见的 X 连锁溶酶体疾病，以原发性心肌病、空泡肌病及精神发育迟缓为特征，可累及多个系统，其产生原因正是 LAMP-2 缺陷导致的自噬缺陷[69]。自噬还与先天性心脏疾病如心肌糖原贮积症（Pompe disease）发病有关。又如，对正常喂养的小鼠给予自噬抑制剂巴弗洛霉素 A1（bafilomycin A1，baf A1），小鼠的心功能不会改变；倘若对饥饿的小鼠给予 baf A1，则可以导致明显的左心室扩张和心脏收缩、射血功能的显著下降。这些结果说明自噬的作用可能与自噬的发生水平、疾病进程、与凋亡的相互调节等有着复杂的关系。

心肌缺血预处理（ischemia preconditioning，IPC）是指心肌经过一次或多次的短暂 IR，通过激活内源性保护机制来增加心肌细胞对缺血的耐受力，从而减轻心肌的 IR 损伤。最近 10 年，有证据显示 IPC 对脑、心脏、肝脏和肾脏的缺血损伤都有着较好的保护作用。其机制可能包括减少炎症、保留线粒体功能、增强能量代谢和神经递质释放，以及改善神经保护机制等，但具体分子基础并未完全研究清楚。由于自噬是一种细胞内适应机制，因此很多研究者猜测自噬是 IPC 的重要机制，并在脑缺血中对其开展了研究。在体外 PC12 神经细胞模型中，Park 等报道了 IPC 可增强细胞自噬过程，包括组织蛋白酶的表达、溶酶体活性和自噬空泡的形成，而使用 3-MA 抑制自噬可取消 IPC 的神经保护作用[70]。Sheng 等在神经元 OGD 模型[71]和大鼠 MCAO 模型中[72]发现，使用自噬抑制剂 3-MA 和巴弗洛霉素可抑制 IPC 诱导的神经保护作用。进一步的分子研究显示内质网伴侣 GRP78 和鞘氨醇激酶 2（sphingosine kinase-2，SPK2）诱导的自噬都可能参与了 IPC 的神经保护作用。

（三）自噬与脑缺血

通过电子显微镜、免疫组织化学、免疫荧光和免疫印迹等多种手段，证实缺血性脑卒中时脑组织自噬被激活。早在 1995 年，Nitatori 等使用电子显微镜验证了 CA1 区神经元在缺血损伤 3 天后出现了自噬液泡样结构[73]。在 GFP-LC3 小鼠中，脑缺血缺氧会引起 LC3 蛋白的重新分配，并增加 LC3-Ⅱ的荧光强度。最近，Tian 等使用活体成像技术，在 MCAO 小鼠上发现大脑缺血后 1 天、3 天、6 天均可检测到自噬的激活，但其峰值在第 1 天[74]，且自噬主要产生于神经元细胞而不是星形胶质细胞和小胶质细胞中[74]。尽管自噬主要发生于神经元，但是在脑缺血发生时，在神经胶质细胞（如星形胶质细胞和小胶质细胞）中，也还是能广泛检测到自噬的存在。近年来，由于自噬流（autophagic flux）检测手段的兴起，对脑缺血后自噬的检测变得更为精确。Ginet 等报道了脑缺血不仅使得 LC3-Ⅱ的表达水平增加，而且使溶酶体的活性也急剧增加，尤其是皮质和海马 CA3 区域的损伤神经元在缺血 6h 和 24h 时的组织蛋白酶 D、酸性磷酸酶、β-N-乙酰己糖胺酶的活性都明显增加，表明自噬流增加[75]。此外，笔者课题组也在 MCAO 小鼠模型观察到脑缺血后脑组织周围梗死区域缺血后 2～24h 自噬流的显著增加[76, 77]。

在缺血性应激下，很少有神经细胞可以顺利完成凋亡过程，大多数受损的神经元在电子显微镜下显示自噬/溶酶体特征。这一结果一方面表明在能量有限的条件下，自噬可以通过清除受损的结构并将它们递送到溶酶体降解来保护神经元，通过重新产生底物或重新提供能量维持细胞内稳态，从而将神经元从细胞凋亡或死亡中挽救过来；另一方面也可能说明损伤的脑组织中有多种形式的细胞死亡，自噬可能是缺血诱导的神经损伤的一种细胞死亡形式。目前已经确定自噬可被脑缺血损伤激活，并且自噬对于缺血性脑卒中的细胞生存而言是一把双刃剑。笔者实验室之前的研究显示，在原代培养的神经元缺氧缺糖（oxygen glucose deprivation，OGD）模型上，在缺血缺氧 2h 后，加入自噬抑制剂 3-MA 可抑制 OGD 诱导的 LC3-Ⅱ的表达，并且显著加重神经元的损伤，表明自噬在缺血样刺激的早期有利于神经元的存活[77]。与此结论一致的是，在使用衣霉素/毒胡萝卜素、错构瘤蛋白、过表达 HIF-1α、组织激肽释放酶、过表达内质网伴侣 GRP78，以及西罗莫司等实验条件下，均发现诱导自噬可发挥神经保护作用。

在动物脑缺血模型上，笔者课题组也确认了自噬抑制剂 3-MA 的预处理对缺血后神经元的存活不利[76, 77]。Carloni 等报道了自噬抑制剂 3-MA 和渥曼青霉素可将细胞死亡模式的机制从凋亡转变成坏死[78]，而 Akt-cAMP 反应元件结合蛋白 CREB 信号通路通过影响血管内皮细胞的自噬基因 Beclin-1 和 LC3-Ⅱ表达，对脑血管发挥保护作用[79]。另外，有多家实验室已经相继发现自噬诱导药物西罗莫司可减少细胞的坏死性死亡，在小鼠模型上减轻缺血导致的脑损伤[78, 79]。这一作用可能与锰超氧化物歧化酶（Mn-SOD）对自噬的调控作用有关[80]。此外，在 MCAO 模型中，miRNA-30a 下调，以及 GSK3b 抑制剂的神经保护作用与自噬的增加有关。

然而，在更长时间缺血刺激条件下，自噬的作用开始发生变化，体现出诱导神经细胞死亡的作用。自噬体和溶酶体是脑缺血条件下 ROS 产生的主要位置。Uchiyama 发现在长时间 OGD 处理的 PC12 神经细胞上，3-MA 的处理可保护其免于凋亡[81]。夹竹桃麻素可抑制 ROS，减少海马切片培养及大鼠脑组织的自噬及死亡，提示自噬对神经细胞的有害作用是通过 ROS 依赖方式来实现的[82]。胶质细胞源性神经营养因子（glial cell line-derived neurotrophic factor，GDNF）和肝细胞生长因子（hepatocyte growth factor，HGF）亦可通过减轻自噬来发挥其神经保护作用[83]。而在神经元上特异性地敲除自噬基因 Atg7，可显著减少脑梗死体积及神经细胞凋亡[84]。

### （四）自噬与脑出血

脑出血，或者称出血性脑卒中，与脑缺血的发病机制完全不同，主要是指非外伤性脑实质内血管破裂引起的出血。尽管其仅占全部脑卒中的 20%～30%，但死亡人数占全部脑卒中的 70%以上，并且大多数治疗干预的实验结果令人失望。出血性脑卒中可被进一步分为脑内出血（intracerebral hemorrhage，ICH）和蛛网膜下腔出血（subarachnoid hemorrhage，SAH）。在脑出血发生后，即使患者在治疗后得以存活，血肿也会导致严重的神经元死亡，使患者遭受严重的神经缺陷。He 等首次在实验性脑出血动物模型上检查到自噬的存在，发现在 ICH 后的同侧基底神经节中 LC3-Ⅱ/LC3-Ⅰ值增加，以及组织蛋白酶 D 的表达亦增加[85]。不久后，该课题组在实验性 SAH 模型中也证实自噬在 SAH 中被广泛激活[86]。出血性脑卒中中的自噬可能是由凝血酶引起的[87]。相反，Ren 等在大鼠 ICH 模型中，损伤后 3h 利用神经蛋白质组学方法（LC-MS/MS）研究表达的改变，发现几种自噬相关蛋白的表达在 ICH 脑出血模型上 3h 后均出现急剧下调[88]。自噬诱导剂西罗莫司治疗可在 SAH 后显著降低 caspase-3 的活性、凋亡细胞数，减轻脑水肿和神经功能缺损；相反，给予自噬抑制剂 3-MA 可逆转这些变化且加剧早期脑损伤。线粒体功能障碍和自噬流异常可加剧 SAH 的严重程度。

# 第三节　细胞凋亡和自噬在心脑血管药理学中的潜在意义

细胞死亡，包括细胞凋亡、自噬，一直是心脑血管疾病的重要药理学靶标。目前已发现有大量用于心血管系统疾病的治疗药物与细胞凋亡、自噬密切相关。自噬激活剂，如西罗莫司及其衍生物（依维莫司）可通过抑制 mTOR 来引起自噬，已被评估为潜在的斑块稳定药物。例如，在喂养胆固醇所致动脉粥样硬化斑块的兔子模型上使用含有依维莫司的药物支架递药系统，可导致巨噬细胞含量显著减少，使斑块稳定[89]。体外研究显示，用依维莫司处理巨噬细胞和血管平滑肌细胞，可特异性在巨噬细胞上抑制 mTOR-p70S6K1 信号通路磷酸化，诱导自噬，包括 LC3-Ⅱ表达的升高和细胞质空泡化出现，但是对血管平滑肌细胞没有明显作用。这种对巨噬细胞的选择性，可能是由于相较于血管平滑肌细胞而言，巨噬细胞较高的代谢活性使得它们对依维莫司更为敏感。因此，通过依维莫司诱导的自噬清除血管壁上病变的巨噬细胞，可能是促进斑块表型稳定的一个潜在策略。尽管 mTOR 抑制剂可减弱动脉粥样硬化模型中的斑块进展，但它们也能增强巨噬细胞胆固醇流出及逆转胆固醇转运。因此，mTOR 抑制剂的治疗往往伴随着副作用，如高胆固醇血症和高血糖。他汀类药物可以降低血浆胆固醇，并且可通过 AMPK 激活[90]和（或）Rac-mTOR 信号途径[91]诱导自噬，mTOR 抑制剂和他汀类药物联合使用可加强 mTOR 抑制剂诱导自噬并逆转斑块的不稳定。此外，可使用二甲双胍治疗糖尿病，在降低血糖水平的同时也能通过抑制 mTOR 激活 AMPK，稳定斑块[92]。海藻糖是一种存在于许多非哺乳动物中的二糖，可增强自噬及 NO 生物利用度，减少氧化应激和老化小鼠的血管炎性因子，恢复血管内皮功能[56]。

自噬也可以通过 mTOR 独立通路调节动脉粥样硬化斑块的表型。巨噬细胞表达大量的

Toll 样受体（TLR）。在兔动脉粥样硬化模型上使用 TLR7 的配体咪喹莫特可诱导巨噬细胞自噬，而不会对血管平滑肌细胞产生影响[93]。令人惊讶的是，通过咪喹莫特激活的自噬是有害的，因为它导致了细胞因子的释放、VCAM-1 的上调及 T 细胞的浸润。咪喹莫特的有害作用或许与其能激活 NF-κB 来抑制自噬有关。卡马西平、丙戊酸和锂都可以通过降低细胞内 IP₃ 的水平诱导自噬来促进对细胞内错误折叠蛋白质积累的清除[94, 95]。有趣的是，丙戊酸对自噬的刺激可以减少血管平滑肌细胞基质囊泡释放，并最终减少血管的钙化[96]。此外，钙通道阻滞药（CCB）和部分抗心律失常药物（如维拉帕米、洛哌丁胺、胺碘酮、尼莫地平、尼群地平、尼戈地平和匹莫齐特）可通过抑制细胞内钙水平来作为自噬诱导剂[97]。此前有部分研究表明，CCB 的抗动脉粥样硬化作用不依赖于它们的降血压作用[97]。它们在血管中的保护作用包括抑制 ROS 和炎症，抑制血管平滑肌细胞的增殖、迁移或活化过氧化物酶体增殖物激活受体 γ（PPAR-γ），但这些作用是否与它们对自噬的诱导作用相关，目前还不确定，需要进一步深入研究。Salabei 等发现了自噬在生长因子诱导血管平滑肌细胞表型转化中发挥着必不可少的作用，自噬抑制剂 3-MA、spautin-1 和 baf A1 都可稳定血管平滑肌细胞的收缩表型[50]。spautin-1 在体外的显著作用表明其可作为一种用于预防血管损伤（如再狭窄）中发生表型转换和增殖的治疗药物[50]。

在脑血管疾病的潜在治疗药物中，已经发现 N-乙酰基-5-羟色胺、肌肽、异丙酚、锂、跨膜蛋白 166、人参皂苷 Rb1、四氢姜黄素、依达拉奉、氨氯地平和阿托伐他汀、3-正丁基苯酞在脑缺血损伤中的神经保护作用都与自噬有关。此外，辛伐他汀、半胱氨酸蛋白酶抑制剂 C、褪黑素、电压依赖性阴离子通道（VDAC）、晚期糖基化终产物受体（RAGE）、组蛋白脱乙酰酶抑制剂和叔丁基氢醌可在蛛网膜下腔出血模型中防止神经元死亡及改善的神经功能缺陷。而在脑实质出血模型中，雌激素、白细胞介素 33、抗坏死细胞增生化学坏死素-1 和 3-MA 也可通过抑制自噬减轻出血诱导的脑损伤。

# 结语和展望

在最近十几年，人们不仅对细胞凋亡和自噬的了解越来越深入，而且对程序性坏死、凋亡、并入死亡、胀亡、铁死亡等各种细胞死亡形式也开始有了越来越多的理解。但是，这些死亡方式的研究多集中在肿瘤、免疫等领域[98]，在心脑血管领域的研究还不多。

这些细胞死亡方式在心脑血管疾病的发病机制和转归中是否也发挥着关键作用，还亟待探索。随着对细胞死亡的研究越来越深入，也将会发现越来越多的药物靶点。目前，尽管细胞凋亡和自噬在心脑血管药理学中的药理学意义已经基本明确，但直接影响细胞凋亡和自噬并用于心脑血管治疗的药物仍然凤毛麟角。在肿瘤及神经退行性疾病领域中，凋亡、自噬已经成为重点开发的潜在药物靶点[98]。从这一点看来，细胞凋亡及自噬作为心脑血管药理学治疗靶点的发展空间仍然非常巨大。期望有越来越多的干预细胞死亡的药物用于心脑血管疾病治疗，造福于人类。

## 参 考 文 献

[1] Flusberg DA，Sorger PK. Surviving apoptosis：life-death signaling in single cells. Trends Cell Biol，2015，25（8）：446-458.

[2] Enari M，Sakahira H，Yokoyama H，et al. A caspase-activated DNase that degrades DNA during apoptosis, and its inhibitor ICAD.

Nature, 1998, 391（6662）: 43-50.

[3] Liu HR, Gao E, Hu A, et al. Role of Omi/HtrA2 in apoptotic cell death after myocardial ischemia and reperfusion. Circulation, 2005, 111（1）: 90-96.

[4] Bhuiyan MS, Fukunaga K. Inhibition of HtrA2/Omi ameliorates heart dysfunction following ischemia/reperfusion injury in rat heart in vivo. Eur J Pharmacol, 2007, 557（2-3）: 168-177.

[5] Chua CC, Gao J, Ho YS, et al. Overexpression of IAP-2 attenuates apoptosis and protects against myocardial ischemia/reperfusion injury in transgenic mice. Biochim Biophys Acta, 2007, 1773（4）: 577-583.

[6] Javadov S, Choi A, Rajapurohitam V, et al. NHE-1 inhibition-induced cardioprotection against ischaemia/reperfusion is associated with attenuation of the mitochondrial permeability transition. Cardiovasc Res, 2008, 77（2）: 416-424.

[7] Bahi N, Zhang J, Llovera M, et al. Switch from caspase-dependent to caspase-independent death during heart development: essential role of endonuclease G in ischemia-induced DNA processing of differentiated cardiomyocytes. J Biol Chem, 2006, 281（32）: 22943-22952.

[8] Reeve JL, Szegezdi E, Logue SE, et al. Distinct mechanisms of cardiomyocyte apoptosis induced by doxorubicin and hypoxia converge on mitochondria and are inhibited by Bcl-xL. J Cell Mol Med, 2007, 11（3）: 509-520.

[9] Ferrer I, Planas AM. Signaling of cell death and cell survival following focal cerebral ischemia: life and death struggle in the penumbra. J Neuropathol Exp Neurol, 2003, 62（4）: 329-339.

[10] Weisleder N, Taffet GE, Capetanaki Y. Bcl-2 overexpression corrects mitochondrial defects and ameliorates inherited desmin null cardiomyopathy. Proc Natl Acad Sci U S A, 2004, 101（3）: 769-774.

[11] Kubli DA, Quinsay MN, Huang C, et al. Bnip3 functions as a mitochondrial sensor of oxidative stress during myocardial ischemia and reperfusion. Am J Physiol Heart Circ Physiol, 2008, 295（5）: H2025-2031.

[12] Zha J, Harada H, Yang E, et al. Serine phosphorylation of death agonist BAD in response to survival factor results in binding to 14-3-3 not BCL-X（L）. Cell, 1996, 87（4）: 619-628.

[13] Sharma AK, Dhingra S, Khaper N, et al. Activation of apoptotic processes during transition from hypertrophy to heart failure in guinea pigs. Am J Physiol Heart Circ Physiol, 2007, 293（3）: H1384-H1390.

[14] Zhao H, Yenari MA, Cheng D, et al. Bcl-2 overexpression protects against neuron loss within the ischemic margin following experimental stroke and inhibits cytochrome c translocation and caspase-3 activity. J Neurochem, 2003, 85（4）: 1026-1036.

[15] Poppe M, Reimertz C, Dussmann H, et al. Dissipation of potassium and proton gradients inhibits mitochondrial hyperpolarization and cytochrome c release during neural apoptosis. J Neurosci, 2001, 21（13）: 4551-4563.

[16] Saito A, Hayashi T, Okuno S, et al. Overexpression of copper/zinc superoxide dismutase in transgenic mice protects against neuronal cell death after transient focal ischemia by blocking activation of the Bad cell death signaling pathway. J Neurosci, 2003, 23（5）: 1710-1718.

[17] Toth A, Jeffers JR, Nickson P, et al. Targeted deletion of Puma attenuates cardiomyocyte death and improves cardiac function during ischemia-reperfusion. Am J Physiol Heart Circ Physiol, 2006, 291（1）: H52-H60.

[18] Nickson P, Toth A, Erhardt P. PUMA is critical for neonatal cardiomyocyte apoptosis induced by endoplasmic reticulum stress. Cardiovasc Res, 2007, 73（1）: 48-56.

[19] Scorrano L, Oakes SA, Opferman JT, et al. BAX and BAK regulation of endoplasmic reticulum $Ca^{2+}$: a control point for apoptosis. Science, 2003, 300（5616）: 135-139.

[20] Kim GT, Chun YS, Park JW, et al. Role of apoptosis-inducing factor in myocardial cell death by ischemia-reperfusion. Biochem Biophys Res Commun, 2003, 309（3）: 619-624.

[21] Song ZF, Ji XP, Li XX, et al. Inhibition of the activity of poly（ADP-ribose）polymerase reduces heart ischaemia/reperfusion injury via suppressing JNK-mediated AIF translocation. J Cell Mol Med, 2008, 12（4）: 1220-1228.

[22] Bryant D, Becker L, Richardson J, et al. Cardiac failure in transgenic mice with myocardial expression of tumor necrosis factor-alpha. Circulation, 1998, 97（14）: 1375-1381.

[23] Jeremias I, Kupatt C, Martin-Villalba A, et al. Involvement of CD95/Apo1/Fas in cell death after myocardial ischemia. Circulation, 2000, 102（8）: 915-920.

[24] Lee P, Sata M, Lefer DJ, et al. Fas pathway is a critical mediator of cardiac myocyte death and MI during ischemia-reperfusion in vivo. Am J Physiol Heart Circ Physiol, 2003, 284（2）: H456-H463.

[25] Bhuiyan MS, Takada Y, Shioda N, et al. Cardioprotective effect of vanadyl sulfate on ischemia/reperfusion-induced injury in rat heart in vivo is mediated by activation of protein kinase B and induction of FLICE-inhibitory protein. Cardiovasc Ther, 2008, 26（1）: 10-23.

[26] Gomez L, Chavanis N, Argaud L, et al. Fas-independent mitochondrial damage triggers cardiomyocyte death after ischemia-reperfusion. Am J Physiol Heart Circ Physiol, 2005, 289（5）: H2153-H2158.

[27] Li Y, Takemura G, Kosai K, et al. Critical roles for the Fas/Fas ligand system in postinfarction ventricular remodeling and heart failure. Circ Res, 2004, 95（6）: 627-636.

[28] Niu J, Azfer A, Deucher MF, et al. Targeted cardiac expression of soluble Fas prevents the development of heart failure in mice with cardiac-specific expression of MCP-1. J Mol Cell Cardiol, 2006, 40（6）: 810-820.

[29] Bertolotti A, Zhang Y, Hendershot LM, et al. Dynamic interaction of BiP and ER stress transducers in the unfolded-protein response. Nat Cell Biol, 2000, 2（6）: 326-332.

[30] Shen J, Chen X, Hendershot L, et al. ER stress regulation of ATF6 localization by dissociation of BiP/GRP78 binding and unmasking of Golgi localization signals. Dev Cell, 2002, 3（1）: 99-111.

[31] Okada K, Minamino T, Tsukamoto Y, et al. Prolonged endoplasmic reticulum stress in hypertrophic and failing heart after aortic constriction: possible contribution of endoplasmic reticulum stress to cardiac myocyte apoptosis. Circulation, 2004, 110（6）: 705-712.

[32] Azfer A, Niu J, Rogers LM, et al. Activation of endoplasmic reticulum stress response during the development of ischemic heart disease. Am J Physiol Heart Circ Physiol, 2006, 291（3）: H1411-H1420.

[33] Jackson CV, McGrath GM, Tahiliani AG, et al. A functional and ultrastructural analysis of experimental diabetic rat myocardium. Manifestation of a cardiomyopathy. Diabetes, 1985, 34（9）: 876-883.

[34] Hamada H, Suzuki M, Yuasa S, et al. Dilated cardiomyopathy caused by aberrant endoplasmic reticulum quality control in mutant KDEL receptor transgenic mice. Mol Cell Biol, 2004, 24（18）: 8007-8017.

[35] Kalai M, Lamkanfi M, Denecker G, et al. Regulation of the expression and processing of caspase-12. J Cell Biol, 2003, 162（3）: 457-467.

[36] Bajaj G, Sharma RK. TNF-alpha-mediated cardiomyocyte apoptosis involves caspase-12 and calpain. Biochem Biophys Res Commun, 2006, 345（4）: 1558-1564.

[37] Wencker D, Chandra M, Nguyen K, et al. A mechanistic role for cardiac myocyte apoptosis in heart failure. J Clin Invest, 2003, 111（10）: 1497-1504.

[38] Ferrer I. Apoptosis: future targets for neuroprotective strategies. Cerebrovasc Dis, 2006, 21（3）: 9-20.

[39] Boya P, Reggiori F, Codogno P. Emerging regulation and functions of autophagy. Nat Cell Biol, 2013, 15（7）: 713-720.

[40] Klionsky DJ, Abdalla FC, Abeliovich H, et al. Guidelines for the use and interpretation of assays for monitoring autophagy. Autophagy, 2012, 8（4）: 445-544.

[41] Mizushima N, Komatsu M. Autophagy: renovation of cells and tissues. Cell, 2011, 147（4）: 728-741.

[42] Ge L, Melville D, Zhang M, et al. The ER-Golgi intermediate compartment is a key membrane source for the LC3 lipidation step of autophagosome biogenesis. Elife, 2013, 2（1）: e00947-172

[43] Yousefi S, Perozzo R, Schmid I, et al. Calpain-mediated cleavage of Atg5 switches autophagy to apoptosis. Nat Cell Biol, 2006, 8（10）: 1124-1132.

[44] Matsui Y, Takagi H, Qu X, et al. Distinct roles of autophagy in the heart during ischemia and reperfusion: roles of AMP-activated protein kinase and Beclin 1 in mediating autophagy. Circ Res, 2007, 100（6）: 914-922.

[45] Perrotta I. The use of electron microscopy for the detection of autophagy in human atherosclerosis. Micron, 2013, 50（2）: 7-13.

[46] Martinet W, Knaapen MW, Kockx MM, et al. Autophagy in cardiovascular disease. Trends Mol Med, 2007, 13（11）: 482-491.

[47] Razani B, Feng C, Coleman T, et al. Autophagy links inflammasomes to atherosclerotic progression. Cell Metab, 2012, 15（4）: 534-544.

[48] Getz GS, Reardon CA. Animal models of atherosclerosis. Atherosclerosis, 2012, 32（5）: 1104.

[49] Salabei JK, Cummins TD, Singh M, et al. PDGF-mediated autophagy regulates vascular smooth muscle cell phenotype and resistance to oxidative stress. Biochem J, 2013, 451（3）: 375-388.

[50] Giacco F, Brownlee M. Oxidative stress and diabetic complications. Circ Res, 2010, 107（9）: 1058-1070.

[51] Liu H, Yu S, Zhang H, et al. Angiogenesis impairment in diabetes: role of methylglyoxal-induced receptor for advanced glycation endproducts, autophagy and vascular endothelial growth factor receptor 2. PLoS One, 2012, 7（10）: e46720.

[52] Martinet W, De Meyer GR. Autophagy in atherosclerosis: a cell survival and death phenomenon with therapeutic potential. Circ Res, 2009, 104（3）: 304-317.

[53] Liao X, Sluimer JC, Wang Y, et al. Macrophage autophagy plays a protective role in advanced atherosclerosis. Cell Metab, 2012, 15（4）: 545-553.

[54] Qu X, Zou Z, Sun Q, et al. Autophagy gene-dependent clearance of apoptotic cells during embryonic development. Cell, 2007, 128（5）: 931-946.

[55] Larocca TJ, Henson GD, Thorburn A, et al. Translational evidence that impaired autophagy contributes to arterial ageing. J Physiol, 2012, 590（14）: 3305-3316.

[56] Muller C, Salvayre R, Negre-Salvayre A, et al. Oxidized LDLs trigger endoplasmic reticulum stress and autophagy: prevention by HDLs. Autophagy, 2011, 7 (5): 541-543.

[57] Torisu T, Torisu K, Lee IH, et al. Autophagy regulates endothelial cell processing, maturation and secretion of von Willebrand factor. Nat Med, 2013, 19 (10): 1281-1287.

[58] Clarke MC, Figg N, Maguire JJ, et al. Apoptosis of vascular smooth muscle cells induces features of plaque vulnerability in atherosclerosis. Nat Med, 2006, 12 (9): 1075-1080.

[59] He C, Zhu H, Zhang W, et al. 7-Ketocholesterol induces autophagy in vascular smooth muscle cells through Nox4 and Atg4B. Am J Pathol, 2013, 183 (2): 626.

[60] Tannous P, Zhu H, Nemchenko A, et al. Intracellular protein aggregation is a proximal trigger of cardiomyocyte autophagy. Circulation, 2008, 117 (24): 3070-3078.

[61] Sybers HD, Ingwall J, DeLuca M. Autophagy in cardiac myocytes. Recent Adv Stud Cardiac Struct Metab, 1976, 12: 453-463.

[62] Decker RS, Wildenthal K. Lysosomal alterations in hypoxic and reoxygenated hearts. I. Ultrastructural and cytochemical changes. Am J Pathol, 1980, 98 (2): 425-444.

[63] Kuma A, Hatano M, Matsui M, et al. The role of autophagy during the early neonatal starvation period. Nature, 2004, 432 (7020): 1032-1036.

[64] Yan L, Vatner DE, Kim SJ, et al. Autophagy in chronically ischemic myocardium. Proc Natl Acad Sci U S A, 2005, 102 (39): 13807-13812.

[65] Valentim L, Laurence KM, Townsend PA, et al. Urocortin inhibits Beclin1-mediated autophagic cell death in cardiac myocytes exposed to ischaemia/reperfusion injury. J Mol Cell Cardiol, 2006, 40 (6): 846-852.

[66] Ma H, Guo R, Yu L, et al. Aldehyde dehydrogenase 2 (ALDH2) rescues myocardial ischaemia/reperfusion injury: role of autophagy paradox and toxic aldehyde. Eur Heart J, 2011, 32 (8): 1025-1038.

[67] Nakai A, Yamaguchi O, Takeda T, et al. The role of autophagy in cardiomyocytes in the basal state and in response to hemodynamic stress. Nat Med, 2007, 13 (5): 619-624.

[68] Endo Y, Furuta A, Nishino I. Danon disease: a phenotypic expression of LAMP-2 deficiency. Acta Neuropathol, 2015, 129 (3): 391-398.

[69] Park HK, Chu K, Jung KH, et al. Autophagy is involved in the ischemic preconditioning. Neurosci Lett, 2009, 451 (1): 16-19.

[70] Sheng R, Liu XQ, Zhang LS, et al. Autophagy regulates endoplasmic reticulum stress in ischemic preconditioning. Autophagy, 2012, 8 (3): 310-325.

[71] Sheng R, Zhang LS, Han R, et al. Autophagy activation is associated with neuroprotection in a rat model of focal cerebral ischemic preconditioning. Autophagy, 2010, 6 (4): 482-494.

[72] Nitatori T, Sato N, Waguri S, et al. Delayed neuronal death in the CA1 pyramidal cell layer of the gerbil hippocampus following transient ischemia is apoptosis. J Neurosci, 1995, 15 (2): 1001-1011.

[73] Tian F, Deguchi K, Yamashita T, et al. In vivo imaging of autophagy in a mouse stroke model. Autophagy, 2010, 6 (8): 1107-1114.

[74] Ginet V, Spiehlmann A, Rummel C, et al. Involvement of autophagy in hypoxic-excitotoxic neuronal death. Autophagy, 2014, 10 (5): 846-860.

[75] Wang P, Guan YF, Du H, et al. Induction of autophagy contributes to the neuroprotection of nicotinamide phosphoribosyltransferase in cerebral ischemia. Autophagy, 2012, 8 (1): 77-87.

[76] Wang P, Xu TY, Wei K, et al. ARRB1/beta-arrestin-1 mediates neuroprotection through coordination of BECN1-dependent autophagy in cerebral ischemia. Autophagy, 2014, 10 (9): 1535-1548.

[77] Carloni S, Buonocore G, Balduini W. Protective role of autophagy in neonatal hypoxia-ischemia induced brain injury. Neurobiol Dis, 2008, 32 (3): 329-339.

[78] Carloni S, Girelli S, Scopa C, et al. Activation of autophagy and Akt/CREB signaling play an equivalent role in the neuroprotective effect of rapamycin in neonatal hypoxia-ischemia. Autophagy, 2010, 6 (3): 366-377.

[79] Mehta SL, Lin Y, Chen W, et al. Manganese superoxide dismutase deficiency exacerbates ischemic brain damage under hyperglycemic conditions by altering autophagy. Transl Stroke Res, 2011, 2 (1): 42-50.

[80] Uchiyama Y. Autophagic cell death and its execution by lysosomal cathepsins. Arch Histol Cytol, 2001, 64 (3): 233-246.

[81] Lu Q, Harris VA, Kumar S, et al. Autophagy in neonatal hypoxia ischemic brain is associated with oxidative stress. Redox Biol, 2015, 6: 516-523.

[82] Shang J, Deguchi K, Yamashita T, et al. Antiapoptotic and antiautophagic effects of glial cell line-derived neurotrophic factor and hepatocyte growth factor after transient middle cerebral artery occlusion in rats. J Neurosci Res, 2010, 88 (10): 2197-2206.

[83] Xie C, Ginet V, Sun Y, et al. Neuroprotection by selective neuronal deletion of Atg7 in neonatal brain injury. Autophagy, 2016,

12（2）：410-423.

[84] He Y，Wan S，Hua Y，et al. Autophagy after experimental intracerebral hemorrhage. J Cereb Blood Flow Metab, 2008, 28（5）：897-905.

[85] Lee JY，He Y，Sagher O，et al. Activated autophagy pathway in experimental subarachnoid hemorrhage. Brain Res, 2009, 1287：126-135.

[86] Hu S，Xi G，Jin H，et al. Thrombin-induced autophagy：a potential role in intracerebral hemorrhage. Brain Res，2011，1424：60-66.

[87] Ren C，Guingab-Cagmat J，Kobeissy F，et al. A neuroproteomic and systems biology analysis of rat brain post intracerebral hemorrhagic stroke. Brain Res Bull，2014，102：46-56.

[88] Verheye S，Martinet W，Kockx MM，et al. Selective clearance of macrophages in atherosclerotic plaques by autophagy. J Am Coll Cardiol，2007，49（6）：706-715.

[89] Zhang Q，Yang YJ，Wang H，et al. Autophagy activation：a novel mechanism of atorvastatin to protect mesenchymal stem cells from hypoxia and serum deprivation via AMP-activated protein kinase/mammalian target of rapamycin pathway. Stem Cells Dev，2012，21（8）：1321-1332.

[90] Wei YM，Li X，Xu M，et al. Enhancement of autophagy by simvastatin through inhibition of Rac1-mTOR signaling pathway in coronary arterial myocytes. Cell Physiol Biochem，2013，31（6）：925-937.

[91] Liao X，Sharma N，Kapadia F，et al. Kruppel-like factor 4 regulates macrophage polarization. J Clin Invest，2011，121（7）：2736-2749.

[92] De Meyer I，Martinet W，Schrijvers DM，et al. Toll-like receptor 7 stimulation by imiquimod induces macrophage autophagy and inflammation in atherosclerotic plaques. Basic Res Cardiol，2012，107（3）：269.

[93] Williams RS，Cheng L，Mudge AW，et al. A common mechanism of action for three mood-stabilizing drugs. Nature，2002，417（6886）：292-295.

[94] Sarkar S，Floto RA，Berger Z，et al. Lithium induces autophagy by inhibiting inositol monophosphatase. J Cell Biol，2005，170（7）：1101-1111.

[95] Dai XY，Zhao MM，Cai Y，et al. Phosphate-induced autophagy counteracts vascular calcification by reducing matrix vesicle release. Kidney Int，2013，83（6）：1042-1051.

[96] Fleming A，Noda T，Yoshimori T，et al. Chemical modulators of autophagy as biological probes and potential therapeutics. Nat Chem Biol，2011，7（1）：9-17.

[97] Gewirtz DA. The four faces of autophagy：implications for cancer therapy. Cancer Res，2014，74（3）：647-651.

[98] Sarkar S. Chemical screening platforms for autophagy drug discovery to identify therapeutic candidates for Huntington's disease and other neurodegenerative disorders. Drug Discov Today Technol，2013，10（1）：e137-e144.

# 第十二章

## 缺血适应与心脑血管药理

高艳琴[*]

　　心脑血管疾病是全世界死亡和残疾的主要原因，具有高患病率、高致残率和高死亡率的特点，全世界每年死于心脑血管疾病的人数高达 1500 万人，居各种死因的首位。目前临床上脑血管疾病有效的治疗方法甚少。许多药理学治疗如线粒体钾通道开放剂、钙通道阻滞剂、抗氧化剂、抗炎药、雌激素、黄体酮、铁螯合剂和干细胞已经在脑血管疾病动物模型中显示出潜力，但是在人类临床实践中大多数以失败告终。尽管这些失败的原因还不清楚，但我们相信触发内源性和多能性神经保护反应的刺激方式和机制将有助于临床转化以预防和（或）限制许多人类疾病。

## 第一节　缺血适应概述

### 一、缺血适应的原理

　　早在 16 世纪，毒理学家 Paracelsus 观察到"剂量造成毒物"。一个推论是，亚毒性剂量的细胞应激可产生一种称为"预适应"（preconditioning）的保护状态。"预适应"展现了德国哲学家 F. Nietzsche 的名言"Whatever does not kill me makes me stronger"。预适应可以发生在细胞、组织、器官或整体动物中应用刺激源时，这些刺激物在大剂量刺激时有害，但当以小剂量使用时可激活内源性保护途径。这些刺激源通常被认为包括触发内源性保护途径的药物（药理学预适应）。预适应的概念类似于剂量的概念，低剂量时对细胞或生物体可能是有益的，而高剂量却可能是有害的，甚至是致死的。预适应干预可利用非致死的缺血干预或采用非致死量的药物干预。

　　大量证据表明，大脑或心脏能够适应不良事件（如缺血），从而提高细胞面临未来损害的耐受。内源性保护是机体自身对损伤产生反应的能力，通常细胞试图利用其防御能力来减少细胞死亡和损伤。内源性保护途径对抗细胞损伤和死亡的反应取决于刺激的强度，需在所有细胞水平上产生刺激强度与保护途径的谐波响应，超过缺血耐受的极限，细胞内源性保护途径产生的保护效应可能会被损伤掩盖，甚至不发挥作用。因此，必须深入探究并找到促进这种保护作用的相关机制，才能拥有更多架接基础研究与临床试验的"桥梁"。

---
　　* 通讯作者：高艳琴，E-mail：yqgao@shmu.edu.cn

缺血适应常用于研究心脑血管疾病的保护与治疗[1]。在心脑血管疾病模型中，大量研究证明亚伤害性缺血发作可减轻随后更长持续时间的缺血性损害而减小梗死的大小。术语"缺血适应"是指给予多种相关的内源性保护策略的亚缺血治疗，是采用缺血和再灌注的一个或多个短周期调节使心脏和大脑耐受急性缺血再灌注损伤（ischemia-reperfusion injury，IRI）。

## 二、缺血适应的模式

### （一）缺血适应干预的部位

缺血适应首先应用在局灶性缺血组织，也称为原位缺血适应（local ischemic conditioning，LIC），即针对脑部血管缺血损伤，则给予脑部血管轻度缺血适应干预；针对心脏血管缺血损伤，则给予心脏轻度缺血适应干预。但这种缺血干预是一种侵入性的干预。除了原位缺血适应，在接近心脏和脑的周围器官进行短暂血流闭塞并最大程度使心脏和脑部血流降低，以便保护心脏和脑部免于持续缺血的损害，便产生了一种远端缺血适应（remote ischemic conditioning，RIC）（图 12-1）。远端缺血适应被定义为对远端器官（如手臂或腿）的缺血性刺激，可保护远处的重要器官免受更广泛的缺血损害。目前已应用的RIC方法是将肢体周围的袖带重复充气至收缩血压以上的压力阻断肢体血流，以期保护远处的器官如心脏、肾脏或脑。这种方法在 2002 年首次显示能够减少人类前肢缺血再灌注期间的内皮损伤。在2010 年的一项开创性临床试验中[2]，将 RIC 首次应用于 ST 段抬高型心肌梗死患者的抢救中，救护车接到该患者，医生即在救护车内为患者开展 RIC 治疗，为随后进入手术室的抢救赢得时间。除了其在心脏病学中的功效，RIC 还被认为能够远程启动神经保护途径。RIC 的临床试验目前在心脏病学、心血管外科和肾脏保护等多领域开展。其安全性、可行性高及成本低等多重优势赋予其临床转化前景，有望应用于多种疾病预防和治疗中。

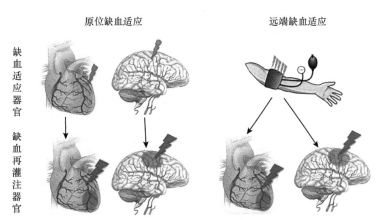

图 12-1　原位缺血适应与远端缺血适应

### （二）缺血适应干预的时间点

考虑到心脑血管疾病发作时间的不可预测性，极其重要的是找到能在血流停止到心脑之前、期间或之后实施的有效神经保护策略。亚伤害性缺血适应在心脑血管缺血损伤发作之前、期间或之后的干预，不仅可以降低损害，还可以增加患者的健康潜能。目前有大量关于缺血适应干预时间的研究，表明不仅可以在缺血损伤前使用（缺血预适应，ischemic pre-conditioning，IPrC），而且可以在正当缺血期间（缺血中适应，ischemic per-conditioning，IPeC）及缺血再灌注损伤后应用（缺血后适应，ischemic post-conditioning，IPoC）（图 12-2）。

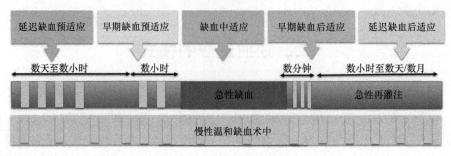

图 12-2　适应干预示意图

图 12-2 中描述了不同形式的缺血干预。最早应用在急性脑卒中和心肌梗死疾病动物模型中的是缺血预适应（IPrC），IPrC 是对细胞/组织/生物体单次或多次应用短暂的非伤害性缺血以激活它们的保护机制，从而可防御随后的伤害性缺血。IPrC 用于伤害性缺血再灌注之前进行短暂的缺血来诱导保护。IPrC 已被证明是迄今最有效的抑制缺血梗死灶的策略之一，是防治心脑血管缺血损伤的创新策略，长期应用于社区医疗。IPrC 首先被描述于1986 年[3]，当时 Murry 等在兔心脏缺血模型中发现在缺血事件之前诱导轻度缺血能使器官对随后的伤害性缺血损伤具有更好的耐受性。随后的许多实验性疾病模型验证了 IPrC 的保护作用。Murry 等采用的 IPrC 是持续在伤害性缺血损伤前的几分钟到几个小时，这种方式被称为早期缺血预适应（early ischemic preconditioning）。还有另一个阶段，在伤害性缺血损伤前 12～72h 进行轻度缺血预适应，也称为延迟缺血预适应（delay ischemic preconditioning）。目前，远端（双侧手臂）延迟缺血预适应正在被推广至社区预防疾病的模式中，轻度的缺血预适应对预防心脑血管疾病有着重要的作用。在特定的时间间隔引发不同的保护反应，早期缺血预适应通过释放内源性因子实现保护效应，并且如果伤害性缺血损伤发生在第一次缺血预适应后的 1h 内，则能达到最好的保护效果。在延迟缺血预适应中，如果初始预适应刺激后时间间隔延长许多天，持续几天的预适应干预，则能最大化地激活内源保护途径，此外，它将产生比早期预适应更强、更长期的保护，允许细胞与随后的伤害性缺血做斗争。

缺血中适应（IPeC）是在伤害性局部缺血损伤期间施加短暂的轻度局部缺血干预，以使心脏或脑对伤害性缺血具有抵抗性。远端缺血中适应也是一种 IPeC，并且类似于远端预适应，因为其向远端器官应用短时间的缺血再灌注，以保护另一个重要器官免于致命的缺血，区别是间歇性缺血再灌注适应是在伤害性缺血发生期间进行的。在经皮冠状动脉介入治疗之前，心脏病发作患者运送到医院期间应用的远端局部缺血使随后的经皮冠状动脉介入治疗疗效提高，这一远端局部缺血的 IPeC 已经被证明可以减少心脏缺血再灌注损伤。短暂性肢体缺血的远端缺血应用在大鼠短暂性大脑中动脉闭塞模型中也显示出较好的疗效，与对照相比，预适应和术中适应都显著地减少了脑梗死体积。考虑到 IPrC 的局限性，IPeC 是一种更容易用于临床干预治疗的措施。最近，远端缺血预适应的治疗潜力也已在雌性啮齿动物中进行了测试，并且远端缺血适应已经在我国的单中心临床患者中测试，显示出安全性和有效性。考虑到脑卒中发作的不可预测性，脑卒中期间选择 IPeC 远端缺血适应干预治疗，更具有可行性。

IPrC 是在缺血事件发生之前进行干预，然而急性心脏缺血和脑缺血事件发生往往是很难预料的，使得 IPrC 在临床应用十分局限，因此人们提出缺血后适应的理念。在 20 世纪 80 年代，将这种缺血后适应称为"温和"或"逐渐再灌注"；1996 年，Na 等创造了术语"postconditioning"，描述由室性期前收缩引起的间隙性再灌注可预防缺血性猫心脏再灌注导致的心室颤动。2003 年，美国埃默里大学医学院赵志强研究团队发现在再灌注阶段短暂的缺血再灌注交替可以减轻急性心肌梗死对心脏的刺激，并将这种干预方式称为"缺血后适应"（IPoC）。研究者发现，应用 3 个周期的 30s 前降动脉（anterior descending artery，LAD）闭塞和在心肌再灌注 1min 内回流可以使犬的心肌梗死体积减少 14%。除了其限制心肌梗死的作用外，IPoC 还提供了多种保护作用，包括减少心肌水肿、氧化应激和中性粒细胞堆积，并保留内皮功能等。IPoC 已被证明可以减少小鼠、大鼠、兔、猪和其他物种（包括人类）的心肌梗死体积；但也有研究显示 IPoC 对心脏保护作用似乎不如 IPrC。

IPoC 是在再灌注时允许短暂缺血发生以诱导内源性保护启动。IPoC 被定义为在再灌注的早期阶段诱导血流短暂中断，从而减轻器官遭受缺血再灌注损伤（IRI）的新策略。有研究指出 IPoC 须在再灌注 1min 内开始后处理才有明显效果；延迟性缺血后适应，可以在再灌注 15～30min 时实施。目前尚在临床前观察，未在临床试验中进行。缺血前、缺血中和缺血后适应转化为临床应用还需要进一步的基础科学研究，以及与临床测试相结合，从而为缺血适应的临床应用提供依据。

# 第二节 缺血适应的模型

## 一、心肌缺血适应的模型

目前心肌缺血适应的保护作用已在整体、器官、细胞、亚细胞等不同水平得以证实，可直接用缺血或其他刺激因素模拟缺血建立适应模型。其他刺激因素模拟缺血建立适应模型主要包括缺氧适应、快速起搏适应、热休克适应、药物适应和远端适应模型，本节主要介绍缺血适应模型。

缺血适应模型多采用在缺血前或缺血再灌注初期阻断冠状动脉左前降支造成短暂缺血再灌，也可结扎左旋支或右室支（图 12-3）。具体操作步骤如下：开胸暴露心脏，用穿有缝合线的弯针勾绕左冠状动脉前降支主干或左旋支抑或右室支，线两端共穿过一根聚乙烯小管以形成闭环。拉紧闭环并用止血钳固定即产生缺血，放松闭环即发生再灌注。缺血预适应每次缺血与再灌注的时间和次数因种属和个体差异而不同。小型动物的周期较短，较大型动物和人类周期稍长。缺血时间多为 2～5min，低于 2min

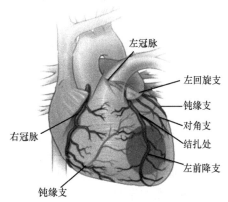

左冠脉
左回旋支
钝缘支
对角支
结扎处
左前降支
右冠脉
钝缘支

图 12-3 心肌缺血适应手术示意图

不能有效激活内源性保护机制，超过 5min 则可能导致局灶性坏死。再灌注时间则一般为 5~10min，超过 30min 则心肌保护作用减弱。缺血复灌的次数多为 1~5 个循环，单个循环足以激活内源性保护机制，过多循环则可能产生累积损伤。缺血后适应每次循环持续时间因种属和个体差异也不同，小型动物周期较短，较大型动物和人类周期较长。在大鼠、犬及家兔模型中，缺血和再灌注 30s 具有保护作用，在小鼠模型中，10s 是有效的。不同动物之间所需的后适应对缺血和再灌注的时间要求不同。

## 二、脑缺血适应的模型

由于脑缺血引起的方式不同，引起脑内损伤部位不同，而不同脑区的神经细胞对缺血损伤的敏感性和反应不同，因此不同损伤模型的缺血适应模型也不同，对不同脑区细胞产生保护作用的适应方式也不同。其他刺激也可模拟缺血建立适应模型，如低氧与高氧适应、低温和高温适应、药物适应和远端缺血适应。本节重点针对不同的缺血模型介绍相应的缺血适应模型。

（1）大脑中动脉永久性闭塞模型：制备缺血后适应模型时，开颅电凝大脑中动脉造成脑梗死之后，临时夹闭双侧颈总动脉一段时间，一次或循环地开放和闭塞双侧颈总动脉。制备缺血预适应模型时，主要是开颅电凝大脑中动脉前夹闭颈总动脉进行一次或多次短暂的周期性缺血再灌注。

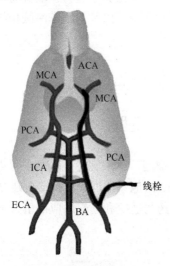

图 12-4　大脑中动脉临时闭塞模型

ACA，大脑前动脉；MCA，大脑中动脉；PCA，大脑后脉；ICA，颈内动脉；ECA，颈外动脉；BA，基底动脉

（2）大脑中动脉临时闭塞模型：制备缺血后适应模型时，通过从颈外动脉向颈内动脉中插入线栓，阻塞大脑中动脉一段时间造成局部脑缺血后（图 12-4），一次或重复性地拔出线栓一段时间后再灌注。以大鼠为例，具体操作步骤如下：切开颈前皮肤，钝性分离皮下组织，分离颈总动脉、颈内动脉、颈外动脉，结扎颈总动脉、颈外动脉，颈内动脉挂线，夹闭。在颈外动脉切口，从颈外动脉向颈内动脉中插入线栓，至距颈内动脉和颈外动脉分叉处 1.8~1.9cm、线栓遇到阻力时停止，阻塞大脑中动脉 2h 后，一次或重复性地拔出线栓一段时间后再灌注。制备缺血预适应模型时，采用夹闭大脑中动脉一次或多次短暂的周期性缺血再灌注，然后大脑中动脉闭塞造成脑损伤。

（3）永久性闭塞双侧椎动脉+临时夹闭双侧颈总动脉模型：具体操作步骤如下。预适应模型是结扎双侧椎动脉后，一次或循环地开放和闭塞双侧颈总动脉，然后四动脉结扎造成全脑缺血。制备缺血后适应模型时，四动脉结扎法造成全脑缺血后，一次或循环地开放和闭塞双侧颈总动脉。由于阻断和再灌注的时间不同，即使循环次数相同，仍然出现了明显不同的保护作用。

# 第三节　缺血适应的机制

## 一、心肌缺血适应的机制

（一）心肌细胞机制

成年鼠心脏中，心肌细胞占所有细胞类型的 56%，心肌细胞表达一系列受体，包含大部分与缺血预适应相关的受体，如 G 蛋白偶联受体，包括腺苷 $A_1$、$A_{2A}$、$A_3$ 及缓激肽和阿片类受体等。心肌细胞还可自分泌腺苷、阿片类物质、$H_2S$、生长因子（GDF-15、SDF-1α）和脂连蛋白参与缺血适应。心肌细胞适应中，NO 合成是重要的组成部分，主要是心肌细胞 iNOS 合成的 NO，在预适应中发挥保护作用。

（二）内皮细胞机制

内皮细胞损伤是微血管阻塞的重要原因之一，表现为没有血流再通，而这种现象经常受到忽视。内皮细胞损伤表现为微血管多孔，同时伴有血管收缩、血管内外源性凝血反应激活。内皮细胞损伤造成的微血管缺血会导致心肌细胞持续缺血，最终会导致心肌细胞坏死。缺血适应还可能通过促进内皮细胞的功能恢复，减轻缺血损伤。

内皮细胞组成微血管的管壁，最先与体液因子相接触。缺血适应实验已证明内皮细胞的洗脱液能够使幼稚心肌细胞抵抗缺血损伤。内皮细胞能够分泌一系列因子，激活其他细胞的保护作用，尤其是心肌细胞，如内皮素-1（ET-1）受体激动剂可以触发预适应样的保护作用。

内皮细胞来源的激酶在触发预适应方面具有更重要的作用。缓激肽 $B_2$ 受体在血管平滑肌和心肌细胞上均有表达。心肌缺血时缓激肽释放增加，缓激肽激活心肌细胞上的缓激肽 $B_2$ 受体，其与 G 蛋白偶联，激活下游的再灌注损伤抢救激酶（reperfusion injury salvage kinase，RISK）信号通路和内皮细胞 NOS 及蛋白激酶 G 信号通路。缓激肽还会促进 NO 和前列环素（$PGI_2$）释放而触发预适应心肌保护作用。选择性缓激肽 $B_2$ 受体阻断剂 HOE140 可阻断缺血预适应的保护作用，外源性给予缓激肽可以明显降低缺血性心律失常的发生率，触发缺血预适应和后适应样作用。

其他在适应过程中发挥保护作用的分子还包括前列腺素（PG），如 $PGE_2$，缺血预适应过程中 $PGE_2$ 的含量上升，而给予拮抗剂后，保护作用受到破坏。外源性给予 $PGE_2$ 具有心脏保护作用。内皮细胞还会释放生长因子，影响心肌细胞的分裂和分化。已证明，在缺氧条件下，内皮细胞会释放神经调节蛋白，增强共培养的心肌细胞的缺血耐受。

内皮细胞还作为重要的旁分泌细胞，分泌一些气体信号分子，如 NO 和 CO，与心肌细胞相互作用。内皮型一氧化氮合酶（eNOS）主要表达在内皮细胞上，已有数据证明 NO 在缺血适应过程中发挥重要作用，而 eNOS 敲除动物实验同样证明，eNOS 在缺血适应过程中发挥重要作用。短暂缺血适应能使 eNOS 磷酸化，迅速产生 NO。在预适应性短暂缺血前给予 NOS 抑制剂可阻断缺血预适应保护作用的发生，而外源性给予 NO 可模拟缺血预适应样心脏保护作用。NO 可与预适应期同时产生的超氧阴离子反应生成 $ONOO^-$，后者可活化蛋白激酶 C（PKC），NO 与超氧阴离子本身也可通过氧化修饰直接活化 PKC，还可直接激活线粒体，从而激活内源性保护机制。NO 还可抑制血小板和中性粒细胞的聚集。缺血适应中释放的 CO 在内皮细胞中的作用与 NO 类似。CO 由血红素加氧酶（heme oxygenase，HO）包括 HO-1、HO-2、HO-3 降解血红素产生，已证明药物诱导 HO-1 会显著缩小心脏梗死体积，并且在心脏中过表达 HO-1 可抵抗缺血再灌注损伤。另外，外源性给予 CO 会产生相似的保护作用，但下游机制还有待进一步阐明。

### （三）成纤维细胞机制

心脏成纤维细胞可为心肌细胞和其他心脏细胞提供三维结构和环境，保持细胞外基质和间隙中多种胶原蛋白、纤维蛋白、蛋白聚糖及糖蛋白合成和降解的动态平衡，在心脏疾病中发挥重要作用。许多成纤维细胞位于心肌细胞间的缝隙连接附近，对于动作电位的传导具有关键作用。

与内皮细胞一样，成纤维细胞也会分泌一系列缺血适应效应物质，如血管紧张素 II、心肌营养素 I 和 ET-1，可以诱导产生缺血适应样效果。与内皮细胞类似，成纤维细胞也会分泌一些气体信号分子，尤其是 NO 和 CO。

成纤维细胞会分泌一系列生长因子，如酸性和碱性成纤维细胞生长因子（aFGF 和 bFGF），以及肿瘤坏死因子 $\alpha$（TNF-$\alpha$），作用于酪氨酸激酶受体，触发缺血适应过程。过表达 bFGF 受体，可以抵抗缺血损伤。并且外源性给予 bFGF，可以通过 RISK 信号通路，招募 Akt 和 p70s6 激酶，起到后适应保护作用。

### （四）免疫细胞机制

研究证明，免疫细胞同样参与缺血适应过程。免疫系统通过分泌一系列细胞因子，如 TNF-$\alpha$、IL-1$\beta$ 和 IL-6 等发挥预适应样作用。

TNF-$\alpha$ 是典型的由免疫系统分泌的促炎因子。在心肌缺血再灌注损伤时，TNF-$\alpha$ 在髓细胞和心肌组织中合成。有研究表明，心肌缺血预适应会使血清中 TNF-$\alpha$ 含量上升，并且在离体心脏中，体外注射 TNF-$\alpha$ 可模拟缺血预适应效应。在 TNF-$\alpha$ 敲除动物的研究中表明，TNF-$\alpha$ 对于心肌缺血预适应是必需的。TNF-$\alpha$ 在延迟缺血预适应中同样发挥保护作用，可能是通过介导 Mn-SOD 转录激活 NF-$\kappa$B，发挥延迟保护作用。

### （五）亚细胞机制

**1. 线粒体**　是缺血适应中最重要的效应子，主要通过活体细胞线粒体通透性转换孔（MPTP）、ATP 敏感钾通道（$K_{ATP}$）、信号转导和转录激活因子 3（STAT3）发挥作用。大部分信号通路都会在此聚集。线粒体为维持离子梯度提供 ATP，从而保持了细胞的完整性。缺血由于缺少氧气作为电子受体，抑制了呼吸链上电子的传递，限制了 ATP 的形成，导致线粒体膜的去极化。线粒体膜去极化造成线粒体膜通透，线粒体内促凋亡因子释放，启动下游细胞凋亡通路。

心肌细胞中存在肌纤维膜型 $K_{ATP}$ 通道（sarco$K_{ATP}$）和线粒体型 $K_{ATP}$ 通道（mito$K_{ATP}$），其中 mito$K_{ATP}$ 在缺血预适应的心肌保护中发挥主要作用。$K_{ATP}$ 通道的通透性主要受细胞内的 ATP 浓度调节，生理条件下细胞内 ATP 浓度为 3～4mmol/L，$K_{ATP}$ 通道基本处于关闭状态。当心肌细胞发生缺血缺氧，能量耗竭，胞内 ATP 浓度低于 0.2mmol/L 时通道开放。开

放 $K_{ATP}$ 通道具有心肌保护作用，这一作用被认为与减少 $Ca^{2+}$ 内流和能量保存有关。开放 sarco$K_{ATP}$ 可通过缩短动作电位 3 期复极相并引起细胞膜超极化，继而减轻 $Ca^{2+}$ 超载及维持 ATP，从而发挥心肌保护作用。另一方面，mito$K_{ATP}$ 也可以引起线粒体超极化消失，减轻线粒体内 $Ca^{2+}$ 超载和基质肿胀，从而提高 ATP 产量，达到减轻心脏工作负荷和提高心肌生存能力的作用。$K_{ATP}$ 通道的亚基转到 $K_{ATP}$ 通道缺乏的细胞，具有对细胞缺氧再复氧过程的保护作用。mito$K_{ATP}$ 通道紊乱导致糖尿病患者的心脏预适应效果消失。PKC 可以激活人和兔子心室肌细胞上的该通道。腺苷和 ATP 可能存在协同作用，使得 $K_{ATP}$ 通道激活及缩短动作电位持续的时间。有报道称腺苷受体激活会以 PKC 依赖的方式使 $K_{ATP}$ 通道激活。

横跨在线粒体内外膜之间的非特异性孔道 MPTP，在细胞死亡中起重要作用。缺血期 MPTP 处于关闭状态，而再灌注早期氧自由基生成增加和细胞内钙超载均能促进 MPTP 开放，使得线粒体脱偶联，大量消耗细胞的能量物质，从而促使心肌细胞由可逆性损伤发展为不可逆性损伤。该孔道开放的范围决定再灌注损伤的程度，因而抑制再灌注时 MPTP 的开放成为心肌保护的一个重要靶点。缺血预适应可显著抑制心肌缺血区 MPTP 的开放，从而产生心肌保护作用，可能与改善线粒体 MPTP 的状态，显著升高触发 MPTP 开放所需的 $Ca^{2+}$ 水平，从而减轻线粒体内钙负荷有关。

**2. 内质网** 是真核细胞中重要的细胞器，其基本生理功能包括 $Ca^{2+}$ 调节、生物大分子的合成加工等。葡萄糖/营养素缺乏、二硫键形成障碍、蛋白质转运异常、钙耗竭等因素均可导致内质网功能失调，即内质网应激。内质网应激可激发内质网与高尔基体、细胞核之间的信号转导，抑制蛋白质合成并启动相关基因转录。内质网应激是细胞内一种适应性保护机制，但持续存在或过强时则最终诱导细胞凋亡，造成组织损伤。缺血再灌注时，ATP 耗竭、钙超载及大量自由基生成等因素诱导过度内质网应激而引起组织损伤。缺血预适应可适度地激活内质网应激，减轻缺血对蛋白合成的抑制，同时诱导内质网伴侣蛋白的表达，增强细胞耐受缺血再灌注损伤的能力。

在再灌注早期存在过量的钙震荡，当细胞内钙超载，肌质网和收缩结构被重新供能，会引发不协调的收缩及最终的细胞破坏，使得肌质网成为再灌注早期保护作用的潜在靶标。再灌注期间肌质网和 MPTP 也有密切的关联，因为钙振荡会导致 MPTP 的开放。肌质网是 PKCε 和蛋白硝基化的靶标，缺血后适应中，PKG 通过作用于 $Na^+$-$K^+$ 交换体，在酸液过多时可以提高肌质网的活性，促进 $Ca^{2+}$ 通过钙–钠交换泵外排并降低钙振荡，从而发挥保护作用。

**3. 缝隙连接** 在心肌缺血再灌注过程中，缝隙连接介导细胞间死亡信息的传播。死亡的细胞通过缝隙连接将 $Na^+$ 传递到邻近细胞，使 $Na^+$- $Ca^{2+}$ 交换体反向转运，导致钙超载。缝隙连接对死亡信号的传播可能是最终决定心脏梗死范围的重要因素。然而，目前尚无足够证据支持预适应直接通过抑制缝隙连接对死亡信息的传播而发挥保护作用。但缝隙连接蛋白 43（connexin 43，Cx43）可能在预适应保护中起重要作用，因为 Cx43 基因敲除动物的预适应心脏保护作用可完全消失。心肌细胞线粒体膜上存在 Cx43，短暂缺血可使 Cx43 通过热激蛋白依赖的运输机制迅速转位至线粒体内膜，增强复合体 I 的呼吸作用，以及线粒体的氧气消耗，产生 ATP，参与 $K_{ATP}$ 介导的信号通路。人们推测 Cx43 并不是通过改变细胞间的信息交流而发挥对心脏的保护作用，而可能与 Cx43 的线粒体转位有关。随着年龄增长，缺血预适应的保护作用消失，与肌纤维膜和线粒体上 Cx43 的消失有关。

### （六）蛋白降解系统

**1. 泛素–蛋白酶体途径**　泛素–蛋白酶体系统是 ATP 依赖的，主要有泛素激活酶 E1、泛素结合酶 E2 和泛素连接酶 E3 组成，是细胞内蛋白降解的主要途径。它包含的主要组成部分是 26S 蛋白酶体和泛素蛋白，其中 26S 蛋白酶体由 2 部分组成，20S 蛋白酶体和 1 个或 2 个 19S 调节分子。心脏缺血再灌注损伤会导致泛素蛋白酶体功能失调，ATP 依赖的蛋白酶体活性下降。据报道，泛素–蛋白酶体系统通过调节缺血前和缺血后预适应过程中一些信号途径起到保护作用。缺血预适应过程中，促死亡激酶 PKCδ 被抑制，而促存活激酶 PKCε 被激活，并转移到线粒体上，两者的比例可能受到泛素–蛋白酶体的调节。缺血预适应还会增加 PKA 介导的蛋白酶体的激活，并降低蛋白酶体系统中 19S 调节亚基的氧化。给予蛋白酶体的抑制剂会破坏缺血预适应的保护作用。

**2. 自噬/溶酶体途径**　心肌缺血再灌注会造成一系列结构和功能缺陷蛋白的累积，它们会对正常的细胞功能造成损伤，必须被清除掉。缺血适应引起的内质网压力应激和自噬会清除功能失调和有缺陷的蛋白。内质网压力应激涉及特定蛋白对未折叠蛋白的感应，其中激活的主要蛋白是激活转录因子（activating transcription factor，ATF）6，它能够诱导转录因子的表达，编码一些分子伴侣和降解蛋白。缺血再灌注会激活 ATF6，沉默该基因会导致细胞死亡。延迟缺血预适应会使 ATF6 和 ATF3 增加，而 ATF3 基因敲除会使保护作用受到破坏。缺血后适应也会使内质网压力应激增强，而抑制该作用会破坏心脏保护效应。缺血再灌注会激活自噬，其机制涉及缺血再灌注可使缺陷蛋白与泛素结合，并且自噬体利用双层膜包裹泛素化蛋白，并促使溶酶体对缺陷蛋白的降解和回收。显性失活自噬相关蛋白 5 基因，会破坏缺血预适应的保护效果。缺血预适应诱导蛋白向线粒体转移，敲除 parkin 基因会破坏缺血预适应的保护效果。而在猪上外源性给予氯霉素诱导自噬，可减少损伤区域。缺血后适应也会使自噬相关蛋白表达增加，而抑制自噬则破坏心脏保护效应。

### （七）经典抗死亡途径

**1. 抗炎症通路**　缺血再灌注激活中性粒细胞，被证明会增加心脏的梗死体积。缺血后适应会降低中性粒细胞的黏附和在血管外的堆积，还会降低缺血再灌注后血浆中增加的促炎性因子。IL-10 是研究较多的抗炎因子，其部分通过抑制单核细胞、巨噬细胞和中性粒细胞产生促炎因子，发挥作用。心肌缺血再灌注会使 IL-10 的含量上升，在该过程中，IL-10 发挥重要作用，能够使心脏损伤减轻。研究发现，使用 IL-10 基因敲除小鼠，缺血再灌注后，动物的死亡率上升。IL-10 会抑制 TNF-α 和 NO 的产生，抑制中性粒细胞的招募，从而发挥心肌保护作用。

**2. 抗凋亡通路**　缺血再灌注损伤会激活 Bcl-2 家族促凋亡蛋白，如 Bax、Bak、Bid 或 PUMA，引起细胞凋亡。而在缺血适应过程中发挥保护作用的信号通路幸存者激活因子增强（survivor activating factor enhancement，SAFE）通路，包含 TNF-α-STAT3 通路，通过终止 MPTP 发挥作用。缺血刺激导致 TNF-α 及其受体水平均提高，该通路中，TNF-α 通过激活 TNF-α 受体、STAT3 和线粒体 $K_{ATP}$ 通道发挥保护作用。STAT3 位于线粒体基质中，可以促进复合体 I 的呼吸作用，减少 MPTP 的开放和 ROS 的形成，从而减少细胞凋亡。

在缺血预适应及后适应过程中，SAFE 通路都有参与。缺血预适应后，PI3K-Akt-PKB 信号通路激活，可以通过抑制线粒体外膜通透性增加导致的凋亡，降低缺血再灌注损伤。

缺血后适应会显著减少心肌梗死体积和细胞凋亡，提高心肌细胞的功能恢复。缺血后适应通过调节促凋亡通路和调节因子，减少凋亡的触发因子，如氧化剂和 $Ca^{2+}$ 超载，并且通过增加抗凋亡因子 Bcl-2 和调节 JAK2-STAT3 信号通路，减少凋亡细胞。

**3. 抗氧化通路** 缺血再灌注损伤过程中会产生 ROS，ROS 的作用具有双面性。缺血预适应过程中，产生的少量 ROS 会通过激活 Akt、胞外信号调节激酶（ERK1/2）、PKC、p38MAPK 及酪氨酸激酶而发挥心脏保护作用；而在再灌注过程中产生过多的 ROS 累积，会通过氧化蛋白引起 DNA 断裂等造成不可逆的损伤。缺血再灌注促进氧自由基生成，此过程中降低氧化作用可能具有保护作用。研究表明，缺血后适应会减少超氧化物的形成。缺血预适应还通过调节 Mn-SOD，降低氧化应激。Mn-SOD 是一种线粒体抗氧化剂，具有清除氧自由基的作用，缺血预处理后 Mn-SOD 的活性增高表现为两个时相，在时程上与缺血预适应的保护相一致，会降低再灌注过程中产生的 ROS。

总之，缺血适应是一种多靶点、多元化的保护作用，目前基于动物实验模型中进行的心脏保护还未真正应用到临床，原因之一是这些缺血适应是在原位上的缺血保护，不利于临床上操作，可行性尚缺乏。

# 二、脑缺血适应的机制

缺血适应诱导的神经保护有多种形式，包括调节神经营养因子表达、加强神经血管网络、减少炎症和凋亡及改善脑代谢等。虽然这些机制差别很大，但它们在信号通路之间存在很多关联。近年来的文献[4]阐明了缺血适应所诱导的神经保护新途径，为转化医学和药物治疗带来了希望。

## （一）神经血管单元重建机制

当前现有的神经血管单元（neurovascular unit，NVU）包括神经元、胶质细胞、内皮细胞、周细胞、平滑肌细胞。

现有研究显示缺血性脑卒中能触发成年脑的多个内源性修复机制，包括神经再生、血管再生、轴突萌芽和突触再生，从而在脑卒中后的恢复阶段促进脑梗死周边区的神经血管重建。神经再生（neurogenesis）在成年脑内持续发生，而且是急性脑损伤后神经修复的重要机制之一。沿着侧脑室的脑室下区（subventricular zone，SVZ）和海马的亚颗粒层（subgranular zone，SGZ）是成年脑内神经再生的重要区域。研究人员已在动物模型上证实脑卒中后成年脑内神经再生增加。但可惜的是，大多数新生的神经元在脑卒中后不久就死亡了。在涉及神经元替代（neuronal replacement）的众多机制中，具有充足血供的合适的微环境起到了十分关键的作用。在正常成年脑内，存在的神经血管的微环境（neurovascular niche）将神经再生和血管再生紧密联系在一起。这样的微环境形成和血管化的刺激对脑卒中后的新生神经元的存活至关重要。另外，相互联系的神经再生和血管再生与星形胶质细胞和少突胶质细胞相互作用，在脑内构建有利于神经突生长和髓鞘形成的微环境。随着我们对神经元和血管的生理性相互作用及其对脑卒中后的内源性修复反应重要性认识的加深，实验性脑卒中治疗的研究将不再局限于单个细胞类型的靶向治疗，而是转移到如何在损伤脑组织中构建完整的"神经血管单元"，从而促进脑卒中后的功能恢复。神经血管单元包含了神经元、神经胶质细胞、血管内皮细胞、周细胞和平滑肌细胞，这一概念将血脑屏障（BBB）完整性也包含在内，因为脑卒中后 BBB 损伤是首先发生的病理机制。当今已经将"神经血管单元"扩展为更为广泛的、包括静脉和小静脉的"神经血管网络"（neurovascular network）。目前普遍认为，神经血管网络的保护主要来自于维持 BBB 的功能，因为 BBB 是缺血再灌注损伤后首先被破坏的结构，BBB 破坏是大脑缺血损伤的一个重要因素，保持 BBB 的完整性是所有脑保护策略（包括缺血适应）的一个最终的理想结果。加强对 BBB 的保护，不仅保护了神经元和大脑的完整性，而且可改善缺血性脑卒中后的神经功能转归。

### （二）胶质细胞机制

覆盖了大脑表面 90% 的星形胶质细胞在缺血过程中起重要作用，可影响 BBB 保护机制。缺氧诱导的反应性星形胶质细胞是脑卒中后功能恢复所必需的，它们通过产生血管内皮生长因子，间接促进缺血后血管生成。星形胶质细胞存在于 BBB 结构中，它们的主要功能是限制 BBB 通透性并可增加 BBB 的强度，涉及缺血性脑卒中神经血管单元完整性的维护。星形胶质细胞在应答缺血预适应时被激活，这可能是由于部分抑制 NF-κB 介导的炎症介质转录。此外，星形胶质细胞通过自由基清除、糖原储存和红细胞生成素促进缺血性抵抗。通过缺血预适应星形胶质细胞可促进抗炎细胞因子（如 IL-10）、热休克蛋白（如 HSP27、HSP32）、营养因子（如 TGF-β、BDNF、GDNF）和 VEGF 的产生，这些因子均有助于脑保护。

### （三）内皮细胞机制

内皮细胞对 BBB 的形成至关重要。通过整合素将内皮细胞与星形胶质细胞连接，可以保持神经血管单元的完整性。在永久性脑卒中后的大脑内，预适应增加了微血管的形成，从而减少了血流量的降低；此外，在全脑缺血后再灌注早期时，内皮细胞也逆转低灌注效应。缺血适应同样对慢性低灌注脑的血流量有所改善。

在预适应的脑内，缺血后血管内皮依赖性舒张功能可保存较好，这是由于预适应诱导的 Akt 依赖的 eNOS 磷酸化增加了 NO 产生，并引起内皮衍生 NO 的抗炎作用。有研究表明，缺血后适应造成的选择素、免疫球蛋白黏附分子表达减少，可能是通过减少白细胞-内皮细胞间的滚动和黏附，从而减少了这些分子的浸润。

预适应也可以通过活化 NF-κB 产生和响应 VEGF 来激活血管内皮应答，并显著诱导内皮细胞特异性抗凋亡反应网络的活化，增加脑血管内皮细胞缺血后的血管生成和血管重塑能力。

### （四）免疫细胞机制

广泛的预适应可以激活脑缺血耐受的炎症途径。这些途径的受体、转导因子和效应元件在不同的预处理过程中共享。例如，TLR 是缺血预适应的有效介质，缺血预适应通过 TLR4 信号通路激活 NF-κB，导致 TNF、iNOS、COX-2 表达增加。同样，TNFR1 途径参与了缺血预适应，诱导下游通路中 NF-κB-TNF-α、HO-1、COX-2-PGE$_2$ 及 PI3K-Akt 激活。虽然炎症途径不足以满足缺血耐受的应用，但有证据表明几种预适应模式依赖于这种路径途径的介导。

系统免疫在缺血性脑损伤的进展中起两重作用，并且还涉及由不同调节刺激产生的缺血性耐受。早期缺血后，血管周围星形胶质细胞释放细胞因子并激活有助于 BBB 破坏和血管性水肿的基质金属蛋白酶（MMP）。而在缺血后期，激活的星形胶质细胞提供细胞外谷氨酸摄取，促进 BBB 修复，释放营养因子。同样，在缺血后，脑内固有的小胶质细胞和外周浸润巨噬细胞分化为 2 种表型："经典激活"M1 表型的小胶质细胞/巨噬细胞通过 TLR 和 IFNγ，释放 TNF、IL-1 等炎症因子，加重脑损伤；"可选择性激活"M2 表型小胶质细胞/巨噬细胞可由 IL-4、IL-13 调节，释放 IL-10、TGF-β 抗炎因子抑制局部炎症，并在后期释放神经营养因子，发挥吞噬清除碎片的功能，参与损伤后期的修复过程。因此，免疫细胞对缺血性脑损伤的进展发挥双向作用。此外，已证明免疫系统的柔性激活参与了缺血耐受，因为不同的预适应刺激通过调节炎症介质（包括 TLR 和细胞因子信号转导途径）起作用。这进一步强调了用于治疗缺血性脑卒中的免疫调节方法应当旨在阻断有害作用，同时促进免疫反应的受益效应。

已知 ICAM-1、P-选择素和 E-选择素分子的刺激有助于增加白细胞对损伤的血管内皮的黏附，从而阻塞微血管并有助于白细胞渗出的增加和恶化浸润。缺血预适应可减少 ICAM-1 的表达，从而减轻炎症，改善缺血性再灌注损伤，起到脑保护作用。缺血预适应不仅影响白细胞–内皮黏附，而且影响循环白细胞，如在远端缺血适应者前臂短暂缺血后，合成黏附蛋白、迁移因子、趋化因子和细胞因子等的编码基因在白细胞中被瞬时抑制。此外，在脑内缺血预适应未见缺血损伤后外周血液中单核细胞的显著活化。由反应性星形胶质细胞产生的 VEGF 对缺血后血管发生是至关重要的，其作用可能需要中性粒细胞基质金属蛋白酶，表明了炎症细胞和血管发生之间也存在联系。

### （五）亚细胞器机制

细胞内的亚细胞器包括线粒体、高尔基体和内质网，它们不仅具有脑保护应答，而且具有缺血耐受性。针对各亚细胞器靶点的治疗干预是脑卒中恢复的基础，并将发展成为治疗和预防神经元凋亡相关疾病的新颖机制。

**1. 线粒体**　在代谢、能量产生和参与细胞凋亡中起重要作用，在感受和传递细胞存活与死亡信号中扮演了一个中心角色。线粒体功能障碍被认为是缺血再灌注损伤中神经细胞死亡的关键事件之一。众所周知，恒定的血流进入大脑提供氧气和葡萄糖，维持神经元存活；即使是很短的一段时间停止血流供应，也可能引起神经元不可逆的损伤或死亡。

有 2 个 ATP 敏感钾离子通道（K$_{ATP}$）：一个驻留在线粒体的内膜，而另一个分散在质膜。线粒体 K$_{ATP}$ 通道（mitoK$_{ATP}$）被认为是缺血预处理的"关键"。开放 K$_{ATP}$ 通道，线粒体膜电位去极化，从而增加电子传递链的速率并促进 ATP 的产生。已有证据表明，K$_{ATP}$ 受体阻断剂 5-羟基癸酸（5-hydorxydecanoate，5-HD）可阻止脑缺血预适应的脑保护作用，提示脑缺血预适应可能是通过 mitoK$_{ATP}$ 而起到保护作用的。并且，采用腺苷和 R-PIA（腺苷 A$_1$ 受体激动剂）阻断 K$_{ATP}$ 通道，同样消除了脑缺血预适应的脑保护作用；相反，K$_{ATP}$

通道激动剂（RP-52891，阿普卡林）则能引起脑缺血耐受。另一项前脑缺血模型的脑缺血预适应研究中，瞬态输注 $K_{ATP}$ 通道阻断剂磺酰脲类药物甲苯磺丁脲（tolbutamide）也证明了可以废除缺血预适应引起的脑保护作用；海马脑片上采用 $K_{ATP}$ 通道激动剂吡那地尔（pinacidil）则可促进缺血预适应引起的脑保护作用。

**2. 内质网**　　近年来的一系列研究已经转向了缺血再灌注损伤后内质网应激基因 mRNA 和蛋白水平。这些研究表明，缺血再灌注损伤后内质网的基因表达在 mRNA 和蛋白水平的时间依赖性与正常动物组有显著性差异，而缺血预适应可影响内质基因表达。研究表明不仅缺血后适应抵御内质网衰减反应，而且缺血耐受对 $IP_3$ 受体介导 $Ca^{2+}$ 信号通路的作用是其脑保护作用的重要媒介。观察内质网应激途径关键蛋白的基因表达变化提示可通过这些蛋白促进脑卒中恢复，并且这些蛋白也将是未来的治疗干预措施。远端缺血后适应也通过减轻内质网应激诱导的细胞凋亡来保护缺血再灌注脑损伤。

**3. 高尔基复合物**　　由内质网、高尔基复合体、分泌小泡、质膜和溶酶体组成的代谢途径称为分泌途径（secretory pathway）。分泌途径参与了诸如应力传感、多功能神经细胞老化及通过排序、组装和功能化新的合成蛋白促进凋亡信号的转导。高尔基体构成分泌途径的一部分，具有动态储存 $Ca^{2+}$ 的作用，从而在蛋白质加工和质量控制中起着举足轻重的作用。分泌途径 $Ca^{2+}$-ATP 酶（secretory pathway $Ca^{2+}$-ATPase，SPCA）属于 P 型 ATP 酶的一个亚家族，它具有离子泵功能，可维持高尔基体内腔高 $Ca^{2+}$ 浓度，保证许多酶的最佳活性和翻译后加工、组装成新的蛋白质。SPCA 有 2 个亚型：SPCA1 和 SPCA2，其中 SPCA1 在 SPCA 介导 $Ca^{2+}$ 转运中可促进脑内钙储存。

海马脑片离体实验证明了自由基可选择性地损伤 SPCA 活性，并且 15min 短暂性脑缺血可引起相当大的脂质和蛋白质氧化。在缺血损伤的后期，蛋白氧化抑制了主要抗氧化酶的酶活性。因此，缺血再灌注损伤诱导的氧化变化，可能干扰神经细胞离子转运并通过损伤 SPCA1 进一步抑制蛋白质合成。

为了评估缺血再灌注损伤和缺血适应通过调节 SPCA1 表达而影响一些代谢应激的作用，对 SPCA1 相关蛋白 mRNA 和蛋白水平的作用进行分析。已有文献报道，缺血预适应对 SPCA 活性具有部分保护作用，缺血预适应可显著抑制随后缺血损伤引起的 $Ca^{2+}$-ATP 酶活性降低。缺血预适应的大脑具有防御缺血氧化应激的能力，从而可使酶的活性恢复。

**4. 蛋白降解系统**　　在维持细胞存活和死亡中起到平衡作用。目前的 3 种蛋白降解途径都与自噬有关。神经元的自噬可能是脑修复中的一个基本步骤，因为它在缺血后阶段中消除了有毒的蛋白质聚集体和受损的细胞器，并且它的激活已经表明有助于增强对缺血性损伤的耐受性。前 2 种途径是泛素化-蛋白酶体和溶酶体途径，两者都与哺乳动物细胞中的蛋白质降解系统有关。第 3 种途径是 AMPK 介导的途径（5'磷酸腺苷激活的蛋白激酶）。

**5. 泛素-蛋白酶体途径**　　蛋白酶体由多个蛋白亚基组成，它可在内质网失去质量保证时降解发生错误折叠的胞质蛋白。通过内质网-特异性多聚泛素化的 E3 连接酶鉴定这些存在于内质网胞质侧的错误折叠的蛋白质，最后通过蛋白酶体而降解。泛素化-蛋白质降解途径是 ATP 依赖的，这些蛋白质作为诱导热休克转录因子的信使，可刺激分子伴侣蛋白的表达，而分子伴侣蛋白则可抑制蛋白积累。ATP 酶是主要的细胞分子伴侣，通过一系列结合促进蛋白折叠，并通过 ATP 水解释放未折叠蛋白质底物。缺血预适应通过泛素–蛋白酶体途径和分子伴侣防止致死性缺血蛋白质聚集。泛素–蛋白酶体途径已在大鼠前脑缺血模型、脑缺血再灌注模型中得到研究。海马 CA1 锥体神经元在缺血损伤后，蛋白质聚集体逐渐积累促使神经元死亡。通过线粒体、内质网和胞质的系列反应信号途径引起未折叠蛋白积累，导致神经元损伤。同时，泛素–蛋白酶体和分子伴侣作用于蛋白质聚集，促进蛋白质折叠。研究表明缺血预适应可大大降低脑缺血后海马 CA1 区神经元内的蛋白质聚集，尤其是 HSP70 和 HSP40 从胞质片段到聚集片段的重分配。

**6. 自噬/溶酶体途径** 是神经损伤与保护的研究热点之一，有关自噬对神经元死亡/存活的作用也成为争论的热点。有研究报道缺血和永久性大脑中动脉闭塞（MCAO）后自噬被激活。自噬作为一种保守步骤，通过降解和回收其细胞组分，参与细胞能量的控制，并已被认为处于 AMPK 下游调控。

在脑缺血的发病机制中，自噬是否参与还存在着争议。以前的研究已经指出 AMPK 在对抗外周器官缺血时可提供脑保护能力，现今在永久性 MCAO 模型中的研究表明，AMPK 介导的信号通路涉及自噬的诱导，从而减少梗死体积、细胞凋亡并改善神经功能缺陷。这些发现提示，通过 AMPK 通路激活自噬可能提供脑保护作用，用于脑卒中的治疗和预防。有研究发现缺血预适应激活了 AMPK 介导的自噬途径而起到脑保护作用，缺血预适应通过上调 HSP70，减少自噬抑制，从而提高脑保护作用。这些研究支持了这个论点：在抵御致死性缺血时，缺血预适应的脑保护与细胞自噬之间存在着极强的相关性。缺血预适应诱导自噬及蛋白质、脂肪和糖原颗粒降解后，细胞内 ATP 和氨基酸得到更新，从而增强神经元对致死性缺血的耐受性，提供脑保护作用。此外，自噬通过消除功能障碍的线粒体而更有效地利用底物，促进细胞能量的生产。这些研究结果进一步支持这一假设：大脑自噬激活可以防止后续的永久性脑缺血损伤。另一方面，有些研究表明脑卒中后自噬的激活加重了神经元损伤。预适应提出了一个挑战：尽管自噬激活可以清除损伤的细胞器和未折叠蛋白，但大量的刺激自噬可能会导致过多的自我消化。其他研究表明，预激活自噬可以增加对缺血性损伤的耐受性。缺血预适应激活自噬，可以通过抑制缺血损伤导致的内质网应激和炎症反应，从而减少细胞凋亡。一些研究表明，神经元的恶化发生在诱导自噬后的再灌注阶段。

### （六）经典抗死亡途径

预适应介导了多重信号通路，缺血预适应引起了多个促存活激酶之间的交叉对话。下面主要从抗炎症、抗凋亡和抗氧化通路进行阐述。

**1. 抗炎症通路** 众所周知，炎症可导致急性缺血继发性损伤，加重组织损伤。预适应极大影响了细胞因子和趋化因子的表达变化，提示这些变化在急性脑卒中中具有重要作用。缺血预适应的保护作用包括下调炎症反应，降低中性粒细胞和白细胞活性；调节免疫反应的促炎性细胞因子 IL-1 和 IL-6 下调，而抗炎因子 IL-10 上调。也有报道显示，沙鼠脑缺血预处理后 IL-1 和 IL-1β 水平升高，其涉及的可能机制包括花生四烯酸释放、NMDA 激活增强、一氧化氮合酶激活；采用 IL-1 受体拮抗剂，则可阻断缺血耐受性。

另一个与缺血耐受相关的重要细胞因子 TNF-α，在缺血脑组织中通过激活 NF-κB 发挥抗炎和细胞保护作用。采用脑室注射 TNF-α 预处理可显著减少 MCAO 后 48h 的脑梗死面积；离体大鼠皮质神经元用 TNF-α 预处理可以模拟缺氧耐受性；采用 TNF-α 抗体则可减弱缺氧预适应的作用。TNF-α 预适应可诱导 TNF-α 的进一步耐受，从而改善缺血耐受性。抑制 IFNγ 也被证明可能提供神经保护作用，主要通过减少促炎细胞的招募、防止脑内小胶质细胞/巨噬细胞的激活，从而改善神经细胞的生存。尽管保护缺血大脑的炎症反应主要机制还未完全清楚，但星形胶质细胞、小胶质细胞和白细胞的增殖可能发挥作用。

**2. 抗凋亡通路** 除了 mitoK$_{ATP}$ 的作用，线粒体在细胞凋亡中也起到核心作用。促凋亡蛋白 Bax、p53 和抗凋亡缺血预适应有效抑制了缺血损伤诱导的 p53 转位至线粒体，抗凋亡蛋白 Bcl-2、Bcl-xL 参与了缺血再灌注损伤的细胞凋亡过程。有研究表明，缺血诱导的基因转位至线粒体是完全废除了缺血预适应后，但缺血预适应并不能改变 Bax 和 Bcl-xL 的变化。此外，也有研究表明，缺血预适应不仅抑制缺血诱导的海马区神经元 DNA 碎片产生，而且减少了 Fluoro Jade C 染色阳性细胞数；缺血预适应几乎取消了全脑缺血诱导大鼠海马 CA1 区神经元的线粒体凋亡。因此，缺血预适应将保护缺血相关的变化并保存线粒体膜的完整性。面对缺血性脑损伤，缺血预适应可能通过抑制线粒体 p53 通路并抑制 p53 转位到线粒体，从而维持神经元存活。

**3. 抗氧化通路** 在神经元内，由氧化性 DNA 损伤所引起的细胞死亡方式主要取决于损伤的严重程度。高剂量的 DNA 损伤药物主要引起细胞坏死，低剂量则主要引起凋亡。DNA 链断裂导致细胞死亡最明确的信号机制就在于 PARP-1 的过度激活。PARP 的过度激活导致了细胞内 NAD$^+$ 和 ATP 的水平急剧下降，最终细胞发生坏死。碱基切除修复（base excision repair，BER）途径是脑内最重要的修复氧化性 DNA 损伤的机制，并且 BER 是一种高度可调的过程。有研究报道，缺血预适应可能增加 BER 关键修复酶 APE1 的活性，从而增加内源性 BER 能力，抵抗再次致死性缺血带来的神经元 DNA 损伤。有文献表明，缺血预适应可以提高缺血损伤后的醛糖还原酶（aldose reductase，AR）表达，而 AR 能够除去 ROS，从而减少 ROS 带来的氧化性损伤，维持神经元存活。

缺血预适应还可以通过调节转录因子的激活抑制致死性缺氧。核因子 E2 相关因子（nuclear factor erythroid 2 related factor，Nrf2）对细胞的氧化应激非常敏感，其靶基因参与维持细胞的氧化还原状态。细胞保护包括 2 期防御阶段，以保护细胞对抗氧化应激、毒素及致癌物质。1 期防御阶段是由一组原本就存在的、半衰期短的小分子抗氧化剂实施，如谷胱甘肽（GSH）和维生素 E，它们在抗氧化的反应后需要被重新补充或者在使用后需要重新生成。2 期防御阶段是由一组酶支持的，这些酶的表达是不充分的，需要经过诱导才能产生，如血红素加氧酶（heme oxygenase-1，HO-1）、谷胱甘肽 S-转移酶（glutathione-S-transferase，GST）、γ-谷氨酰半胱氨酸合成酶（γ-glutamylcysteine synthetase，γ-GCS）和醌氧化还原酶 1[NAD（P）H：quinone oxidoreductase 1，NQO-1]。在反应过程中这些酶并不被消耗，诱导后它们可以产生级联反应发挥长期的作用。低氧预处理可通过 Nrf2 调节参与减少细胞氧化巯基蛋白的产生。因此，缺血适应的强有力脑保护机制可能是通过增加抗氧化物的表达来减少氧化应激。

# 第四节 远端适应

## 一、远端缺血适应的模式及其原理

基于缺血预适应（IPC）的概念和研究基础，1993 年 Przyklenk 提出远端适应的构想，并通过在心脏不同区域先后进行缺血再灌注证明。同年，McClanahan 也利用兔证明，肾脏缺血再灌注能够减少心肌缺血导致的心肌梗死体积。这种刺激距离靶器官（组织）较远的非靶器官（组织）激活靶器官（组织）自身的内源性保护机制，即远端适应（remote conditioning）。近些年来的研究表明，能够作为接受刺激的非靶器官（组织）产生远端适应效益的器官（组织）有很多，譬如大脑、心脏、肝脏、脾脏、肾脏、胰脏、卵巢、肠、肺、骨骼肌、皮肤等。刺激也不局限于缺血，可以是电、针刺、机械损伤、化学、药物等刺激。本节将主要聚焦于远端缺血适应（remote ischemic conditioning，RIC）对心脑的保护作用及其作用机制。

众多的研究结果表明[1, 3]，缺血再灌注不仅能够对心脑器官产生损伤，还能对心脑产生保护作用，当然这种截然相反的作用与缺血再灌注的"剂量"等因素相关。适当的缺血再灌注刺激能够激发机体自身对心脑器官的保护机制，而远端缺血再灌注刺激也能对心脑器官产生相似的保护效益。根据缺血适应与引起心脑发生损伤的缺血事件发生的先后顺序，分为预适应（pre-conditioning）和后适应（post-conditioning）；也有人把远端缺血适应发生在损伤灶缺血后再灌注前的适应称为再灌注前适应，然而由于再灌注前适应也是发生在缺血损伤后，有学者把再灌注前适应也归于后适应一类，本节遵从第二种分类方法，将再灌注前适应与通常意义上的后适应合并，统称为后适应。远端缺血适应的操作方法分为侵入性操作（如剥离四肢、肝、肾等血管阻断进行缺血适应）和非侵入性操作（如在四肢利用止血带和血压充气袖带压迫血管进行缺血适应）。相比之下后者操作更为简便且损伤微小，临床可操作性强，具有十分诱人的发展潜力。

有趣的是，远端缺血适应似乎也存在着"剂量"依赖。在小鼠上研究发现[5]，由缺血再灌注的次数和持续时间决定远端缺血适应的效果，而非缺血适应的组织质量。例如，在 1 条或 2 条腿上进行 4～6 轮 2～5min 缺血/2～5min 再灌注适应能够降低心肌梗死程度；而 6 轮 10min 缺血/5min 再灌注适应，并不能观察到对心脏的保护作用。这种现象被称为过适应（hyperconditioning），过度的适应反而会对靶器官造成伤害。

## 二、远端缺血适应的作用机制

由于远端缺血适应最初即针对心脏保护，目前关于远端缺血适应的基础和临床研究也以心脏方面居多，故此部分论述将以心脏方面的研究为主要基础[6, 7]。远端缺血适应由发生在远端器官的起始事件和复杂的级联反应，以及跨越空间距离的媒介因子和靶器官内的应答组成。另外，和其他适应一样，远端缺血适应也存在不同的作用时段。预适应结束后 5～30min 是远端缺血适应的"起始窗口"（first window），此阶段是对已存在蛋白进行修饰，"起始窗口"效益大约 3h 内彻底结束。与此同时，适应也开启一系列基因水平和蛋白水平应答。此阶段在适应后 24h 发挥作用，能持续 3～4 天甚至更长时间，即"第二窗口"

（second window）。

远端缺血适应的信号机制目前并不十分清晰，已被认可的有体液途径、神经途径、系统免疫和缺血耐受相关分子参与其发挥保护效益。

**1. 体液途径** 指中远端适应器官产生体液因子进入血液到达靶器官（心脑）发挥保护作用。研究体液途径保护因子主要是通过转移实验进行的，即收集接受适应个体的血液、血浆或血浆透析液，将其转移到另一个离体灌流状态下的心脏，配合药理学手段观察作用效益并进行成分分析。研究发现，远端缺血适应的介质因子不仅可以在同物种间转移发挥效益，而且在跨物种间转移也能发挥效益。已证实短暂缺血后再充血会引起剪切应力相关的 NO 释放，增加血液中具有心脏保护效益的硝酸盐含量。远端缺血适应后，在大鼠血浆中发现具有心脏保护效益的间质细胞衍生因子 1α（stromal-derived factor-1α，SDF-1α）表达水平也显著升高。miRNA 在远端缺血预适应中也发挥作用。胞外囊泡是哺乳动物分泌的膜结合结构，如外泌体（exosome）和微囊（microvesicle），被发现参与远端缺血适应效益的运载。

**2. 神经途径** 对健康人前臂进行试验性的缺血再灌注，腿部进行 2 轮 5min 缺血/5min 再灌注适应能够降低侧腿部肌肉中缺血引起的交感神经活动。光遗传手段特异性沉默迷走神经背核神经元，或者切断颈部双侧或膈下迷走神经都能够消除大鼠双侧前肢缺血再灌注适应对心肌梗死程度的降低。相反，电刺激兔和猪的迷走神经能够模拟远端缺血适应，减少心肌梗死体积。电刺激迷走神经所产生的保护作用对 NO 敏感，抑制全身一氧化氮合酶能够消除这种保护作用。局部的神经刺激能够产生和远端缺血适应相似的保护效益，外周神经的抑制剂能够阻断其保护作用，但也发现并非所有的情况下都能够阻断。在对健康志愿者小臂进行缺血再灌注适应试验中利用樟磺咪芬阻断神经节能够消除适应提高的内皮依赖性血管舒张功能。然而在大鼠远端缺血适应实验中，利用六甲铵抑制交感和副交感神经并不能降低心肌梗死程度。可能远端适应所启动的神经机制与远端刺激及物种有关。

**3. 系统免疫** 现有证据表明，远端缺血适应后炎性反应会受到抑制。在心脏和脑保护中都观察到炎症因子和炎症细胞的改变，主要趋势表现在促炎因子和炎症细胞减少，抗炎因子表达升高。在基因水平上也发现，一些和炎症有关的基因表达也发生改变。

**4. 缺血耐受相关分子** 在缺血缺氧过程中"能量工厂"线粒体首当其冲，由于缺乏合成能量所需的 $O_2$ 和底物，能量代谢效率迅速下降。能量匮乏不仅对细胞维持正常生命活动造成巨大影响，也使得线粒体本身正常运转难以为继，线粒体膜选择通透性丧失，内容物外流和 ATP 合成底物 ADP、AMP、腺苷等分子成为缺血后继损伤的起始信号分子。在远端缺血适应和缺血适应中都发现，有一些蛋白酶激活用以维持线粒体正常通透性。另外，ADP、AMP、腺苷等分子也能够启动细胞缺血耐受机制，有研究证明用腺苷预处理能够降低缺血损伤。目前关于远端缺血适应的信号分子研究主要聚焦于已经在局部缺血适应研究中确定的信号分子，并且现在大部分的信号机制都只在啮齿动物得到了验证，有待在人和其他大型哺乳动物中进行研究。目前认为腺苷、缓激肽、IL-10、SDF-1α 等分子均参与远端缺血适应的保护作用，此外也包括调控多种基因表达的缺氧诱导因子（hypoxia-inducible factor，HIF），尤其是 HIF-1α。

综上，参与远端缺血适应的相关机制和分子有很多。由于机体生命活动由一系列很复杂的生理生化反应构成，这些生理生化活动往往相互交叉、互相促进或拮抗抑制，很少有单一通路或分子发挥作用。因此在远端缺血适应发挥保护作用过程中，上述几条通路也可能并非由某一条单独参与作用。现有的研究还发现在不同情况下，远端缺血适应机制又有所不同，与适应部位及保护器官密切相关。此外物种间也表现出不同的作用机制和效益，故远端缺血适应的临床转化还需在人及其他大型哺乳动物上进一步研究，这也是目前远端缺血适应研究的大趋势。

# 第五节　缺血适应的临床应用前景

随着缺血预适应的基础研究不断深入，其临床应用日益受到重视。临床心绞痛患者存在缺血预适应现象，有前驱心绞痛症状的心肌梗死患者的死亡率、严重心力衰竭或休克的发生率均较无心绞痛症状的心肌梗死患者低。"热身运动"研究证明，心绞痛患者第一次负荷运动后，能显著提高第二次负荷运动时心肌缺血阈值。临床应用经皮腔内冠状动脉成形术（PTCA）时，多次导管充气阻断血流，诱导缺血预适应，能有效防止球囊扩张所致心肌缺血损伤。冠状动脉搭桥术前短时缺血也能产生心肌保护作用。

伦敦大学医学院学术心脏病学系首次发现缺血预适应对人心脏的保护作用。一项随机对照试验结果表明，在体外循环冠状动脉旁路移植术时，2 次 3min 的升主动脉夹闭，每次间隔 2min 动脉开放，可以提高心肌 ATP 水平。随后进行了许多冠状动脉旁路移植和瓣膜手术的临床试验，预适应刺激几乎是相同的，在开始体外循环后及其他心肌保护前，由夹闭-开放升主动脉，检查心肌 ATP 水平、心肌坏死的血清标志物（CK-MB 和心钙蛋白）、室性心律失常与左室收缩功能，评价缺血预适应的作用，结果显示了这种缺血预适应的心肌保护作用。2008 年，分析了 22 项随机对照试验，包括超过 10 年的 933 例患者，得出结论：缺血预适应在心脏手术中明显减少术后室性心律失常、正性肌力支持和重症监护治疗病房（ICU）停留时间，与术中心肌保护作用具有相关性。但这些研究与其终点是不均一的，其中大部分是为了证明缺血预适应存在于人类的现象，而不是评估其对预后的影响。在升主动脉操作中的栓塞事故，增加了导致神经系统并发症的风险，并且，缺血刺激诱发的心肌保护在临床应用不便，患者心理上难以接受短暂缺血适应，加之伦理道德的原因，故限制了缺血预适应在临床的直接应用。随后出现的远端缺血预适应（RIPC）较原位缺血预适应损伤少得多，使得原位缺血预适应的临床应用被停止。

在四肢利用止血带和血压充气袖带压迫血管进行缺血再灌注的 RIPC 是心脏保护领域临床应用的一个转折点。然而，RIPC 第一次临床试验结果却为阴性。2000 年，土耳其加济大学首次报道了 RIPC 的临床应用，但其结果却为阴性。他们采用上肢缺血预适应治疗（每组四例患者 3min 缺血/2min 再灌注，循环 2 次）后发现冠状动脉旁路移植术（CABG）患者的肌酸激酶同工酶（CK-MB）水平与对照组无差异。这一报道的病例数很少，RIPC 循环次数也少，并不能证明 RIPC 无效。6 年后，加拿大多伦多儿童医院报道了他们随机在 37 例患儿先天性心脏缺损的手术修复前采用 RIPC 的治疗效果，其中 17 例患儿被列入下肢 RIPC 组（5min 缺血/再灌注循环 4 次），20 例儿童被纳入对照组。术后肌钙蛋白 I 及心肌收缩水平明显高于对照组。这一报道首次证明了 RIPC 的临床心脏保护作用。随后 RIPC 在几个心脏外科手术中进行了临床试验。2011 年，分析 9 项随机对照试验，包括 482

例患者，结果表明 RIPC 可减轻术后心肌损伤，但不能降低术后早期死亡率与术后心肌梗死发生率。然而，还需要大规模多中心的临床研究以确定 RIPC 的临床效益。由于 RIPC 技术简单、成本低、风险小，与其他适应治疗具有等同效应，当前许多国家还在继续进行临床试验。

尽管脑的原位"缺血预适应"在啮齿类动物的临床前模型具有临床适用性，但其方法不能被转化为适合的临床应用。而 RIPC 在前肢循环阻断–恢复血流则显得相对简单和安全，便于临床转化，临床上曾用血压计袖带导致患者手臂或大腿暂时血流阻断–恢复这种 RIPC 转化模式进行 RIPC 的临床疗效评判。丹麦的一个研究小组进行了一项单中心随机开放单盲临床试验，用于研究 RIPC 在急性缺血性脑卒中患者中作为 rtPA 辅助治疗的神经保护作用。患者由护理人员随机分配接受或不接受 RIPC 治疗，RIPC 在救护车的运输过程中进行，到达医院后经磁共振成像（MRI）诊断是否符合 rtPA 治疗标准，只有符合 rtPA 治疗的急性缺血性脑卒中患者才能进一步分析，采用改良 Rankin 评分（mRS）评估发病后 3 个月的神经功能恢复。结果显示，接受 RIPC 治疗的短暂性脑缺血发作患者，美国国立卫生研究院卒中量表（NIHSS）评分显著低于未进行 RIPC 治疗的患者，但其梗死体积及半暗带并没有显著差异。然而，针对低灌注基线严重程度的 voxel-by-voxel 分析显示 RIPC 在 1 个月后增加了组织存活。令人惊讶的是，通过 MRI 扩散加权成像的高强度预测梗死可能性显示，RIPC 还与组织中梗死风险降低有关；并且 RIPC 降低了 rtPA 治疗后不能再通患者的梗死风险。

评价缺血预适应的临床应用价值时必须考虑年龄和疾病因素（如高血脂、动脉粥样硬化、高血压、心肌肥厚、心力衰竭及糖尿病）的影响。不同年龄阶段的心脏对缺血损伤的耐受性及缺血预适应的产生存在差异，随着年龄的增长，预适应的心脏保护作用逐渐减弱。在动脉粥样硬化动物，高血脂可抑制缺血预适应早期保护，但对延迟保护影响并不大。在不同高血压模型中的研究发现，缺血预适应的产生并不受高血压的影响。高血压性心肌肥厚而不伴心力衰竭时仍可诱导缺血预适应的心肌保护效应，但在心力衰竭动物中，预适应性缺血并不能产生心肌保护作用。糖尿病的病程也能影响心肌对缺血预适应的耐受及缺血预适应的产生，糖尿病 2 周的大鼠对心肌缺血损伤耐受性增强，4~6 周时则无缺血耐受性增强的表现，而 8 周时缺血损伤反而加重。此外，由于磺酰脲类药物（sulfonylurea）能阻断 $K_{ATP}$ 通道而影响缺血预适应的效应，故长期服用磺酰脲类降血糖药患者的心脏不能诱导出缺血预适应现象。

然而，缺血刺激诱发的心肌保护在临床应用不便，患者心理上难以接受短暂缺血处理，加之伦理道德的原因，故限制了缺血预适应在临床的直接应用。目前预适应的概念已大大扩展。缺血预适应已从心脏扩展到心外组织，如脑、视网膜、肺、胃、肝脏、肾脏、小肠、骨骼肌等组织。除缺血外，其他刺激因素，如高温、运动、低氧、药物等也能诱发预适应样心脏保护作用。预适应概念的扩展，有助于寻找更安全有效的可应用于临床的治疗手段。

# 参 考 文 献

[1] Hausenloy DJ, Yellon DM. Ischaemic conditioning and reperfusion injury. Nat Rev Cardiol, 2016, 13（4）: 193-209.

[2] Lejay A, Fang F, John R, et al. Ischemia reperfusion injury, ischemic conditioning and diabetes mellitus. J Mol Cell Cardiol,

2016, 91: 11-22.

[3] Wang Y, Reis C, Applegate R, et al. Ischemic conditioning-induced endogenous brain protection: applications pre-, per- or post-stroke. Exp Neurol, 2015, 272: 26-40.

[4] Kleinbongard P, Skyschally A, Heusch G. Cardioprotection by remote ischemic conditioning and its signal transduction. Pflugers-Arch, 2017, 469 (2): 159-181.

[5] Hess DC, Blauenfeldt RA, Andersen G, et al. Remote ischaemic conditioning-a new paradigm of self-protection in the brain. Nat Rev Neurol, 2015, 11 (12): 698-710.

[6] Anttila V, Haapanen H, Yannopoulos F, et al. Review of remote ischemic preconditioning: rom laboratory studies to clinical trials. Scand Cardiovasc J, 2016, 50 (5-6): 355-361.

[7] Ravingerova T, Farkasova V, Griecsova L, et al. Remote preconditioning as a novel "conditioning" approach to repair the broken heart: potential mechanisms and clinical applications. Physiol Res, 2016, 65 (Suppl 1): S55-S64.

# 第十三章

# 利 尿 药

杨宝学[*]

　　"利尿药"一词来源于希腊语 diouretikos，意思是一种利于排尿的药物。虽然输液和增加水摄入可以产生多尿，但利尿药是指作用于肾脏，通过增加溶质和水排出而减少细胞外液的药物。临床上主要用于治疗各种原因引起的水肿，如心力衰竭、肾衰竭、肾病综合征及肝硬化等疾病引起的继发水肿的治疗；也可用于某些非水肿性疾病，如高血压、肾结石、高血钙症等的治疗。

　　早在公元前 16 世纪到公元前 13 世纪，古埃及医生便将植物和矿物的混合物加入酒和蜂蜜中作为利尿药使用[1]。公元 1 世纪，人们认为葡萄、常春藤、甜樱桃、橄榄都具有利尿作用。1788 年 Joseph Plenick 在发表的一篇论述中提到了 115 种有利尿作用的植物，包括大蒜、甘草、藏红花等。1553 年，Paracelsus 发现无机汞能治疗水肿。1919 年维也纳的一名三年级医学生 Vogl 用汞剂梅巴酚治疗梅毒患者时发现，用药后患者的 24h 排尿量达到了 1200ml，而用药前的平均日排尿量只有 200～500ml。同样的现象也发生在心力衰竭等疾病患者中。从此汞制剂作为高效的利尿药用于治疗心力衰竭引起的严重水肿。但由于有机汞的毒性，现已无人使用[2]。

　　目前常用利尿药按作用机制和效能分为 5 类，包括袢利尿药（loop diuretics），也称为高效能利尿药（high efficacy diuretics），如呋塞米、布美他尼、阿佐塞米、吡咯他尼、依他尼酸；噻嗪类利尿药（thiazide diuretics），也称为中效能利尿药（moderate efficacy diuretics），如具有噻嗪结构的氢氯噻嗪、氯噻嗪和无噻嗪结构的吲哒帕胺、氯噻酮（氯酞酮）、美托拉宗、喹乙宗；保钾利尿药（potassium-retaining diuretics），也称为低效能利尿药（low efficacy diuretics），如螺内酯、氨苯蝶啶、阿米洛利；碳酸酐酶抑制药（carbonic anhydrase inhibitor），如乙酰唑胺；渗透性利尿药（osmotic diuretics），也称为脱水药，包括甘露醇、山梨醇、葡萄糖、尿素。这些利尿药安全、有效、价格相对低廉，广泛用于治疗高血压、心力衰竭和水肿等疾病。另外，尚有不属于利尿药，但有利尿作用的药物，如黄嘌呤类（氨茶碱）、成酸性盐类（氯化铵）等。

　　20 世纪 90 年代，人们研究了利尿药的作用靶点和机制。钠氯共转运体（$Na^+$-$Cl^-$ cotransporter，NCC）、钠氢交换体（NHE 或 $Na^+$-$H^+$ 交换体）、钠钾二氯共转运体（$Na^+$-$K^+$-$2Cl^-$ cotransporter，NKCC）被相继克隆和确定为利尿药作用靶点。一些在尿浓缩机制中发挥重要作用的膜通道蛋白和调控因子也已被认为是潜在的新型利尿药靶点。

---

　　* 通讯作者：杨宝学，E-mail：baoxue@bjmu.edu.cn

# 第一节 利尿药的生理学与药理学基础

## 一、肾脏的尿浓缩功能

尿液的生成是通过肾小球滤过、肾小管和集合管的重吸收及分泌过程而实现的。

血液中的成分除蛋白质和血细胞外，均可经肾小球滤过而形成原尿。正常人每日原尿量可达 180L，但排出的终尿仅为 1～2L，说明约 99%的原尿在肾小管被重吸收。有些药物可以作用于肾小球，如强心苷、氨茶碱、多巴胺等通过加强心肌收缩力、扩张肾血管、增加肾血流量和肾小球滤过率，使原尿生成增加，但由于肾脏存在球-管平衡的调节机制，这些药物并不能使终尿量明显增多，利尿作用很弱。因此目前常用的利尿药不是作用于肾小球，而是直接作用于肾小管，通过减少对水、电解质的重吸收而发挥利尿作用。

原尿中约 85%$NaHCO_3$、40%$NaCl$、葡萄糖、氨基酸和其他所有可滤过的有机溶质通过近曲小管特定的转运系统被重吸收，60%的水被动重吸收以维持近曲小管液体渗透压的稳定。与利尿药作用关系最密切的是 $NaHCO_3$ 和 $NaCl$ 的重吸收。在目前应用的利尿药中，只有碳酸酐酶抑制药主要在近曲小管中起作用。近曲小管重吸收 $NaHCO_3$ 是由近曲小管顶质膜的 $Na^+$-$H^+$交换体（$Na^+$-$H^+$ exchanger）所触发的。该转运系统促进管腔内的 $Na^+$进入细胞，交换细胞内的 $H^+$。基侧质膜的 $Na^+$，$K^+$-ATP 酶（$Na^+$，$K^+$-ATPase）将吸收进入细胞内的 $Na^+$泵出细胞，进入间质。$H^+$分泌进入管腔与 $HCO_3^-$形成 $H_2CO_3$。后者进一步脱水成为 $CO_2$ 和 $H_2O$，然后迅速进入细胞，在细胞内再水化成为 $H_2CO_3$。$H_2CO_3$ 在细胞内分解后，$H^+$用于 $Na^+$-$H^+$交换，$HCO_3^-$经一种特殊的转运体转运通过基侧质膜入血。管腔内的脱水反应和细胞内的再水化反应均由碳酸酐酶（carbonic anhydrase，CA）催化（图13-1）。碳酸酐酶的活性可以被碳酸酐酶抑制药所抑制。近曲小管水的重吸收是在 $NaHCO_3$和 $NaCl$ 重吸收建立的跨小管上皮细胞的渗透压差的作用下，由水通道蛋白（aquaporin，AQP）1 介导的。AQP1 基因敲除小鼠表现为严重的尿崩症[3]。汞可以抑制 AQP1 的水通透性[4]，但因其有毒性，已不作为利尿药使用。

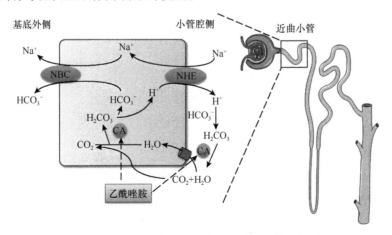

图 13-1  碳酸酐酶抑制药作用靶点及机制示意图

NBC，$Na^+$-$HCO_3^-$共转运体；NHE，$Na^+$-$H^+$交换体；CA，碳酸酐酶

在近曲小管远端，$HCO_3^-$ 和有机溶质被小管液带走，此时小管液中主要含有 NaCl。$Na^+$ 被持续重吸收，但 $Na^+$-$H^+$ 交换体驱动的 $H^+$ 的分泌则不再继续与 $HCO_3^-$ 结合，游离 $H^+$ 导致管腔 pH 降低，激活 $Cl^-$-碱交换体（$Cl^-$-base exchanger），最终净吸收 NaCl。目前尚无利尿药影响该过程。由于近曲小管 AQP1 对水有高度通透性，管腔液的渗透压和 $Na^+$ 浓度在整个近曲小管液保持恒定。

髓袢降支细段只吸收水。髓袢降支细段上皮细胞顶质膜表达 AQP1，因此对水的通透性大。此段髓质细胞间质组织高渗，水被渗透压驱动而重吸收。髓袢降支细段还存在尿素通道蛋白（urea transporter，UT）-A2，其介导跨上皮细胞的尿素转运以维持髓质的渗透压梯度。

原尿中约 35% 的 $Na^+$ 在髓袢升支粗段髓质和皮质部被重吸收。髓袢升支粗段对 NaCl 的重吸收依赖于管腔膜上的钠钾二氯共转运体-2（NKCC2）（图 13-2）。袢利尿药选择性阻断 NKCC2。进入细胞内的 $Na^+$ 由基侧质膜上的 $Na^+$，$K^+$-ATP 酶主动转运至细胞间质，在细胞内蓄积的 $K^+$ 扩散返回管腔，形成 $K^+$ 的再循环，造成管腔内正电位，驱动 $Mg^{2+}$ 和 $Ca^{2+}$ 的重吸收。因此，抑制髓袢升支粗段的利尿药，不仅增加 NaCl 的排出，也增加 $Mg^{2+}$ 和 $Ca^{2+}$ 的排出。此段不通透水，因而该段在尿液的稀释和浓缩机制中具有重要意义，不仅稀释了管腔液，而且重吸收的 $Na^+$ 可维持髓质的高渗。袢利尿药抑制 NKCC2 介导的 NaCl 重吸收，一方面降低了肾的稀释功能，另一方面由于髓质的高渗无法维持而降低了肾的浓缩功能，排出大量接近于等渗的尿液，产生强大的利尿作用。

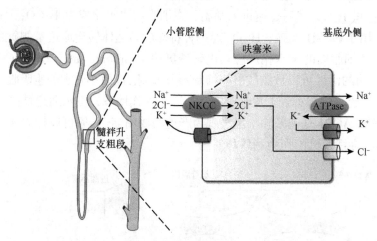

图 13-2　袢利尿药作用靶点及机制示意图

NKCC，钠钾二氯共转运体；ATPase，$Na^+$，$K^+$-ATP 酶

原尿中约 10% 的 NaCl 在远曲小管被重吸收，主要通过钠氯共转运体（NCC）（图 13-3）。大部分远曲小管不通透水（远端由 AQP2 和 AQP3 介导水的通透性），NaCl 的重吸收进一步稀释了小管液。噻嗪类利尿药通过阻断 NCC 而产生作用。另外，$Ca^{2+}$ 通过顶质膜上的钙通道和基侧质膜上的 $Na^+$-$Ca^{2+}$ 交换体（$Na^+$-$Ca^{2+}$ exchanger）而被重吸收，甲状旁腺激素（parathyroid hormone，PTH）可以调节这个过程。

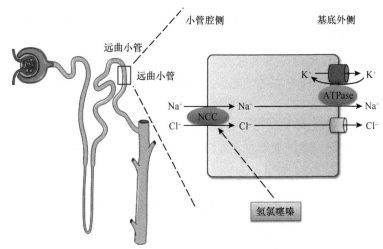

图 13-3 噻嗪类利尿药作用靶点及机制示意图

NCC，钠氯共转运体；ATPase，$Na^+$，$K^+$-ATP 酶

集合管重吸收原尿中 2%～5% 的 NaCl，重吸收的机制与其他节段不同。主细胞顶质膜通过分离的钠通道和钾通道重吸收 $Na^+$ 和排出 $K^+$，进入主细胞内的 $Na^+$ 通过基侧质膜的 $Na^+$，$K^+$-ATP 酶转运进入血液循环（图 13-4）。由于 $Na^+$ 进入细胞的驱动力超过 $K^+$ 的分泌，因而 $Na^+$ 的重吸收要超过 $K^+$ 的分泌，可产生显著的管腔负电位。该负电位驱动 $Cl^-$ 通过细胞旁途径吸收入血。

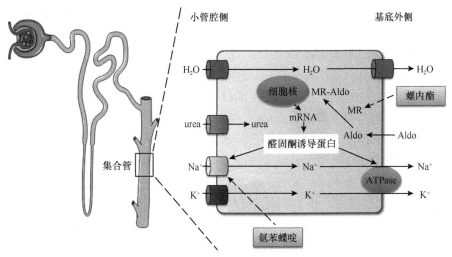

图 13-4 保钾利尿药作用靶点及机制示意图

MR-Aldo，醛固酮-受体复合物；Aldo，醛固酮；ATPase，$Na^+$，$K^+$-ATP 酶；urea，尿素

由于集合管管腔 $Na^+$ 的浓度与 $K^+$ 的分泌有密切的联系，作用于集合管上游的利尿药如果增加 $Na^+$ 的排出，则将促进集合管 $K^+$ 的分泌。如果 $Na^+$ 以与离子结合的方式排出（如与 $HCO_3^-$ 结合），$Cl^-$ 则不容易在集合管被重吸收，导致管腔的负电位增加，进一步促进 $K^+$ 的分泌。

醛固酮通过对基因转录的影响，增加顶质膜钠通道和钾通道的活性及 $Na^+$，$K^+$-ATP

酶的活性，促进 $Na^+$ 的重吸收及 $K^+$ 的分泌。醛固酮拮抗药螺内酯及钠通道阻滞药氨苯蝶啶等作用于此部位，又被称为保钾利尿药。

影响尿浓缩的最后关键是抗利尿激素（antidiuretic hormone，ADH，也称升压素，vassopressin）。在无 ADH 存在的情况下，集合管不通透水。在 ADH 调节下，储存于集合管上皮细胞内囊泡的 AQP2 转移到顶膜，大量的水通过 AQP2 和表达于基底膜的 AQP3 及 AQP4 被再吸收，使尿液浓缩[5]。表达于集合管末端的 UT-A1 也在 ADH 调控下转移到细胞膜，增加集合管对尿素的通透性，促进尿素的重吸收，以维持肾内髓组织的渗透压梯度[6, 7]。

# 二、利尿药的药理学基础

乙酰唑胺是首个应用于临床的碳酸酐酶抑制药，通过抑制近端小管的碳酸酐酶活性，减少 $HCO_3^-$ 的重吸收，导致与 $HCO_3^-$ 结合的 $Na^+$ 重吸收减少，发挥利尿作用（图 13-1）。在目前应用的利尿药中，只有碳酸酐酶抑制药在近曲小管发挥作用。乙酰唑胺能造成 $K^+$ 排泄增加和 $Cl^-$ 排泄减少[8]。

袢利尿药主要作用于髓袢升支粗段，可逆性地抑制 NKCC2 对 $Na^+$、$K^+$ 和 $Cl^-$ 的转运，减少 NaCl 的重吸收，使管腔液 NaCl 浓度升高，髓质组织间液渗透压下降，降低肾的尿浓缩能力，从而达到利尿效果（图 13-2）。袢利尿药也可以阻断致密斑处的 NKCC2，抑制管–球反馈机制。袢利尿药与血浆白蛋白结合率很高（＞95%），能够在血中运输到近曲小管的有机酸分泌位点，有机酸可将袢利尿药与白蛋白分离，并横穿细胞到达管腔，从而与 NKCC2 结合。袢利尿药不仅增加 NaCl 的排出，也增加 $Ca^{2+}$ 和 $Mg^{2+}$ 的排出。

噻嗪类利尿药通过阻断 NCC（图 13-3），减少 NaCl 的重吸收，产生利尿作用。噻嗪类利尿药对碳酸酐酶有一定的抑制作用，故略增加 $HCO_3^-$ 的排泄。与袢利尿药相同，噻嗪类的作用依赖于前列腺素的产生，而且也能被非甾体抗炎药所抑制。此外，与袢利尿药相反，本类药物还促进基侧质膜的 $Na^+$-$Ca^{2+}$ 交换，减少尿 $Ca^{2+}$ 含量。

醛固酮拮抗药螺内酯及钠通道阻滞药阿米洛利等为保钾利尿药。螺内酯与醛固酮结构相似，在远曲小管与集合管竞争性结合醛固酮受体，干扰醛固酮促进 $Na^+$ 重吸收的作用，促进 $Na^+$ 的排出，同时减少 $Na^+$-$K^+$ 交换，发挥保钾利尿作用（图 13-4）。阿米洛利能选择性地阻断上皮钠通道（ENaC），在远端小管末端和集合管抑制 $Na^+$ 的重吸收，间接减少醛固酮敏感性的 $Na^+$-$K^+$ 交换，导致尿液中 $Na^+$ 排泄增加，$K^+$ 排泄减少。阿米洛利在高浓度时，阻滞 $Na^+$-$H^+$ 和 $Na^+$-$Ca^{2+}$ 反向转运体（antiporter），抑制 $H^+$ 和 $Ca^{2+}$ 的排泄。

渗透性利尿药主要在近曲小管和髓袢降支发挥利尿作用。生理条件下，水在这些肾小管节段通过 AQP1 被重吸收。肾脏近曲小管内的尿液与血浆等渗。静脉给予渗透性利尿药后，其经肾小球滤过，不易被肾小管重吸收，在近曲小管腔内形成高渗透压，可阻止水的重吸收，因此更多的水和钠进入髓袢，再进入远曲小管和集合管，于是尿量、钠和钾排出增多，产生利尿作用。另外，还因扩充血容量、增加有效滤过压、提高肾血流量和肾小球滤过率而利尿。这些药物还可以抑制抗利尿激素在集合管的作用，通过产生反渗透力抑制水的重吸收，从而使尿量增加发挥利尿作用。

渗透性利尿药在体内不被代谢或代谢较慢，但能迅速提高血浆渗透压，使组织间液中的水分转移至血浆，引起组织脱水。因此渗透性利尿药可以控制脑脊液的压力和容量，达到消除脑水肿、减低颅内压的目的；也可用作治疗青光眼和术前降眼压。

# 第二节 碳酸酐酶抑制药

## 一、碳酸酐酶抑制药的发现

1937年，一位医生发现磺胺类抗菌药氨基苯磺酰胺（aminobenzene sulfonamide）能引起代谢性酸中毒及碱性尿液。后来 Pitts 发现磺胺能减少犬肾脏碳酸氢钠的重吸收。1942年，Hober 发现碱性尿源于钠和碳酸氢盐的排泄。1949年，Schwartz 将磺胺应用于心力衰竭患者，增加了其钠和水的排泄，但对氯的排泄却没有影响。这些发现促使科学家对磺胺类药物及其衍生物的利尿作用进行机制研究，终于在 1953 年证实乙酰唑胺可通过抑制碳酸酐酶活性产生利尿作用，开创了现代利尿药的新纪元。乙酰唑胺作为碳酸酐酶的强效抑制剂，于 1956 年开始应用于临床[8]。乙酰唑胺抑制碳酸酐酶的能力是磺胺药物的 1000 倍。由于在正常情况下碳酸酐酶过量地存在于组织内，在肾内必须有大量酶的活性被抑制，其药理效应才能变得明显，故本类药物的利尿作用十分有限。加之增加 $HCO_3^-$ 的排出可造成代谢性酸血症，且长期服用会产生耐受性，故现很少将碳酸酐酶抑制药单独用于利尿。

## 二、主要的碳酸酐酶抑制药

### 乙酰唑胺（acetazolamide）

乙酰唑胺又称醋唑磺胺（diamox），是碳酸酐酶抑制药的原型药。

**1. 药动学** 乙酰唑胺口服吸收迅速，服用 30min 后就可以影响尿液，血浆蛋白结合率为 90%，1～1.5h 开始降低眼压，3～6h 作用达到高峰，可持续 8～12h，药物大部分以原型经肾排出，服用量的 80% 在 8～12h 排出，24h 可排尽。

**2. 药理作用和临床应用**

（1）治疗青光眼：乙酰唑胺能抑制眼睫状体向房水中分泌 $HCO_3^-$，降低眼压，减少房水生成，故可应用于青光眼的治疗。

（2）急性高山病：登山者在急速登上 3000m 以上时会出现无力、头晕、头痛和失眠的症状。一般可自然缓解。严重时会出现肺水肿或脑水肿，危及生命。乙酰唑胺能够减少脑脊液的生成，降低脑脊液及脑组织的 pH，减轻症状，改善机体功能。开始攀登前 24h 口服乙酰唑胺起预防作用[9]。

（3）碱化尿液：用乙酰唑胺碱化尿液可促进尿酸、胱氨酸和弱酸性物质（如阿司匹林）的排泄。初期有效，长时间服用注意补充碳酸氢盐。

（4）纠正代谢性碱中毒：持续性代谢性碱中毒多数是因为体内 $K^+$ 和血容量减少或是体内盐皮质激素水平过高所致，一般应针对这些病因治疗。但当心力衰竭患者在使用过多利尿药造成代谢性碱中毒时，由于补盐可能会增加心室充盈压，因而可使用乙酰唑胺。同时微弱的利尿作用也对心力衰竭有益。乙酰唑胺还可用于迅速纠正呼吸性酸中毒继发的代谢性碱中毒。

（5）其他：乙酰唑胺可通过影响 γ-氨基丁酸的生成和代谢速度等机制，用于癫痫辅助治疗；用于伴有低血钾症的周期性瘫痪；用于严重高磷酸盐血症，增加磷酸盐的尿排泄。

**3. 临床应用与评价**　由于新利尿药的不断涌现，加之其利尿作用较弱，乙酰唑胺现在很少作为利尿药使用，主要用于青光眼、急性高山病等。

**4. 不良反应**　严重不良反应少见。作为磺胺的衍生物，可能会造成骨髓抑制、皮肤毒性、磺胺样肾损害，对磺胺过敏的患者易对本药产生过敏反应。长时用药后，体内贮存的 $HCO_3^-$ 减少，可导致高氯性酸中毒。酸中毒和 $HCO_3^-$ 耗竭会引起其他肾小管节段对 $Na^+$ 重吸收增加，因此，乙酰唑胺在使用一段时间之后，其利尿作用会显著降低，一般有效利尿作用仅维持 2～3 天。其减少 $HCO_3^-$ 的作用会导致磷酸盐尿和高钙尿症。长期用药也会引起肾脏排泄可溶性物质的能力下降，而且钙盐在碱性 pH 下相对难溶，易形成肾结石。长期应用可引起 $K^+$ 的丢失，可以给予 KCl 纠正。较大剂量乙酰唑胺可引起嗜睡和感觉异常。肾衰竭患者使用该类药物可引起蓄积，造成中枢神经系统毒性。

## 双氯非那胺（diclofenamide）

**1. 药理作用**　双氯非那胺发挥作用比乙酰唑胺缓慢。其可减少房水生成量，从而使眼压下降，但没有增加房水排出的功能。除可抑制 $Na^+$ 和 $K^+$ 的重吸收外，还可增加 $Cl^-$ 的排出，故代谢性酸中毒发生较慢。

**2. 临床应用与评价**　双氯非那胺临床上用于治疗肺功能不全并发的呼吸性酸中毒，亦可治疗各种类型的青光眼，特别适用于急性闭角型青光眼急性发作期、急性眼压升高的继发性青光眼及对乙酰唑胺不敏感的病例。也作为青光眼手术的术前降压药。双氯非那胺同其他碳酸酐酶抑制药一样，不能长期用于控制眼压。

**3. 不良反应**　四肢麻木及刺痛感、疲劳、体重减轻、困倦抑郁、嗜睡、性欲减低、精神错乱等。胃肠道反应有厌食、金属样味觉、恶心、消化不良、腹泻。肾脏反应有多尿、夜尿、肾及泌尿道结石等。还可出现暂时性近视、磺胺样皮疹、剥脱性皮炎。少见不良反应有电解质紊乱，如代谢性酸中毒、低钾血症（补充碳酸氢钠及钾盐有可能减轻症状）；听力减退和造血系统障碍，如急性溶血性贫血、粒细胞减少症、血小板减少症、嗜伊红细胞增多症、再生障碍性贫血及肾衰竭。

## 醋甲唑胺（methazolamide）

**1. 药理作用**　醋甲唑胺化学结构类似乙酰唑胺，相比于乙酰唑胺，在氮原子上多一个甲基，因此，药理作用与乙酰唑胺相同。眼内透过性比乙酰唑胺强，醋甲唑胺穿透血-房水和血脑屏障的作用相对乙酰唑胺更强。同时抑制碳酸酐酶作用也强于乙酰唑胺，在体内醋甲唑胺的血浆蛋白结合率为 55%，低于乙酰唑胺，所以在较低剂量便有明显降眼压作用。

**2. 临床应用与评价**　醋甲唑胺适用于原发性开角型青光眼、闭角型青光眼、某些继发性青光眼及局部用抗青光眼药眼压控制不理想患者的辅助治疗。由于醋甲唑胺降眼压的同时对酸碱平衡影响较少，故对于患有严重阻塞性肺部疾病的患者本品优于乙酰唑胺。对尿枸橼酸分泌的影响较乙酰唑胺小。对需口服碳酸酐酶抑制药治疗，但易引起肾结石形成的患者，应使用醋甲唑胺。

**3. 不良反应** 与乙酰唑胺相似，但比乙酰唑胺轻，包括恶心、厌食、感觉异常、不适、疲劳及皮肤糜烂等不良反应。可引起肾结石，但较罕见。可引起严重的血液学不良反应，包括再生障碍性贫血和粒细胞缺乏症。可发生史–约综合征[10]。

# 第三节　噻嗪类利尿药

噻嗪类利尿药是临床广泛应用的一类口服利尿药和降压药。它们是由杂环苯并噻二嗪与一个磺酰胺基组成。

## 一、噻嗪类利尿药的发现

氯噻嗪（chlorothiazide）是在寻找碳酸酐酶强抑制药的过程中，由 Novello 和 Sprague 合成[11]的最早的噻嗪类利尿药。在研究苯磺酰胺类化合物（碳酸酐酶抑制药）的利尿作用时，发现在苯磺酰胺的间位引入一个磺酰胺基后，其排 $Na^+$ 和 $Cl^-$ 的作用大大增强[12]。再在苯环上引入氯原子和氨基后，利尿活性增加。当在此基础上用脂肪酸酰化，其利尿活性又得到了进一步的增强。当用甲酸酰化时，就得到了一个环状的 1，2，4-苯并噻二嗪类的化合物氯噻嗪。动物实验发现，相比之前发现的其他类型的利尿药，氯噻嗪使尿中 $Cl^-$ 浓度增加。更深入的研究发现，氯噻嗪对 $Na^+$ 和 $Cl^-$ 的转运有直接作用，而和碳酸酐酶无关。氯噻嗪于 1958 年作为利尿药被 Beyer 及其同事首次应用于临床。此后，通过对氯噻嗪进行结构改造，产生了一些新的具有利尿作用的噻嗪类衍生物，如其二氢化合物氢氯噻嗪（hydrochlorothiazide），利尿作用比氯噻嗪强 10 倍。之后又在氯噻嗪和氢氯噻嗪的基础上进行结构改造，得到了一系列苯并噻嗪结构的利尿药，如氢氟噻嗪（hydroflumethiazide）、泊利噻嗪（polythiazide）、喹乙宗（quinethazone）等，它们结构上都有磺胺基，且药理作用相似，但噻嗪环相差较大；同时发现了一些非噻嗪类结构，但利尿作用和噻嗪类相似的化合物，如氯噻酮（chlortalidone）和美托拉宗（metolazone）。临床上将这两类具有相同作用机制的药物统称为噻嗪类利尿药。

## 二、主要的噻嗪类利尿药

### 氢氯噻嗪（hydrochlorothiazide）

**1. 药动学** 氢氯噻嗪脂溶性较高，口服吸收迅速，但不完全，生物利用度为 65%～70%。口服后 1h 起效，2h 血药浓度达高峰，维持 12～18h。部分和血浆蛋白结合，蛋白结合率 40%，部分进入红细胞内，发挥抑制碳酸酐酶作用。口服用量的 95% 以原型从近曲小管分泌，由尿排出。

**2. 药理作用** 氢氯噻嗪的主要药理作用是利尿和降血压。其利尿作用主要是通过抑制远曲小管上皮细胞顶膜上的钠氯共转运体，抑制 $Na^+$ 和 $Cl^-$ 的重吸收产生的。其还可以在近曲小管抑制碳酸酐酶，因此尿中排出 $HCO_3^-$ 也增加。同时，氢氯噻嗪还可以抑制磷酸二酯酶活性，减少肾小管脂肪酸摄取，降低线粒体耗氧量，从而抑制肾小管对 $Na^+$ 和 $Cl^-$ 的重吸收。氢氯噻嗪的降压作用可能是由 $Na^+$ 的排泄及其他的肾外机制引起的。氢氯噻嗪对肾脏血流动力学和肾小球滤过功能也有影响。氢氯噻嗪减少对 $Na^+$ 和 $Cl^-$ 的重吸收，使远曲小管的水和 $Na^+$ 增加，肾小管内压升高，激活致密斑的管-球反射，使肾素和血管紧张素分泌增多，肾脏血管收缩，肾血流量下降，肾脏入球小动脉和出球小动脉收缩，肾小球滤过率下降。氢氯噻嗪的利尿作用弱于袢利尿药。在肾源性尿崩症患者中，氢氯噻嗪可以减少尿量，呈现抗利尿作用，有时达到 50%，但作用机制尚不清楚。

**3. 临床应用与评价** 氢氯噻嗪是临床上常用的利尿药。氢氯噻嗪可用于各种原因引起的水肿。对轻、中度心源性水肿疗效较好，是慢性心功能不全的主要治疗药物之一。对肾性水肿的疗效与肾功能损害程度有关，受损较轻者效果较好。肝性水肿在应用氢氯噻嗪时，要注意防止低钾血症诱发肝性脑病。氢氯噻嗪是治疗原发性高血压的基础用药之一，多与其他降压药合用，可降低后者的剂量，减少副作用。也可用于肾性尿崩症及血管升压素无效的中枢性尿崩症。还用于预防含钙成分形成的结石。

**4. 不良反应** 氢氯噻嗪的不良反应大多呈剂量相关性和服药时间相关性。可引起电解质平衡失调，如低钾血症、低钠血症、低镁血症和低氯性碱血症等，表现为口干、烦躁、肌肉痉挛、恶心、呕吐和极度疲乏无力，可合用保钾利尿药防治。氢氯噻嗪可引起高尿酸血症，因此痛风者慎用。氢氯噻嗪还可导致高血糖和高脂血症。可使糖尿病患者及糖耐量中度异常的患者血糖升高，可能是因其抑制了胰岛素的分泌及减少了组织利用葡萄糖。纠正低钾血症后可部分翻转高血糖效应。氢氯噻嗪可使血清胆固醇增加，并增加低密度脂蛋白。糖尿病和高脂血症患者慎用。氢氯噻嗪可以竞争性抑制尿酸的分泌，使血尿酸升高，诱发痛风。由于通常无关节疼痛等症状，因此高尿酸血症常被忽视。氢氯噻嗪因降低肾小球滤过率，减少血容量，加重氮质血症，对于肾功能严重损害者，可诱发肾衰竭。氢氯噻嗪为磺酰胺类药物，与磺胺类药物有交叉过敏反应，可见皮疹、皮炎（包括光敏性皮炎）等，偶见严重的过敏反应如溶血性贫血、血小板减少、坏死性胰腺炎等。

### 环戊噻嗪（cyclopenthiazide）

环戊噻嗪药理作用同氢氯噻嗪，但利尿效价较氢氯噻嗪强 100 倍。环戊噻嗪口服吸收迅速，其生物利用度为 50%～76%。在各组织中均有分布，集中分布于肾脏和肝脏。血浆药物浓度在 2h 达到峰值，服药后 1～2h 出现利尿作用，3～6h 有降血压的效果，作用持续6～12h。用于各种类型水肿，也用于治疗高血压、中枢性或肾性尿崩症。不良反应同氢氯噻嗪。

### 苄氟噻嗪（bendroflumethiazide）

苄氟噻嗪药理作用与氢氯噻嗪相似，口服后迅速吸收，排泄较慢，持续时间较长（约18h），$K^+$ 和 $HCO_3^-$ 的排出量较少。用于治疗各种水肿，包括充血性心力衰竭、肝硬化腹水、肾病综合征、急慢性肾源水肿、慢性肾衰竭早期、肾上腺皮质激素和雌激素治疗所致的水钠潴留。亦可单独或与其他降压药联合应用治疗原发性高血压。另外，还可用于尿崩症及肾结石的治疗。

### 环噻嗪（cyclothiazide）

环噻嗪口服 2h 开始出现利尿作用，持续时间达到 24h。其药理作用、适应证和不良反应同氢氯噻嗪。

# 吲哒帕胺（indapamide）

吲哒帕胺是氨苯磺胺的衍生物，有吲哚环结构。由法国 Servier 公司和德国 Pharmacodex 公司研发，1975 年 11 月在瑞士和比利时上市，国内首次注册时间为 1992 年。

**1. 药动学** 吲哒帕胺口服后在胃肠道内吸收迅速完全，而且不受食物和抗酸剂的影响，没有首过效应。在血浆中清除慢，呈双相半衰期。吸收期血浆半衰期为 1.5～2h，分布期血浆半衰期为 17～20h，30min 血浆药物浓度达到峰值。血浆蛋白结合率为 79%，生物利用度为 93%。单独口服时 24h 达到最大降压效应。多次给药后 8～12 周达到最大降压效应，且此效应可以维持 8 周。其可分布于各组织，血管平滑肌药物浓度高，也可透过血脑屏障进入脑组织，透过胎盘屏障进入胎儿，少量也可以由乳汁分泌。吲哒帕胺由肝脏部分代谢，产生 19 种代谢产物，70% 经肾排泄，23%经胃肠道排出。因其脂溶性强，大部分原型药物和代谢产物被脂肪溶解。少量（原型药物占 5%）可以由尿液和粪便排出，其排出时间较短，大概 1 周。肾功能不全者或者肾损伤时，药物不会蓄积，而是由胆汁排出体外，因此可以用于慢性肾衰竭患者。但若同时有肝胆功能损害，则禁止使用。

**2. 药理作用** 吲哒帕胺不仅有利尿作用，也是一种钙通道阻滞药，作用机制类似于氢氯噻嗪，但作用比其强 10 倍。作为一种噻嗪类药物，吲哒帕胺有双重作用机制。一方面，其脂溶性较高，可以更多进入组织，作用于血管壁产生舒张血管的作用。吲哒帕胺的分布容积较大，降低收缩压和舒张压的谷峰比分别为 89% 和 85%。其可调节跨膜离子转运机制，阻滞 $Ca^{2+}$ 内流，对平滑肌有较高的选择性，从而使周围小血管扩张，外周血管阻力下降，达到降血压的作用。另一方面，其可抑制远端肾小管近端皮质部的水和 $Na^+$ 重吸收，增加 $Na^+$ 和 $Cl^-$ 的排泄，较小程度上促进 $K^+$ 和 $Mg^{2+}$ 的排泄，从而产生利尿作用。其对血管平滑肌的作用大于利尿作用。同时，吲哒帕胺还可以刺激血管扩张因子和抗血小板因子 $PGE_2$ 和 $PGI_2$ 的合成，逆转左心室肥厚，但不影响心排血量、心肌收缩力、心率和心律。

**3. 临床应用与评价** 吲哒帕胺是一种强效、长效的降压药，其对血管平滑肌的作用（使外周血管阻力下降）大于利尿作用。常用于治疗轻中度原发性高血压、充血性心力衰竭伴高血压和充血性心力衰竭引起的水钠潴留。Ⅱ期和Ⅲ期临床研究结果显示，单独使用吲哒帕胺时，其降血压的作用可以持续 24h，降压使用的剂量仅表现出轻度利尿作用。

吲哒帕胺的耐受性较好，但荷兰药物不良反应检测中心曾报道过数例用药后引起的严重低血钾。也有报道短期、中期和长期应用吲哒帕胺治疗高血压患者时，三酰甘油、LDL-C 和 HDL-C 代谢都不受到影响，用于糖尿病性高血压患者也有同样的结果，且糖代谢也不受到影响。

临床上有一种吲哒帕胺缓释剂，此缓释剂释放的吲哒帕胺成分可以迅速被胃肠道完全吸收，进食可以轻度加快吸收过程，但不改变吸收量。一次服药 12h 可以达到血药浓度的峰值，重复给药可以减少两次用药间隔血药浓度的变化。用药 7 天后血药浓度可以达到稳态，重复给药不引起药物蓄积。

**4. 不良反应** 与氢氯噻嗪相似，但比噻嗪类轻。此外，急性毒性实验通过静脉或腹腔内注射吲哒帕胺，引起的主要症状和吲哒帕胺的药理作用相关，主要表现为呼吸变缓和外周血管扩张。在临床试验中，使用吲哒帕胺后观察到有低钾血症发生。吲哒帕胺治疗期间，血浆中尿酸和血糖浓度增加，因此对于痛风患者和糖尿病患者，使用时要进行仔细评估。

## 氯噻酮（chlortalidone，氯酞酮）

氯噻酮属于类噻嗪类利尿药，是苯并吡咯酮衍生物。

**1. 药动学** 氯噻酮口服吸收不规则。主要和红细胞内碳酸酐酶结合，少部分结合血浆蛋白，严重贫血时与血浆蛋白（主要是白蛋白）结合增多。口服 2h 起效，作用持续 24～72h，半数清除时间达到 35～50h，显著长于其他噻嗪类药物。其可透过胎盘屏障，也可以从乳汁中分泌。主要以原型从尿中排泄，部分在体内被代谢，65%经由肾脏排泄，胆道不是主要的排泄途径。

**2. 药理作用** 氯噻酮的药理作用同氢氯噻嗪，利尿作用与其相当，但对碳酸酐酶的抑制作用比氢氯噻嗪强 70 倍，尿中排出 $HCO_3^-$ 增多。且氯噻酮比氢氯噻嗪降低收缩压的效果更好。

**3. 临床应用与评价** 相比于噻嗪类利尿药，氯噻酮的半数消除时间更长，并且 24h 降血压效果更好，特别是在夜间[13, 14]，可能是由于氯噻酮可以被红细胞优先摄取，发挥抗碳酸酐酶的作用[14]。除此之外，有研究显示类噻嗪类利尿药可以通过减少血小板聚集和血管通透性调节血管状态。之前的研究将氯噻酮和氢氯噻嗪在降血压方面进行对比，出现了很多矛盾的结果。有一份 Meta 分析结果显示，氯噻酮相比氢氯噻嗪更不容易引起心血管疾病[14]。当下降相同数值的血压时，类噻嗪类利尿药引起的心血管疾病比噻嗪类利尿药低 12%，引起的心力衰竭比噻嗪类利尿药低 21%[15]。

氯噻酮相比于氢氯噻嗪更容易引起低钠血症，对各年龄段的患者都有此现象。有一项基于人群的回顾性队列研究，针对 29 873 例 66 岁以上的患者进行调查，发现氯噻酮引起的因低钠血症住院的人数比氢氯噻嗪多了约 1.7 倍[16]。

**4. 不良反应** 同氢氯噻嗪。此外，氯噻酮更容易引起水电解质紊乱，主要是低钠血症和低钾血症。长期缺钾会引起肾小管上皮的空泡样变，以及引起严重快速性心律失常等异位心律。低钠血症会引起中枢神经系统症状，以及加重肾损害。脱水会引起血容量和肾血流量减少，也可降低肾小球滤过率。

## 美托拉宗（metolazone）

**1. 药动学** 口服吸收迅速，但不完全（64%），有些心脏病患者吸收率仅 40%。此药可广泛与血红蛋白和红细胞结合，而不发挥抑制碳酸酐酶的作用。服药后 1h 发挥利尿作用，持续 12～24h。半数消除时间约 8h。主要以原型经由肾脏排泄，小部分以无活性代谢物从尿液中排泄，另外少部分经由胆汁排泄。可通过胎盘屏障，也可经由乳汁分泌。

**2. 药理作用** 美托拉宗的化学结构与噻嗪类不同，其药理作用与氢氯噻嗪相似，利尿作用介于噻嗪类药物和强效的袢利尿药之间，比氢氯噻嗪强 10 倍，甚至在肾小球滤过率（GFR）<20ml/min 时，仍能发挥利尿作用，持续时间较长。因此对于中度至重度肾衰竭患者，美托拉宗比噻嗪类利尿药更加有效，比降血压药物苄氟噻嗪的降压效果更好。无抑制碳酸酐酶作用。

**3. 临床应用与评价** 有研究表示，美托拉宗相比呋塞米 24h 尿量更多，可能是通过增加钾的排泄引起的[17]。对于急性失代偿性心力衰竭患者，当其出现袢利尿药抵抗时，口服美托拉宗和静脉注射氯噻酮可以达到相同的效果，并且都不会损伤肾脏功能和干扰水电解质平衡[18]，因此口服美托拉宗被认为是这类患者的首选药物[19]。

小剂量的美托拉宗和呋塞米合用可以作为终末期肾衰竭（end-stage renal failure, ESRF）患者姑息疗法中的替代疗法，以控制难治性液体潴留。终末期肾衰竭患者在姑息疗法下，不进行血液透析可以存活数月甚至数年，但会出现严重肾衰竭引起的液体潴留症状。临床研究结果显示，将小剂量的美托拉宗和呋塞米合用，可以有效减轻终末期肾衰竭患者液体潴留的症状，改善患者生存质量[20]。

**4. 不良反应** 同氢氯噻嗪。此外，可以引起粒细胞减少和癫痫样发作。个别出现心悸、胸痛、心室颤动等。有较为明显的肾损伤、肌颤、高血尿酸、葡萄糖耐量下降的发生率更高。

### 喹乙宗（quinethazone，喹噻酮）

喹乙宗的药理作用类似氢氯噻嗪。给药后约 2h 利尿开始，6h 达高峰，作用持续 18～24h。用于治疗水肿及高血压。有研究结果显示，喹乙宗和呋塞米合用可用于治疗充血性心力衰竭[21]。

# 第四节 袢利尿药

## 一、袢利尿药的发现

最早的袢利尿药是 20 世纪 60 年代研发的呋塞米（速尿）和依他尼酸（利尿酸）。1964 年，呋塞米作为一种新型袢利尿药开始用于临床，该类药物与此前广泛应用的噻嗪类利尿药化学结构、作用靶点不同，利尿强度远大于噻嗪类利尿药。与呋塞米同时期还发现了一类苯氧乙酸类袢利尿药——依他尼酸。1963 年，首次出现依他尼酸应用于临床的报道，证实其利尿作用等同甚至超过有机汞制剂和苯并噻二嗪类化合物，后续的研究也确定其利尿效果和对于各类水肿的治疗作用。此后，又陆续研发出了多种袢利尿药：布美他尼（研发于 20 世纪 70 年代，成为呋塞米和依他尼酸之后第 3 种袢利尿药）；依托唑啉（1977 年上市）；替尼酸（1979 年上市，1980 年召回）；阿佐塞米（1981 年上市）；吡咯他尼（20 世纪 80 年代上市）；托拉塞米（1993 年上市）。

化学结构方面，袢利尿药主要有含磺酰胺基类和苯氧乙酸类两大类。含磺酰胺基类袢利尿药包括呋塞米、托拉塞米、阿佐塞米、布美他尼和吡咯他尼；苯氧乙酸类袢利尿药包括依他尼酸和替尼酸。

## 二、基本药理作用

袢利尿药能使肾小管对 $Na^+$ 的重吸收显著下降，正常状态下，给予大剂量呋塞米可使成人排尿明显增加，排尿量可达 30～40ml/min。

利尿作用的分子机制是特异性地与 $Cl^-$ 结合位点结合而抑制分布在髓袢升支管腔膜侧的 NKCC2，因而抑制 NaCl 的重吸收，降低肾的稀释与浓缩功能，排出大量接近于等渗的尿液。

同时，由于 $K^+$ 重吸收减少，降低了 $K^+$ 的再循环导致的管腔正电位，减小了 $Ca^{2+}$ 和 $Mg^{2+}$ 重吸收的驱动力，使它们的重吸收减少，排泄增加。输送到远曲小管和集合管的 $Na^+$ 增加又促使 $Na^+$-$K^+$ 交换增加，从而使 $K^+$ 的排泄进一步增加。

综上所述，袢利尿药可以使尿中 $Na^+$、$K^+$、$Cl^-$、$Mg^{2+}$ 和 $Ca^{2+}$ 排出增多，大剂量呋塞米也可以抑制近曲小管的碳酸酐酶活性，使 $HCO_3^-$ 排出增加。

袢利尿药促进肾脏前列腺素的合成。因此，非甾体抗炎药如吲哚美辛（indomethacin），通过抑制环加氧酶而减少肾脏前列腺素的合成，干扰利尿药的作用，特别是对于肾病综合征和肝硬化的患者，这种干扰作用更为明显。

袢利尿药通过对血管的调节作用影响血流动力学。对心力衰竭的患者，在其利尿作用发生前就能产生有效的血管扩张作用。呋塞米和依他尼酸能迅速增加全身静脉血容量，降低左室充盈压，减轻肺淤血。呋塞米还能增加肾血流量，改变肾皮质内血流分布，其作用机制可能与其降低血管对血管收缩因子（如血管紧张素 II 和去甲肾上腺素）的反应性；增加引起血管舒张的前列腺素类的生成；以及对动脉阻力血管产生钾通道开放的作用等有关。

# 三、主要的袢利尿药

## 呋塞米（furosemide）

呋塞米（速尿，商品名 Lasix®）是袢利尿药中最先应用于临床、最具代表性的药物，其利尿作用迅速、强大、短暂。早在 20 世纪 60 年代初，就已经有呋塞米的药理学研究和临床研究。

**1. 药动学**　呋塞米口服后在胃肠道迅速吸收但不完全，生物利用度为 50%～75%，血浆蛋白结合率为 91%～97%，分布容积为 0.11～0.18L/kg。口服 30min 内起效，达峰时间为 1～2h，疗效持续 4～6h，口服吸收率为 60%～70%。静脉注射 10min 内起效，达峰时间为 0.33～1h，疗效持续 2h 左右。半衰期为 1.5～2h。终末期肾病（ESRD）时口服吸收率下降，半衰期延长。主要以药物原型经近曲小管有机酸分泌机制从肾脏排泄。

**2. 药理作用**　呋塞米的药理作用包括利尿作用和扩张血管作用。

呋塞米利尿作用的分子机制是特异性地抑制分布在髓袢升支粗段上皮细胞顶膜的 NKCC2，因而抑制 NaCl 的重吸收，降低肾的稀释与浓缩功能，排出大量接近于等渗的尿液。其能使肾小管对 $Na^+$ 的重吸收由原来的 99.4% 下降为 70%～80%，正常状态下，持续给予大剂量呋塞米可使成人 24h 内排尿 50～60L。呋塞米排出的 $Cl^-$ 多于 $Na^+$，长期应用可引起低氯性碱中毒。$K^+$ 的排出增加，可引起低钾血症。还可以使尿中 $Mg^{2+}$ 和 $Ca^{2+}$ 排出增多，大剂量呋塞米也可以抑制近曲小管的碳酸酐酶活性，使 $HCO_3^-$ 排出增加。

呋塞米能抑制前列腺素分解酶的活性，使前列腺素 $E_2$ 的含量升高，因而具有扩张血管的作用。扩张肾血管，降低肾血管阻力，使肾血流量尤其是肾皮质深部血流量增加，在它的利尿作用中具有重要意义，也是其预防急性肾衰竭的理论基础。非甾体抗炎药，如吲哚美辛（indometacin），通过抑制环加氧酶而减少肾脏前列腺素的合成，干扰呋塞米的利尿作用，特别是对于肾病综合征和肝硬化患者，这种干扰作用更为明显。呋塞米能迅速增加全身静脉容量，降低左心室充盈压，减轻肺淤血，有助于急性左心衰竭的治疗。

**3. 临床应用与评价** 呋塞米主要用于急性肺水肿和脑水肿。静脉注射呋塞米能迅速扩张容量血管，使回心血量减少，在利尿作用发生之前即可缓解急性肺水肿，是急性肺水肿迅速有效的治疗手段之一。同时由于利尿，使血液浓缩，血浆渗透压增高，也有利于消除脑水肿，对脑水肿合并心力衰竭者尤为适用。呋塞米可用于治疗心、肝、肾等各类水肿和其他利尿药无效的严重水肿患者。

呋塞米可用于噻嗪类药物治疗高血压疗效不佳，尤其有肾功能不全或出现高血压危象时。

呋塞米可通过利尿和扩张肾血管增加肾血流量和肾小球滤过率，维持一定尿量，也可减轻细胞水肿和肾小管阻塞，对肾有一定保护作用，用于各种原因导致的肾血流灌注不足，如失水、休克、中毒、麻醉意外及循环功能不全等，及时应用可减少急性肾小管坏死的机会。

呋塞米可以抑制 $K^+$ 和 $Ca^{2+}$ 的重吸收，降低血钾和血钙，治疗高钾血症及高钙血症。

呋塞米结合输液，可使尿量增加，在 1 天内达到 5L 以上。主要用于那些经肾排泄的药物中毒的抢救，如长效巴比妥类、水杨酸类、溴剂、氟化物、碘化物等。

**4. 不良反应** 呋塞米可引起水与电解质平衡失调。常为过度利尿所引起，表现为低血容量、低钾血症、低钠血症和低氯性碱血症，长期应用还可引起低镁血症，其中以低钾血症最为常见，一般在用药后 1~4 周出现，其症状为恶心、呕吐、腹胀、无力及心律失常等。应严密监测血钾浓度，如血钾浓度低于 3.0mmol/L，应及时补充钾盐。合用保钾利尿药有一定的预防作用。当低钾血症和低镁血症同时存在时，应纠正低镁血症，否则单纯补钾不易纠正低钾血症，因为 $Mg^{2+}$ 有稳定细胞内 $K^+$ 的作用。

静脉注射大剂量呋塞米可引起眩晕、耳鸣、听力减退或暂时性耳聋，呈剂量依赖性。耳毒性的发生机制可能与呋塞米引起内耳淋巴液电解质成分改变有关。肾功能不全或同时使用其他耳毒性药物，如并用氨基糖苷类抗生素时较易发生耳毒性。

呋塞米可能造成高尿酸血症，并诱发痛风，与利尿后血容量降低、细胞外液容积减少导致尿酸经近曲小管的重吸收增加有关。另外，呋塞米和尿酸竞争有机酸分泌途径也是原因之一。

少数患者可发生白细胞、血小板减少。亦可发生过敏反应。

## 托拉塞米（torasemide）

托拉塞米是新一代的高效袢利尿药，于 1993 年在德国上市。

**1. 药动学** 托拉塞米口服生物利用度为 80%，吸收基本不受肝肾功能影响，血浆蛋白结合率可达 99%，分布容积为 0.2L/kg。口服 1h 起效，达峰时间为 1~2h，疗效持续 6~8h，口服吸收率为 80%。静脉注射 10min 内起效，达峰时间为 15~30min，疗效持续 2h 左右。半衰期为 3~6h，终末期肾病（ESRD）时无影响。药物消除主要为肝脏代谢，肝脏疾病状态时半衰期延长。

**2. 药理作用** 与呋塞米同为 NKCC2 抑制剂。但托拉塞米还抑制氯通道[22]，抑制肾小管细胞质中醛固酮与其受体的结合[23]，降低醛固酮活性，进而起到留钾排钠和利尿作用，排钾作用较呋塞米明显下降。利尿强度是呋塞米的 2~4 倍[24]，利尿抵抗少、耐受性好，对血钾、血钙、血脂、血糖的影响较小，不具有耳毒性、肾毒性。

**3. 临床应用与评价**　托拉塞米常用于：①水肿性疾病，如由各种原发和继发性肾脏疾病及各种原因所致急慢性肾衰竭、充血性心力衰竭及肝硬化所致水肿。②慢性心力衰竭。③原发性及继发性高血压，在利尿阈剂量下即可产生抗高血压作用。④急、慢性肾衰竭，用于急、慢性肾衰竭者可增加尿量，促进尿钠排泄。⑤急性毒物或药物中毒，强效、迅速的利尿作用，配合充分的液体补充，不仅可以加速毒物或药物的排泄，而且可以减轻有毒物质对近曲小管上皮细胞的损害。

研究表明，托拉塞米对于慢性心力衰竭（CHF）症状和其他心血管事件的治疗比呋塞米显示出更为强大的效果[25]。2002 年的一项 TORIC 研究证明，托拉塞米在 CHF 患者中显示出了良好的安全性和耐受性，相比于呋塞米等其他利尿药，托拉塞米可显著降低 CHF 患者死亡率（2.2%比 4.5%，$P<0.05$），血 $K^+$ 水平异常的发生率也显著降低[26]。此外，托拉塞米可以通过阻断醛固酮与其受体的结合阻断 RAAS，从而缓解心功能下降时的心肌重构[27]；托拉塞米还可以使 CHF 患者心肌纤维化程度降低[28]。

## 阿佐塞米（azosemide）

阿佐塞米作为一种含磺酰胺基类的袢利尿药，作用类似于呋塞米，由德国 Boehringer Mannheim 公司于 1981 年推出上市。临床上主要用于水肿和高血压的治疗，尤其适用于心性、肾性水肿和腹水的治疗[29]。

**1. 药动学**　本品口服吸收差，生物利用度仅为 10%，达峰时间约 3h。口服和静脉注射后的消除半衰期为 2~2.5h，略长于其他磺酰胺类袢利尿药。口服相同剂量阿佐塞米与呋塞米后，可产生同样的利尿效果，但静脉内给药后，阿佐塞米的作用比呋塞米强 5.5~8 倍，与阿佐塞米的首过效应有关。

**2. 药理作用**　与呋塞米基本相同，作用位点为髓袢升支粗段的 NKCC2。另有研究发现，阿佐塞米还可以作用于近端小管，影响肾脏稀释作用[30]。此外，阿佐塞米还可以促进前列腺素（PG）的合成，动物研究发现，使用 PG 合成的抑制剂预处理后，阿佐塞米的利尿效果减弱[31]。阿佐塞米利尿作用的另一个机制为抑制抗利尿激素（ADH）的作用，其可以抑制 ADH 与受体的结合及引起腺苷酸环化酶的激活[32]。高血压患者连续 3 日静脉注射阿佐塞米后，可直接激活 RAAS，使药效有所下降[33]。但在轻、中度慢性充血性心力衰竭患者中使用后血浆肾素活性、心率及血细胞比容无显著变化[34]。

**3. 临床应用与评价**　阿佐塞米的利尿作用类似呋塞米，但降压作用较弱而抗 ADH 作用较强。可用于心源性（充血性心力衰竭）、肝源性及肾源性水肿。本药与阿司咪唑、特非那定合用，可能导致 QT 间期延长、室性心律不齐；与洋地黄类药物（如地高辛）合用，可致洋地黄中毒，应避免合用。使用本品应注意避免电解质紊乱、脱水，须从小剂量开始，连续使用时，须进行定期检查。

**4. 不良反应**　基本同呋塞米。偶见天冬氨酸转氨酶（谷草转氨酶）、丙氨酸转氨酶（谷丙转氨酶）上升，此时须减量或停药。少见嗳气、呕吐、食欲缺乏、胃部不适、腹泻、口渴、便秘等。因偶见胰腺炎发生，须在临床中注意血清淀粉酶值的上升。少见多尿发生，偶见血尿素氮（BUN）、肌酐上升，此时须采取停药等适当措施。偶见头晕、耳鸣、头痛等，停药后可好转或消失。偶见四肢无力、疲倦、肌肉痉挛、腓肠肌疼痛、关节痛、胸闷、脱水、血栓栓塞。

## 布美他尼（bumetanide）

布美他尼（商品名 Bumex®）属于含磺酰胺基类的袢利尿药，于 20 世纪 70 年代研发[35]，P. W. Feit 在 1971 年首次合成，由 Hoffmann-La Roche 公司推广上市，1975 年起广泛用于临床。

**1. 药动学** 口服 30min 起效，肠道吸收约 80%，且食物不影响其吸收，血浆蛋白结合率 90%，组织分布容积约 25L，作用时间可持续 4～6h，血浆清除率为 228～255ml/min。

**2. 药理作用** 抑制髓袢升支粗段 NKCC2。对近端小管重吸收 $Na^+$ 也有抑制作用，对远端小管无作用，排 $K^+$ 作用小于呋塞米，长期用药血清 $K^+$ 下降程度显著低于呋塞米；布美他尼还能抑制前列腺素分解酶的活性，进而使 $PGE_2$ 含量增加，起到扩张血管作用。通过扩张肾血管降低肾血管阻力，使肾血流量尤其是肾皮质深部血流量增加，因此可用于预防急性肾衰竭。

在大脑中，布美他尼可阻断 NKCC1，进而减少神经元中 $Cl^-$ 浓度，这种减少使 γ-氨基丁酸（GABA）能受体超极化，对于新生儿惊厥可能起到治疗作用，布美他尼因此作为潜在的抗癫痫药物正在进行研究[36]。

**3. 临床应用与评价** 布美他尼的临床适应证基本同呋塞米，对某些呋塞米无效的病例仍可能有效。该药物对水和电解质排泄的作用基本同呋塞米，其利尿作用为呋塞米的 20～60 倍。

**4. 不良反应** 与呋塞米相似但较轻，耳毒性亦低。偶见未婚男性遗精和阴茎勃起困难。大剂量时可发生肌肉酸痛、胸痛。对糖代谢的影响可能小于呋塞米。可引起血小板减少。

## 吡咯他尼（piretanide）

吡咯他尼是 20 世纪 80 年代初研发的对氨磺酰苯甲酸类新型袢利尿药，最初用微穿刺技术证实该药物作用于大鼠的髓袢升支，此后的清除实验也证明该药物主要作用于人体肾脏髓袢升支，此外该药物还可作用于近端小管。吡咯他尼的利尿强度介于呋塞米和布美他尼之间，对 $K^+$ 的排出影响较小，其降压作用与氢氯噻嗪相当。除利尿作用外，还有松弛血管平滑肌、溶解纤维蛋白及抗血小板的作用。早期研究发现，吡咯他尼可以作为治疗轻、中度充血性心力衰竭的有效、安全的药物。目前其临床适应证为心源性、肝源性及肾源性水肿和高血压。

## 依他尼酸（etacrynic acid，利尿酸）

依他尼酸又名利尿酸（商品名 Edecrin®），于 1963 年首次应用于临床，其化学结构与呋塞米等含磺酰胺基类利尿药不同，属于苯氧乙酸类袢利尿药。依他尼酸口服吸收迅速完全。血浆蛋白结合率高。口服和静脉注射作用开始时间分别约 30min 和 5min，作用达峰时间分别为 2h 和 15～30min，作用持续时间分别为 6～8h 和 2h，67% 经肾脏排泄，33% 经胆汁和粪便排泄，其中 20% 为原型排泄。药理机制基本同呋塞米，可显著影响髓袢升支粗段和近端小管 $Na^+$ 的重吸收，产生利尿效果。适用于对磺酰胺基类袢利尿药过敏的患者。不良反应基本同呋塞米，但胃肠道反应、水样腹泻和耳毒性较呋塞米多见。尚可引起血尿和消化道出血、吞咽困难、食欲缺乏、痛风、眩晕、疲劳、视物模糊、皮疹和注射部位疼痛。可引起低血糖，对糖代谢的影响较呋塞米轻。有较强的耳源性毒性。目前临床上少用。

### 依托唑啉（etozolin）

依托唑啉是类似于呋塞米的祥利尿药，最早于 1977 年在欧洲上市，其利尿作用与呋塞米类似，强效、作用时间长且起效快，药效可持续 12~18h。在体内迅速代谢为奥唑林酮，依然保持利尿活性。该药物排 $K^+$ 作用低于呋塞米，对血清 $Na^+$ 影响也低于呋塞米和氢氯噻嗪。肝肾功能状态对药物代谢影响较小。其左旋体具有利尿作用，而右旋体具有抗利尿作用。其对映异构体需要拆分得到纯体才能使用，否则一个对映异构体会抵消另一个对映异构体的药效。目前该药在临床已少用或不用。

## 第五节　保钾利尿药

此类药物为低效能利尿药，能够减少 $K^+$ 排出。它又分为两类，一类为醛固酮（盐皮质激素）受体拮抗药（如螺内酯），另一类为肾小管上皮细胞钠通道抑制药（如氨苯蝶啶、阿米洛利），它们或者通过拮抗醛固酮受体或者通过抑制管腔膜上的钠通道而促进 $Na^+$ 的排出，同时减少 $K^+$ 排出，发挥留钾利尿作用。

## 一、保钾利尿药的发现

许多利尿药（如噻嗪类）在发挥利尿作用时，会增加尿钾排出而发生低钾血症，这是利尿药普遍存在的问题。20 世纪 60 年代研究发现肾上腺分泌的激素对 $Na^+$ 和 $K^+$ 的排泄有调节作用。随后即发现肾上腺皮质激素醛固酮（aldosterone）受体拮抗药螺内酯具有留钾利尿的效果[37]。氨苯蝶啶和螺内酯作为其他利尿药的辅助药物有重要的临床价值，但在单独使用时，利尿效果较弱。之后具有更显著留钾效果的阿米洛利作为新型利尿药得到广泛应用[38]。随后的研究主要集中在这 3 种已发现的保钾利尿药的作用机制和临床应用方面[39]。直到 20 世纪初，研究发现同是醛固酮受体拮抗药的依普利酮具有良好的降压作用[40]，可通过阻断远端小管和集合管的肾上腺皮质激素受体，使醛固酮失去调节作用，从而间接发挥利尿作用。其他类醛固酮受体拮抗药也陆续被发现，如发现钙通道阻滞药二氢砒啶也可抑制醛固酮诱导的盐皮质激素受体激活[41]，与依普利酮作用位点一致，可作为潜在的新型保钾利尿药。

## 二、主要的保钾利尿药

### 螺内酯（spironolactone）

螺内酯又称安体舒通（antisterone），是人工合成的甾体化合物，其化学结构与醛固酮相似。

**1. 药动学**　口服后吸收较好，微粒制剂易吸收，生物利用度 90% 左右，血浆蛋白结合率 90% 以上，进入体内后 80% 由肝脏迅速代谢为有活性的坎利酮。后者可透入靶细胞与血浆中的醛固酮受体结合，竞争性地抑制醛固酮的作用。原型药物和代谢产物可通过胎盘，坎利酮可通过乳汁分泌。螺内酯原型药物的半衰期很短，约为 1.6h；其代谢产物的半衰期为 10～12h。口服后 1 日作用起效，2～3 日达高峰，停药后作用仍可维持 2～3 日。无活性的代谢产物主要经肾及部分经胆汁排泄，约 10%以原型从肾脏排泄。

**2. 药理作用** 螺内酯是醛固酮的竞争性拮抗药。醛固酮从肾上腺皮质释放后，进入远曲小管细胞，并与胞质内盐皮质激素的胞质受体结合成醛固酮-受体复合物，然后转位进入胞核诱导特异 DNA 的转录、翻译，产生醛固酮诱导蛋白，进而调控 $Na^+$、$K^+$转运。螺内酯及其代谢产物坎利酮结构与醛固酮相似，结合到胞质中的盐皮质激素受体，阻止醛固酮-受体复合物的核转位而产生拮抗醛固酮的作用。

另外，该药也能干扰细胞内醛固酮活性代谢物的形成，影响醛固酮作用的充分发挥，表现出留钾排钠的作用。

**3. 临床应用与评价** 螺内酯的利尿作用弱，起效缓慢而持久。其利尿作用与体内醛固酮的浓度有关，仅在体内有醛固酮存在时才发挥作用。临床主要用于伴有醛固酮升高的顽固性水肿、充血性心力衰竭、肝硬化及肾病综合征，而对非醛固酮分泌升高的患者效果较差[42]。单用本药时利尿作用往往较差，故常与噻嗪类利尿药、祥利尿药合用，既能增强利尿效果，又可防治低血钾。在临床降压方面，螺内酯的活性较高，可作为原发性或继发性高血压的辅助用药，常用于高血压合并心力衰竭的患者。同时该药可用于原发性醛固酮增多症的诊断和治疗。螺内酯和噻嗪类利尿药合用，二者取长补短，疗效增加，不良反应减少[43]。低剂量（25mg/d）的螺内酯即可使血浆 $Mg^+$浓度增加，同时减少心室和房性期前收缩和心房颤动（atrial fibrillation）的风险性。

近年来认识到醛固酮在心力衰竭发生发展中起重要作用，因而螺内酯用于心力衰竭的治疗已经不仅限于通过排钠、利尿消除水肿，而是通过抑制心肌纤维化等多方面的作用而改善患者的状况。

**4. 不良反应** 高钾血症最为常见，尤其是单独用药、进食高钾饮食、与钾剂或含钾药物如青霉素钾等合用及存在肾功能损害、少尿、无尿时。即使与噻嗪类利尿药合用，高钾血症的发病率仍可达 8.6%～26%，且常以心律失常为首发表现，故用药期间必须密切随访血钾和心电图。还可发生胃肠道反应，如恶心、呕吐、胃痉挛和腹泻；尚有报道可致荨麻疹、消化性溃疡。长期服用本药可致男性乳房发育、阳痿、性功能低下，以及女性乳房胀痛、声音变粗、毛发增多、月经失调、性功能下降。长期或大剂量服用本药可发生行走不协调、头痛、嗜睡、昏睡、精神错乱等。

### 坎利酸钾（canrenoate potassium）

坎利酸钾为螺内酯的代谢物坎利酸的钾盐，作用类似螺内酯，但是不如螺内酯易使男子乳房女性化，作用较轻，故可作为螺内酯的替代药物。主要用于心力衰竭水肿和肝硬化腹水。

### 坎利酮（canrenone）

坎利酮为螺内酯和坎利酸钾的代谢物，作用及应用同坎利酸钾。

### 依普利酮（eplerenone）

依普利酮是选择性醛固酮受体拮抗药，于 2002 年 9 月获美国 FDA 批准。依普利酮和螺内酯同为醛固酮受体拮抗药，却没有螺内酯常见的抗睾酮、黄体酮的作用。

**1. 药动学** 本品口服吸收好，食物不影响其吸收。口服 1.5h 达血药峰浓度。蛋白结合率为 50%，半衰期为 4～6h。肾功能不全者的血药峰浓度和药时曲线下面积均有所增加，透析不能清除。在体内主要由肝细胞 CYP3A4 酶代谢，其中 2/3 由肾脏排出，1/3 由粪便排出体外。

**2. 药理作用** 依普利酮抗醛固酮受体的活性约为螺内酯的 2 倍。依普利酮可显著降低实验性充血性心力衰竭Wistar大鼠的血管过氧化物形成，从而改善血管的收缩和舒张功能。另一方面它对醛固酮受体具有高度的选择性，而对肾上腺糖皮质激素、黄体酮和雄激素受体的亲和性较低，从而克服了螺内酯的促孕和抗雄激素等副作用。

**3. 临床应用与评价** 依普利酮对高血压、心力衰竭等的疗效较好，具有广阔的临床使用前景。依普利酮可显著改善心力衰竭患者射血分数和心排血量，减少左室重构、胶原蛋白合成和心肌纤维化，这些作用和降压作用无关。此外，依普利酮可减少肿瘤坏死因子等细胞因子释放，并降低血管的超氧化物水平。急性心肌梗死后使用依普利酮每延迟 3 天，就会使死亡率升高 21%，因此，给予依普利酮越早越好。治疗高血压时应用依普利酮可降低男性女型乳房的发病率。因为与螺内酯相比，依普利酮很少发生剂量依赖性的男性乳房发育、乳房痛、阳痿和女性患者月经失调等激素相关的不良反应。故依普利酮更适用男性心力衰竭患者。

**4. 不良反应** 较常见的有高钾血症、腹泻、血清氨基转移酶升高、眩晕、肌酐轻度升高、咳嗽、乏力及流感样症状等。偶见男性乳房发育、乳房疼痛等。

## 氨苯蝶啶（triamterene）

氨苯蝶啶是喋啶衍生物，化学结构与叶酸有关。

**1. 药动学** 本药口服吸收迅速，生物利用度可为 30%～70%。2～4h 起效，6h 达高峰，作用可持续 7～9h。血浆蛋白结合率 40%～70%，$t_{1/2}$ 为 1.5～2h，无尿者每日给药 1～2 次时延长至 10h，每日给药 4 次时延长至 9～16h（平均 12.5h）。吸收后大部分迅速由肝脏代谢，原型药物和代谢产物经肾脏排泄，少数经胆汁排泄。

**2. 药理作用** 氨苯蝶啶直接抑制肾脏远端小管和集合管管腔钠通道而减少 $Na^+$ 的重吸收。同时由于减少 $Na^+$ 的重吸收，使管腔的负电位降低，因此驱动 $K^+$ 分泌的动力减小，抑制了 $K^+$ 分泌，从而产生排钠、利尿、留钾的作用。

**3. 临床应用与评价** 用于治疗水肿性疾病，包括充血性心力衰竭、肝硬化腹水、肾病综合征等，以及肾上腺糖皮质激素治疗过程中发生的水钠潴留，主要目的在于纠正上述情况时的继发性醛固酮分泌增多，并拮抗其他利尿药的排钾作用。也用于治疗特发性水肿。

**4. 不良反应** 常见不良反应有高钾血症、高尿酸血症、电解质不平衡、皮疹。偶见嗜睡、恶心、呕吐、腹泻等消化道症状。另外，有报道氨苯蝶啶和吲哚美辛合用可引起急性肾衰竭。

## 阿米洛利（amiloride）

阿米洛利为吡嗪衍生物，是目前作用最强的保钾利尿药。

**1. 药动学** 本品吸收差，仅为 15%～20%，空腹可使吸收加快，但吸收率并不明显增加。单次口服显效时间为 2h，有效持续时间为 6～10h。血浆蛋白结合率很低，在体内不被代谢。半衰期为 6～9h。约 50% 经肾脏排泄，40% 左右随粪便排出。

**2. 药理作用**　阿米洛利直接抑制肾脏远端小管和集合管管腔钠通道而减少 $Na^+$ 的重吸收，产生排钠、利尿、留钾的作用。阿米洛利在高浓度时，阻滞 $Na^+$-$H^+$ 和 $Na^+$-$Ca^{2+}$ 反向转运体（antiporter），可能抑制 $H^+$ 和 $Ca^{2+}$ 的排泄。

**3. 临床应用与评价**　阿米洛利可用于水肿性疾病及难治性低钾血症的辅助治疗。由于螺内酯和氨苯蝶啶大部分须经肝脏代谢后排出体外，肝功能严重损害时，两药代谢减少，药物剂量不易控制，此时宜应用阿米洛利。由于其不经肝脏代谢，对肝功无不良影响，对肝硬化而导致的腹水效果良好，也可用于心源性水肿。在高血压治疗中与钙通道阻滞药和血管紧张素转化酶抑制药（ACEI）合用。阿米洛利本身几乎无抗高血压活性，多与其他降压药合用。本药与噻嗪类利尿药或袢利尿药合用，可治疗慢性充血性心衰竭或肝硬化伴随的水肿，是应用最为广泛的利尿药之一。

**4. 不良反应**　单独使用时高钾血症较常见。本药可引起高钾血症、低钠血症、高钙血症、轻度代谢性酸中毒，胃肠道反应如恶心、呕吐、食欲缺乏、腹痛、腹泻或便秘，头痛、头晕、直立性低血压、性功能下降，过敏反应表现为皮疹甚至呼吸困难。严重的反应有中性粒细胞减少（罕见）、再生障碍性贫血。

# 第六节　渗透性利尿药

渗透性利尿药（osmotic diuretics）又称脱水药，包括甘露醇、山梨醇、高渗葡萄糖、尿素、甘油等。

## 一、渗透性利尿药的特点

渗透性利尿药的一般特点：①易经肾小球滤过到肾小管；②不易被肾小管再吸收；③在体内不被代谢；④不易从血管渗入组织液中。基于这些特性，这类药物在大量静脉给药时，不易从毛细血管渗入组织，能迅速提高血浆渗透压，使组织间液中的水分向血浆转移而产生组织脱水作用。当药物经肾小球滤过到肾小管时，不被肾小管重吸收，使肾小管和集合管内液体形成高渗而阻止水、钠的重吸收，从而发挥利尿作用。渗透性利尿药发挥利尿及组织脱水作用时须静脉给药。可用于脑水肿、青光眼及预防急性肾衰竭；但不适于治疗全身性水肿。该类药物若口服，吸收极少，只发挥导泻作用。

## 二、主要的渗透性利尿药

### 甘露醇（mannitol）

甘露醇为己六醇结构，临床主要用 20% 的高渗溶液静脉注射或静脉滴注。

**1. 药动学**　甘露醇口服吸收很少。静脉注射后迅速进入细胞外液而不进入细胞内。但当血甘露醇浓度很高或发生酸中毒时，甘露醇可通过血脑屏障，并引起颅内压反跳。利尿作用于静脉注射后 1h 出现，维持约 3h。降低眼压和颅内压作用于静脉注射后 15min 内出现，达峰时间为 $30\sim60min$，维持 $3\sim8h$。本药可由肝脏生成糖原，但由于静脉注射后迅速经肾脏排泄，故一般情况下经肝脏代谢的量很少。本药 $t_{1/2}$ 约 $100min$，当存在急性肾衰竭时可延长至 $6h$。肾功能正常时，静脉注射甘露醇 $100g$，$3h$ 内 80%经肾脏排出。

**2. 药理作用**

（1）利尿作用：①甘露醇增加血容量，并促进 $PGI_2$ 分泌，从而扩张肾血管，增加肾血流量包括肾髓质血流量。肾小球入球小动脉扩张，肾小球毛细血管压升高，皮质肾小球滤过率升高。②本药自肾小球滤过后极少（<10%）由肾小管重吸收，故可提高肾小管内液渗透浓度，减少肾小管对水及 $Na^+$、$Cl^-$、$K^+$、$Ca^{2+}$、$Mg^{2+}$ 和其他溶质的重吸收。过去认为本药主要作用于近端小管，但经穿刺动物实验发现，应用大剂量甘露醇后，通过近端小管的水和 $Na^+$ 仅分别增多 10%～20%和 4%～5%；而到达远端小管的水和 $Na^+$ 则分别增加 40%和 25%，提示髓袢重吸收水和 $Na^+$ 减少在甘露醇利尿作用中占重要地位。可能是由于肾髓质血流量增加，髓质内尿素和 $Na^+$ 流失增多，从而破坏了髓质渗透压梯度。

（2）预防急性肾衰竭、治疗急性少尿：①提高血浆渗透压，增加血容量，促进 $PGI_2$ 分泌，从而扩张肾血管，增加肾血流量，使肾小球入球小动脉扩张，肾小球毛细血管压升高，皮质肾小球滤过率升高。②减轻肾间质水肿，改善肾脏缺血。③通过利尿，增加肾小管液量及尿流速度，起到冲刷作用，以免细胞碎屑及凝胶状蛋白堵塞肾小管造成尿闭。此外，除有较强的利尿作用外，尚可减轻肾缺氧、缺血，防治肾衰竭。由于输注甘露醇后肾小管液流量增加，当某些药物和毒物中毒时，这些物质在肾小管内浓度下降，对肾脏毒性减小，并且经肾脏排泄加快。

（3）治疗组织水肿：本品静脉注射后，能迅速地提高血液渗透压，组织（包括眼、脑、脑脊液等）间液的水立即向血液内转移，使组织脱水，脑脊液压力下降，缓解症状。$1g$ 甘露醇可产生渗透浓度为 $5.5mOsm$，注射 $100g$ 甘露醇可使 $2000ml$ 细胞内水转移至细胞外，尿 $Na^+$ 排泄 $50g$。

**3. 临床应用与评价**

（1）脑水肿及其他组织水肿：该药不易进入脑组织等有屏障的特殊组织，静脉滴入甘露醇的高渗溶液使这些组织特别容易脱水，对多种原因引起的脑水肿（如脑炎、脑瘤、颅脑外伤性缺氧、食盐中毒后期等所致的脑水肿等情况时）是首选药。也适用于脊髓外伤性水肿、肺水肿和其他组织水肿。

（2）青光眼：甘露醇可以降低青光眼患者的房水量及眼压，短期用于急性青光眼，或术前使用以降低眼压。

（3）预防急性肾衰竭：肾衰竭时应用甘露醇，能在肾小管液中发生渗透效应，阻止水分再吸收，维持足够的尿流量，且使肾小管内有害物质稀释，从而保护肾小管，使其免于坏死。还能改善急性肾衰竭早期的血流动力学变化，对肾衰竭伴有低血压者，该药维持肾小球滤过率的效果也远比盐水为佳。

（4）作为辅助性利尿措施治疗肾病综合征、肝硬化腹水，尤其是当伴有低蛋白血症时。

（5）对某些药物逾量或毒物中毒（如巴比妥类药物、锂、水杨酸盐和溴化物等），本药可促进上述物质的排泄，并防止肾毒性。

（6）作为冲洗剂，应用于经尿道前列腺切除术。

（7）术前肠道准备。

**4. 不良反应**

（1）水和电解质紊乱最为常见，尤其在长期使用时。①快速大量静脉注射甘露醇可引起体内甘露醇积聚，血容量迅速大量增多（尤其是急、慢性肾衰竭时），导致心力衰竭（尤其有心功能损害时），稀释性低钠血症，偶可致高钾血症，故慢性心功能不全者禁用；②不适当的过度利尿导致血容量减少，加重少尿；③大量细胞内液转移至细胞外可致组织脱水，并可引起中枢神经系统症状，如一过性头痛、眩晕、视物模糊等。

（2）渗透性肾病（或称甘露醇肾病），主要见于大剂量快速静脉滴注时。其机制尚未完全阐明，可能是由于甘露醇引起肾小管液渗透压上升过高，导致肾小管上皮细胞损伤。病理表现为肾小管上皮细胞肿胀，空泡形成。临床上出现尿量减少，甚至急性肾衰竭。渗透性肾病常见于老年肾血流量减少及低钠、脱水患者。

（3）甘露醇外渗可致组织水肿、皮肤坏死。

（4）可引起血栓性静脉炎。

（5）易导致排尿困难。

（6）过敏引起皮疹、荨麻疹、呼吸困难、过敏性休克。

（7）寒战、发热。

（8）高渗引起口渴。

## 山梨醇（sorbitol）

山梨醇是甘露醇的同分异构体，作用同甘露醇，进入体内后部分在肝内转化为果糖，故作用较弱。易溶于水，价廉，一般可制成 25%的高渗液使用。临床用于治疗脑水肿及青光眼，也可用于治疗心肾功能正常的水肿少尿。

## 异山梨醇（isosorbitol）

异山梨醇为山梨醇的脱水衍生物，是一种口服渗透性脱水利尿药，其作用类似静脉滴注甘露醇和山梨醇。口服从胃肠道吸收，虽对胃有轻度刺激性，但较口服的甘油和尿素为小。97%的药物在尿中以原型排出，不产生代谢作用，无热值产生。$t_{1/2}$约 8h。用于降低颅内压和眼压。

它与甘露醇等注射剂比较，无电解质紊乱及心、肝、肾毒性，无输液反应。

## 尿素（urea）

尿素是临床应用最早的强效利尿脱水药物，临床上常用其 30%浓度的高渗溶液作为脱水剂。尿素为渗透性利尿药，静脉滴注后由肾小球滤过，约 50%从肾小管再吸收，其余50%由肾小管排出。如给予较大剂量，可增加血浆渗透压，产生脱水及利尿作用。可用于脑水肿、颅内压增高、青光眼，也用于烧伤后、术后、创伤后的少尿症，并有促进前列腺术后的排尿作用。尿素刺激性大，注射局部可出现静脉痉挛性疼痛、静脉炎或静脉血栓。由于尿素能透过血脑屏障进入脑脊液及脑组织中，带入水分，故有"反跳"现象，颅内压回升，脑脊液压力甚至可超过治疗前水平。由于疗效不稳定，使用不方便，所以现在较少使用。

### 高渗葡萄糖（hypertonic glucose solution）

50%的高渗葡萄糖也有脱水及渗透性利尿作用，但因其可部分从血管弥散进入组织中，且易被代谢，故作用弱而不持久。停药后，可出现颅内压回升而引起反跳，临床上主要用于脑水肿和急性肺水肿，一般与甘露醇合用。用于调节腹膜透析液渗透压时，50%葡萄糖注射液 20ml 即 10g 葡萄糖可使 1L 腹膜透析液渗透压提高 55mOsm/kg 水。临床上应注意防止高血糖，目前少用。禁用于心功能不全和活动性颅内出血患者。

### 甘油（glycerol）

甘油为强高渗性溶液，口服或注射给药后，可升高血浆渗透压，降低血管外渗透压，因此可以降低颅内压，推测甘油降低颅内压还有其他机制，如增加缺血区血流量，降低血浆中自由脂肪酸并增加甘油酯合成等。同理，甘油升高血浆渗透压可以降低眼压。甘油口服后 30～60min 开始发生作用，维持时间达 3h，用药后不发生反跳现象。80%的甘油在肝脏中代谢为葡萄糖或糖原，并氧化为水和二氧化碳，10%～20%在肾脏中代谢。甘油可被肾小球滤过，在浓度达到 0.15mg/ml 时，完全由肾小管重吸收。但在浓度更高时，甘油可在尿中出现并导致渗透性利尿。甘油的清除半衰期为 30～45min。其脱水作用较高渗葡萄糖稍强，但不及其他脱水药。口服甘油无严重不良反应，不引起水及电解质紊乱。临床用于降低颅内压和眼压，治疗脑水肿和青光眼。

### 甘油果糖（glycerin fructose）

高渗的甘油果糖注射液，通过高渗透性脱水，能使脑水分含量减少，降低颅内压。其降低颅内压作用起效较缓，持续时间较长。本品经血液进入全身组织，其分布 2～3h 达到平衡。进入脑脊液及脑组织较慢，清除也较慢。本品大部分代谢为二氧化碳及水排出。可用于治疗脑血管病、脑外伤、脑肿瘤、颅内炎症及其他原因引起的急慢性颅内压增高、脑水肿等；也可用于治疗青光眼。其利尿作用小，对肾功能影响小，对患者电解质的平衡无明显影响，故尤其适用于颅内压高合并肾功能障碍的患者及需要长期脱水降颅内压的患者。可为长期昏迷的患者提供一定的能量。

# 第七节　利尿药与心脑血管疾病

## 一、心　力　衰　竭

心力衰竭为高血压的常见并发症，急性心力衰竭和慢性心力衰竭在失代偿期均伴有水钠潴留。利尿药因具有排钠利尿作用，可缓解症状，因此心力衰竭是利尿药的首要适应证。利尿药从 20 世纪 40 年代开始应用于心力衰竭的治疗，是治疗心力衰竭过程中最常用的药物之一，是能充分控制和有效消除液体潴留的药物。一项 Meta 分析显示利尿药能降低慢性心力衰竭患者死亡率，减少心力衰竭的恶化，并能提高患者运动耐量[44]。

在早期心力衰竭时，噻嗪类利尿药可以有效减少远曲小管对 $Na^+$ 和 $Cl^-$ 的吸收，单独使用效果就很好。随着充血症状加重，大多数患者需要同时服用袢利尿药以增加 $Na^+$ 的排泄，其主要通过抑制髓袢升支粗段的 NKCC2 发挥作用。随着袢利尿药的使用，可能发生远端肾单位肥大，重吸收 $Na^+$ 能力增强，产生药物抵抗，此时增加噻嗪类利尿药可以增强 $Na^+$ 的排泄，更好地控制症状[45]。因此噻嗪类利尿药和袢利尿药合用可以提高治疗效果。

袢利尿药可以迅速控制急性心力衰竭患者的症状。临床上治疗急性心力衰竭的首要目标是应用袢利尿药减轻肺部和全身充血，袢利尿药可以迅速改善呼吸困难、外周性水肿等症状，然而会导致低钠血症和肾功能损伤，延长住院时间，增加再入院率。所以在使用袢利尿药时，要严格评定患者状况，以达到最佳的治疗效果并减少副作用[46]。重度心力衰竭可导致袢利尿药的吸收率下降，峰值时间出现在用药后 4h 甚至更长。呋塞米的口服吸收率不稳定，为 10%～100%，开始使用剂量为 20mg，根据利尿反应可以增加到 40mg，肾小球滤过率正常患者最大单次的口服剂量在 40～80mg，每日最大剂量不能超过 600mg。布美他尼和托拉塞米的生物利用度优于呋塞米，吸收率接近 100%，布美他尼用量为每天 2～3mg，托拉塞米用量为每天 20～50mg。并且布美他尼和托拉塞米在减少呼吸困难、疲劳及防止体重减轻方面的作用优于呋塞米[47]。静脉注射利尿药比口服利尿药作用更强，能一定程度上减少利尿药抵抗，对晚期心力衰竭患者往往使用静脉给药。而连续静脉注射呋塞米比快速静脉注射的利尿效果和安全性更优，同时连续注射给药能降低脑钠肽（BNP）水平，但连续注射给药对肾功能的损害较大[48]。

袢利尿药可以保持心力衰竭患者外周容量及减少急性失代偿心力衰竭患者的充血症状[49]。慢性心力衰竭患者心排血量下降，激活交感神经系统和 RAAS，增加血管升压素释放。研究表明，托拉塞米相对于呋塞米表现出更为强效的缓解心肌重构和左心室功能紊乱的作用。心力衰竭动物模型使用托拉塞米治疗后可显著提高生存率、左心室功能及改善慢性心力衰竭大鼠心肌重塑，缓解心肌纤维化的进程，其机制可能与托拉塞米直接使心肌舒张，下调左心室纤维化标志分子 $TGF-\beta_1$、Ⅲ型胶原、醛固酮合酶及上调 SERCA2 蛋白相关[50]。但在一项纳入 1004 例心力衰竭患者的 PROTECT 临床研究中，83.5%的患者给予呋塞米治疗，16.5%的患者给予托拉塞米治疗，统计住院 30 日及总计 150 日的数据发现，经托拉塞米治疗的患者 BUN 更高，且心力衰竭恶化情况更多，且托拉塞米治疗组的 150 日死亡率更高[51]。

心力衰竭患者低蛋白血症使利尿药的吸收和分泌能力下降、体内的酸性环境降低利尿药作用、高 BUN 水平会导致利尿药抵抗，其产生的主要原因是肾灌注下降及机体试图维持循环稳态导致处理 $Na^+$ 的方式发生转换[52]。利尿药不良反应是影响心力衰竭患者治疗效果和预后的重要因素。利尿药不良反应会恶化心力衰竭患者病情，增加死亡率和再入院率[53]。然而利尿药不良反应的出现是否能作为晚期心肾功能失调的标志还不明确，利尿药不良反应的出现也不能确定是否影响联合用药。所以应深入研究利尿药不良反应的发生机制，合理安排治疗方案[54]。

针对容量过度负荷患者的利尿药抵抗作用，可以结合使用袢利尿药与噻嗪类利尿药，噻嗪类利尿药可以阻断远端小管 $Na^+$ 重吸收，减缓肾脏对长期使用袢利尿药的耐受。失代偿性心力衰竭患者液体滞留并对袢利尿药抵抗，增加使用醛固酮拮抗剂可以减少死亡率和再入院率，逆转左室重构，改善心脏功能[55]。依普利酮可以减少急性心肌梗死和左心室收缩功能紊乱后心力衰竭的发病率[56]。在使用醛固酮受体拮抗药治疗心力衰竭时，结合使用血管紧张素转化酶抑制药、地高辛、袢利尿药可以降低患者死亡率和住院率。治疗严重心力衰竭患者水滞留和低钠血症可以使用血管升压素 $V_2$ 受体拮抗剂，托伐普坦可以治疗慢性低钠血症，并且几乎无副作用。

螺内酯和依普利酮通常被推荐给心功能Ⅱ～Ⅳ患者和左心房射血分数小于 35% 的患者，用于降低心力衰竭住院治疗风险和早逝风险[57,58]。二者还可改善高血压患者的心脏舒张功能，预防和逆转充血性心力衰竭和心肌梗死患者的心肌重塑（肥大和纤维化），预防高血压和心力衰竭患者的心房颤动，降低心脏性猝死和心肌梗死患者的死亡风险。

# 二、高 血 压

噻嗪类和类噻嗪类利尿药是临床常用的一线降压药物。氢氯噻嗪在体内作用时间短，而且降压效果弱于吲达帕胺、氯噻酮、血管紧张素转化酶抑制药（ACEI）、血管紧张素受体阻断药（ARB）、β 受体阻断药、钙通道阻滞药。在原发性高血压患者中，噻嗪类利尿药被推荐优先使用[59]。氯噻酮能储存于红细胞中，吸收缓慢，在体内作用时间长，在减少心血管不良事件中效果要好于氢氯噻嗪。相比于氢氯噻嗪，吲达帕胺在降压效果、改善微量白蛋白尿、降低左心室重量指数、抑制血小板聚集、减少氧化应激方面更有优势，并且吲达帕胺不影响脂代谢和葡萄糖代谢。由于噻嗪类利尿药能减少 NaCl 在远端小管的重吸收，所以容易发生低钠血症，伴发心力衰竭、抑郁、恶心呕吐、呼吸道疾病、慢性肾病等，故使用噻嗪类利尿药时应监测血电解质。噻嗪类利尿药与 ACEI、ARB 或钙通道阻滞药合用有较好的治疗效果和耐受性[60-62]。

袢利尿药降血压效果低于噻嗪类利尿药。欧洲高血压学会、欧洲心脏病学会指南等一致认为袢利尿药不作为治疗高血压的一线用药，其原因主要是药效持续时间短。临床研究表明，每日两次呋塞米给药的降压效果依然不如氢氯噻嗪，同时也会产生高尿酸血症和低钾血症。袢利尿药在高血压患者合并 GFR<30ml/min 时可作为首选的降压利尿药。托拉塞米因其更长的药效时间和更高的生物利用度，或许可以作为一种降血压药物。一项研究显示，托拉塞米 5mg/d（睡前服用）的治疗方案可以更好地控制 1、2 级高血压患者的血压水平。当慢性肾病发展至较为严重的阶段，尤其是当细胞外液体容量急剧升高时，袢利尿药可作为治疗并发高血压的首选药物[63]。《中国高血压防治指南 2010 版》中将利尿药作为一线降压药物。降压作用明确的利尿药为噻嗪类，而袢利尿药主要适应证为肾功能不全和充血性心力衰竭。慢性肾脏病首选 ACEI 或 ARB，必要时加袢利尿药或长效钙通道阻滞药。高血压合并心力衰竭时，症状多的可将 ACEI 或 ARB、β 受体阻断药和醛固酮受体拮抗药，或与袢利尿药合用。指南中指出，若肾功能明显受损，如血肌酐>265.2μmol/L 或 GFR<30ml/（min·1.73m$^2$）或有大量蛋白尿，此时宜首先用二氢吡啶类钙通道阻滞药，噻嗪类利尿药可改用袢利尿药（如呋塞米）。《高血压合理用药指南》（2015 版）中指出：对于终末期肾病未透析者一般不使用 ACEI 或 ARB 及噻嗪类利尿药，可用钙通道阻滞药、袢利尿药等降压治疗，必要时增加 α/β 受体阻断药。

高血压患者发生醛固酮增多症、心力衰竭、ENaC 突变及明显的利尿药抵抗时，可以选择保钾利尿药。保钾利尿药能维持血和细胞内 K$^+$ 水平，避免心室异位节律和猝死。螺内酯有 2 个抗高血压的作用位点：在肾脏远曲小管和集合管结合点与皮质醇受体结合，抑制 Na$^+$-K$^+$ 交换；结合小动脉上的受体，拮抗醛固酮介导的血管收缩。在降低终末期肾病患者舒张压和平均血压及难治性高血压患者的血压方面有一定效果。此外，螺内酯能减少 1 型糖尿病患者蛋白尿，治疗原发性醛固酮增多症和低肾素性高血压导致的心室肥厚，防止高血压患者的胰岛素抵抗和氯噻酮介导的交感神经活化作用[64]。依普利酮能改善高血压患者的内皮功能。袢利尿药对非水肿性患者的降压效果弱于噻嗪类利尿药。对慢性肾病、急性肾小球肾炎、急性肾损伤患者，伴随细胞外液体积扩张和尿钠排泄功能受损时，袢利尿药是首选的治疗高血压药物[65]。

甲氯噻嗪可以抑制大鼠大主动脉的收缩。实验使用了 12 周龄的自发性高血压模型大鼠（spontaneously hypertensive rat，SHR），用去甲肾上腺素（NE）诱导主动脉环的收缩。研究发现，甲氯噻嗪对 NE 诱导的血管反应的抑制是通过内皮依赖性的机制介导的，并且和内皮细胞舒血管因子（endothelium-dependent relaxing factor，EDRF）和一氧化氮释放相关。甲氯噻嗪也可以抑制 $Ca^{2+}$ 诱导的收缩反应。因此，甲氯噻嗪可以通过内皮依赖性机制抑制主动脉环的收缩[66]。

2000 年另一篇发表在《基础与临床药理学》（Fundam Clin Pharmacol）上的文章也提示，甲氯噻嗪以内皮依赖机制，抑制去甲肾上腺素（NE）和精氨酸升压素（AVP）引起的 SHR 和 Wistar 大鼠的主动脉环的收缩作用[67]。

2001 年发表在《美国高血压杂志》（Am J Hypertens）上的一篇文章[68]的结果也显示，高血压可能和人肠系膜动脉的重构相关，而甲氯噻嗪可以抑制高血压患者由于 NE 引起的收缩反应，从而缓解高血压的症状。甲氯噻嗪对于血压正常的人，此作用不强。体外实验探究了甲氯噻嗪是否可以抑制高血压患者肠系膜环的收缩作用，将血压正常患者作为对照。实验所用的动脉血管是从 24 例患者的结肠系膜中取得的，其中 13 例为高血压患者，11 例为正常血压患者。对动脉血管进行组化分析得出：①高血压患者的管壁厚度/管腔直径值更高；②高血压患者的管腔直径更小；③高血压患者和对照组的管腔截面积基本相同。生理实验结果提示，高血压患者和对照组的动脉对 KCl 和 NE 的刺激都显示出了相同的收缩反应。结果显示，甲氯噻嗪对 NE 诱导的血管收缩反应有剂量依赖性的抑制作用。

在高血压伴代谢综合征的大鼠模型中，三氯噻嗪合用厄贝沙坦（irbesartan，IRB）可以通过抑制交感神经兴奋性，增强降血压的效果，同时没有明显的代谢副作用。口服 IRB 和三氯噻嗪可以显著降低自发性高血压大鼠模型的血压。在服药后泌尿系统去甲肾上腺素分泌和大脑氧化应激的水平都显著降低[69]。

低肾素高血压的主要特征是醛固酮介导的钠潴留和体积膨胀。螺内酯和依普利酮是低肾素和顽固性高血压的主要降压治疗药物。二者对于应用肾素-血管紧张素-醛固酮系统抑制剂治疗高血压患者引起的继发性高醛固酮症也具有降压效果。但当螺内酯剂量大于 50mg/d 时降压效果不会因剂量增大而增加。螺内酯能被很好地耐受，仅有 6% 的实验对象因为副作用停药。目前螺内酯在临床上的降压效果尚未见确切数据。

依普利酮（50mg/d）是治疗高血压有效的药物，既可单独使用，也可与其他降压药联用。中度高血压患者服用不同剂量的依普利酮和螺内酯后，其静坐时的舒张压/收缩压呈剂量依赖性降低。然而，相同剂量的依普利酮的降压效果仅为螺内酯的 75%。高肾素患者服用依普利酮（50mg/d）和氯沙坦后的降压效果是等同的。此外，分别应用依普利酮和氯沙坦对低肾素高血压患者进行 8 周的治疗后，依普利酮的降压效果优于氯沙坦；16 周的治疗后服用依普利酮的患者对于氢氯噻嗪的需求率显著低于氯沙坦（32.5% 相比 55.6%）。无论血浆中肾素水平高低，依普利酮皆可持续性地降低血压，而氯沙坦仅在血浆肾素水平较高时才更有效。研究表明依普利酮降低收缩压的效果与经典降压药氨氯地平（amlodipine）和依那普利（enalapril）相当。相似的，依普利酮（200mg/d）降低左心房肥大的效果和依那普利相当，但是二者联用的效果要优于单独应用依普利酮。

醛固酮在高血压和高血压肾病的血管重构过程中发挥重要作用。与血管紧张素转化酶抑制药和血管紧张素受体阻断药联用，螺内酯和依普利酮可减轻糖尿病肾病患者和其他蛋白尿疾病的蛋白尿症状，同时又不引发高钾血症[70]。提示醛固酮受体拮抗药可减少肾小球内压，从而长期地保护肾脏。依普利酮减轻尿白蛋白排泄的效果要优于氨氯地平、依那普利和氯沙坦。随机临床试验的 Meta 分析表明醛固酮受体拮抗药可以减轻慢性肾病患者的蛋白尿症状，但增加了高钾血症的发病率[71]。然而，长期应用醛固酮受体拮抗药对肾脏功能的影响尚未可知。

# 三、原发性醛固酮增多症

原发性醛固酮增多症会表现出高血压、左心室肥大和心血管疾病（脑卒中、心肌梗死、心房颤动）等问题。螺内酯是治疗肾上腺肿瘤引发的原发性醛固酮增多症的首选药物之一。无论患者是否患有原发性醛固酮增多症，此药作用即是降低血压，区别是原发性醛固酮增多症的患者需要高剂量。螺内酯还有降低心血管和肾脏并发症发病率，减轻左心室肥大和尿蛋白排泄，以及改善葡萄糖代谢（血胰岛素过多和胰岛素抵抗）的功效。平均 7.4 年的追踪研究表明螺内酯对原发性醛固酮增多症的心血管问题（心肌梗死、脑卒中、血管再生和持续性心律失常）有长期疗效。螺内酯对高血压组也有相似的疗效，暗示螺内酯对两种疾病的心血管问题可能有预防的作用。依普利酮和螺内酯对先天性醛固酮增多症的降压效果相似；或螺内酯降压效果更好，但螺内酯治疗的患者易发生男性女型乳房和女性乳腺痛[72]。

# 四、神经系统疾病

有一项研究证实三氯噻嗪可以增强 MDR1a/b 基因表达[73]。MDR1 是 ATP 结合盒（ATP-binding cassette，ABC）家族中的一个转运体，其在维持大脑稳态的过程中扮演着重要的作用，主要是通过维持血脑屏障实现的。在药物治疗中枢神经系统疾病时，血脑屏障有时会影响药物作用于其靶点；同时，在神经系统疾病或者感染的情况下，血脑屏障的屏障作用也会出现异常。此研究应用单报告基因和双报告基因标记了鼠科 Mdr1a 和 Mdr1b 的上游核心启动子，检测了 FDA 批准的 627 个药物分子。试验筛选出了吉西他滨（gemcitabine）和三氯噻嗪可以增强 Mdr1a 和 Mdr1b 上游核心启动子的作用。

环噻嗪可以用于构建海马 CA1 神经元癫痫样活动。有研究显示，激活突触外的 $GABA_A$ 受体可以抑制癫痫样活动的产生[74]。环噻嗪常被认为可以增强谷氨酸受体激动，同时抑制 $GABA_A$ 受体的抑制作用，从而引起海马神经元癫痫样活动。在正常大鼠中，环噻嗪也可以诱导急性癫痫样行为。研究结果显示，46%环噻嗪引起的癫痫大鼠再次出现了癫痫症状。并且在诱导癫痫后 6 个月，对这些大鼠的大脑进行免疫组织化学染色，发现海马的 CA1、CA3 和齿状回区域，谷氨酸脱羧酶（GAD）和 GABA 转运体（GAT）-1 都显著减少，同时，脑源性神经营养因子（BDNF）及其受体 TrkB 也减少了。这些结果显示，环噻嗪诱导的大鼠癫痫模型可用于癫痫方面的研究。

近期多项研究发现，袢利尿药呋塞米和布美他尼具有多种神经精神疾病的潜在治疗效果。

（1）抗癫痫：研究发现癫痫的发生与神经元 NKCC1 向细胞内转运 $Cl^-$，提高细胞内 $Cl^-$浓度，进而影响 GABA 抑制性作用有关。布美他尼作为一种 NKCC1 选择性抑制剂，可以影响 $Cl^-$的内流，有潜在的抗癫痫研究价值[36]。基于动物模型研究发现，布美他尼和呋塞米这类抑制 NKCC1 的袢利尿药对癫痫具有一定治疗效果[75, 76]。

（2）抗焦虑[76]：GABA 是中枢神经系统中主要的抑制性神经递质。GABA 抑制性的下降促进了焦虑的进展。抗癫痫药通常可以上调 $GABA_A$ 信号通路，因此作为抗焦虑药（如普瑞巴林、加巴喷丁和苯二氮䓬类药物）。前期研究发现袢利尿药可以调控 $GABA_A$，进而具有治疗癫痫的效果。袢利尿药呋塞米和布美他尼可以通过拮抗大脑中神经元和神经胶质细胞阳离子-$Cl^-$共转运体（NKCC1 及 KCC2）降低神经元 $Cl^-$的浓度，产生对 $GABA_A$ 的调控效果。利用大鼠条件性焦虑模型研究发现，单次呋塞米 100mg/kg 静脉注射或布美他尼 70 mg/kg 静脉注射均可产生显著的抗焦虑效果。

（3）小儿自闭症：由于自闭症的发生与 GABA 密切相关，发育过程中负责向神经元内转运 $Cl^-$的 NKCC1 比将神经元内 $Cl^-$转运出胞外的 KCC2 更早成熟，造成未成熟神经元内较高的 $Cl^-$浓度，进而激活 GABA。$Cl^-$浓度的升高会导致 GABA 由抑制型状态变为兴奋型状态。在自闭症状态下，神经元 $Cl^-$浓度升高，导致 GABA 信号通路功能紊乱。袢利尿药布美他尼是 NKCC1 的特异性抑制剂，可以阻断 $Cl^-$向神经元内的转运，进而逆转 GABA 为抑制型状态。在一项临床研究中发现，给予小儿自闭症患者每日 1mg、连续 3 个月布美他尼治疗后，自闭症状显著缓解，可能与其阻断 $Cl^-$转运，恢复 GABA 抑制性功能有关，但尚需进一步的研究[77]。

# 五、其 他

除常规应用于心力衰竭、高血压、神经系统疾病外，利尿药还对慢性肾病和肝硬化具有治疗作用。另外，标准剂量的螺内酯和呋塞米可治疗努南综合征引起的难治性蛋白丢失性肠病并修复先天性心脏病[78]。噻嗪类利尿药和保钾利尿药能减少阿尔茨海默病的风险[79]。高血压患者长期应用噻嗪类利尿药能减轻脑卒中的严重程度，且对缺血性脑卒中预后效果较好[80]。对血压正常的肺栓塞伴发右心室扩张患者应用呋塞米能改善血流动力学和氧合作用[81]。袢利尿药呋塞米和布美他尼能通过抑制 $Ca^{2+}$-$Cl^-$共转运体调节 $GABA_A$ 介导的信号通路发挥抗癫痫作用，并且对大鼠焦虑模型有显著的治疗效果[82]。在治疗慢性阻塞性肺炎急性发作时，在标准治疗方法的基础上增加利尿药的使用可迅速减少血浆脑钠肽水平[83]。作用于远端肾小管的利尿药能改善大于 3 周的慢性肺病早产儿的肺部呼吸情况[84]。

## 第八节 新型利尿药的研究动态与展望

目前正在研发的针对新靶点的利尿药主要包括尿素通道蛋白抑制剂、水通道蛋白抑制剂、精氨酸升压素受体拮抗剂和孤啡肽受体激动剂等。

# 一、尿素通道蛋白抑制剂

尿素是哺乳动物体内蛋白质代谢的终末产物，大部分在肝脏合成、肾脏排泄。尿素是尿液中含量最丰富的溶质，占尿中总溶质的 40%～50%，尿中尿素浓度可高达血浆尿素浓度的 100 倍以上。尿素是参与尿浓缩机制的主要溶质，尿素通过逆流倍增和逆流交换过程中的肾内尿素循环机制，其浓度由外髓向内髓组织逐渐升高，和氯化钠一起形成肾皮质与肾髓质之间的渗透压梯度，从而使肾脏能够有效地浓缩尿液并防止体液丢失。尿素主要通过两种方式跨膜转运：简单扩散和通过特殊的膜蛋白——尿素通道蛋白（urea transporter，UT）的易化扩散，后者的转运速率是前者的 10～100 倍。

尿素通道蛋白是一组特异性通透尿素和尿素类似物的膜通道蛋白。至今为止，经分子克隆鉴定的 UT 家族已有 7 个成员。其中 UT-A1、UT-A3 和 UT-A4（只在大鼠）表达于肾集合管末端的上皮细胞，UT-A2 表达于肾髓祥降支细段上皮细胞。UT-B 分布广泛，表达于肾脏直小血管降支内皮细胞、红细胞及多个组织器官。这些尿素通道蛋白介导肾内各特定部位的尿素通透性，在肾内尿素循环过程中起重要作用，参与尿浓缩机制。

肾内尿素循环机制包括（图 13-5）：①肾皮质和外髓集合管对水的重吸收和对尿素的不通透，导致尿素在集合管高度浓缩；②内髓集合管末端依赖升压素调控的尿素通道蛋白 UT-A1 和 UT-A3 对尿素通透性增加，使浓缩的尿素扩散到内髓组织，以及近曲小管末端主动分泌尿素和髓祥降支细段 UT-A2 介导的尿素外流，形成尿素在内髓的蓄积；③由直小血管升支从内髓带走的尿素，通过直小血管降支尿素通道蛋白 UT-B 带回肾髓质，从而维持从肾皮质到髓质尿素的浓度梯度和渗透压梯度，此过程在尿浓缩机制中具有非常重要的意义。除内髓的直小血管升支内皮细胞以微孔方式通透尿素外，上述各部分对尿素的通透均由尿素通道蛋白介导。

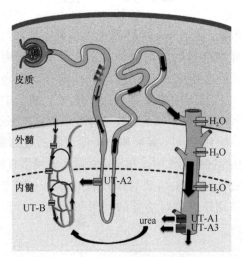

图 13-5　肾内尿素循环机制示意图

UT-B，尿素通道蛋白 B；UT-A，尿素通道蛋白 A；urea，尿素

利用尿素通道基因敲除小鼠模型进行肾脏生理学研究表明，UT-B 基因敲除小鼠摄水量及排尿量增加约 50%，尿渗透压降低约 1/3，尿尿素和血尿素浓度比值增高 2 倍，尿浓缩能力降低 50%，表现出"尿素选择性"利尿。UT-Al/UT-A3 基因双敲除小鼠表现出更为严重的尿浓缩障碍，尿浓缩能力下降 65%，其尿量比野生型小鼠高 3 倍，尿素在肾脏内髓的积聚也显著减少（为正常水平的 1/3）。所有 UT-A 和 UT-B 全敲除小鼠的尿浓缩能力下降更为严重，并且这些尿素通道敲除小鼠的尿量增加不引起机体电解质平衡紊乱，提示功能性尿素通道敲除可阻断肾内尿素循环通路，降低尿浓缩能力，在不影响肾小球滤过率和电解质平衡的情况下，产生尿素选择性利尿作用。因此，尿素通道蛋白可作为利尿作用新靶点。尿素通道蛋白抑制剂可作为新型利尿药产生尿素选择性利尿作用[85, 86]。

Verkman 实验室发现了具有体内利尿作用的 UT-B 抑制剂 triazolothienopyrimidine，该抑制剂能阻断尿素从直小血管升支转移到直小血管降支，使部分尿素不能回到肾髓质，从而进入血液循环，所以其利尿作用较弱并且会引起血尿素水平的升高，Verkman 实验室随后发现了 arylthiazole、γ-sultambenzosulfonamide、aminocarbonitrile 和 4-isoxazolamide 四类 UT-A1 抑制剂[86]。杨宝学研究组发现了更加强效的噻吩并喹啉类尿素通道抑制剂，其同时抑制 UT-A 和 UT-B，阻断尿素从集合管末端向髓质组织中扩散，可促进尿素直接排出，因此不明显改变血尿素水平[87]。与传统利尿药相比，尿素通道蛋白抑制剂显著的优势在于不引起机体水电解质紊乱，适用于慢性水潴留疾病患者的长期用药。

# 二、水通道蛋白抑制剂

水通道蛋白（AQP）是一种特异性通透水的膜通道蛋白，肾脏对水的重吸收主要通过 AQP 介导，进而完成尿浓缩，调节机体的体液平衡。哺乳动物中已经发现 13 个 AQP 亚型，AQP1～AQP4 在尿浓缩机制中发挥重要作用。AQP1 位于肾脏近曲小管及髓袢降支的顶质膜与侧膜，主要介导原尿中水的重吸收。AQP2 主要分布在集合管主细胞的顶质膜和细胞内囊泡，是血管升压素敏感性水通道，血管升压素通过调节 AQP2 的表达和移位改变集合管主细胞对水的通透性。高渗状态（600mOsm/kg）可以显著增加 AQP2 的活性（图 13-6）。AQP3 和 AQP4 分布在肾脏集合管上皮基底外侧膜。AQP3 对水、甘油、尿素等具有通透作用，在肾脏水分重吸收过程中发挥重要作用，AQP4 在集合管的跨上皮水转运过程中发挥作用。

在 AQP1、AQP2、AQP3 或 AQP4 基因敲除小鼠，以及 AQP1 和 AQP2 基因突变人体中可见明显的尿浓缩功能障碍。AQP1 功能缺陷使跨膜水通透性降低、近曲小管尿液的近等渗重吸收减少，同时降低了髓袢降支细段和直小血管的水通透性，损害肾皮质至内髓质间渗透梯度的形成。AQP2、AQP3 或 AQP4 功能缺失使集合管水通透性降低，阻碍集合管腔内尿液浓缩过程。特别是 AQP2 的异常可导致遗传性肾性尿崩症，其特点为多尿和低渗尿。水通道蛋白介导的水转运对肾脏尿浓缩功能至关重要，其特异性抑制剂有可能研发成为新型利尿药[88]。

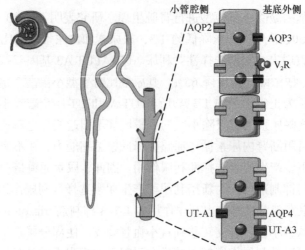

图 13-6　水通道肾内表达示意图

V₂R, 升压素受体 2；UT-A, 尿素通道蛋白 A；AQP, 水通道蛋白

Migliati 等在研究布美他尼对脑水肿的作用时获得了一种布美他尼衍生物 AqB013，其已被证明具有抑制人 AQP1 和大鼠 AQP4 的功能（$IC_{50}$: 20μmol/L），这一化合物也于 2010 年在美国获得了水通道蛋白调节剂这一领域的第一个专利，为这类药物将来可能应用于治疗脑水肿、青光眼、肥胖等体液紊乱疾病打下了基础[89]。最新研究发现 1，3-丙二醇（1，3-propanediol，PDO）能够与 AQP4 结合，有效地选择性抑制水通道蛋白。PDO 作为一种已被认为安全的化学药物，预测能够作为有效的利尿药，作用机制为直接抑制通道蛋白的水转运而不是改变渗透梯度，将会避免许多严重的副作用[90]，更深入完整的实验正在研究中。

## 三、精氨酸升压素受体拮抗剂

在调节肾对水的重吸收过程中，精氨酸升压素（arginine-vasopressin，AVP）发挥重要作用。AVP 经腺垂体分泌后结合于远曲小管内皮细胞和集合管主细胞基底侧细胞膜上的 AVP 受体 2（AVP type 2 receptor，$V_2R$），产生短时和长时两种作用，短时作用为通过受体偶联的 $G_s$ 蛋白激活腺苷酸环化酶（AC），使 cAMP 产生增加，进而激活 PKA，通过磷酸化囊泡运输相关蛋白，促进囊泡内 AQP2 向顶膜的运输，AQP2 上膜后即可介导水向胞内快速的转运。长时作用为通过 PKA 磷酸化 cAMP 反应元件结合蛋白（CREB），调控 AQP2 及相关基因的转录和表达。$V_2R$ 选择性非肽类拮抗剂包括利赛伐坦（lixivaptan，VPA-985）、托伐坦（tolvaptan，OPC-41061）、莫扎伐坦（mozavaptan，OPC-31260）、沙地伐坦（satavaptan，SR-121463）、RWJ-351647 和考尼伐坦（conivaptan，YM-087）[91]。

## 四、离子通道抑制剂

肾外髓钾通道（ROMK，或称 $K_{ir}1.1$）是内向型整流钾通道家族的成员之一。3 个 ROMK 异构体分别表达在肾单位的不同节段，包括髓袢升支粗段、远曲小管和集合管。在髓袢升支粗段，ROMK 作为 $K^+$ 分泌通道，功能上与 NKCC 偶联，参与 NaCl 跨膜重吸收。约 30%总滤过的 NaCl 在髓袢升支粗段重吸收，导致髓质间质高渗透压，促进了水的重吸收和尿浓缩过程。巴特综合征的患者和 ROMK 敲除小鼠的研究确认了 ROMK 可作为利尿药的新靶点，抑制其功能可降低血容量和血压，却不会影响血电解质水平。通过抑制 $Na^+$ 的重吸收、阻断 $K^+$ 的分泌，ROMK 抑制剂可能发挥排钠保钾作用，由于 ROMK 参与多个肾小管节段的 NaCl 重吸收过程，其抑制剂可能发挥比传统袢利尿药、噻嗪类利尿药和保钾利尿药更有效的利尿效果[92]。

$K_{ir}4.1/5.1$ 通道表达在远曲小管基底膜，它们使 $K^+$ 通过基底膜重吸收以保持 $Na^+$，$K^+$-ATP酶活性。$K_{ir}4.1/5.1$ 通过超极化基底膜和顶膜电位，分别促进电压控制的 $Cl^-$ 排出细胞和 $Na^+$进入细胞。$K_{ir}4.1/5.1$ 拮抗剂可能通过直接抑制远曲小管上 NCC 介导的 NaCl 重吸收，发挥类似噻嗪类利尿药的作用。袢利尿药和噻嗪类利尿药在到达其起效位点之前首先需要通过上皮细胞有机酸转运体和多药耐药蛋白被分泌到肾小管管腔液中。而 $K_{ir}4.1/5.1$ 抑制剂可以直接靶向基底膜侧的通道蛋白，避免了利尿药分泌受限。$K_{ir}4.1$ 广泛分布于外周（肾和胃）和中枢神经系统（脑、脊髓、视网膜、耳蜗）。在肾脏中，$K_{ir}4.1$ 主要与 $K_{ir}5.1$形成异四聚体。不能通过血脑屏障的 $K_{ir}4.1/5.1$ 小分子抑制剂可能成为具有潜力的利尿药。

氯通道（chloride channel，CLC）是一组阴离子选择性通道。在这一家族中，两个特异性表达于肾脏的成员 CLC-Ka 和 CLC-Kb 在 $Cl^-$ 重吸收过程中发挥重要作用，因此它们可能成为新的利尿药靶点。CLC-Kb 位于髓袢升支粗段、远曲小管和集合管的基底膜面。CLC-Kb 的突变导致Ⅲ型巴特综合征，症状是低钾性碱中毒、盐分流失和低血压。CLC-Ka表达在髓袢升支细段的顶膜和底膜，介导 $Cl^-$ 转运，维持肾髓质溶质浓度梯度，促进水的重吸收。CLC-Kq（与人 CLC-Ka 同源）基因敲除小鼠表现为肾内髓的溶质浓度梯度减小，尿量增加，但尿 NaCl 排泄量和细胞外液体积未见明显变化，提示 CLC-Ka 抑制剂可用于治疗低钠血症及排水减少的疾病，包括心力衰竭失代偿期、肝硬化失代偿期、肾衰竭和血管升压素分泌异常综合征[93]。

潘特林（pendrin）蛋白是非 $Na^+$ 依赖的 $Cl^--HCO_3^-$ 交换体。pendrin 通过调控 $HCO_3^-$ 浓度和集合管液 pH，调控 ENaC 活性和尿 $Na^+$ 排泄。最近的研究发现 pendrin 和 NCC 的双重抑制引起保钾利尿作用，出现显著的尿 $Na^+$ 排出、细胞外液体积减少和肾衰竭。此外，这些小鼠出现了代谢性碱中毒和肾性尿崩症，但未出现低钾血症。pendrin 和 NCC 的双重抑制减少了 NaCl 的重吸收却不会刺激 $K^+$ 的分泌。因此，pendrin 抑制剂具有潜在优势——其与噻嗪类利尿药合用可起到更强的利尿作用却不引起低钾血症[94]。

其他参与肾脏尿浓缩机制的离子通道蛋白还包括表达于近端小管的钠氢交换体（NHE3）、连接小管和皮质集合管表达的 ENaC、髓袢升支细段表达的 NKCC，其基因敲除可引起尿浓缩能力降低，产生利尿作用。但这些离子通道功能抑制引起的利尿作用可能影响机体电解质和酸碱平衡，安全性有待研究。

# 五、天 然 药 物

某些草本植物如肉桂、石刁柏、榅桲、番红花等有温和的利尿活性和较少的副作用，可以针对这些具有利尿作用的天然药物的活性成分进行研究，研发新型利尿药。

# 参 考 文 献

[1] Shoja MM, Tubbs RS, Bosmia AN, et al. Herbal diuretics in medieval Persian and Arabic medicine. J Altern Complement Med, 2015, 21: 309-320.

[2] Wile D. Diuretics: a review. Ann Clin Biochem, 2012, 49: 419-431.

[3] Li Y, Wang W, Jiang T, et al. Aquaporins in urinary system. Adv Exp Med Biol, 2017, 969: 131-148.

[4] Yang B, Kim JK, Verkman AS, et al. Comparative efficacy of HgCl$_2$ with candidate aquaporin-1 inhibitors DMSO, gold, TEA (+) and acetazolamide. FEBS Lett, 2006, 580: 6679-6684.

[5] Yang B, Zhao D, Verkman AS, et al. Hsp90 inhibitor partially corrects nephrogenic diabetes insipidus in a conditional knock-in mouse model of aquaporin-2 mutation. FASEB J, 2009, 23: 503-512.

[6] Jiang T, Li Y, Layton AT, et al. Generation and phenotypic analysis of mice lacking all urea transporters. Kidney Int, 2017, 91: 338-351.

[7] Yang B, Bankir L. Urea and urine concentrating ability: new insights from studies in mice. Am J Physiol Renal Physiol, 2005, 288: 881-896.

[8] Carta F, Supuran CT. Diuretics with carbonic anhydrase inhibitory action: a patent and literature review( 2005 - 2013 ). Expert Opin Ther Pat, 2013, 23: 681-691.

[9] Low EV, Avery AJ, Gupta V, et al. Identifying the lowest effective dose of acetazolamide for the prophylaxis of acute mountain sickness: systematic review and meta-analysis. BMJ, 2012, 345: e6779.

[10] Shirato S, Kagaya F, Suzuki Y, et al. Stevens-Johnson syndrome induced by methazolamide treatment. Arch Ophthalmol, 1997, 115: 550-553.

[11] Sinha AD, Agarwal R. Thiazide diuretics in chronic kidney disease. Curr Hypertens Rep, 2015, 17: 1-6.

[12] Karadsheh F, Weir MR. Thiazide and thiazide-like diuretics: an opportunity to reduce blood pressure in patients with advanced kidney disease. Curr Hypertens Rep, 2012, 14: 416-420.

[13] Roush GC, Sica DA. Diuretics for hypertension: a review and update. Am J Hypertens, 2016, 29 ( 10 ): 1130-1137.

[14] Vongpatanasin W. Hydrochlorothiazide ( HCTZ ) is not the most useful nor versatile thiazide diuretic. Curr Opin Cardiol, 2015, 30: 361.

[15] Engberink RHO, Frenkel WJ, Van d BB, et al. Effects of thiazide-type and thiazide-like diuretics on cardiovascular events and mortalitynovelty and significance. Hypertension, 2015, 65: 1033-1040.

[16] Liamis G, Filippatos TD, Elisaf MS. Thiazide-associated hyponatremia in the elderly: what the clinician needs to know. J Geriatr Cardiol, 2016, 13: 175.

[17] Michaud CJ, Mintus KC. Intravenous chlorothiazide versus enteral metolazone to augment loop diuretic therapy in the intensive care unit. Ann Pharmacother, 2017, 51 ( 4 ): 286-292.

[18] Moranville MP, Choi S, Hogg J, et al. Comparison of metolazone versus chlorothiazide in acute decompensated heart failure with diuretic resistance. Cardiovasc Ther, 2015, 33: 42-49.

[19] Shulenberger CE, Jiang A, Devabhakthuni S, et al. Efficacy and safety of intravenous chlorothiazide versus oral metolazone in patients with acute decompensated heart failure and loop diuretic resistance. Pharmacotherapy, 2016, 36: 852-860.

[20] Cheng HW, Sham MK, Chan KY, et al. Combination therapy with low-dose metolazone and furosemide: a "needleless" approach in managing refractory fluid overload in elderly renal failure patients under palliative care. Int Urol Nephrol, 2014, 46: 1809-1813.

[21] Olesen KH. The natriuretic effect addition of quinethazone and furosemide in congestive heart failure. J Intern Med, 1971, 190: 229-232.

[22] Wittner M, Stefano AD, Wangemann P, et al. Analogues of torasemide—structure function relationships—experiments in the thick ascending limb of the loop of Henle of rabbit nephron. Pflugers Arch, 1987, 408: 54-62.

[23] Uchida T, Yamanaga K, Nishikawa M, et al. Anti-aldosteronergic effect of torasemide. Eur J Pharmacol, 1991, 205: 145-150.

[24] Uchida T, Ohtaki Y, Kido H, et al. Diuretic profile of a novel loop diuretic torasemide in rats and dogs. Drugs Exp Clin Res, 1991, 17: 293-298.

[25] Murray MD, Deer MM, Ferguson JA, et al. Open-label randomized trial of torsemide compared with furosemide therapy for patients with heart failure. Am J Med, 2001, 111: 513-520.

[26] Cosin J, Diez J. Torasemide in chronic heart failure: results of the TORIC study. Eur J Heart Fail, 2002, 4: 507-513.

[27] Yamato M, Sasaki T, Honda K, et al. Effects of torasemide on left ventricular function and neurohumoral factors in patients with chronic heart failure. Circ J, 2003, 67: 384-390.

[28] Ló pez B, Querejeta R, González A, et al. Effects of loop diuretics on myocardial fibrosis and collagen type I turnover in chronic

heart failure. J Am Coll Cardiol, 2004, 43: 2028-2035.

[29] Suh OK, Kim SH, Lee MG. Pharmacokinetics and pharmacodynamics of azosemide. Biopharm Drug Dispos, 2003, 24: 275-297.

[30] Seely JF, Dirks JH. Site of action of diuretic drugs. Kidney Int, 1977, 11: 1-8.

[31] Greven J. Attenuation of azosemide's action in the loop of Henle of rat kidney by nonsteroidal anti-inflammatory drugs. Arzneimittelforschung, 1991, 41: 805-808.

[32] Kanda K, Miyamoto N, Seo H, et al. Diuretics modify [Arg8]vasopressin-stimulated cAMP but not atrial natriuretic peptide-stimulated cGMP formation in renal cells. Eur J Pharmacol, 1991, 192: 153-159.

[33] Horký K, Gregorová I, Dvoráková J. The effect of renin and aldosterone inhibition by beta-adrenergic blockade on the response to the new diuretic azosemide. Eur J Pharmacol, 1981, 69: 439-446.

[34] Tomiyama H, Nakayama T, Yoshida H, et al. Effects of short-acting and long-acting loop diuretics on heart rate variability in patients with chronic compensated congestive heart failure. Am Heart J, 1999, 137: 543-548.

[35] Feit PW. Aminobenzoic acid diuretics. 2. 4-Substituted-3-amino-5 -sulfamylbenzoic acid derivatives. J Med Chem, 1971, 14: 432-439.

[36] Löscher W, Puskarjov M, Kai K. Cation-chloride cotransporters NKCC1 and KCC2 as potential targets for novel antiepileptic and antiepileptogenic treatments. Neuropharmacology, 2013, 69: 62-74.

[37] Baba WI, Tudhope GR, Wilson GM. Triamterene, a new diuretic drug. BMJ, 1962, 2: 756-760.

[38] Singh BN, Richmond DE, Wilson JD, et al. Evaluation of MK-870: a new potassium-sparing diuretic. BMJ, 1967, 1: 143-146.

[39] Gross JB, Kokko JP. Effects of aldosterone and potassium-sparing diuretics on electrical potential differences across the distal nephron. J Clin Invest, 1977, 59: 82-89.

[40] Weinberger MH, Roniker B, Krause SL, et al. Eplerenone, a selective aldosterone blocker, in mild-to-moderate hypertension. Am J Hypertens, 2002, 15: 709-716.

[41] Dietz JD, Du S, Bolten CM, et al. A number of marketed dihydropyridine calcium channel blockers have mineralocorticoid receptor antagonist activity. Hypertension, 2008, 51: 742-748.

[42] Bansal S, Lindenfeld J, Schrier RW. Sodium retention in heart failure and cirrhosis. Circ Heart Fail, 2009, 2: 370-376.

[43] Calhoun DA, White WB, Krum H, et al. Effects of a novel aldosterone synthase inhibitor for treatment of primary hypertension clinical perspective. Circulation, 2011, 124: 1945-1955.

[44] Faris RF, Flather MD, Purcell H, et al. Diuretics for heart failure. Cochrane Database Syst Rev, 2012, 15 (2): CD003838.

[45] Patterson JH, Adams KF, Jr. Investigating the role of thiazide-like diuretics in acute heart failure: potential approach to an unmet need. J Card Fail, 2016, 22: 537-538.

[46] Palazzuoli A, Ruocco G, Ronco C, et al. Loop diuretics in acute heart failure: beyond the decongestive relief for the kidney. Crit Care, 2015, 19: 296.

[47] Qavi AH, Kamal R, Schrier RW. Clinical use of diuretics in heart failure, cirrhosis, and nephrotic syndrome. Int J Nephrol, 2015, 2015: 975934.

[48] Wu MY, Chang NC, Wu CH, et al. Loop diuretic strategies in patients with acute decompensated heart failure: a meta-analysis of randomized controlled trials. J Crit Care, 2014, 29: 2-9.

[49] Buggey J, Mentz RJ, Pitt B, et al. A reappraisal of loop diuretic choice in heart failure patients. Am Heart J, 2015, 169: 323-333.

[50] Veeraveedu PT, Thandavarayan RA, Sari FR. Comparative effects of torasemide and furosemide in rats with heart failure. Biochem Pharmacol, 2008, 75: 649-659.

[51] Mentz RJ, Velazquez EJ, Metra M, et al. Comparative effectiveness of torsemide versus furosemide in heart failure patients: insights from the protect trial. Future Cardiol, 2015, 11: 585-595.

[52] Bowman BN, Nawarskas JJ, Anderson JR. Anderson, treating diuretic resistance: an overview. Cardiol Rev, 2016, 24: 256-260.

[53] Valente MAE, Voors AA, Dam man K, et al. Diuretic response in acute heart failure: clinical characteristics and prognostic significance. Eur Heart J, 2014, 35: 1284-1293.

[54] Vaduganathan M, Kumar V, Voors AA, et al. Unsolved challenges in diuretic therapy for acute heart failure: a focus on diuretic response. Expert Rev Cardiovasc Ther, 2015, 13: 1075-1078.

[55] Hu L, Chen Y, Deng S, et al. Additional use of an aldosterone antagonist in patients with mild to moderate chronic heart failure: a systematic review and meta-analysis. Br J Clin Pharmacol, 2013, 75: 1202-1212.

[56] Wu MY, Chang NC, Wu CH, et al. Loop diuretic strategies in patients with acute decompensated heart failure: a meta-analysis of randomized controlled trials. J Crit Care, 2014, 29: 2-9.

[57] Mc Murray JJ, Adamopoulos S, Anker SD, et al. ESC Guidelines for the diagnosis and treatment of acute and chronic heart failure 2012. Eur J Heart Fail, 2012, 14: 803-869.

[58] Zannad F, Gattis Stough W, Rossignol P, et al. Mineralocorticoid receptor antagonists for heart failure with reduced ejection

fraction: integrating evidence into clinical practice. Eur Heart J, 2012, 33: 2782-2795.

[59] Blowey DL. Diuretics in the treatment of hypertension. Pediatr Nephrol, 2016, 31 (12): 2223.

[60] Roush GC, Sica DA. Diuretics for hypertension: a review and update. Am J Hypertens, 2016, 29 (10): 1130-1137.

[61] Roush GC. Not just chlorthalidone: evidence-based, single tablet, diuretic alternatives to hydrochlorothiazide for hypertension. Curr Hypertens Rep, 2015, 17: 540.

[62] Roush GC, Abdelfattah R, Song S, et al. Hydrochlorothiazide and alternative diuretics versus renin-angiotensin system inhibitors for the regression of left ventricular hypertrophy: a head-to-head meta-analysis. J Hypertens, 2018, 36 (6): 1247-1255.

[63] Musini VM, Wright JM, Bassett K, et al. Blood pressure-lowering efficacy of loop diuretics for primary hypertension. Cochrane Database Syst Rev, 2009, 7 (4): CD003825.

[64] Batterink J, Tejani AM, Fowkes CT. Spironolactone for hypertension. Cochrane Database Syst Rev, 2010, 4 (8): CD008169.

[65] Weinberger MH, White WB, Ruilope LM, et al. Effects of eplerenone versus losartan in patients with low-renin hypertension. Am Heart J, 2005, 150: 426-433.

[66] Colas B, Slama M, Collin T, et al. Mechanisms of methyclothiazide-induced inhibition of contractile responses in rat aorta. Eur J Pharmacol, 2000, 408: 63-67.

[67] Colas B, Slama M, Colas JL, et al. Direct vascular actions of methyclothiazide and indapamide in aorta of spontaneously hypertensive rats. Fundam Clin Pharmacol, 2000, 14: 363-368.

[68] Colas B, Collin T, Safraou F, et al. Direct vascular actions of methyclothiazide in remodeled mesenteric arteries from hypertensive patients. Am J Hypertens, 2001, 14: 989-994.

[69] Nishihara M, Hirooka Y, Sunagawa K, et al. Combining irbesartan and trichlormethiazide enhances blood pressure reduction via inhibition of sympathetic activity without adverse effects on metabolism in hypertensive rats with metabolic syndrome. Clin Exp Hypertens, 2015, 37: 33-38.

[70] Navaneethan SD, Nigwekar SV, Sehgal AR, et al. Aldosterone antagonists for preventing the progression of chronic kidney disease: a systematic review and meta-analysis. Clin J Am Soc Nephrol, 2009, 4: 542-551.

[71] Parthasarathy HK, Ménard J, White WB, et al. A double-blind, randomized study comparing the antihypertensive effect of eplerenone and spironolactone in patients with hypertension and evidence of primary aldosteronism. J Hypertens, 2011, 29: 980-990.

[72] Brater DC. Update in diuretic therapy: clinical pharmacology. Semin Nephrol, 2011, 31: 483-494.

[73] Schulze S, Reinhardt S, Freese C, et al. Identification of trichlormethiazide as a Mdr1a/b gene expression enhancer via a dual secretion - based promoter assay. Pharmacol Res Perspect, 2015, 3: e00109.

[74] Wan L, Liu X, Wu Z, et al. Activation of extrasynaptic GABAA receptors inhibits cyclothiazide-induced epileptiform activity in hippocampal CA1 neurons. Neurosci Bull, 2014, 30: 866-876.

[75] Hochman DW. The extracellular space and epileptic activity in the adult brain: explaining the antiepileptic effects of furosemide and bumetanide. Epilepsia, 2012, 53 (Suppl 1): 18-25.

[76] Krystal AD, Sutherland J, Hochman DW. Loop diuretics have anxiolytic effects in rat models of conditioned Anxiety. PloS One, 2012, 7: e35417.

[77] Lemonnier E, Ben-Ari Y. The diuretic bumetanide decreases autistic behaviour in five infants treated during 3 months with no side effects. Acta Paediatr, 2010, 99: 1885-1888.

[78] Mizuochi T, Suda K, Seki Y, et al. Successful diuretics treatment of protein-losing enteropathy in Noonan syndrome. Pediatr Int, 2015, 57: e39-e41.

[79] Chuang YF, Breitner JCS, Chiu YL, et al. Use of diuretics is associated with reduced risk of Alzheimer's disease: the Cache County Study. Neurobiol Aging, 2014, 35: 2429-2435.

[80] Shih HM, Lin WC, Wang CH, et al. Hypertensive patients using thiazide diuretics as primary stroke prevention make better functional outcome after ischemic stroke. J Stroke Cerebrovasc Dis, 2014, 23: 2414-2418.

[81] Ternacle J, Gallet R, Mekontsodessap A, et al. Diuretics in normotensive patients with acute pulmonary embolism and right ventricular dilatation. Circ J, 2013, 77: 2612-2618.

[82] Krystal AD, Sutherland J, Hochman DW. Loop diuretics have anxiolytic effects in rat models of conditioned anxiety. PLoS One, 2012, 7: e35417.

[83] Kanat F, Vatansev H, Take T. Diuretics, plasma brain natriuretic peptide and chronic obstructive pulmonary disease. Neth J Med, 2007, 65: 296-300.

[84] Stewart A, Brion LP, Ambrosioperez I. Diuretics acting on the distal renal tubule for preterm infants with( or developing )chronic lung disease. Cochrane Database Syst Rev, 2011, (9): CD001817.

[85] Bankir L, Yang B. New insights into urea and glucose handling by the kidney, and the urine concentrating mechanism. Kidney

Int，2012，81：1179-1198.

[86] Verkman AS，Esteva-Font C，Gil O，et al. Small-molecule inhibitors of urea transporters. Subcell Biochem, 2014, 73：165-177.

[87] Li F，Lei T，Zhu J，et al. A novel small-molecule thienoquinolin urea transporter inhibitor acts as a potential diuretic. Kidney Int，2013，83：1076-1086.

[88] Tradtrantip L，Jin BJ，Yao X，et al. Aquaporin-targeted therapeutics：state-of-the-field. Adv Exp Med Biol, 2017, 969：239-250.

[89] Migliati E，Meurice N，Du Bois P，et al. Inhibition of aquaporin-1 and aquaporin-4 water permeability by a derivative of the loop diuretic bumetanide acting at an internal pore-occluding binding site. Mol Pharmacol，2009，76：105-112.

[90] Yu L，Rodriguez RA，Chen LL，et al. 1，3-propanediol binds deep inside the channel to inhibit water permeation through aquaporins. Protein Sci，2016，25：433-441.

[91] Tanaka A，Nakamura T，Sato E，et al. Aquaporin-2 is a potential biomarker for tolvaptan efficacy in decompensated heart failure complicated by diabetic nephrotic syndrome. Int J Cardiol，2016，210：1-3.

[92] Garcia ML，Priest BT，Alonsogalicia M，et al. Pharmacologic inhibition of the renal outer medullary potassium channel causes diuresis and natriuresis in the absence of kaliuresis. J Pharmacol Exp Ther，2014，348：153-164.

[93] Fong P. CLC-K channels：if the drug fits，use it. Embo Rep，2004，5：565-566.

[94] Wagner CA. Pendrin-a new target for diuretic therapy? J Am Soc Nephrol，2016，27：3499-3501.

# 第十四章

## 抗高血压药

缪朝玉　苏定冯[*]

## 第一节　概　述

高血压是一种常见病、多发病，也是心脑血管病最重要的危险因素[1]。全世界高血压患病率＞30%[2]；我国最近调查显示，≥18 岁居民高血压患病率为 23.2%，估计全国患病人数 2.4 亿[3]。高血压的重要并发症有脑血管意外、肾衰竭、心力衰竭等，且这些并发症大多可致死或致残，严重危害人民健康。高血压人群如不经合理应用抗高血压药（antihypertensive drug）治疗，平均寿命较正常人群缩短 15～20 年。

高血压的危害性除与患者的血压水平相关外，还取决于同时存在的其他心血管病危险因素及合并的其他疾病情况。因此，在高血压的定义与分类中，目前我国仍按照 1999 年世界卫生组织/国际高血压联盟（WHO/ISH）发布的高血压治疗指南将高血压定义为未服抗高血压药情况下，收缩压≥140mmHg 和（或）舒张压≥90mmHg。根据血压水平分为正常、正常高值血压和 1、2、3 级高血压。收缩压≥140mmHg 和舒张压＜90mmHg 单列为单纯性收缩期高血压[4]。患者收缩压与舒张压属不同级别时，应按两者中较高的级别分类。患者既往有高血压史，目前正在用抗高血压药，血压虽然低于 140/90mmHg，亦应该诊断为高血压（表 14-1）。高血压定义和分类在不同国家有所区别，如最新美国高血压临床指南将高血压定义为收缩压≥130mmHg 或舒张压≥80mmHg，分为 1 期高血压( 收缩压 130～139mmHg 或舒张压 80～89mmHg )和 2 期高血压( 收缩压≥140mmHg 或舒张压≥90mmHg )[5]。

表 14-1　血压水平的定义和分类

| 类别 | 收缩压（mmHg） | 舒张压（mmHg） |
| --- | --- | --- |
| 理想血压 | ＜120 | ＜80 |
| 正常血压 | ＜130 | ＜85 |
| 正常高值 | 130～139 | 85～89 |
| 1 级高血压（"轻度"） | 140～159 | 90～99 |
| 　亚组：临界高血压 | 140～149 | 90～94 |
| 2 级高血压（"中度"） | 160～179 | 100～109 |
| 3 级高血压（"重度"） | ≥180 | ≥110 |

* 通讯作者：苏定冯，E-mail：dfsu@smmu.edu.cn

| 类别 | 收缩压（mmHg） | 舒张压（mmHg） |
|---|---|---|
| 单纯性收缩期高血压 | ≥140 | <90 |
| 亚组：临界收缩期高血压 | 140～149 | <90 |

绝大部分高血压病因不明，称为原发性高血压或高血压病，少数（5%～10%）高血压可以确定其发病原因，称为继发性高血压或症状性高血压。

# 一、高血压的致病因素与发病机制[1, 6-10]

高血压是遗传易感性与环境多种因素长期相互作用的结果。国际公认的高血压发病的危险因素是超重、高盐膳食及中度以上饮酒。有报道人群体重指数的差别对人群的血压水平和高血压患病率有显著影响，而且基线体重指数每增加 $3kg/m^2$，其 4 年内发生高血压的危险女性增加 57%，男性增加 50%[6]。膳食钠摄入量与血压水平呈显著相关性，在控制了总热量后，膳食钠与收缩压及舒张压的相关系数分别达到 0.63 及 0.58。人群平均每人每天摄入食盐增加 2g，则收缩压和舒张压分别升高 2.0mmHg 及 1.2mmHg[7]。研究发现男性持续饮酒者比不饮酒者 4 年内高血压发生危险增加 40%[8]。此外，多项研究表明，血脂异常、糖尿病、胰岛素抵抗、C 反应蛋白等亦与高血压密切相关[9]。

高血压的发病机制复杂，迄今尚未完全阐明，但已知机体内有许多系统与血压的调节有关，其中最主要的有交感神经-肾上腺素系统和肾素-血管紧张素-醛固酮系统（RAAS）。此外，血管舒缓肽-激肽-前列腺素系统、血管内皮松弛因子-收缩因子系统、内皮素系统、利尿钠肽系统等都参与了血压的调节。目前认为人类原发性高血压是一种多基因遗传性疾病。已有较多报道血管紧张素原、肾素、血管紧张素转化酶、一氧化氮合酶等基因与高血压相关[10]。总之，高血压的发病机制极为复杂，其发生、发展往往是多种因素综合作用的结果。

# 二、抗高血压药的发展及趋势[1, 11-17]

20 世纪 50 年代前，临床上治疗高血压的常用药物有镇静药和亚硝酸类等，降压作用短暂而不稳定。神经节阻滞剂六甲溴铵是第一个有效的降压药，但因同时阻滞副交感神经功能，因此副作用较多。后来继续发现有显著降压作用的神经节阻滞剂如美加明、潘必啶、樟磺咪芬等，但均有较多不良反应，现已不用。仅有樟磺咪芬用于高血压危象及外科手术时产生控制性低血压。

20 世纪 50 年代中期，从印度萝芙木中提出生物碱利血平，其降压作用温和。国内学者用中国萝芙木总碱制成降压灵，对轻度高血压疗效较好，副作用较小。同期出现的药物还有血管扩张药肼屈嗪等。噻嗪类利尿药也被用作降压药物。胍乙啶是与利血平作用机制相似的人工合成药，降压作用较强，因不良反应较多且严重，目前已少用。

20 世纪 60 年代后期，甲基多巴和可乐定作为中枢性抗高血压药出现，两药均适用于中度高血压。继之β受体阻断药普萘洛尔用于临床，其降压疗效良好，不良反应少，使抗高血压药进入一新阶段。以后出现了大量同类药物，广泛用于高血压及冠心病等心血管疾病的治疗。随着受体学说的不断发展，药物对受体的影响在调节血压方面的作用也很受重视，$\alpha_1$ 受体阻断药哌唑嗪选择性作用于 $\alpha_1$ 受体，降压效果好，其他作用于 $\alpha_1$ 受体，以及同时作用于 $\alpha$ 与 $\beta$ 受体的药物也纷纷出现。

钙通道阻滞药硝苯地平、维拉帕米、地尔硫草，以及血管紧张素转化酶（ACE）抑制药卡托普利的研制成功，使抗高血压药获得更重要的进展。20 世纪 80 年代后，新的钙通道阻滞药和 ACE 抑制药上市，极大地丰富了抗高血压药。

血管扩张药中二氮嗪、米诺地尔等经研究证明是一类钾通道开放剂。

20 世纪 90 年代，血管紧张素 II 的 1 型受体（$AT_1$）阻滞药氯沙坦等药物及第二代中枢性降压药莫索尼定具有良好降压作用，而不良反应比同系统药物相应降低。迄今研发成功多种 $AT_1$ 受体阻断药供临床选用。

2007 年首个肾素抑制药阿利吉仑获批临床应用[12]，也是抗高血压药发展史上一个重要事件。肾素抑制药是继盐皮质激素受体拮抗药（也属利尿药，20 世纪 50 年代）、ACE 抑制药（20 世纪 80 年代）、$AT_1$ 受体阻断药（20 世纪 90 年代）之后的第 4 类临床应用 RAAS 抑制药。

近年随着抗高血压药的发展，人们注意到药物对高血压患者心肌肥厚及血管壁重构的预防和逆转作用。钙通道阻滞药、RAAS 抑制药在这些方面显示有良好的发展及应用前景。因此，这些类型的新型系列药物不断研发上市。

内皮素受体拮抗剂波生坦（bosentan）于 2001 年获准为抗肺动脉高压药[13]，同类药尚有他生坦、安立生坦，但这类药尚未获准为抗高血压药。

中性内肽酶（neprilysin，NEP）可降解利尿钠肽，因此抑制 NEP 可提高利尿钠肽水平，增强内源性降压机制，理论上 NEP 抑制剂是潜在的抗高血压药，但研究证明 NEP 抑制剂单用对高血压几乎无效[14]。现已清楚，NEP 不但可降解利尿钠肽等血管舒张肽，而且还可降解内皮素等血管收缩肽，因此 NEP 抑制剂的降压效能有限[15]。奥马曲拉（omapatrilat）等血管肽酶抑制剂是 NEP 和 ACE 的双重抑制剂，虽然降压效能强大，但安全性不够，可明显增加血管性水肿发生率，因此已停止研发[14]。2015 年上市的血管紧张素受体阻断/NEP 抑制双靶标新药——缬沙坦/沙库必曲（valsartan/sacubitril），获准用于心力衰竭治疗，有望成为抗高血压新药[14-16]。

疫苗、基因治疗等生物药为高血压的防治开辟了一个新的研究领域[17]，除了器官保护作用，这些生物药还具有目前抗高血压药无可比拟的长效特性，可实现以周、月、年为给药间隔时间，甚至终身只需用药 1 次。目前尚处于研究阶段。如果未来真的实现，将会给高血压终生治疗带来极大的便利。目前基因治疗安全性问题有待解决，疫苗治疗恐怕只对高血压前期进展为高血压有预防作用。

# 三、抗高血压药物的作用部位、分类、治疗目标及选用

形成动脉血压的基本因素是心排血量和外周血管阻力。前者受心脏功能、回心血量和血容量的影响，后者主要受小动脉紧张度的影响。交感神经系统、肾素–血管紧张素系统等调节着上述 2 种因素，使血压维持在一定的范围。根据各种药物的作用和作用部位可将

抗高血压药物分为下列几类。

**1. 利尿药**

（1）噻嗪类及噻嗪样作用利尿药：氢氯噻嗪、氯噻酮、吲达帕胺等。

（2）髓袢利尿药：呋塞米、布美他尼、托拉塞米等。

（3）保钾利尿药：螺内酯、依普利酮、氨苯蝶啶等。

**2. 肾素–血管紧张素系统抑制药**

（1）ACE 抑制药：卡托普利、依那普利、雷米普利等。

（2）$AT_1$ 受体阻断药：氯沙坦、缬沙坦、坎地沙坦等。

（3）肾素抑制药：阿利吉仑。

**3. 钙通道阻滞药**

（1）二氢吡啶类钙通道阻滞药：硝苯地平、尼群地平、氨氯地平等。

（2）非二氢吡啶类钙通道阻滞药：维拉帕米、地尔硫䓬等。

**4. 肾上腺素受体阻断药**

（1）β 受体阻断药：普萘洛尔、美托洛尔、阿替洛尔等。

（2）$\alpha_1$ 受体阻断药：哌唑嗪、特拉唑嗪、多沙唑嗪。

（3）α、β 受体阻断药：拉贝洛尔、卡维地洛。

**5. 交感神经抑制药**

（1）中枢性降压药：可乐定、甲基多巴、莫索尼定等。

（2）交感神经末梢抑制药：利血平、胍乙啶。

（3）神经节阻滞剂：樟磺咪芬。

**6. 血管扩张药**

（1）直接舒张血管药：肼屈嗪、双肼屈嗪、硝普钠等。

（2）钾通道开放剂：二氮嗪、米诺地尔、吡那地尔等。

（3）其他血管扩张药：乌拉地尔。

目前，利尿药、ACE 抑制药、$AT_1$ 受体阻断药、钙通道阻滞药和 β 受体阻断药被列为抗高血压的首选药。其他抗高血压药物如中枢性降压药和血管扩张药等较少单独应用。目前我国临床上应用的口服抗高血压药和用于高血压急症的注射用抗高血压药分别见表 14-2 和表 14-3。据最近调研，我国最常用的抗高血压单药是钙通道阻滞药[3]。

**表 14-2　口服抗高血压药**

| 药物 | 英文名 | 每天剂量（mg）及分服次数 | 主要不良反应 |
| --- | --- | --- | --- |
| 利尿药 | | | 血钠↓尿酸↑ |
| 氢氯噻嗪 | hydrochlorothiazide | 12.5～25 qd | 血钾↓血钙↑　血胆固醇↑　血糖↑ |
| 氯噻酮 | chlorthalidone | 12.5～25 qd | 血钾↓血钙↑　血胆固醇↑　血糖↑ |
| 吲达帕胺 | indapamide | 1.25～2.5 qd | 血钾↓ |
| 布美他尼 | bumetanide | 0.5～4 bid，tid | 血钾↓ |
| 呋塞米 | furosemide | 20～120 bid，tid | 血钾↓ |
| 氨苯蝶啶 | triamterene | 25～100 qd | 血钾↑ |
| 阿米洛利 | amiloride | 5～10 qd | 血钾↑ |
| 螺内酯 | spironolactone | 25～100 qd | 血钾↑男性乳房发育 |

续表

| 药物 | 英文名 | 每天剂量（mg）及分服次数 | 主要不良反应 |
|---|---|---|---|
| **交感末梢抑制药** | | | |
| 胍乙啶 | guanethidine | 10～25 qd | 直立性低血压，腹泻 |
| 利血平 | reserpine | 0.05～0.25 qd | 鼻充血，镇静，抑郁，心动过缓，消化性溃疡 |
| **中枢性降压药** | | | |
| 可乐定 | clonidine | 0.15～0.6 bid | 低血压，嗜睡，口干，停药反应 |
| 甲基多巴 | methyldopa | 500～1000 bid | 肝功能损害，免疫失调 |
| 莫索尼定 | moxonidine | 0.2～0.4 qd | 口干，嗜睡 |
| **α₁受体阻断药** | | | 直立性低血压 |
| 多沙唑嗪 | doxazosin | 1～16 qd | |
| 哌唑嗪 | prazosin | 2～30 bid, tid | |
| 特拉唑嗪 | terazosin | 1～20 qd | |
| **β受体阻断药** | | | 支气管痉挛，心功能抑制 |
| 普萘洛尔 | propranolol | 20～80 bid, tid | |
| 美托洛尔 | metoprolol | 50～100 qd | |
| 阿替洛尔 | atenolol | 12.5～50 qd, bid | |
| 倍他洛尔 | betaxolol | 5～20 qd | |
| 比索洛尔 | bisoprolol | 2.5～10 qd | |
| **α、β受体阻断药** | | | 直立性低血压 |
| 拉贝洛尔 | labetalol | 200～600 bid | |
| 阿罗洛尔 | arotinolol | 10～20 qd, bid | |
| 卡维地洛 | carvedilol | 12.5～50 qd, bid | |
| **血管扩张药** | | | |
| 肼屈嗪 | hydralazine | 50～200 bid | 狼疮综合征（大剂量） |
| 米诺地尔 | minoxidil | 5～40 qd | 多毛症 |
| **钙通道阻滞药** | | | |
| 二氢吡啶类 | | | 踝部水肿，头痛，面部潮红 |
| 硝苯地平 | nifedipine | 15～30 tid | |
| 　缓释片、胶囊 | | 20～40 bid | |
| 　控释片、胶囊 | | 30～60 qd | |
| 尼群地平 | nirtrendipine | 20～60 bid, tid | |
| 尼卡地平 | nicardipine | 60～90 bid | |
| 尼索地平 | nisoldipine | 10～30 qd | |
| 非洛地平 | felodipine | 2.5～20 qd | |
| 　缓释片 | | 2.5～10 qd | |
| 氨氯地平 | amlodipine | 2.5～10 qd | |
| 拉西地平 | lacidipine | 4～6 qd | |
| 非二氢吡啶类 | | | 心脏传导阻滞，心功能抑制 |
| 地尔硫䓬 | diltiazem | 90～180 tid | |
| 　缓释片、胶囊 | | 90～180 bid | |
| 维拉帕米 | verapamil | 90～180 tid | 便秘 |
| 　缓释片 | | 120～240 qd | |

续表

| 药物 | 英文名 | 每天剂量（mg）及分服次数 | 主要不良反应 |
|------|--------|------------------------|-------------|
| **ACE 抑制药** | | | 咳嗽，高血钾，血管神经性水肿 |
| 卡托普利 | captopril | 25～150 tid，bid | |
| 依那普利 | enalapril | 5～40 bid | |
| 贝那普利 | benazepril | 5～40 qd，bid | |
| 赖诺普利 | lisinopril | 5～40 qd | |
| 雷米普利 | ramipril | 1.25～20 qd | |
| 福辛普利 | fosinopril | 10～40 qd，bid | |
| 西拉普利 | cilazapril | 2.5～5 qd | |
| 培哚普利 | perindopril | 4～8 qd | |
| 喹那普利 | quinapril | 10～40 qd，bid | |
| 群多普利 | trandolapril | 0.5～2 qd | |
| 地拉普利 | delapril | 15～60 bid | |
| 咪哒普利 | imidapril | 2.5～60 bid | |
| **AT$_1$受体阻断药** | | | 高血钾，血管神经性水肿 |
| 氯沙坦 | losartan | 50～100 qd | |
| 缬沙坦 | valsartan | 80～160 qd | |
| 厄贝沙坦 | irbesartan | 100～150 qd | |
| 坎地沙坦 | candesartan | 4～16 qd | |

注：qd，每日 1 次；bid，每日 2 次；tid，每日 3 次。

**表 14-3　用于高血压急症的注射用抗高血压药**

| 药物 | 英文名 | 剂量 | 起效 | 持续 | 不良反应 |
|------|--------|------|------|------|---------|
| 硝普钠 | sodium nitroprusside | 0.25～3μg/（kg·min）Ivgtt | 立即 | 1～2min | 恶心，呕吐，肌颤，出汗 |
| 硝酸甘油 | nitroglycerin | 50～100μg/min | 2～3min | 30min | 心动过速，潮红，头痛 |
| 酚妥拉明 | phentolamine | 5～10mg IV | 1～2min | 3～10min | 心动过速，头痛，潮红 |
| 尼卡地平 | nicardipine | 5～10mg/h IV | 5～10min | 1～4h | 心动过速，头痛，潮红 |
| 艾司洛尔 | esmolol | 50～100μg/（kg·min）IV | 1～2min | 10～20min | 低血压，恶心 |
| 乌拉地尔 | urapidil | 10～50mg IV | 15min | 2～8h | 头昏，恶心，疲倦 |
| 地尔硫䓬 | diltiazem | 10mg IV<br>5～15μg/（kg·min）Ivgtt | | | 低血压，心动过速 |
| 二氮嗪 | diazoxide | 0.2～0.4g/次，IV | 1min | 2～12h | 血糖过高，水钠潴留 |
| 利血平 | reserpine | 0.5～1mg IM，IV<br>0.4～0.6mg q4～6h IM，IV | 1～2h | 4～6h | |

注：IV，静脉注射；IM，肌内注射；Ivgtt，静脉滴注。

　　抗高血压药的治疗目标不仅是降低血压，控制血压于正常水平；还应降低致死性及非致死性并发症的发生率。对高血压患者应采用个体化治疗方案，即需根据患者具体情况（如年龄、性别、种族、血压升高和重要器官损害的程度、有无其他并发症等）选用药物。个体化治疗方案也需注意药物的价格问题等。注意尽可能减少药物的不良反应及平稳地降压，增加患者对药物治疗的顺从性，逆转靶器官的病理损害，维护和改善患者的生活质量，最终能延长高血压患者的寿命。

抗高血压药物的选用应充分考虑治疗对象的个体状况及药物的作用、代谢、不良反应和药物相互作用。对每个具体患者来说，能有效控制血压并适宜长期治疗的药物才是合理的选择。在选择过程中，还应该考虑患者靶器官受损情况和有无糖尿病、血脂、尿酸等代谢异常，以及抗高血压药与其他药物之间的相互作用。另外影响抗高血压药选择的重要因素是患者的经济承受能力和药物的供应状况。就目前我国的医疗经济现状和较低的治疗率而言，尽可能在一般高血压患者中推荐使用廉价的抗高血压药物，首先提高治疗率，然后在此基础上逐步提高控制率。各类抗高血压药的临床选用参考见表14-4。

**表14-4　各类主要抗高血压药的临床选用参考表**

| 药物 | 适应证 | 禁忌证 | 限制应用 |
|---|---|---|---|
| 利尿药 | 心力衰竭、收缩期高血压、老年高血压 | 痛风 | 血脂异常、妊娠 |
| ACE抑制药（ACEI） | 心力衰竭、左心室肥厚、心肌梗死后、糖尿病微量蛋白尿 | 双侧肾动脉狭窄、血肌酐＞3mg/dl、高血钾、ACEI血管神经性水肿、妊娠 | |
| AT$_1$受体阻断药（ARB） | 心力衰竭、左心室肥厚、心肌梗死后、糖尿病微量蛋白尿 | 双侧肾动脉狭窄、血肌酐＞3mg/dl、高血钾、ARB血管神经性水肿、妊娠 | |
| 钙通道阻滞药 | 心绞痛、周围血管病、老年高血压、收缩期高血压、糖耐量减低 | | 心力衰竭、心脏传导阻滞（非二氢吡啶类） |
| β受体阻断药 | 劳力性心绞痛、心肌梗死后、快速性心律失常、心力衰竭 | 哮喘、慢性阻塞性肺疾病、周围血管病、二至三度心脏传导阻滞 | 高三酰甘油血症、1型糖尿病、体力劳动者 |

# 第二节　利　尿　药

利尿药（diuretics）除有利尿作用外（详见第十三章），尚有降压作用。利尿药价廉；在小剂量应用时不良反应少，较为安全；对多数高血压患者有效，且不易产生耐受性；可单独应用作为首选药治疗轻度高血压，也可与其他抗高血压药合用治疗中度及重度高血压，因此利尿药仍是目前最常用的抗高血压药[5, 18]。

各种利尿药中以噻嗪类及噻嗪样作用利尿药最为常用，这类利尿药作为一线抗高血压药，对于高血压预后，与ACE抑制药、AT$_1$受体阻断药、钙通道阻滞药、β受体阻断药相当[5]。使用时注意低血钾等副作用，痛风患者慎用或禁用。

## 一、噻嗪类及噻嗪样作用利尿药

### 氢氯噻嗪（hydrochlorothiazide，HCTZ，双氢克尿塞）

**1. 抗高血压作用**　噻嗪类利尿药的抗高血压作用较弱，一般使收缩压、舒张压平均降低约10%，多数患者在用药后2~4周见效，少数患者需更长时间才出现最大降压作用。对正常人通常无降压作用，对严重高血压患者也常不能达到满意的降压效果，但与其他抗高血压药物合用，能协同或增强其他抗高血压药的降压作用，且可克服这些药物引起的水钠潴留等不良反应。大规模临床试验证明，利尿药可降低高血压并发症如脑卒中、心力衰竭的发病率与死亡率[19]。

**2. 作用机制**　应用氢氯噻嗪初期的降压作用是由于排钠利尿造成体内钠、水负平衡，使细胞外液和血容量减少，从而使心排出量减少和血压下降。在用药初期血管外周阻力可因交感神经系统反射活动而增加，但外周阻力增加不能抵消心排血量的减少，因此血压下降。在长期用药后，心排血量已逐渐恢复而仍持久降压，主要是由于外周阻力降低所致，但对于长期服用利尿药外周阻力降低的作用机制，至今仍有争议。一般认为久用利尿药，体内仍轻度失钠，血浆容量仍轻度降低，小动脉平滑肌细胞内低钠，通过 $Na^+$-$Ca^{2+}$ 交换机制使细胞内 $Ca^{2+}$ 含量减少，血管平滑肌细胞膜受体对去甲肾上腺素等收缩物质的反应性降低。摄入大量食盐能拮抗利尿药的降压作用，限制钠盐的摄入能增强其降压作用，这也说明体内低钠是利尿药降压的主要作用机制。在用噻嗪类利尿药时还能激活肾素-血管紧张素-醛固酮系统，使血浆肾素活性增高和醛固酮分泌，这可能是血浆容量减少所继发的，并能部分拮抗噻嗪类利尿药的降压作用，因此氢氯噻嗪与 ACE 抑制药，或 $AT_1$ 受体阻断药，或与能降低血浆肾素活性的药物联合应用，是合理和常用的。

**3. 应用**　利尿药从 20 世纪 50 年代后期就已用于治疗高血压，当时所用剂量较大（HCTZ，25mg bid），不良反应较多，至 20 世纪 90 年代初期其应用曾一度下降，以后其抗高血压应用又回升，主要原因有三：①通过大量临床观察证明，应用比以往剂量较小的利尿药（氢氯噻嗪 12.5～25mg/d）仍具有良好的抗高血压作用，且不良反应较少。噻嗪类的剂量-降压效应曲线坡度较平坦，而其剂量-不良反应曲线坡度较陡，氢氯噻嗪每日剂量在大于 50mg 时，并不能使降压作用进一步加强，而不良反应却明显增加。②多中心、随机、双盲临床试验证明，以小剂量利尿药作为基础的抗高血压治疗，可使老年高血压患者心血管事件的发生率与死亡率降低。③利尿药使有效血容量减少，这对良好控制高血压具有重要治疗意义[20]。利尿药可单用或与其他抗高血压药合用治疗各期高血压。老年高血压或合并心力衰竭、单纯收缩期高血压患者、黑种人（常具有低血浆肾素活性）、肥胖（细胞外液容积常较高）高血压患者，对利尿药的降压反应较好。常用氢氯噻嗪口服，12.5～25mg/次，1 次/日，对肾功能正常的高血压患者能产生良好的降压作用，且较少产生低血钾及其他代谢方面（如对脂质代谢及葡萄糖耐受性的影响等）的不良反应。噻嗪类利尿药的降压作用高峰出现较缓慢，故给药后需耐心观察。

同类药物苄氟噻嗪（bendrofluazide）的作用比氢氯噻嗪强 10 倍，1.25mg 相当于氢氯噻嗪 12.5mg。环戊噻嗪(cyclopenthiazide)的作用更强，125μg 的作用相当于氢氯噻嗪 10mg。

**4. 不良反应**　详见第十三章。大剂量利尿药可引起低血钾、低血镁、高血糖、高尿酸血症，并引起血浆脂质代谢的改变：总胆固醇（TC）、低密度脂蛋白胆固醇（LDL-C）、极低密度脂蛋白胆固醇（VLDL-C）、三酰甘油（TG）增高，勃起功能障碍（阳痿）等，但现在临床上用于抗高血压的利尿药剂量较小（如氢氯噻嗪 12.5～25mg/次，1 次/日），因此，一般无明显上述不良反应。高脂血症及有痛风病史者忌用。

### 氯噻酮（chlorthalidone，Hygroton，氯酞酮）

氯噻酮为非噻嗪类结构药，但其药理作用与噻嗪类相似，口服 12.5mg/次，1 次/日，也能达降压效果，并可用于老年收缩期高血压患者，其降压作用和不良反应与 HCTZ 相似。氯噻酮已被证明可降低心血管风险[5]。

## 吲达帕胺（indapamide，Natrilix，Lozol，钠催离，寿比山）

吲达帕胺的化学结构与氯噻酮相似，为二氢吲哚衍生物而无噻嗪环。

**1. 药理作用**　吲达帕胺在肾脏的作用部位与氢氯噻嗪相似，作用于髓袢升支粗段皮质部和始段远曲小管，抑制 $Na^+$、$Cl^-$、水的再吸收，其利尿作用比氢氯噻嗪强。对血管平滑肌有直接松弛作用，在离体血管平滑肌标本上，吲达帕胺能抑制去甲肾上腺素、血管紧张素 II 所致收缩反应。其扩血管作用机制可能与其抑制血管平滑肌细胞外钙离子内流，减少细胞内钙离子，或使血管内皮细胞产生 EDRF 等作用有关。吲达帕胺对高血压患者有良好降压作用，高血压患者口服吲达帕胺（2.5mg/d），在降低血压时，心脏指数、肾血流量和肾小球滤过率均无明显改变，对脂质代谢与糖代谢也均无不良影响。还有报道吲达帕胺可使 HDL-C 增加，对 TC 及 LDL-C 则不增加，而使 LDL/HDL 值下降。长期应用有逆转左心室肥厚的作用。

**2. 药动学**　口服吸收快而完全，给药后 0.5～1h 血药浓度达峰值，生物利用度 93%，蛋白结合率 76%～79%，表观分布容积 25～27L/kg；$t_{1/2}$ 为 17h，60%～70%由尿排出，原型物仅 7.3%，其余为代谢物。肾衰竭患者排泄减慢，血药浓度升高。

**3. 临床应用**　适用于轻度及中度高血压，疗效达 69%，不良反应较氢氯噻嗪轻。少数患者用药后，因血中尿酸升高，而诱发痛风发作。治疗高血压，口服 2.5mg/次，1 次/日，也可用其缓释剂（1.5mg/次，1 次/日）。其缓释剂的血药浓度波动较小，易达稳态。吲达帕胺缓释剂（1.5mg/d）的降压疗效与吲达帕胺片剂（2.5mg/d）、氨氯地平（5mg/d）的降压疗效相似。吲达帕胺缓释剂较少引起低血钾不良反应。

# 二、髓袢利尿药

对肾功能正常的高血压患者，髓袢利尿药如呋塞米（furosemide，呋喃苯胺酸）、布美他尼（bumetanide）的抗高血压作用并不比噻嗪类利尿药强，这可能是由于髓袢利尿的作用时间较短，一次给药不足以使体内钠负平衡保持 24h。但即使每日 2 次给药，其抗高血压作用仍不如氢氯噻嗪，且产生强烈的利尿作用而不良反应增加。因此髓袢利尿药主要用于高血压危象，在这种情况下静脉注射呋塞米降压作用出现快。对合并心力衰竭或合并氮质血症的肾功能不全高血压患者，应用髓袢利尿药优于噻嗪类利尿药[5]。

## 托拉塞米（torasemide，Demadex）

托拉塞米是一新的髓袢利尿药，可用于治疗心力衰竭及高血压，口服生物利用度＞80%，其消除 $t_{1/2}$ 较长（3～4h），在用低于利尿剂量时（口服，2.5mg/次，1 次/日），可治疗轻度至中度原发性高血压，也可与其他抗高血压药合用，其降压疗效与氢氯噻嗪（25mg/d）相似，且不良反应较少。主要不良反应为眩晕、头痛、胃肠道反应、低血压、疲乏等，较少引起低血钾不良反应，对糖脂代谢、尿酸排泄也无明显影响。

# 三、保钾利尿药

保钾利尿药主要作用于远曲小管远端和集合管，根据分子机制不同可分为两类，一类是肾小管上皮细胞钠通道阻滞药，如氨苯蝶啶等；另一类为盐皮质激素受体拮抗药，如螺内酯等。服用钾盐或肾功能不全者禁用保钾利尿药，以防止血钾过高。

## （一）肾小管上皮细胞钠通道阻滞药

代表药物有氨苯蝶啶（triamterene）、阿米洛利（amiloride），由于作用弱，很少单药用于高血压治疗，可与噻嗪类利尿药合用以减少低钾血症的发生。

## （二）盐皮质激素受体拮抗药

大量动物实验和临床研究证明，盐皮质激素受体拮抗药能阻断醛固酮升高血压及其对心、脑、肾、血管等靶器官的损伤[21]。醛固酮是 RAAS 的一个重要成分，除肾上腺皮质球状带外，心、脑、肾、肺等器官及血管都能合成分泌醛固酮，它的受体也遍布全身，除肾脏外，还分布于心、脑、结肠、唾液腺、汗腺、血管壁。醛固酮作用于肾小管上皮细胞，增加钠和水的重吸收，增加钾离子的排出；醛固酮会损害血管内皮功能，减少 NO 的生成，降低血管对乙酰胆碱的反应性，使血管壁的顺应性降低，并抑制纤维蛋白溶解系统，加重动脉粥样硬化的病变进展；醛固酮可诱导心脏心肌肥厚、纤维化和坏死，参与心肌重塑；对神经系统，醛固酮通过抑制组织对去甲肾上腺素的再摄取，降低交感神经张力，提高副交感神经张力等。长期使用 ACE 抑制药治疗高血压和慢性心功能不全，存在"醛固酮逃逸"现象，即 ACE 抑制药会使血清钾离子浓度升高，而血清钾离子浓度升高可强效促进醛固酮的合成和分泌。

非选择性盐皮质激素受体拮抗药螺内酯（spironolactone，安体舒通）主要用于醛固酮增多症引起的高血压及联合用药治疗难治性高血压，能预防和逆转心肌间质纤维化及血管壁重构[22]。但螺内酯除与盐皮质激素受体结合外，还与雄激素受体、黄体酮受体结合，引起男性乳房发育、勃起功能障碍和女性月经紊乱等不良反应。

2002 年，美国 FDA 批准的依普利酮（eplerenone）是一种选择性盐皮质激素受体拮抗药，特异性阻断醛固酮的作用，而对糖皮质激素、黄体酮和雄激素受体的亲和力较低，从而克服了螺内酯的性激素样副作用，耐受性良好，且其降压作用及改善心功能、逆转心肌肥厚、抗动脉粥样硬化的靶器官保护作用已得到大量研究的证实[23, 24]。因此，与螺内酯相比，依普利酮对高血压、心力衰竭等的疗效较好，不良反应较少。一项对比依普利酮与氯沙坦降压效果的研究显示，对于高肾素患者，依普利酮降低收缩压和舒张压的作用与氯沙坦相似，而低肾素患者，其降压作用强于氯沙坦。依普利酮常用的降压剂量为 50～200mg/d，在此剂量范围内，单药治疗的血压达标率可达 44.8%，并且高钾血症的发生率与用药剂量无明显的相关性。依普利酮主要由细胞色素 P450（CYP）3A4 代谢，口服 1.5h 达峰值，半衰期为 4～6h，2 天血浆浓度达稳态，吸收不受食物影响，32%随粪便排泄，67%由尿液排泄，仅不到 5%以原型随尿或粪排出。其血浆峰浓度和药–时曲线下面积与口服剂量成正比。本品禁忌证包括：①血钾大于 5.5mmol/L；②血肌酐（Cr）为男性大于 2.0mg/dl，女性大于 1.8mg/dl；③肌酐清除率（Ccr）小于 50ml/min；④正在应用钾制剂、保钾利尿药（阿米洛利、螺内酯或氨苯蝶啶）或 CYP3A4 抑制剂（酮康唑、伊曲康唑等）。

# 第三节　肾素-血管紧张素系统抑制药

肾素-血管紧张素系统（RAS）是调节心血管生理功能的重要体液系统，在高血压的病因学中占有重要地位。RAS主要由肾素、血管紧张素及其受体构成。肾素转化血管紧张素原为血管紧张素（Ang）Ⅰ，Ang Ⅰ被ACE转化为Ang Ⅱ。Ang Ⅱ作用于$AT_1$受体，产生收缩血管与促进醛固酮释放等作用，导致血压升高，与高血压发病有关；且与心血管重构、心力衰竭、动脉粥样硬化及肾小球硬化等心血管病的发病有关。

## 一、血管紧张素转化酶抑制药

1965年Ferreira等从巴西毒蛇的毒素中发现一种能增强缓激肽作用的肽类物质，称其为缓激肽增强因子，它对降解缓激肽的酶（激肽酶Ⅱ）有抑制作用。以后发现此肽类也能抑制ACE转化Ang Ⅰ为Ang Ⅱ，并证明ACE与激肽酶Ⅱ是同一物质。卡托普利（captopril）是第一个口服有效、用于临床的ACE抑制药。自1981年卡托普利用于临床以来，"普利"类ACE抑制药的发展很快，目前至少有18个ACE抑制药应用于临床，ACE抑制药已成为临床上治疗高血压、慢性心功能不全等的重要药物[25]。

### 卡托普利（captopril，Capoten，开博通）

**1. 药理作用**　卡托普利对实验性高血压动物（肾性高血压大鼠、犬，肾素转基因高血压大鼠和自发性高血压大鼠）及高血压患者都有降压作用。卡托普利的降压作用与体内钠盐平衡状态有关，对低钠高肾素活性者，其降压作用较为明显。卡托普利使高血压患者的收缩压、舒张压均降低，在降压早期，血压下降的程度与给药前血浆肾素活性水平、Ang Ⅱ的浓度及给药后血中Ang Ⅱ浓度的降低呈正相关，在连续用药时，血压有较大程度的下降，与给药前血浆肾素活性水平较低相关甚至并不相关，而与血管中ACE的抑制程度相平行。卡托普利还可减弱因刺激交感神经或注射NE而引起的升压反应。卡托普利的降压作用是由外周血管扩张、总外周阻力降低所致，心排血量不变或稍增加，降压时不伴有反射性心率加快，可能是取消了Ang Ⅱ对交感神经传递的易化作用所致。肾血管对Ang Ⅱ的收缩反应尤为敏感，因此应用卡托普利后，肾血管阻力降低，肾血流量增加，一般不影响肾小球滤过率，但对低钠、高血浆肾素活性者，则增加其肾小球滤过率。长期应用时脑血管阻力也降低。脑及冠状血管的血流量一般仍能保持。卡托普利能增加大血管的顺应性，有利于其降低高血压患者的收缩压。在降压时，卡托普利使血中Ang Ⅱ浓度降低，醛固酮分泌减少。并由于取消了Ang Ⅱ对肾素释放的负反馈抑制，血浆肾素活性一般均增高，Ang Ⅱ的浓度也增高，血清钾浓度可轻度升高，是醛固酮分泌减少所致。卡托普利对脂质代谢及血中尿酸均无明显影响。

卡托普利还能逆转高血压左室心肌肥厚和抑制血管平滑肌细胞的肥大及增生，减少细胞外基质，抑制心血管组织重构。在各类抗高血压药物中，ACE抑制药逆转左室心肌肥厚的作用最为显著。

卡托普利还能推迟或防止糖尿病肾病（diabetic nephropathy）的进展，高血压患者常合并糖尿病，出现尿蛋白和肾功能降低。卡托普利能降低肾小球对蛋白的通透性，改善胰岛素依赖型糖尿病的肾脏病变，使尿蛋白减少、肾功能改善。动物实验证明在糖尿病肾病动物，卡托普利能扩张肾脏出球小动脉，使肾小球囊内压降低，但仍能保持肾血流量，从而改善肾小球损害。

卡托普利能改善慢性心功能不全患者心脏泵血功能，增加心排血量（详见第十七章）。并通过减轻心脏负荷、扩张冠状血管等作用，降低实验动物急性心肌梗死后梗死面积的扩展及左室的扩大，提高动物存活率。

**2. 作用机制**

（1）抑制循环及局部组织中的 RAS：卡托普利在体内及体外均能抑制 ACE，由于抑制循环 ACE，血浆中 Ang II 和醛固酮浓度降低，从而使血管舒张和血容量降低，这是用药初期外周阻力降低、血压下降的主要原因。卡托普利不仅抑制血浆中的 ACE，也能抑制局部组织（血管壁、脑、肾等部位）中的 RAS，且与局部组织中的 ACE 结合较持久，对酶的抑制作用时间也较长，这与其长期降压作用有关。

（2）减少缓激肽的降解：ACE 与激肽酶 II 是同一物质，卡托普利抑制激肽酶 II，使缓激肽降解减少，局部血管缓激肽浓度增高。缓激肽激动血管内皮细胞的 $B_2$ 受体，产生 NO、内皮细胞超极化因子（endothelium-dependent hyperpolarizing factor，EDHF），从而使血管扩张。

（3）抑制交感神经递质的释放：卡托普利减少 Ang II 的生成，可减弱 Ang II 对交感神经冲动传递的易化作用，而使血管扩张、血压降低。

**3. 临床应用** 可单独应用作为抗高血压药的首选药，治疗轻度、中度原发性或肾性高血压，也可与其他抗高血压药物如利尿药、钙通道阻滞药、$\alpha_1$ 受体阻断药等联合应用。单用时其降压疗效为 50%～60%，在与其他抗高血压药合用时其降压疗效可增至 80%～90%。利尿药使高血压患者的血压呈肾素依赖性，从而与 ACE 抑制药合用时能明显增强 ACE 抑制药的降压作用。卡托普利用于高血压，不仅能降低高血压患者的血压，且对高血压的靶器官损害也有保护作用，能逆转高血压左心室肥厚和抑制血管平滑肌细胞肥大、增生与重构。老年高血压患者或高血压合并糖尿病患者，服用 ACE 抑制药比钙通道阻滞药较少发生心肌梗死与心力衰竭。卡托普利还对肾脏有保护作用，能防止或延缓高血压并发糖尿病肾病的进展。其他优点如无中枢不良反应，不影响性功能，无水钠潴留作用，不致直立性低血压，连续长期用药不产生耐受性，停药无反跳现象，能改善高血压患者的生活质量等。

卡托普利用于高血压治疗，先口服小剂量卡托普利（6.25～12.5mg/次），以免血压陡降，以后 25mg/次，2～3 次/日。因食物能影响其吸收，因此需在进餐前 1h 服用。

**4. 不良反应** 主要不良反应为长期用药时出现的干咳，其发生率为 5%～20%，发生于女性患者中较多，可能与缓激肽、P 物质、前列腺素等在体内的蓄积有关。常发生在给药后 1 周至 6 个月内，对少数不能耐受者可致用药中断，一般在停药后 4 天内干咳消失；其他常见不良反应有皮疹、瘙痒、嗜酸性粒细胞增多、味觉缺失等，但都较短暂，可自行消失。少数患者用药后出现中性粒细胞减少（其发生率约为 0.02%），在肾有实质性病变时较易发生蛋白尿。少数患者（0.1%～0.2%）在服用卡托普利后出现血管神经性水肿，表现为咽喉、唇、口腔等部位急性水肿，常发生于用药后最初几小时内，但停药后症状常会迅速减轻或消失，必要时可用肾上腺素、抗组胺药、皮质激素对症治疗。心力衰竭或重度高血压患者，在应用利尿药基础上，首次应用卡托普利时可引起血压陡降，应予注意。卡托普利禁用于双侧肾动脉狭窄患者，因肾动脉狭窄患者依靠 Ang Ⅱ 收缩肾出球小动脉而保持肾小球的滤过率，卡托普利减少 Ang Ⅱ 的生成，取消了这一适应性自动调节机制，可使肾小球滤过率显著降低而致肾衰竭。心力衰竭患者应用大量利尿药时，服用卡托普利也可使肾小球滤过率降低。卡托普利用于肾功能不全患者应适当调整剂量，并在用药后经常检查患者的血液和尿液。它一般不会引起血钾过高，但给患者服用补钾或保钾利尿药时应予以注意。卡托普利对胎儿（妊娠中期及末期）有损害，因此，孕妇禁用卡托普利。

### 依那普利（enalapril，Renitec，Invoril，Vasotec，Xanef，悦宁定，怡那林，因弗尔）

依那普利口服后在肝酯酶作用下，生成二羧酸活性代谢物依那普利拉（enalapril，MK422），对 ACE 的抑制作用比卡托普利强约 10 倍。作用出现较缓慢，口服后 4～6h 其作用达高峰，作用维持时间较长，可达 24h 以上，因此可每日给药 1 次。降压时外周血管阻力降低，心率和心排血量则无明显改变，肾血管阻力也降低，肾血流量增加，对肾小球滤过率无明显影响。在长期应用时，能逆转左心室肥厚和改善大动脉的顺应性。依那普利对血糖和脂质代谢影响很小。用于抗高血压开始应用剂量为 5mg/d，以后可根据病情，递增至 10～20mg/次，1 次/日。必要时可与利尿药、β 受体阻断药、钙通道阻滞药联合应用，肾功能不全者或与利尿药合用时剂量应适当减小。不良反应较少。少数患者用药后出现干咳、头痛、头晕、乏力、腹泻、皮疹、味觉缺失、蛋白尿、白细胞减少、血管神经性水肿等。肾动脉狭窄患者及孕妇禁用。

### 雷米普利（ramipril，Tritace，Altace，Hoe 498，瑞泰）

雷米普利口服吸收后在肝内代谢成其活性代谢物雷米普利拉（ramiprilat），对 ACE 产生抑制作用，体外实验中其抑制 ACE 的作用强度与贝那普利拉、喹那普利拉相似。降压作用起效较依那普利快，抑制 ACE 作用时间超过 24h。雷米普利对多种实验性高血压动物均有显著持久的降压作用，降低外周血管及肾血管阻力，增加肾血流量。用于轻度至中度高血压患者，口服，2.5～20mg/次，1 次/日，也可用于慢性心功能不全患者。

### 赖诺普利（lisinopril，Zestril，捷斯群尔）

赖诺普利是依那普利的赖氨酸衍生物，含羧基 ACE 抑制药。体外实验证明赖诺普利抑制 ACE 的作用稍强于依那普利拉。$t_{1/2}$ 为 12h，对 ACE 的抑制作用时间可达 12～24h；主要通过肾清除。治疗高血压常用量：口服，2.5～20mg/次，1 次/日。

### 培哚普利（perindopril，Acertil，雅施达）

培哚普利在体内转化成其活性代谢物培哚普利拉（perindoprilat），后者对 ACE 的抑制作用稍强于赖诺普利，降压作用持效时间可达 24h 以上。治疗高血压，口服，4～8mg/次，1 次/日。

### 贝那普利（benazepril，Lotensin，洛汀新）

贝那普利在体内转化成其活性代谢物贝那普利拉（benazeprilat），为强效、长效 ACE 抑制药。体外实验中其抑制 ACE 的作用比卡托普利、依那普利拉、赖诺普利及培哚普利拉强。其降压作用在给药后 2～6h 达峰值，持效 24h 以上。用于治疗高血压，口服，10～

20mg/次，1次/日。

### 福辛普利（fosinopril，Monopril，蒙诺）

福辛普利在体内转化成其活性代谢物福辛普利拉（fosinoprilat），对 ACE 的抑制作用比卡托普利强，但比其他 ACE 类药物弱。消除 $t_{1/2}$ 为 12h，经肝及肾消除的量几乎相等。用于治疗高血压，口服，10~20mg/次，1次/日。

### 咪达普利（imidapril，Tanatril，达爽）

咪达普利在肝内转化为活性代谢物咪达普利拉；其降压作用比卡托普利强，而与依那普利的作用强度相似，降压作用时间也比卡托普利长。长期应用尚可改善慢性心力衰竭患者的运动能力和减少 1 型糖尿病患者尿蛋白排出率。消除 $t_{1/2}$ 为 8h，主要经肾排泄。用于治疗高血压，口服，5~10mg/次，1次/日。

其他 ACE 抑制药如群多普利（trandolapril）、西拉普利（cilazapril，抑平舒，一平苏，Inhibace）、喹那普利（quinapril，Accupril）、地拉普利（delapril，压得克，Adecut）、阿拉普利（alacepril）等也可用于高血压治疗。

## 二、血管紧张素受体阻断药

Ang Ⅱ可作用于 2 种受体，即血管紧张素 1 型和 2 型受体（AT$_1$ 和 AT$_2$ 受体）。Ang Ⅱ的绝大多数作用是由 AT$_1$ 受体介导的，而有关 AT$_2$ 受体介导的生理功能至今还未完全阐明（图 14-1）。目前临床上用于治疗高血压的药物是 AT$_1$ 受体阻断药。

1971 年发现血管紧张素肽类似物沙拉新（saralasin）能有效拮抗 Ang Ⅱ的作用，但口服时生物利用度低，必须静脉注射给药，半衰期短，且有内在活性，对 AT$_1$ 受体是部分激动剂，因此其临床应用受限制。1982 年，非肽类 AT$_1$ 受体阻断药的化学合成研究工作取得重要进展，发现先导化合物咪唑-5-乙酸衍生物（S-8307，S-8308）在大鼠能拮抗 Ang Ⅱ的升压作用，虽其作用较弱，但对 AT$_1$ 受体具有高度特异性，且无内在活性。以后在此基础上，化学合成了第一个可供口服的非肽类 AT$_1$ 受体阻断药氯沙坦（losartan），并在 1995 年被批准用于临床。随后有一批"沙坦"类药物相继上市，如缬沙坦（valsartan）、厄贝沙坦（irbesartan）、坎地沙坦（candesartan）、他索沙坦（tasosartan）、依普罗沙坦（eprosartan）、替米沙坦（telmisartan）、奥美沙坦（olmesartan）、阿齐沙坦（azilsartan）、阿利沙坦（allisartan）等。目前至少有 10 种 AT$_1$ 受体阻断药用于临床。

AT$_1$ 受体阻断药对 AT$_1$ 受体有高度选择性阻断作用，放射配体结合实验（通常采用大鼠肾上腺皮质细胞膜或肝细胞膜标本）的结果表明，它们对 AT$_1$ 受体具有高度亲和力，IC$_{50}$ 值一般为 1~20nmol/L。对 AT$_1$ 受体的亲和力一般比其对 AT$_2$ 受体的亲和力高 10 000~20 000 倍，而对钙通道、肾上腺素受体、胆碱受体、多巴胺受体、5-羟色胺受体等均无亲和力，也不拮抗升压素、儿茶酚胺、乙酰胆碱、组胺的作用。

AT$_1$ 受体阻断药与 AT$_1$ 受体的亲和力强度依次为（最高亲和力=1）：坎地沙坦（1）>厄贝沙坦（5）>替米沙坦（10）、氯沙坦的活性代谢物 EXP3174（10）、缬沙坦（10）>氯沙坦（50）>依普罗沙坦（100）>坎地沙坦酯（280）[26]。

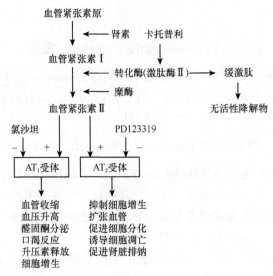

图 14-1 氯沙坦及 PD123319 对血管紧张素 Ⅱ 2 种亚型受体（AT$_1$、AT$_2$）的阻断作用

根据 AT$_1$ 受体阻断药对激动药（AngⅡ）的剂量–效应曲线的影响不同，AT$_1$ 受体阻断药可分为两类：竞争性（competitive）和非竞争胜（non-competitive）AT$_1$ 受体阻断药。竞争性 AT$_1$ 受体阻断药使激动药 AngⅡ 的剂量–效应曲线平行右移，最大反应不变，氯沙坦、依普罗沙坦、他索沙坦等属于此类。非竞争性 AT$_1$ 受体阻断药使 AngⅡ 的剂量–效应曲线非平行右移，并剂量依赖性降低最大反应，缬沙坦、厄贝沙坦、氯沙坦的活性代谢物 E3174、坎地沙坦、替米沙坦属于此类。非竞争性 AT$_1$ 受体阻断药与 AT$_1$ 受体的结合较为紧密，呈共价键结合，解离速度较慢；而竞争性 AT$_1$ 受体阻断药与 AT$_1$ 受体结合后，解离速度较快。但有些学者认为将 AT$_1$ 受体阻断药分为竞争性 AT$_1$ 受体阻断药和非竞争性 AT$_1$ 受体阻断药，主要是根据其在离体组织药理功能性实验中所取得的结果，且与所选用的实验方法有关。在临床上适当调整给药剂量，多数 AT$_1$ 受体阻断药均可获等效扩管与降压作用。但非竞争性 AT$_1$ 受体阻断药因与受体解离速度较慢，降压作用维持时间较长[27]。

AT$_1$ 受体阻断药作用于细胞膜 AT$_1$ 受体，可阻滞 AngⅡ 经 AT$_1$ 受体介导的各种效应。AT$_1$ 受体阻断药可降低自发性高血压大鼠、肾性高血压大鼠及肾素转基因动物的血压，对外周阻力血管的扩管作用强于对静脉的作用，对血流动力学的影响与 ACE 抑制药相似，一般不引起直立性低血压，也不引起反射性心率加快。

AT$_1$ 受体阻断药与 ACE 抑制药比较，其药理作用的差异主要表现在下列几方面（表 14-5）：①AngⅡ 生成途径除肾素、ACE 途径外，还存在非 ACE 途径，ACE 抑制药对非 ACE 途径如经糜酶途径生成 AngⅡ 无作用，因此，对 AngⅡ 生成的阻滞作用是不完全的。而 AT$_1$ 受体阻断药能在 AT$_1$ 受体水平阻滞 AngⅡ 的作用，对 RAS 的阻滞作用较为完全。②ACE 抑制药在减少 AngⅡ 生成的同时，也抑制激肽酶Ⅱ，使体内缓激肽积聚，缓激肽浓度增高，引起扩管效应，有利于降压；但缓激肽在肺部积聚，是引起 ACE 抑制药的主要不良反应——干咳的重要因素。AT$_1$ 受体阻断药对激肽酶Ⅱ无作用，故不产生干咳不良反应。③由于 AT$_1$ 受体阻断药取消了肾素释放的负反馈调节机制，使血浆肾素活性增加，循环中 AngⅡ 水平升高，增高的 AngⅡ 对未被阻断的 AT$_2$ 受体起激动作用，可能产生对心血管系统的有利影响，包括扩张血管、抗组织增生等作用[28]。

目前认为，ACE 抑制药和 $AT_1$ 受体阻断药治疗高血压、改善预后的临床地位同等重要[29]。

**表 14-5 $AT_1$ 受体阻断药与 ACE 抑制药的药理作用及不良反应比较**

| | $AT_1$ 受体阻断药 | ACE 抑制药 |
| --- | --- | --- |
| $AT_1$ 受体 | 直接扩管 | 间接扩管 |
| ACE | 无影响 | 直接抑制 |
| 血浆肾素水平 | ↑ | ↑ |
| 血浆 Ang Ⅱ 水平 | ↑ | ↓ |
| $AT_2$ 受体 | 激活 | 抑制 |
| 缓激肽 | → | ↑ |
| 干咳 | − | + |

注：↑，增加；→，不改变；↓，减少。

## 氯沙坦（losartan，Cozaar，科索亚）

**1. 药理作用**　氯沙坦对 $AT_1$ 受体有选择性阻断作用，对 $AT_1$ 受体的亲和力比其对 $AT_2$ 受体的亲和力高 20 000～30 000 倍。放射配体结合试验测定，氯沙坦抑制[125I] Ang Ⅱ 与 $AT_1$ 受体结合的 $IC_{50}$=20.8nmol/L。在离体家兔主动脉条氯沙坦以竞争性拮抗方式抑制 Ang Ⅱ 引起的收缩反应，$pA_2$=8.48。EXP3174 是氯沙坦的活性代谢物，其阻断 $AT_1$ 受体作用比氯沙坦强 10～40 倍，在离体家兔主动脉条以非竞争性拮抗作用方式抑制 Ang Ⅱ 引起的收缩反应，$pA_2$=10.09。在肾性高血压大鼠或清醒自发性高血压大鼠，灌胃给药或静脉注射氯沙坦均有降压作用。在肾素转基因大鼠[TGR（mREN2）27]给予氯沙坦 10mg/（kg·d）口服，连续 1 个月，在使血压下降的同时，血浆中肾素活性及 Ang Ⅱ 浓度升高。给麻醉的自发性高血压大鼠静脉注射氯沙坦 10mg/kg，使血压下降而对心率及心排血量均无影响。健康志愿者口服氯沙坦 40mg，耐受性良好，且能抑制静脉注射外源性 Ang Ⅰ 或 Ang Ⅱ 所致升压反应。氯沙坦（口服，50mg/次，1 次/日）用于高血压患者，其抗高血压疗效与依那普利（口服，20mg 次，1 次/日）相似，给药后 3～6h 达最大降压作用，药效可持续 24h。高血压患者每日口服氯沙坦 54mg，降压谷/峰值可达 60%。利尿药氢氯噻嗪与氯沙坦合用有协同作用，能增强氯沙坦的降压作用[30]。在自发性高血压大鼠，氯沙坦长期用药还能抑制左室心肌肥厚和血管壁增厚。

氯沙坦对肾脏血流动力学的影响与 ACE 抑制药相似，氯沙坦能拮抗 Ang Ⅱ 对肾脏入球小动脉与出球小动脉的收缩作用。在肾素活性增高的大鼠，氯沙坦增加肾血流量与肾小球滤过率，并减少近曲小管对水分与 NaCl 的再吸收。氯沙坦对高血压、糖尿病合并肾功能不全患者也有保护作用。氯沙坦对肾脏还有促进尿酸的排泄作用，这对高血压患者应用利尿药有可能引起高尿酸血症者是有利的。

**2. 药动学**　口服易吸收，生物利用度为 33%，给药后氯沙坦在血中药物浓度达峰值时间为 1h，$t_{1/2}$ 为 2h。口服后有 14% 的氯沙坦在人体肝脏内代谢为 5-羧酸代谢物 EXP3174，后者在给药后 3～4h 血中浓度达峰值。EXP3174 的 $t_{1/2}$ 为 6～9h。氯沙坦与 EXP3174 的分布容积分别为 34L 与 10L，氯沙坦与 EXP3174 均不易透过血脑屏障。大部分药物在体内被肝脏细胞色素 P450 系统代谢，仅少量氯沙坦与 EXP3174 以原型随尿排泄。

**3. 临床应用** 可用于高血压的治疗。单用时其降压疗效与利尿药、β 受体阻断药、钙通道阻滞药、ACE 抑制药相似，有效率可达 50%～60%，在与利尿药合用时，其有效率增至 80%。氯沙坦也可用作抗高血压药的首选药物，或用于服用 ACE 抑制药出现剧烈干咳而不能耐受的高血压患者。

氯沙坦用于抗高血压的常用量：口服，50mg/次，1～2 次/日。将每日剂量增加至 100mg 以上，并不相应增加其降压作用。如未达到满意的降压效果（140/90mmHg 以下），可合用氢氯噻嗪（12.5mg/d），或改用其他作用类型的抗高血压药。对已用大剂量利尿药或血容量减少者，应适当减少氯沙坦的剂量（25mg/次，1 次/日）。禁用于孕妇、哺乳期女性及肾动脉狭窄者。低血压、严重肾功能不全及肝病患者慎用。本药应避免与补钾或保钾利尿药合用。

**4. 不良反应** 氯沙坦耐受性良好，不良反应较少。稍微而短暂的头晕，剂量相关性直立性低血压。罕见皮疹、荨麻疹，血管神经性水肿[包括面、唇和（或）舌肿胀]，腹泻及偏头痛，偶有高血钾，罕见丙氨酸转氨酶升高。低血压及电解质/体液平衡失调、血容量不足的患者（如应用大剂量利尿药治疗的患者），可发生症状性低血压。

## 缬沙坦（valsartan，Diovan，维沙坦，代文）

**1. 药理作用** 在离体兔主动脉条，缬沙坦剂量依赖性抑制 Ang II 引起的收缩反应，$IC_{50}$ 值为 1.4nmol/L。放射配体结合试验证明，缬沙坦对 $AT_1$ 受体有高度亲和力，缬沙坦阻断[$^{125}I$] 标记的 Ang II 与大鼠主动脉平滑肌细胞 $AT_1$ 受体的结合，$K_i$ 值为 2.4nmol/L，对 $AT_1$ 受体的亲和力比其对 $AT_2$ 受体的亲和力强 24 000 倍。给清醒肾性高血压大鼠灌胃给药，缬沙坦使血压下降 30mmHg（$ED_{30}$）的剂量为 1.4mg/kg，灌胃给药后 4h 达最大降压值，降压持续时间超过 24h，对心率则无明显影响。原发性高血压患者口服缬沙坦 80mg，在给药后 4～6h 获最大降压效果，亦可持续 24h，且不改变收缩压与舒张压的正常昼夜变化节律，降压的谷/峰值达 69%。随机双盲临床试验比较缬沙坦 80mg（1 次/日）和氨氯地平 5mg（1 次/日）的降压疗效相似。动物实验表明，缬沙坦长期给药也能逆转左室肥厚和血管壁增厚。原发性高血压合并左心室肥厚患者服用缬沙坦 80mg/d，连续 8 个月，超声心动图检查证实可使左室重量指数（LVMI）下降。

**2. 药动学** 口服吸收迅速，生物利用度为 23%，给药后 2h 血药浓度达峰值。缬沙坦在体内不产生活性代谢物。血浆蛋白结合率为 95%，口服 80mg 缬沙坦，$AUC_{0～48h}$ 为（8.5±4.1）mg/（h·L），$C_{max}$ 为（1.1±0.4）μg/ml，稳态分布容积约为 17L。其分布半衰期短于 1h，消除半衰期为 6～7h。缬沙坦在体内很少被代谢，口服后主要以原型排出，约 30% 的药物经肾脏排泄，70% 随胆汁排出。因此，在轻度肾功能不良时，一般不必调整剂量，但在肝功能不良、严重肝脏疾病及胆汁淤积时，由于药物在体内蓄积而禁止使用。

**3. 临床应用** 轻度、中度原发性高血压，口服缬沙坦 80mg/d，其降压疗效与依那普利 20mg/d、氨氯地平 5mg/d 的疗效相似。缬沙坦口服，80mg/次，1 次/日。如降压疗效不满意，可将剂量增至 160mg/次，1 次/日，或合用其他降压药（如氢氯噻嗪）。缬沙坦与氢氯噻嗪的复方制剂含缬沙坦 80mg、氢氯噻嗪 12.5mg 或缬沙坦 160mg、氢氯噻嗪 12.5mg[31]。

**4. 不良反应** 发生率较低，主要有头痛、头晕、疲劳等，咳嗽与安慰剂组相似，且不引起首剂低血压反应。低钠或血容量不足、肾动脉狭窄、严重肾功能不全、胆汁性肝硬化或胆道梗阻患者，服用缬沙坦有可能引起低血压的危险。用药期应慎用保钾利尿药与补钾药。妊娠与哺乳期妇女禁用。

## 厄贝沙坦（irbesartan，Aprovel，Avapro，Karvea，依贝沙坦，安博维）

厄贝沙坦是强效、长效的 $AT_1$ 受体阻断药[32]。放射配体结合试验测定厄贝沙坦抑制[125I] Ang II 与 $AT_1$ 受体结合的 $IC_{50}$ 为（1.7±0.6）nmol/L，对 $AT_1$ 受体的选择性比 $AT_1$ 受体高 8 500～10 000 倍。厄贝沙坦对 $AT_1$ 受体的亲和力比氯沙坦强约 10 倍，而比氯沙坦的活性代谢物 EXP3174 作用稍强。在离体家兔主动脉条，厄贝沙坦拮抗 Ang II 引起的收缩反应呈非竞争性拮抗方式。健康志愿者分别口服厄贝沙坦 150mg、缬沙坦 80mg、氯沙坦 50mg，在给药后 4h 均能抑制静脉注射 Ang II 的升压反应，但厄贝沙坦的抑制作用强于氯沙坦、缬沙坦，其作用时间也较长（>24h）。原发性高血压患者一次口服厄贝沙坦 150mg，给药后 3～4h 降压作用达峰值，持效 24h 以上。24h 动态血压检测，厄贝沙坦的降压谷/峰值，收缩压为 68%，舒张压为 76%。厄贝沙坦还能抑制 Ang II 对离体血管平滑肌细胞的促增生作用，并能逆转高血压动物的左心室肥厚。厄贝沙坦能舒张肾血管，但不降低肾小球滤过率。对实验性肾衰竭大鼠，厄贝沙坦能改善肾小球硬化与减少尿蛋白排出。

口服易吸收，生物利用度为 60%～80%，其吸收不受食物的影响，给药后 1.5～2h 血浆药物浓度达峰值。厄贝沙坦不需经体内转化为活性代谢物，血浆蛋白结合率为 90%，消除半衰期为 11～15h。在体内主要经肝脏细胞色素 P450（CYP）2C9 氧化代谢，部分药物随尿及粪便排出体外。

厄贝沙坦可用于各期高血压的治疗，可单用或与其他抗高血压药物合用。其降压疗效与 ACE 抑制药依那普利相似，氢氯噻嗪能增强其降压作用[33]。厄贝沙坦用于高血压合并糖尿病肾病患者，能减轻肾损害，减少尿蛋白，增加肌酐清除率。

厄贝沙坦用于抗高血压的常用量：口服，150mg/次，1 次/日。最高剂量为 300mg/d。对因使用利尿药或血液透析而引起低钠与低血容量者，初用量应降为 75mg/次，1 次/日。如降压疗效不满意，可合用氢氯噻嗪（12.5mg/d）[34]。对老年人及轻度肝、肾功能不良者一般不必调整剂量。

## 坎地沙坦（candesartan）

坎地沙坦是坎地沙坦酯（candesartan cilexetil）的活性代谢物，对 $AT_1$ 受体具有强效、长效、选择性较高等特点[35]。它对 $AT_1$ 受体的亲和力比氯沙坦强 50～80 倍。在离体家兔主动脉条以非竞争性拮抗方式抑制 Ang II 引起的收缩反应。高血压患者口服坎地沙坦酯 4～16mg/次，1 次/日，使收缩压、舒张压剂量依赖性下降，其降压效果可持续 24h 以上。降压谷/峰值超过 80%。坎地沙坦与氯沙坦比较，氯沙坦的剂量-降压效应曲线较为平坦，在超过 50mg/d 时其剂量依赖性降压作用关系表现较差。长期治疗能逆转左心室肥厚，对肾脏也有保护作用，对肾功能损害大鼠，能减少尿蛋白和改善肾功能。

坎地沙坦酯口服生物利用度为 42%，食物不影响其吸收。血浆蛋白结合率为 99.5%。口服后在体内迅速水解为其活性代谢物坎地沙坦，后者的血浆半衰期为 3～11h。坎地沙坦经肾及胆汁排出体外。

坎地沙坦酯可用于高血压的治疗，坎地沙坦酯 8mg/d 的降压疗效与依那普利（20mg/d）、氯沙坦（50mg/d）、氨氯地平（5mg/d）、氢氯噻嗪（25mg/d）相似。坎地沙坦酯与氨氯地平（5mg/d）或利尿药氢氯噻嗪（12.5～25mg/d）合用，有协同降压作用。

坎地沙坦酯用于抗高血压的常用量：口服，坎地沙坦酯片剂 8～16mg/次，1 次/日。中度或重度肝、肾功能不全者应适当调整给药剂量。禁忌证同其他 $AT_1$ 受体阻断药。

坎地沙坦酯不良反应较少，头痛、眩晕、疲乏等不良反应的发生率与安慰剂组相似，咳嗽的发生率也显著低于服用依那普利组患者。

# 三、肾素抑制药

肾素早在 1898 年被发现，处在 RAS 的源头环节，为 RAS 的限速酶，因此长期以来肾素被认为是 RAS 中最经典、最合乎逻辑的药物靶标。然而，首个肾素抑制药阿利吉仑（aliskiren）于 2007 年才被批准用于治疗高血压。肾素抑制药通过抑制肾素活性，使血管紧张素原生成 Ang I 减少，进而 Ang II 降低，血压下降。ACE 抑制药和 $AT_1$ 受体阻断药中断了 Ang II 对肾素释放的负反馈调节，使肾素释放增加，血浆肾素活性升高。血浆肾素活性升高被认为是危险因素，与心血管事件发生和死亡率升高有关（尤其在收缩压高于 140mmHg 时），因此理论上肾素抑制药与 ACE 抑制药或 $AT_1$ 受体阻断药合用，可增效并克服 ACE 抑制药、$AT_1$ 受体阻断药引起血浆肾素活性升高所致的风险。但实际应用显示，肾素抑制药与 ACE 抑制药或 $AT_1$ 受体阻断药合用，虽然降压疗效确实增强，然而不良反应也同时增加，因此应避免这种合用[5, 12]。

## 阿利吉仑（aliskiren）

**1. 药理作用**　阿利吉仑是首个非肽类、口服有效、于 2007 年被批准用于高血压的肾素抑制药[12]。也是目前用于临床的唯一肾素抑制药[12]。可选择性抑制人的肾素活性，剂量依赖性降低 Ang II 水平，从而发挥降压作用。用药后也可使血浆肾素浓度异常升高，但肾素活性是被抑制的，这与 ACE 抑制药和 $AT_1$ 受体阻断药有所不同。

**2. 体内过程**　阿利吉仑口服吸收快，血药浓度于 1～3h 后达到峰值；生物利用度低，仅 2.5%；半衰期长，约 40h；大多数（90%）通过胆汁入肠道经粪便以原型排泄。肝、肾疾病患者药动学无明显改变，不需要调整剂量。

**3. 临床应用**　阿利吉仑采用 150～300mg 剂量治疗高血压，因为 75mg 剂量疗效不够，而 600mg 剂量会增加不良事件发生率。它适用于各型高血压。单用的降压疗效与 $AT_1$ 受体阻断药相当，略优于 ACE 抑制药。降压疗效持久，控制血压较好。阿利吉仑与氢氯噻嗪或氨氯地平合用降压疗效增强，副作用减少；也可这三种药合用。

**4. 不良反应**　使用阿利吉仑可出现腹泻，但无干咳、血管神经性水肿不良反应。阿利吉仑与 $AT_1$ 受体阻断药或 ACE 抑制药合用，降压疗效确实增强，但并未对减轻器官损伤和降低死亡率产生更有利的作用，反而增加低血压、高血钾、肾衰竭等不良事件，提示 RAS 阻断的疗效是有极限的，需要顾及安全性，应避免这种合用；也提示血浆肾素活性和肾素浓度对疾病预后的确切意义尚需进一步研究，因为近年发现肾素除了具有酶活性，还可作为配体经肾素（原）受体信号转导途径发挥作用。

# 第四节　钙通道阻滞药

钙通道阻滞药（calcium channel blocker），又称钙拮抗剂（calcium antagonist），是一组可在化学结构上有很大不同的药物，但它们均能选择性阻滞电压依赖性钙通道的跨膜 $Ca^{2+}$ 内流。现广泛用于治疗高血压、心绞痛、心律失常等疾病（详见第四章）。

**1. 药理作用**　钙通道阻滞药作用于 L 型钙通道的 $\alpha_1$ 亚单位，后者（分子量为 16.5 万）已被克隆，具有电压敏感区与离子通道功能。$\alpha_1$ 亚单位含有钙通道阻滞药的特异性结合部位。钙通道阻滞药能阻滞胞外 $Ca^{2+}$ 经钙通道的跨膜内流，降低血管平滑肌细胞内游离 $Ca^{2+}$，从而使血管平滑肌松弛。在离体血管平滑肌标本实验中，钙通道阻滞药能抑制高钾去极化引起的收缩反应，一般认为高钾去极化引起的收缩反应依赖于胞外 $Ca^{2+}$ 的跨膜内流。用膜片钳实验方法也可证明钙通道阻滞药能抑制慢内向电流 $I_{Ca}$。其扩张血管作用主要发生于阻力血管（小动脉），钙通道阻滞药对骨骼肌血管及冠状动脉有明显扩张血管作用，对胃肠道、脑、肾等内脏的血管也有扩张作用；虽然二氢吡啶类药物可引起面部皮肤潮红的不良反应，但钙通道阻滞药对皮肤血管一般仅有轻度扩张作用。钙通道阻滞药不仅有扩张血管作用，还能减弱血管收缩物质如 NE 及 AngⅡ 的升压反应，拮抗内皮素对血管平滑肌的收缩反应，以及增加大血管的顺应性。钙通道阻滞药对静脉系统无扩张作用，此可解释其用于临床治疗高血压时，无明显直立性低血压不良反应的原因。钙通道阻滞药对实验性高血压动物及高血压患者均有降压作用，其抗高血压作用主要是扩张小动脉、降低外周血管阻力所致。从血流动力学角度分析，原发性高血压患者主要表现为外周血管阻力增加，并在长期病程中，使心排血量降低，钙通道阻滞药能扩张小动脉，降低外周阻力，因此，用于高血压治疗有其合理性。速效、短效的二氢吡啶类钙通道阻滞药如硝苯地平（nifedipine）的片剂或胶囊，口服后降压作用出现快，作用维持时间短，在降压时常伴有反射性心率增快，引起心悸。一些新的二氢吡啶类钙通道阻滞药如氨氯地平、拉西地平等对血管平滑肌的选择性较高，而对心肌收缩性及房室传导功能的影响较小。氨氯地平、拉西地平及硝苯地平的缓释剂或控释剂（硝苯地平 GITS）口服，也有良好降压效果[36]，且具有缓效、长效作用，降压作用起效较慢，引起的反射性心率增快反应也相应减少，降压作用维持时间较长。维拉帕米、地尔硫草对心脏的直接负性作用较强，在降压时不引起反射性心率增快作用，而使心率与房室传导减慢。钙通道阻滞药一般在降低血压同时，并不降低重要器官如心、脑、肾的血流量，有时甚至有改善作用；尼莫地平及尼索地平分别对脑血管及冠状血管有较高的选择性扩张作用，增加脑血管及冠状动脉的血流量。马尼地平（manidipine）则对肾血管有选择性扩张作用[37]。

钙通道阻滞药在用药第一周有利尿作用，可累积丢失 8～10g 钠盐（不伴有钾的排泄增加）。在大鼠离体肾脏灌流标本上，在有血管收缩剂如去甲肾上腺素存在时，硝苯地平能抑制肾小管细胞对 $Na^+$ 的再吸收，并能选择性扩张肾脏入球小动脉，增加肾小球滤过率，具有"内在性利尿作用"。因此钙通道阻滞药与血管扩张药如米诺地尔、肼屈嗪不同，在降压时不引起水钠潴留。钙通道阻滞药一般不引起脂质代谢、血中尿酸及葡萄糖耐受性的改变，长期应用可逆转高血压患者的心肌肥厚和抑制血管壁重构，但这一作用不如卡托普利显著。在动物实验中还发现钙通道阻滞药能减少动脉粥样硬化病灶[38]。

**2. 临床应用**　　钙通道阻滞药不仅能降低高血压患者的血压水平，还能使脑卒中、心血管事件的发生率与死亡率降低[39]。钙通道阻滞药可单独应用作为一线抗高血压药，也可与其他抗高血压药（利尿药、β 受体阻断药、ACE 抑制药）合用。已有一系列具有不同药效学及药动学特征的钙通道阻滞药及其缓释剂或控释剂可供临床应用治疗高血压（表 14-6）。

表 14-6　　选择性钙通道阻滞药的分类

| 药物（药物选择性） | 第一代 | 第二代 | | 第三代 |
| --- | --- | --- | --- | --- |
| | | 新制剂 | 新化学结构 | |
| 二氢吡啶类*（动脉>心脏） | 硝苯地平 | 硝苯地平 SR | 伊拉地平 | 氨氯地平 |
| | 尼卡地平 | 硝苯地平 GITS | 马尼地平 | 拉西地平 |
| | | 非洛地平 ER | 尼伐地平 | 乐卡地平 |
| | | 尼卡地平 SR | 尼莫地平 | |
| | | | 尼索地平 | |
| | | | 尼群地平 | |
| 苯烷胺类（动脉≤心脏） | 维拉帕米 | 维拉帕米 SR | | |
| 地尔硫䓬类（动脉=心脏） | 地尔硫䓬 | 地尔硫䓬SR | | |

注：ER，延缓释放；SR，持续释放；GITS，控制释放。

*二氢吡啶类钙通道阻滞药对血管的选择性作用强度依次为：尼索地平>尼卡地平、伊拉地平、非洛地平>硝苯地平、氨氯地平[37]。

钙通道阻滞药一般对老年人、单纯收缩期高血压患者、黑种人、低肾素活性的高血压患者疗效较好，且不影响血糖与脂质代谢，不良反应也较少，对靶器官（心、肾、血管）可能还有保护作用。老年单纯收缩期高血压患者服用钙通道阻滞药较少发生脑卒中。高血压合并冠心病患者应避免过度降压与引起反射性心率增快，因此不应使用短效钙通道阻滞药。对应用 β 受体阻断药无效或有 β 受体阻断药禁忌证的患者，可选用维拉帕米或地尔硫䓬。钙通道阻滞药也可用于高血压合并糖尿病患者，因其对糖、脂质代谢及肾功能均无不良影响[40]。维拉帕米或地尔硫䓬可用于高血压伴有窦性或室上性心动过速患者。钙通道阻滞药还可用于由环孢素（cyclosporin）引起的高血压及高血压合并雷诺病或偏头痛患者。

钙通道阻滞药的另一适应证为蛛网膜下腔出血，蛛网膜下腔出血可引起脑血管痉挛，并有发展为脑梗死的危险，可应用尼莫地平解除脑血管痉挛。钙通道阻滞药对难治性高血压也有良好的降压作用，硝苯地平也可用于高血压危象，但开始应用时，口服一次剂量不宜超过 5mg，以免血压急剧下降，引起脑缺血，尤其是对老年高血压患者。

钙通道阻滞药与 β 受体阻断药合用时，β 受体阻断药可减弱硝苯地平等药物引起的反射性心率增快，而硝苯地平可减少 β 受体阻断药引起的雷诺病发作。钙通道阻滞药与 ACE 抑制药合用，降压效力加强，可用于中度或重度高血压。维拉帕米与 β 受体阻断药合用时对心脏的抑制有协同作用，并使房室传导时间显著延长，故禁用。

**3. 不良反应**　　钙通道阻滞药的不良反应主要与其过度扩张血管有关，如硝苯地平可引起反射性心率增快、头痛、面部潮红、踝部水肿（是毛细血管前血管扩张而不是水钠潴留所致）。短效、速效二氢吡啶类钙通道阻滞药不宜用于高血压合并冠心病患者，也不宜应用大剂量治疗原发性高血压患者。维拉帕米可抑制心脏传导系统和引起便秘（可能与维拉帕米引起多种受体包括 5-HT 受体的阻断作用有关）。还有报道钙通道阻滞药长期应用可引起牙龈增生，故应用时需注意口腔卫生[41]。

## 硝苯地平（nifedipine，Adalat，硝苯吡啶，心痛定）

硝苯地平是作用较强的速效、短效钙通道阻滞药（参见第四章），作用于细胞膜 L 型钙通道外侧入口处，减少通道开放数目，阻滞胞外 $Ca^{2+}$ 内流，降低胞内游离 $Ca^{2+}$ 的浓度而使血管平滑肌松弛、血压下降。对高血压实验动物及轻度、中度高血压患者均有降压作用，对严重高血压也有效。高血压患者口服或舌下含服硝苯地平片剂 10mg，于给药后 20～30min（口服）及 3～15min（舌下给药）出现最大降压作用，血管阻力降低（前臂血流量增加）、心率增快。硝苯地平片剂口服易吸收，且较完全，首过效应显著，生物利用度为65%，血浆蛋白结合率为 92%～95%，表观分布容积（$V_d$）为 1.32L/kg，$t_{1/2}$ 为 2.5h。主要在肝内代谢，其代谢物可随尿排出体外，仅少量原型药物由肾排泄。给药后血药浓度及血压波动较大，易反射性兴奋交感神经引起心率增快、心悸不良反应，因此除少数急需降压者外，一般已不用，现常用硝苯地平的缓释剂或控释剂。硝苯地平缓释剂：硝苯地平缓释片（nifedipine retard，伲福达，艾可地平，Nifuda，Ecodipine）；硝苯地平控释剂：硝苯地平控释片（拜新同控释片，Adalat GITS）口服吸收较慢，血中药物浓度达峰值时间（$T_{max}$）分别为 2.5～5h 及 6h，而一般制剂 $T_{max}$ 为 0.5h（表 14-7）。服用硝苯地平的缓释片剂 20mg/次，2 次/日，或硝苯地平的控释剂、硝苯地平 GITS，30mg/次，1 次/日，也可使高血压患者的血压下降，且由于硝苯地平缓释剂或控释剂口服吸收及起效较慢、血中药物浓度峰值较低，引起心率增快等不良反应较少。

## 氨氯地平（amlodipine，Norvasc，络活喜）

氨氯地平也是作用较强的钙通道阻滞药，口服后起效较慢，降压作用维持时间较长。一次口服 5mg，血药峰值浓度为 3ng/ml。给药后 6～12h 血药浓度达高峰，表观分布容积为 21L/kg，消除半衰期为 35～45h。每日给药 1 次，连续给药 7～8 日后血药浓度达稳态。主要在肝内代谢，仅约 5%原型药物由尿液排出。肝功能不良者慎用。氨氯地平也可用于心绞痛患者。

表 14-7　用于抗高血压的钙通道阻滞药的药动学参数

| 药物 | 吸收（%） | 生物利用度 F（%） | 蛋白结合率（%） | 表观分布容积（L/kg） | 消除半衰期 $t_{1/2}$（h） | 清除率 [L/（h·kg）] | 血药浓度达峰时间 $T_{max}$（h） |
|---|---|---|---|---|---|---|---|
| 硝苯地平 | >90 | 65 | >90 | 1.32 | 2 | | 0.5 |
| 硝苯地平 ER | >90 | 85 | >90 | 1.32 | 7 | 0.42 | 2.5～5 |
| 硝苯地平 GITS | >90 | 85 | >95 | 1.32 | 3.8～16.9 | | 6 |
| 氨氯地平 | >90 | 60～65 | >95 | 21 | 35～45 | 0.42 | 6～12 |
| 尼索地平 | 87 | 5 | >99 | 2.3～7.1 | 7～12 | 20～31.4 | 6～12 |
| 非洛地平 | >95 | 15～25 | >99 | 10 | 15.1 | 0.72 | 2.5～5 |
| 伊拉地平 | 90～95 | 17 | 97 | 2.9 | 8.8 | 0.6 | 1.5～3 |

续表

| 药物 | 吸收（%） | 生物利用度 $F$（%） | 蛋白结合率（%） | 表观分布容积（L/kg） | 消除半衰期 $t_{1/2}$（h） | 清除率 [L/（h·kg）] | 血药浓度达峰时间 $T_{max}$（h） |
|---|---|---|---|---|---|---|---|
| 尼卡地平 | >90 | 30 | >90 | 0.66 | 8.6 | 0.3~0.9 | 0.5~2.0 |
| 尼卡地平 SR | >90 | 35 | >95 | | 8.6 | | 1~4 |
| 地尔硫䓬 | >90 | 35~60 | 78 | 5.0 | 4.1~5.6 | 0.90 | 2~3 |
| 地尔硫䓬SR | >90 | 35~60 | 78 | 5.0 | 5~7 | 0.90 | 6~11 |
| 维拉帕米 | >90 | 10~20 | 90 | 4.3 | 8 | 0.78 | 1~2 |

注：ER，延缓释放；SR，持续释放；GITS，胃肠治疗系统，控制释放。

### 粉防己碱（tetrandrine）

粉防己碱是防己科植物粉防己（*Stephania tetrandra* S. Moore）根中的主要生物碱，属双苄基异喹啉类化合物。

粉防己碱主要用于治疗早期轻度高血压，亦可用于重症高血压及高血压危象[42]。对正常麻醉动物及清醒实验性高血压动物均有明显降压作用。粉防己碱口服 100mg/次，3 次/日，有良好的降压效果。对重度及高血压危象可静脉注射，120~180mg/次，2 次/日。口服粉防己碱治疗高血压不良反应较轻、较少，少数患者服药后有嗜睡、乏力、恶心及上腹部不适等。个别人服后大便次数增加，停药后症状可缓解。静脉注射部位可能发生疼痛或静脉炎，而且速度宜慢，以免血压剧降。

# 第五节　肾上腺素受体阻断药

肾上腺素受体阻断药包括 β 受体阻断药，$\alpha_1$ 受体阻断药及 α、β 受体阻断药，其中以 β 受体阻断药较为常用，且可用作抗高血压的首选药。$\alpha_1$ 受体阻断药适用于高血压合并前列腺肥大患者。

## 一、β 受体阻断药

β 受体阻断药除用于治疗心绞痛及心律失常外，也常用于治疗高血压。β 受体阻断药治疗高血压价廉、安全、有效，大规模临床试验证明其亦能降低心血管并发症（脑卒中与心肌梗死）的发生率和死亡率，因此，β 受体阻断药仍是目前常用的抗高血压药[43]。

**1. 抗高血压作用**　其降压作用强度与噻嗪类利尿药相似。无内在拟交感活性（intrinsic sympathomimetic activity, ISA）的β受体阻断药如普萘洛尔在用药初期，可使心率减慢、心排血量降低，外周血管阻力增加。后者可能是对血管 $\beta_2$ 受体的阻断作用，加上心脏功能受到抑制反射性兴奋交感神经、激动血管 $\alpha_1$ 受体的结果。血压不变或略降，除脑外多数器官的血流量（包括冠状动脉的总血流量）均降低，肾血流量及肾小球滤过率也轻度降低。在长期用药时外周血管阻力减低，心排血量仍降低而未恢复到给药前水平，因此收缩压及舒张压均下降。具有 ISA 的 β 受体阻断药如吲哚洛尔对静息心率的影响较小，心排血量降低的程度也较小，可能通过激动外周血管 $\beta_2$ 受体而使血管舒张，血压下降与外周血管阻力的降低呈相应关系[44]。

**2. 降压作用机制**　各种 β 受体阻断药均具有抗高血压作用，一般认为 β 受体阻断药的抗高血压作用主要与其 β 受体阻断作用有关。但关于其降压的确切作用机制仍未取得一致意见，可能是通过多种作用途径而产生降压作用，现简要介绍如下。

（1）降低心排血量：β 受体阻断药（除某些具有 ISA 的 β 受体阻断药外）抑制心肌收缩性，减慢心率，使心排血量减少，因而降低血压。但给药后这一作用出现较迅速，而降压作用出现较缓慢，心排血量的降低与降压作用的时程及程度并无相应关系。

（2）抑制肾素的释放：β 受体阻断药通过阻断 β 受体抑制肾素释放，阻碍肾素-血管紧张素-醛固酮系统对血压的调节而发挥其抗高血压作用，但吲哚洛尔能降低血压而对血浆肾素活性影响很少。

（3）中枢作用：动物实验证明脑室内注射微量 β 受体阻断药引起血压下降、心率减慢与外周交感神经冲动发放减少，因而认为 β 受体阻断药通过改变中枢性血压调节机制而产生降压作用。但一些脂溶性低而难以通过血脑屏障的 β 受体阻断药如索他洛尔、阿替洛尔等口服时也有良好的降压作用。

（4）阻断突触前膜 β 受体：一般认为突触前膜 β 受体属于 $\beta_2$ 亚型，对突触前膜 β 受体的阻断作用使交感神经末梢释放去甲肾上腺素减少。

**3. 临床应用**　β 受体阻断药常用于原发性高血压，可单独应用作为抗高血压的首选药，也可与其他抗高血压药如二氢吡啶类钙通道阻滞药合用；对年轻高血压患者、心排血量及肾素活性偏高者疗效较好，心肌梗死后患者、高血压伴有心绞痛、偏头痛、焦虑也是应用 β 受体阻断药的适应证。与其他抗高血压药物相比，其优点为不引起直立性低血压，较少引起头痛和心悸，且与利尿药合用时对多数高血压患者有效，但对黑种人高血压患者的疗效较差，高血压合并有变异型心绞痛患者也不用 β 受体阻断药。高血压患者宜选用何种 β 受体阻断药，取决于 β 受体阻断药的药效学与药动学特性及高血压患者的具体情况（如有无其他并发症等）[45]。常用于抗高血压的 β 受体阻断药有普萘洛尔、美托洛尔、阿替洛尔、比索洛尔、倍他洛尔、纳多洛尔等。

**4. 不良反应**　普萘洛尔可使血浆 TG 中度升高，HDL-C 降低，但不改变血浆 TC。具有 ISA 的 β 受体阻断药及拉贝洛尔（兼有 α 受体阻断作用）对血脂代谢无显著影响，高血压伴有高血脂者应慎用无 ISA 的 β 受体阻断药。

高血压合并糖尿病的患者，应用非选择性 β 受体阻断药在发生胰岛素低血糖反应时，血糖恢复至正常水平的速率延缓。选择性 $\beta_1$ 受体阻断药及具有 ISA 的 β 受体阻断药对低血糖反应的代偿机制影响较小。

高血压患者长期应用 β 受体阻断药，骤然停药，可使心绞痛加剧，甚至诱发急性心肌梗死，血压升高甚至超过给药前水平，因此，高血压患者长期应用 β 受体阻断药停药时必须逐渐减量（减药过程 10～14 天）。

普萘洛尔可降低肾血流量及肾小球滤过率，故高血压伴有肾病患者应用普萘洛尔时需注意定期测定肌酐及尿素氮水平。纳多洛尔可能通过其多巴胺样作用在降低心排血量的同时仍能保持肾脏血流量。

## 普萘洛尔（propranolol，Inderal，心得安）

普萘洛尔对 $\beta_1$ 及 $\beta_2$ 受体有相等的亲和力，缺乏 ISA。口服吸收完全，肝脏首过效应显著，且个体差异较大，因此口服后血中药物浓度个体差异可达 20 倍。虽 $t_{1/2}$ 较短（约为 4h），但降压作用持续时间较长，因此可每日给药 2 次。普萘洛尔用于高血压时开始应用小剂量，口服 20mg/d，以后可根据病情逐渐增量，直到出现满意疗效，国内普萘洛尔治疗高血压最高剂量为 80～160mg/d（分 2～3 次给药）。普萘洛尔最大降压作用出现较晚，常需数周时间。

## 美托洛尔（metoprolol，Betaloc，美多心安，倍他乐克）

美托洛尔对 $\beta_1$ 受体有选择性阻断作用，但缺乏 ISA。口服易吸收，治疗高血压开始口服酒石酸美托洛尔片剂，用药剂量为 50mg/次，1 次/日，维持量为 100mg/d（分 2 次给药）。美托洛尔的控释剂能有效控制 24h 血中药物浓度于恒定水平，可每日给药 1 次（50～100mg/次），且不良反应较少。

## 阿替洛尔（atenolol）

阿替洛尔也是选择性 $\beta_1$ 受体阻断药，缺乏 ISA。治疗高血压剂量：开始口服 12.5mg/次，1～2 次/日，以后可逐渐增加剂量至 50mg/次，2 次/日。老年高血压患者及肾功能不良者，应适当减少用量。

## 比索洛尔（bisoprolol，Concor，博苏，康可）

比索洛尔对 $\beta_1$ 受体的选择性比阿替洛尔高，缺乏 ISA。口服易吸收，治疗高血压可口服富马酸比索洛尔（片剂），常用剂量为 2.5～10mg/次，1 次/日，最高剂量不超过 20mg/d。虽对 $\beta_1$ 受体选择性较高，但哮喘患者仍需慎用。

## 倍他洛尔（betaxolol，Kerlone，Betoptic，倍他心安，卡尔仑）

倍他洛尔为作用较强与长时作用的 $\beta$ 受体阻断药，对 $\beta_1$ 受体的选择性比阿替洛尔、美托洛尔高；其 $\beta$ 受体阻断作用强度也比普萘洛尔高，缺乏 ISA。消除 $t_{1/2}$ 较长（13～24h）。治疗高血压，常用剂量为 5～20mg/次，口服，1 次/日。

## 纳多洛尔（nadolol）

纳多洛尔对 $\beta_1$ 及 $\beta_2$ 受体的亲和力近似，缺乏膜稳定作用及 ISA，其特点为 $t_{1/2}$ 较长（17～24h），是长时作用的 $\beta_1$ 受体阻断药。治疗高血压初用剂量：口服，40mg/d，以后可根据病情适当增加剂量（一般治疗量为 40～80mg/d），可每日给药 1 次，肾功能不全时药物在体内蓄积，故剂量应适当减少。

# 二、$\alpha_1$ 受体阻断药

酚妥拉明及酚苄明曾用于治疗高血压，但因其对 $\alpha_1$ 及 $\alpha_2$ 受体的选择性差，常引起心率加速等不良反应，因此目前除用于治疗嗜铬细胞瘤及充血性心力衰竭外，已不作为抗高血压药。$\alpha_1$ 受体阻断药哌唑嗪、多沙唑嗪、特拉唑嗪等能选择性阻断血管平滑肌突触后膜 $\alpha_1$ 受体，用于治疗高血压，不良反应较少。

## 哌唑嗪（prazosin，Minipress）

哌唑嗪是喹唑啉衍生物，为选择性 $\alpha_1$ 受体阻断药。

**1. 药理作用** 哌唑嗪对小动脉及静脉血管均有舒张作用，高血压患者服用哌唑嗪在降压的同时可使外周血管阻力降低，心排血量略升或不变，对肾血流量及肾小球滤过率无明显影响。长期应用时能改善脂质代谢，降低 TC、TG、LDL-C，升高 HDL-C；对糖代谢无影响。膀胱颈、前列腺包膜和腺体、尿道均有 $\alpha$ 受体，哌唑嗪可通过阻断 $\alpha_1$ 受体使前列腺增生患者排尿困难症状减轻。

**2. 作用机制** 哌唑嗪对血管平滑肌突触后膜 $\alpha_1$ 受体有高度选择性阻断作用。在放射配体结合试验中，哌唑嗪对 $\alpha_1$ 受体有高度亲和力，在家兔离体血管平滑肌实验及毁脊髓大鼠实验标本上，哌唑嗪能拮抗 $\alpha_1$ 受体激动药甲氧明、去氧肾上腺素的血管收缩及升压作用。哌唑嗪对去甲肾上腺素能神经末梢突触前膜 $\alpha_2$ 受体的阻断作用很弱，对 $\alpha_1$ 受体的亲和力比其对 $\alpha_2$ 受体的亲和力高约 1000 倍。

**3. 药动学** 口服易吸收，生物利用度为 50%～85%，口服后 1～3h 血中药物浓度达峰值，大部分药物与 $\alpha_1$ 酸性糖蛋白相结合，仅 5%药物以游离型存在于血液中，在肺、心脏、血管等部位药物分布的浓度较高，而在脑中较低，分布容积为 0.6L/kg。血浆 $t_{1/2}$ 为 3h，在血浆中消除方式按一级动力学进行。其主要代谢方式是在肝中脱甲基后与葡萄糖醛酸结合而随胆汁排泄，仅少量（＜1%）药物以原型由肾排出。充血性心力衰竭与慢性肾衰竭患者药物在体内消除速率减慢，半衰期延长。

**4. 临床应用** 哌唑嗪可单独用于治疗轻至中度原发性高血压或肾性高血压。对妊娠、肾功能不良或合并有糖尿病、呼吸系统疾病的高血压患者均无不良影响，对高血压合并前列腺肥大的老年患者，哌唑嗪在降压同时，能改善排尿困难症状。治疗高血压开始应用剂量为 0.5～1mg/次，2～3 次/日（首剂为 0.5mg，睡前服），连用 2 周，然后逐渐增加剂量，一般治疗剂量为 2～20mg/d（每日 2～3 次服用），大多数患者超过 20mg/d，并不相应增加疗效。对于重度高血压，哌唑嗪常与利尿药、$\beta$ 受体阻断药合用，以增强降压效果。哌唑嗪与利尿药合用时，剂量应适当减小，对肝病患者也应适当减小剂量。

**5. 不良反应** 主要不良反应为首次应用时出现的所谓"首剂现象"，表现为严重的直立性低血压、眩晕、晕厥、心悸等，在首次给药后 30～90min 出现。这可能是由于阻滞内脏交感神经的收缩血管作用，使静脉舒张、回心血量减少所引起的。低钠饮食与合用 $\beta$ 受体阻断药的患者较易发生。如果将首次剂量改为 0.5mg 临睡前服用，一般可防止或减轻这种不良反应。在给哌唑嗪前一天停止使用利尿药，也可减轻"首剂现象"。其他不良反应如头痛、嗜睡、心悸、口干、鼻塞、性功能障碍、乏力等，常在连续用药过程中自行减少。

## 特拉唑嗪（terazosin，Hytrin，Heitrin，高特灵）

特拉唑嗪的化学结构与哌唑嗪相似，对血管平滑肌突触后 $\alpha_1$ 受体有选择性阻断作用，但作用强度比哌唑嗪稍弱，其特点是消除 $t_{1/2}$ 较长，约 12h，因此可每日给药 1 次。口服吸收完全，生物利用度约为 90%，易于控制用药剂量。给药后 1～2h 血中药物浓度达峰值，主要经肝脏代谢，并随胆汁排泄。可单独应用或与其他抗高血压药如利尿药、$\beta$ 受体阻断药合用，治疗轻至中度高血压患者。在降压时对心率并无显著影响，长期应用也能改善血中脂质代谢。特拉唑嗪也可通过阻断膀胱颈、前列腺包膜、尿道 $\alpha$ 受体，改善前列腺肥大患者排尿困难症状。用于抗高血压，开始用药剂量为口服 1mg/次，1 次/日，以后随血压水平可逐渐增加剂量，一般剂量为 2～20 mg/次，1 次/日。用于前列腺增生患者，初始剂量为 1mg/d，睡前服用，可渐增至 5～10mg/d。不良反应主要为眩晕、头痛、乏力、鼻黏膜充血等，首剂反应较为少见。

### 多沙唑嗪（doxazosin）

多沙唑嗪对血管平滑肌突触后膜 $\alpha_1$ 受体的阻断作用强度仅为哌唑嗪的 1/2，但作用时间较长。多沙唑嗪通过扩张血管、降低外周血管阻力使高血压患者的站位及卧位血压下降，对心率及心排血量均无明显影响，并能增加肾血流量和改善血中脂质代谢[46]。口服易吸收，生物利用度为 62%～69%。口服 1mg 血中药物浓度在 3.6h 达峰值，主要在肝中经甲基化及羟化代谢，其代谢物可随胆汁排泄，$t_{1/2}$ 为 22h。可用于治疗轻度及中度高血压，口服 1～16mg/次，1 次/日，平均维持量为 2～4mg/d，主要不良反应为眩晕、头痛、嗜睡、体位性眩晕等。

### 曲马唑嗪（trimazosin）

曲马唑嗪除对血管平滑肌突触后膜 $\alpha_1$ 受体有选择性阻断作用外，还有直接舒张血管的作用。降压作用主要是外周血管扩张所致，并能使肾血管阻力降低，对心率无显著影响。口服易吸收，生物利用度为 61%，口服给药后 50～90min 血中药物浓度达峰值，消除 $t_{1/2}$ 为 2.7h，在体内转运与分布符合二室模型，主要经肝脏代谢，其代谢物及部分原型药物经肾排出。高血压患者口服曲马唑嗪后，降低站位血压作用较降低卧位血压更显著，开始用量口服 50mg/次，2 次/日，以后可根据血压水平逐渐增加剂量，一般有效量为 200～350mg/d，引起直立性低血压较为少见。

# 三、α、β 受体阻断药

## 拉贝洛尔（labetalol，柳胺苄心定）

拉贝洛尔为非选择性 β 受体阻断药，兼有 $\alpha_1$ 受体阻断作用。其异构体地来洛尔（dilevalol）对外周 $\beta_2$ 受体有 ISA。拉贝洛尔口服或静脉注射对高血压患者都有降压作用，在降低血压和外周阻力时，并不减慢静息时的心率，对心排血量影响也较小。治疗高血压初用剂量：口服，100mg/次，2 次/日，以后可每隔 2～3 天增加 100mg/次，2 次/日，一般维持量为 200～400mg/次，2 次/日。拉贝洛尔也可用于妊娠高血压患者，用于治疗高血压危象，在严密监测血压情况下，静脉注射 20mg（在几分钟内缓慢注射完）以后可视病情适当加量 40～80mg；大剂量可致直立性低血压，但心功能不全及支气管哮喘等不良反应并不常见，少数患者用药后可引起疲乏、眩晕、上腹部不适等症状。

## 卡维地洛（carvedilol，卡维地尔，络德，Kredex，BM14190）

卡维地洛兼有 α 受体和 β 受体阻断及钙拮抗作用。临床证实它是新的抗高血压药物，并对心绞痛和慢性充血性心力衰竭有明显疗效[47]。高血压患者口服卡维地洛后，血压下降主要是外周血管阻力降低所致，对心排血量及心率影响较小[47]。其疗效好，不良反应较少，可引起皮疹、眩晕、疲乏等，对患者的血糖、血脂无明显影响。卡维地洛用于治疗轻度及中度高血压，或用于伴有肾功能不全、糖尿病的高血压患者的治疗。开始用药剂量为口服 12.5mg/次，1 次/日，以后可增至 25mg/次，1 次/日，但最高剂量不超过 50mg/d。老年高血压患者应适当减少剂量（12.5mg/d），肝功能不全者忌用。

# 第六节　交感神经抑制药

## 一、中枢性降压药

### 可乐定（clonidine，Catapres，可乐宁，氯压定）

可乐定是二氯苯胺咪唑啉化合物（图 14-2），曾用作鼻黏膜血管收缩剂，后发现其有明显的降压作用而用作抗高血压药[48]。

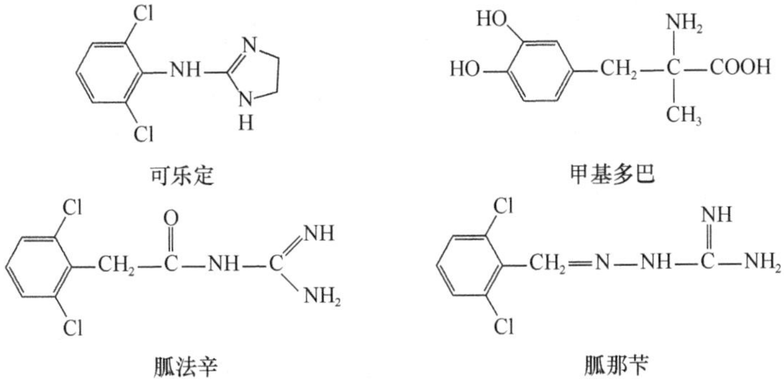

图 14-2　可乐定、甲基多巴、胍法辛、胍那苄的化学结构

**1. 药理作用**　可乐定的降压作用中等偏强，口服后 30min 起效，2～4h 作用达高峰，持效 12h，并能抑制胃肠的分泌与运动，适用于兼有溃疡病的高血压患者。对中枢神经系统有明显的镇静作用。给麻醉动物静脉注射可乐定引起血压双相变化，先出现短暂的升压作用，随后为持久的降压作用，并伴有心率减慢。在口服时无早期的升压作用，而仅有降压作用；降压时心率减慢，心脏每分钟排血量减少，外周血管阻力降低。肾血管阻力可降低，但对肾血流量及肾小球滤过率一般无显著影响。

**2. 作用机制**　静脉注射可乐定引起的早期升压作用是由于直接激动外周血管平滑肌突触后膜的 α 受体，使血管收缩所致。在动物实验中发现将微量可乐定注入猫的椎动脉或小脑延髓池都可引起显著和持久的降压作用，但同量作静脉注射则无降压作用。在脑桥下端横断脑干后，可乐定仍可降压，而在延髓下部横断后即不再降压，因此认为可乐定作用于脑干的延髓部位。在使用可乐定后，能使支配心脏及腹腔内脏的交感神经节前纤维的放电活动明显减少，也提示其通过中枢作用降低外周交感神经的活性而降压。椎动脉注射可乐定引起的降压作用，可被预先使用 $\alpha_2$ 受体阻断药育亨宾（yohimbine）所抑制。用放射配体结合试验证明可乐定能与中枢 $\alpha_2$ 受体结合。已证实在延髓孤束核中有高密度的去甲肾上腺素能神经元突触和 $\alpha_2$ 受体，可乐定是部分激动剂（partial agonist），可通过激动孤束核次一级神经元（抑制性神经元）突触后膜的 $\alpha_{2A}$ 受体而使支配心血管系统的外周交感神经活性降低。

在动物实验中，将微量可乐定或 α-甲基去甲肾上腺素注入延髓嘴端腹外侧（rostral

ventro-lateral medulla，RVLM）区域，可乐定能引起降压作用，α-甲基去甲肾上腺素则不能，认为 RVLM 区域存在咪唑啉结合部位（imidazoline binding site）。后在放射配体结合试验（常用牛脑匀浆）中发现 RVLM 含有高密度的咪唑啉结合部位，可乐定、莫索尼定（moxonidine）、利美尼定（rilmenidine）等药物对中枢咪唑啉结合部位均有很高的亲和力。咪唑啉结合部位现暂分为两种亚型：$I_1$ 咪唑啉结合部位或称为 $I_1$ 咪唑啉受体（$I_1$-imidazoline receptor）及 $I_2$ 咪唑啉结合部位（$I_2$-imidazoline receptor），后者可能不是典型细胞膜受体。[$^3$H]-莫索尼定及[$^3$H]-$p$-氨基可乐定（aminoclonidine）可作为 $I_1$ 咪唑啉受体的选择性配体，而[$^3$H]-咪唑克生（idazoxan）可与 $I_2$ 咪唑啉结合部位及 $α_2$ 受体结合。$I_1$ 咪唑啉受体分布于脑、肾上腺嗜铬细胞、肾脏等部位，$I_1$ 咪唑啉受体参与中枢性血压调节机制。$I_2$ 咪唑啉结合部位分布于脑胶质细胞，也可能是单胺氧化酶的别构部位（allosteric site），但不参与血压调节过程。虽然可乐定对 $I_1$ 咪唑啉受体具有高度亲和力，但对 $I_1$ 咪唑啉受体的选择性不如莫索尼定（表 14-8），后者对 $I_1$ 咪唑啉受体有高度选择性。

表 14-8　中枢性降压药对中枢 α 受体、$I_1$ 咪唑啉受体作用的选择性

| 药物 | 受体 |
| --- | --- |
| α-甲基多巴（转化为 α-甲基去甲肾上腺素） | $α_2$ |
| 胍那苄 | $α_2$ |
| 胍法辛 | $α_2$ |
| 可乐定 | $α_2 + I_1$ |
| 莫索尼定 | $I_1 > α_2$ |

注：$α_2$，$α_2$ 肾上腺素受体；$I_1$，$I_1$ 咪唑啉受体。

可乐定除作用于中枢 $α_2$ 受体外，也可通过与中枢 RVLM 的 $I_1$ 咪唑啉受体结合而使支配心血管系统的外周交感神经活性降低，其下行神经冲动传导通路可能与其激动延髓 $α_2$ 受体使血压降低的神经冲动传导通路相同。

可乐定减慢心率的作用机制较为复杂，可能通过作用于中枢 $α_2$ 受体，从而使外周交感神经张力降低和心率减慢；可乐定能促进迷走神经反射性的心率减慢作用。此外，可乐定还能激动去甲肾上腺素能神经末梢突触前膜 $α_2$ 受体，使 NE 释放减少，心率减慢。

可乐定引起的中枢镇静作用及其在临床上治疗阿片类药物戒断症状的作用机制也可能与其激动蓝斑核（locus coeruleus）的 $α_2$ 受体有关。

**3. 药动学**　口服吸收良好，生物利用度为 75%～95%，口服后 1～3h 血中药物浓度达峰值。一次口服 0.3mg 可达血浆最高有效药物浓度，再增加剂量并不相应增加其降压作用强度。蛋白结合率约为 20%，在体内可很快分布到各组织中去，也易进入脑组织。消除 $t_{1/2}$ 为 6～24h（平均约为 12h），分布容积为 2.1L/kg。部分药物在肝内被代谢，咪唑啉环裂解及苯环羟化是其主要代谢途径，约 50% 的药物主要以原型随尿排出。口服后 72h 能排出大部分的药物。

**4. 临床应用**　可用于中度高血压。常用量：口服，最初剂量为 0.075mg/次，2 次/日，以后递增 0.075mg，一般中度高血压患者用量为 0.2～0.6mg/d，用于重度高血压患者其剂量为 0.6mg/d。可乐定与利尿药合用有协同作用。可乐定不宜用于中枢神经系统处于抑制

状态的患者，也不能用于需高度集中注意力的工作者如驾驶员等。肾功能不良患者，药物在体内的消除速度减慢，应适当减少剂量，除用于抗高血压外，可乐定还有以下应用。

（1）减少阿片类药物戒断症状：可乐定能减少激动、自主神经系统与心血管系统症状，最高剂量为 1200μg/d，但在治疗过程中会出现低血压等不良反应。

（2）诊断嗜铬细胞瘤：可乐定能抑制交感神经元 NE 的释放，但不影响肾上腺髓质嗜铬细胞释放儿茶酚胺类物质。原发性高血压或肾上腺嗜铬细胞瘤患者，在口服可乐定 0.3mg 后 3h，若血中 NE 浓度未降至 500pg/ml 以下，提示可能患有肾上腺嗜铬细胞瘤。

**5. 不良反应**　常见不良反应有口干、嗜睡、眩晕、便秘等。口干可能是激动胆碱能神经突触前膜 $\alpha_2$ 受体使乙酰胆碱释放减少所致。少数患者用药后出现腮腺疼痛，其原因不明。久用可引起水钠潴留，是降压后引起肾血流量及肾小球滤过减少的结果，这使可乐定的降压作用减弱，合用利尿药能避免此缺点。长期服用可乐定突然停药时，可出现短时间的交感神经功能亢进现象，如心悸、出汗、头痛、精神激动、血压突然升高等，血及尿中儿茶酚胺量增加。产生这种停药反应的作用机制，目前还不清楚，可能是由于长期服用可乐定后，突触前膜 $\alpha_2$ 受体的敏感性降低，负反馈减弱，突然停药后导致 NE 释放过多。在产生停药反应时可再用可乐定或用 α 受体阻断药酚妥拉明[49]。

**6. 药物相互作用**　三环类化合物如丙米嗪、地昔帕明及吩噻嗪类药物可在中枢部位通过竞争性拮抗作用取消可乐定的降压作用，因此，不宜与可乐定合用。

## 甲基多巴（methyldopa，Aldomet，甲多巴，爱道美）

**1. 药理作用**　甲基多巴的降压作用与可乐定相似，属中等偏强。可单用或与利尿药合用，对多数高血压患者均有降压效果。降压时伴有心率减慢、心排血量减少和外周血管阻力降低，其中肾血管阻力降低尤为明显。甲基多巴在降压时并不减少肾血流量或肾小球滤过率，因此特别适用于肾功能不良的高血压患者[50]。长期用药时还可逆转左室心肌肥厚。

**2. 作用机制**　甲基多巴在脑内转化为 α-甲基去甲肾上腺素及甲基肾上腺素，激动中枢突触后膜 $\alpha_2$ 受体而降压。在动物实验中应用中枢性脱羧酶抑制剂苄丝肼（benserazide）能阻止 α-甲基去甲肾上腺素的形成，可取消甲基多巴的降压作用，使用外周性脱羧酶抑制剂卡比多巴（carbidopa）则不能减弱其降压作用，这说明甲基多巴是中枢性降压药。

**3. 药动学**　口服吸收量差异较大（26%～74%），生物利用度平均为 25%，给药后 2～3h 血中药物浓度达峰值。分布容积为 0.4L/kg，$t_{1/2}$ 约为 2h。通过主动转运过程进入中枢神经系统，经代谢成其活性物。其代谢物及部分原型药物可通过肾脏排泄。一次给药后 6～8h，降压作用达峰值，持效 24h，这可能与其进入脑内速率及在脑内的代谢、转运较慢有关。

**4. 临床应用**　甲基多巴主要用于中度高血压，尤适用于兼有肾功能不良的患者，常与噻嗪类利尿药合用，也可与其他抗高血压药合用治疗重度高血压。开始应用时，口服 0.25g/次，2 次/日，以后可递增 0.25g，但最高剂量不应超过 3g/d。甲基多巴也可用于妊娠高血压患者。

**5. 不良反应**　常见不良反应有嗜睡、眩晕、口干、鼻塞、腹泻、性功能障碍等，长期（1 年）应用时，有 10%～20% 患者出现 Coombs 试验阳性反应，这是一种自身免疫性反应，其中少数患者出现溶血性贫血，需立即停药，停药后可缓慢恢复。肝细胞损害也可出现在长期用药过程中，但常发生于用药初期（2个月内），其症状类似于病毒性肝炎，如疲乏、厌食、血中氨基转移酶升高等，停药后可恢复，肝病患者忌用。

**6. 药物相互作用**　甲基多巴与三环类抗抑郁药合用，将失去其降压作用。与氟烷合用时应注意两者都对肝脏有毒性。甲基多巴具有增强氟哌啶醇的抗精神失常作用。甲基多巴尚可拮抗左旋多巴的治疗作用。

## 胍法辛（guanfacine）和胍那苄（guanabenz）

胍法辛（Tenex，氯苯乙胍）和胍那苄（Wytensin，氯苄氨胍）都是胍类化合物，可供口服。二者均能激动中枢 $\alpha_2$ 受体，从而降低外周交感神经活性，并导致血压下降。

胍法辛口服易吸收，其降压作用强度较可乐定为弱，其剂量比可乐定高 7~10 倍，但因其 $t_{1/2}$ 较长（21h），降压作用持续时间比可乐定长，可每日给药 1 次。适用于中度高血压患者，尤其是老年高血压患者，可单用或与利尿药合用。其不良反应与可乐定相似，但停药反应较少。

胍那苄口服也易吸收，肝脏首过效应较为显著，血药浓度在口服后 2~5h 达峰值，在体内迅速被代谢，羟化和葡萄糖酸结合是其主要代谢途径，$t_{1/2}$ 为 4~6h，其代谢物主要经肾脏排泄，可用于治疗轻至中度高血压。一般初用剂量为 4mg/次，2 次/日，可每 1~2 周增加 4~8mg，最高剂量为 64mg/d。不良反应与可乐定相似，但停药反应较少，不引起水钠潴留，胍那苄作用于肾脏 $\alpha_2$ 受体，抑制肾小管细胞对 $Na^+$ 及水的再吸收，并可通过抑制抗利尿激素的分泌而发挥利尿作用，长期用药可使高血压患者体重轻度降低。对脂质代谢无不良影响，甚至轻度降低血中胆固醇。对肝肾功能一般也无明显影响。

## 莫索尼定（moxonidine）

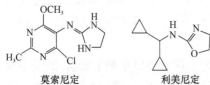

图 14-3　莫索尼定与利美尼定的化学结构

莫索尼定属第二代中枢性降压药（图 14-3），选择性作用于中枢 RVLM $I_1$ 咪唑啉受体[51]。同类药物尚有利美尼定（rilmenidine），但后者对 $I_1$ 咪唑啉受体的选择性及作用强度均不及莫索尼定。

**1. 药理作用**　莫索尼定对 $I_1$ 咪唑啉受体有高度选择性和亲和力（表 14-9）。在放射配体结合试验中根据所采用的组织标本、动物种类与放射配体的不同，莫索尼定对 $I_1$ 咪唑啉受体的亲和力比对 $\alpha_2$ 受体的亲和力强 40~600 倍。

表 14-9　第一代及第二代中枢性降压药对 RVLM 的 $I_1$ 咪唑啉受体和 $\alpha_2$ 受体的选择性比较

| 药物 | $I_1$ 咪唑啉结合部位 | $\alpha_2$ 结合部位 | 选择性比值 |
|---|---|---|---|
| | $K_i$（nmol/L） | $K_i$（nmol/L） | （$\alpha_2/I_1$） |
| 第一代中枢性降压药 | | | |
| 胍那苄 | >10 000 | 7.2±0.6 | 0.000 7 |
| 胍法辛 | 2500±190 | 2.3±0.7 | 0.000 9 |
| 可乐定 | 1.0±0.3 | 3.8±1.0 | 3.8 |
| 第二代中枢性降压药 | | | |
| 利美尼定 | 6.1±1.5 | 180±14 | 29.5 |
| 莫索尼定 | 2.3±0.5 | 75±8 | 32.6 |

注：$K_i$ 为结合亲和常数，以配体浓度 nmol/L 表示。

给 SD 大鼠 RVLM 部位微量注射莫索尼定，其降压强度与莫索尼定对 RVLM $I_1$ 咪唑啉受体的亲和力呈正相关。莫索尼定可通过激动 RVLM $I_1$ 咪唑啉受体而使外周交感神经活性降低、血管扩张和血压下降[52]。给自发性高血压大鼠 RVLM 区域注射微量（50pmol）莫索尼定也可引起显著的降压作用，并可被预先使用 $I_1$ 咪唑啉受体阻断药依法克生（efaroxan）所拮抗，$\alpha_2$ 受体阻断药 SK&F86466 的拮抗作用则较弱。

高血压患者一次口服 0.2～0.4mg 莫索尼定，在给药后 2～4h 血压下降达最低值，可使收缩压、舒张压分别降低 10%～15% 及 10%～18%，持效 24h。血压下降主要是外周血管阻力降低所致，对心率、心排血量、每搏输出量及肺动脉压均无明显影响。在血压降低时，血中 NE、肾上腺素浓度、肾素活性也下降。莫索尼定对脂质代谢无不良影响，且可改善胰岛素抵抗及对血糖的控制。莫索尼定还可通过作用于肾脏 $I_1$ 咪唑啉受体而产生排钠利尿作用。长期（6 个月以上）用药时能逆转高血压患者左室心肌肥厚。用于治疗慢性心功能不全，可降低后负荷，改善心每搏输出量。

**2. 药动学** 莫索尼定口服吸收较快和完全，消化道中食物不影响其吸收。口服后 30～60min 血中药物浓度达峰值。生物利用度为 88%，血浆蛋白结合率为 7.2%。在体内消除较快，连续用药时不引起蓄积性。消除途径主要通过肾脏排泄，血浆 $t_{1/2}$ 为 2.5h，但由于莫索尼定与咪唑啉受体结合较牢固，因此生物半衰期较长，可每日给药 1 次或 2 次。在肾功能不良时，需适当调整剂量；肾小球滤过率低于 30ml/min，禁用莫索尼定。

**3. 临床应用** 可用于治疗轻至中度高血压患者。口服 0.2mg/次，1～2 次/日，其降压疗效与可乐定 0.2mg/次（1～2 次/日）或硝苯地平缓释剂 20mg/次（1～2 次/日）、阿替洛尔 50～100mg/d、依那普利 10～20mg/d 的疗效相等，剂量增加 1 倍时（0.4mg/d），有效率可达 80%。

**4. 不良反应** 对于高血压患者，莫索尼定的抗高血压作用强度与可乐定相似，但由于莫索尼定对中枢及外周 $\alpha_2$ 受体的作用较弱，因此嗜睡、口干等不良反应较可乐定少见。长期用药突然停药时，也未见停药反应。少数患者用药后，出现眩晕、消化道不适症状。

# 二、交感神经末梢抑制药

交感神经末梢抑制药作用于去甲肾上腺素能神经末梢部位，耗竭其递质 NE，阻滞外周去甲肾上腺素能神经对血管平滑肌的收缩作用，从而降低血压。

## 利血平（reserpine，Serpasil，**蛇根碱**）

利血平是夹竹桃科萝芙木根中的一种生物碱。中国萝芙木（*Rauwolfia vertcillata*）生长于云南、广东、广西及海南岛等地，根中含有生物碱利血平、萝巴新（ajmalicine）、阿义马林（ajmaline）、萝芙碱（raunescine）、育亨宾（yohimbine）等。用中国萝芙木所含的总生物碱研制的制剂，称为"降压灵"，降压灵的降压作用较利血平为弱，不良反应较少，可用于早期轻度高血压。

**1. 药理作用** 利血平有轻度降压作用[53]。作用缓慢而持久，口服治疗量约经 1 周才开始出现降压作用，2～3 周达最高效应，停药后尚能持效 3～4 周，肌内注射 4h 后作用达高峰，静脉注射因能直接舒张小动脉，作用较快，约 1h 后见效。利血平降压时伴有心率减慢，阿托品可取消利血平减慢心率的作用，但并不影响利血平的降压作用。用药后心排血量及外周血管阻力都降低。利血平每日 0.5mg 已达最大效应，超过此剂量并不能使降压效应进一步加强，只能延长其降压作用时间与增加副作用。对中枢神经系统有镇静、安定作用，类似氯丙嗪而较弱，但不用于精神病的治疗。

**2. 作用机制**　利血平能耗竭中枢及外周交感神经末梢的神经递质儿茶酚胺。利血平可与囊泡膜上胺泵（依赖于 $Mg^{2+}$-ATP 的一种主动转运系统）结合，使递质不被囊泡再摄取，而被单胺氧化酶所催化降解，从而使神经末梢囊泡内递质含量减少，以致耗竭。同时，囊泡摄取多巴胺合成 NE 功能也发生障碍。大剂量时，利血平还能破坏囊泡膜和阻止 NE 与 ATP 结合。利血平的中枢镇静和安定作用，也可能与其耗竭脑组织中儿茶酚胺和促进5-羟色胺的释放有关。

**3. 药动学**　口服后 2～3h 血中药物浓度达峰值，迅速分布于包括脑在内的大多数组织，也可通过胎盘进入胎儿组织，在体内大部分药物可被血浆酯酶、肝脏代谢，其代谢物可随胆汁及尿液排泄。

**4. 临床应用**　利血平对轻度高血压有效，可与利尿药合用。常用量：口服 0.05～0.1mg/次；极量：口服，0.25mg/次，1 次/日。

**5. 不良反应**　常见不良反应有鼻塞、乏力、体重增加、心率减慢、嗜睡、胃酸分泌增多、胃肠运动增加和大便次数增多等。这些反应多数是由交感神经功能降低而副交感神经功能相对占优势所引起的。对胃、十二指肠溃疡患者，能使溃疡复发或上消化道出血。长期用药后偶见精神抑郁。有溃疡和精神抑郁病史者忌用利血平。由于利血平的不良反应较多，现已少用。

### 胍乙啶（guanethidine，依斯迈林，Ismelin）

胍乙啶的降压作用强而持久，口服后起效较慢，给药后 3～4 日降压作用达高峰，停药后可维持 1～2 周。降压时伴有心率减慢，肾、脑血流量均减少。胍乙啶不易透过血脑屏障，因此无中枢镇静作用。口服吸收慢而不规则，首过效应显著，生物利用度为 3%～50%，$t_{1/2}$ 为 5 日，约有 50%的药物在体内被代谢，其余部分以原型自肾排出。用于治疗舒张压较高的重度高血压患者，开始用量 10mg，1～2 次/日，每 1～2 周随血压水平可增加10mg，直至见效（一般为 20～60mg/d），也可用于其他抗高血压药无效的严重高血压病例。胍乙啶的不良反应较多，常见的不良反应为直立性低血压，可致眩晕或晕厥。伴有严重动脉粥样硬化及心、脑、肾供血不足的高血压患者不宜应用，以免降压过甚时引起这些器官的严重供血不足。其他不良反应有头晕、乏力、鼻塞、呕吐、腹泻、男性患者射精困难、水钠潴留等。

## 三、神经节阻滞剂

神经节阻滞剂可阻滞神经冲动在交感神经节中传导，从而产生降压作用，由于舒张动脉及静脉血管，使外周阻力降低、回心血量和心排血量减少。因不良反应多且较严重，现已少用，仅短期用于主动脉壁间动脉瘤及外科手术时控制性降压，可用樟磺咪芬（trimetaphan camsilate，三甲噻吩，阿方那特，Arfonad），静脉滴注 0.3～5mg/min，给药后

5min 内即降压，停药后 15min 内作用即消失，可产生视物模糊、口干、肠麻痹、排尿障碍等不良反应，大剂量时可引起呼吸停止，故静脉滴注剂量不应超过 5mg/min。

# 第七节 血管扩张药

## 一、直接舒张血管药

### 肼屈嗪（hydralazine）和双肼屈嗪（dihydralazine）

肼屈嗪（肼苯哒嗪）与双肼屈嗪（血压达静）是酞嗪衍生物。

**1. 药理作用** 能直接松弛小动脉平滑肌，使外周阻力降低和血压下降，对静脉血管的影响较弱。降压时能反射性兴奋交感神经系统，而使心率增加、心收缩力增强，并增加血浆肾素活性与体液潴留，所有这些作用均会减弱其抗高血压作用。对脑动脉、冠脉、肾动脉也有扩管作用，使肾血流与肾小球滤过率略为增加，而对皮肤血管作用较小[54]。

**2. 作用机制** 其舒张小动脉平滑肌的作用机制，尚未明了，可能是通过促进血管内皮细胞产生 NO，增加细胞内 cGMP 和血管平滑肌细胞的超极化，降低血管平滑细胞内 $Ca^{2+}$ 等作用，使血管舒张和血压降低。

**3. 药动学** 口服吸收良好，给药后 30～120min 血浆药物浓度达峰值，但生物利用度较低，因药物在进入循环前，大部分已在肠壁和肝中消除，主要代谢途径是乙酰化、羟基化和结合反应。根据患者对肼屈嗪乙酰化代谢速度，可分为快乙酰化型与慢乙酰化型，前者对药物代谢迅速，生物利用度约为 16%；后者则代谢缓慢，生物利用度为 35%。肼屈嗪的 $t_{1/2}$ 为 1h，但降压作用时间较长（可达 12h）。血浆蛋白结合率为 87%，表观分布容积 1.5L/kg。代谢产物 75% 由尿排出，粪便排出 8%，仅 1%～2% 以原型从尿中排出。

**4. 临床应用** 对中度原发性高血压，合并应用利尿药和 β 受体阻断药可获得良好疗效。但该药不宜单独应用，老年患者应用此药时须特别注意。合并冠心病患者因可致心肌缺血，也宜慎用。肼屈嗪可用于妊娠期高血压，但妊娠早期则须慎用，因可与 DNA 结合导致 Ames 试验阳性。主动脉瘤和心肌缺血应视为禁忌证。肼屈嗪口服剂量为 25mg/次，2次/日。以后按需要可增至 50mg/次，2 次/日。

双肼屈嗪用于治疗高血压时口服 12.5～25mg/次，2 次/日。常制成复方制剂应用，如安达血平（adelserpine，阿达芬）、复方降压片、降压静等。

**5. 不良反应** 口服双肼屈嗪后有两类不良反应。一类与药理作用相关，包括头痛、恶心、面部潮红、低血压、心悸、心动过速、眩晕与心绞痛等，在单独应用时可致水钠潴留及充血性心力衰竭发展。当合并应用 β 受体阻断药与利尿药时，双肼屈嗪可良好耐受。另一类不良反应是免疫反应所致，长期大量应用可引起红斑性狼疮样综合征，多见于慢乙酰化型女性患者。双肼屈嗪药理作用与肼屈嗪相同，但不良反应较少。

### 硝普钠（sodium nitroprusside，Nipride，Nitropress）

硝普钠又称亚硝基铁氰化钠，分子式：$Na_2Fe(CN)_5NO \cdot 2H_2O$。

**1. 药理作用** 硝普钠也是一个直接作用的血管舒张药，且易分解，静脉给药时可立刻使收缩压与舒张压下降，前后负荷减轻。给药后的血流动力学反应是由静脉与动脉阻力减少的合并作用所致。当患者左心室功能正常时，静脉淤血对心排血量的影响超过后负荷减轻，于是心排血量倾向下降。相反，若患者左心室功能严重受损，而心室舒张性扩张时，硝普钠通过降低动脉阻抗而使心排血量增加。

硝普钠是一种无选择性血管扩张药，对血流的区域分布影响较小。一般而言，肾血流与肾小球滤过率维持不变，血浆肾素活性增加。与其他血管扩张药如肼屈嗪、二氮嗪等不同，硝普钠只轻微增加心率，而心肌氧耗量明显降低。

**2. 作用机制**　硝普钠可被血管平滑肌细胞代谢，并释放出 NO，NO 激活鸟苷酸环化酶，生成 cGMP，而使血管扩张。

**3. 药动学**　硝普钠性质不稳定，在体内 $t_{1/2}$ 仅数分钟，故其作用时间很短，必须静脉滴注给药，一旦停止给药，药物很快被代谢，作用迅速消失。其最终代谢产物硫氰酸盐，主要通过肾脏排泄，肾功能正常者硫氰酸盐排泄时间约为 3 天，肾功能不良患者则排泄减慢，血中硫氰酸盐过高时则发生中毒。

**4. 临床应用**　本药可用于高血压急症及高血压危象、高血压脑病、恶性高血压等，以及高血压合并急性心肌梗死或冠状动脉功能不全者。因能减低前负荷与后负荷，使心肌耗氧量下降，从而使心肌缺血减轻，对高血压伴有心力衰竭者亦甚适宜。硝普钠亦常用于麻醉时产生控制性低血压。常用粉针剂，每瓶 50mg，临用前以 5% 葡萄糖液 3～5ml 溶解，再用 500ml 葡萄糖液稀释，在避光输液瓶中静脉滴注。静滴剂量：按每分钟 1μg/kg 速度输入，一般不超过每分钟 3μg /kg。配制时间超过 4h 的溶液不宜使用。

**5. 不良反应**　常见不良反应有呕吐、出汗、不安、头痛、心悸等。多数由滴注速度过快引起血压下降过低所致，停止给药或减量后可消退，当本药使用时间过长、用量过大，或肾功能减退时，可造成体内硫氰酸盐浓度过高，产生乏力、厌食、恶心、耳鸣、肌痉挛、定向障碍、精神变态、癫痫发作、昏迷等中毒症状；长期使用可导致甲状腺功能减退，同时给予硫代硫酸钠可预防氰化物的蓄积，而药物的效力不受影响。

# 二、钾通道开放剂

由于实验技术及方法学改进如膜片钳实验方法的建立，以及发现一些动物毒素如蜂毒明肽（apamin）、卡利多毒素（蝎毒，charybdotoxin）具有特异性阻滞钾通道作用，使钾通道开放剂（potassium channel opener）的研究取得了迅速进展。吡那地尔（pinacidil）、克罗卡林（cromakalim）、尼可地尔（nicorandil）为第一代钾通道开放剂，并正在发展新的钾通道开放剂。米诺地尔（minoxidil）及二氮嗪（diazoxide）也有促进血管平滑肌细胞膜钾通道开放的作用。

### 米诺地尔（minoxidil，Loniten，敏乐血定，长压定）

**1. 药理作用**　米诺地尔可舒张小动脉，降低外周阻力，从而使血压降低，对容量血管无明显作用。其降压作用比肼屈嗪强而持久。降压时也能反射性引起交感神经兴奋，而使心率加快，心收缩力和心排血量增加。血浆肾素分泌也增加，水钠潴留主要是肾脏灌流压降低和肾小管对 $Na^+$ 及水的再吸收增加所致。用药后皮肤、骨骼肌、消化道、心脏等部位的血流量都增加。

关于其降压作用机制，可能是由于米诺地尔在体内代谢为米诺地尔 N-O 硫酸盐，后者激活 ATP 敏感钾通道，使钾通道开放，促进胞内 $K^+$ 外流，引起血管平滑细胞膜超极化，从而使血管平滑松弛和血压下降[55]。

**2. 药动学**　口服易吸收，生物利用度约为 90%，给药后 1h 血中药物浓度达峰值，血浆 $t_{1/2}$ 为 4h，但降压作用与血中米诺地尔浓度并无相应关系。最大降压作用在给药后 2～3h 出现，降压作用持续时间超过 24h，这可能与其较久地储存于动脉血管平滑肌有关。米诺地尔在肝内被代谢，原型药（约 20%）及其代谢物葡萄糖醛酸结合物随尿排出。

**3. 临床应用**　用于重度原发性和肾性高血压，在应用其他降压药无效时加用本品[56]。治疗高血压时开始口服 2.5mg/次，1～2 次/日，逐渐增至 5～10mg/次，1～2 次/日，一般不超过 40mg/d。

**4. 不良反应**　米诺地尔的不良反应较少，有水钠潴留、心率加速等，每日用量 10mg 以上，连用数月 80% 患者出现多毛症（开始于面部，可扩展至外耳道、背部、四肢等部位），其机制未完全阐明。

### 二氮嗪（diazoxide，Hyperstat，**氯苯甲噻嗪，低压唑**）

二氮嗪化学结构与噻嗪类利尿药相似，静脉注射降压作用出现快而强，但无利尿作用。

**1. 药理作用**　主要影响小动脉，对静脉系统并无作用，通过激活血管平滑肌 ATP 敏感钾通道，促进胞内 $K^+$ 外流，使血管平滑肌细胞膜超极化，从而使血管平滑肌松弛、外周阻力降低和血压下降。降压时也反射性兴奋交感神经，使心率加快、心排血量增加、肾素分泌增多、水钠潴留。

**2. 临床应用**　用于治疗高血压危象或高血压脑病，静脉注射后 1min 内见效，3～5min 降压作用最明显，一次静脉注射 300mg 有时可引起血压下降过低与心脑缺血，改为每 10～15min 小量（50～100mg）静脉注射二氮嗪，则较少产生低血压症。

**3. 不良反应**　静脉注射可致静脉炎，引起静脉疼痛，也可引起水钠潴留，心率加快。禁用于急性肺水肿、缺血性心肌病患者。二氮嗪能抑制胰岛 B 细胞分泌胰岛素而使血糖升高，这也可能与其激活 ATP 敏感的钾通道有关。在连续数日用药时，应测定血糖。

### 吡那地尔（pinacidil）

**1. 药理作用**　吡那地尔可开放血管平滑肌细胞膜钾通道，使胞内 $K^+$ 外流，血管平滑肌细胞膜超极化，细胞膜电位更负，电压依赖性钙通道不易开放，减少胞内 $Ca^{2+}$，从而使血管平滑肌松弛和血压下降。

高血压患者口服吡那地尔后，外周血管阻力降低，收缩压和舒张压均下降，心率反射性加快。服用其片剂在给药后 1～3h 血压下降达最低值，但持效较短（6h 内）；如服用其控释胶囊制剂，降压作用可延长至 8～12h，因此可每日给药 2 次。吡那地尔尚可改善脂质代谢，降低血中 TC、TG、LDL，增加 HDL，并能逆转高血压左室心肌肥厚。

**2. 药动学**　口服易吸收。吡那地尔控释胶囊的生物利用度为 57%，血浆蛋白结合率 39%～65%，主要经肝脏细胞色素 P450 酶系代谢，其 N-氧化代谢物仍有部分降压活性。尿中排出者有其代谢物及少量原型药物。吡那地尔及其氧化代谢物的半衰期分别为 1h 及 3～4h。

**3. 临床应用**　用于轻至中度原发性高血压。与利尿药、β受体阻断药合用，能提高其抗高血压疗效，减轻其水肿与心率加快等不良反应。开始应用时口服 12.5mg/次，2 次/日，一般维持量为 12.5～25mg/次，2 次/日，老年、肝肾功能不良或合用 β受体阻断药、利尿药的高血压患者，吡那地尔的剂量应适当减少。

**4. 不良反应**　常见不良反应有头痛、心悸、嗜睡等，有 25%～50%患者出现水肿；其他不良反应包括体重增加、多毛症，心电图示无症状的 T 波改变，以及疲乏、直立性低血压、面部潮红、鼻黏膜充血等。

# 三、其他血管扩张药

## 乌拉地尔（urapidil，Ebrantil，压宁定）

**1. 药理作用**　乌拉地尔能舒张小动脉、降低外周阻力，使平均动脉压、收缩压及舒张压均明显降低，降压幅度与剂量相关，其降压作用无耐受性。乌拉地尔可改善血循环，降压同时也降低肾血管阻力，增加肾脏血流量，由于外周阻力降低，故减轻了心脏负荷，对心率影响极小，不降低心排血量，不干扰血糖和血脂质代谢，不影响心、脑、肾的血液供应，不引起水钠潴留。

乌拉地尔具有外周和中枢降压双重作用机制。外周作用主要为阻断突触后 $\alpha_1$ 受体，通过降低外周阻力而降压；中枢作用则主要通过激动 5-HT$_{1A}$ 受体，通过降低心血管中枢的交感反馈调节而起降压作用，同时抑制反射性心率增快。

**2. 药动学**　口服乌拉地尔吸收良好，生物利用度为 72%～84%，血浆蛋白结合率为 80%～94%，口服缓释胶囊 $t_{1/2}$ 为 4.7h，静脉注射 $t_{1/2}$ 为 2.7h，体内代谢物多无药理活性，主要经肾排泄，其余由肝脏代谢消除。老年人肝肾功能减退，药物消除 $t_{1/2}$ 延长。

**3. 临床应用**　口服缓释胶囊适用于各期高血压的治疗，60mg/次，2 次/日，维持量 60mg/次，1 次/日。针剂静脉注射可于各种高血压急症及手术中作控制性降压使用，首次静脉注射 25mg。

**4. 不良反应**　偶见头晕、恶心、疲劳、瘙痒及失眠等。

# 第八节　抗高血压药应用中需注意的问题

# 一、抗高血压药逆转左心室肥厚与血管重构

**1. 抗高血压药逆转左心室肥厚**　现认为左心室肥厚（left ventricular hypertrophy，LVH）本身就是一个独立的危险因素，LVH 可导致心律失常、心肌缺血、心力衰竭甚至猝死。左心室肥厚时左心室呈病理性生长，心肌细胞体积增大和间质组织增生，左心室重量及左心室壁厚度增加，而心脏的收缩及舒张功能、电生理学特性及冠脉灌注出现障碍。高血压是引起 LVH 最常见的原因，高血压患者常并发 LVH。LVH 是心脏对压力、容积长期超负荷的适应性结构改变，神经内分泌系统在此过程中起重要作用。一些体内、体外及基因实验的研究结果表明，LVH 的发生或逆转不单纯与血流动力学影响有关，还与体内一些神经递质、内分泌激素、生长因子（如肾上腺素、NE、AngⅡ、醛固酮、甲状腺素、内皮素、胰

岛素样生长因子-1 等）及受体（如 α 受体、β 受体、$AT_1$ 受体等）的变化有密切关系。根据 LVH 形态几何学特性不同，可将其分为同心（concentric）圆型肥厚与偏心（eccentric）圆型肥厚两种类型，前者危险程度大于后者。虽然目前常用的抗高血压药物均能降低高血压患者的血压，但不同作用类型的抗高血压药阻止或逆转 LVH 的效果不尽相同[57]。

（1）动物实验：很多抗高血压药在动物模型（如自发性高血压大鼠、部分缩窄大鼠主动脉致左心室肥厚模型）上，可阻止 LVH 进展。一般来说抗高血压药在降压时不引起交感神经系统兴奋及肾素-血管紧张素系统激活者能有效阻止或逆转 LVH。中枢性降压药 α-甲基多巴、莫索尼定、利美尼定可阻止自发性高血压大鼠 LVH 进展，而可乐定的作用较弱或无效，提示交感神经系统抑制在阻止或逆转 LVH 过程中是一种重要的作用机制，但对可乐定在动物实验中未能阻止 LVH 的原因尚不明了。β 受体阻断药美托洛尔、$α_1$ 受体阻断药布那唑嗪（bunazosin）也均能阻止高血压动物 LVH 进展。已证实直接舒张血管药肼屈嗪、米诺地尔在抗高血压剂量时对高血压动物[SHR 或转基因（mREN2）27 高血压大鼠]，不具有阻止或减轻 LVH 的作用，甚至使 LVH 加剧，可能与其反射性兴奋交感神经系统及激活肾素-血管紧张素-醛固酮系统作用有关。钙通道阻滞药硝苯地平、氨氯地平、拉西地平、维拉帕米、地尔硫草等均有阻止或逆转 LVH 的作用。有较多报道证实 ACE 抑制药、$AT_1$ 受体阻断药、盐皮质激素受体拮抗药等 RAAS 抑制药能阻止或逆转 LVH[58]。

（2）临床研究：Dahlof（1992）对 109 项临床试验研究报告中 2357 例高血压病例进行荟萃分析，比较各类抗高血压药逆转 LVH 的作用，虽然降压程度相似，但在降低左心室重量方面差别较大，ACE 抑制药作用最为显著，降低 LVH 发生率平均达 17%，α-甲基多巴为 10%，利尿药、β 受体阻断药、钙通道阻滞药分别降低 9.7%，8.7% 及 7.5%。超声心动图结果提示，利尿药逆转 LVH 主要表现为左心室腔容积减小，但对左心室壁厚度的影响比其他抗高血压药物小。Schmieder（1996）对 71 项随机、双盲临床试验研究报告中 1205 例高血压病例（连续用药 25 周）进行荟萃分析，ACE 抑制药降低左心室重量指数（LVMI）平均为 13.5%，利尿药、钙通道阻滞药及 β 受体阻断药分别为 7.8%，7.4% 及 6.3%（表 14-10）[59]。

表 14-10　抗高血压药对血压及逆转 LVH 的影响

| 药物 | 临床研究报告（no.） | SBP 降低（%） | DBP 降低（%） | LVMI 降低（%） | ΔLVMI/ΔDBP（%/%） |
|---|---|---|---|---|---|
| ACE 抑制药 | 18 | 11.9±4.6 | 13.2±5.4 | 13.5±10.1 | 1.02 |
| β 受体阻断药 | 21 | 12.8±3.8 | 15.4±2.8 | 6.3±5.4 | 0.41 |
| 钙通道阻滞药 | 19 | 10.3±3.6 | 13.4±2.3 | 7.4±8.3 | 0.55 |
| 利尿药 | 13 | 10.7±1.8 | 13.1±3.5 | 7.8±6.5 | 0.60 |

注：SBP，收缩压；DBP，舒张压；LVMI，左心室重量指数。

迄今为止，虽然动物实验及临床研究已证明抗高血压药可逆转 LVH，但有关抗高血压药逆转 LVH 对高血压预后的影响，尚需更多的研究。

**2. 抗高血压药逆转血管重构**　高血压时外周血管阻力升高是由于小动脉收缩反应增强和血管发生病理性重构（remodeling）。血管重构是对血压升高的一种适应性结构改变，表现为中层平滑肌细胞增生、肥大，细胞层次增加，细胞外基质增多等，从而使血管壁增厚、血管壁/管腔值增大，并使血管对血管活性物质的收缩反应增强。影响血管重构的重要因素包括血管腔内压力及刺激血管壁增厚的各种生长因子如 Ang II、内皮素、NE、血小板衍生生长因子、血管内皮生长因子等。

（1）ACE 抑制药及 $AT_1$ 受体阻断药：ACE 抑制药能逆转血管重构，但其在这方面的作用不如其逆转左心室肥厚显著，所需时间更长。ACE 抑制药可通过减少 Ang II 的生成与减慢缓激肽的降解及增强 NO 作用，降低血压和抑制 Ang II 对血管平滑肌细胞的促增生作用，从而发挥其逆转血管壁增厚和重构作用[58]。除 ACE 抑制药外，有报道 Ang II 受体阻断药氯沙坦、坎地沙坦等也具有抑制血管平滑肌细胞增生作用[60]。

（2）钙通道阻滞药：维拉帕米在临床治疗浓度时能抑制血小板衍生生长因子对冠状血管平滑肌细胞的促生长作用。在自发性高血压大鼠中，长期应用硝苯地平、伊拉地平能改善乙酰胆碱的内皮依赖性血管舒张反应。在原发性高血压患者中，拉西地平也能恢复缓激肽的内皮依赖性血管舒张反应，提示钙通道阻滞药能改善高血压患者的受损血管内皮功能。钙通道阻滞药可通过减少胞外钙内流而抑制 ET-1 的收缩血管反应，在内皮功能失调、ET-1 释放过多时发挥其治疗作用，并能增强 NO 的扩管作用。实验还证明钙通道阻滞药有抗氧化作用，对血管内皮细胞有保护作用，使其免受氧自由基的损伤[61]。原发性高血压患者长期（1 年）服用硝苯地平 GITS（30mg/d），能使小动脉（取自臀部皮下小动脉进行活检）血管的功能及结构恢复趋向正常[62]。

# 二、抗高血压药对脂质代谢的影响

高血压与高血脂均是心血管疾病的危险因素，一般认为高血压对动脉粥样硬化有促进作用，高血压患者也常并发高脂血症。

抗高血压药对脂质代谢有一定的影响[63]，各种常用的抗高血压药物对脂质代谢的影响见表 14-11。大剂量利尿药用于抗高血压，可使血浆中 TC、TG、LDL 及 VLDL 增高，HDL 及载脂蛋白 A1、A2 的平均值无显著变化，因此，LDL-C/HDL-C 及 TC/HDL 增大。髓袢利尿药如呋塞米也有使上述比值增高的趋势。吲达帕胺（indapamide）的化学结构与氯噻酮相似，有利尿、扩管作用，在剂量 2.5mg/d 时，对脂质代谢无不利影响。利尿药引起脂质代谢改变的作用机制仍不清楚。大剂量利尿药可轻度增加交感神经活性，并使血中 NE 水平升高，可促进脂肪分解、肝脏合成胆固醇，以及增加血中 VLDL、TC、LDL 浓度。噻嗪类及髓袢利尿药也能降低胰岛素的敏感性，后者已知与高脂血症有关。

表 14-11　抗高血压药对血脂质及脂蛋白的影响

| 药物 | TC | LDL | HDL | TG |
|---|---|---|---|---|
| 利尿药 | | | | |
| 噻嗪类 | 14 | 10 | 2 | 14 |
| 小剂量噻嗪类 | 0 | 0 | 0 | 0 |
| β 受体阻断药 | | | | |
| 普萘洛尔 | 0 | −3 | −11 | 25 |
| 阿替洛尔 | 0 | −2 | −7 | 15 |
| 美托洛尔 | 1 | −1 | −9 | 14 |

续表

| 药物 | TC | LDL | HDL | TG |
|---|---|---|---|---|
| 醋丁洛尔 | −3 | −4* | −3 | 6 |
| 吲哚洛尔 | 2 | −3 | −2 | 7 |
| α₁受体阻断药 | | | | |
| 哌唑嗪 | −4 | −13 | 8 | −8 |
| 多沙唑嗪 | −4* | −5* | 2 | −8 |
| α、β受体阻断药 | | | | |
| 拉贝洛尔 | 2 | 2 | 1 | 8 |
| 钙通道阻滞药 | | | | |
| 硝苯地平 | 0 | 0 | 0 | 0 |
| 氨氯地平 | −1 | −1 | 1 | −3 |
| ACE 抑制药 | | | | |
| 卡托普利 | 0 | 0 | 0 | 0 |
| 依那普利 | −1 | −1 | 3 | −7 |

注：表中数值为增加或降低的百分数。TC，总胆固醇；LDL，低密度脂蛋白；HDL，高密度脂蛋白；TG，三酰甘油。
*与安慰剂应用 4 年时间比较，$p < 0.01$。

β受体阻断药一般并不显著改变 TC 及 LDL-C，但某些 β 受体阻断药如非选择性 β 受体阻断药及无 ISA 者（普萘洛尔等）可使 TG 增加，HDL-C 降低选择性 β₁ 受体阻断药如阿替洛尔、美托洛尔对脂质代谢的影响较普萘洛尔小；具有 ISA 的 β 受体阻断药，如吲哚洛尔或 α、β 受体阻断药拉贝洛尔对脂质代谢无不利影响或影响较小。塞利洛尔（celiprolol）有选择性 β₁ 受体阻断作用及 ISA 作用，以及激动 β₂ 受体及阻断 α₂ 受体作用，可使 TG 降低、HDL-C 升高。高血压伴有高脂血症者应慎用无 ISA 的 β 受体阻断药。β 受体阻断药影响脂质代谢的作用机制尚待阐明。阻断 β 受体使 α 受体介导的效应相对增强，后者可使脂蛋白酶活性降低，富含 TG 的脂蛋白分解减少，VLDL 酯解减少，因此使 HDL 降低；β 受体阻断药也使胰岛素抵抗增加。

α₁ 受体阻断药如哌唑嗪、特拉唑嗪、多沙唑嗪等可降低 TG、TC 及 LDL，升高 HDL；这可能与其阻断 α 受体及改善胰岛素的敏感性等因素有关。利血平、可乐定、甲基多巴、乌拉地尔等药物及钙通道阻滞药如维拉帕米、硝苯地平、尼群地平、地尔硫䓬对脂质代谢无不利影响。

ACE 抑制药对脂质代谢也无明显影响。

直接舒张血管药如双肼屈嗪在临床常用剂量（100～150mg/d）时对血脂质无影响，但在大剂量（300～800mg/d）时可使 TC 降低。

目前有关抗高血压药物对脂质及脂蛋白的研究，多数限于测定血中脂质含量，而影响脂质与血管细胞的结合、脂质在血管细胞内代谢等方面的工作，尚待深入研究。

# 三、平稳降压及抗高血压药的联合应用

**1. 平稳降压** 采用动态血压监测（ambulatory blood pressure monitoring，ABPM）方法测量血压正常者或高血压患者 24h 的血压，可观察到血压呈明显的昼夜波动性，白昼血压较高，夜间血压较低，清晨血压急骤上升。高血压患者的血压昼夜波动曲线与正常血压者的昼夜波动曲线相类似，但整体水平较高，波动幅度增大。ABPM 比偶测血压重复性好，误差少，且可排除一些干扰因素。近年来许多随机、双盲、安慰剂对照、大规模的抗高血压药临床试验常采用动态血压监测的数据来评价抗高血压药物的疗效，应用动态血压监测还可计算抗高血压药物的降压谷/峰值[64]。

抗高血压药物的降压谷/峰值：依据各类抗高血压药的药理特性不同，口服抗高血压药物常在给药后 2～8h 出现最大降压效应（峰效应，peak effect），并达稳态（steady state），此后，因药物从体内清除而降压效应的幅度逐渐减小，谷效应（trough effect）则是在给药末期所剩余的降压效应。抗高血压药物的降压谷/峰值定义可简化为抗高血压药物前一剂量作用终末、下一剂量使用以前的血压降低值（谷值）与药物峰效应时测得的血压降低值（峰值）的比值（%）。

1988 年美国 FDA 在其拟定的新抗高血压药物临床试验评价指南中，要求计算抗高血压药的降压谷/峰值，并提出经安慰剂校正后的降压谷/峰值需大于 0.5。应用降压谷/峰值能较好地评价抗高血压药物控制 24h 血压水平情况。谷/峰值接近于 1 者，说明该药物有较平稳的降压效应。

平稳地控制血压是抗高血压治疗中的一个重要目标。血压的波动性（blood pressure variability，BPV）表示一定时间内血压波动的程度。1987 年意大利学者 Mancia 实验室报道，在 24h 血压水平基本相同的几组高血压患者中，BPV 高者，其靶器官损害严重。第二军医大学苏定冯等报道，在动物实验中以自发性高血压大鼠或去窦弓神经（sinoaortic denervation，SAD）大鼠为研究对象，并应用计算机化清醒大鼠血压连续监测技术和计算机图像定量测定法，以及直接取动物器官进行分析，观察 BVP 与靶器官损害的关系，实验结果也证明 BVP 与靶器官损害有密切关系（相关系数达 0.6 以上）[65]。大鼠 SAD 后，BVP 增高，可导致心肌肥厚、血管重构、肾损伤等器官损害[66]。

鉴于上述情况，血压不稳定可导致器官损害，因此抗高血压治疗必须在降低血压的同时使血压平稳[67]。为避免药物引起的血压不稳定，提倡使用长效抗高血压药物，要求药物的降压谷/峰值＞50%，药物的半衰期要长，使其能有效控制高血压患者 24h 血压水平[66]。

**2. 抗高血压药的联合应用**　在临床上单用一种抗高血压药治疗高血压，其有效率仅为 40%～60%。在高血压最佳治疗（hypertension optimal treatment，HOT）试验中，70%的高血压患者需联合应用两种抗高血压药才能有效控制血压[68, 69]。因此为了达到控制血压的目的需要联合用药，其目的包括：①增加抗高血压疗效；②增加对靶器官的保护；③减少不良反应，增加患者顺从性。

联合用药一般应从小剂量开始并采用降压作用机制不同的药物。抗高血压药联合应用可使有效率升高至 80%～90%。合用不同降压作用机制的抗高血压药能产生协同作用，使降压作用增强，可减弱因降压而产生的代偿性反应，如兴奋交感神经系统及激活肾素-血管紧张素系统所致的心率加速、心肌收缩力增强、水钠潴留等作用。例如，噻嗪类利尿药可激活肾素-血管紧张素系统，合用 ACE 抑制药或 $AT_1$ 受体阻断药，可发挥互补作用，使降压作用增强、低血钾等副作用减轻，患者用药顺从性提高。

抗高血压药的有效配伍用药有多种方式，可以用 2 种或多种抗高血压药，但药物种类不宜过多，特别在初诊时，根据血压情况开始用 1～2 种，以后根据病情调整品种和剂量。

在首选抗高血压药类型中，比较合理的两两配伍如下[70]：①利尿药与 ACE 抑制药或 $AT_1$ 受体阻断药合用；②二氢吡啶类钙通道阻滞药与 β 受体阻断药合用；③ACE 抑制药或 $AT_1$ 受体阻断药与钙通道阻滞药合用。另一种是采用固定配比的复方。我国早期市售的复方主要由利血平、肼屈嗪和利尿药（均为低剂量）组成，如复方降压片、降压静、北京降压 0 号。20 世纪 90 年代生产了一些 ACE 抑制药和不同剂量利尿药复方。固定复方抗高血压疗效可靠，其优点是应用方便、价廉，患者顺从性较好；缺点是不能根据病情调整药物。抗高血压药联合应用还可减少药物的不良反应。因此，抗高血压药的联合应用也是高血压治疗中的一个重要原则。

抗高血压药联用（或固定复方）主张不同作用机制的互补联用，一般不提倡同一类药物或同一系统药物的合用，原因是同一类药物或同一系统药物合用，可使不良反应加重而疗效增加不明显[70]。例如，ACE 抑制药、$AT_1$ 受体阻断药、肾素抑制药属同一系统药物，不可任何合用，否则会增加心血管和肾脏损害的风险[5]。但是，不同类药物也不是都可合用的。例如，非二氢吡啶类钙通道阻滞药与 β 受体阻断药合用，可产生严重心脏抑制作用，不可合用。

# 四、抗高血压药对肾脏的保护作用

在血压升高、肾小球滤过率的自动调节（autoregulation）功能正常时，机体可通过增加入球小动脉阻力而使肾小球流体静压、肾单元的血流量及肾小球滤过率不发生显著变化。高血压是引起肾损害的主要原因之一，在合并糖尿病及肾病时，肾小球滤过率的自动调节机制受损，增高的血压可下行传递至肾小球，而使肾小球内压力增加；肾脏局部产生的 Ang II 收缩出球小动脉，而使病变进一步加剧。高血压肾病时，还可因肾小球内压力增加的机械损害、肾小球肥大使足状突细胞覆盖肾小球表面积不完全、免疫反应物质或毒素的损害等多种因素，而改变肾小球基底膜的通透性及选择性，产生蛋白尿。实验资料表明，蛋白尿既可作为检测肾损害严重程度的指标，也可因其使肾小球系膜细胞和肾小管蛋白超负荷及损害上皮细胞而加剧肾硬化[71, 72]。糖尿病还可促进肾小球肥大。上述病变使肾小球毛细血管壁压力增加，并使肾小球受损或发生肾小球硬化。

抗高血压药对肾脏的保护作用主要通过两种作用机制：①降低血压，这是各类抗高血压药的基本作用；②肾内作用（intrarenal action），抗高血压药主要通过扩张出球小动脉而减少肾小球内压力的增加、抑制肾小球肥大、减少蛋白尿、抑制肾小球系膜细胞增生、减少肾小球系膜间质生成、减轻内皮功能失调等作用机制而发挥其对肾脏的保护作用。

有关各类抗高血压药物对肾脏的保护作用，现分述如下。

（1）利尿药：有关利尿药对高血压肾病的影响报道较少。在动物实验中利尿药不能改善高血压肾病模型的肾功能，也不减少尿蛋白及肾小球硬化，甚至有报道利尿药可使高血压肾病恶化，例如在自发性高血压大鼠中，用 NO 合酶抑制剂 L-NAME 造成肾小球硬化，给予利尿药使尿蛋白增加、肾小球病变加重。用微穿刺技术对肾单元进行研究，发现较长期（3 周）给予利尿药，可使肾小球流体静压、出球小动脉阻力增加，而入球小动脉阻力及肾单元血流量降低。已有报道的少数临床试验也不能证实利尿药对高血压肾病有改善作用。

（2）β受体阻断药：有关β受体阻断药对高血压肾病的肾功能及病理形态的影响报道也较少。动物实验及临床研究表明，单用β受体阻断药在有效控制血压时，一般并不增加肾小球的滤过率与血流量，也不减少肾衰竭时的尿蛋白；不能延缓高血压肾病进程。

（3）直接舒张血管药：有关直接舒张血管药如肼屈嗪等对高血压肾病的保护作用报道更少。曾有报道肼屈嗪不能延缓高血压肾病进程；直接舒张血管药与其他抗高血压药（如噻嗪类利尿药、利血平或β受体阻断药等）联合应用对高血压肾病的影响，报道结果也不甚一致。

（4）钙通道阻滞药：已有较多动物实验及临床试验报道钙通道阻滞药对高血压肾病有保护作用，但其结果随所用实验动物模型，钙通道阻滞药的品种、剂量，对肾脏微循环影响的不同而呈现差异。多数二氢吡啶类钙通道阻滞药主要扩张入球小动脉，少数药物（如马尼地平）扩张出球小动脉，因此，给药后可表现为增加、减少或不改变肾小球流体静压。有些学者认为钙通道阻滞药的降压作用有利于其发挥对肾脏的保护作用，而肾小球流体静压的增加则不利于其肾脏保护作用，各种钙通道阻滞药对肾脏的保护作用最终将取决于其降压作用与其对肾小球流体静压影响之间的净平衡。钙通道阻滞药非洛地平对入球小动脉及出球小动脉均有扩张作用，能降低肾小球流体静压，对用 L-NAME 引起自发性高血压大鼠的肾小球硬化有保护作用。还有些学者认为，钙通道阻滞药对肾脏的保护作用可能与其抑制肾小球肥大作用有关。临床研究报道，钙通道阻滞药能延缓高血压肾病进程[73]。尚未发现应用钙通道阻滞药对高血压肾病患者的肾功能产生不利影响。

（5）ACE 抑制药：对高血压肾病有保护作用[74]。在动物实验中 ACE 抑制药可使高血压肾病动物模型的蛋白尿减少，防止或减轻肾小球硬化，改善肾小球滤过率及肾功能。其保护高血压肾病的主要作用机制可能与其降低肾小球流体静压有关，后者是由于出球小动脉及入球小动脉阻力降低所致。因此，ACE 抑制药虽使血压降低，但并不减少肾血流量。ACE 抑制药还能增加肾小球毛细血管超滤系数，因此即使肾小球压力降低，肾单元的肾小球滤过率仍能保持。除产生上述肾内血流动力学有利影响外，ACE 抑制药还可通过降低肾小球系膜对大分子化合物的通透性，改变肾小球基底膜的通透选择性，以及通过缓激肽促进 NO 的合成，抑制肾小球系膜细胞的增生，减少细胞外间质胶原及纤连蛋白等机制发挥对高血压肾病的保护作用。

许多临床试验也证实 ACE 抑制药能延缓高血压肾病患者肾病末期进程，减少尿蛋白，改善肾功能及肾小球滤过率。临床试验与动物实验结果不同处是，在动物实验中 ACE 抑制药能阻止甚至逆转高血压肾病，而在临床上，ACE 抑制药仅能延缓肾病末期进程。ACE 抑制药可治疗糖尿病肾病，使患者尿蛋白减少、肾小球滤过率改善，延缓糖尿病患者肾病进展。

（6）AT$_1$ 受体阻断药：对高血压肾病患者及糖尿病肾病患者具有与 ACE 抑制药类似的肾脏保护作用[75]。

总之，在各类抗高血压药物中，ACE 抑制药和 AT$_1$ 受体阻断药对高血压肾病及糖尿病肾病有良好的保护作用。

# 五、特殊人群的降压治疗

## （一）老年高血压

欧美国家以 65 岁作为老年界限，我国的老年界限为 60 岁。收缩压随年龄增长而升高，老年人由于大动脉的弹性减弱，顺应性降低，以致收缩压高而舒张压相对较低。收缩压与心肌和血管肥厚、肾功能及动脉顺应的改变之间呈正相关。老年人的收缩压升高而舒张压正常或偏低，此种老年单纯收缩期高血压的发病率很高，需要积极治疗[76]。

有证据表明常用降压药均有益[77, 78]。对于合并前列腺肥大者可优先使用 α 受体阻断药。老年人多有危险因素、靶器官损害和心血管病，须综合考虑选用药物。常需多药合用。因收缩压降至 140mmHg 以下较困难，舒张压降至 70mmHg 以下可能不利，建议老年人高血压的收缩压降压目标为＜150mmHg。老年高血压患者不宜用中枢性抗高血压药，因其不良反应（忧郁、多梦等）较多。

## （二）妊娠高血压

妊娠高血压是早产和围产期死亡的主要原因，占产妇死亡的 1/5～1/3，是发展中国家的一个重要问题。凡妊娠后期患高血压、蛋白尿的产妇所产婴儿常较小，较常发生死产，新生儿死亡率较高。高血压合并预痫或子痫和血压升高＞170/110mmHg 时，应积极抗高血压，以防脑卒中及子痫发生。由于患者舒张压升高较为突出，抗高血压治疗时应选用以降舒张压为主的药物。常用急性抗高血压药物有硝苯地平、拉贝洛尔、肼屈嗪。常用缓慢抗高血压药物有甲基多巴、肼屈嗪和 β 受体阻断药，但长期使用 β 受体阻断药可使胎儿心率减慢，有引起胎儿生长迟缓的可能。

此外，也可应用 α₁ 受体阻断药（如哌唑嗪）和钙通道阻滞药。不宜使用 RAS 抑制药如 ACE 抑制药、AT₁ 受体阻断药、肾素抑制药[5]，因其可引起胎儿发育迟缓，羊水过少，或新生儿肾衰竭，并可引起胎儿畸形。也不宜用利尿药，因它可进一步减少血容量，使胎儿缺氧加重[79]。

## （三）高血压合并糖尿病

糖尿病患者中约 50%合并高血压，二者均为冠心病、脑卒中和肾衰竭的重要危险因子。高血压和糖尿病都是多基因遗传性疾病，且受环境因素影响，可能胰岛素抵抗是其共同的病理生理基础。为避免肾和心血管的损害，要求将血压降至 130/80mmHg 以下，因此常需联合用药。首选 ACE 抑制药或 AT₁ 受体阻断药，必要时用钙通道阻滞药、噻嗪类利尿药、β 受体阻断药。ACE 抑制药对防止 1 型糖尿病肾损害有益[80]。

## （四）合并肾损伤

原发性高血压及合并糖尿病的患者，由于肾小球内压力升高，肾血流降低，出现肾功能障碍，最终导致肾衰竭。降低血压可推迟肾衰竭进程。每天排出尿蛋白超过 1g 的患者，血压应下降到 125/75mmHg；尿蛋白较少者，目标血压设定在 130/80mmHg。

ACE 抑制药、AT₁ 受体阻断药减少尿蛋白和改善肾功能的疗效优于其他抗高血压药。钙通道阻滞药对糖代谢无不良影响，且对肾脏有保护作用，但其减少尿蛋白的作用较弱[81]。

## （五）其他

高血压合并脑卒中、冠心病和心力衰竭的治疗见本书其他相关章节。

## 参 考 文 献

[1] 苏定冯, 李玲. 第十七章 抗高血压药//苏定冯, 陈丰原. 心血管药理学. 4版. 北京：人民卫生出版社, 2011：335-377.

[2] Hjermitslev M, Grimm DG, Wehland M, et al. Azilsartan medoxomil, an angiotensin Ⅱ receptor antagonist for the treatment of hypertension. Basic Clin Pharmacol Toxicol, 2017, 121（4）：225-233.

[3] Wang Z, Chen Z, Zhang L, et al. China hypertension survey investigators. status of hypertension in China：results from the China hypertension survey, 2012-2015. Circulation, 2018, 137（22）：2344-2356.

[4] 1999 World Health Organization-International Society of Hypertension Guidelines for the Management of Hypertension. Guidelines Subcommittee. J Hypertens, 1999, 17（2）：151-183.

[5] Whelton PK, Carey RM, Aronow WS, et al. 2017 ACC/AHA/AAPA/ABC/ACPM/AGS/APhA/ASH/ASPC/NMA/PCNA Guideline for the Prevention, Detection, Evaluation, and Management of High Blood Pressure in Adults：A Report of the American College of Cardiology/American Heart Association Task Force on Clinical Practice Guidelines. Hypertension, 2018, 71（6）：e13-e115.

[6] Sachse A, Wolf G. New aspects of the relationship among hypertension, obesity, and the kidneys. Curr Hypertens Rep, 2008, 10（2）：138-142.

[7] Elliott P. Nutritional factors in blood pressure. J Hum Hypertens, 1994, 8（8）：595-601.

[8] Britton KA, Gaziano JM, Sesso HD, et al. Relation of alcohol consumption and coronary heart disease in hypertensive male physicians（from the Physicians' Health Study）. Am J Cardiol, 2009, 104（7）：932-935.

[9] Sierra C, de la Sierra A. Early detection and management of the high-risk patient with elevated blood pressure. Vasc Health Risk Manag, 2008, 4（2）：289-296.

[10] Farahani P, Dolovich L, Levine M. Exploring design-related bias in clinical studies on receptor genetic polymorphism of hypertension. J Clin Epidemiol, 2007, 60（1）：1-7.

[11] Laurent S. Antihypertensive drugs. Pharmacol Res, 2017, 124：116-125.

[12] Pantzaris ND, Karanikolas E, Tsiotsios K, et al. Renin inhibition with aliskiren：a decade of clinical experience. J Clin Med, 2017, 6（6）：61.

[13] Davenport AP, Hyndman KA, Dhaun N, et al. Endothelin. Pharmacol Rev, 2016, 68（2）：357-418.

[14] von Lueder TG, Atar D, Krum H. Current role of neprilysin inhibitors in hypertension and heart failure. Pharmacol Ther, 2014, 144（1）：41-49.

[15] Nielsen PM, Grimm D, Wehland M, et al. The combination of valsartan and sacubitril in the treatment of hypertension and heart failure - an update. Basic Clin Pharmacol Toxicol, 2018, 122（1）：9-18.

[16] Hubers SA, Brown NJ. Combined angiotensin receptor antagonism and neprilysin inhibition. Circulation, 2016, 133（11）：1115-1124.

[17] 缪朝玉, 李冬洁. 第六章 高血压的基因治疗研究//苏定冯, 缪朝玉. 心血管药理学. 2版. 北京：科学出版社, 2010：76-100.

[18] Ernst ME, Moser M. Use of diuretics in patients with hypertension. N Engl J Med, 2009, 361（22）：2153-2164.

[19] Fuchs FD. Diuretics：still essential drugs for the management of hypertension. Expert Rev Cardiovasc Ther, 2009, 7（6）：591-598.

[20] Moser M, Feig PU. Fifty years of thiazide diuretic therapy for hypertension. Arch Intern Med, 2009, 169（20）：1851-1856.

[21] Jansen PM, Danser AH, Imholz BP, et al. Aldosterone-receptor antagonism in hypertension. J Hypertens, 2009, 27（4）：680-691.

[22] Sakurabayashi kitade S, Aoka Y, Nagashima H, et al. Aldosterone blockade by Spironolactone improves the hypertensive vascular hypertrophy and remodeling in angiotensin Ⅱ overproducing transgenic mice. Atherosclerosis, 2009, 206（1）：54-60.

[23] Muldowney JA, Schoenhard JA, Benge CD. The clinical pharmacology of eperenone. Expert Opin Drug Metab Toxicol, 2009, 5（4）：425-432.

[24] Takeda Y. Effects of eplerenone, a selective mineralocorticoid receptor antagonist, on clinical and experimental salt-sensitive hypertension. Hypertens Res, 2009, 32（5）：321-324.

[25] Neutel JM. Choosing among renin-angiotensin system blockers for the management of hypertension：from pharmacology to clinical efficacy. Curr Med Res Opin, 2010, 26（1）：213-222.

[26] Jacobson EJ. Hypertension. Update on use of angiotensin Ⅱ receptor blockers. Geriatrics, 2001, 56（2）：20-1, 25-28.

[27] Verdecchia P, Angeli F, Repaci S, et al. Comparative assessment of angiotensin receptor blockers in different clinical settings. Vasc Health Risk Manag, 2009, 5: 939-948.

[28] Pierson CA, Epstein BJ, Roberts ME. The importance of managing cardiovascular risk in the treatment of hypertension: the role of ACE inhibitors and ARBs. J Am Acad Nurse Pract, 2008, 20 (11): 529-538.

[29] Dézsi CA. Differences in the clinical effects of angiotensin-converting enzyme inhibitors and angiotensin receptor blockers: a critical review of the evidence. Am J Cardiovasc Drugs, 2014, 14 (3): 167-173.

[30] Abe M, Okada K, Matsumoto K. Clinical experience in treating hypertension with fixed-dose combination therapy: angiotensin Ⅱ receptor blocker losartan plus hydrochlorothiazide. Expert Opin Drug Metab Toxicol, 2009, 5 (10): 1285-1303.

[31] Kondrack R, Mohiuddin S. Valsartan/hydrochlorothiazide: pharmacology and clinical efficacy. Expert Opin Drug Metab Toxicol, 2009, 5 (9): 1125-1134.

[32] Bramlage P, Durand-Zaleski I, Desai N, et al. The value of irbesartan in the management of hypertension. Expert Opin Pharmacother, 2009, 10 (11): 1817-1831.

[33] Lapuerta P, Franklin S. The risks and benefits of initial irbesartan/hydrochlorothiazide combination therapy in patients with severe hypertension. J Clin Hypertens (Greenwich), 2009, 11 (5): 277-283.

[34] Bramlage P. Fixed combination of irbesartan and hydrochlorothiazide in the management of hypertension. Vasc Health Risk Manag, 2009, 5 (1): 213-224.

[35] Mendis B, Page SR. Candesartan: widening indications for this angiotensin Ⅱ receptor blocker? Expert Opin Pharmacother, 2009, 10 (12): 1995-2007.

[36] Epstein BJ, Vogel K, Palmer BF. Dihydropyridine calcium channel antagonists in the management of hypertension. Drugs, 2007, 67 (9): 1309-1327.

[37] Frishman WH. Calcium channel blockers: differences between subclasses. Am J Cardiovasc Drugs, 2007, 7 (Suppl 1): 17-23.

[38] Ueng KC, Lin MC, Chan KC, et al. Nifedipine gastrointestinal therapeutic system: an overview of its antiatherosclerotic effects. Expert Opin Drug Metab Toxicol, 2007, 3 (5): 769-780.

[39] Burnier M, Pruijm M, Wuerzner G. Treatment of essential hypertension with calcium channel blockers: what is the place of lercanidipine? Expert Opin Drug Metab Toxicol, 2009, 5 (8): 981-987.

[40] Cavalieri L, Cremonesi G. Metabolic effects of manidipine. Am J Cardiovasc Drugs, 2009, 9 (3): 163-176.

[41] Arroyo AM, Kao LW. Calcium channel blocker toxicity. Pediatr Emerg Care, 2009, 25 (8): 532-540.

[42] Wang G, Lemos JR, Iadecola C. Herbal alkaloid tetrandrine: fron an ion channel blocker to inhibitor of tumor proliferation. Trends Pharmacol Sci, 2004, 25 (3): 120-123.

[43] Weir MR. Beta-blockers in the treatment of hypertension: are there clinically relevant differences? Postgrad Med, 2009, 121(3): 90-98.

[44] Bakris G. An in-depth analysis of vasodilation in the management of hypertension: focus on adrenergic blockade. J Cardiovasc Pharmacol, 2009, 53 (5): 379-387.

[45] Frishman WH. beta-Adrenergic blockers: a 50-year historical perspective. Am J Ther, 2008, 15 (6): 565-576.

[46] Wykretowicz A, Guzik P, Wysocki H. Doxazosin in the current treatment of hypertension. Expert Opin Pharmacother, 2008, 9 (4): 625-633.

[47] Fonarow GC. Role of carvedilol controlled-release in cardiovascular disease. Expert Rev Cardiovasc Ther, 2009, 7(5): 483-498.

[48] Gregoretti C, Moglia B, Pelosi P, et al. Clonidine in perioperative medicine and intensive care unit: more than an anti-hypertensive drug. Curr Drug Targets, 2009, 10 (8): 799-814.

[49] Sica DA. Centrally acting antihypertensive agents: an update. J Clin Hypertens (Greenwich), 2007, 9 (5): 399-405.

[50] Mah GT, Tejani AM, Musini VM. Methyldopa for primary hypertension. Cochrane Database Syst Rev, 2009, 7(4): CD003893.

[51] Fenton C, Keating GM, Lyseng-Williamson KA. Moxonidine: a review of its use in essential hypertension. Drugs, 2006, 66 (4): 477-496.

[52] Szabo B. Imidazoline antihypertensive drugs: a critical review on their mechanism of action. Pharmacol Ther, 2002, 93 (1): 1-35.

[53] Shamon SD, Perez MI. Blood pressure lowering efficacy of reserpine for primary hypertension. Cochrane Database Syst Rev, 2009, 7 (4): CD007655.

[54] Weder AB, Erickson S. Treatment of hypertension in the inpatient setting: use of intravenous labetalol and hydralazine. J Clin Hypertens (Greenwich), 2010, 12 (1): 29-33.

[55] Pollesello P, Mebazaa A. ATP-dependent potassium channels as a key target for the treatment of myocardial and vascular dysfunction. Curr Opin Crit Care, 2004, 10 (6): 436-441.

[56] Black RN, Hunter SJ, Atkinson AB. Usefulness of the vasodilator minoxidil in resistant hypertension. J Hypertens, 2007,

25（5）：1102-1103.

[57] Fagard RH，Celis H，Thijs L，et al. Regression of left ventricular mass by antihypertensive treatment：a meta-analysis of randomized comparative studies. Hypertension，2009，54（5）：1084-1091.

[58] Cuspidi C，Negri F，Zanchetti A. Angiotensin Ⅱ receptor blockers and cardiovascular protection：focus on left ventricular hypertrophy regression and atrial fibrillation prevention.Vasc Health Risk Manag，2008，4（1）：67-73.

[59] Cuspidi C，Sala C，Zanchetti A. Management of hypertension in patients with left ventricular hypertrophy. Curr Hypertens Rep，2007，9（6）：498-505.

[60] Ferrario C. Effect of angiotensin receptor blockade on endothelial function：focus on olmesartan medoxomil. Vasc Health Risk Manag，2009，5（1）：301-314.

[61] Siragy HM. Improving vascular function in hypertension：potential benefits of combination therapy with amlodipine and renin-angiotensin-aldosterone system blockers. J Hypertens，2010，28（1）：2-8.

[62] Dobarro D，Gómez-Rubín MC，Sanchez-Recalde A，et al. Current pharmacological approach to restore endothelial dysfunction. Cardiovasc Hematol Agents Med Chem，2009，7（3）：212-222.

[63] Deshmukh M，Lee HW，McFarlane SI, et al. Antihypertensive medications and their effects on lipid metabolism. Curr Diab Rep，2008，8（3）：214-220.

[64] Ghuman N，Campbell P，White WB. Role of ambulatory and home blood pressure recording in clinical practice. Curr Cardiol Rep，2009，11（6）：414-421.

[65] Xie HH，Zhang XF，Chen YY，et al. Synergism of hydrochlorothiazide and nifedipine on blood pressure variability reduction and organ protection in spontaneously hypertensive rats. Hypertens Res，2008，31（4）：685-691.

[66] Su DF. Treatment of hypertension based on measurement of blood pressure variability：lessons from animal studies. Curr Opin Cardiol，2006，21（5）：486-491.

[67] Su DF，Miao CY. Reduction of blood pressure variability：a new strategy for the treatment of hypertension. Trends Pharmacol Sci，2005，26（8）：388-390.

[68] Nesbitt SD. Lessons in hypertension from new clinical trials. Postgrad Med，2009，121（6）：34-43.

[69] Frampton JE，Scott LJ. Amlodipine/valsartan single-pill combination：a review of its use in the management of hypertension.Am J Cardiovasc Drugs，2009，9（5）：309-330.

[70] 缪朝玉，苏定冯. 第五章 抗高血压药物研究//苏定冯，缪朝玉. 心血管药理学. 2版. 北京：科学出版社，2010：63-75.

[71] Arguedas JA，Perez MI，Wright JM. Treatment blood pressure targets for hypertension. Cochrane Database Syst Rev，2009，8（3）：CD004349.

[72] Kalaitzidis RG，Bakris GL. Should proteinuria reduction be the criterion for antihypertensive drug selection for patients with kidney disease? Curr Opin Nephrol Hypertens，2009，18（5）：386-391.

[73] Griffin KA，Bidani AK. Potential risks of calcium channel blockers in chronic kidney disease. Curr Cardiol Rep，2008，10（6）：448-455.

[74] Ozturk S，Sar F，Bengi-Bozkurt O，et al. Study of ACEI versus ARB in managing hypertensive overt diabetic nephropathy：long-term analysis. Kidney Blood Press Res，2009，32（4）：268-275.

[75] Bavishi C，Bangalore S，Messerli FH. Renin angiotensin aldosterone system inhibitors in hypertension：is there evidence for benefit independent of blood pressure reduction? Prog Cardiovasc Dis，2016，59（3）：253-261.

[76] Taddei S. Blood pressure through aging and menopause. Climacteric，2009，12（Suppl 1）：36-40.

[77] Musini VM，Tejani AM，Bassett K，et al. Pharmacotherapy for hypertension in the elderly. Cochrane Database Syst Rev，2009，7（4）：CD000028.

[78] Zeglin MA，Pacos J，Bisognano JD. Hypertension in the very elderly：brief review of management. Cardiol J，2009，16（4）：379-385.

[79] Lindheimer MD，Taler SJ，Cunningham FG. ASH position paper：hypertension in pregnancy. J Clin Hypertens（Greenwich），2009，11（4）：214-225.

[80] Reboldi G，Gentile G，Angeli F，et al. Choice of ACE inhibitor combinations in hypertensive patients with type 2 diabetes：update after recent clinical trials. Vasc Health Risk Manag，2009，5（1）：411-427.

[81] Blake R，Raij L，Hernandez Schulman I. Renal protection：are all antihypertensive drugs comparable? Curr Hypertens Rep，2007，9（5）：373-379.

# 第十五章

## 抗心律失常药

李贵荣[*]

心律失常（arrhythmia）是指心跳频率和节律的异常。实际上心律失常是由心脏病理生理变化、遗传疾病或药物等引起的心脏电活动异常。临床上通常将心律失常分为两类，即缓慢性心律失常（bradyarrhythmia，小于 60 次/分）和快速性心律失常（tachyarrhythmia，大于 100 次/分）。对于不同心律失常的正确诊断有赖于体表心电图。缓慢性心律失常有窦性心动过缓、传导阻滞（发生在心房、房室结、心室）等。快速性心律失常有窦性心动过速和异位心动过速，如房性期前收缩、心房扑动、心房颤动、室性期前收缩、阵发性室上性或室性心动过速、心室颤动等。心率过慢、过快或心跳节律不齐都会减少心排血量，因此对某些心律失常，需要采用药物治疗。

## 第一节　心律失常的电生理基础

### 一、正常心肌电生理

正常情况下，心肌电活动由窦房结起搏细胞发起（60～100 次/分），然后迅速通过心房传导到达房室结。兴奋冲动在房室结内缓慢传导（约需 0.15s 延搁），以利于心室的血液充盈，然后兴奋冲动沿着浦肯野纤维系统迅速（小于 0.1s）传播到心尖部和整个心室（从心室内膜、中层到外膜），激活整个心室，从而使心室肌细胞同步收缩。心脏从窦房结、心房、房室结、浦肯野纤维系统到整个心室的电兴奋活动可通过体表面电极用心电图机记录。心电图（ECG）不同波峰代表着从窦房结、心房、房室结、浦肯野纤维到整个心室的电兴奋活动过程，即不同区域心肌细胞的去极化和复极化过程。心脏的电活动是不均一的，不同区域心肌细胞动作电位的形态和时程有所不同。就心室壁而言，心室壁内层、中层与外层肌细胞动作电位的形态和时程也有所不同（图 15-1）。这种不均一性电活动是由于离子通道在不同区域心肌细胞分布表达不同。

**1. 心肌细胞膜电位**　心脏不同特殊区域的动作电位形态和时程的不同是由于离子通道在不同区域心肌细胞分布/表达不同，心肌细胞膜化学离子（$Na^+$、$K^+$、$Ca^{2+}$）通道开放和关闭转换的时间依赖性，和（或）电压依赖性微小变化对动作电位时程（action potential duration，APD）、有效不应期及自律性有相当大的影响。这也决定了心脏不同区域的功能

---

* 通讯作者：李贵荣，E-mail：grli8@outlook.com

区别。心房肌细胞、心室肌细胞包括浦肯野纤维细胞动作电位分为 5 个时相：0 相，1 相，2 相，3 相，4 相；4 相静息膜电位负值较大，去极化 0 相由 $Na^+$ 内流引起，去极化速率快，为快反应细胞（图 15-2）。而窦房结和房室结细胞缺乏动作电位 1 相，4 相舒张电位不稳定，呈自动去极化，去极化 0 相由 $Ca^{2+}$ 内流引起，去极化速率慢，为慢反应细胞（图 15-3）。值得指出的是，在某病理情况下（如心肌缺血、缺氧、药物中毒等），快反应细胞部分去极化，膜电位负值减小，可表现出慢反应电活动特性。

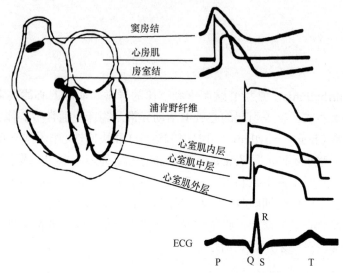

图 15-1　心脏窦房结–心房–房室结–浦肯野纤维–心室肌细胞不均一电生理特性

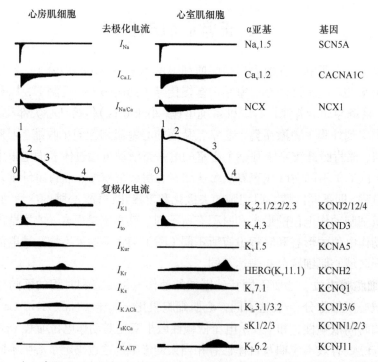

图 15-2　人心房肌和心室肌细胞去极化、复极化电流及离子通道α亚基与相应编码基因

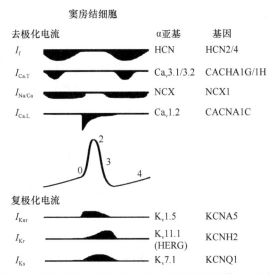

图 15-3　人心脏窦房结去极化和复极化电流的主要离子通道α亚基与相应编码基因

**2. 心肌细胞膜电位的离子基础**　心肌细胞电活动有赖于细胞内外化学离子的动态变化，心房和心室工作肌细胞（图 15-2）与窦房结和房室结细胞（图 15-3）膜电位的离子基础不同。在静息状态时，正常心房、浦肯野纤维和心室工作肌细胞膜内负电位为 –90～ –80mV，处在极化状态，这种极化状态主要是由于心肌细胞内 $K^+$ 通过内向整流钾通道（$I_{K1}$，inward rectifier $K^+$ channel，由 $K_{ir}2.1/2.2/2.3$ 介导，编码基因为 KCNJ2/12/4）外流所形成。心肌细胞兴奋时，发生去极化和随后的复极化形成动作电位（action potential，AP）。在膜电位变化过程中，心肌细胞离子通道经历开放、失活和关闭的转变。动作电位 0 相快速去极化是 $Na^+$ 通过电压依赖性钠通道（$I_{Na}$，由 $Na_v1.5$ 介导，编码基因为 SCN5A）快速内流所致。1 相为快速复极初期，由 $K^+$ 通过瞬时性外向钾通道（$I_{to}$，transient outward $K^+$ channel，由 $K_v4.3$ 介导，编码基因为 KCND3）短暂外流所致。2 相动作电位平台期为缓慢复极，主要是 $Ca^{2+}$ 通过 L 型钙通道（$I_{Ca.L}$，L-type $Ca^{2+}$ channel，由 $Ca_v1.2$ 介导，编码基因为 CACN1C）内流，$Na^+$-$Ca^{2+}$ 交换体（$I_{Na/Ca}$，由 NCX 介导，编码基因为 NCX1）携带少量 $Na^+$ 内流，以及快速和缓慢延迟整流性钾通道（$I_{Kr}$，rapidly-delayed rectifier $K^+$ channel，由 $K_v11.1$（hERG）介导，编码基因为 KCNH2；$I_{Ks}$，slowly-delayed rectifier $K^+$ channel，由 $K_v7.1$ 介导，编码基因为 KCNQ1）激活引起 $K^+$ 外流所致。3 相为动作电位快速复极末期，主要是 $K^+$ 通过 $I_{K1}$ 和 $I_{Kr}$ 通道外流完成心肌细胞复极化到 4 相静息期。0 相至 3 相时程称为动作电位时程（APD）（图 15-2）。有意思的是，一些复极化的钾通道，如超快延迟整流性钾通道（$I_{Kur}$，ultra rapidly-delayed rectifier $K^+$ channel，由 $K_v1.5$ 介导，编码基因为 KCNA5），乙酰胆碱激活的钾通道（$I_{K.ACh}$，acetylcholine-activated $K^+$ channel，由 $K_{ir}3.1/3.2$ 介导，编码基因为 KCNJ3/6），$Ca^{2+}$ 激活的小电导钾通道（$I_{sKCa}$，$Ca^{2+}$-activated small conductance $K^+$ channel，由 sK1/2/3 介导，编码基因为 KCNN1/2/3）主要表达于人心房肌细胞，而在心室肌细胞表达很少，主要参与心房肌细胞动作电位复极化，这些差别有可能是心房肌细胞 APD 比心室肌短的原因之一。$I_{Kur}$、$I_{K.ACh}$ 和 $I_{sKCa}$ 被认为是研发心房选择性抗心房颤动药物的靶通道。此外，心房肌细胞和心室肌细胞 ATP 敏感性钾通道（$I_{K.ATP}$，ATP-sensitive $K^+$ channel，由 $K_{ir}6.2$ 介导，编码基因为 KCNJ11）在细胞内 ATP 水平降低时被激活，主要与缺血时心肌

APD 缩短有关（图 15-2）。

然而，在窦房结和房室结细胞，4 相舒张电位不稳定，呈自动去极化。自动去极化是由于超极化电位激活的起搏通道（$I_f$, funny current，由 HCN、钾/钠超极化激活的环核苷酸门控通道介导，编码基因为 HCN2/4）携带少量 $Na^+$ 内流和 $K^+$ 外流，使细胞逐渐去极化，引起 T 型钙通道（$I_{Ca.T}$, T-type $Ca^{2+}$ channel，由 $Ca_v3.1/3.2$ 介导，编码基因为 CACNA1G/1H）和 $I_{Na/Ca}$ 激动共同参与缓慢去极化，然后 $I_{Ca.L}$ 通道开放，$Ca^{2+}$ 内流引起动作电位去极化 0 相。动作电位复极化 2 相和 3 相，主要是与 $I_{Ca.L}$ 失活和 $I_{Kur}$、$I_{Kr}$ 及 $I_{Ks}$ 激活共同参与完成的（图 15-3）。

浦肯野纤维细胞有 HCN 通道表达，因此动作电位 4 相也有缓慢自动去极化的特性，浦肯野纤维细胞属于快反应细胞，0 相去极化是由电压依赖性钠通道介导。由于浦肯野纤维细胞 4 相自动去极化速率缓慢（15～40 次/分），其自动去极化特性在正常心率情况下并不表现出来。因为不同离子通道在不同细胞表达水平的差异，心脏动作电位形态在不同特殊区域的细胞有所不同（图 15-1）。研究表明，心肌细胞膜离子通道时间依赖性和（或）电压依赖性微小变化对心肌 APD、膜反应性、有效不应期及自律性有相当大的影响。

**3. 膜反应性** 主要是指快反应细胞膜电位水平与其所激发的 0 相最大上升速率（$V_{max}$, maximum upstroke slope of phase 0）之间的关系，与 $Na^+$ 电流有关。膜反应性代表钠通道的活性，是决定传导速度的重要因素，一般 0 相上升速率越快，动作电位振幅越大，传导速度则越快。药物可通过增高或降低膜反应性影响传导速度。

正常的心房、浦肯野和心室细胞，动作电位 0 相去极化取决于钠电流。从通道功能的角度看，心脏钠通道活动经历静息、激活和失活三个状态（图 15-4）。一般认为，钠通道这些状态实际上代表通道蛋白质的不同构象。去极化至阈值电压激活钠通道的活化（m）门（图 15-4B）。通道的失活（h）门尚未关闭，通道开放或激活打开 m 门，$Na^+$ 通透性显著增加，细胞外 $Na^+$ 依电化学梯度进入细胞，产生非常短暂 $Na^+$ 电流去极化，紧随着 h 门关闭，钠通道失活（图 15-4C）。因此，膜反应性直接与钠通道的状态相关。

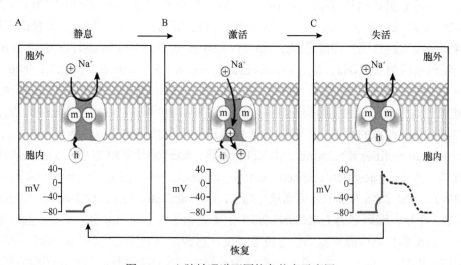

图 15-4 心脏钠通道不同构象状态示意图

通道静息、激活和失活状态之间的转换依赖于膜电位和时间。激活门显示为 m，失活门显示为 h。虚线表示大部分钠通道完全或部分失活和不可用或动作电位复极化末期可部分重新激活

**4. 有效不应期**　快反应心肌细胞复极过程中，当膜电位恢复到约–60mV 时，心肌细胞才对刺激产生可扩布的动作电位。从去极化开始到这以前的一段时间即为有效不应期（effective refractory period，ERP），其时间长短一般与 APD 的长短相对应，但程度可以有所不同（图 15-5）。快反应心肌细胞的有效不应期取决于钠通道的复活状态，而慢反应心肌细胞（窦房结和房室结）的有效不应期取决于钙通道的复活状态。心肌有效不应期直接与抗心律失常药作用有关，药物可通过延长 ERP 使异常冲动更多地落入 ERP 而中断心律失常。

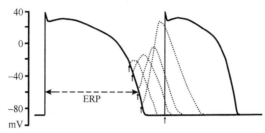

图 15-5　快反应心肌细胞的有效不应期

箭头所指是动作电位复极化至不同时期给予的刺激和膜反应性

# 二、心律失常发生机制

很多病理生理因素可以导致心律失常或使心律失常加剧，如心肌缺血、缺氧、酸中毒或碱中毒、电解质紊乱、儿茶酚胺释放过多、药物中毒[如强心苷（cardiac glycoside）或抗心律失常药物过量]、心肌纤维的过度牵拉、心肌损伤等。然而，所有的心律失常均是由冲动形成障碍或冲动传导障碍，或二者兼有所引起的。

## （一）冲动形成障碍

冲动形成障碍分为异位节律点自律性增高和触发自律性两类。

**1. 异位节律点自律性增高**　正常时，窦房结自律性最高，控制整个心脏的电活动。而心房传导系统、房室结、浦肯野纤维虽含有自律细胞，但自律性较低，它们为潜在的起搏点。如果窦房结的功能降低，或潜在起搏点的自律性增高，均可导致冲动形成异常，出现心律失常。另外，心房肌和心室肌的非自律细胞，当部分去极化时，静息电位负值减小到–60mV 以下时，也可出现自律性，引起心律失常。

此外，最大舒张电位、4 相去极化斜率及阈电位也可以影响自律性的高低。低血钾、β肾上腺素受体激活、心肌纤维牵张、酸中毒、心肌部分去极化（如损伤）等引起 4 相去极化斜率的增加，也可提高自律性。迷走神经兴奋及一些抗心律失常药可以通过加大最大舒张电位负值和降低 4 相去极化的斜率来降低自律性；β肾上腺素受体阻断药也可降低 4 相去极化的斜率。

**2. 后去极化和触发活动**　后去极化（after depolarization）是指在一个动作电位中继 0相去极化以后所发生的去极化，其频率较快，振幅较小，膜电位不稳定；这种振荡性去极化引起可扩布的动作电位，即触发活动（triggered activity），引起异常冲动发放，即所谓异位节律。根据后去极化发生的时间不同，可将其分为早期后除极（early after depolarization，EAD）和延迟后除极（delayed after depolarization，DAD）（图 15-6）。

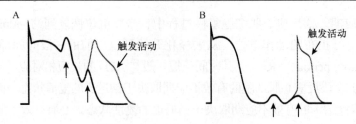

图 15-6　后去极化和触发活动

A. EAD，心肌细胞 APD 过多延长，当心率减慢时发生；B. DAD，一般由细胞内 $Ca^{2+}$ 超载引起

（1）EAD：多发生在心肌动作电位 2 相或 3 相，主要是由于复极化速率减慢而复极化时间过长，引起长 QT 间期（LQT，长 QT 综合征），在心率减慢时加重，发生心律失常。复极化速率减慢可能由去极化电流增加或复极化电流减小引起，复极化延缓引起 QT 间期过长可导致尖端扭转型室性心动过速（TdPs）。钙通道阻滞药可以通过阻滞钙通道，抑制 $Ca^{2+}$ 内流，消除 EAD 引起的触发自律性。此外，一些抑制 $I_{Kr}$ 和（或）$I_{Ks}$ 的药物也可引起获得性长 QT 综合征而触发 TdPs。

（2）DAD：发生在完全复极化的 4 相，是细胞内 $Ca^{2+}$ 超载而诱发 $Na^{+}$ 短暂内流（NCX）增强所致。心率加快时可使之恶化。与强心苷中毒、儿茶酚胺及心肌缺血引起的心律失常有关。钙通道阻滞药（如维拉帕米）和钠通道阻滞药（如奎尼丁）可以抑制迟后除极。

## （二）冲动传导障碍

冲动传导障碍包括传导减慢和传导阻滞，如房室结传导或房室束支传导阻滞。由于房室传导主要由副交感神经调控，因此一些房室传导阻滞可采用 M 受体阻断药阿托品来纠正。

另一种常见的传导异常是折返（re-entry）形成，指一个冲动沿着环形通路传播，返回到其起源的部位，并可再次激动而继续向前传播的现象（图 15-7）。折返活动是引起心律失常的重要机制之一。

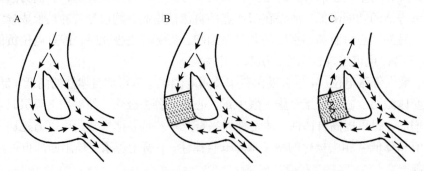

图 15-7　心肌兴奋传导与心肌损伤和传导阻滞示意图

A. 正常心肌组织传导；B. 受损心肌组织引起顺行传导阻滞；C. 受损心肌组织引起环形通路返回传播（折返活动）

以下几个因素可以促成折返的形成：①心肌组织在解剖上存在环形传导通路；②在环形通路的某一点上形成单向传导阻滞，使该方向的传导中止，但在另一个方向上，冲动仍能继续传导；③回路传导的时间足够长，逆行的冲动不会进入单向阻滞区的不应期；④邻

近心肌组织 ERP 长短不一。冲动的折返途径可能限定在非常小的心肌组织区域，如房室结或邻近心肌，也可发生在包括心房或心室壁的大部分区域。

单次折返可引起期前收缩，连续折返可引起阵发性室上性或室性心动过速、心房或心室的扑动和颤动等。消除折返的药物通常是通过进一步减慢传导（阻滞 $Na^+$ 或 $Ca^{2+}$ 内流），使单向阻滞变为双向阻滞。理论上，加速传导（增加 $Na^+$ 或 $Ca^{2+}$ 内流）也能通过打通单向阻滞而取消折返，但以这种作用机制发挥抗心律失常效应的药物较为少见。

# 三、心律失常的分子和遗传学基础

心律失常的发生有几种先天性遗传分子基础或后天引发的分子基础。最典型例子是 TdPs（图 15-8），与 QT 间期延长触发的心动过速、晕厥及突然死亡有关。QT 间期延长与心室肌细胞 APD 延长有关，心室肌细胞 APD 延长可能由于内向电流（通道功能增强）增加或外向电流（通道功能降低）减小。LQT 尖端扭转型心律失常是触发心室 EAD 产生的（图 15-6）。最近，分子遗传学研究确定了 300 多个不同的与心律失常有关的基因突变，表 15-1 所列举的仅仅是典型范例。

多态性室性心动过速出现在监视窗，中间一个正常的窦性搏动（NSB）伴随着 QT 间期显著延长，紧接另一次 TdPs。通常的症状包括头晕或短暂的意识丧失。

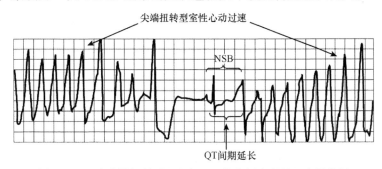

图 15-8　2 次尖端扭转过程与长 QT 综合征患者的心电图范例

至少有 8 种类型离子通道（α- 或 β- 亚单位）相关基因突变可引起先天性长 QT（LQT）综合征，不同的基因突变意味着不同的临床意义，分子生物学已经明确 TdPs 的原因。钾通道功能缺失基因突变引起外向复极化电流减小，如 LQT1、LQT2、LQT5、LQT6 和 LQT7 中，KCNH2（HERG）或 KCNE2 基因突变引起 $I_{Kr}$ 功能缺失与发生 LQT2 和 LQT6 有关，KCNQ1 和 KCNE1 基因突变引起 $I_{Ks}$ 功能缺失与发生 LQT1 和 LQT5 有关，KCNJ2 基因突变引起 $I_{K1}$ 功能缺失与发生 LQT7 有关。相反，钠通道基因 SCN5A 突变引起钠通道功能增加和失活速率减慢与发生 LQT3 有关，而钙通道基因 CACNA1C 基因突变引起钙通道功能增加与 LQT8 有关。

获得性 LQT 综合征的临床案例与遗传性十分相似，许多药物（如奎尼丁、索他洛尔等）或电解质（低钾血症、低镁血症、低钙血症）紊乱引起 $I_{Kr}$ 减小也产生 TdPs。因此，识别各种形式 LQT 综合征分子机制对个体化治疗十分重要。

与猝死相关的另外几种先天性心律失常的分子基础最近也已确定，如短 QT（SQT）综合征与 3 种不同钾通道功能增加基因（KCNH2、KCNQ1 或 KCNJ2）突变有关；儿茶酚胺敏感性多形性室性心动过速（CPVT），是压力或情绪引起的晕厥，与肌质网中 2 种控制细胞内钙稳态蛋白基因（hRyR2 和 CASQ2）突变有关。另外，先天性病态窦房结综合征与 2 种不同离子通道基因（HCN4 和 SCN5A）突变有关。Brugada 综合征特征是心室颤动与持续 ECG $V_1 \sim V_3$ 导联 ST 段抬高，引起进行性浦肯野系统和右侧束或左侧束传导障碍，甚至房室传导完全阻滞，这与钠通道 SCN5A 基因功能缺失突变有关。实际上，已经发现 10 多种与钠通道、钾通道、钙通道相关的离子通道基因突变与 Brugada 综合征有关[1]。此外，至少家族性心房颤动与钾通道功能增加基因（KCNQ1）突变有关。

有报道表明钠通道阻滞药美西律可以纠正先天性 LQT3 临床表现。离子通道 α 或 β 亚单位基因突变可引起通道功能增加（如钠通道或钙通道）或降低（如钾通道）。钠通道基因 SCN5A、SCN1B 或 SCN4B 突变引起钠通道失活减慢或钙通道基因 $Ca_V3$ 引起钙通道失活减慢，都可以导致去极化 $Na^+$ 或 $Ca^{2+}$ 内流增多。钾通道基因（KCNE1、KCNE2、KCNQ1、KCNH2、KCNJ2 或 KCNJ5）突变可引起复极化 $K^+$ 外流减少。这都可以引起复极化时间过长，导致 QT 间期延长而触发 TdPs（图 15-8）。然而，遗传性心房颤动与 KCNQ1 基因突变引起心房细胞钾电流增加、复极加快有关。

**表 15-1　心律失常的分子遗传学基础范例**

| 类型 | 涉及的染色体 | 有缺陷基因 | 受影响离子通道或蛋白质 | 结果 |
|---|---|---|---|---|
| LQT1 | 11 | KCNQ1 | $I_{Ks}$ | LF |
| LQT2 | 7 | KCNH2（HERG） | $I_{Kr}$ | LF |
| LQT3 | 3 | SCN5A | $I_{Na}$ | GF |
| LQT4 | 4 | ankyrin-B[a] | | LF |
| LQT5 | 21 | KCNE1（minK） | $I_{Ks}$ | LF |
| LQT6 | 21 | KCNE2（MiRP1） | $I_{Kr}$ | LF |
| LQT7[b] | 17 | KCNJ2 | $I_{K1}$ | LF |
| LQT8[c] | 12 | CACNA1C | $I_{Ca}$ | GF |
| SQT1 | 7 | KCNH2 | $I_{Kr}$ | GF |
| SQT2 | 11 | KCNQ1 | $I_{Ks}$ | GF |
| SQT3 | 17 | KCNJ2 | $I_{K1}$ | GF |
| CPVT1[d] | 1 | hRyR2 | 兰尼碱受体 | GF |
| CPVT2 | 1 | CASQ2 | 钙螯合蛋白 | LF |
| 病态窦房结综合征 | 15 或 3 | HCN4 or SCN5A[e] | $I_f$ | LF |
| Brugada 综合征 | 3 | SCN5A | $I_{Na}$ | LF |
| PCCD | 3 | SCN5A | $I_{Na}$ | LF |
| 遗传性心房颤动 | 11 | KCNQ1 | $I_{Ks}$ | GF |

a ankyrin 属细胞内具有多种转运功能的蛋白，包括钠通道、$Na^+$，$K^+$-ATP 酶、$Na^+$-$Ca^{2+}$ 交换和 $Ca^{2+}$ 释放通道。

b 也称为 Andersen 综合征。

c 也称为蒂莫西综合征；多器官功能障碍，包括自闭症。

d CPVT，儿茶酚胺敏感性多形性室性心动过速；胞内肌质网 $Ca^{2+}$ 释放通道兰尼碱受体或钙缓冲蛋白 calsequestrin 基因突变，导致在肾上腺素刺激时肌质网 $Ca^{2+}$ 泄漏或释放增强而引发心律失常。

e HCN4 编码心脏窦房节细胞起搏器电流；钠通道（SCN5A 基因突变）传导缺陷的原因。

注：GF，功能增加；LF，功能缺失；LQT，长 QT 综合征；PCCD，进行性心脏传导障碍；SQT，短 QT 综合征。

## 四、心房颤动的机制

心房颤动（房颤）是一种临床极为常见的心律失常，房颤可增加心肌梗死、脑卒中、心力衰竭的风险，与心血管发病率和死亡率直接相关[2]。目前对房颤的分子机制知之甚少，这可能与其临床非常多样化的疾病有关。目前认为，异常冲动（局灶性异位活动）和兴奋折返异常冲动（局灶性异位活动）是房颤发生与维持的两大病理因素（图15-9）。这与临床相关的确切机制不一致，有些还相互矛盾。不同疾病引起的致心律失常基质可启动和触发异常电活动。折返的形成由组织的传导和不应期决定，传导异常[缓慢和（或）局部传导阻滞]和不应期缩短，提高折返的可能性。异位活动主要与 $Ca^{2+}$ 异常有关，导致 EAD 和 DAD。心脏疾病及非心脏疾病如老龄化引起心房结构和功能的重构（或重塑），以及遗传和表观遗传因素综合作用结果，增加折返活动和异位电活动的可能性，进而引起房颤的发生和维持（图15-9）。

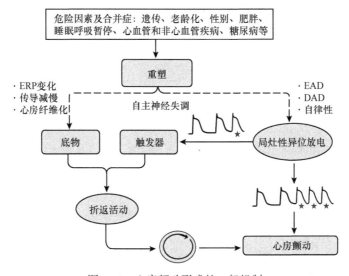

图 15-9　心房颤动形成的一般机制

心血管和非心血管疾病多种危险因素可引起心房结构和功能的改变（重塑），增加折返兴奋和异位自律性。折返活动形成条件：触发器启动单向阻滞，涉及过早或快速异位活动，加之 ERP 的缩短，传导速度减慢，以及心房纤维化；局灶性异位自律性形成条件：与 EAD 和 DAD 有关。心房颤动的触发和维持与局灶性异位放电和折返兴奋紧密相关。

## 第二节　抗心律失常药物的分类

根据 Vaughan Williams 分类法，根据对心脏不同部位心肌电生理特性的影响（图15-10），可将治疗快速性心律失常的药物分为 4 类[3]。

**Ⅰ类**　钠通道阻滞药。这类药能阻滞心肌细胞电压依赖性快钠通道，抑制 $Na^+$ 内流。根据阻滞钠通道特性和程度的不同，以及对 APD 影响的差异又将其分为ⅠA、ⅠB 和ⅠC 类。

**ⅠA类**：延长 APD，药物从钠通道解离的速率在ⅠB 类和ⅠC 类之间，如普鲁卡因胺、奎尼丁和丙吡胺等。

ⅠB类：缩短心脏一些组织的APD，从钠通道解离速率快，如利多卡因（lidocaine）、苯妥英钠和美西律等。

ⅠC类：药物从钠通道解离速率慢，不影响APD，如氟卡尼（flecainide）和普罗帕酮等。

Ⅱ类　β肾上腺素受体阻断药，可降低心脏β肾上腺素能活性，如普萘洛尔等。

Ⅲ类　延长APD的药物（drugs that prolong the cardiac action potential），其作用大多与阻滞心肌细胞$I_{Kr}$有关，如胺碘酮和索他洛尔等。

Ⅳ类　钙通道阻滞药，药物作用是阻滞心脏$I_{Ca.L}$，主要影响缓慢传导区域（房室结）动作电位，也影响窦房结节律，如维拉帕米和地尔硫草等。

特定的抗心律失常药物可能具有多类药的作用，其作用可通过其膜作用和对心电图（ECG）的影响实现（表15-2～表15-4）。例如，胺碘酮共享所有4类抗心律失常药的作用。表中罗列的某些具有抗心律失常作用的活性物，如腺苷和镁，不在抗心律失常药的分类中。

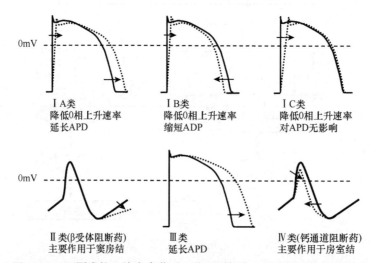

图 15-10　不同类抗心律失常药对心脏不同部位心肌电生理特性的影响

**表 15-2　某些抗心律失常药的膜作用**

| 药物 | $I_{Na}$通道阻滞 | | ERP | | $I_{Ca}$通道阻滞 | 对起搏活动的影响 | 抗交感神经作用 |
| --- | --- | --- | --- | --- | --- | --- | --- |
| | 正常细胞 | 去极细胞 | 正常细胞 | 去极细胞 | | | |
| 腺苷 | 0 | 0 | 0 | 0 | + | 0 | + |
| 胺碘酮 | + | +++ | ↑↑ | ↑↑ | + | ↓↓ | + |
| 地尔硫草 | 0 | 0 | 0 | 0 | +++ | ↓↓ | 0 |
| 丙吡胺 | + | +++ | ↑ | ↑↑ | + | ↓ | 0 |
| 多非利特 | 0 | 0 | ↑ | ? | 0 | 0 | 0 |
| 决奈达隆 | + | + | Na | na | + | na | + |
| 艾司洛尔 | 0 | + | 0 | na | 0 | ↓↓ | +++ |
| 氟卡尼 | + | +++ | 0 | ↑ | 0 | ↓↓ | 0 |
| 伊布利特 | 0 | 0 | ↑ | ? | 0 | 0 | 0 |

续表

| 药物 | $I_{Na}$通道阻滞 | | ERP | | $I_{Ca}$通道阻滞 | 对起搏活动的影响 | 抗交感神经作用 |
|---|---|---|---|---|---|---|---|
| | 正常细胞 | 去极细胞 | 正常细胞 | 去极细胞 | | | |
| 利多卡因 | 0 | +++ | ↓ | ↑↑ | 0 | ↓↓ | 0 |
| 美西律 | 0 | +++ | 0 | ↑↑ | 0 | ↓↓ | 0 |
| 普鲁卡因胺 | + | +++ | ↑ | ↑↑↑ | 0 | ↓ | + |
| 普罗帕酮 | + | ++ | ↑ | ↑↑ | + | ↓↓ | + |
| 普萘洛尔 | 0 | + | ↓ | ↑↑ | 0 | ↓↓ | +++ |
| 奎尼丁 | + | ++ | ↑ | ↑↑ | 0 | ↓↓ | + |
| 索他洛尔 | 0 | 0 | ↑↑ | ↑↑↑ | 0 | ↓↓ | ++ |
| 维拉帕米 | 0 | + | 0 | ↑ | +++ | ↓↓ | + |

注:"+, ++, +++"指药理作用"弱,中,强";"↑, ↑↑, ↑↑↑"分别指对 ERP 延长"弱,中,强"作用程度;"↓, ↓↓"指对起搏活动"弱,中"度抑制作用;"na"指"无研究报道"。

### 表 15-3　某些抗心律失常药的临床药理特性

| 药物 | 对窦房结节律的影响 | 对房室结不应性的影响 | PR 间期 | QRS 持续时间 | QT 间期 | 抗心律失常作用 | | 半衰期 |
|---|---|---|---|---|---|---|---|---|
| | | | | | | 室上性 | 室性 | |
| 腺苷 | ↓↑ | ↑↑↑ | ↑↑↑ | 0 | 0 | ++++ | ? | <10s |
| 胺碘酮 | ↓↓[a] | ↑↑ | 无,↑ | ↑ | ↑↑↑↑ | +++ | +++ | 数周 |
| 地尔硫䓬 | ↑↓ | ↑↑ | ↑ | 0 | 0 | +++ | - | 4~8h |
| 丙吡胺 | ↑↓[a,b] | ↑↓[b] | ↑↓[b] | ↑↑ | ↑↑ | + | +++ | 7~8h |
| 多非利特 | ↓(?) | 0 | 0 | 0 | ↑↑ | ++ | 无 | 7h |
| 决奈达隆 | - | - | - | - | ↑ | +++ | - | 24h |
| 艾司洛尔 | ↓↓ | ↑↑ | ↑↑ | 0 | 0 | + | + | 10min |
| 氟卡尼 | 无,↓ | ↑ | ↑ | ↑↑↑ | 0 | +[c] | ++++ | 20h |
| 伊布利特 | ↓(?) | 0 | 0 | 0 | ↑↑ | ++ | ? | 6h |
| 利多卡因 | 无[a] | 无 | 0 | 0 | 0 | 无[d] | +++ | 1~2h |
| 美西律 | 无[a] | 无 | 0 | 0 | 0 | 无 | +++ | 12h |
| 普鲁卡因胺 | ↓[a] | ↑↓[b] | ↑↓[b] | ↑↑ | ↑↑ | + | +++ | 3~4h |
| 普罗帕酮 | 0,↓ | ↑ | ↑ | ↑↑↑ | 0 | + | +++ | 5~7h |
| 普萘洛尔 | ↓↓ | ↑↑ | ↑↑ | 0 | 0 | + | + | 5h |
| 奎尼丁 | ↑↓[a,b] | ↑↓[b] | ↑↓[b] | ↑↑ | ↑↑ | + | +++ | 6h |
| 索他洛尔 | ↓↓ | ↑↑ | ↑↑ | 0 | ↑↑↑ | +++ | +++ | 7h |
| 维拉帕米 | ↓↓ | ↑↑ | ↑↑ | 0 | 0 | +++ | - | 7h |

a 可抑制病变的窦房结。

b 抗胆碱作用和直接抑制作用。

c 尤其是在 Wolff-Parkinson-White 综合征。

d 对洋地黄引起的房性心律失常有效。

注:"↑, ↑↑, ↑↑↑, ↑↑↑↑"指对房室结不应期,PR 间期,QRS 持续时间或 QT 间期"弱,中,强,很强"的增加程度;"+, ++, +++, ++++"分别指药理作用"弱,中,强,很强"。

## 第三节　常用抗心律失常药

# 一、Ⅰ类抗心律失常药：钠通道阻滞药

正常时，钠通道在静息、开放和不应 3 种状态间转换。去极化时，通道迅速从静息向开放状态转化（称激活），然后从开放状态转化到失活（称不应状态），经一段时间的复极化，再恢复到静息状态（图 15-4）。当心肌缺血时，钠通道从开放状态到不应状态转化较慢。第Ⅰ类药物在通道处于开放或不应状态时，与钠通道结合最强，而在静息状态较弱，因此呈现所谓"使用依赖性阻滞"（use-dependent channel block）的特性，即通道激活越频繁，则阻滞作用越明显。因此，它们能阻滞高频兴奋（异位节律性较高）的心肌组织，而对正常心率的心肌组织影响小。

本类药物像局部麻醉药一样，与钠通道的 α 亚单位结合可阻滞钠通道，减少钠电流，由于其能在许多可兴奋细胞上抑制动作电位的传播，又称膜稳定剂，共同特点是抑制心肌动作电位 0 相的去极化速率，属于最经典且仍被广泛使用的抗心律失常药。

### （一）Ⅰ A 类药

Ⅰ A 类抗心律失常药阻滞开放态的钠通道，对钠通道的阻滞作用强度介于 Ⅰ B 和 Ⅰ C 类抗心律失常之间，能适度阻滞心肌细胞膜钠通道，降低心肌动作电位 $V_{max}$，减慢传导；并增宽心电图 QRS 波持续时间。该类药可不同程度地抑制心肌细胞膜钾通道（$I_{Kr}$，$I_{Ks}$，$I_{K1}$）和钙（$I_{Ca.L}$）通道，延长 APD 和 ERP（图 15-10），抑制心肌收缩功能。它们在心肌的作用部位广泛（表 15-2，表 15-3）。

## 奎尼丁（quinidine）

奎尼丁是从金鸡纳树皮中提取的生物碱，是抗疟药奎宁的右旋体。奎宁在 18～19 世纪偶尔用于抗心律失常治疗。20 世纪早期，广泛应用奎尼丁治疗心律失常。尽管目前其在临床上的应用已经逐渐减少，但奎尼丁仍是一个经典的具有一定特点的口服抗心律失常药。最近认为奎尼丁是预防 Brugada 综合征心脏事件的有效药物[4]。

**1. 药理作用与作用机制**　奎尼丁除了能够适度阻滞心肌细胞膜钠通道外，还对 $I_{Kr}$、$I_{Ks}$、$I_{K1}$ 和 $I_{Ca.L}$ 有阻滞作用，因而可抑制 $K^+$ 外流和 $Ca^{2+}$ 内流。此外，还具有抗胆碱作用。主要心脏药理作用表现在下列几个方面。

（1）降低自律性：治疗剂量奎尼丁通过抑制 $I_{Na}$ 和 $I_{Ca.L}$，可降低心房肌、心室肌、浦肯野纤维和窦房结的自律性。在窦房结功能不全时，对窦房结抑制作用尤为明显。

（2）减慢传导：奎尼丁可抑制 $I_{Na}$，降低心房肌、心室肌、浦肯野纤维动作电位 0 相上升速率，使动作电位振幅降低，传导速度减慢。但其抗胆碱作用可能加快房室结的传导，应用奎尼丁治疗心房颤动和心房扑动时，可能出现心室率加快，故应用该药前常先用强心苷类药物，抑制房室结的传导，防止心室率过快。

由于心室内传导减慢，可见心电图 QRS 波加宽，如果 QRS 波增宽 50%，应减少用药剂量。

（3）延长 ERP：奎尼丁能够抑制心房肌、心室肌、浦肯野纤维 $I_{Kr}$、$I_{Ks}$、$I_{K1}$，减少 $K^+$ 外流，延长 APD 和 ERP。其延长 APD 和 ERP 的作用在心电图上显示为 QT 间期延长。

心肌缺血时，由于浦肯野纤维的 ERP 缩短或不均一而形成折返，奎尼丁可延长 ERP 并使之均一化，从而消除折返激动引起的心律失常。此外，该药可抑制 $I_{Ca.L}$，减少 $Ca^{2+}$ 内流，具有负性肌力作用。

**2. 体内过程** 口服后迅速由胃肠道吸收。1～2h 血药浓度达峰值，生物利用度为 70%～80%，心肌中药物浓度约为血药浓度的 10 倍，80% 与血浆蛋白结合。本药在肝脏代谢为仍有一定抗心律失常作用的 3-羟基奎尼丁，有 10%～20% 以原型经肾排出，半衰期约为 6h。当患者患有充血性心力衰竭、肝肾功能不良时，半衰期可能延长，尿呈酸性时尿中排泄会增多。血浆中的治疗浓度为 3～5μg/ml，超过 6μg/ml 可能引起毒性反应。

**3. 临床应用** 为广谱抗心律失常药，可治疗各种快速性心律失常，包括频发性室上性和室性期前收缩、室上性和室性心动过速、心房颤动和心房扑动等，是重要的转复心律的药物。虽然目前对心房颤动和心房扑动的治疗多采用介入电转律或射频消融法，但奎尼丁仍有应用价值，此外也可用于防止电转律后的复发。此外，由于其对心肌细胞瞬间外向 $K^+$ 电流 $I_{to}$ 有抑制作用，西方国家用奎尼丁预防 Brugada 综合征心脏事件发生[4]。

**4. 不良反应** 常见胃肠道反应包括恶心、呕吐、腹痛、腹泻及食欲缺乏，发生于 1/3～1/2 的患者；中枢神经系统反应包括耳鸣、听力丧失、视觉障碍、晕厥、谵妄等，总称为金鸡纳反应。此外，还可致血管神经性水肿、血小板减少（属过敏反应）等。心血管方面的不良反应包括低血压、心力衰竭、室内传导阻滞。严重者占 1%～5%，最严重的心脏毒性症状是 TdPs，甚至转变为心室颤动而致命。

**5. 药物相互作用** 奎尼丁与地高辛合用时，应能使后者的肾清除率降低而增加其血药浓度，故合用时应减少地高辛用量。药酶诱导剂（如苯巴比妥、苯妥英钠）可加速奎尼丁的代谢，使血药浓度降低。与普萘洛尔、维拉帕米、西咪替丁（药酶抑制剂）合用时应减少本药剂量。

## 普鲁卡因胺（procainamide）

普鲁卡因胺是局部麻醉药普鲁卡因的酰胺型衍生物，亦具有局部麻醉作用，为广谱抗心律失常药。

**1. 药理作用** 在多数心肌组织，普鲁卡因胺通过阻滞钠通道，可降低动作电位的 0 相上升速率，减慢传导，并延长心电图 QRS 持续时间。该药物还可抑制钾通道，延长 APD 和 ERP。虽然在抑制异位起搏活动上没有奎尼丁有效，但能更有效地阻滞去极化细胞的钠通道。普鲁卡因胺对窦房结和房室结有直接抑制作用，可稍抵消药物引起的迷走神经阻滞。

**2. 体内过程** 口服吸收迅速，1～1.5h 血药浓度达峰值，生物利用度为 80%。亦可静脉或肌内注射。该药在肝中代谢成仍有活性的 N-乙酰普鲁卡因胺，具有第Ⅲ类抗心律失常药的活性。N-乙酰普鲁卡因胺通过肾脏消除，因此，应用于肾功能障碍患者时普鲁卡因胺的剂量必须减少。在肾清除率降低的心力衰竭患者中也需要减少剂量。N-乙酰普鲁卡因胺的半衰期比普鲁卡因胺长，可在体内蓄积，因此，循环和肾功能障碍的患者应该检测普鲁卡因胺和 N-乙酰普鲁卡因胺的血浆浓度。有些个体普鲁卡因胺的代谢迅速，体内有高水平的 N-乙酰普鲁卡因胺，这些患者中狼疮综合征不常见；反之在缓慢乙酰化患者，普鲁卡因胺血药浓度升高，则易引起狼疮综合征。

**3. 临床应用** 与奎尼丁相同，为广谱抗心律失常药，但对心房颤动及心房扑动的转复律作用不如奎尼丁，在治疗急性心肌梗死引起的室性心律失常方面，效果不亚于利多卡因。在控制室性心律失常方面，普鲁卡因胺剂量 2～5g/d 通常是需要的。高水平 N-乙酰普鲁卡因胺蓄积患者和消除缓慢的肾脏疾病患者，用药不要太频繁。

**4. 不良反应** 普鲁卡因胺的心脏毒性和奎尼丁相似。高浓度静脉注射时可引起低血压及明显的传导减慢，还可致窦性停搏、室内传导阻滞、室性心动过速 TdPs、心室颤动、心力衰竭等。用量过大可引起白细胞减少，长期应用可引起系统性红斑狼疮，但停药后可恢复，必要时用皮质激素治疗。肾功能障碍患者可引起的 TdPs。当普鲁卡因胺血浆浓度大于 8μg/ml 或 N-乙酰普鲁卡因胺浓度大于 20μg/ml，胃肠道或心脏毒性风险升高。

### 丙吡胺（disopyramide）

丙吡胺的作用与奎尼丁和普鲁卡因胺非常相似。其抗胆碱作用比奎尼丁更为显著，因此，当治疗心房扑动或心房颤动时应同时给予减慢房室传导的药物。在美国丙吡胺仅被批准用于治疗室性心律失常。

丙吡胺的中毒浓度可以产生与奎尼丁相同的电生理毒性效应。另外，其抑制心肌收缩力的作用更为明显，能够加重或诱发心力衰竭。因此，丙吡胺不作为抗心律失常的一线药物，有充血性心力衰竭的患者忌用。丙吡胺的阿托品样作用可引起尿潴留、口干、视物模糊及青光眼加重。一旦出现这些症状，应停药。

### （二）ⅠB 类药

本类药在 0 相去极化时结合于开放状态的钠通道。在钠通道阻滞药中，ⅠB 类与钠通道的亲和力最小，易从通道解离（表 15-2，表 15-3），且能降低异位自律性，对传导的影响比较复杂。此外，该类药物可缩短 APD，相对延长 ERP（图 15-6），以前认为缩短 APD 与促进 $K^+$ 外流有关，但实验证据不足；后来发现与抑制心肌内向[$Na^+$ 和（或）$Ca^{2+}$]电流有关[5,6]。其主要作用于心室肌和希-浦纤维系统。

## 利多卡因（lidocaine）

利多卡因为局部麻醉药，1963 年开始用于治疗心律失常，是目前防治急性心肌梗死及各种心脏病并发快速室性心律失常的常用药物。该药只能通过静脉途径给药，毒性发生率低。利多卡因是钠通道阻滞药中最具有临床价值的药物。

**1. 药理作用**　利多卡因阻滞激活和失活的钠通道动力学，对具有较长 APD 的细胞如浦肯野细胞和心室肌细胞的影响更大，对心房几乎无作用。该药在治疗浓度时能减慢浦肯野纤维 4 相去极化速率，降低浦肯野纤维自律性；对正常窦房结的自律性无明显影响。治疗浓度的利多卡因对浦肯野纤维的传导速度无明显影响，然而在心肌缺血时可通过抑制 0 相 $Na^+$ 内流而明显减慢传导。高浓度的利多卡因能明显抑制动作电位 0 相上升速率而减慢传导。此外，利多卡因抑制内向（$Na^+$ 和 $Ca^{2+}$）电流，缩短 APD 并相对延长 ERP[5, 6]，有利于消除折返而抗心律失常。对心电图无影响。

**2. 体内过程**　该药首过效应明显，口服后仅 3%进入血液循环，故不宜口服。静脉注射后作用迅速。体内分布广泛，约 70%与血浆蛋白结合，表观分布容积为 1L/kg，心肌中浓度为血药浓度的 3 倍。消除半衰期约为 100min。作用时间较短，常用静脉滴注给药。在成年人，150～200mg 负荷剂量应缓慢输注（约 15min），药物输注应遵循 2～4mg/min 直到药物血浆浓度 2～6μg/ml。利多卡因血浆浓度的测定对调整输注速率具有重要价值。有些心肌梗死或其他急性疾病的患者需要较高浓度，可能是由于血浆中可结合利多卡因的急性反应蛋白，即 $α_1$ 酸性糖蛋白增加，因而降低了利多卡因的游离药物浓度。故应注意测定血药浓度，调整剂量以确保血药浓度在治疗范围内。利多卡因主要在肝中代谢，仅 10%以原型经肾排泄，因此肾功能障碍对其清除影响较小。心力衰竭患者，利多卡因的分布量和总清除率均可降低。因此，负荷和维护剂量要相应减少。在肝病患者中，血浆清除率明显降低，且其分布量常增加；在这种情况下，消除半衰期可能增加 3 倍以上。在肝脏疾病中，应减少维护剂量。

**3. 临床应用**　对各种室性心律失常疗效显著。对急性心肌梗死患者的室性期前收缩、室性心动过速及心室颤动的治疗，可作为首选药。此外，对其他各种器质性心脏病，以及强心苷、外科手术等所引起的室性心律失常亦可适用，尤其适用于危急病例的急救。但预防性应用利多卡因实际上可能增加总死亡率，这可能与增加心脏停搏发生有关。

**4. 不良反应**　利多卡因是现今所用的钠通道阻滞药中心脏毒性最小的药物。少有致心律失常作用。在大剂量时，特别是对心力衰竭的患者，利多卡因可能会导致低血压，使心肌收缩力减弱。最常见类似其他局部麻醉药的神经系统副作用：感觉异常、震颤、恶心、头晕、听力障碍、言语不清、抽搐。这些常发生在老年人、其他脆弱的患者或当药物输注太快时。这种反应与剂量有关，通常是短暂的。在一般情况下，避免血浆水平超过 9μg/ml，利多卡因的耐受性还是良好的。

## 苯妥英钠（phenytoin sodium）

**1. 药理作用** 苯妥英钠属抗惊厥或抗癫痫药物。对心肌电生理作用类似于利多卡因，也作用于希–浦纤维系统，可降低浦肯野纤维的自律性，缩短 APD，相对延长 ERP。能与强心苷竞争 $Na^+$，$K^+$-ATP 酶，抑制强心苷中毒所致的 DAD 及触发自律活动。该药可改善因强心苷中毒引起的房室传导阻滞。

**2. 临床应用** 主要用于室性心律失常及强心苷中毒所致的室性心律失常，由于其不抑制传导，故对强心苷引起的伴有房室传导阻滞的室上性心动过速效果更佳。对心肌梗死、心脏手术、麻醉、电复律等引起的室性心律失常也有效。

**3. 不良反应** 静脉注射速度太快时可引起心律失常，如窦性心动过缓、窦性停搏、心室颤动、低血压、呼吸抑制等。

## 美西律（mexiletine）

美西律为利多卡因的衍生物，但没有明显的肝脏首过效应，因此可以口服给药。其电生理学及抗心律失常作用与利多卡因相似，主要用于治疗室性心律失常。消除半衰期为 8～20h。通常在治疗剂量就可引起剂量相关的不良反应，主要表现为明显的神经系统症状，如震颤、视物模糊及嗜睡，恶心也是一个常见的副作用。

### （三）ⅠC 类药

ⅠC 类药物与钠通道的亲和力强于ⅠA 和ⅠB 类抗心律失常药，结合和解离均比较慢。能重度阻滞心肌细胞膜钠通道，抑制 $Na^+$内流，降低自律性（表 15-2，表 15-3），并且显著抑制动作电位 0 相 $V_{max}$，降低动作电位 0 相上升速率和幅度，对传导的抑制作用最为明显。该类药物还可使心电图可见 QRS 波加宽，而对复极过程影响小，一般不影响 APD（图 15-10），但也有这类药除外。ⅠC 类药安全范围窄，近年报道有较明显的致心律失常作用，可增加死亡率，应予注意。

## 氟卡尼（flecainide）

**1. 药理作用** 氟卡尼是一种强有力的钠通道阻滞药，可降低心房肌、心室肌及希–浦系统的 0 相去极化速率而减慢传导，也可延长房室旁路的传导，抑制 $Na^+$内流而降低心肌自律性。该药对钾通道（$I_{Kr}$/HERG）也有明显的抑制作用[7]，体外实验发现其也可阻滞 $Ca^{2+}$ 内流。氟卡尼不延长动作电位 APD 或心电图 QT 间期，但可以延长心电图的 PR 间期、QRS 波宽。氟卡尼没有抗胆碱作用。

**2. 体内过程**　口服吸收迅速而完全，生物利用度达 90%。3h 血药浓度达峰值，心肌中药物的浓度约为血药浓度的 12 倍，消除半衰期约为 20h。经肝 CYP2D6 代谢成无活性的代谢物，或以原型经肾排泄。肝肾功能不良者，其 $t_{1/2}$ 可延长。

**3. 临床应用**　氟卡尼对室上性及室性心律失常均有效，在抑制室性期前收缩方面也非常有效。有报道氟卡尼治疗心肌梗死后的心律失常可增高病死率，故一般不用。主要用于危及生命的室性心动过速和顽固性心律失常。

**4. 不良反应**　氟卡尼可导致恶心、头痛、眩晕及视物模糊，能加重心力衰竭患者心功能抑制。最严重的是引起致死性的心律失常，包括增加心房扑动患者的心室率，增加折返性室性心动过速的发作频率及心肌梗死后患者的死亡率。对有传导阻滞的患者，氟卡尼可能会引起心源性休克。

### 普罗帕酮（propafenone）

**1. 药理作用**　普罗帕酮又称心律平，为一种具有局部麻醉作用的 I C 类药物，它对钠通道阻滞的强度与氟卡尼相似，也阻滞钾通道。能降低浦肯野纤维及心室肌的自律性，延长 APD 和 ERP，明显减慢传导速度。此外，该药化学结构类似于普萘洛尔，具有较弱的 β 肾上腺素受体阻断作用，并能抑制 $I_{Ca,L}$，具有轻度负性肌力作用。

**2. 体内过程**　口服吸收完全，30min 起效，2～3h 作用达峰值，首过效应明显，生物利用度小于 20%，蛋白结合率超过 90%，主要在肝脏和肾脏消除。在肝脏经 CYP2D6 代谢成 5-羟普罗帕酮，该代谢物阻滞钠通道的作用与原型药等效，但阻断β肾上腺素受体的作用则较弱。缺乏 CY2D6 的患者，其首过效应小，血浆中普罗帕酮的浓度水平高，在治疗时不良反应发生率高，其β肾上腺素受体阻断作用如减慢心率作用亦明显。中、重度肝病患者，剂量应减少 20%～30%。肾病患者是否应减量尚未确定。

**3. 临床应用**　抗心律失常作用谱类似于奎尼丁，适用于室上性及室性期前收缩、心动过速及预激综合征伴发心动过速或心房颤动者。

**4. 不良反应**　常见恶心、呕吐、味觉改变（金属味）、便秘、头痛、眩晕。严重时可使心律失常恶化。由于阻滞β肾上腺素受体，可引起窦性心动过缓和哮喘，也可加重心力衰竭，引起房室传导阻滞。

## 二、II 类抗心律失常药：β肾上腺素受体阻断药

β肾上腺素受体阻断药具有选择性心脏β₁肾上腺素受体阻断作用（图 15-10），有的显示较弱的拟交感活性，有的具有直接的膜抑制作用，有些可延长心脏 APD（表 15-2，表 15-3）。其β肾上腺素受体作用和直接膜作用对抗心律失常作用的贡献程度不完全清楚。

这类药具有抗心肌缺血作用，可改善心肌病变，降低心肌梗死恢复期患者的死亡率，防止严重心律失常及猝死，对心室异位节律点的抑制作用较钠通道阻滞药弱。

## 普萘洛尔（propranolol）

$$·HCl$$

**1. 药理作用** 普萘洛尔能竞争性地阻断β肾上腺素受体，大剂量尚有膜稳定作用，抑制电压依赖性钠通道（$I_{Na}$），从而产生抗心律失常作用。普萘洛尔作用如下：①降低自律性，抑制窦房结、心房、浦肯野纤维自律性，此作用在运动及情绪激动时尤为明显，也能降低儿茶酚胺所致的 DAD 而防止触发自律活动；②减慢传导，其在阻断β肾上腺素受体时，并不影响传导速度，但当血药浓度超过 100ng/ml 时，由于膜稳定作用，可降低 0 相上升速率，明显减慢房室结及浦肯野纤维的传导；③对心肌 APD 和 ERP 有影响，治疗剂量可缩短 APD 和 EPR，高浓度时则使之延长。对房室结 ERP 有明显的延长作用。对交感神经过度兴奋导致释放儿茶酚胺增多或心肌梗死（部分原因是交感神经活性的增加）引起的心肌自律活动增加、心率加快、快速性室性心律失常效果显著。

**2. 临床应用** 普萘洛尔主要用于室上性心律失常。对窦性心动过速，尤其与交感神经过度兴奋有关的窦性心动过速效果较好。对部分折返性室上性心动过速患者亦有效。对于心房颤动、心房扑动，普萘洛尔多数仅减慢其心室率，不能转复为窦性节律。对由运动和情绪激动、甲状腺功能亢进和嗜铬细胞瘤等所诱发的室性心律失常亦有效。此外，普萘洛尔可用于预激综合征及 LQT 综合征引起的心律失常。

**3. 不良反应** 普萘洛尔可致窦性心动过缓、房室传导阻滞、低血压、心力衰竭等。对有病态窦房结综合征、房室传导阻滞、支气管哮喘或慢性肺部疾病患者禁用。长期使用后，普萘洛尔对脂肪及糖代谢可产生不良影响，应慎用于高脂血症及糖尿病患者。长期用药后，突然停用可能引起反跳，表现为高血压、心绞痛或心律失常。

## 美托洛尔（metoprolol）

美托洛尔为选择性$β_1$肾上腺素受体阻断药，有较弱的膜稳定作用，无内在拟交感活性。其抗心律失常作用及应用与普萘洛尔相似，但效应较弱。

## 艾司洛尔（esmolol）

艾司洛尔能被红细胞脂酶迅速代谢，因此消除半衰期短暂（约 9min），该药为超短时作用的选择性$β_1$肾上腺素受体阻断药，内在拟交感活性较弱。静脉给药可以作为手术中抗心律失常药。可迅速减慢心房颤动和心房扑动者的心室率。不良反应主要为低血压。

### 索他洛尔（sotalol）

索他洛尔治疗心律失常的作用较其他β₁肾上腺素受体阻断药更为有效，可明显延长心肌 APD，一般归为第Ⅲ类抗心律失常药（见下文）。

## 三、Ⅲ类药：延长 APD 药

这类药物的共同特点是可明显延长心肌 APD 和 ERP（图 15-10），通常主要通过阻滞心肌几种钾通道（表 15-2，表 15-3）。大多数这类药物往往在心肌 APD 延长时表现出不期望的"反向使用依赖"特性：快频率时心肌 APD 延长最少，而在慢频率时，心肌 APD 延长最显著，这种作用有引起 TdPs 的风险。

虽然这类抗心律失常药容易引起 QT 间期延长，有相当强的引起 TdPs 的趋势和致心律失常作用，但最近的研究表明单纯 QT 间期过度延长并不是药物引起 TdPs 的最好预测指标。除 QT 间期延长外，TdPs 的因素应该还包括动作电位稳定性、三角形状的动作电位、反向使用依赖性及心肌复极化的离散度。此类药物还多兼具其他类型抗心律失常药物的特性。

### 胺碘酮（amiodarone）

**1. 药理作用**　胺碘酮主要通过阻滞心肌细胞 $I_{Kr}$ 显著延长 APD 和心电图 QT 间期，长期应用也阻滞心肌 $I_{Ks}$。不具有反向使用依赖性，对不同频率 APD 都有延长作用。尽管目前把胺碘酮归类为Ⅲ类抗心律失常药，但其实际上也阻滞电压依赖性钠通道和钙通道，所以具有Ⅰ类抗心律失常药的作用，以及Ⅳ类抗心律失常药阻滞钙通道的特性。该药在心脏的作用部位广泛，为广谱抗心律失常药。此外，该药还具有非竞争性阻断α和β肾上腺素受体、扩张冠脉、降低外周血管阻力、保护缺血心肌等作用。

胺碘酮具有对钾通道、钠通道、钙通道的阻滞作用及β肾上腺素受体的阻断作用，它对心肌的作用主要表现在以下几个方面：①降低窦房结和浦肯野纤维自律性；②减慢房室结及浦肯野纤维的传导速度，这与其阻滞钠和钙通道有关；③显著延长心房肌、心室肌、房室结、浦肯野纤维和房室旁路的 APD 及 ERP。

**2. 体内过程**　胺碘酮可口服或静脉注射给药。口服吸收缓慢而不完全，生物利用度为35%～65%，服药 1 周左右发挥作用。该药脂溶性很高，在组织中分布广泛，可积聚在许多组织，心脏药物浓度 10～50 倍于血药浓度，在肺、肝、皮肤、泪液中浓度也高。表观分布容积为 66L/kg。几乎全部在肝脏代谢，主要代谢物具有生物活性。消除半衰期复杂，快速消除相（药物的 50%）为 3～10 日，而缓慢消除相可达数周。停药后药物效果可维持1～3 个月。组织中药物水平在停药 1 年后还可以检测到。该药静脉注射 QT 间期延长的作用是温和的，但会引起心动过缓和房室传导阻滞。

　　胺碘酮与其他药物相互作用十分重要，当应用胺碘酮时，要注意调整其他药物的剂量。胺碘酮是肝细胞色素 CYP3A4 的底物，抑制这种酶可使胺碘酮血浆水平升高，组胺 $H_2$ 受体阻断剂西咪替丁就可抑制这种酶，另外利福平诱导 CYP3A4，合用时胺碘酮的血浆浓度会降低。胺碘酮可抑制多种细胞色素 P450 酶，并可能导致许多药物血浆水平升高，如他汀、地高辛和华法林。开始应用华法林时胺碘酮的剂量应降低 1/3～1/2，还应密切监测凝血酶原时间。

　　**3. 临床应用**　　胺碘酮用于各种室上性和室性心律失常及预激综合征，能使心房扑动、心房颤动及阵发性室上性心动过速转复为窦性心律。对室性期前收缩、室性心动过速的疗效可达 80%左右。急性心肌梗死恢复期的患者，口服胺碘酮能在一定程度上降低死亡率。

　　**4. 不良反应**　　虽然胺碘酮心脏的毒性较小，对有窦房结或房室结功能低下的患者，胺碘酮可能会引发心动过缓或传导阻滞，也可能加重或引起心力衰竭。尽管此药会使 QT 间期延长，但由于其可阻滞钙通道，并且能非竞争性地阻断 β 肾上腺素受体，故很少引起TdPs。剂量过大时，偶有引起 TdPs/心室颤动的报道。低血压和心动过缓是静脉注射给药后常见的不良反应。

　　由于胺碘酮的化学结构与甲状腺素相似，含有碘原子，其部分抗心律失常作用和毒性与其能与甲状腺素受体相互作用有关。该药长期口服会引起许多心脏以外的不良反应，包括肝功能异常、眼角膜微粒沉淀，一般不影响视力，停药后可自行恢复。还可引起震颤、共济失调、头痛及面部色素沉着等。最严重的肺毒性是肺间质纤维化，即使在低剂量（200mg/d 或更少）时，1%的患者仍可观察到致命性肺纤维化、肝功能异常和过敏性肝炎，有致死的报道，一旦发现应立即停药，并用糖皮质激素治疗。因此，在胺碘酮治疗中，长期服用者应定期监测肝功能，行胸部 X 线片检查。此外，长期用药，少数人可发生甲状腺功能亢进或减退，这是由于胺碘酮阻滞甲状腺素的外周转换[甲状腺素（$T_4$）转化为三碘甲状腺原氨酸（$T_3$）]。胺碘酮也是一个潜在的无机碘，因此在开始治疗前应评估甲状腺功能并定期监测。

### 决奈达隆（dronedarone）

　　决奈达隆是最近美国 FDA 批准的用于治疗心房扑动和心房颤动的新药[8]。其化学结构是将胺碘酮上的碘原子从苯环上移除，增加一个甲基磺酰基团到苯并呋喃环。设计合成的目的旨在消除母体药物的甲状腺素代谢作用并改变药物的半衰期。短时限研究发现决奈达隆不引起甲状腺功能障碍或肺毒性，但有报道肝脏毒性（包括 2 例严重肝损害需要肝移植）。决奈达隆同胺碘酮一样，有多种离子通道（包括 $I_{Kr}$、$I_{Ks}$、$I_{Ca}$ 和 $I_{Na}$）阻滞作用，也有 β 肾上腺素受体阻断作用。

　　决奈达隆半衰期为 24h，可固定剂量每日 2 次 400mg。决奈达隆与食物服用时吸收率可增加 2～3 倍。决奈达隆既是肝脏 CY3A4 酶的底物，又是其抑制剂。它的消除不通过肾脏，但其可抑制肾小管分泌肌酐，引起 10%～20% 血清肌酐增加。因其不改变肾小球滤过率，故药物剂量不需调整。

决奈达隆可使一小部分（15%）心房颤动患者恢复窦性节律，与安慰剂相比可降低 10～20 次/分心室率。对阵发性心房颤动患者，决奈达隆能翻倍地延长心房颤动复发的间隔，初步研究表明决奈达隆能使心房颤动患者住院率或死亡率降低。然而，由于死亡、脑卒中和心力衰竭的风险增加及死亡率增加，决奈达隆在晚期心力衰竭患者的临床试验被过早终止。因此，决奈达隆应用的警示是，可引起急性心功能失代偿。

## 索他洛尔（sotalol）

索他洛尔有 D-、L-消旋混合物和 L-索他洛尔，都保留着 β 肾上腺素受体阻断活性，是非选择性的 β 肾上腺素受体阻断药，D-和 L-异构体都有延长心肌 APD 和 ERP 的作用，其作用主要是通过选择性阻滞快速激活延迟整流钾电流（$I_{Kr}$），因此属Ⅲ类抗心律失常药。治疗剂量对动作电位 $V_{max}$ 无明显影响。索他洛尔可延长心房肌、心室肌、房室结和浦肯野纤维 APD 和 ERP，降低窦房结及浦肯野纤维的自律性，并通过 β 肾上腺素受体阻断作用减慢房室传导。可用于各种心律失常，包括心房颤动、心房扑动、室上性心动过速、预激综合征伴发的室上性心动过速、室性期前收缩、室性心动过速、心室颤动及急性心肌梗死并发严重心律失常。不良反应发生率较低，静脉注射后，在短时间内可出现症状性窦房结功能异常及心功能不全。

索他洛尔口服吸收良好，生物利用度约为 100%。它不在肝脏中代谢，不与血浆蛋白结合，主要以原型从肾脏排泄，半衰期约 12h。由于其相对简单的药动学，索他洛尔很少显示药物相互作用。其最显著的心脏不良反应是其药理作用的延伸。过量时可明显延长 QT 间期，低血钾患者、肾功能障碍者，以及有遗传性长 QT 综合征者慎用。最高每日推荐剂量可引起 TdPs，发病率接近 6%。明显心力衰竭患者用索他洛尔治疗可引起左心室功能进一步下降。

索他洛尔被批准用于治疗危及生命的室性心律失常与心房颤动患者窦性心律的维持，也被批准用于治疗儿童期室上性和室性心律失常。索他洛尔可降低心脏除颤阈值。

## 多非利特（dofetilide）

多非利特具有Ⅲ类抗心律失常药延长心肌 APD 的作用，与剂量依赖性阻滞 $I_{Kr}$ 有关，低血钾症时阻滞作用增强。多非利特不阻滞其他钾通道或钠通道。由于其 $I_{Kr}$ 阻滞作用恢复速度缓慢，作用与频率的依赖性不大。然而，多非利特在高频率也表现出较少的 APD 延长，这是因为其阻滞 $I_{Kr}$，增加了其他钾通道（如 $I_{Ks}$）的复极化作用。

多非利特生物利用度为 100%，口服剂量 80%以原型从肾脏排泄，其余失活代谢产物从尿液排出。肾阳离子分泌转运系统抑制剂如西咪替丁可使多非利特半衰期延长。由于 QT 间期延长，多非利特致室性心律失常的风险直接与血浆浓度相关。因此，用药剂量必须根据肌酐清除率来估计。最好在医院测定心率校正的 QT 间期（QTc）和血清电解质后使用该药物。QTc 大于 450ms、心动过缓（小于 50 次/分）及低钾血症是多非利特使用的相对禁忌证。

多非利特被美国 FDA 批准用于维持心房颤动患者的窦性心律，对心房颤动患者窦性心律的恢复也是有效的。

### 伊布利特（ibutilide）

伊布利特，和多非利特一样，可阻滞 $I_{Kr}$。静脉注射后，伊布利特迅速经肝脏代谢清除，代谢产物由肾脏消除，消除半衰期平均为 6h。伊布利特用于急性转化心房扑动，心房颤动为窦性节律。该药是对心房扑动比心房颤动更有效，平均终止心房扑动时间为 20min。应该指出的是，其最严重的不良效应是 QT 间期过度延长和 TdPs。患者在输注伊布利特时，需要 4h 连续心电图监测或直到延长的 QTc 返回到基线。

### 溴苄胺（bretylium）

溴苄胺可延长心室肌和浦肯野纤维的 APD 和 ERP，对自律性及传导无明显影响。该药静脉输注可以用于治疗心室颤动并预防其再发作。给药初期，其可能促进去甲肾上腺素的释放并抑制其再摄取，但较少引起高血压或心律失常。口服给药生物利用度较低（约 35%）。长期用药后，由于耗竭交感神经递质而可能发生低血压。该药主要以原型经肾脏排泄，肾衰竭患者需要减慢静脉滴注速度。本药很少引起 TdPs。

## 四、Ⅳ类药：钙通道阻滞药

这类钙通道阻滞药（表 15-2，表 15-3）作为抗心绞痛药物将在第十七章详细介绍。维拉帕米和地尔硫䓬也有抗心律失常效果。二氢吡啶类（如硝苯地平）不具有抗心律失常作用，可能会引起心律失常。维拉帕米和地尔硫䓬作用于慢反应细胞，如窦房结和房室结，可减慢心率，降低房室结传导速率，延长 ERP。在钙通道阻滞药中，只有维拉帕米和地尔硫䓬在治疗浓度可阻滞心肌细胞钙通道，用于心律失常的治疗。与 β 肾上腺素受体阻断药不同，目前尚未证实钙通道阻滞药是否能降低心肌梗死恢复期患者的死亡率。

## 维拉帕米（verapamil）

**1. 药理作用**　维拉帕米可阻滞心肌细胞膜活化和失活的 L 型钙通道，抑制钙内流。因此，其效果在不太完全极化的组织、慢反应细胞如窦房结及房室细胞更显著。其可抑制动作电位 0 相上升最大速率和振幅（图 15-10），减慢房室传导速度，还能延长慢反应细胞的不应期。治疗浓度维拉帕米可使房室结传导时间和有效不应期持续延长，还会减缓窦房结活动，但其降压作用可能偶尔会引起窦房结频率小幅反弹。维拉帕米可抑制心肌 EAD 和 DAD，对抗严重部分去极化心肌组织的缓慢反应电活动。

**2. 体内过程**　维拉帕米口服吸收迅速而完全，有明显的首过效应，生物利用度仅 10%～20%。口服后 2h 起作用，3h 血药浓度达峰值，可维持 7h 左右。静脉注射量为口服量的 1/10，注射后 0.5～1min 起效。约 90% 的药物与血浆蛋白结合，血浆 $t_{1/2}$ 为 6～8h，约 75% 经肾排泄。

**3. 临床应用**　口服维拉帕米的主要适应证是预防阵发性室上性心动过速的发作，以及减慢心房颤动患者心室率。静脉注射用于终止阵发性室上性心动过速（现在已逐渐被更为安全的腺苷取代）。维拉帕米偶尔用于由 EAD 或 DAD 引起的室性心律失常。

由于该药不影响房室旁路的传导，且会抑制房室结传导，将可能有更多的心房冲动经旁路传入心室而增加心室率，甚至诱发心室颤动，因此维拉帕米禁用于预激综合征患者。

**4. 不良反应**　静脉注射维拉帕米的主要不良反应是低血压，特别是室性心动过速的患者误用了该类药物，更易发生低血压。如果注射维拉帕米速度过快可引起心动过缓、房室传导阻滞。

**5. 药物相互作用**　如与 β 肾上腺素受体阻断药合用，因二者都可抑制心肌收缩力，减慢心率和传导，可诱发心力衰竭，有产生心脏停搏的危险。因该药能抑制地高辛经肾小管排泄，故合用时应减少地高辛的用量。

## 地尔硫䓬（diltiazem）

地尔硫䓬的电生理作用及应用与维拉帕米相似，但其减慢心率的作用较弱。口服后，也有明显的首过效应。主要用于室上性心律失常，如阵发性室上性心动过速及频发性房性期前收缩，对阵发性心房颤动亦有效。口服时不良反应较小，可见头昏、乏力及胃肠不适等，偶有过敏反应。

# 五、其他具有抗心律失常作用的药物

某些用于治疗心律失常的药物（表 15-2，表 15-3），不适合采用传统的抗心律失常药物分类。这些药包括洋地黄（在第十七章讨论，不在此叙述）、腺苷、镁和钾。此外，某些抗心律失常药物，如作用于肾素-血管紧张素-醛固酮系统的药物、鱼油和他汀类药物，对冠心病或充血性心力衰竭患者，可以减少其心动过速和纤颤的复发，不在此描述。

## 腺苷（adenosine）

**1. 药理作用**　　腺苷为天然核苷酸，可通过激活腺苷受体（A 受体）而发挥作用。在心房、窦房结及房室结，腺苷通过与 $A_1$ 受体结合而激活乙酰胆碱敏感的钾通道（$I_{K.ACh}$）和 ATP 敏感的钾通道（$I_{K.ATP}$），使 $K^+$ 外流增加，缩短 APD[9]。腺苷可使心肌传导组织细胞膜超极化而降低自律性，还能抑制 $Ca^{2+}$ 内流，延长房室结的 ERP，减慢房室传导及抑制交感神经兴奋引起的 DAD，从而发挥抗心律失常作用。

**2. 体内过程**　　腺苷在体内消除迅速，血液中的半衰期小于 10s，起效快而作用短暂。由于在许多细胞（包括内皮细胞）中存在载体介导的再摄取，并进一步被腺苷脱氨酶代谢，所以其 $t_{1/2}$ 极短。故腺苷的静脉注射要迅速，否则在其到达心脏之前可能已被消除。

**3. 临床应用**　　当作为推注剂量给药时，腺苷可直接抑制房室结传导并增加房室结不应期，但其对窦房结影响较小。腺苷目前是逆转阵发性室上性心动过速到窦性心律的首选药物，其疗效高（90%～95%）但作用时间非常短。通常给予 6mg 的推注剂量，如果有需要则给予 12mg 推注剂量。室性心动过速对腺苷不敏感。该药物在有腺苷受体阻断剂如茶碱或咖啡因存在时效果较差，但在腺苷摄取抑制剂如双嘧达莫存在时，腺苷作用会增强。

**4. 不良反应**　　腺苷的不良反应极短暂，有呼吸困难、胸部不适、眩晕等。可见暂时心脏停搏，通常持续不到 5s，但这也可能是其产生作用的方式之一。由于腺苷可引起不均一性的心房 APD 缩短，会偶然引发心房颤动。腺苷可在约 20% 的患者中引起潮红和短暂呼吸或胸部烧灼感（可能与支气管痉挛相关）。不常见的反应有头痛、低血压、恶心和感觉异常。

## 镁（magnesium）

最初，镁用于治疗洋地黄引起的伴有低镁血症的心律失常，后来发现对血清镁浓度正常的患者，输注镁也有抗心律失常作用，其作用机制尚不清楚。目前认为镁能影响 $Na^+$、$K^+$-ATP 酶、钠通道、钾通道和钙通道。镁疗法的指征：①洋地黄引起的伴有低镁血症的心律失常；②血清镁正常的 TdPs。常用剂量为 1g（硫酸盐）静脉注射（大于 20min），必要时重复 1 次。镁作为抗心律失常药物的确切作用机制及其适应证需要进一步研究。

## 钾（potassium）

在心脏细胞膜内外 $K^+$ 浓度有一定的生理意义，增加血清 $K^+$ 浓度的作用如下：①静息电位部分去极化作用；②膜电位稳定作用，后者由 $K^+$ 通透性增加引起。低钾血症可引起 EAD 或 DAD 风险增加，以及异位起搏活动，尤其在洋地黄治疗时，升高血 $K^+$ 浓度，可抑制洋地黄引起的心脏异位起搏活动并减慢传导，血 $K^+$ 浓度过高也抑制窦房结节律。低血钾和高血钾都有潜在致心律失常作用，因此钾疗法以恢复血 $K^+$ 浓度到正常水平为目的。

总结本部分内容抗心律失常药见表 15-4。

**表 15-4　抗心律失常药小结**

| 药物类别 | 作用机制 | 效用 | 临床应用 | 体内过程, 毒性, 药物相互作用 |
|---|---|---|---|---|
| **ⅠA 类** | | | | |
| 普鲁卡因胺 | $I_{Na}$ 和 $I_{Kr}$ 通道阻滞 | 减慢传导速度、起搏频率，延长心肌 APD，钠通道解离速率适中，直接抑制窦房结和房室结电活动 | 大多数心房和心室心律失常，为与急性心肌梗死相关的室性心律失常二线药 | 口服，静脉注射，肌内注射，经肝脏代谢为 N-乙酰丙酰胺后从肾排泄，肾衰竭患者可引起 TdPs；毒性：低血压，长期用药引起可逆性狼疮相关症状 |
| ·奎尼丁：作用类似于普鲁卡因胺，但毒性较大（金鸡纳反应、TdPs），少用。最近用于预防 Brugada 综合征心脏事件 | | | | |
| ·丙吡胺：作用与普鲁卡因胺相似，但具有显著抗胆碱作用，可引起心力衰竭，不常用 | | | | |
| **ⅠB 类** | | | | |
| 利多卡因 | $I_{Na}$ 通道阻滞 | 阻滞激活和失活，从钠通道解离迅速，不延长且可能缩短心肌 APD | 终止心室心动过速，预防复律后心室颤动 | 静脉注射，肝脏首过效应代谢，心力衰竭或肝脏疾病患者减量；毒性：主要是神经症状 |
| **ⅠC 类** | | | | |
| 氟卡尼 | $I_{Na}$ 通道阻滞 | 从钠通道解离缓慢，不影响心肌 APD | 正常心脏患者室上性心律失常，不用于心肌缺血（心肌梗死后） | 口服，经肝、肾代谢，半衰期 20h；毒性：致心律失常作用 |
| 普罗帕酮：口服有效，较弱的β受体阻断活性；用于室上性心律失常，经肝代谢 | | | | |
| **Ⅱ类** | | | | |
| 普萘洛尔 | β 肾上腺素受体阻断 | 直接膜抑制作用（$I_{Na}$ 通道阻滞），延长心肌 APD，减慢窦房结自律性，减慢房室结传导速度 | 房性心律失常，预防心肌梗死复发和突发死亡 | 口服或肠胃外用药，持续 4~6h；毒性：哮喘，房室传导阻滞，急性心力衰竭。与其他心脏抑制剂和降血压药物有相互作用 |
| 艾司洛尔：作用短暂，只静脉注射用于术中和其他急性心律失常 | | | | |
| **Ⅲ类** | | | | |
| 胺碘酮 | 阻滞 $I_{Kr}$、$I_{Na}$、$I_{Ca,L}$ 通道及 β 肾上腺素受体 | 延长心肌 APD 和 QT 间隔，减慢心率和房室结传导，TdPs 发生率较低 | 严重心室心律失常和室上性心律失常，心房颤动 | 可口服和静脉注射，吸收变异大，有组织蓄积，经肝代谢，消除复杂且缓慢；毒性：心动过缓、传导阻滞、周围血管舒张、肺和肝毒性、甲状腺功能亢进等。药物相互作用与肝脏 CYP 代谢有关 |
| 多非利特 | $I_{Kr}$ 通道阻滞 | 延长心肌 APD 和 ERP | 维护或恢复心房颤动窦性心律 | 可口服，经肾排泄；毒性：TdPs（启动），与其他 QT 延长药有交互相加作用 |
| ·索他洛尔：β 肾上腺素受体和 $I_{Kr}$ 阻滞剂，直接延长心肌 APD，用于室性心律失常、心房颤动 | | | | |
| ·伊布利特：$I_{Kr}$ 阻滞剂，静脉注射用于心房扑动和纤维窦性节律的转化 | | | | |
| ·决奈达隆：胺碘酮衍生物；多通道阻滞，降低心房颤动患者的死亡率 | | | | |

续表

| 药物类别 | 作用机制 | 效用 | 临床应用 | 体内过程,毒性,药物相互作用 |
|---|---|---|---|---|
| **Ⅳ类** | | | | |
| 维拉帕米 | $I_{Ca.L}$通道阻滞 | 减慢窦房结自律性和房室结传导速度,降低心脏收缩力,降低血压 | 室上性心动过速,高血压,心绞痛 | 可口服或静脉注射,经肝代谢,肝功能障碍患者慎用;毒性和药物相互作用参见第十七章 |
| 地尔硫草:同维拉帕米 | | | | |
| **其他** | | | | |
| 腺苷 | 激活内向整流$I_{K.ACh}$和$I_{K.ATP}$通道,阻滞$I_{Ca}$通道 | 短暂,延缓房室传导 | 阵发性室上性心动过速 | 只可静脉注射,持续时间10～15s;毒性:面部潮红、胸闷、眩晕。药物相互作用较小 |
| 镁 | 知之甚少,与$Na^+$、$K^+$-ATP酶、钾通道和钙通道相互作用 | 恢复或升高血浆$Mg^{2+}$浓度 | TdPs,洋地黄中毒引起的心律失常 | 静脉注射,持续时间取决于剂量;毒性:过量引起肌肉无力 |
| 钾 | 增加$K^+$通透和$K^+$电流 | 减少异位心脏起搏点和心脏传导速度 | 洋地黄引起的心律失常和低钾血症相关的心律失常 | 口服或静脉注射;毒性:折返性心律失常,过量引起心脏纤颤或心脏停搏 |

# 第四节　心律失常的合理用药

　　一般来说抗心律失常药物的治疗安全范围较窄,且还有致心律失常作用(表15-4),故心律失常的治疗主要应针对原发病,去除心律失常的诱因。决定采用抗心律失常药物治疗之前,需要斟酌其利弊。一些非药物疗法,如起搏器、心脏电复律、导管消融术和外科手术等也可以用于治疗某些心律失常。

　　**1. 去除诱发心律失常的因素**　导致心律失常的诱发因素一般包括缺氧、电解质紊乱(如低钾)、心肌缺血、药物(如洋地黄类、茶碱类,是多发性房性心动过速的常见原因,减少用药剂量通常可以中止发作)等。要注意的是TdPs不但与遗传性LQT综合征有关(表15-1),且不少药物也可引起LQT,包括Ⅲ类抗心律失常药、抗组胺药(特非那定、阿司咪唑)、抗生素(红霉素)、抗寄生虫药(喷他脒)、抗精神病药(硫利哒嗪)等。去除诱发因素是最基本的抗心律失常治疗措施。

　　**2. 明确治疗目的,合理用药**　抗心律失常临床试验证明,心肌梗死患者出现室性期前收缩可能是心室颤动引起猝死的先兆,虽然ⅠC类药物如氟卡尼可以抑制室性期前收缩,但用药后患者的死亡率却是安慰剂的2～3倍,可能是由于这类药引起显著的传导减慢以致出现致命的折返性室性心律失常。因此,只有当心律失常有明显症状时,才可考虑应用抗心律失常药治疗,长期给予抗心律失常药预防心律失常的再发是有风险的。研究表明,抗心律失常药物中,只有β肾上腺素受体阻断药及胺碘酮在长期治疗中可以降低死亡率。

　　另外,应根据不同治疗目的,合理选择药物。例如,心房颤动的治疗,若以减低心室率为目的,可采用抑制房室结传导的药物,如洋地黄类、维拉帕米、地尔硫草、β肾上腺素受体阻断药;若以转律为目的,可用奎尼丁、氟卡尼和胺碘酮;如果是无症状的心房颤动,可不予以治疗,但要注意有心房凝血栓子形成/栓子脱落引起脑卒中的风险,因此要考虑是否给予抗凝治疗。药物的选择还需要考虑患者是否有器质性心脏病，以及心脏病的类型及程度、用药前心电图的 QT 间期、传导系统是否有障碍、是否存在心脏以外的疾病等。此外，还应该关注抗心房颤动药新的研发进展。

**3. 减少不良反应**　由于抗心律失常药能够引起心律失常，甚至是致命的。因此，必须鉴别是哪些药物引起的心律失常，以决定是否需要继续用药。明确心律失常的诊断，对正确选药也是极为重要的，如室性心动过速患者应用维拉帕米不仅无效，而且可能导致心力衰竭。一些抗心律失常药的不良反应与药物浓度有关，因此监测血药浓度、随时调整用药剂量可以避免发生严重的不良反应。此外，还要注意药物活性代谢产物、血浆蛋白结合情况等，这对正确解释血药浓度是重要的。要注意患者禁忌证，如合并心力衰竭的患者用丙吡胺，可能会使病情恶化；患有肺部疾病的患者，如用胺碘酮治疗将难以发现肺纤维化这一致命的不良反应。

# 第五节　心房颤动治疗原则与抗心房颤动新药研究

## 一、心房颤动药物治疗原则

心房颤动（房颤）是最常见的心律失常，65～80 岁人群发病率达 10%。房颤是终身危险因素，伴随显著死亡增加风险。即使导管消融手术治疗已有很大进展，抗心律失常药物治疗仍然是房颤治疗、恢复和维持窦性心律的重要方法。治疗房颤是为了缓解患者症状，预防血栓形成和心动过速（无控制的心率）诱发心力衰竭。最初的治疗目标是控制心室率，通常为单独用钙通道阻滞药物或与 β 肾上腺素受体阻断药联合使用。对于房颤伴有心力衰竭的患者，地高辛治疗是有价值的。研究表明，控制心室率在 60～80 次/分，比节律控制对房颤患者有更好的益处。第二个目标是恢复和维护正常窦性心律，通常用直流电复律或射频消融恢复窦性节律。在美国等一些西方国家，通常使用 I 类抗心律失常药治疗房颤。对于阵发性房颤患者，在安全的监视设置下，可以一次大剂量口服普罗帕酮或氟卡尼来恢复窦性节律，或用静脉输注伊布利特恢复窦性节律。在急诊恢复窦性节律治疗时，如对于房颤伴随低血压或心绞痛患者，直流电复律是首选方法，然后用 I 类或 III 类抗心律失常药物来维持正常窦性心律。

然而，目前临床药物治疗房颤大多疗效适中，有潜在危及生命的风险，如用药物治疗房颤时可能诱发致命室性心律失常及非心脏器官毒性（表 15-4）。因此，研发具有心房选择性及不良事件风险低的抗房颤药显得尤为重要。下面简要介绍正在研究中的该类药物最新进展。

## 二、研究中的抗房颤药

### 维纳卡兰特（vernakalant）

维纳卡兰特最初是针对心房特异性开发的超快延迟整流 $K^+$ 电流（$I_{Kur}$），后来发现它是一个不但阻滞 $I_{Kur}$ 的多通道阻滞药，包括瞬时外向钾电流（$I_{to}$）、电压依赖性钠电流（$I_{Na}$）、快速激活延迟整流钾电流（$I_{Kr}$），以及内向整流钾通道电流 $I_{K.ACh}$ 和 $I_{K.ATP}$。现在认为 $I_{Kur}$ 阻滞虽可能有助于拮抗房颤，但维纳卡兰特最重要的作用是通过心房选择性 $I_{Na}$ 阻滞[10]。维纳卡兰特可延长心房 ERP，减慢房室结传导，对 $I_{Kr}$ 阻滞作用较小，因而较少引起心室肌 APD 延长，对心室肌 ERP 无影响，不改变心电图 QT 间隔。治疗浓度维纳卡兰特对心率没有影响。

维纳卡兰特已在欧洲和加拿大获得批准静脉输注用于术后 3 天持续房颤及小于 7 天持续房颤无手术患者的心律转复。在美国，该药正在被用于维持患者正常窦性心律的临床试验，待 FDA 批准。

## 伐诺司林（vanoxerine）

伐诺司林是 1，4-二烷基哌嗪衍生物，最初作为多巴胺转运蛋白-1 拮抗剂治疗帕金森病。电生理研究发现伐诺司林可抑制 $I_{Kr}$、$I_{Na}$ 和 $I_{Ca.L}$，且其对这 3 个离子通道的阻滞都是使用依赖性的，尤其是 $I_{Na}$ 和 $I_{Ca.L}$。因此，与维纳卡兰特类似，心房和心室之间的电生理差异有利于房颤的治疗。犬心室楔形标本实验表明，伐诺司林不延长 QT 间期，不影响动作电位波形或复极化的透壁分散，因此不太可能诱发室性心律失常。

伐诺司林的 Ⅱ 期临床试验已经开始，在一项多中心 Ⅱb 期临床试验中，有 104 例房颤患者，口服伐诺司林显著增加了其心脏复律率，总体疗效为 85%。伐诺司林有轻度可以自限的副作用。尽管人体 QTc 间期延长，但并未出现单形或多形性室性心动过速[10]。

## 伊伐布雷定（ivabradine）

伊伐布雷定是超极化激活的 cAMP 敏感的心脏起搏通道（HCN）阻滞剂，起搏通道介导一种混合的钠-钾电流 $I_f$（funny current，有趣的电流，即起搏电流）。心脏起搏通道的阻滞可减慢心率，延缓房室传导。当心率加快，通道开放和关闭快速循环时，该药最有效。伊伐布雷定最近获美国 FDA 批准，用于降低慢性心力衰竭患者住院风险。伊伐布雷定在房颤期间可发挥频率依赖性房室传导减慢作用，因此可起到控制心室率的作用[10]。

## Xen-D0103/S66913

Xen-D0103/S66913 源于选择性钾通道 $K_v1.5/I_{Kur}$ 阻滞剂 Xen-D0101，其比 XEN-D0101 更

有效，可延长房颤患者心房肌细胞 APD，对人心室组织 APD 没有影响[11]，可延长犬心房 ERP 并抑制实验性房颤。目前在欧洲多个地区 I 期研究已经完成。评估 XEN-D0103/S66913 对阵发性房颤功效的 II 期临床试验正在进行中[10]。

## 阿克辛定（acacetin）

阿克辛定最初是从中药雪莲花中发现的特殊黄酮化合物，其可选择性抑制多种房颤相关离子通道，包括 $I_{Kur}/K_v1.5$、$I_{K.Ach}$、$I_{to}$，以及 sKCa 通道电流，能够拮抗实验性犬房颤，而无现有抗心律失常药引起室性心律失常的毒副作用[12, 13]。阿克辛定心房多靶点钾通道抑制、选择性抗房颤的特殊作用是其他黄酮化合物所不具备的，但目前有关其临床应用的研发放慢了脚步。最近的研究合成了阿克辛定前体药，解决了阿克辛定的水溶性问题。高度水溶性前药静脉输注后转化成金合欢素，可发挥有效的抗实验性房颤作用[14]，阿克辛定有望在不久的将来应用于临床房颤的治疗。

## 稳心颗粒——抗心律失常中药复合剂[15-18]

稳心颗粒是由中国中医研究院研制、步长制药有限公司生产的第一种由国家批准的抗心律失常的准字号中成药。它是一种纯中药制剂，由党参、黄精、三七、琥珀、甘松组成。中医理论认为党参、黄精有益气养阴、健脾化湿的功效；三七、甘松有理气化瘀、开郁醒脾的功效；琥珀有宁心复脉、活血利水的功效，可使心气渐足，心阴得充，气血流畅，则心悸诸症自除。稳心颗粒主治气阴两虚兼心脉瘀阻所致的心悸不宁、气短乏力、头晕心烦、胸闷胸痛，具有益气养阴、定悸复脉、活血化瘀的功效，因而具有很好的抗心律失常作用。心律失常在中医属"心悸""怔忡"的范畴，其病位在心，临床上以气阴两虚兼心脉瘀阻型多见。

# 第六节　心律失常的非药物治疗

100 多年前人们就认识到，在体外简单模型中植入一个传导组织环可以通过横切永久中断折返。这个概念现在应用于具有明确解剖路径的心律失常，如房室传导旁道、房室折返、心房扑动和某些室性心动过速，经心脏导管射频消融术或极度的冷冻术消除折返路径。最近的研究表明阵发性和持续性房颤兴奋折返可能发生在肺静脉。两种形式的房颤可用经导管射频消融电隔离肺静脉或心脏肺静脉外科手术来治愈。

心脏起搏器的植入是病态窦房结综合征最常见的行之有效的非药物治疗措施。另一种非药物治疗是植入心律转复除颤器（implantable cardioverter defibrillator，ICD），这个装置可以自动检测和治疗潜在的致命心律失常，如心室颤动。ICD 目前广泛应用于该类心律失常患者。试验表明，对于射血分数小于 30%、无心律失常既往史的心力衰竭患者，ICD 能显著降低死亡率。越来越多地使用非药物抗心律失常治疗方法反映出相关技术的进展和现有药物长期治疗存在的危险性。

# 参 考 文 献

[1] Napolitano C, Bloise R, Monteforte N, et al. Sudden cardiac death and genetic ion channelopathies: long QT, Brugada, short QT, catecholaminergic polymorphic ventricular tachycardia, and idiopathic ventricular fibrillation. Circulation, 2012, 125 (16): 2027-2034.

[2] Nattel S, Dobrev D. Electrophysiological and molecular mechanisms of paroxysmal atrial fibrillation. Nat Rev Cardiol, 2016, 13 (10): 575-590.

[3] Hume JR, Grant AO. Agents Used in Cardiac Arrhythmias. New York: McGraw-Hill Companies, Inc, 2012.

[4] Anguera I, Garcia-Alberola A, Dallaglio P, et al. Shock reduction with long-term quinidine in patients with brugada syndrome and malignant ventricular arrhythmia episodes. J Am Coll Cardiol, 2016, 67 (13): 1653-1654.

[5] Carmeliet E, Saikawa T. Shortening of the action potential and reduction of pacemaker activity by lidocaine, quinidine, and procainamide in sheep cardiac purkinje fibers. An effect on Na or K currents? Circ Res, 1982, 50 (2): 257-272.

[6] Colatsky TJ. Mechanisms of action of lidocaine and quinidine on action potential duration in rabbit cardiac Purkinje fibers. An effect on steady state sodium currents? Circ Res, 1982, 50 (1): 17-27.

[7] Nasser M, Idris S, Marinelli K, et al. Flecainide-inducedtorsades de pointes: case report and review of literature. Rev Cardiovasc Med, 2015, 16 (3): 214-220.

[8] Vamos M, Hohnloser SH. Amiodarone and dronedarone: an update. Trends Cardiovasc Med, 2016, 26 (7): 597-602.

[9] Li GR, Feng J, Shrier A, et al. Contribution of ATP-sensitive potassium channels to the electrophysiological effects of adenosine in guinea-pig atrial cells. J Physiol, 1995, 484 (Pt 3): 629-642.

[10] Hanley CM, Robinson VM, Kowey PR. Status of antiarrhythmic drug development for atrial fibrillation: new drugs and new molecular mechanisms. Circ Arrhythm Electrophysiol, 2016, 9 (3): e002479.

[11] Wettwer E, Terlau H. Pharmacology of voltage-gated potassium channel Kv1.5--impact on cardiac excitability. Curr Opin Pharmacol, 2014, 15: 115-121.

[12] Li GR, Wang HB, Qin GW, et al. Acacetin, a natural flavone, selectively inhibits human atrial repolarization potassium currents and prevents atrial fibrillation in dogs. Circulation, 2008, 117 (19): 2449-2457.

[13] Wu HJ, Wu W, Sun HY, et al. Acacetin causes a frequency- and use-dependent blockade of hKv1.5 channels by binding to the S6 domain. J Mol Cell Cardiol, 2011, 51 (6): 966-973.

[14] Liu H, Wang YJ, Yang L, et al. Synthesis of a highly water-soluble acacetin prodrug for treating experimental atrial fibrillation in beagle dogs. Sci Rep, 2016, 6: 25743.

[15] Hou JW, Li W, Guo K, et al. Antiarrhythmic effects and potential mechanism of WenXin KeLi in cardiac Purkinje cells. Heart Rhythm, 2016, 13 (4): 973-982.

[16] Minoura Y, Panama BK, Nesterenko VV, et al. Effect of Wenxin Keli and quinidine to suppress arrhythmogenesis in an experimental model of Brugada syndrome. Heart Rhythm, 2013, 10 (7): 1054-1062.

[17] Liu Y, Zhang Z, Yang Y, et al. The Chinese herb extract Wenxin Keli: a promising agent for the management of atrial fibrillation. Int J Cardiol, 2016, 203: 614-615.

[18] He M, Lv Z, Yang ZW, et al. Efficacy and safety of Chinese herbal medicine Wenxin Keli for ventricular premature be ats: a systematic review. Complement Ther Med, 2016, 29: 181-189.

# 第十六章

## 抗心肌缺血药

石刚刚* 张艳美

　　心肌缺血（myocardial ischemia）是指心脏的血液灌注减少，导致心脏的供氧减少，心肌能量代谢异常，不能支持心脏正常工作的一种病理状态。缺血性心脏病（ischemic heart disease）是严重威胁人类健康的一类疾病，无论是在西方发达国家还是在我国均是致残或致死的主要原因之一。作为全身的动力器官，心脏自身也必须从动脉血中摄取大量的营养及氧以维持自身的正常功能。冠状动脉是为心脏供应血液、提供营养的血管。各种病因引起的冠状动脉阻塞或狭窄可导致心肌组织缺血，出现以氧的供需平衡失调为主的一系列病理生理改变。而无论是自身旁路侧支循环的建立还是有效的血管再通治疗如经皮冠脉介入术（percutaneous coronary intervention，PCI）又会给缺血心肌带来另外一种损伤——缺血再灌注（ischemia-reperfusion）损伤，即特指缺血组织因恢复灌注后引起的较缺血时更为严重的代谢紊乱和组织结构损伤的现象。心肌再灌注损伤的存在降低了缺血再进行灌注的预期成效。因此，对于缺血心肌的药物治疗，不但要针对心肌缺血损伤，还需积极预防心肌再灌注损伤，以进一步缩小心肌的梗死范围，全面改善缺血性心脏病患者的临床预后。

## 第一节　心肌缺血的病理生理特点

　　心肌缺血时，血供的中断引起组织中 $O_2$ 供应减少，腺苷三磷酸（ATP）生成障碍，细胞代谢方式改变，导致能量依赖的细胞功能受到损伤。ATP 生成减少限制了细胞膜上的质子泵，从而引起钙超载、组织结构紊乱及细胞凋亡和坏死。此外，缺血还可以使酶的构象发生改变，如活性氧（reactive oxygen species，ROS）生成酶——黄嘌呤氧化酶（xanthine oxidase）构象发生改变，并引起促炎介质和黏附分子的生成与释放，从而促进白细胞和内皮细胞之间的相互黏附。以上 ROS 和促炎因子的释放将引起心肌的进一步损伤。

## 一、冠状动脉供血、供氧障碍

　　心脏作为一个全身供血的动力器官，本身也需要消耗大量的氧来获得所需的能量以维持正常生理功能。心脏的血液供应来自冠状动脉，而冠状动脉血流量主要取决于冠状动脉的灌注压和血管阻力，其与灌注压成正比，与血管阻力成反比。心肌 60%～80% 的血流灌

---

　　* 通讯作者：石刚刚，E-mail：ggshi@stu.edu.cn

注在心肌舒张期进行，因此舒张压的高低和舒张期的长短是决定心肌血流量的关键因素。冠状动脉阻力决定于冠状动脉的张力、心肌收缩对小冠状动脉的挤压力及血液的黏稠度等因素。冠状动脉狭窄或阻塞时，冠状动脉有效灌注压下降，心肌供血明显减少。心肌缺血引发的心绞痛又将引起交感神经兴奋，心肌局部儿茶酚胺神经递质水平增高，导致心肌收缩力增强、心率加快及血管收缩，这些变化不仅使心肌的耗氧量增加，而且使心率加快所致的心室舒张期相对缩短，将进一步减少心脏的供血，促使几乎完全靠氧化供能、无氧代谢能力有限的心脏进入氧供需平衡失调的恶性循环。

## 二、能量代谢紊乱

线粒体是真核生物中重要而独特的细胞器，机体中储存的能量在线粒体中经过氧化磷酸化转化为生命活动的直接能源——ATP。各种能源物质（游离脂肪酸、葡萄糖、乳酸盐及酮体等）在线粒体内进行氧化磷酸化，产生 $CO_2$、$H_2O$ 和 ATP。正常心肌活动的能量来自游离脂肪酸和葡萄糖。心肌缺血时，线粒体有氧代谢迅速发生障碍而转向无氧糖酵解，使乳酸和丙酮酸不能氧化而蓄积。同时，脂肪酸氧化减少或停止，血中脂肪酸浓度增加，进一步增加了心肌对氧的需求。持久的心肌缺血，最终使高能磷酸键储备不断丧失，ATP耗竭，而线粒体本身由于受氧化应激、钙超载、通透性转换孔（mitochondrial permeability transition pore，mPTP）开放、膜电位丢失等影响，出现不可逆性损伤，导致心肌能量无法转变为 ATP。

## 三、钙 超 载

钙的平衡在维持心肌正常功能中起非常重要的作用。一方面，钙是细胞信号转导中最重要的"第二信使"，它通过启动下游一系列钙相关信号分子如钙调神经磷酸酶（calcineurin）、蛋白激酶（protein kinases）等，活化一系列转录因子，通过其对众多靶基因的转录调节，使细胞多种表型发生改变以适应环境或致病；另一方面，钙又承载着心肌的收缩功能，胞质内钙稳态的维持也直接关系到心肌正常的收缩和舒张功能。生理状态下，细胞内钙浓度为 $(1\sim10)\times10^{-8}mol/L$，细胞外钙浓度为 $(1\sim10)\times10^{-3}mol/L$。44%细胞内钙存在于线粒体和内质网（钙库），心肌细胞的光面内质网则称为肌质网，它是心肌细胞内重要的钙储库。

各种原因引起细胞内钙含量增多并导致细胞结构损伤和功能代谢障碍的现象，称为钙超载。心肌缺血时，线粒体氧化磷酸化存在障碍，ATP 生成减少，使质膜和肌质网膜上的钙泵功能失灵，心肌细胞胞质和线粒体内 $Ca^{2+}$ 超负荷，而线粒体内钙超载又将引起线粒体氧化磷酸化功能损害，ATP 进一步耗竭，形成恶性循环，最终使心肌发生不可逆损伤。

## 四、氧化应激增加

氧化应激是指机体自由基产生增多而抗氧化能力降低，使自由基在细胞内大量蓄积而引起的组织细胞损伤。自由基包括氮自由基和氧自由基如超氧阴离子（$O_2^{·-}$）、羟自由基

（˙OH）及一些含氧的非自由基衍生物如单线态氧（$^1O_2$）、过氧化氢（$H_2O_2$）和过氧亚硝酸盐（$ONOO^-$）等，它们具有高度氧化活性，是氧化应激的主要参与者。心肌组织中，ROS 的来源主要有线粒体体系和胞质氧化酶体系如 NADPH 氧化酶（NADPH oxidase，NOX）、黄嘌呤氧化酶和髓过氧化物酶（myeloperoxidase，MPO）等。而清除 ROS 的抗氧化系统包括超氧化物歧化酶（superoxide dismutase，SOD）、过氧化氢酶（catalase，CAT）、谷胱甘肽过氧化物酶（glutathione peroxidase，GSH-Px）、谷胱甘肽（glutathione，GSH）等。

生理状态下，心肌组织的促氧化系统和抗氧化系统处于动态平衡，少量的 ROS 可作为信号分子参与机体的生理功能。心肌缺血时，心肌组织中 ROS 生成系统增强，而清除系统功能又受抑制，导致 ROS 堆积。ROS 一方面可以直接与细胞内脂类、蛋白质和 DNA 等生物大分子发生反应，引起其变性或结构破坏；另一方面可以激活细胞内损伤性信号转导通路，加重组织细胞的损伤。

# 五、血小板功能异常

血小板功能异常不仅可以成为心肌缺血的原因，也对缺血后梗死范围的扩大和疾病的预后起着不可忽视的作用。血小板膜上存在肾上腺素 $\alpha_2$ 受体和少量的 $\beta$ 受体。兴奋 $\alpha_2$ 受体可抑制腺苷酸环化酶活性，降低细胞内 cAMP 含量，使血小板聚集性增强；兴奋 $\beta$ 受体则可提高腺苷酸环化酶活性，增加细胞内 cAMP 含量，抑制血小板聚集性。心肌缺血后血浆去甲肾上腺素浓度增高，与血小板膜上的 $\alpha_2$ 受体结合，增强血小板聚集性；去甲肾上腺素也可以与血小板上 $\beta$ 受体结合，但亲和力较低，且受体数量较少，因此，当交感神经兴奋时，主要体现其促进血小板聚集的作用。急性心肌缺血早期，血中血栓素 $A_2$（thromboxane $A_2$，$TXA_2$）增加而前列环素（$PGI_2$）含量减少。$TXA_2$ 由血小板分泌，具有强烈的促血小板聚集和收缩冠状动脉作用，$PGI_2$ 由内皮细胞分泌，具有和 $TXA_2$ 相反的作用，即抑制血小板聚集和舒张冠状动脉。加之心肌缺血时儿茶酚胺增高引起的血管内皮细胞损伤，又间接地使血小板聚集性增强。此外，缺血时，血小板释放 $\beta$-血栓球蛋白、血小板 IV 因子和 5-羟色胺增多，进一步加剧血小板聚集效应。有研究发现正常人经 ADP 诱导后形成的血小板聚集物微细，有明显解聚现象，但心肌缺血患者血小板聚集物粗大，几乎不解聚。血小板功能异常无疑将加重冠状动脉循环障碍，恶化缺血症状。

# 第二节　抗心肌缺血药

# 一、硝　酸　酯　类

硝酸酯类药物问世以来广泛用于临床，且仍是抗心肌缺血的基础治疗药物。常用的硝酸酯类药物包括硝酸甘油（nitroglycerin）、硝酸异山梨酯（isosorbide dinitrate）和 5-单硝酸异山梨酯（isosorbide 5-mononitrate），其中硝酸甘油最常用。

**1. 药理作用**

（1）改变血流动力学，减少心肌耗氧量：硝酸酯类药物小剂量可以舒张静脉，增加静脉储备量，使回心血量减少，减轻心脏前负荷，缩小心室容积，降低心室壁张力，从而减少心肌耗氧量。由于重力的影响，立位、坐位回心血量减少，硝酸酯类缓解心绞痛的效果比卧位更好。硝酸酯类也能舒张较大的动脉，通过降低心脏的射血阻抗，减少左心室后负荷，与舒张静脉降低前负荷共同导致心肌耗氧量降低。虽然扩张血管后，由于血压降低反射性地引起心率加快与心肌收缩力增强，从而增加心肌耗氧量，但上述作用的综合结果仍使心肌的耗氧量降低，缓解心肌缺血症状。

（2）改变心肌血液的分布，增加缺血区血液供应：一方面，硝酸酯类能选择性地舒张心外膜下较大的输送血管，而对小阻力血管的舒张作用较弱。当冠状动脉粥样硬化或痉挛而发生狭窄时，缺血区的阻力血管由于缺氧和代谢物的堆积而处于舒张状态，阻力小于非缺血区，用药后将有利于心外膜中更多的血液流向缺血区，从而改善缺血区的血液供应；另一方面，冠状动脉从心外膜呈直角分支贯穿心室壁呈网状分布于心内膜下，故心内膜下血流易受心室壁张力及室内压的影响。心绞痛发作时，左心室舒张末期压力增高，降低了心外膜与心内膜间血流压力差，使心内膜下区域缺血更为严重。硝酸酯类药物通过扩张动脉和静脉，使心室内压和心室壁张力明显降低，从而增加了心外膜向心内膜的有效灌注压，有利于心内膜下区域的血液供应；此外，硝酸酯类还能刺激侧支形成或开放已有的侧支循环，由于如前所述非缺血区的阻力比缺血区的阻力大，用药后血液将顺压力差从输送血管经侧支血管流向缺血区。

（3）保护缺血的心肌细胞组织，减轻缺血性损伤：硝酸甘油还能促进内源性的 $PGI_2$、降钙素基因相关肽（calcitonin gene-related peptide，CGRP）等物质生成与释放，这些物质是强效舒张血管物质，并对心肌细胞和内皮细胞具有直接保护作用。研究表明，硝酸酯类可以缩小心肌梗死面积，抑制左心室重构，维持缺血心肌的电稳定性，最终减少心肌缺血导致的并发症。

（4）抑制血小板聚集：硝酸酯类释放的一氧化氮（NO）可活化血小板中的鸟苷酸环化酶，使环磷酸鸟苷（cyclic guanosine monophosphate，cGMP）生成增多，抑制血小板的聚集、黏附，具有抗血栓形成的作用。

**2. 作用机制**　硝酸酯类药物均含有硝酸多元酯结构，分子中—$ONO_2$ 是发挥疗效的关键结构，经平滑肌细胞内谷胱甘肽转移酶的催化，—$ONO_2$ 最终转化为 NO 而发挥扩血管效应。NO 与 NO 受体——可溶性鸟苷酸环化酶（guanylate cyclase，GC）活性中心的 $Fe^{2+}$结合，使酶构象改变而活化，促进细胞内 cGMP 生成，后者可以激活 cGMP 依赖的蛋白激酶 I（cGMP dependent protein kinase I，cGK-I），进而减少细胞内 $Ca^{2+}$ 从肌质网释放，抑制 $Ca^{2+}$ 内流和增加细胞内 $Ca^{2+}$ 的排出，从而降低细胞内 $Ca^{2+}$ 浓度，使肌球蛋白轻链去磷酸化，阻止肌球蛋白与肌动蛋白相互作用，使血管平滑肌松弛、血管扩张。

近年研究还表明，硝酸甘油舒张血管的作用还与其促进 CGRP 的合成与释放有关。CGRP 是感觉神经重要的递质之一，广泛分布于心血管组织中，被认为是一种重要的内源性心血管保护性物质，它也可以使肌球蛋白轻链激酶失活，进而抑制肌球蛋白与肌动蛋白的相互作用，产生舒张血管效应。此外，CGRP 还可激活诱导型一氧化氮合酶（inducible nitric oxide synthase，iNOS），产生更多的 NO，通过 NO-cGMP 途径发挥舒张血管作用。

**3. 药动学**　硝酸酯类可以从黏膜、皮肤和胃肠道吸收。不同的硝酸酯类与不同的给药途径具有不同的药动学特点。硝酸甘油因肝脏首过效应显著，生物利用度低（10%～20%），故不宜口服。因其脂溶性高，可舌下含服，经口腔黏膜吸收，避免了首过效应，生物利用度可达 80%。一般给药后 2～3min 起效，5min 达最大效应，作用持续时间 20～30min。硝酸甘油经肾脏排出，血液透析清除率低。

硝酸甘油注射液不能直接静脉注射，且不能与其他药物混合使用，须用 5%葡萄糖注射液或生理盐水稀释混匀后静脉滴注。由于普通聚氯乙烯输液器可大量吸附硝酸甘油，且其遇光极不稳定，故静脉给药时要选用玻璃输液器，同时采取避光措施。

硝酸甘油亦可经皮肤吸收。硝酸甘油贴膏是将硝酸甘油储存在容器或膜片中，睡前涂抹在前臂或贴在胸部皮肤上，药物经皮肤吸收向血中释放，有效浓度可保持较长时间。

硝酸异山梨酯的常用剂型包括口服平片剂、缓释片、舌下含片及静脉制剂等。在体内经肝脏代谢为有活性的 5-单硝酸异山梨酯及无活性的 2-单硝酸异山梨酯。舌下含服生物利用度为 60%，2～3min 起效，15min 达到最大效应，作用持续 1～2h。口服吸收完全，肝脏的首过效应明显，生物利用度为 20%～25%，平片 15～40min 起效，作用持续 2～6h；缓释片约 60min 起效，作用可持续 12h。

单硝酸异山梨酯是新一代的硝酸酯类药物，无肝脏首过效应，生物利用度为 100%。临床剂型有口服平片和缓释片，平片作用起效时间 30～60min，作用持续 3～6h；缓释片作用起效时间 60～90min，作用持续 12～24h，半衰期 4～5h。

**4. 临床应用** 硝酸酯类是治疗心肌缺血、缓解心绞痛最常用的药物，适用于各种类型心绞痛的治疗。既可作为预防用药，又可用于缓解急性发作，且可作为诊断性治疗药物。硝酸甘油舌下含服能迅速缓解冠心病患者各种心绞痛，改善心肌缺血的心电图和血流动力学，提高患者的运动耐量。对稳定型心绞痛，控制急性发作时，应舌下含服或气雾吸入，如需多次用药则可采用口服制剂，可选用硝酸异山梨酯或单硝酸异山梨酯缓释片，或采用透皮膜片剂；对于频繁发作的心绞痛，宜采用静脉给药的方式，也可口服硝酸酯类药物预防心绞痛的发作；对于长期冠状动脉痉挛引起的心肌梗死，硝酸酯类也有一定的疗效，且可以抑制心肌重构。此外，硝酸酯类尚可用于急性和慢性充血性心力衰竭的治疗，除能增加外周静脉容量，降低前负荷，进而降低心室充盈压之外，也可降低全身血管阻力而降低后负荷。急性左心衰竭时，采用静脉给药；对慢性心功能不全可采用长效制剂，且需与强心药物一起使用。

**5. 不良反应与耐药性** 硝酸酯类的不良反应轻，最常见的不良反应有搏动性头痛、颜面皮肤发红，这是药物对脑、皮肤血管的扩张作用所致，通常在持续用药数日后自行消失。另外其引起的反射性心率加快和心肌收缩力增强又将使心肌耗氧量增加，部分抵消其治疗效应。硝酸甘油的轻度不良反应常可作为临床药物疗效的评价指标，如果患者含服药物后毫无感觉和反应，可能说明药物已失效或需调整剂量。偶见直立性低血压引起的晕厥，故舌下含服硝酸甘油宜从小剂量开始，并应采取坐位或卧位。大剂量硝酸甘油可引起血压下降、冠状动脉灌注压降低和心悸，使心肌耗氧量增加，反而加重心绞痛症状，因此，不能随意加大用药剂量。过大剂量还会引起高铁血红蛋白血症，表现为呕吐、皮肤和口唇黏膜发绀等。

硝酸酯类药物长期应用易产生耐药，使药物疗效降低，而且不同的硝酸酯类药物之间存在交叉耐受性，但停药 1～2 周后又可恢复对药物的敏感性。硝酸酯类药物耐受性机制尚未完全阐明，目前认为可能与巯基耗竭有关，有人称之为"血管耐受"。由于药物在细胞内生成 NO 的过程需要—SH，持续多次给药可使细胞内巯基大量消耗，而补充含巯基的 *N*-乙酰半胱氨酸或甲硫氨酸则能减轻耐受性。此外，硝酸甘油扩张血管使血管内压力迅速下降，机体启动代偿机制，引起儿茶酚胺与肾素等缩血管物质的释放，可抵消 NO 的扩血管作用，这种机制引发的耐受性也被称为"伪耐受"。减少或避免产生耐受性的最有效的方法是低有效剂量，间断给药，每天保证 8～12h 的无药期。

# 二、β肾上腺素受体阻断药

β肾上腺素受体阻断药可以减少心肌耗氧量，改善缺血区的代谢，缩小梗死面积，增加患者运动耐量，减少心绞痛的发作频率，临床上广泛用于治疗心肌缺血，其中普萘洛尔、美托洛尔和阿替洛尔在临床中最为常用。

### 1. 药理作用与机制

（1）降低心肌耗氧量：心绞痛发作时，交感神经兴奋，儿茶酚胺类神经递质释放，激动心脏 $\beta_1$ 受体，使心率加快、心肌收缩力增强，从而使心肌耗氧量增加；同时由于心率加快，心室舒张期相对缩短，冠状动脉血流量减少，降低对心肌的供血和供氧；此外，由于儿茶酚胺激动 α 受体使血管收缩，增加心脏前、后负荷，导致心肌耗氧量增加。β 受体阻断药可以通过阻断心脏的 $\beta_1$ 受体，减慢心率，延长心脏舒张期，抑制心肌收缩力，从而减少心脏做功及增加冠状动脉灌注时间，最终改善缺血心肌氧的供需平衡。

（2）改善缺血区血液供应：阻断 β 受体后，心肌耗氧量降低，通过冠状动脉的自身调节机制，非缺血区血管收缩，而缺血区血管由于缺氧处于代偿性舒张状态。同时，由于 β 受体阻断药使心率减慢，心脏舒张期延长，心内膜压力降低，有利于血液从心外膜血管流向易缺血的心内膜及血液从侧支血管流向缺血区。

（3）改善心肌代谢：心肌缺血时，儿茶酚胺等物质分泌增加，游离脂肪酸生成增多。游离脂肪酸代谢需要消耗大量的氧，这将加重心肌缺氧。β 受体阻断药一方面抑制脂肪水解酶上的 β 受体，减少游离脂肪酸的生成；另一方面可改善缺血心肌对葡萄糖的利用，保证心肌能量供应，改善心肌代谢。

（4）增加组织供氧：β 受体阻断药可以促进氧和血红蛋白解离，增加全身组织包括心脏对氧的利用率。

### 2. 药动学

β 受体阻断药口服后自小肠吸收，但由于受脂溶性高低及通过肝脏时首过效应的影响，其生物利用度差异较大。脂溶性高的药物如普萘洛尔、美托洛尔等口服容易吸收，但首过效应明显，生物利用度低；水溶性高的药物如阿替洛尔、吲哚洛尔口服吸收差，但首过效应较低，生物利用度较高。增加药物剂量，可使血药浓度升高，生物利用度提高。食物可减少水溶性 β 受体阻断药如阿替洛尔的吸收，但可提高普萘洛尔、美托洛尔和拉贝洛尔的生物利用度。β 受体阻断药一般能分布到全身各组织，高脂溶性和低血浆蛋白结合率的 β 受体阻断药分布容积较大。本类药物半衰期多为 3～6h，仅纳多洛尔的半衰期可达 10～20h，故每日给药 1 次即可。脂溶性低的 β 受体阻断药主要以原型从肾脏排泄。脂溶性高的 β 受体阻断药主要在肝脏代谢，少量从尿中以原型排出，由于肝脏代谢功能的个体差异较大，有快代谢型和慢代谢型，故血浆药物浓度的个体差异也较大。临床应用 β 受体阻断药时须注意剂量个体化，肝、肾功能不良的患者应注意调整剂量或慎用。

**3. 临床应用** β受体阻断药对不同类型的心绞痛具有不同的作用。其对稳定型心绞痛疗效确定，尤其适用于伴有心率快和高血压的心绞痛患者。对于硝酸酯类不敏感和疗效差的稳定型心绞痛患者也有很好的疗效，可以使心绞痛发作频率减少，程度减轻，提高运动耐量，改善生活质量。不稳定型心绞痛主要是冠状动脉器质性狭窄和痉挛，β受体阻断药可以减少心肌耗氧量，改善冠状动脉血流量，增加缺血心肌供血，降低心肌梗死发生的风险，预防猝死。本类药物对变异型心绞痛无效甚至加剧其发作，这是由于药物阻断β受体后，α受体作用占优势，促使外周血管和冠状动脉收缩或痉挛，进而减少冠状动脉血流量，增加心肌耗氧量，最终加重心肌缺血缺氧。

β受体阻断药和硝酸酯类合用，可以减少硝酸酯类药物的用量，减缓硝酸酯类耐受性的产生，但合用时宜选用作用时间相近的药物，一般以普萘洛尔与硝酸异山梨酯合用，两药均能降低心肌耗氧量，同时β受体阻断药能对抗硝酸酯类所引起的反射性心率加快和心肌收缩力增强，硝酸酯类可减轻β受体阻断药所致的心室前负荷增大和心室射血时间延长，合用后两药的用量均可减少，副作用也相应减少。由于两药均有降压作用，用药期间需密切关注患者血压，如下降太多，冠状动脉流量不足，将诱发或加重心绞痛。

**4. 不良反应与注意事项** 常见的不良反应有消化道不适（如恶心、呕吐及轻度腹泻）、无力和疲劳感。与心血管有关的不良反应为心率减慢和心功能抑制，对于心功能不全的患者，β受体阻断药可加重心脏抑制，引起窦性心动过缓及房室传导阻滞，甚至引起重度心力衰竭或心脏停搏，也可使低血压者症状加重，故有上述病史及症状的患者慎用或禁用本类药物。非选择性β受体阻断药或较大剂量的选择性$\beta_1$受体阻断药可引起支气管平滑肌收缩、呼吸道阻力增加，诱发或加重哮喘，故有哮喘病史或慢性阻塞性肺疾病的患者禁用。

长期应用β受体阻断药后，体内的β受体可出现数目增加或对儿茶酚胺类神经递质敏感性增强，如果突然停药，会产生交感神经功能亢进的反跳现象，患者可出现心动过速、室性心律失常、心绞痛加重、心肌梗死或猝死。因此，长期应用本类药物的患者应逐渐减量停药，并避免情绪过于激动、劳累、受寒或饱食等诱发因素。

# 三、钙通道阻滞药

20世纪70年代以来，钙通道阻滞药（CCB）迅速发展为防治缺血性心脏病的一类主要药物。随着电生理膜片钳和分子生物学技术的发展和应用，钙通道阻滞药作用的分子机制进一步得到阐明，这为其在心血管疾病预防与治疗中的作用提供了坚实的理论依据。钙通道阻滞药可以单独应用，也可与硝酸酯类或β受体阻断药合用于缺血性心脏病的防治。

**1. 钙通道阻滞药** 根据结构和与受体结合位点的不同，钙通道阻滞药主要分为3类。

（1）二氢吡啶类（dihydropyridine，DHP）：主要与失活态钙通道蛋白结合，阻碍其恢复，使更多的钙通道处于失活状态，对激活状态的钙通道影响较小，故对心脏的自律性、传导性及心率影响较小，主要代表药有硝苯地平和氨氯地平。

（2）苯烷胺类（phenylalkylamine，PPA）：当钙通道处于激活状态时，此类药物进入细胞内与其结合位点结合，阻止$Ca^{2+}$内流。药物作用与钙通道在单位时间内开放的次数呈正相关，即呈频率依赖性。此类药物可明显减慢心率和房室结的传导，主要代表药有维拉帕米。

（3）苯并噻氮䓬类（benzothiazepine，BTZ）：此类药物也与激活态的钙通道亲和力最强，同样具有一定的频率依赖性，对心血管的作用介于二氢吡啶类和苯烷胺类之间，代表药有地尔硫䓬。

**2. 药理作用与机制**　　目前用于心肌缺血的钙通道阻滞药主要选择性作用于 L 型电压依赖性钙通道，它们与通道上相应受体结合后，可以降低通道的开放概率，进而减少外 $Ca^{2+}$ 内流量，减轻细胞内钙超载，缓解心肌缺血的临床症状。钙通道阻滞药对缺血心肌的保护作用的具体机制如下。

（1）降低心肌耗氧量

1）扩张血管，减轻心脏负荷：钙通道阻滞药作用于血管平滑肌，可阻滞 $Ca^{2+}$ 内流，使血管平滑肌松弛。此类药物主要舒张动脉平滑肌，使外周血管阻力下降，减轻心脏后负荷，减少心肌耗氧量。硝苯地平扩血管作用较强，但应用后可反射性引起心率加快，致使心肌耗氧量增加。

2）负性肌力、负性频率作用：钙通道阻滞药可使心肌细胞内 $Ca^{2+}$ 浓度降低，减弱心肌收缩力；使窦房结、房室结等慢反应细胞内 $Ca^{2+}$ 浓度降低，降低窦房结的自律性，减慢房室传导，延长不应期，使心率减慢。负性肌力与负性频率的作用均可降低心肌耗氧量。维拉帕米对心脏的抑制作用最强，地尔硫䓬次之，硝苯地平较弱。

3）拮抗交感神经活性：交感神经末梢释放神经递质的过程中需要 $Ca^{2+}$ 参与，钙通道阻滞药可阻滞 $Ca^{2+}$ 进入神经末梢，抑制神经递质的释放，从而对抗交感神经活性增高所致的心肌耗氧量增加，其中维拉帕米的作用较强。

（2）增加心肌供血量

1）扩张冠状动脉：钙通道阻滞药是目前作用最强的冠状动脉扩张药，能舒张大的输送血管和阻力血管，使冠状动脉血流量明显增加，改善心肌的缺血和缺氧。扩张冠状动脉的机制除直接松弛血管平滑肌外，还与刺激血管内皮细胞合成和释放 NO 有关。

2）促进侧支循环开放：钙通道阻滞药能增加侧支循环血流量，使缺血区血流重新分布，增加缺血区的血液灌注。二氢吡啶类此作用较强，而维拉帕米和地尔硫䓬此作用较弱。

3）抑制血小板聚集和降低血液黏度：钙通道阻滞药可阻滞血小板膜表面的钙通道，降低血小板内 $Ca^{2+}$ 浓度，使血小板活性产物合成和释放功能障碍，抑制血小板聚集功能。同时，药物可降低红细胞内 $Ca^{2+}$ 含量，增加红细胞变形能力，降低血液黏度，最终均使冠状动脉血流通畅，增加缺血心肌的血液供应。

（3）保护缺血心肌细胞：心肌缺血时，细胞外 $Ca^{2+}$ 内流增加，不但引起胞质内"钙超载"，还能引起线粒体内"钙超载"。钙通道阻滞药通过抑制"钙超载"，抑制 ATP 酶的活性，阻止 ATP 的耗竭，改善细胞能量代谢障碍；保护线粒体氧化磷酸化的功能，抑制线粒体途径的凋亡；通过减少组织 ATP 的分解，抑制黄嘌呤氧化酶的激活和继发的氧自由基产生。此外，钙通道阻滞药还能减轻缺血时 cAMP 堆积，对抗其引发的正性肌力和心律失常的作用，因而多途径保护缺血心肌细胞。

**3. 药动学**

（1）硝苯地平：普通片 15min 起效，1～2h 作用达峰，持续 4～8h；舌下含服 2～3min 起效，20min 达高峰。缓释片血药浓度峰值在 1.6～4h，药时曲线平缓长久，每服用一次能维持最低有效血药浓度以上达 12h。主要以非原型的代谢产物从尿中排泄，肝肾功能不全的患者，硝苯地平代谢和排泄减少。

（2）氨氯地平：口服不受饮食影响，但吸收缓慢，生物利用度为60%～90%，达峰时间为6～8h；血浆蛋白结合率95%，提示与组织有高度的亲和力；经肝脏代谢，代谢速度较慢；60%以代谢物经肾脏排泄，20%～25%从胆汁或粪便排出。

（3）维拉帕米：口服后90%以上被吸收，但肝脏首过效应明显，生物利用度低，为20%～35%，故口服剂量需是静脉注射剂量的10倍才能达到同等血药浓度；蛋白结合率为90%；平均消除半衰期为3～7h，代谢产物中去甲维拉帕米具有心脏活性，去甲维拉帕米半衰期约为9h；主要经肾清除，代谢产物在24h内排出50%，5天内为70%，9%～16%经消化道入粪便清除，血液透析难以清除本药。

（4）地尔硫䓬：生物利用度为40%～70%；持续用药后，由于肝脏脱甲基和脱乙酰基作用饱和，所以绝对生物利用度增加，代谢产物去乙酰地尔硫䓬的扩张冠状动脉强度为原药的25%～50%；单次口服30～120mg，30～60min可在血浆中测出，2～3h血药浓度达峰值，血浆半衰期为3.5h；稳态时每日给予2次缓释片所得平均血药浓度相当于同等剂量分4次给普通片的血药浓度；静脉注射半衰期为1.9h。

**4. 临床应用**　钙通道阻滞药是抗心肌缺血的基本用药，不但对稳定型心绞痛有效，对冠状动脉痉挛所致的变异型心绞痛疗效更佳。对稳定型心绞痛患者，药物可通过降低心肌耗氧量减少心绞痛发作次数，提高患者的运动耐力。对变异型心绞痛患者，药物可以解除冠状动脉痉挛，增加冠状动脉血流量，使患者发作频率减少，63%的患者发作停止，仅有7%患者无效。

不同的钙通道阻滞药具有不同的药理作用特点和不良反应，因此临床需根据患者的具体病情选用最合适的药物。

（1）硝苯地平：具有强大的扩张冠状动脉和外周血管的作用，它可以解除冠状动脉痉挛，适用于变异型心绞痛，对伴有高血压的稳定型心绞痛也有良好的疗效。因硝苯地平降压作用可反射性引起心率加快，心肌收缩力增强，使心肌耗氧量增加。同时，由于其扩张冠状动脉阻力血管引起"窃流"，使心肌缺血区血供减少，从而加剧患者心绞痛的症状，为避免此作用，常需与β受体阻断药合用。硝苯地平对于心肌本身的抑制作用较弱，一般不易诱发心力衰竭。

（2）氨氯地平：是第三代二氢吡啶类钙通道阻滞药，除了具有高度的血管选择性（选择性扩张冠状动脉、肾血管和脑血管）外，兼有生物利用度高、血药浓度平稳、半衰期长的特点，且较少引起反射性心率加快及血压波动，适用于有心功能障碍的患者。与硝酸酯类合用可显著增加心肌缺血患者运动耐受性。

（3）维拉帕米：扩张冠状动脉的作用也较强，但扩张外周血管作用弱于硝苯地平，较少引起低血压，可用于稳定型和不稳定型心绞痛。由于抗心律失常作用明显，特别适用于伴心律失常的心绞痛患者。因具有负性肌力和负性频率的作用，伴有心力衰竭、窦房结和房室结功能障碍的患者应禁用，与β受体阻断药合用会加剧心动过缓、心肌抑制和降压作用，也应慎用。

（4）地尔硫䓬：作用强度介于硝苯地平和维拉帕米之间，可选择性扩张冠状动脉，对外周血管作用较弱，对稳定型、不稳定型和变异型心绞痛均有疗效。大剂量或静脉注射给药也可产生类似维拉帕米的心脏不良反应，因此，忌用维拉帕米的患者同样慎用地尔硫䓬。

# 四、抗血小板和抗血栓形成药

降低血液黏度和防止血液凝固是防治心肌缺血的重要措施，因此抗血小板和抗血栓形成药在临床上广泛用于心肌缺血患者，如无禁忌证可长期服用，可降低心肌梗死发生率和死亡率。常用抗血小板药物如下所述。

## （一）阿司匹林

阿司匹林是临床上最为常用的抗血小板药物，其抗血小板疗效肯定，性价比高。阿司匹林对稳定型心绞痛、不稳定型心绞痛、急性非 ST 段抬高心肌梗死（non-ST elevation myocardial infarction，NSTEMI）和 ST 段抬高心肌梗死（ST elevation myocardial infarction，STEMI）的患者均有益。

阿司匹林可以和血小板内的环加氧酶-1(COX-1)共价结合，不可逆地抑制血小板中 COX-1 的活性，从而阻断 $TXA_2$ 的生成，抑制血小板聚集，并能抑制组织型纤溶酶原激活物抑制剂-1（PAI-1）释放。由于较大剂量的阿司匹林也可以抑制血管内皮细胞 COX-1 的活性，导致对抗 $TXA_2$ 的 $PGI_2$ 合成减少，进而促进凝血和血栓形成，故而宜选择小剂量的阿司匹林早期、长期治疗以减少心肌缺血的发生和复发。

阿司匹林口服后 80%～90%经上消化道吸收，60min 内可以检测到血小板聚集抑制的变化。肠溶制剂吸收延缓，血浆半衰期仅为 20min，但其血小板抑制作用持续约 10 天即使停药，血小板的功能恢复也需要 10 天。用药 24h 后方达最大的血小板抑制效应。

阿司匹林的副作用包括胃肠道作用、出血、过敏反应、心血管事件和肾功能不全等。消化道症状从恶心、反酸、消化不良等到消化道出血、糜烂性胃炎，发生率高达 40%。虽有肠溶阿司匹林可减轻消化道症状，但活动性消化性溃疡患者仍是禁忌。此外，出血体质、未控制的严重高血压、过敏及严重肾衰竭患者也是禁忌。

阿司匹林抵抗（aspirin resistance）是指阿司匹林治疗后并未充分抑制 $TXA_2$ 的产生，从而未能抑制血小板的黏附与聚集，这是阿司匹林治疗临床中遇到的一个问题。阿司匹林抵抗可以通过实验室检查测定 $TXA_2$ 的代谢产物进行评价，也可以通过测定血小板的功能抑制情况来判断。由于血小板功能测定方法的不同，所报道的阿司匹林抵抗发生率变化很大，目前对于抗血小板药物抵抗的临床意义尚存在争议。阿司匹林在临床治疗中遇到的另一个问题是 40%的患者由于不能耐受而终止治疗。

## （二）腺苷二磷酸受体阻断剂

腺苷二磷酸受体阻断剂包括噻氯匹定和氯吡格雷，它们通过抑制 ADP，从而抑制血小板膜受体 GPⅡb/Ⅲa 的活化。血小板膜受体 GPⅡb/Ⅲa 是血小板膜蛋白的一种，它由 α 和 β 2 个亚单位组成，属于跨膜蛋白，占血小板总蛋白的 2%。2 个亚单位在血浆生理浓度钙离子存在时，与 5 个钙离子结合形成复合物。GPⅡb/Ⅲa 是血浆或组织中纤维蛋白原、纤维结合蛋白、血管性假血友病因子（von Willebrand factor，vWF）的受体，是各种因素致血小板聚集的最终共同途径。

噻氯匹定口服吸收良好，1～3h 达血药峰浓度，半衰期为 4h。餐后服用可增加其吸收。经肝脏代谢，代谢物中 2-酮代谢物的抗血小板作用比原药强 5～10 倍。药物 60%从肾脏排出，23%经胃肠道排泄。连续服药 2～4 天可产生抗血小板活性，2 周后达血药稳态浓度，停药 1～2 周后其抗血小板作用消失。本药可使心肌梗死的病死率降低，一般用于阿司匹林不能耐受或过敏者，也可用于冠状动脉支架术后的辅助治疗。本药最严重的不良反应是中性粒细胞减少或全血细胞减少，故用药 3 个月内需定期检查血象。

氯吡格雷口服后起效快。口服后 85%的药物被肠道脂酶水解灭活，15%在肝脏转化为活性代谢产物。血浆活性代谢产物半衰期为 30min，非活性代谢产物的消除半衰期为 8h。氯吡格雷的抗血小板效应具有明显的量效关系，300mg 的负荷剂量 5h 内能够抑制血小板活性的 80%；口服 600 mg 的氯吡格雷 2h 可以达到最大的抗血小板效应；单次口服 75mg 后 2h 逐渐显效，连续 75mg/d 给药后，5～8 天达到充分的抗血小板效应。停药 5 天后血小板聚集和出血时间回至基线。作用和用途与噻氯匹定相似，但不良反应发生率低，症状轻，对骨髓无明显毒性，不引起白细胞减少。氯吡格雷是目前心肌梗死或心肌缺血安装支架手术后常规药物，也可用于心绞痛的治疗。

### （三）血小板膜 GPⅡb/Ⅲa 受体阻断剂

血小板膜糖蛋白 GPⅡb/Ⅲa 受体可与纤维蛋白原结合，引起血小板聚集、血栓形成。GPⅡb/Ⅲa 受体阻断剂可竞争性、特异性抑制纤维蛋白原与 GPⅡb/Ⅲa 结合，产生抗血小板聚集的作用。目前用于抗心肌缺血的 GPⅡb/Ⅲa 受体阻断剂有静脉制剂替罗非班（tirofiban）、依替巴肽（eptifibatide）、拉米非班（lamifiban）及口服的珍米洛非班（xemilofiban）、夫雷非班（fradafiban）和西拉非班（sibrafiban）等。

替罗非班与阿司匹林及静脉肝素联合应用能够降低急性冠脉综合征缺血事件的发生率；替罗非班也适用于不稳定型心绞痛和具有 Q 波的心肌梗死及经皮腔内冠状动脉成形术。依替巴肽也可降低不稳定型心绞痛患者非致死性心肌梗死的发生率及死亡率。对于反复出现心肌缺血的患者，应尽早行冠状动脉造影检查，在造影前可以选择静脉注射依替巴肽、替罗非班或口服氯吡格雷，也可同时给予阿司匹林及其他抗凝治疗。拉米非班为新型抗血小板药，用于不稳定型心绞痛，可缓解心绞痛症状，降低心肌梗死和其他心血管事件发生率；用于非 Q 波型心肌梗死；用于冠状动脉内介入治疗（经皮腔内冠状动脉成形术、冠状动脉内安放支架）前，可降低冠状动脉内介入治疗后亚急性血栓形成发生率和再狭窄发生率。与溶栓药物联用可较单一溶栓疗法产生更快且更完全的心肌再灌注。

GPⅡb/Ⅲa 受体阻断剂的不良反应主要有出血，包括严重出血和血小板减少。故而使用 GPⅡb/Ⅲa 受体阻断剂的患者需监测血小板的变化，当血小板$<100\times10^9$/L，出血危险明显增加，而血小板$<20\times10^9$/L 或伴有活动性出血患者需输注血小板。一旦出现血小板受体阻断剂诱导的血小板减少，应当给予激素及静脉注射免疫球蛋白治疗。

## 五、血管紧张素转化酶抑制药

肾素-血管紧张素-醛固酮系统（RAAS）中的血管紧张素Ⅱ（AngⅡ）是一种重要的血管活性物质，它直接作用于血管平滑肌，并刺激醛固酮分泌。循环和组织中的 RAAS 在心血管中均有重要作用，它具有正性肌力、调节冠状动脉张力、诱发心肌肥厚等作用。血管紧张素转化酶抑制药（ACEI）不仅用于高血压和心力衰竭的治疗，还具有抗心肌缺血和心肌梗死的作用。急性心肌梗死早期血浆肾素活性与 Ang Ⅱ水平显著升高，Ang Ⅱ可直接收缩冠状动脉，以及促进交感神经释放去甲肾上腺素并增强其缩血管效应，引起心肌供氧减少、耗氧增加；Ang Ⅱ能诱导 PAI-1 的生成，促进血小板聚集与血栓形成；Ang Ⅱ可诱导心肌细胞肥大与心肌纤维化，引起心室重构。

（一）药理作用与机制

（1）抑制血液和组织局部 Ang Ⅱ的生成，拮抗 Ang Ⅱ介导的心肌组织中血管床的血管收缩作用，扩张冠状动脉，增加心肌供氧；降低心脏舒张期室壁张力，降低冠状动脉张力，增加冠状动脉及侧支循环血流，改善心内膜下血液灌注。

（2）间接抑制醛固酮的水钠潴留，增加静脉顺应性，减轻心脏前负荷，减少心肌耗氧量。

（3）血管紧张素转化酶有激肽酶的作用，ACEI 则可抑制缓激肽的降解，舒张血管，降低心脏后负荷。

（4）抑制神经内分泌激活，减少去甲肾上腺素的释放，钝化神经激素对心脏的不利影响。

（5）抑制超氧阴离子的生成，保护血管内皮细胞免受氧化应激损伤，促进内皮源性舒张因子的释放，并改善血浆纤溶活性，抑制血小板黏附，增加冠状动脉血流。

（二）药动学

下文以该类药中 3 种常用药为例介绍其药动学。

（1）卡托普利：口服吸收迅速，餐前服用吸收率达 70%，餐后则降低至 30%，故宜在餐前 1h 服用；口服 15min 起效，1～1.5h 达峰，作用维持 4～6h；主要经肾脏排泄，40%～50%以原型排出，其余为其代谢物二硫化物。

（2）依那普利：在体内经代谢脱去乙酰基生成依那普利拉发挥作用。口服生物利用度 60%，不受胃中食物的影响；口服后 1h 开始降压，4～6h 达峰，作用可持续 24h；其代谢产物依那普利拉主要经肾脏排泄。

（3）雷米普利：口服生物利用度为 50%～60%，吸收后在肝脏代谢为雷米普利拉，其活性较原型强 6 倍；口服 1～2h 起效，6h 作用达高峰，作用持续时间超过 24h，日服 1 次即可；本药及其代谢产物 60%经肾脏排泄，40%经粪便排泄。

（三）临床应用

ACEI 具有抗心肌缺血、防止硝酸甘油耐药产生、限制急性心肌梗死后左心室重构、减轻心脏负担及防止心功能恶化等作用。虽然不是心绞痛患者的常规药物，但几项大规模临床随机研究已明确，ACEI 有助于降低急性心肌梗死的病死率和充血性心力衰竭的发生。ACEI 是左心收缩功能减退（心脏射血分数<40%～45%）心肌缺血患者的推荐药物，所以无论有无症状或是现在、既往有症状的心力衰竭和左室射血分数下降的缺血性心肌病患者，除非有禁忌证或无法耐受，应全部选用。应用 ACEI 时应从小剂量开始，根据病情及血压反应逐渐增加剂量，注意监测血压、肾功能和血钾水平等。

（四）不良反应及注意事项

各种 ACEI 的不良反应颇为一致，最常见的不良反应为咳嗽，发生率为 5%～20%，常为干咳或伴少许白色黏液痰，夜间及安静时更明显，可能与肺血管床内的缓激肽及前列腺素等物质的积聚有关，常在用药后 1 周至 6 个月出现，停药后 1～2 周消失；开始剂量过大者可出现低血压；伴有肾功能不全或服用保钾利尿药及补钾的患者易出现高血钾；卡托普利较其他 ACEI 更易出现皮疹，可伴有瘙痒和发热，常发生于治疗 4 周内，减量、停药或给抗组胺药后消失；低血压患者可出现肾功能减退，双侧肾动脉狭窄者可引起肾衰竭。此外，还可见血管神经性水肿、头痛、味觉异常、白细胞减少等。

（五）ACEI 临床应用的注意事项

（1）低血压、低血容量及肾功能受损者应用时需特别注意检测肾功能变化，检测血钾及肌酐水平，血肌酐增加＞50%、血钾＞6mmol/L 或血肌酐＞3mg/dl 时应立即停药观察。

（2）下列情况慎用 ACEI：①自身免疫性疾病如严重系统性红斑狼疮伴有白细胞或粒细胞减少；②骨髓抑制；③脑动脉或冠状动脉供血不足，可因血压降低而导致症状加重；④轻度肾功能不全、血钾轻度升高；⑤主动脉瓣狭窄，可使冠状动脉灌注减少；⑥严格限制钠盐或进行透析者，可能发生突然而严重的低血压。

（3）血压＜90mmHg、严重肾功能不全、双肾动脉狭窄、移植肾伴肾功能不全、严重的主动脉口狭窄或梗阻性心肌病、对 ACEI 过敏、有血管性水肿史患者及孕妇均为 ACEI 禁忌证。

# 六、其他抗心肌缺血药

（一）腺苷增强剂

腺苷是调节冠状动脉血流量的重要内源性物质，并对心脏具有负性肌力作用和负性频率作用；腺苷具有抗血小板聚集和抑制脂肪分解的作用。目前临床上防治心肌缺血的腺苷增强剂是地拉草（dilazep）和双嘧达莫（dipyridamole，潘生丁）。

地拉草可以抑制腺苷分解酶，阻止腺苷的分解代谢，从而发挥明显和持久的选择性扩张冠状动脉作用，增加冠状动脉血流量。另外可以促进冠状动脉侧支循环并具有抗血小板的作用。口服吸收良好，2～6h 血药浓度达高峰，半衰期约 24h。其在心肌的浓度比脑或其他组织高 2～6 倍。适用于心肌缺血、心绞痛和心肌梗死的预防和恢复期治疗。偶有头晕、胃肠道不适等。新近心肌梗死患者禁用。

双嘧达莫能抑制心肌细胞对腺苷的摄取，并减少磷酸二酯酶对 cAMP 的降解，使腺苷水平升高，导致冠状动脉扩张，且主要扩张心脏的小阻力血管。心肌缺血时，缺血区的阻力血管由于缺氧已处于代偿性扩张状态，因此双嘧达莫只能扩张非缺血区的阻力血管，这将促使血液流向非缺血区，不利于改善缺血区的心肌缺血缺氧，不利于心绞痛和心肌梗死的治疗，所以现少用作抗心肌缺血药。由于双嘧达莫可以抑制血小板的磷酸二酯酶，减少 cAMP 降解，使 cAMP 水平升高，抗血小板聚集，小剂量长期口服本药，可产生抗血小板的作用，故可用于心脏手术或瓣膜置换术，减少血栓的形成。

### （二）ATP 敏感性钾通道开放剂

ATP 敏感性钾通道（ATP-sensitive potassium channel，$K_{ATP}$）是调节细胞功能的重要通道。$K_{ATP}$ 开放时，胞内 $K^+$ 外流，引起细胞膜超极化，使动作电位平台期缩短，电压依赖性钙通道活性下降，$Ca^{2+}$ 内流减少，细胞内 $Ca^{2+}$ 浓度降低，血管舒张。心肌缺血时，缺血区供氧与耗氧严重失衡，ATP 敏感性钾通道开放剂导致 $K_{ATP}$ 激活，引起冠状动脉及其侧支血管扩张，以增加缺血区血液供应。同时，$K_{ATP}$ 开放产生负性肌力作用，缺血心肌收缩性能迅速降低，心肌耗氧量下降，从而保护心肌免受更严重的缺血性损伤。

尼可地尔（nicorandil）是一种新型血管扩张药，它可以通过激活 $K_{ATP}$ 通道使血管平滑肌细胞超极化，长时间地扩张冠状动脉和缓解冠状动脉痉挛；同时因其兼有烟酰胺和硝酸酯的化学结构，可通过释放 NO、兴奋鸟苷酸环化酶、增加细胞内 cGMP 的生成、降低细胞内 $Ca^{2+}$ 的水平，使血管扩张，并减轻 $Ca^{2+}$ 对缺血心肌细胞的损伤。尼可地尔对稳定型心绞痛的疗效与 β 受体阻断药或钙通道阻滞药相似，对不稳定型心绞痛能减轻心肌缺血程度和抑制心律失常的发生。

### （三）乙氧黄酮和卡波罗孟

乙氧黄酮（efloxatem）和卡波罗孟（carbocromen）均能选择性地扩张冠状动脉，增加冠状动脉血流量，可促进冠状动脉侧支循环形成，且尚具有抗血小板聚集、防止血栓形成的作用。两者均可用于治疗慢性冠状动脉功能不全及预防心绞痛的发作。冠状动脉功能不全也称中间综合征（intermediate syndrome）是指心绞痛反复发作，历时较长，达 30min 到 1h 或以上，发作常在休息时或睡眠中，且无明显诱因和心肌梗死的客观证据。乙氧黄酮长期使用可防止心肌梗死，也可与硝酸甘油合用，对自觉症状的改善效果更好。卡波罗孟还可用于预防手术、麻醉时引起的冠状动脉循环障碍及心律失常。

## 第三节　心肌缺血的合理用药及联合用药

由于心肌缺血发病机制较为复杂，抗缺血的药物种类繁多，但硝酸酯类药尤其是硝酸甘油仍是主要药物。一般首次剂量为 0.3 mg，以后根据病情和药物的疗效增减用量。预防心绞痛发作时，应根据药物作用时间和患者活动规律来确定用药时间。一般在餐后休息，准备活动前 5min 舌下含服药片为宜。可选择服用硝酸甘油缓释制剂，也可选择硝酸甘油油膏和橡皮贴片涂或贴在上胸前或上臂皮肤而缓慢吸收，预防心绞痛发作。钙通道阻滞药中经常选用硝苯地平、地尔硫䓬和维拉帕米等药物。硝苯地平舌下含服对变异型心绞痛具有较好的疗效，但它有明显的扩血管作用，可反射性地引起交感神经兴奋及可能存在"窃流"的不利作用，而诱发心绞痛。维拉帕米对心脏有较强的抑制作用，特别对窦房结和房室结的抑制作用强，易引起心动过缓和传导阻滞等不良反应。临床常用于抗心肌缺血的 β 受体阻断药有美托洛尔、阿替洛尔和普萘洛尔等，但此类药物不宜用于变异型心绞痛，也不宜用于有哮喘和心功能不全的患者。

当单一药物抗心肌缺血疗效不佳时，可以针对缺血的不同机制，采用两药或三药联合应用以提高疗效、减少用药剂量及降低不良反应。以硝酸酯类、钙通道阻滞药及 β 受体阻断药为基础的联合用药是心肌缺血治疗的重要措施，但不恰当的联合用药也可能导致严重的心血管事件。表 16-1 列举了以上 3 种药物心血管方面的作用，联合用药时应据此互相取长补短，避免相同作用的叠加引起严重不良反应。

**表 16-1　硝酸酯类、β 受体阻断药及钙通道阻滞药单用和合用的心血管效应**

| 作用 | 硝酸酯类 | β 受体阻断药 | 钙通道阻滞药 | 硝酸酯类与 β 受体阻断药或钙通道阻滞药合用 |
| --- | --- | --- | --- | --- |
| 心率 | 反射性加快 | 减慢 | 减慢 [a] | 减慢 |
| 动脉压 | 降低 | 降低 | 下降 | 明显下降 |
| 左心室舒张末期容积 | 减少 | 增加 | 增加 | 不变或降低 |
| 心肌收缩力 | 反射性增强 | 减弱 | 减弱 [a] | 不变或降低 |
| 射血时间 | 缩短 | 延长 | 延长 | 不变 |

a 硝苯地平可使心率加快和心肌收缩力增强。

## 一、硝酸酯类和钙通道阻滞药联合应用

硝酸甘油主要扩张静脉，减轻心脏前负荷；钙通道阻滞药主要扩张动脉并有较强的扩张冠状动脉作用，可减轻心脏负荷；两药联合应用，可使心脏耗氧量显著降低，有利于心肌氧的供需平衡。对于严重的稳定型和不稳定型心绞痛，硝酸甘油和钙通道阻滞药可以产生比单一用药更好的疗效，但两药合用会导致血管过度扩张，血压显著降低，应注意监测患者的血压。此外，硝苯地平和硝酸甘油均会引起反射性心率加快，这对于心功能不全、病态窦房结综合征和房室传导障碍的缺血患者有利，但其他患者则需慎用。

## 二、硝酸酯类和 β 受体阻断药联合应用

β 受体阻断药可以减弱硝酸酯类所致的反射性心率加快和心肌收缩力增强的不良反应，降低心肌耗氧量。硝酸酯类可抑制 β 受体阻断药引起的心室容积增大和心室射血时间延长，两药合用时可以优势互补。β 受体阻断药可以降低心肌收缩力，减少心排血量，进而降低血压；而硝酸酯类由于扩张动静脉引起血压下降，故两药合用时应注意观测患者血压，如血压下降太多，不利于冠状动脉的灌注，可能诱发心绞痛。同时，停用 β 受体阻断药时应逐渐减少剂量，防止突然停药导致心绞痛加剧或诱发心肌梗死。心力衰竭、支气管哮喘和心动过缓者不宜采用此联合应用方案。

## 三、β 受体阻断药和钙通道阻滞药联合应用

钙通道阻滞药中的维拉帕米、地尔硫䓬和 β 受体阻断药一样有负性频率和负性肌力的作用，对于心动过缓、传导阻滞和心力衰竭的患者，联合用药时，不宜选用维拉帕米和地尔硫䓬，而应选用硝苯地平。β 受体阻断药由于对 $\beta_2$ 受体的阻断和代偿性交感反射（α 受体兴奋性相对增高），以及心功能抑制，使心排血量减少，而引起血管收缩，外周阻力增加。硝苯地平可以对抗 β 受体阻断药的缩血管效应，而 β 受体阻断药可以减轻硝苯地平引起的反射性心率加快和心肌收缩力增强，心绞痛伴高血压及运动时心率加快的患者应用此

联合方案最适宜。新型钙通道阻滞药氨氯地平作用缓和，治疗剂量下负性肌力和负性心率的作用不明显，和β受体阻断药联用显示疗效增强。

当心肌缺血患者2种药物联合应用疗效不佳时，可以考虑以上临床最常用的三大类药物联合应用：硝酸酯类和硝苯地平可扩张动脉、静脉和冠状动脉，降低心脏前后负荷，减少心肌耗氧量；β受体阻断药可减慢心率、降低心肌收缩力，也使心肌耗氧量下降。同时，硝酸酯类可促进冠状动脉血流从正常灌注区域向缺血区域再分布，抵消硝苯地平因扩张冠状动脉阻力血管引起"窃流"，进而减少心肌缺血区血供的作用。β受体阻断药可减轻硝苯地平对心率和心肌收缩力的不利影响。三药合用可最终恢复心肌氧的供需平衡，防治心绞痛。

# 第四节　心肌缺血再灌注的病理生理特点

缺血再灌注损伤的概念最早由Jennings等于1960年提出，他们通过电子显微镜观察发现再灌注可引发心肌纤维收缩、肌膜破裂及线粒体内出现钙磷酸盐颗粒，这些特征出现在心肌再灌注的早期数分钟且不同于心肌缺血期所发生的损伤。Bulkley和Hutchins于1977年报道了通过冠状动脉搭桥术成功进行血管重建后，心肌反而发生坏死的现象，同时提出手术相关的心肌损伤的预防应集中在心肌再灌注时期。虽然再灌注是造成再灌注损伤的原因，但也是解除缺血并挽救缺血组织的方法，如果没有再灌注，所有缺血的细胞终将死亡，如果缺血后进行再灌注，那么大部分缺血的心肌将存活。采用溶栓、吸栓及直接经皮冠脉介入术等治疗手段早期开通阻塞血管，尽最大可能挽救心肌，从而最终改善生存率，是再灌注治疗的最佳方案，而针对再灌注发生分子机制的其他药物和非药物（缺血预处理、缺血后处理及远端缺血处理）辅助措施将能最大限度地挽救缺血时仍存活的心肌，改善缺血性心脏病的临床结局。

缺血再灌注损伤的基本病理生理学机制并未完全阐明，但已证实自由基生成增多和细胞内钙超载是心肌缺血再灌注损伤的主要分子机制，随之出现明显的炎症反应和细胞凋亡也参与了再灌注损伤的病理过程。

# 一、再灌注时氧自由基生成增多的机制

虽然缺血时伴随着自由基生成，但再灌注初始丰富的氧供可以引发复流后数分钟内氧自由基大量生成，这个现象也被称为自由基的爆发。另外，再灌注时，负责清除自由基的抗氧化系统呈现消耗性的功能不足，是再灌注时自由基积聚的另一重要原因。心肌缺血再灌注时自由基生成的机制如下。

**1. 黄嘌呤氧化酶形成增多**　缺血时，ATP减少，细胞膜泵功能抑制，$Ca^{2+}$进入细胞，激活$Ca^{2+}$依赖性蛋白水解酶，导致大量黄嘌呤脱氧酶（xanthine dehydrogenase）转变为黄嘌呤氧化酶；同时，大量ATP的消耗，导致嘌呤代谢产物次黄嘌呤和黄嘌呤在缺血组织堆积。再灌注时，大量分子氧进入缺血组织，黄嘌呤氧化酶催化次黄嘌呤转变为黄嘌呤，进而催化黄嘌呤转变为尿酸，这两步反应都以分子氧为电子接受体，从而产生大量的超氧阴离子和过氧化氢，后者在还原性离子——亚铁和亚铜离子参与下形成羟自由基。

**2. 中性粒细胞呼吸爆发**　缺血期，补体系统被激活，中性粒细胞中含有丰富的 NADPH 氧化酶，它能够将 $O_2$ 通过单电子还原产生过氧化自由基[NAD（P）H+2$O_2$→NAD（P）$^+$+H$^+$+2$O_2$·$^-$]，并以此为基础形成一系列二级产物，这些产物通称 ROS。吞噬细胞中 NADPH 氧化酶产生的 ROS 释放到吞噬小泡中，可以发挥杀菌作用，参与宿主细胞的免疫，这被认为是吞噬细胞杀灭入侵病原微生物的主要机制。再灌注组织重新获得氧供应的短时间内，激活的中性粒细胞耗氧量显著增加，产生大量 ROS，又称为呼吸爆发，这是再灌注时自由基生成的重要途径之一。

**3. 线粒体单电子还原增多**　心肌缺血和再灌注使 ATP 减少，$Ca^{2+}$ 经钙泵摄入肌质网减少，胞质内升高的 $Ca^{2+}$ 可进入线粒体，引起线粒体内细胞色素氧化酶系统功能失调，导致细胞内的氧经 4 价还原生成水减少，而经单电子还原形成自由基增多。同时，由于 $Ca^{2+}$ 进入线粒体，使多种自由基清除酶活性被抑制，进一步导致自由基增多。

**4. 儿茶酚胺自氧化增强**　无论是缺血或再灌注均可诱发儿茶酚胺的分泌，心肌再灌注时，儿茶酚胺可通过自氧化作用产生氧自由基。

# 二、再灌注时细胞内钙超载机制

正常情况下，心肌细胞产生动作电位期间进入细胞内的大多数 $Ca^{2+}$ 随后通过 $Na^+$-$Ca^{2+}$ 交换体（sodium-calcium exchanger，NCX）排出。当细胞内 $Ca^{2+}$ 轻微上升时，即有 $Na^+$ 交换进入细胞内，之后细胞内的 $Na^+$ 迅速被细胞膜上的钠泵排出。心肌缺血时，一方面随着胞内 ATP 的水平下降，肌质网 $Ca^{2+}$-ATP 酶（sarcoplasmic reticulum $Ca^{2+}$-ATPase，SERCA）的活动减弱；另一方面无氧糖酵解导致细胞内 $H^+$ 增加，pH 下降，继而细胞膜上的 $Na^+$-$H^+$ 交换体（sodium-hydrogen exchanger，NHE）活性增加，排出 $H^+$ 并交换细胞外 $Na^+$，而细胞内 $Na^+$ 负荷增加又引起跨膜 $Na^+$ 浓度梯度减小，使肌膜上的 NCX 处于 $Ca^{2+}$ 内流模式；此外，缺血可使心肌膜电位去极化，L 型钙通道开放，引起 $Ca^{2+}$ 内流。

心肌缺血再灌注时，$Na^+$-$Ca^{2+}$ 交换异常是细胞内钙超载的主要机制：随着能源和 pH 恢复，细胞内外 $H^+$ 梯度差激活 NHE，使细胞内 $Na^+$ 进一步增多，而胞内钠超载将造成 NCX 依旧处于 $Ca^{2+}$ 内流模式，引起舒张期 $Ca^{2+}$ 水平持续升高。

细胞膜受损，通透性增高，是再灌注时钙超载的另一重要原因：再灌注时，细胞内的高钙激活磷脂酶，使膜磷脂降解，破坏细胞膜的完整性；高钙引起微管和微丝收缩，导致心肌细胞之间的紧密连接（闰盘）破坏；大量的自由基引起细胞膜脂质过氧化而使其结构破坏。以上机制导致心肌再灌注时，$Ca^{2+}$ 顺着化学梯度通过受损的细胞膜大量内流，导致细胞内钙超载。

此外，心肌缺血再灌注时产生的大量自由基可使线粒体膜流动性降低，氧化磷酸化障碍，ATP 生成减少，使质膜和肌质网膜上的钙泵功能失灵，不能及时移除胞质中过多的钙，致使胞质内钙超载较缺血时加剧。

# 三、再灌注时血管内皮功能障碍

血管内皮表面积达 $1\sim7m^2$，是全身最大的器官之一。内皮不但发挥防止血液从血管腔溢出的屏障作用，而且分泌多种因子以维持无凝血、无炎症及压力适度的稳定状态。生理状态下，血管内皮可以平衡地释放收缩血管物质（内皮素-1、$TXA_2$和白三烯）和舒张血管物质（NO、前列腺素及腺苷）、促进炎症因子（白三烯和血小板激活因子）和抑制炎症因子（NO、腺苷），以及促进凝血的因子（vWF、血小板激活因子）和抑制血液凝固的因子（肝素、纤溶酶原活化因子）。缺血再灌注和氧化剂等应激可导致内皮细胞功能障碍，这些因子的平衡转向促血管收缩、促凝血和促进炎症反应。内皮功能障碍是缺血再灌注损伤的始动环节，内皮功能紊乱可出现在再灌注的早期数分钟，甚至早于心肌细胞形态学损伤的出现，它可以持续数天、数周或数月。

内皮细胞受损后，可以通过以下机制促发心肌缺血再灌注损伤。

（1）激活内皮细胞表面黏附、聚集功能，导致微血栓形成和毛细血管堵塞，使缺血区无复流现象（no-reflow phenomenon）发生。

（2）受损的内皮细胞可释放氧自由基、蛋白水解酶等细胞毒性物质，损害消化内皮细胞基底膜，使毛细血管通透性增加，细胞间质水肿而压迫微血管，加重无复流现象。

（3）内皮细胞释放的上述扩血管物质明显减少，不能对抗激活中性粒细胞和血小板释放出内皮素、白三烯等缩血管物质，出现缺血区微血管的强烈收缩，加重心肌缺血缺氧。

（4）氧自由基可促进内皮细胞激活和中性粒细胞的黏附反应，加重炎症反应。

# 四、再灌注时白细胞的聚集与浸润

中性粒细胞是再灌注损伤的主要效应细胞，它以对细菌入侵宿主相类似的方式应答心肌缺血再灌注刺激。NAPDH 氧化酶产生的超氧自由基就是白细胞产生的细胞毒素之一。白细胞在再灌注开始后的数小时就开始浸润缺血心肌，并在 5h 后大量聚集，梗死心肌区域随处可见白细胞。中性白细胞在血管内皮上的聚集及内皮功能的丧失与梗死的范围密切相关。

## （一）再灌注时白细胞聚集机制

**1. 趋化因子生成增多**　再灌注时，细胞膜磷脂降解生成花生四烯酸，随后在环加氧酶或脂加氧酶等的催化下，生成前列腺素、白三烯和多种细胞因子等，这些物质具有很强的白细胞趋化作用。

**2. 细胞黏附分子生成增多**　黏附分子是由细胞合成的，可促进细胞与细胞之间、细胞与细胞外基质之间黏附的一大类分子的总称，最主要的有细胞间黏附分子（intercellular adhesion molecule，ICAM）、血小板内皮细胞黏附分子（platelet-endothelial cell adhesion molecule，PECAM）、整合素、选择素等。生理状态下，血管内皮和血液中流动的白细胞互相排斥，这是保持微循环畅通的重要条件。缺血再灌注时，血管内皮细胞和白细胞均表达大量的黏附分子，导致局部白细胞增多，促进白细胞滚动、黏附于内皮细胞并从内皮细胞间隙游走迁移至损伤区。其中所涉及的分子机制如下。

（1）缺血再灌注诱导血管内皮细胞表达 P-选择素增加，与白细胞表面的相应受体 P-选择素糖蛋白-1 发生相互作用，产生间歇性白细胞和内皮细胞结合，导致白细胞滚动。

（2）白细胞 $\beta_2$ 整合素与内皮细胞分泌的 ICAM-1 相互作用，导致白细胞黏附和聚集。

（3）血管内皮细胞于内皮细胞交汇处表达的 PECAM-1 能促进游走到此的白细胞通过内皮间隙渗出至血管外。

## （二）白细胞介导的再灌注损伤机制

再灌注期间，心肌组织重新恢复氧供应，已激活并聚集于损伤区的中性粒细胞耗氧量显著增加，短时间内产生大量的 ROS。后者不但能产生氧化应激损伤，而且可以通过多条途径，促使大量炎症因子释放，加重再灌注损伤。

**1. 对血液流变学的作用**　再灌注时，除白细胞黏附于内皮细胞上，尚有大量血小板和红细胞呈缗钱状聚集于微血管，但红细胞较易与内皮细胞分离，而白细胞体积大、变形能力差，故易嵌顿和阻塞毛细血管，导致微血管闭塞，引起无复流现象。

**2. 炎症反应失控**　白细胞（多形核细胞、单核细胞、巨噬细胞）一旦激活，可释放大量促炎因子，产生许多血管活性物质，导致瀑布式炎症效应，使血管收缩，通透性增加，白细胞黏附与游走等。

**3. 自由基的多重损伤作用**　中性粒细胞呼吸爆发产生的自由基除了引起各种氧化应激相关的损伤外，还能刺激多种与心肌再灌注炎症相关的转录因子如核因子-κB（NF-κB）和早期生长反应基因-1（early growth response gene 1，Egr-1）等活化，通过以上转录因子介导一系列下游炎性靶基因的表达。

# 五、无复流现象

心肌缺血再灌注后，部分或全部缺血组织不出现血液灌流的现象，称为无复流现象。无复流现象实际开始于心肌缺血期间，并于再灌注期间恶化，是微血管水平再灌注损伤的一种形式。除了上述白细胞的阻塞作用外，尚有以下机制可引起心肌无复流现象。

**1. 组织水肿引起机械挤压**　心肌缺血时，心肌细胞和血管内皮细胞中 ATP 降解产物如腺苷、肌苷、次黄嘌呤和黄嘌呤生成增多，引起细胞内渗透压增大；细胞膜上的钠-钾泵失活，导致细胞内水钠潴留；再灌注时自由基生成增加，导致细胞膜损伤。除了细胞的肿胀，白细胞释放的炎症介质造成的微血管通透性增高，还可导致细胞间质水肿。以上原因引起的组织水肿一方面造成对血管的压迫，另一方面肿胀的血管内皮细胞直接突入管腔，引起血管狭窄和血流受阻。

**2. 心肌细胞挛缩**　再灌注时，细胞内钙超载，可引起心肌细胞挛缩形成收缩带，压迫微血管。

**3. 血管功能障碍**　缺血和再灌注时，均可引起交感神经兴奋，肾素-血管紧张素系统激活，以及内皮细胞、白细胞和血小板活化，所产生的大量微血管活性物质如儿茶酚胺、血管紧张素、内皮素等，均有收缩血管的作用。同时，由于血管内皮受损，一方面激活血小板合成 $TXA_2$，另一方面内皮功能障碍无法合成足够的前列环素（$PGI_2$）对抗 $TXA_2$，这将促成血栓的形成和血管的堵塞。

**4. 补体系统激活**　补体系统在缺血再灌注时可通过多种途径激活，形成大量的活化片段。这些片段在缺血再灌注损伤中发挥着重要作用。与无复流密切相关的有过敏毒素 $C_{5a}$、补体成分 $iC_{3b}$ 和 $C_{5b-9}$。$C_{5a}$ 可刺激白细胞激活和趋化，$iC_{3b}$ 可通过 $\beta_2$ 整合素等黏附到血管内皮的特异性配体上，$C_{5b-9}$ 既可激活内皮细胞产生 NF-κB，增加白细胞黏附分子表达，也可诱导内皮细胞分泌 IL-8 和单核细胞趋化蛋白-1（MCP-1），促进细胞间相互作用，阻塞毛细血管床。

# 六、线粒体通透性转换孔开放

线粒体是细胞的能量工厂，通过氧化磷酸化产生 ATP。近年研究还显示，线粒体还是控制细胞存活与死亡的分子开关，它可以引导细胞选择通过凋亡还是坏死途径死亡，而这个分子开关是通过线粒体通透性转换孔（mitochondrial permeability transition pore，MPTP）发挥作用的。20 世纪 70 年代末，Hunter 和 Haworth 首次发现并报道了 MPTP，它是一种电压依赖性非选择性通道，定位于线粒体内膜，开放时允许水及分子质量小于 1.5kDa 的溶质通过。MPTP 通常是关闭的，但在线粒体去极化及 pH 正常情况下出现高水平 ROS、$Ca^{2+}$ 及无机磷酸盐时开放，细胞质和线粒体基质之间相互渗透。MPTP 的开放可以是瞬时的或者是长时程的，这取决于细胞内诱导物质和抑制物质的平衡。

心肌缺血时，由于受低 pH 的影响，MPTP 保持静态。再灌注时，pH 的恢复、氧化应激和钙超载可诱导 MPTP 的开放。虽然 ROS 瞬时生成所诱导的 MPTP 短暂开放对于缺血心肌具有保护作用，但再灌注时，ROS 的爆发性生成可以诱导 MPTP 的持续开放，使离子和其他分子质量小于 1.5kDa 的溶质渗透至线粒体，导致线粒体基质肿胀，膜电位崩塌，随后 ATP 和烟酰胺腺嘌呤二核苷酸（$NAD^+$）快速消耗，电子传递失偶联，最终导致 ATP 生成受到破坏。再灌注阶段产生过量的 ROS 可促进 MPTP 的开放，而 MPTP 的开放反过来可以通过抑制呼吸链，导致细胞色素 c 和吡啶核苷酸丢失并促进 ROS 的大量生成，这种 ROS 释放促 ROS 释放的正反馈过程，需要 MPTP 的介入。由于线粒体 DNA 缺少组蛋白保护，且自身修复能力有限，加之近距离接触 ROS 产生位点，故易受到 ROS 引起的氧化损伤包括干扰其 DNA 重排或引起其断裂，最终导致线粒体结构破坏、功能障碍和溶解。ROS 依赖的 MPTP 开放现被认为是再灌注损伤和细胞死亡的主要始动因子[1]。

# 七、细 胞 凋 亡

细胞凋亡（apoptosis）是指细胞在一定的生理或病理条件下，遵循自身的程序，由基因调控的主动性自杀死亡过程。细胞坏死时，细胞膜崩解后释放毒性内容物到组织间隙，损害整个周围组织。细胞凋亡则不同，内源性的 DNA 内切酶破坏染色体 DNA，染色质浓集并聚集于核膜下，同时胱天蛋白酶（caspase）裂解细胞的各种蛋白成分，凋亡细胞逐渐收缩，但保持完整的包膜。最终，细胞残留物质被组织中的巨噬细胞吞噬。这是一种积极的、精确调控的"外科手术式"的清除受损细胞的过程，要消耗能量，需要功能完整的线粒体来触发这一过程。

由于再灌注期间凋亡细胞主要出现在坏死心肌周围区域，提示凋亡可能在缺血再灌注后心肌梗死范围的扩大中发挥着一定的作用。再灌注时，胞质内 $Ca^{2+}$ 升高并转移到线粒体，促使线粒体 MPTP 开放，引起细胞色素 c 和凋亡诱导因子（apoptosis-inducing factor，AIF）释放。细胞色素 c 释放到胞质后，在 ATP/ddATP 存在下，与凋亡蛋白酶激活因子（apoptotic protease activating factor-1，Apaf-1）形成多聚复合物，通过 Apaf-1 N 端的 caspase 募集结构域募集细胞中的 caspase-9 前体，一个 Apaf-1 可募集多个 caspase-9，并使其自我剪切和活化，启动 caspase 级联反应，激活下游的 caspase-3，启动内在的非受体依赖性的凋亡级联反应。此外，心肌组织中的多种细胞均可释放 ROS，引起丝裂原激活蛋白激酶（MAPK）激活，导致下游的 NF-κB 与其抑制物 IκB 分离，在细胞核内形成活化的 NF-κB，促进 TNF-α 的转录与翻译。释放的 TNF-α 与其存在于细胞表面的受体（TNFR1 和 Fas）结合，启动外来受体依赖性凋亡级联反应。

## 第五节　抗心肌缺血再灌注损伤药

心肌缺血后冠状动脉血流的恢复本身又可能导致此前存活心肌细胞的死亡，称为"致命性再灌注损伤"现象[2]，它的存在削弱了心肌再灌注的完整获益，也因此为心脏保护提供了重要靶点。心肌再灌注时使用药物减轻致命性再灌注损伤的治疗方法，也称为药物后处理。早期治疗策略包括抗氧化剂治疗、钙通道阻滞药、钠氢交换阻断剂及镁剂治疗，随着分子生物学技术的发展及心肌缺血再灌注分子机制的不断揭示，研究者提出了一系列具有诱人前景的新治疗策略（图 16-1）。

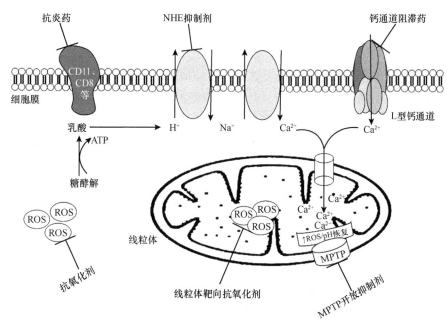

图 16-1　抗心肌缺血再灌注损伤主要药物作用靶点示意图
NHE，钠氢交换体；ROS，活性氧；MPTP，线粒体通透性转换孔

## 一、抗　氧　化　剂

抗氧化剂包括低分子自由基清除剂（维生素 C、维生素 E、维生素 A、辅酶 Q、依达拉奉和别嘌醇等）、酶类自由基清除剂（CAT 和 SOD 等）及其他清除剂（中药如丹参和人参等）。

低分子化合物维生素 C、维生素 E、辅酶 Q 等是天然的抗氧化剂，它们大多为体内氧化还原反应的辅酶，可通过不同的途径阻断脂质过氧化。心肌缺血再灌注时，内源性的抗氧化剂及酶性自由基清除剂快速耗竭，加重了心肌的氧化应激损伤。故无论是富含这些小分子抗氧化剂的膳食还是药物均有利于心肌缺血再灌注患者的恢复。

依达拉奉（edaravone）是目前临床确认有效的新型抗氧化剂。它的化学名为 3-甲基-1-苯基-2-吡唑啉-5-酮，有 3 种互变异构体（酮式、烯醇式、氨式），其中烯醇式结构可转化为阴离子形式，它清除羟基自由基的速度比中性形式的依达拉奉快 8.6 倍，除了出色的清除羟基自由基能力外，依达拉奉还可以抑制单线态氧及羰基自由基生成的能力。无论是动物实验还是小样本的临床资料都显示依达拉奉对心肌缺血再灌注损伤具有改善作用[3]。

别嘌醇（allopurinol）为次黄嘌呤的异构体，是黄嘌呤氧化酶的抑制剂，自 1963 年应用于临床以来，一直为治疗痛风的主要药物，近年来别嘌醇在心血管疾病中的应用日益受到国内外学者的广泛关注。1971 年 Dewall 首先提出别嘌醇可以减轻犬和绵羊冠状动脉结扎后的心肌缺血损害程度，有学者通过对离体大鼠心脏缺血再灌注损伤模型的研究，也证实了该药对心肌的保护作用。1979 年 Adachi 等[4]首次报道了临床体外循环心内直视手术患者术前口服别嘌醇，可使术后心脏自动复跳率明显提高，心肌细胞超微结构得到保护。除了通过抑制氧化应激来减少缺血再灌注对心肌的损害外，别嘌醇还可以通过抑制心肌细胞凋亡和减轻炎性反应等机制拮抗再灌注损伤。

动物实验和临床研究显示，应用酶类自由基清除剂如 SOD 和 CAT 可分别清除各种来源的 $O_2^{\cdot -}$ 和 $H_2O_2$，两者均能使心肌收缩力及心功能明显改善，联合应用效果更好。

现已发现多种中药包括单味中药及其有效成分和复方制剂具有减少自由基产生、清除自由基、提高抗自由基酶活性的功能，对缺血再灌注心肌具有保护作用。吴惠珍等[5]研究表明人参皂苷 Rb3 呈剂量依赖性地升高大鼠血清中的 GSH-Px 和 SOD 水平，降低脂质膜过氧化产物丙二醛（malondialdehyde）的含量，通过抗氧化应激等机制保护缺血再灌注心肌组织。丹参作为治疗心脑血管疾病的主要药物，已广泛应用于临床。丹参提取物及其复方和丹参主要活性成分抗心肌缺血再灌注损伤的机制也得到广泛的研究，除了抑制凋亡和钙超载、减轻炎症反应外，减少心肌缺血再灌注氧化应激损伤也是其主要机制。研究表明，丹参及其有效成分可提高 SOD、CAT 及 GSH-Px 活性，使产生的自由基能得到及时的清除，并对大鼠再灌注损伤的心肌线粒体有良好的保护效应，减少线粒体来源的自由基生成[6]。

线粒体因其在氧化应激、钙离子内稳态、细胞凋亡、细胞信号转导通路中的重要地位而成为药物治疗的诱人靶点。近年来一种针对线粒体的新型体内抗氧化药物的开发越来越为研究者所关注[7]。这种抗氧化剂能定向转运至线粒体以选择性地防止线粒体氧化损伤，保护线粒体的各项功能。线粒体靶向抗氧化剂包括以三苯基膦为载体的线粒体靶向抗氧化剂；基于氨基酸和多肽的线粒体靶向抗氧化剂；谷胱甘肽胆碱酯和 N-乙酰基-L-半胱氨酸。其中线粒体辅酶 Q（mitochondrial coenzyme Q，MitoQ）是最早研究的三苯基膦类线粒体靶向药物之一，也是目前研究最为热门的线粒体靶向抗氧化剂，它对多种脏器包括心肌缺血再灌注引起的氧化应激具有拮抗作用[8-10]。用于治疗也存在氧化应激现象的帕金森病及慢性丙型肝炎的 MitoQ 口服剂型已进行了 I、II 期临床研究，对于心肌缺血再灌注损伤的作用也在进一步临床评价中。

# 二、减轻钙超载

## （一）钙通道阻滞药

钙通道阻滞药包括硝苯地平、维拉帕米、尼卡地平等，它们可以阻断钙的慢 L 型通道，使细胞外钙内流减少，减轻心肌缺血再灌注后肌质网钙超载对心肌的直接损伤，对心脏有明显的保护作用。另外，钙通道阻滞药可作用于外周血管，降低血管阻力，减轻后负荷，使心排血量增加，心肌的耗氧量减少；可以抑制血小板聚集，防止再灌注后血栓的形成及再梗死。因此，钙通道阻滞药可以在多个水平协助治疗及预防再灌注损伤。有研究显示，经冠状动脉内注射维拉帕米，随后口服治疗，可以改善超声心动图评估的左心室功能及心肌再灌注损伤。

## （二）钠氢交换阻断剂

NHE 存在于所有真核细胞中，是调节细胞内 pH 的重要跨膜蛋白。目前已知的 NHE 有 10 个亚型，分别命名为 NHE1～NHE10，它们的结构和功能相关，但不同的亚型跨膜蛋白的数量不同，其组织分布、药理学特性及调节机制也不同。NHE1 普遍存在于所有组织中，但主要在心肌细胞中表达。到目前为止，在心肌细胞中只观察到 NHE1 和 NHE6 的表达，而在哺乳动物的心肌细胞中以 NHE1 为主，它在心肌缺血再灌注过程中起重要作用。生理情况下 NHE 的主要作用是介导细胞内 $H^+$ 和细胞外 $Na^+$ 1：1 交换。当细胞内 pH 正常时，NHE 的活性非常低，但当 pH 下降到 6.7 时，其活性可增加 10 倍。心肌缺血缺氧时，代谢产生大量的 $H^+$ 蓄积在细胞内，NHE 被激活，引起 $Na^+$ 内流，细胞内酸中毒同时会造成 ATP 的消耗，抑制钠–钾泵活性，使其无法代偿此前 $Na^+$ 的超负荷，而细胞内的钠超载又会激活 $Na^+$-$Ca^{2+}$ 交换引起 $Ca^{2+}$ 大量内流，导致细胞内 $Ca^{2+}$ 的超载。再灌注时，胞外 $H^+$ 被再灌血流带走，造成细胞内外明显的 $H^+$ 梯度差，NHE 再次被激活，使细胞内 $Na^+$ 进一步增多，而胞内钠超载将造成 NCX 仍处于 $Ca^{2+}$ 内流模式，导致细胞内 $Ca^{2+}$ 的超载加重，造成心肌挛缩、坏死及心律失常等。由此可见，心肌缺血再灌注时，NHE 的持续激活是引起钙超载的重要原因。

钠氢交换阻断剂分类如下。

（1）非选择性 NHE 抑制剂，主要为阿米洛利（amiloride）及其衍生物。阿米洛利为较强的保钾利尿药，可抑制肾脏远端小管和集合管的 $Na^+$-$K^+$ 和 $Na^+$-$H^+$ 交换，从而使 $Na^+$ 和水排出增多，$K^+$ 和 $H^+$ 排出减少。动物实验表明阿米洛利通过减轻细胞内钙超载，对再灌注时细胞凋亡、心肌收缩力、冠状动脉血流量的恢复及再灌注心律失常的发生有明显的作用。

（2）选择性 NHE 抑制剂，包括 NHE1 选择性抑制剂如卡立泊来德（cariporide）和依尼泊胺（eniporide）。大量临床前研究资料和初步临床试验结果表明，NHE1 抑制剂可以保护缺血再灌注心肌，减少心肌梗死面积，且发挥保护作用的时间多处于再灌注期。其机制如下：①阻滞 $Na^+$-$H^+$ 交换，以保持细胞内 $Na^+$ 平衡，避免细胞内 $Ca^{2+}$ 超载，从而减轻再灌注损伤。②调节细胞内 pH。细胞内 pH 的稳定是维持稳态的重要机制。心肌再灌注早期，细胞外酸中毒的纠正使心肌细胞膜内外 pH 梯度形成，激活 $Na^+$-$H^+$ 交换使 $H^+$ 外流，$Na^+$

大量内流，尽管此时 pH 得以迅速恢复，却加重了细胞损害，这种现象称为"pH 反常"。$Na^+$-$H^+$ 交换抑制剂能明显延缓细胞内 pH 的恢复，减轻心肌缺血再灌注损伤。③调节心肌能量代谢。心肌缺血时，糖的无氧酵解成为主要的供能方式，而催化糖酵解的酶亦受细胞内 pH 所影响，因此心肌缺血时 ATP 生成减少。能量的耗损最终导致细胞内 $Na^+$ 平衡失调和 $Ca^{2+}$ 超载。$Na^+$-$H^+$ 交换抑制剂可减少乳酸生成，促进细胞内糖原储备，减轻细胞内酸中毒；可降低缺血心肌组织的无氧代谢，减少 ATP 的消耗。④其他。$Na^+$-$H^+$ 交换抑制剂通过抑制细胞内 $Na^+$ 堆积，增加细胞膜内外的电位差，促使神经末梢 $Na^+$ 依赖性去甲肾上腺素重摄取，导致细胞外去甲肾上腺素浓度下降，以防止发生心律失常。

（3）新型 NHE 抑制剂：如 3-胍基羰基-2-甲基-6，7，8，9-四氢-5H-环庚并[b]吡啶-9-亚甲基硫酸钠单乙醇化合物（sodium 3-guanidinocarbonyl-2-methyl-6，7，8，9-tetrahydro-5H-cyclohepta[b]pyridine-9-ylmethyl sulfate monoethanolate，TY-51924）。尽管以上选择性及非选择性 NHE 抑制剂具有很好的临床疗效，但却具有中枢的不良反应，会增加脑血管事件和神经毒性的发生率。TY-51924 是属于酰基胍类的水溶性化合物，不易进入中枢，具有很小的神经毒性，而且能迅速从血液和组织中清除。采用双盲、安慰剂对照的针对 TY-51924 的 I 期临床试验已经完成，目前已进入多中心、随机、双盲、安慰剂、开放的 II 期临床试验，评价其对 ST 段抬高型心肌梗死患者的治疗作用[11-13]。

### （三）中药

自 20 世纪 80 年代以来，我国一大批学者进行了中药钙通道阻滞药对缺血再灌注损伤保护作用的研究，为开发我国特色的再灌注损伤药物提供了重要的依据。研究表明，除了具有抗氧化作用外，丹参还能抑制钙内流，对心肌细胞内钙超载有明显的抑制作用，具有良好的拮抗心肌缺血再灌注损伤的效应。源于丹参的抗心肌缺血再灌注损伤各种制剂也应运而生，如丹参片、复方丹参片和心可舒（含三七、丹参等成分）。

动物实验显示三七总皂苷可通过抑制电压依赖性钙通道的外钙内流和减少肌质网内钙释放，从而降低胞内钙超载，改善急性心肌梗死大鼠左心室收缩和舒张功能，降低心肌酶的含量，降低心律失常的发生率。新近临床研究显示，三七总皂苷制剂——血栓通注射液可以减轻急性 ST 段抬高型心肌梗死患者缺血再灌注损伤，增强左心室的收缩力，保护心脏结构，降低心脏不良事件发生率。

当归也由于具有钙通道阻滞、拮抗钙超载的作用，对缺血及再灌注状态下心脏的顺应性、射血功能等具有重要的保护作用。冠脉宁是临床常用的一种药物，它的主要成分包括丹参和当归，可通过舒张血管，增加冠状动脉血流量，有效改善组织细胞的供血供氧量，营养心肌，保护再灌注心肌组织。临床研究显示，冠脉宁联合常规治疗如硝酸异山梨酯等能显著改善冠心病患者临床症状。

# 三、抑制 MPTP 开放

MPTP 是参与心肌缺血再灌注损伤细胞死亡的关键介质。环孢素 A（cyclosporine A）是一种用于防治器官移植中排斥反应的免疫抑制剂，可以通过线粒体上 MPTP 的重要调控成分——亲环素 D 阻断 MPTP 的开放。动物研究发现，再灌注同时使用环孢素 A 可抑制

MPTP 的开放，保护线粒体结构完整，减少线粒体释放细胞色素 c，抑制细胞凋亡，减少心肌梗死面积，促进心脏功能恢复。再灌注后环孢素 A 处理则不能减轻心肌缺血再灌注损伤，这表明，再灌注最初几分钟是抑制 MPTP 开放、减轻心肌缺血再灌注损伤的重要时机。虽然动物实验研究结果较为一致，但临床研究结果却不一致。一项小规模临床试验发现，在经皮冠脉介入治疗时给予环孢素 A 可以缩小心肌梗死范围，减少肌酸激酶（creatine kinase，CK）的释放[14]。Mewton 等[15]采用心脏磁共振成像（cardiac magnetic resonance）对上述人群进行研究随访，发现给予环孢素 A 的再灌注患者，6 个月后和第 5 天一样，梗死面积减少率为 29%，且左室收缩末容积（left ventricular end-systolic volume，LVESV）扩大得到减轻。同时发现环孢素 A 对 6 个月时左室重构无不利影响。然而，Ghaffari 等[16]对急性前壁 ST 段抬高型心肌梗死患者进行随机双盲临床试验，发现溶栓治疗前即刻注射环孢素 A 或等量生理盐水，两组间心肌酶释放、心律失常、心力衰竭、发病 1 天及出院时的左室射血分数、住院期间或 6 个月时的死亡率均无显著性差异，研究者认为溶栓前应用环孢素 A 并不能减少心肌梗死面积或改善临床终点。

新近 Upadhaya 等[17]进行的 Meta 分析也认为环孢素 A 不能减轻临床患者的心肌再灌注损伤，但由于研究尚未把最新的两项更大规模的关于环孢素 A 用于急性心肌梗死的研究结果纳入，且还有同类的临床试验仍在进行中，如一项针对环孢素 A 用于接受 PCI 治疗的 ST 段抬高型心肌梗死患者的临床试验将于 2018 年取得评估结果[18]，故环孢素 A 是否能作为心肌缺血再灌注的治疗药物应用于临床尚未取得定论，也期待更安全有效 MPTP 抑制剂被研制出来。

# 四、抑制炎症反应

心肌缺血再灌注时存在明显的促炎反应。近几年来，随着黏附分子在再灌注损伤发生中所起作用的揭示，具有特异抗炎作用的生物学治疗措施得到了迅速的发展。Fukushima 等发现自冠状动脉逆向单独或联合给予 P-选择素单克隆抗体和 ICAM-1 的单克隆抗体后，均可显著抑制多形核白细胞的浸润，改善缺血区血流，提高左射血分数及减少梗死面积，而且联合用药较单独用药的效果更好。更多的抗细胞黏附分子的抗体如抗 L-选择素单克隆抗体、抗 CD11 和抗 CD18 单克隆抗体也被证明有助于改善心肌缺血再灌注损伤。

除了黏附分子，其他抗炎策略也已尝试应用于临床急性心肌缺血再灌注患者，包括具有抗炎作用的纤维蛋白衍生肽（FX-06）和对抗补体的抗体培克珠单抗（pexelizumab）等。

FX-06 是一种新开发的应用于预防心肌再灌注损伤的药物，它可以充分与血管内皮上的钙黏着蛋白结合，抑制白细胞迁移及钙黏着蛋白介导的信号转导，从而加强内皮细胞的屏障功能，降低毛细血管的通透性[19]。

缺血再灌注时补体激活，补体 C5 蛋白分裂为 C5a 和 C5b，促进膜攻击物的生成。培克珠单抗是由美国 Alexion 制药公司开发研制的一种单链人单克隆抗体，能选择性地阻断补体 C5 蛋白的分裂，由此保护再灌注心肌组织[20]。以上研究结果被美国 FDA 密切关注，然而这种用于冠状动脉旁路移植术和急性心肌梗死患者的末端补体抑制剂，在Ⅲ期临床试验中却未显示出优于安慰剂的作用，研究者认为由于抗血栓药物如 GPⅡb/Ⅲa 受体阻断剂、氯吡格雷或肝素无反应等因素会影响培克珠单抗作用的体现，因此评估培克珠单抗的有效性，纳入研究对象时应该考虑这些因素。

# 五、基 因 治 疗

再灌注可诱导心肌基因的表达发生改变，这些改变是引起心肌缺血再灌注损伤的分子基础，也是防治再灌注损伤的重要靶点。氧化应激、钙超载、细胞凋亡和炎症反应是心肌再灌注损伤的重要病理生理改变，这些改变与其相关的基因表达失调密切相关。基因组技术开拓了心肌缺血再灌注损伤治疗的新领域，有望改善患者的临床结局，但实验室令人鼓舞的实验结果，仍需要大规模、多中心、随机、对照临床试验来验证。

Agrawal 等以人的细胞外 SOD 基因转染大鼠心肌后，可显著减少缺血再灌注后心肌梗死面积，全面提高左心室功能[21]。Zhu 等采用腺病毒将 CAT 基因转染给兔后，可以抑制再灌注后的心肌顿抑，保护心肌收缩功能[22]。

Prunier 等通过腺病毒冠状动脉内转染 SERCA2a 亚型（SERCA2a）基因至供体猪的心脏，SERCA2a 过表达后可以减轻胞内钙超载，减少心肌再灌注后心律失常的发生[23]。

p53 上调凋亡调控因子（p53 up-regulated modulator of apoptosis，PUMA）在 p53 依赖和非依赖的凋亡过程中起重要的作用，Toth 等发现缺氧复氧（缺血再灌注体外模型）心肌细胞 PUMA 基因和蛋白水平均增加，当 PUMA 通过腺病毒转染到心肌细胞后，可以导致心肌细胞凋亡。而 PUMA 基因敲除的小鼠模型，心肌梗死面积较野生型小鼠减少了约 50%，提示 PUMA 可作为心肌再灌注损伤的基因治疗靶点[24]。

Simeoni 等研究发现，转染 IL-1 可溶性受体 II Ig 融合蛋白基因可以通过抑制 IL-1β 活性减轻心脏移植排斥反应，延长移植物的生存时间[25]。

# 六、干细胞治疗

心肌细胞向来被认为是不可再生的终末细胞，缺血再灌注后仍然梗死的心肌靠自身的修复机制并不足以弥补大量心肌细胞丢失所致的心功能损害，残存心肌的代偿性肥大及梗死心肌的纤维化最终可导致心脏衰竭。心脏移植作为一种终末治疗手段，也受到免疫排斥、供体不足、高死亡率等诸多因素的限制。干细胞是一种具有无限增殖潜能，并在一定条件下可被诱导定向分化的细胞类型，为心肌再生医学提供了一条崭新的途径。研究表明，多种类型的干细胞可在体内、外被诱导分化为心肌细胞，抑或通过旁分泌的方式发挥对心肌梗死的治疗作用。目前研究显示以下几类细胞可形成新生心肌细胞的起始细胞：人多能干细胞（包括人胚胎干细胞和人诱导性多能干细胞）、骨髓间充质干细胞、成体心脏来源的心脏前体细胞和重编程的成纤维细胞。而究竟哪种干细胞更适合用于修复心肌，如何提高干细胞向心肌细胞分化的效率和成熟度，如何提高移植细胞的存活率，这些仍是干细胞治疗未来要面对的挑战。

# 结语和展望

由于技术和药物的革新，过去 30 余年，心肌缺血再灌注损伤的药物治疗已经取得了很大的进步，形成了许多专业的心肌缺血再灌注治疗方法。但相比于实验室令人鼓舞的结果，临床治疗效果却不是特别令人满意。为何这些有前景的临床前研究结果向临床应用转化总遇到障碍？学者们认为一是动物实验模型的不相关性（通常使用健康、年轻、雄性动物）及种属之间的差异；二是临床实践中急性心肌缺血是一个动态的、不断进展的过程，与动物模型中缺血和突然再灌注的情况并不一致。此外，小规模研究之所以能够得到阳性结果，在很大程度上因为它们尝试控制了决定药物疗效的相关因素如心肌梗死范围、缺血区侧支循环情况、治疗时间窗等，而大规模研究中，并未对缺血危险区范围（只有那些危险区范围较大的患者才可能从缩小梗死范围的治疗中获益）、侧支循环和患者合用药物情况等进行评估，这样可能增大研究人群的异质性，显著降低研究的统计效能。因此，在未来药物的开发中一方面要考虑到实验动物模型制备的特殊性，另一方面要考虑到临床试验设计方面的问题。

## 参 考 文 献

[1] Ong SB, Gustafsson AB. New roles for mitochondria in cell death in the reperfused myocardium. Cardiovasc Res, 2012, 94（2）: 190-196.

[2] Yellon DM, Hausenloy DJ. Myocardial reperfusion injury. N E J Med, 2007, 357（11）: 1121-1135.

[3] Zheng C, Liu S, Geng P, et al. Efficacy of edaravone on coronary artery bypass patients with myocardial damage after ischemia and reperfusion: a meta analysis. Int J Clin Exp Med, 2015, 8（2）: 2205-2211.

[4] Adachi H, Motomatsu K, Yara I. Effect of allopurinol（zyloric）on patients undergoing open heart surgery. Jpn Circ J, 1979, 43（5）: 395-401.

[5] 吴惠珍, 贾庆忠. 人参皂苷 Rb3 对心肌缺血再灌注损伤模型大鼠的保护. 中国组织工程研究, 2016,（49）: 7320-7326.

[6] Qiao Z, Ma J, Liu H. Evaluation of the antioxidant potential of Salvia miltiorrhiza ethanol extract in a rat model of ischemia-reperfusion injury. Molecules, 2011, 16（12）: 10002-10012.

[7] Walters AM, Porter GA, Jr, Brookes PS. Mitochondria as a drug target in ischemic heart disease and cardiomyopathy. Circ Res, 2012, 111（9）: 1222-1236.

[8] Adlam VJ, Harrison JC, Porteous CM, et al. Targeting an antioxidant to mitochondria decreases cardiac ischemia-reperfusion injury. FASEB J, 2005, 19（9）: 1088-1095.

[9] Kezic A, Spasojevic I, Lezaic V, et al. Mitochondria-targeted antioxidants: future perspectives in kidney ischemia reperfusion lnjury. Oxid Med Cell Longev, 2016, 2016: 2950503.

[10] Dare AJ, Logan A, Prime TA, et al. The mitochondria-targeted anti-oxidant MitoQ decreases ischemia-reperfusion injury in a murine syngeneic heart transplant model. J Heart Lung Transplant, 2015, 34（11）: 1471-1480.

[11] Ishihara M, Asakura M, Kimura K, et al. Trial design and rationale of TY-51924 as a novel $Na^{+}/H^{+}$ exchanger inhibitor in patients with ST-elevation acute myocardial infarction undergoing percutaneous coronary intervention. J Cardiol, 2014, 63（1）: 82-87.

[12] Takayama T, Kimura K, Fukuzawa S, et al. Evaluation of the safety and efficacy of TY-51924 in patients with ST elevated acute myocardial infarction - early phase II first in patient pilot study. J Cardiol, 2016, 67（2）: 162-169.

[13] Kimura K, Nakao K, Shibata Y, et al. Randomized controlled trial of TY-51924, a novel hydrophilic NHE inhibitor, in acute myocardial infarction. J Cardiol, 2016, 67（4）: 307-313.

[14] Piot C, Croisille P, Staat P, et al. Effect of cyclosporine on reperfusion injury in acute myocardial infarction. N Engl J Med, 2008, 359（5）: 473-481.

[15] Mewton N, Croisille P, Gahide G, et al. Effect of cyclosporine on left ventricular remodeling after reperfused myocardial infarction. J Am Coll Cardiol, 2010, 55（12）: 1200-1205.

[16] Ghaffari S, Kazemi B, Toluey M, et al. The effect of prethrombolytic cyclosporine-A injection on clinical outcome of acute anterior ST-elevation myocardial infarction. Cardiovasc Ther, 2013, 31（4）: e34-e39.

[17] Upadhaya S, Madala S, Baniya R, et al. Impact of cyclosporine A use in the prevention of reperfusion injury in acute myocardial infarction: a meta-analysis. Cardiol J, 2017, 24（1）: 43-50.

[18] Spath NB, Mills NL, Cruden NL. Novel cardioprotective and regenerative therapies in acute myocardial infarction: a review of recent and ongoing clinical trials. Future Cardiol, 2016, 12（6）: 655-672.

[19] Atar D, Petzelbauer P, Schwitter J, et al. Effect of intravenous FX06 as an adjunct to primary percutaneous coronary intervention

for acute ST-segment elevation myocardial infarction results of the F. I. R. E. （Efficacy of FX06 in the Prevention of Myocardial Reperfusion Injury） trial. J Am Coll Cardiol, 2009, 53（8）: 720-729.

[20] Lin GM. Pexelizumab, an anti-C5 complement antibody for primary coronary revascularization: a new insight from old versions. Cardiovasc Hematol Disord Drug Targets, 2011, 11（2）: 97-101.

[21] Agrawal RS, Muangman S, Layne MD, et al. Pre-emptive gene therapy using recombinant adeno-associated virus delivery of extracellular superoxide dismutase protects heart against ischemic reperfusion injury, improves ventricular function and prolongs survival. Gene Ther, 2004, 11（12）: 962-969.

[22] Zhu HL, Stewart AS, Taylor MD, et al. Blocking free radical production via adenoviral gene transfer decreases cardiac ischemia-reperfusion injury. Mol Ther, 2000, 2（5）: 470-475.

[23] Prunier F, Kawase Y, Gianni D, et al. Prevention of ventricular arrhythmias with sarcoplasmic reticulum $Ca^{2+}$ ATPase pump overexpression in a porcine model of ischemia reperfusion. Circulation, 2008, 118（6）: 614-624.

[24] Toth A, Jeffers JR, Nickson P, et al. Targeted deletion of Puma attenuates cardiomyocyte death and improves cardiac function during ischemia-reperfusion. Am J physiol. Heart Circ Physiol, 2006, 291（1）: H52-H60.

[25] Simeoni E, Dudler J, Fleury S, et al. Gene transfer of a soluble IL-1 type 2 receptor-Ig fusion protein improves cardiac allograft survival in rats. Eur J Cardiothorac Surg, 2007, 31（2）: 222-228.

# 第十七章

## 治疗心力衰竭的药物

刘培庆* 李卓明 路 静

## 第一节 概 述

### 一、心力衰竭的定义[1-10]

心力衰竭（heart failure，HF）是指由于心脏器质性或功能性疾病导致心脏结构或功能异常，在静息或负荷状态下心排血量降低或心内压升高，损害心室充盈和射血能力而引起的一系列复杂的临床综合征，主要表现为运动耐量下降（呼吸困难、疲乏）和体液潴留（肺淤血、体循环淤血及外周水肿）。

心力衰竭是多种疾病（如心包疾病、心肌病、心内膜或大血管疾病等）的共同病理状态。临床上常见的引起心力衰竭的慢性心血管疾病包括长期的高血压、冠心病、慢性缺血性心脏病、各种先天性心脏病及糖尿病等。大多数心力衰竭患者出现左心室功能受损的症状。

### 二、流行病学研究

世界范围内约 2%的人口患有慢性心力衰竭。心力衰竭的发病率同年龄呈正相关。随着全球人口趋于老龄化，并且心血管疾病发病率逐年升高，慢性心力衰竭的发病率和死亡率将会显著增加。目前心力衰竭的治疗费用占高收入国家医疗体系总支出的 2%～3%，预计未来 20 年内将增加至少 200%。

近年我国的流行病学调查结果显示，心血管疾病、肿瘤与脑血管疾病已成为前三位的致死性疾病。中国心力衰竭患病率约为 0.9%（其中男性 0.7%，女性 1.0%），城市高于农村，现症患者约 450 万，在 36～44 岁、45～54 岁、55～64 岁和 65～74 岁 4 个年龄组人群，患病率分别为 0.3%、1.0%、1.3%和 1.3%，显示出随年龄增长而上升的趋势。因此，随着中国人的预期寿命延长，进入老龄化阶段，可以预测未来 10 年或更长时间内，我国的心力衰竭患病率仍将持续升高。

### 三、心力衰竭的病因及诱因

心力衰竭是多种心血管疾病发展的终末阶段，明确致病因素对于心力衰竭的诊断和治疗尤为重要。心脏的泵血功能包括心脏舒张期心室腔扩大血液充盈、收缩期心室腔收缩射

---

* 通讯作者：刘培庆，E-mail：liupq@mail.sysu.edu.cn

血两方面，受到心脏负荷（前负荷和后负荷）、心肌收缩力和心率等多种因素影响。常见的造成心力衰竭的病因有以下几种。

### （一）原发性心肌损伤

心肌本身结构受损或代谢性损害引起心肌舒缩性能降低。例如，在发生心肌梗死、心肌炎或心肌病时，心肌细胞出现变性坏死、组织纤维化等形态结构的改变，使心脏舒缩功能紊乱。此外，心肌缺血、缺氧及严重缺乏维生素 $B_1$ 等心肌能量代谢障碍的持续发展也会逐步导致心脏结构异常、泵血功能降低。

### （二）心脏负荷过重

心脏长期持续的负荷过重，心肌会发生适应性、代偿性的改变，维持正常心排血量以满足机体需要。然而，这种长期的适应性代偿最终会导致心肌舒缩功能障碍。心脏前负荷又称容量负荷，是指心脏收缩前所承受的负荷，亦指心室舒张末期容积。二尖瓣或主动脉瓣关闭不全常导致左心室前负荷过重；室间隔缺损、三尖瓣关闭不全等会造成右心室前负荷过重。在严重贫血、甲状腺功能亢进等高动力循环状态下，左、右心室容量负荷均增加。后负荷又称压力负荷，是指心室射血时所要克服的阻力。左心室压力负荷过重常见于高血压、主动脉狭窄等疾病；右心室压力负荷过重主要表现在肺动脉高压、肺动脉瓣狭窄和肺心病等疾病。

心力衰竭的常见诱因包括感染（如心内膜感染、泌尿道感染、呼吸道感染等）、水电解质代谢和酸碱平衡紊乱、心律失常、妊娠及分娩。感染可诱发交感神经兴奋，升高心脏代谢率，增加心肌耗氧量，加快心率，使心脏舒张期缩短、心肌供血供氧减少或直接损伤心肌。输液过量或过快，可使血容量增加，加重心脏前负荷而诱发心力衰竭；高钾血症或低钾血症易引起心律失常，进而诱发心力衰竭；而酸中毒可通过干扰心肌钙离子转运而抑制其收缩性。快速性心律失常可引起心脏耗氧增加，舒张期缩短引起心室充盈不足，心排血量减少导致心力衰竭。

## 四、心力衰竭的类型

（1）按照心力衰竭发生的时间、速度及严重程度，分为慢性心力衰竭和急性心力衰竭。慢性心力衰竭指在原有慢性心脏病基础上逐渐出现心力衰竭的症状或体征，是缓慢的进展过程，一般均有代偿性心肌肥大或肥厚及其他心脏代偿机制参与。急性心力衰竭指因急性的严重心肌损害或突然加重的心脏负荷，使心功能正常或处于代偿期的心脏在短时间内发生衰竭或使慢性心力衰竭急剧恶化，其中以急性左心衰竭最常见。急性心力衰竭包括新发心力衰竭和慢性心力衰竭急性失代偿。急性和慢性心力衰竭是相对的，在一定条件下可以相互转化。

（2）按照心力衰竭发生部位，分为左心衰竭、右心衰竭和全心衰竭。左心衰竭指因左心室收缩和（或）舒张功能障碍而发生的心力衰竭，临床上较为常见，以肺循环淤血为特征，表现为不同程度的呼吸困难和疲乏。右心衰竭指任何原因引起的右心室收缩和（或）舒张功能障碍，表现为体循环淤血及外周水肿。全心衰竭指同时具有左心衰竭和右心衰竭的临床表现。

（3）按照心肌收缩和舒张功能障碍，分为收缩性心力衰竭、舒张性心力衰竭。收缩性心力衰竭指因心肌收缩功能障碍而导致心排血量减少引起的心力衰竭，临床标志是左室射血分数减少，常见于心肌病。舒张性心力衰竭指由于心室顺应性下降，导致左心室舒张和充盈减弱，临床症状可表现为肺循环或体循环淤血，常见于高血压伴心肌肥厚、肥厚型心肌病、主动脉瓣狭窄、缩窄性心包炎等。

需要注意的是，心力衰竭是一种复杂的临床综合征，不是单一疾病，治疗中应考虑患者的血流动力学和病理生理特点，区分射血分数下降的心力衰竭（HF with reduced ejection fraction，HFrEF）、射血分数中间范围的心力衰竭（HF with mid-range ejection fraction，HFmrEF）和射血分数保留的心力衰竭（HF with preserved ejection fraction，HFpEF）、急性心力衰竭和慢性心力衰竭等，从而给予恰当的治疗。

# 五、慢性心力衰竭的发生发展机制

慢性心力衰竭的发展是一个渐进的过程，其病因及代偿机制均十分复杂。当部分心肌受损或应激时，刺激因子引起心肌细胞受损和心功能紊乱，最终导致心力衰竭的发生。这种进行性的病理变化表现为左心室几何结构的改变、心腔扩大和（或）心肌肥厚，称为心肌重构（cardiac remodeling）。多种心血管疾病可累及心脏，导致心肌细胞丢失或心肌张力升高、神经-体液调节机制的激活，最终引起心肌肥大、纤维化，左心室进行性扩大，心脏形状由椭圆形变成球形，以及功能性二尖瓣改变等心脏重塑性改变。心脏重构不仅增加了衰竭心室壁的血流张力，降低了其机械性功能，而且还加重了二尖瓣反流，导致心脏耗氧增加、心肌收缩效率降低。而这些效应反过来又持续加剧了心脏的重构过程。心脏重构一般先于症状出现前发生，有时可持续数月甚至数年，在症状出现后依然持续存在。冠心病、高血压、糖尿病等多种疾病的发生发展，均可促进心力衰竭的病理进程，并且随时引起猝死等急性风险事件。

心功能下降时，心血管系统及泌尿系统可产生一系列代偿性变化以维持重要脏器的血液供应（图 17-1）。然而持久的代偿应激可促进心力衰竭的病理进程。

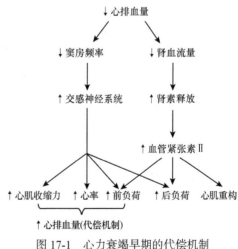

图 17-1　心力衰竭早期的代偿机制

## （一）神经体液调节

心力衰竭是多种致病因素导致的复杂疾病过程，但神经–体液因素刺激在心力衰竭的发生发展过程中发挥最为重要的作用。

心肌损伤后，患者血液中去甲肾上腺素、血管紧张素Ⅱ（AngⅡ）、醛固酮、内皮素-1（ET-1）、肿瘤坏死因子 α（TNF-α）等神经体液因子的含量增加或活性升高。在心力衰竭早期，这些神经–体液因素的激活可引起心脏的代偿性适应性改变，有一定的保护作用。

然而，持续的神经–体液激活可加重心肌损伤，导致心脏泵血功能降低，加快心力衰竭的病理进程。其中，交感–肾上腺髓质系统和肾素–血管紧张素–醛固酮系统（RAAS）的激活最为关键。

心排血量减少时可激活交感神经系统和RAAS，表现为患者血中儿茶酚胺和Ang Ⅱ含量升高。交感神经的短时兴奋可增强心肌收缩力、加快心率，从而增加心排血量。然而，交感神经长期过度激活，可增加外周阻力，增加心脏后负荷，成为心力衰竭恶化的关键因素。Ang Ⅱ能与去甲肾上腺素协同发挥收缩血管的功能，还可直接促进心肌细胞肥大及心脏成纤维细胞增殖，导致心室重塑。醛固酮可以促进肾小管和集合管上皮细胞的钠离子重吸收，引起水钠潴留，还可促进胶原合成和心室重塑，加剧心力衰竭病程。

此外，随着心力衰竭的发生发展，利尿钠肽类物质、精氨酸升压素、ET-1、TNF-α、白细胞介素等因子的合成和释放增加，也可以通过影响血容量和炎症反应引起心肌细胞凋亡和心脏重塑，加重心力衰竭。

### （二）Frank-Starling 定律

根据 Frank-Starling 定律，心脏前负荷使心肌具有一定的初长度（1.7～2.2μm）。心脏前负荷增加时，随着左心室舒张末期充盈量增加，心肌肌节长度随之增加，心肌收缩力增大。当心功能不全发生时，由于每搏输出量降低，心室舒张末期容积增加，即前负荷增加，导致心肌纤维初长度增大（未超过2.2μm），此时心肌收缩力增强，每搏输出量代偿性增加。但是，这种代偿能力是有限的，当前负荷增加超过一定范围，舒张末期容积或压力过高时，心室肌节扩张长度超过2.2μm，心肌收缩力不但不升反而下降，每搏输出量减少；如果肌节长度进一步增加超过3.6μm时，心肌完全丧失收缩能力。通过增加前负荷的方式增强心肌收缩力，是急性心力衰竭的重要代偿形式。在慢性心力衰竭时，由于长期容量负荷过重，肌节过度拉长，心腔明显扩大，而心肌收缩力减小，失去代偿意义。

### （三）心肌肥厚和心室重塑

心脏的压力负荷或容量负荷过重，常引起心肌肥厚和心脏重塑，在细胞水平上表现为心肌细胞体积增大，在组织水平表现为心室重量增加。心肌肥厚早期是一种代偿机制，由于心脏重量增加，所以心脏的总收缩力增强，有利于维持心排血量，并通过降低心室壁的张力而减少心肌耗氧量，有助于减轻心脏负担。但是，肥大的心肌细胞内线粒体相对不足，线粒体氧化磷酸化水平降低，可导致心肌细胞供能不足。再者，心肌肥厚过程中往往伴随着心肌纤维化，心脏顺应性差，舒张功能减弱，使心室舒张末期压力升高。由心肌肥厚和纤维化引起的心室重塑是心力衰竭的基本病理基础。

### （四）心肌能量代谢障碍

心脏作为高耗能、高耗氧器官，对能量代谢的需求远高于一般组织器官。在心肌供血、供氧正常的情况下，心肌细胞利用脂肪酸、葡萄糖等物质，经由线粒体有氧氧化产生可直接利用的ATP和储能形式的磷酸肌酸。其中，线粒体脂肪酸氧化是心肌细胞最重要的供能形式，负责提供60%～80% ATP；其余依次是葡萄糖、乳酸和酮体。然而，在心力衰竭过程中，由于心肌能量代谢相关酶系如过氧化物酶体增殖物激活受体 α（peroxisome proliferators-activated receptor α, PPARα）、PPARγ辅助激活因子-1α( PPAR γ co-activator-1α, PGC-1α）的表达及活性异常，导致心肌细胞葡萄糖、脂肪酸、乳酸、氨基酸等物质代谢紊乱，引起心脏能量产生异常及代谢途径改变。由于脂肪酸氧化和线粒体氧化能力下降，不能再维持足够水平的 ATP，特别是在运动等引起心脏负荷增加的情况下，心肌细胞主要供能形式转变为葡萄糖氧化。心肌对能量的利用主要通过肌球蛋白头部的 $Ca^{2+}$, $Mg^{2+}$-ATP酶水解 ATP 实现的，当心脏负荷过重时，肌球蛋白重链（myosin heavy chain，MHC）由 ATP 水解活性高的收缩型 α 亚型转化为活性低的胚胎型 β 亚型，导致心肌能量利用障碍，使心肌收缩力减弱。心肌能量代谢重构既能反映出心肌能量需求增加，也反映出心肌合成 ATP 的能力受损。能量代谢重构虽然减少了心肌在缺血缺氧状态下对氧气的消耗量，却使得心脏产能不足而不能维持正常的做功需求，导致心脏的泵血功能、离子转运功能失调，进一步加重心力衰竭。

### （五）心脏舒张功能障碍

心脏舒张功能不全的机制，大体上可分为两大类：第一类是能量供应不足，$Ca^{2+}$回摄入肌质网或被泵出胞外的耗能过程受损，导致心室舒张功能障碍，如冠心病心肌缺血时，在出现收缩功能障碍前可出现舒张功能障碍；第二类是心室肌顺应性减退及心脏充盈障碍，主要见于高血压引起的心室肥厚或肥厚型心肌病，此时心室充盈压明显增高，当左心室舒张末压过高时，出现肺循环高压和淤血，即导致舒张功能不全，此时心肌收缩功能尚可保持，心脏射血分数正常。然而，当同时伴有容量负荷增加、心室扩大时，心室顺应性增加，即使伴有心室肥厚也不致出现单纯的舒张性心功能不全。

## 六、心力衰竭的临床表现

心力衰竭的临床表现主要以心排血量减少、肺循环或体循环淤血为特征。

### （一）心排血量减少

心排血量是评价心脏泵血功能的重要指标之一。心脏泵血功能受损的早期阶段，心力储备减少。随着心力衰竭的发展，心排血量显著降低。心排血量常常依赖升高的充盈压或（和）增快的心率才能达到满足组织代谢需求的水平。严重心力衰竭时，静息状态下的心排血量会显著降低，多数患者心排血量<3.5L/min。射血分数（EF）是指每搏输出量（SV）占心室舒张末期容积的百分比，是评价心室射血效率的指标。当发生心力衰竭时，每搏输出量正常或降低，而心室舒张末期容积增大，因此射血分数降低；由于射血分数降低、心室射血后剩余血量增多，使心室收缩末期容积增多，心室容量负荷增大，心室充盈受损。心力衰竭患者早期交感神经系统兴奋，心率明显加快。随着心排血量的进行性降低，其正常维持对心率增快的依赖程度加重。因此，心悸常是心力衰竭患者最早、最明显的症状。而过快的心率会造成心脏舒张期和冠脉供血时间缩短，导致心肌缺血、缺氧，加重心肌损害。

心排血量减少可引起神经体液调节系统的激活，造成各器官血流重新分配。一般而言，心力衰竭程度较轻时，心、脑血流量可维持正常水平；而皮肤、骨骼肌、肾脏及内脏血流量显著减少，导致心力衰竭患者体力活动受限、皮肤苍白或发绀，可见头晕、晕厥等直立性低血压表现；肾血流量明显减少，导致患者尿量减少、水钠潴留。当心力衰竭发展到严重阶段，心、脑血流量亦可减少。

### （二）体循环淤血

体循环淤血常见于右心衰竭及全心衰竭，表现为体循环静脉系统过度充盈、静脉压升高、内脏充血及水肿。发生右心衰竭时，因水钠潴留及右心室舒张末期压力升高，导致上下腔静脉回流受阻，静脉异常充盈，临床上以下肢及内脏淤血最常见。右心衰淤血明显时，可见颈静脉怒张，按压肝脏后颈静脉异常充盈，出现肝颈静脉反流征阳性。水肿是右心衰竭及全心衰竭的主要临床表现。慢性心力衰竭时由于胃肠道淤血，可表现消化不良、食欲缺乏等消化系统功能紊乱症状。

### （三）肺循环淤血

肺循环淤血常见于左心衰竭患者。当左心衰竭时，首先出现肺循环淤血征，当淤血严重时可出现肺水肿，主要表现为呼吸困难。根据肺水肿及肺淤血严重程度可以分为劳力性呼吸困难、端坐呼吸、夜间阵发性呼吸困难。重症急性左心衰竭时，患者可出现发绀、气促、端坐呼吸、咳嗽、咳粉红色泡沫样痰。

# 七、心功能的分级及慢性心力衰竭的分类

慢性心力衰竭的治疗目的不仅在于缓解症状，同时应注重治疗原发疾病及发病诱因，根据心力衰竭发生发展的不同阶段与心功能分级采取相应的合理用药，以达到最终改善患者预后与生存质量的目的。

1928 年纽约心脏协会（New York Heart Association，NYHA）首先制定出最常应用于心力衰竭所致功能受损程度的分级方法，该分级系统根据诱发症状的用力程度将患者的心功能分为 4 级。

Ⅰ级：患者患有心脏病但活动不受限制，平时一般活动不引起疲乏、心悸、呼吸困难或心绞痛。

Ⅱ级：心脏病患者的体力活动受到轻度的限制，休息时无自觉症状，但平时一般活动下可出现疲乏、心悸、呼吸困难或心绞痛。

Ⅲ级：心脏病患者体力活动明显限制，小于平时一般活动即引起上述症状。

Ⅳ级：心脏病患者不能从事任何体力活动。休息状态下也出现心力衰竭的症状，体力活动后加重。

由于传统的 NYHA 分级主要反映医生的主观评估，并且患者的心功能分级常常在短时间内发生变化，同时各个级别中所采用的治疗大致相同。因此，根据美国心脏病学会（American College of Cardiology，ACC）与美国心脏协会（American Heart Association，AHA）发表的《心力衰竭的评估与处理指南》，将心力衰竭这一复杂的临床综合征分为 4 个阶段（表 17-1）。

**表 17-1 ACC/AHA 心力衰竭分级**

| 分级 | 分级描述 |
| --- | --- |
| A 级 | 患者为心力衰竭高危患者，但未发展到心脏结构改变也无症状 |
| B 级 | 指已发展到心脏结构改变，但尚无症状 |
| C 级 | 指过去或现在存在心力衰竭症状并伴有心脏结构损害 |
| D 级 | 终末期心力衰竭，需要特殊的治疗措施 |

其中 A 级和 B 级没有明确的心力衰竭症状，但可辅助医务人员早期发现有心力衰竭危险的患者。例如，冠状动脉疾病、高血压或糖尿病等患者，在没有证据表明有心室功能受损、肥厚或几何结构改变时，应考虑为 A 级；没有明显症状，但出现左心室肥厚和（或）左心室功能受损时，应该考虑为 B 级；C 级是过去或目前有与心脏器质性疾病有关的心力衰竭症状的患者，这一部分包括了主要的心力衰竭患者；D 级是需要采用特殊和先进方法治疗的严重心力衰竭患者，如需要持续静脉滴注正性肌力药物、促进体液排出、机械性循环支持或心脏移植与其他新开发或实验性的外科手术，或者是在临终病房治疗的难治性心力衰竭患者。

ACC、AHA、欧洲心脏病学会（ESC）在 2016 年发表的最新的心力衰竭诊断与治疗指南，主要依据左室射血分数（LVEF）值的大小对心力衰竭进行分类（表 17-2）。HFpEF 患者的诊断相对于 HFrEF 患者的诊断更难。HFpEF 患者通常不伴有左心室扩张，但常伴有左心室壁厚度增加或左心房规模增大，可由此来指征心脏充盈压力的增加。大多数 HFrEF 患者也表现有舒张功能紊乱，而 HFpEF 患者也有轻微的收缩功能异常。HFmrEF 的患者射血分数在 40%～49% 波动，常有中度收缩功能紊乱。由于病因学、人口统计学、副发病变及对治疗反应的不同，依据射血分数对心力衰竭进行分类具有重要意义。

**表 17-2 根据 LVEF 的心力衰竭分类**

| 分类 | LVEF（%） | 描述 |
| --- | --- | --- |
| HFrEF | ≤40 | 收缩性心力衰竭。随机临床试验主要纳入 HFrEF 患者，有效的治疗已得到证实 |
| HFpEF | ≥50 | 舒张性心力衰竭。HFpEF 的诊断具有挑战性，因为需要排除患者的症状是由非心脏疾病引起的，有效的治疗尚未明确 |
| HFmrEF | 41～49 | 此亚组的临床特征、治疗方式和预后似乎与 HFpEF 相似 |
| HFrEF 已改善组 | >40 | 此亚组既往曾有 HFrEF，但其临床特征与 HFpEF 或 HFrEF 患者不同，需进一步研究 |

# 八、慢性心力衰竭的治疗药物分类

根据药物的作用及其机制，治疗慢性心力衰竭的药物可分为以下几类。

**1. 正性肌力药** 强心苷类（洋地黄类），如地高辛等；以及非洋地黄类正性肌力药，如米力农、维司力农等。

**2. 利尿药** 氢氯噻嗪、呋塞米等。

**3. 肾素–血管紧张素–醛固酮系统抑制药**

（1）血管紧张素转化酶抑制药（ACEI）：卡托普利等。

（2）血管紧张素Ⅱ受体（$AT_1$受体）阻断药（ARB）：氯沙坦等。

（3）醛固酮受体拮抗药：螺内酯等。

**4. β受体阻断药** 卡维地洛、美托洛尔等。

**5. 血管扩张药** 硝普钠、硝酸异山梨酯等。

# 九、心力衰竭的防治策略

心力衰竭会导致心脏功能受损，因此其病理症状是不可逆的。心力衰竭是典型的慢性病，偶尔有急性发作。急性加重常由多种因素造成，包括饮食方式不正确（钠或体液摄入过多）、不坚持使用处方药或并发非心脏疾病。心肌缺血是加剧心脏疾病恶化的主要原因，神经体液调节系统的激活也会引起代偿方式的失调。心力衰竭的治疗需要临床医生提出、评价并修正多种治疗方案。虽然以上强调的是心源性循环衰竭，但必须要注意，不存在收缩功能异常时也会出现循环的衰竭。常见的原因：心脏充盈的异常（如血容量不足）、心律失常（如心动过缓或心动过速）或外周循环异常（如与败血症相关的休克）。总之，应当根据个体的病理生理学情况进行特定的治疗（图 17-2）。

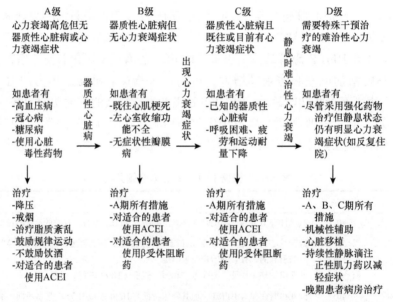

图 17-2 心力衰竭的治疗策略

随着对心力衰竭发生机制认知的不断深入，其治疗模式也发生了很大改变，以防止和延缓心肌重塑的进程、循证治疗、防治原发病、消除诱因、降低心力衰竭的死亡率和住院率、提高心力衰竭患者的生活质量和延长寿命为目的。目前对心力衰竭的治疗方式包括一般治疗（如生活方式的管理）、根据病因治疗及药物治疗。心力衰竭治疗的策略主要是通过调节心力衰竭发生发展过程中各种神经体液因素失衡、改善心肌能量代谢及改善心肌舒缩功能。

《美国成人慢性心力衰竭诊断与治疗指南》指出，对多数心力衰竭患者可常规联合应用三类药物治疗，即利尿药、ACEI 或 ARB 和 β 受体阻断药。许多大规模临床试验已经确定了这些药物的价值。有体液潴留症状的患者应当坚持使用利尿药治疗，直到体内体液量正常，以防止再次出现体液潴留。由于利尿药合并 ACEI 和 β 受体阻断药使用，有益于心力衰竭患者的长期预后，因此无论患者对利尿药反应是否良好，均须联合使用。如能良好耐受，则继续治疗。任何时候都可以采用地高辛进行治疗，以减轻症状、减少住院、控制心率并提高运动耐量。

# 第二节　洋地黄类正性肌力药

洋地黄类（digitalis）心力衰竭治疗药物又称为强心苷类（cardiac glycoside）[11-14]，是一类具有选择性强心作用的甾体苷类化合物（图 17-3）。迄今其临床应用已逾 200 多年，主要用于治疗慢性心力衰竭，也可用于治疗某些心律失常。目前临床最常用的有口服的地高辛（digoxin），以及注射用的毛花苷丙（西地兰，cedilanide）、洋地黄毒苷（digitoxin）和毒毛花苷 K（strophanthin K）等。

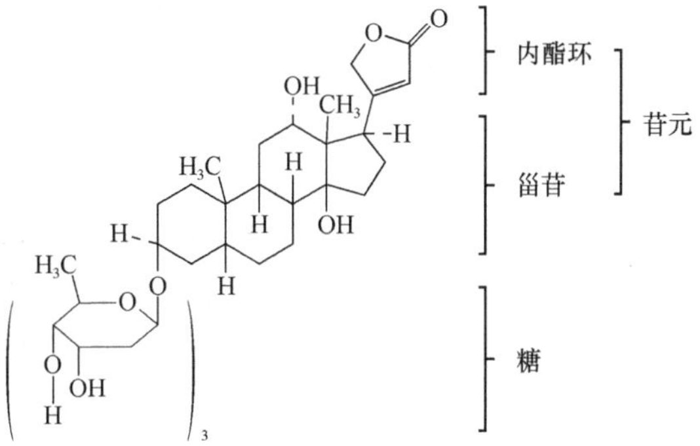

图 17-3　洋地黄类强心苷的化学结构

# 一、体 内 过 程

强心苷类化合物结构比较相似，作用性质相同，但由于侧链的不同，导致其药动学上的差异。洋地黄毒苷脂溶性高、吸收好，大多经肝代谢后经肾排除，也有一部分经胆道排除而形成肝肠循环，$t_{1/2}$ 长达 5~7 日，故作用维持时间也较长，属于长效强心苷。中效类的地高辛主要以原型经肾脏排出，$t_{1/2}$ 为 33~36h，肾功能不全者应适当减量。地高辛口服生物利用度为 60%~80%，个体差异大，与地高辛颗粒大小、溶出度的高低有关，不同厂家、不同批号的相同制剂也有较大差异，临床应用时应注意根据血药浓度及临床症状调整剂量。短效类的毛花苷丙及毒毛花苷 K 口服吸收甚少，需静脉用药，绝大部分以原型经肾脏排出，显效快，作用维持时间短。

# 二、药 理 作 用

**1. 对心脏的作用**

（1）增强心肌收缩力（正性肌力作用，positive inotropic action）：强心苷选择性作用于心肌细胞，可加强衰竭心脏的收缩力，增加心排血量，且呈剂量依赖性，对心房和心室、正常心脏和已衰竭心脏均能有效缓解心力衰竭症状，其特点：①缩短心肌收缩期。②增加心排血量。强心苷对正常人和慢性心力衰竭患者的心脏都有正性肌力作用，但它只增加心力衰竭患者的心排血量，而不改变正常心脏的搏出量。③降低心肌耗氧量，对正常心脏因加强收缩力而增加氧耗量；对慢性心力衰竭患者已经出现肥厚的心脏，可缩小心脏体积，降低室壁张力，使氧耗量明显降低。

心肌细胞的收缩过程由三方面因素决定，包括收缩蛋白及其调节蛋白、物质代谢与能量供应、兴奋-收缩偶联的关键物质 $Ca^{2+}$。已证明强心苷对前两者无直接影响，但能增加兴奋时心肌细胞内 $Ca^{2+}$ 浓度，这被认为是强心苷正性肌力作用的基本机制。

强心苷与心肌细胞膜上的 $Na^+$，$K^+$-ATP 酶结合并抑制其活性，现认为 $Na^+$，$K^+$-ATP 酶是强心苷的受体。在体内条件下，治疗量的地高辛可抑制 20%～40% 的 $Na^+$，$K^+$-ATP 酶活性，从而使细胞内 $Na^+$ 量增加 2～5 mmol，而减少 $K^+$。细胞内 $Na^+$ 量增多后，又通过 $Na^+$-$K^+$ 双向交换机制使 $Na^+$ 外流及 $Ca^{2+}$ 内流增加，或使 $Na^+$ 内流及 $Ca^{2+}$ 外流减少，最终导致细胞内 $Na^+$ 浓度下降、$Ca^{2+}$ 浓度上升，后者又使肌质网摄取 $Ca^{2+}$ 增多，增加 $Ca^{2+}$ 贮库。另有研究证实，当细胞内 $Ca^{2+}$ 少量增加时，还能促进 $Ca^{2+}$ 内流，使动作电位 2 相内流的 $Ca^{2+}$ 增多，通过"以钙促钙"的方式促使肌质网释放更多 $Ca^{2+}$。近年还有报道，治疗量的强心苷改变钠通道的选择性，允许 $Ca^{2+}$ 经"滑动"模式而内流。由此可见，在强心苷作用下，心肌细胞内可利用 $Ca^{2+}$ 量增加，使心肌收缩力加强。

（2）减慢心率作用（负性频率作用，negative chronotropic action）：治疗量的强心苷对正常人的心率影响较小，但可显著减慢心率加快及伴有心房颤动的心力衰竭患者的心率。心力衰竭时，由于反射性交感神经活性增强使心率加快，应用强心苷后心排血量增加，反射性地兴奋迷走神经，从而抑制窦房结引起心率减慢。强心苷减慢心率的另一个机制是增加心肌对迷走神经的敏感性，故强心苷过量所引起的心动过缓和传导阻滞可用阿托品对抗。

（3）对传导组织和心肌电生理特性的影响：强心苷对传导组织和电生理特性的影响比较复杂。在心房，强心苷可因兴奋迷走神经促进 $K^+$ 外流，使心房肌细胞静息电位加大、提高 0 相去极化速率而使心房的传导速度加快；强心苷缩短心房的有效不应期则是其治疗心房扑动时转为心房颤动的原因。

由于强心苷可增强迷走神经活性，促进 $K^+$ 外流，因此可降低窦房结自律性，减少房室结 $Ca^{2+}$ 内流而减慢房室传导。另外，强心苷可直接抑制 $Na^+$，$K^+$-ATP 酶，使细胞失 $K^+$，最大舒张电位减小（负值减少），而接近阈电位，使自律性提高、$K^+$ 外流减少而使有效不应期缩短，故强心苷中毒时出现室性心动过速或心室颤动（表 17-3）。

**2. 利尿作用**　强心苷对心力衰竭患者有明显的利尿作用，主要是心功能改善后增加了肾血流量和肾小球的滤过功能。此外，强心苷可直接抑制肾小球 $Na^+$，$K^+$-ATP 酶，减少肾小球对 $Na^+$ 的重吸收，促进钠和水排出，发挥利尿作用。

**3. 对神经和内分泌系统的作用**　最新证据证明，洋地黄的保护作用可能与抑制非心肌细胞的 $Na^+$，$K^+$-ATP 酶有关。抑制传入神经的 $Na^+$，$K^+$-ATP 酶，可提

表 17-3　强心苷对心肌电生理特性的影响

| 电生理特性 | 窦房结 | 心房 | 房室结 | 浦肯野纤维 |
|---|---|---|---|---|
| 自律性 | ↓ | | | ↑ |
| 传导性 | | ↑ | ↓ | ↓ |
| 有效不应期 | | ↓ | | ↓ |

高心脏压力感受器的敏感性，反过来使中枢神经系统下达的交感兴奋性下降。

中毒剂量的强心苷可兴奋延髓及后区催吐化学感受区而引起呕吐，还可兴奋交感神经中枢，明显地增加交感神经冲动发放，而引起快速性心律失常。强心苷的减慢心率和抑制房室传导作用也与其兴奋脑干副交感神经中枢有关。

此外，通过抑制肾脏的 $Na^+$，$K^+$-ATP 酶，洋地黄减少肾小管对 $Na^+$ 的重吸收，增加 $Na^+$ 在远曲小管的释放，导致肾脏分泌肾素减少，对心功能不全时过度激活的 RAS 产生一定的抑制作用。

**4. 对血管的作用**　强心苷能直接收缩血管平滑肌，使外周阻力上升，这一作用与交感神经系统及心排血量的变化无关。但慢性心力衰竭患者用药后，因交感神经活性降低的作用超过直接收缩血管的效应，因此血管阻力下降，心排血量及组织灌流增加，动脉压不变或略升。

# 三、临 床 应 用

**1. 慢性心力衰竭**　强心苷的正性肌力作用对多种原因所致的心力衰竭都有一定的疗效，凡有收缩功能障碍，均可用强心苷治疗。对伴有心房颤动或心室率加快的心力衰竭疗效较佳，在增加心肌收缩力的同时减慢房室传导，减慢心率，降低心肌耗氧量。对瓣膜病、冠状动脉粥样硬化性心脏病和高血压心脏病所导致的心功能不全疗效较好。对贫血、甲状腺功能亢进及维生素 $B_1$ 缺乏所致能量生成障碍的慢性心力衰竭疗效较差。对肺源性心脏病、活动性心肌炎（如风湿活动期）或严重心肌损伤，因心肌缺氧和能量障碍而疗效较差。

强心苷治疗心力衰竭的优点是作用较持久，无耐受现象，有神经内分泌样作用，但由于缺乏正性松弛作用，长效作用差，又不能延长生存时间，毒性大，安全范围小，故使用受限。目前，临床上地高辛与利尿药、ACEI 和 β 受体阻断药联合应用，可充分改善心力衰竭患者的临床状况。地高辛可早期应用于已经开始使用 ACEI 或 β 受体阻断药治疗但是症状没有缓解的严重症状患者，直到确定患者对 ACEI 和 β 受体阻断药治疗有效。另一个策略是对使用神经激素拮抗药治疗但仍存在症状的患者应用醛固酮拮抗药，在此基础上加用洋地黄。假如患者正在使用地高辛治疗，则不应当随意终止，而应适当增加神经激素拮抗药治疗，直到可以控制症状。地高辛常规用于心力衰竭合并慢性心房颤动的患者，但是β 受体阻断药可更有效地控制心室率，尤其是在运动时。由于 β 受体阻断药能够改善存活并且本身就可以有效控制心室率，因此，应当将地高辛作为控制心室率的辅助用药。

**2. 心律失常**

（1）心房颤动：对于快速不规则的心房颤动引起的心室率过快、心室排血障碍等循环障碍，可用强心苷抑制房室传导，保护心室免受来自心房颤动的影响，减慢心室频率。用药后多数患者心房颤动并未停止，但循环障碍得到纠正。

（2）心房扑动：由于心房扑动的冲动较强而规则，更易于传至心室，所以心室率快且难以控制。强心苷是治疗心房扑动的最常用药物，能不均一地缩短心房不应期而引起折返激动，使心房扑动转为心房颤动，然后发挥其治疗心房颤动的作用而获得疗效。有部分病例在转为心房颤动后停用强心苷可恢复窦性节律。这是因为停用强心苷后，相当于取消了缩短心房不应期的作用，也就是使心房的有效不应期延长，从而使折返冲动落于不应期而终止折返激动，恢复窦性节律。

（3）阵发性室上性心动过速：强心苷兴奋迷走神经，因而可抑制阵发性室上性心动过速，但临床少用。应注意，强心苷中毒时也会出现阵发性室上性心动过速，因此用药前应先鉴别其发病原因。

# 四、起始剂量和维持剂量

地高辛是应用最广泛的洋地黄制剂，且是唯一接受过安慰剂对照试验的强心苷类药物。地高辛的治疗起始和维持剂量通常是 $0.125\sim0.25\text{mg/d}$。假如患者年龄＞70 岁，或者伴有肾功能损害或低体重，则应当使用小剂量地高辛（$0.125\sim0.25\text{mg/d}$ 隔日使用）。心力衰竭患者治疗中几乎不使用或不需要使用大剂量地高辛（如 $0.375\text{mg/d}$）。

根据目前有限的资料，达到血浆药物浓度的地高辛剂量建议为 $0.5\sim1.0\text{ng/ml}$。暂时尚无前瞻性随机试验评估不同血浆浓度地高辛的相对效果和安全性。回顾性研究结果表明，低血浆浓度地高辛（$0.5\sim0.9\text{ng/ml}$）预防心力衰竭恶化的效果与大剂量使用时的效果相当。目前多数保守观点认为地高辛浓度＞$1.0\text{ng/ml}$ 并不会提高治疗效果。

# 五、不良反应及防治

强心苷的安全范围小，一般治疗量已接近中毒剂量的 60%，而且生物利用度及药物敏感性的个体差异较大，故易发生不同程度的毒性反应，特别对于低血钾、高血钙、低血镁、心肌缺氧、酸碱平衡失调、发热、心肌病理状态、高龄等情况。

**1. 心脏反应** 心脏不良反应是强心苷最严重、最危险的不良反应，可导致患者迅速死亡，应强调预防为主。

（1）快速性心律失常：强心苷中毒最多见和最早见的是室性期前收缩，约占心脏毒性发生率的 1/3，也可能出现心动过速甚至心室颤动。强心苷引起快速性心律失常的原因除了抑制 $Na^+$，$K^+$-ATP 酶外，也与强心苷引起的延迟后除极有关。

（2）房室传导阻滞：强心苷引起的房室传导阻滞除与提高迷走神经兴奋性有关外，还与抑制 $Na^+$，$K^+$-ATP 酶有关。因为细胞失 $K^+$，静息膜电位变小（负值减少），使 0 相去极化速率降低，故发生传导阻滞。

（3）窦性心动过缓：强心苷可因抑制窦房结、降低其自律性而发生窦性心动过缓。

利多卡因可用于治疗强心苷中毒所引起的室性心动过速和心室颤动。对心律失常严重者还可使用苯妥英钠。苯妥英钠不仅有抗心律失常作用，还能与强心苷竞争 $Na^+$，$K^+$-ATP 酶，恢复该酶的活性，因而有一定的解毒效应。

氯化钾是治疗由强心苷中毒所致的快速性心律失常的有效药物。$K^+$能与强心苷竞争心肌细胞膜上的 $Na^+$，$K^+$-ATP 酶，减少强心苷与该酶的结合，从而减轻或阻止中毒的发生。$K^+$与心肌的结合比强心苷与心肌的结合疏松，因此强心苷中毒后补钾只能阻止强心苷继续与心肌结合，但不能将已结合的强心苷置换出来，故防止低血钾比治疗性补钾更重要。补钾时不可过量，同时还要注意患者的肾功能情况，以防止高血钾的发生，对并发传导阻滞的强心苷中毒不能补钾盐，否则可致心脏停搏。

对强心苷中毒所引起的心动过缓和房室传导阻滞等缓慢性心律失常,不宜补 $K^+$,可用 M 受体阻断药阿托品治疗。

地高辛抗体可有效治疗严重危及生命的地高辛中毒。地高辛抗体的 Fab 片段对强心苷有高度选择性和强大亲和力,能使强心苷自 $Na^+$, $K^+$-ATP 酶的结合中解离出来,对严重中毒有明显效果。

**2. 胃肠道反应**　主要表现为厌食、恶心、呕吐及腹泻等,是最常见的洋地黄中毒的早期症状。呕吐可导致失钾而加重强心苷中毒,所以应注意补钾或考虑停药。

**3. 中枢神经系统反应**　主要表现有眩晕、头痛、失眠、疲倦和谵妄等症状及视觉障碍,如黄视、绿视症及视物模糊等。视觉异常通常是强心苷中毒的先兆,可作为停药的指征。

# 六、药物相互作用

奎尼丁能使地高辛的血药浓度增加 1 倍,两药合用时,应降低地高辛原用量的 30%～50%,否则易发生中毒,尤其是引起心脏毒性。其他抗心律失常药胺碘酮、钙通道阻滞药、普罗帕酮等也能提高地高辛血药浓度。地高辛与维拉帕米合用时,可使地高辛的血药浓度升高 70%,引起缓慢性心律失常,因为维拉帕米能抑制地高辛经肾小管分泌,减少其消除,故二药合用时,宜降低 50%的地高辛用量。

苯妥英钠可促进地高辛的清除而降低其血药浓度。

拟肾上腺素药可提高心肌自律性,使心肌对强心苷的敏感性增高,而导致强心苷中毒。

排钾利尿药可致低血钾而加重强心苷的毒性。呋塞米还能促进心肌细胞 $K^+$ 外流,所以强心苷与排钾利尿药合用时,应根据患者的肾功能状况适量补钾。

洋地黄毒性反应常见于地高辛血清浓度>2ng/ml 时,但是也可能发生于地高辛水平较低时,尤其是伴随低钾血症、低镁血症或同时存在甲状腺功能低下时。联合应用克拉霉素、红霉素、胺碘酮、环孢素、维拉帕米或奎尼丁,可增加血清地高辛浓度,因而可增加洋地黄中毒的可能性。如果开始使用这些药物治疗,则应当减少地高辛剂量。

# 第三节　利　尿　药

利尿药在心力衰竭的治疗中发挥重要的作用,是唯一可充分控制心力衰竭体液潴留并治疗心力衰竭的药物[15-18]。虽然洋地黄和小剂量 ACEI 可增加尿钠排泄,但是如果不使用利尿药,几乎没有心力衰竭患者能够保持体内的钠平衡。同时,利尿药比其他心力衰竭治疗药物能更迅速地改善症状。利尿药静脉给药后可在数分钟、口服给药后几小时或几天内减轻肺水肿和外周水肿。而 ACEI 或 β 受体阻断药则需要数周或数月才能显示出利尿的临床效果,洋地黄出现疗效略快,介于利尿药与 ACEI 和 β 受体阻断药之间。

# 一、药　理　作　用

心力衰竭时,血管壁内 $Na^+$ 含量增加,通过 $Na^+$-$Ca^{2+}$ 交换,使血管平滑肌细胞内 $Ca^{2+}$ 增加,促进血管收缩,并增加血管壁对升压物质的反应性。利尿药可促进 $Na^+$ 的排泄,减

少血管壁 $Ca^{2+}$ 的含量，使血管壁的张力下降，外周阻力降低，因而可降低心脏的后负荷；同时可促进 $H_2O$ 的排泄，减少血容量，降低心脏前、后负荷，消除或缓解静脉淤血及其所引发的肺水肿和外周水肿。对慢性心力衰竭伴有水肿或有明显肺淤血者尤为适用。对照试验已经证明利尿药可增加心力衰竭患者尿钠排泄和减轻体液潴留的物理特征。开始使用利尿药的几天内观察到颈静脉压力降低，肺淤血、周围水肿和体重均减轻，随之逐渐表现出心脏功能、症状和运动耐量的改善。利尿药治疗对心力衰竭的发病率和死亡率的直接影响尚不明确。

## 二、临床应用

对于有体液潴留表现的心力衰竭患者或大多数曾有体液潴留病史的患者，或有明显充血和淤血者，应使用小剂量的利尿药以维持体液平衡。值得注意的是，大剂量利尿药可减少有效循环血量，进而降低心排血量，反因激活神经内分泌功能，使 RAAS 和交感神经兴奋，导致心力衰竭恶化。虽然利尿药可有效控制症状和体液潴留，但单独使用利尿药不能维持心力衰竭患者的长期临床稳定性。因此，利尿药不应当单独应用于心力衰竭治疗，一般应与 ACEI 和 β 受体阻断药联合应用。联合应用利尿药与地高辛、ACEI 和 β 受体阻断药，可降低临床心力衰竭失代偿的风险。

恰当地使用利尿药是成功应用其他治疗心力衰竭药物的一个关键因素。利尿药的使用剂量过小，可导致体液潴留，降低机体对 ACEI 的反应，增加使用 β 受体阻断药的危险性。相反，使用利尿药过量，可导致血容量不足，增加使用 ACEI 及血管扩张药时发生低血压的风险，并且增加 ACEI 和 ARB 造成肾功能不全的风险。因此，合理恰当地应用利尿药是成功治疗心力衰竭的基础。

## 三、起始剂量与维持剂量

治疗心力衰竭最常用的是髓袢利尿药呋塞米，特别对于急性心力衰竭伴随肺水肿的患者。部分患者对同类新药的反应更好（如托拉塞米），因为它们的体内吸收更好。对于一般的心力衰竭患者，利尿药应从小剂量开始，然后逐渐增加剂量直至尿量增加、体重减轻。治疗目标是消除体液潴留，以颈静脉压恢复正常和（或）水肿消失为指标。利尿药一般需配合中度限制钠盐摄入（3~4g/d）。

如果出现电解质紊乱，应积极处理并且继续使用利尿药。如果在达到治疗目标前出现低血压或氮质血症，可选择减慢利尿速度；但是只要患者没有出现明显症状，即使应用利尿药导致轻、中度血压下降或肾功能障碍，也应当维持利尿，直至消除体液潴留。因过分关注低血压或氮质血症而降低利尿药用量，可能导致难治性水肿。

轻度心力衰竭患者对小剂量利尿药反应良好，因为利尿药从肠道迅速吸收并且迅速释放至肾小管。随着心力衰竭的发展，肠道水肿或灌注不足可导致药物吸收延缓，并且肾灌注功能下降可影响药物的释放，因此需要增大利尿药剂量。

如果患者大量摄入钠盐，或同时使用可阻断利尿药作用的药物（如包括环加氧酶-2 抑制药在内的非甾体抗炎药物），或伴有肾功能严重损伤，则可能对大剂量利尿药丧失反应。

静脉内使用利尿药（包括持续静脉滴注），联合应用两种以上的利尿药（如呋塞米和美托拉宗），或与增加肾血流的药物（正性肌力药物）同用，可减轻利尿药抵抗的情况。

# 四、不 良 反 应

利尿药的主要副作用包括电解质紊乱、低血压和氮质血症，也可引起皮疹和听力减退。

利尿药可引起重要的阳离子如钾和镁的减少，使患者易于发生严重心律失常，尤其在联合洋地黄治疗时。两种利尿药联合应用，可增加电解质紊乱的风险。电解质流失与肾小管远端排泄增加及钠和其他阳离子交换有关，这一过程被 RAAS 激活而加强。短期补钾能够纠正钾缺失，但如果钾缺失严重，还需要补充镁。对于大多数使用髓袢利尿药的心力衰竭患者，同时应用 ACEI 或保钾药物（如螺内酯），可防止电解质流失。

过度使用利尿药可降低血压，损伤肾功能和运动耐量。但是低血压和氮质血症也可能是心力衰竭恶化的结果，这可因减少利尿药剂量而加重。如果无体液潴留的体征，低血压和氮质血症可能与血容量不足有关，并且减少利尿药剂量后可恢复。如果有体液潴留的体征，低血压和氮质血症可能反映了心力衰竭加重和有效外周灌注量降低。

长期大量应用利尿药还可致糖代谢紊乱、高脂血症。因此目前推荐的利尿药使用方法为小剂量给药，同时合用小剂量地高辛、ACEI 及 β 受体阻断药。

表 17-4 及表 17-5 为《美国成人慢性心力衰竭诊断和治疗指南》建议的利尿药及其使用方法。

表 17-4　慢性心力衰竭时治疗体液潴留使用的口服利尿药

| 药物 | 每日起始剂量 | 每日最大剂量 | 作用时间 |
| --- | --- | --- | --- |
| 髓袢利尿药 | | | |
| 　布美他尼 | 0.5～1.0mg，1 次/日或 2 次/日 | 10mg | 4～6h |
| 　呋塞米 | 20～40mg，1 次/日或 2 次/日 | 600mg | 6～8h |
| 　托拉塞米 | 10～20mg，1 次/日 | 200mg | 12～16h |
| 噻嗪类利尿药 | | | |
| 　氯噻嗪 | 250～500mg，1 次/日或 2 次/日 | 1000mg | 6～12h |
| 　氯噻酮 | 12.5～25mg，1 次/日 | 100mg | 24～72h |
| 　氢氯噻嗪 | 25mg，1 次/日或 2 次/日 | 200mg | 6～12h |
| 　吲达帕胺 | 2.5mg，1 次/日 | 5mg | 36h |
| 　美托拉宗 | 2.5mg，1 次/日 | 20mg | 12～24h |
| 保钾利尿药 | | | |
| 　阿米洛利 | 5mg，1 次/日 | 20mg | 24h |
| 　螺内酯 | 12.5～25mg，1 次/日 | 50mg* | 2～3 天 |

续表

| 药物 | 每日起始剂量 | 每日最大剂量 | 作用时间 |
|---|---|---|---|
| 氨苯蝶啶 | 50～75mg，2 次/日 | 200mg | 7～9h |
| 序列肾单位阻断 | | | |
| 美托拉宗 | 2.5～10mg，1 次+髓袢利尿药 | | |
| 氢氯噻嗪 | 25～100mg，1 次或 2 次+髓袢利尿药 | | |
| 氯噻嗪（静脉注射） | 50～1000mg，1 次+髓袢利尿药 | | |

*大剂量时需密切监测。

**表 17-5　严重心力衰竭静脉注射利尿药治疗**

| 药物 | 起始剂量 | 最大单一剂量 |
|---|---|---|
| 髓袢利尿药 | | |
| 布美他尼 | 1.0mg | 4～8mg |
| 呋塞米 | 40mg | 160～200mg |
| 托拉塞米 | 10mg | 100～200mg |
| 噻嗪类利尿药 | | |
| 氯噻嗪 | 500mg | 1000mg |
| 序列肾单位阻断 | | |
| 氯噻嗪 | 500～1000mg 静脉注射 1 次或 2 次+髓袢利尿药，每日多次应用 | |
| 美托拉宗 | 2.5～5mg 口服 1 次/日或 2 次/日+静脉滴注髓袢利尿药 | |
| 静脉注射 | | |
| 布美他尼 | 静脉注射 1mg 负荷剂量后，0.5～2mg/h 滴注 | |
| 呋塞米 | 静脉注射 40mg 负荷剂量后，10～40mg/h 滴注 | |
| 托塞米 | 静脉注射 20mg 负荷剂量后，5～20mg/h 滴注 | |

# 第四节　肾素-血管紧张素-醛固酮系统抑制药

　　RAS 活性增强在心力衰竭的发生发展过程中起着重要的作用，血管紧张素转化酶抑制药（ACEI）和血管紧张素 II 受体阻断药（ARB）是目前用于心力衰竭治疗的最重要的两类药物[19-23]。ACEI 不仅能扩张血管，降低血压从而缓解心力衰竭症状，而且能逆转心肌肥厚，防止心室重构，降低患者病死率，提高心脏及血管的顺应性，在心力衰竭的治疗方法中占有重要地位。而醛固酮受体拮抗药（aldosterone antagonist）既作为利尿药用于心力衰竭的治疗，也能改善心功能、抗心肌纤维化，发挥积极的治疗作用。作用于 RAAS 的药物及使用剂量见表 17-6。

表 17-6 心力衰竭伴射血分数降低患者治疗常用的 RAAS 抑制药

| 药物 | 每日起始剂量 | 每日最大剂量 |
| --- | --- | --- |
| ACEI | | |
| 　卡托普利 | 6.25mg，3 次 | 50mg，3 次 |
| 　依那普利 | 2.5mg，2 次 | 10~20mg，2 次 |
| 　福辛普利 | 5~10mg，1 次 | 40mg，1 次 |
| 　赖诺普利 | 2.5~5mg，1 次 | 20~40mg，1 次 |
| 　培哚普利 | 2mg，1 次 | 8~16mg，1 次 |
| 　喹那普利 | 5mg，2 次 | 20mg，2 次 |
| 　雷米普利 | 1.25~2.5mg，1 次 | 10mg，1 次 |
| 　群多普利 | 1mg，1 次 | 4mg，1 次 |
| ARB | | |
| 　坎地沙坦 | 4~8mg，1 次 | 32mg，1 次 |
| 　氯沙坦 | 25~50mg，1 次 | 50~100mg，1 次 |
| 　缬沙坦 | 20~40mg，2 次 | 160mg，2 次 |
| 醛固酮受体拮抗药 | | |
| 　螺内酯 | 12.5~25mg，1 次 | 25mg，1 次或 2 次 |
| 　依普利酮 | 25mg，1 次 | 50mg，1 次 |
| ARNI | | |
| 　沙库必曲/缬沙坦 | 100mg，2 次 | 200mg，2 次 |

# 一、血管紧张素转化酶抑制药

临床用于治疗心力衰竭的 ACEI 主要有卡托普利、依那普利、赖诺普利、福辛普利及培哚普利等（表 17-6）。

**1. 药理作用**

（1）扩张血管，改善心功能：ACEI 可抑制体循环及局部组织中 ACE 活性，抑制 Ang I 向 Ang II 的转化，明显减少自分泌和旁分泌的 Ang II 量，使血液及组织中 Ang II 含量降低，从而减弱了 Ang II 收缩血管和促平滑肌增生等作用；并减少 Ang II 引起的醛固酮释放，减轻水钠潴留。ACEI 还能抑制缓激肽的降解，使血中缓激肽含量增加，缓激肽可促进一氧化氮（NO）和前列环素（$PGI_2$）生成，发挥扩血管、降低后负荷作用。该类药物降低血管阻力，减轻心脏后负荷；降低室壁肌张力，改善心脏舒张功能；扩张冠脉血管，增加冠状动脉血流量，改善心功能。多项大规模临床研究已证明 ACEI 对慢性心力衰竭的疗效明显，并已广泛应用。ACEI 临床常与强心苷、利尿药合用，作为治疗慢性心力衰竭的基础用药。

（2）抑制心肌及血管重构：Ang II 是促进心肌细胞增生的主要因素。Ang II 可收缩血管，增加心脏后负荷，并可直接刺激心肌导致心肌肥厚、心肌及血管胶原含量增加、心肌间质成纤维细胞耦合血管壁细胞增生，发生心肌及血管的重构。发生重构的心室壁僵硬、顺应性降低，心肌舒张功能严重受损。严重的心肌纤维化及心肌肥厚可导致心肌缺血缺氧坏死，最终导致心肌收缩功能下降。RAAS 中醛固酮亦具有显著的促进心肌纤维化的作用。用不影响血压的小剂量 ACEI 即可减少 Ang Ⅱ 及醛固酮的生成，因此能防止和逆转心肌与血管重构，改善心功能。

（3）对血流动力学的影响：ACEI 能降低全身血管阻力，使心排血量增加，心率略减，并能降低左心室充盈压、左心室舒张末压，降低室壁张力，改善心脏的舒张功能，亦可扩张冠状血管，增加冠状动脉血流量，保护缺血心肌，减轻缺血再灌注损伤，同时可减少心律失常的发生，有利于缓解慢性心力衰竭和急性心肌梗死症状，增加运动耐力。此外，ACEI 可降低肾血管阻力，增加肾血流量及肾小球滤过率，增加尿量，缓解慢性心力衰竭症状。与其他血管扩张药比较，其优点在于久用仍有效。

（4）抑制交感神经活性作用：Ang Ⅱ 作用于交感神经突触前膜的 $AT_1$ 受体，促进去甲肾上腺素释放，并可促进交感神经节的神经传递功能。Ang Ⅱ 尚可作用于中枢神经系统的 $AT_1$ 受体，促进中枢交感神经的冲动传递，进一步加重心肌负荷及心肌损伤。ACEI 通过减少 Ang Ⅱ 的生成，产生抗交感作用，进一步改善心功能，并且能恢复下调的 β 受体数量，增加 $G_s$ 蛋白量而增强腺苷酸环化酶活性，直接或间接降低血中儿茶酚胺和精氨酸升压素的含量，提高副交感神经张力。

（5）保护血管内皮细胞：ACEI 能减轻血管内皮细胞的功能损伤，抗氧化应激损伤，改善血管舒张功能，发挥抗心肌缺血、防止心肌梗死和保护心肌的作用，有利于心力衰竭的治疗。多数 ACEI 还有抗动脉粥样硬化的作用。

**2. 临床应用**　ACEI 能消除或缓解慢性心力衰竭症状，提高运动耐力，改进生活质量，亦能逆转心肌肥厚，防止心室重构，降低患者病死率，提高心脏及血管的顺应性。常与利尿药、地高辛合用，作为治疗慢性心力衰竭的基础药物。综合分析临床研究结果表明，ACEI 能缓解症状，改善临床状态，增加心力衰竭患者舒适感，降低死亡危险。

当前一些重要的心力衰竭治疗的指南将 ACEI 的适应证定为：凡有左心室收缩功能不全（LVEF＜35%～40%），不论有无症状、无论是否为心肌梗死，均需应用 ACEI，除非有禁忌证或不能耐受这类药物治疗。

ACEI 通常与 β 受体阻断药联合应用。有体液潴留的患者，为防止发生外周和肺水肿，ACEI 应当与利尿药合用。与 ARB 或其他血管扩张药比较，应当优选使用 ACEI。

**3. 起始剂量和维持剂量**　各种 ACEI 在改善症状和存活率方面差异不大，在选择 ACEI 时，建议优选临床试验中显示能够降低心力衰竭或心肌梗死人群发病率和死亡率的 ACEI（如卡托普利、依那普利、赖诺普利、雷米普利）。

ACEI 治疗应当从小剂量开始（表 17-6），如果能够良好耐受，则逐渐递增剂量。在治疗开始后 1～2 周应当定期检测肾功能和血清钾，尤其是伴有低血压、低钠血症、糖尿病或氮质血症或口服补钾剂的患者。由于体液潴留能够降低治疗效果，而液体不足又可增加 ACEI 的副作用，因此应当在 ACEI 治疗前及治疗中给予患者适当剂量的利尿药。多数心力衰竭患者能够耐受短期或长期 ACEI 治疗。尽管部分患者在接受 ACEI 治疗后的前 48h 可改善症状，大部分患者对这类药物的临床反应一般较迟，可能需要数周、数月或者更长时间才能取得明显效果。即使无明显症状改善，也应当长期维持 ACEI 治疗，减少心血管急性事件风险。突然停止 ACEI 治疗可能导致临床状况恶化，因此，如果没有发生致命性并发症如血管水肿，应当避免突然停药。

**4. 注意事项**

（1）体液：在长期使用 ACEI 期间，应当尽力避免钠潴留或不足，因为水钠平衡的改变可干扰药物对心血管系统和肾脏的治疗效果。体液潴留可降低 ACEI 的保护作用，而体液丧失则增加低血压和氮质血症的风险。使用 ACEI 还可最大程度地减少或消除机体对长期补钾的需求。非甾体抗炎药物可影响心力衰竭患者使用 ACEI 的效果，增加其不良作用，因此应当避免同时与非甾体抗炎药物同用。

（2）血压：临床经验表明，抑制 ACE 带来的降压作用可减弱利尿药的利钠反应及压力感受器对静脉内血管收缩药的反应。因此对这些患者（尤其是对利尿药反应弱的患者），应当在临床症状稳定前暂停使用 ACEI。

**5. 不良反应** 多数 ACEI 的副作用与该类药物抑制 Ang II 和激活缓激肽的药理作用有关。对于曾发生 ACEI 致命性不良反应（血管性水肿或无尿性肾衰竭）的患者，或者妊娠期妇女，禁用 ACEI。对于体循环血压非常低（收缩压<80mmHg）、血清肌酐明显增高（＞3mg/dl）、双肾动脉狭窄或血清钾升高（＞5.5mol/L）的患者，应当慎用 ACEI。可能发生心源性休克的低血压患者，不应开始 ACEI 治疗；对该类患者，应针对心力衰竭进行治疗，待状况稳定后再评估是否应用 ACEI。此外，ACEI 副作用还包括皮疹和味觉障碍等。

（1）与血管紧张素抑制有关的副作用

1）低血压：心力衰竭患者最常见的 ACEI 副作用是低血压和眩晕。几乎每一例使用 ACEI 治疗的患者都出现血压下降，但不一定出现低血压症状。因此，当出现低血压并伴有体位变化性症状、肾功能恶化、视物模糊或晕厥时，必须重视。低血压最常见于治疗时递增剂量的最初几天，尤其是在低血容量、近期利尿明显或严重低钠血症（血清钠浓度<130mmol/L）的患者。

如果使用首剂 ACEI 时出现症状性低血压，那么重复使用同样的剂量则不会再次出现。然而，在这种情况下，如果患者没有明显的体液潴留，可谨慎地通过减少利尿药剂量和（或）放宽限盐来减少 RAAS 激活与依赖。可以通过减少给药或分阶段给药来调整其他降血压药物（尤其是血管扩张药）的剂量，避免这些药物与 ACEI 的浓度同时达峰。只要采取适当的措施减少低血压的复发，多数早期出现症状性低血压的患者仍然具有良好的治疗效果。

2）肾功能恶化：在肾脏灌注减少的情况下，肾小球的滤过主要依赖于 RAAS 介导的出球小动脉收缩，抑制 ACE 则可能导致肾功能不全，因此对于需依赖 RAAS 维持肾脏内环境稳定的患者（如心功能IV级或低钠血症患者），发生氮质血症的风险较大。15%～30%的严重心力衰竭患者，使用 ACEI 后血清肌酐显著升高（＞0.3mg/dl），但是只有 5%～15%的患者有轻、中度症状。如果患者有双侧肾动脉狭窄或正在使用非甾体类抗炎药物，则危险性大大增加。降低联用的利尿药剂量后，可改善肾功能，因此一般无须撤停 ACEI 治疗。然而，如果患者有体液潴留且不能降低利尿药剂量时，则可能需要淡化轻、中度氮质血症发病风险，继续维持 ACEI 治疗。

3）钾潴留：高钾血症可发生在心力衰竭患者服用 ACEI 期间，严重者可引起心脏传导异常。高钾血症多见于肾功能恶化患者，或口服补钾或保钾利尿药，尤其是合并糖尿病的患者。

（2）与缓激肽激活有关的副作用

1）咳嗽：ACEI 引起的咳嗽是该药难以维持长期治疗的最常见原因。欧洲白种人的咳嗽发生率为 5%～10%，中国人可能高达 50%。其特征为干咳，伴有咽喉部持续而恼人的"痒感"，通常在治疗的第 1 个月发生，停药 1～2 周消失，再服药时再出现。应当考虑咳嗽的其他原因，尤其是肺充血，并且只有在排除了咳嗽的其他原因后，才考虑咳嗽是由于 ACEI 引起的。由于 ACEI 的长远益处，如果咳嗽不严重，应当鼓励坚持用药。只有当咳嗽持续且影响生活时，才考虑撤药且使用替代药物如 ARB。

2）血管性水肿：使用 ACEI 患者血管性水肿的发生率＜1%。由于其是致命性的，因此临床上一旦出现疑似 ACEI 引起血管性水肿，就应终身禁用 ACEI。有血管性水肿病史的患者，不应当再使用 ACEI。

# 二、血管紧张素 II 受体阻断药

## （一）药理作用

血管紧张素 II 受体分两型，即 $AT_1$ 受体和 $AT_2$ 受体，$AT_2$ 受体介导的作用在许多方面与 $AT_1$ 受体相反。Ang II 受体阻断药可直接阻断 $AT_1$ 受体，从而阻断 Ang II 与其受体的结合，发挥拮抗作用，这是其治疗慢性心力衰竭的主要机制。它们对转化酶途径产生的 Ang II 及对非转化酶途径（如糜酶途径）产生的 Ang II 都有拮抗作用；拮抗 Ang II 的促生长作用，也能预防及逆转心血管的重构；干扰 RAAS 而不抑制缓激肽途径，不易引起干咳、血管神经性水肿等不良反应。而且 $AT_1$ 受体被阻断后可反馈性增加血浆肾素和 Ang II 浓度，能激活 $AT_2$ 受体产生舒张血管、抑制心血管重构等作用，有益于心力衰竭的治疗。

常用的药物有氯沙坦、缬沙坦、厄贝沙坦等，对 $AT_1$ 受体具有高度选择性，对 $AT_2$ 受体的拮抗作用很弱。

## （二）临床应用

目前临床应用的 ARB 有几种，即坎地沙坦、依普罗沙坦、厄贝沙坦、氯沙坦、替米沙坦、奥美沙坦和缬沙坦。在心力衰竭患者临床试验中应用这些药物的经验不如应用 ACEI 广泛，有临床试验显示，长期应用 ARB 治疗产生的血流动力学、神经激素和临床效应，与抑制 RAAS 产生的效应一致。

因咳嗽或血管性水肿而不能耐受 ACEI 的患者，使用缬沙坦和坎地沙坦等 ARB 可以降低住院率和死亡率。联合应用 ACEI 和 ARB 较单独应用其中任何一种，可以更加缩小左心室容积。

## （三）起始及维持剂量

可根据表 17-6 所列的开始剂量应用 ARB。应用 ARB 需要考虑的问题大多与 ACEI 相似。在开始用药后 1～2 周需要重点评估血压（包括体位血压的改变）、肾功能和钾，并且在改变剂量后密切观察。收缩压＜80mmHg、血清钠低值、糖尿病和肾功能损害在 RAAS 抑制药治疗期间需要密切观察。对于稳定的患者，在 ACEI 或 ARB 达到完全靶剂量之前，可以加用 β 受体阻断药。ACEI 仍然是慢性心力衰竭肾素-血管紧张素抑制的首选药物，目前认为 ARB 可以是一类合理的替代药物。

（四）不良反应

与 ACEI 一样，ARB 可能产生低血压，损害肾功能和引起钾血症，在与另一种抑制药如 ACEI 或醛固酮拮抗药合用时不良反应风险更大。虽然应用 ARB 发生血管性水肿的概率很小，但是确有先使用 ACEI 发生血管性水肿，后使用 ARB 也发生血管性水肿的病例。ACEI 联合醛固酮拮抗药加用 ARB 时肾功能损害和高钾血症的危险会进一步增高。因此，不主张常规联合应用三种 RAAS 抑制剂。

ARB 治疗的危险与血管紧张素刺激抑制有关，这些危险包括低血压、肾功能损害和高血钾。ARB 不易引起咳嗽、血管神经性水肿等，这可能与沙坦类药物不影响缓激肽代谢有关。

# 三、醛固酮受体拮抗药

（一）药理作用

近年来随着对醛固酮在慢性心力衰竭发病中重要性的认识，醛固酮受体拮抗药治疗慢性心力衰竭的作用也逐渐受到重视。在慢性心力衰竭发病过程中，RAAS 的激活可引起肾上腺皮质释放醛固酮，并且在长期应用 ACEI 及 $AT_1$ 受体阻断药治疗时，常引起"醛固酮逃逸"的现象，即血中醛固酮浓度升高。慢性心力衰竭时血中醛固酮的浓度可明显增高达 20 倍以上，醛固酮除了通过肾小管的盐皮质激素受体（MR）发挥保钠、保水、排钾的作用外，还通过其他靶组织中的 MR 介导慢性心力衰竭的病理改变。

（1）在心肌细胞中，醛固酮通过蛋白激酶 C 途径抑制肌膜 $Na^+$、$K^+$-ATP 酶活性，促进 $Ca^{2+}$ 转运进入细胞，引起 $Ca^{2+}$ 超载，导致心律失常。也能增加血管平滑肌细胞内 $Ca^{2+}$ 的浓度，增加外周阻力。

（2）影响内皮细胞 NO 的生成，并能加强儿茶酚胺类及 AngⅡ 的缩血管反应。

（3）醛固酮还表现出促生长作用，促进心脏成纤维细胞增殖，刺激蛋白质与胶原蛋白的合成，引起心脏和血管周围的组织纤维化，加速慢性心力衰竭的病理改变。

（4）醛固酮还可阻止心肌摄取去甲肾上腺素，使去甲肾上腺素游离浓度增加而诱发冠状动脉痉挛和心律失常，增加心力衰竭时室性心律失常和猝死的可能性。

目前临床应用的醛固酮受体拮抗药主要有螺内酯和依普利酮。螺内酯为非选择性 MR 拮抗药，其治疗慢性心力衰竭的机制不完全依赖其利尿作用，还可通过在其他组织器官拮抗醛固酮来发挥其治疗作用。依普利酮是一种选择性醛固酮受体拮抗药，其与螺内酯的结构不同之处在于依普利酮 C-17 部位的内酯基被甲酯基取代，因此依普利酮与 MR 的亲和力下降 10～20 倍，性激素的作用很轻微。一项评价依普利酮在急性心肌梗死后心力衰竭的疗效及应用价值的大规模临床试验结果表明，在 ACEI/$AT_1$ 受体阻断药或 β 受体阻断药治疗的基础上，加用依普利酮能降低心肌梗死后严重心力衰竭的死亡率及室性心律失常的发生率，是很有前景的慢性心力衰竭治疗药物。

（二）临床应用

虽然短期使用 ACEI 和 ARB 治疗能够降低醛固酮的循环水平，但是长期治疗则不能够维持这种抑制作用。在常规治疗的基础上，加用螺内酯可明显降低慢性心力衰竭病死率，防止左心室肥厚，改善血流动力学和临床症状。慢性心力衰竭时单用螺内酯仅发挥较弱的作用，但与 ACEI 合用则同时降低 Ang Ⅱ 及醛固酮水平，能进一步降低患者的病死率及室性心律失常的发生率。

中度、重度心力衰竭患者和心肌梗死后早期左心室功能新近失代偿的患者，在经过仔细甄别后应当考虑加用小剂量醛固酮受体拮抗药。为了降低左室射血分数并将有心力衰竭症状患者发生致命性高钾血症的危险降到最低程度，患者的血清肌酐水平应当＜（2.0～2.5）mg/dl 并且近期无加重、血清钾＜5.0mEq/dl 并且没有高钾血症病史。鉴于心肌梗死后早期左室射血分数降低患者的证据与新近失代偿和有严重症状患者的证据一致，因此对于某些轻、中度心力衰竭患者，可以考虑在髓袢利尿药基础上加用醛固酮受体拮抗药。

## （三）用药剂量

起始剂量与监测：螺内酯应当从 12.5～25mg/d 开始，偶尔隔日 1 次。开始应用醛固酮受体拮抗药后一般停止补钾，并且要求患者避免高钾食物。然而，需要大量补钾的患者使用醛固酮受体拮抗药后可能需要继续小剂量补钾，尤其是发生过低钾血症导致室性心律失常时。相反，在积极补液补钾治疗时，一旦达到液体平衡，往往不再需要补钾。应当避免使用非类固醇类抗炎药物，因可能加重肾功能损害和高钾血症。开始醛固酮受体拮抗药治疗后 3 天内和 1 周时，再次检查钾水平和肾功能。然后检测肾功能和液体状态等，但是前 3 个月至少每月检测 1 次，以后每 3 个月检测 1 次。增加 ACEI 或 ARB 及其剂量时，应当开始新一轮监测。鉴于高钾血症的潜在危险，应当避免 ACEI、ARB 和醛固酮受体拮抗药常规三联用药。

## （四）不良反应

醛固酮受体拮抗药应用的主要危险是高钾血症。后者可以加重肾功能不全，进一步影响钾的排泄。肾功能不全患者，估测肌酐清除率＜50ml/min，应当将螺内酯的起始剂量减低到 12.5mg/d，或将依普利酮的起始剂量减低到 25mg/d。当肌酐清除率＜30ml/min 时，不应当给予醛固酮受体拮抗药。长期大剂量应用利尿药而没有补充钾的患者，由于其处理钾的功能可以受损，因此应当密切评估。

虽然醛固酮受体拮抗药的利尿效果相对较弱，但有些患者在加用醛固酮受体拮抗药后，可以明显增强其他利尿药治疗的效果，可以发生体液耗竭，结果进一步增加肾功能不全和高钾血症的危险。病情开始稳定后的长期利尿药治疗期间，导致容量耗竭的其他情况（如肠胃炎）下也可以发生高钾血症。

钾水平＞5.5mEq/L 时，一般应当停用醛固酮受体拮抗药，或者减少剂量。出现肾功能受损时，应当评估整个用药计划，并且考虑停用醛固酮受体拮抗药。应当特别教育患者，发生腹泻或停止使用髓袢利尿药时停用醛固酮受体拮抗药。

使用新型的醛固酮受体拮抗药依普利酮后，过去使用螺内酯治疗时出现的男性女型乳房或其他雄性激素作用已不常见。

# 四、血管紧张素受体/中性内肽酶抑制剂

2016 年更新的心力衰竭药物指南建议，对于所有 HFrEF 患者，建议用血管紧张素受体/中性内肽酶抑制剂（ARNI）替换 ACEI 或 ARB。中性内肽酶抑制剂沙库必曲（sacubitril，AHU-377）和 ARB 缬沙坦（valsartan，VAL）的复方制剂（Entresto，LCZ696），可抑制中性内肽酶并阻断 $AT_1$ 受体，一方面升高中性内肽酶参与降解的利尿钠肽（natriuretic peptide，NP）等肽的水平；另一方面 $AT_1$ 受体的选择性阻断可抑制 Ang Ⅱ 依赖性醛固酮的释放，对心力衰竭患者的心血管和肾功能有较好的改善作用。该复方专用于降低慢性心力衰竭（NYHA Ⅱ、Ⅳ级）患者因心力衰竭而住院和死亡的风险，并降低射血分数。

LCZ696 口服后，离解为 AHU-377 和 VAL，AHU-377 的活性代谢产物为 LBQ657。AHU-377、LBQ657 和 VAL 分别在 0.5h、2.0h 和 1.5h 时血液中浓度达到峰值。AHU-377 口服绝对生物利用度为 60%。AHU-377、LBQ657 和 VAL 与血浆蛋白结合率为 94%～97%，LBQ657 能透过血脑屏障，但透过比例仅 0.28%，VAL 和 AHU-377 平均表观分布容积分别为 75L 和 103L。AHU-377 被酯酶迅速水解，转换为 LBQ657，其后不再继续代谢；VAL 只有约 20%剂量作为代谢物被回收。

一项多国随机双盲的 PARADIGMHF 临床研究在 8442 名慢性心力衰竭（NYHA Ⅱ、Ⅳ级）和收缩功能障碍（左室射血分数 40%）的成人患者中比较了该复方和依那普利的疗效。结果表明，该复方的治疗效果优于依那普利，心血管死亡和心力衰竭住院风险均降低，该复方还可同时改善整体存活率，因其可减低心血管疾病发病率，从而降低死亡率，每 100 000 名服用缬沙坦/沙库必曲的患者中，约 3000 人可减少死亡和住院治疗 2 年。

## （一）药理作用

中性内肽酶是在肾皮质中发现的一种内肽酶，参与了几种内源性分子的降解，如 NP、Ang Ⅱ、内皮素-1、肾上腺髓质素、阿片样物质、缓激肽、胰高血糖素等。阻断中性内肽酶后，这些内源性分子的血浆水平升高，从而引起适应性/适应不良机制。血浆内 NP 的积聚，尤其是心房 NP（ANP）和脑型 NP（BNP），分别通过血管舒张和利尿减少前负荷，通过增强全身及肾脏血管舒张和利尿的压力减少后负荷，从而使心脏前负荷、后负荷和身体的钠和体液含量降低，增加心房和心室对压力的恢复机制。

早期中性内肽酶抑制剂作为单一疗法的研发重点是抗高血压。最初的研究集中于中性内肽酶抑制剂坎沙曲（candoxatril）作为抗高血压药物，但并未发现其持续的抗高血压作用。它未能降低血压被认为是伴随性上调了 Ang Ⅱ 和内皮素-1 水平。中性内肽酶抑制剂单药治疗研发的失败促进了 RAAS/中性内肽酶复合抑制剂的开发。一方面，中性内肽酶抑制剂通过抑制 ANP、BNP 的降解发挥排钠、舒张血管的作用，降低机体水钠含量和心脏前、后负荷；另一方面，ARB 抑制了中性内肽酶抑制引起的 RAAS 反馈性上调的作用（图 17-4）。

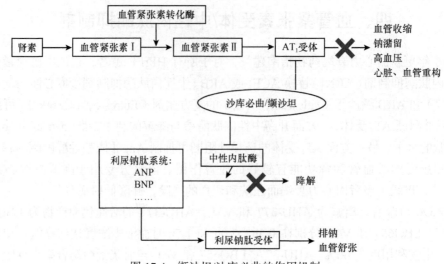

图 17-4　缬沙坦/沙库必曲的作用机制

（二）临床应用

起始剂量 100mg，每日 2 次，2～4 周后若患者耐受性尚可，剂量可增至 200mg，每日 2 次，维持此剂量至到达治疗目标，严禁与另一种 ACEI 同时服用。如从一种 ACEI 转换至 LCZ696，这两种药物给药间隔应有 36h 的冲洗期。

对于从未服用过 ACEI 或 ARB 的患者，或仅服过低剂量的这两类药，起始推荐剂量 50mg，每日 2 次，2～4 周后，若患者耐受性尚可，剂量可增加 1 倍，直至达到维持治疗的目标剂量 200mg，每日 2 次。

患有严重的肾脏或肝脏功能障碍的患者，缬沙坦/沙库必曲临床应用的起始剂量为 49/51mg，或者 24/26mg 的低剂量，每日 2 次。用药 2～4 周后，检查是否引起电解质/肾脏异常，并排除低血压反应后，可以将剂量上升到目标剂量 97mg/103mg，每日 2 次。

（三）不良反应

缬沙坦/沙库必曲最常见的副作用是低血压、高钾血症、肾功能不全（可以通过调整剂量或停药来处理）、头晕或咳嗽。

（1）血管水肿：LCZ696 可能引起血管水肿，一旦发生血管水肿，应立即终止服用 LCZ696，并进行适当治疗，监视气道损害，此后不能再服用 LCZ696。若血管水肿仅局限于面部和嘴唇，抗组胺药缓解症状可能有用，但一般无须治疗可自行缓解；若血管水肿伴随喉头水肿可能致命，可能引起气道阻塞，应给予适当治疗，皮下注射 1‰肾上腺素溶液 0.3～0.5ml，并采取措施确保患者气道维持畅通。既往有血管水肿病史的患者，服用 LCZ696 可能增高血管水肿风险；已知既往服用 ACEI 或 ARB 治疗，曾出现血管水肿相关病史的患者不应服用 LCZ696。

（2）低血压：LCZ696 能降低血压，引起症状性低血压。患者如正服用大剂量利尿药，可能耗竭血容积和（或）钠离子，激活 RAAS，会处于更大风险。在 LCZ696 给药前或从较低剂量开始，着手纠正低血容量或钠离子耗竭，如发生低血压，可考虑同时调整利尿药和降压药剂量，以及治疗低血压的其他原因（如纠正低血容量）。若采取此类措施，低血压仍然持续出现，应减少 LCZ696 的剂量或暂时终止服药，通常不必永久终止治疗。

（3）高钾血症：通过作用于 RAAS，LCZ696 可能导致高钾血症，应定期监测患者血清钾，并适当治疗，对于有高钾血症风险的患者，如严重肾损伤糖尿病醛甾酮减少症或进食高钾膳食，需要减少剂量或中断 LCZ696 治疗。

（4）肾功能不全：作为抑制 RAAS 药物，LCZ696 可能导致易感个体出现肾功能降低。若患者有严重充血性心力衰竭，用 ACEI 和 ARB 治疗，曾伴随少尿进行性氮质血症，罕见急性肾衰竭和死亡，应严密监测血清肌酐。当患者发生临床显著肾功能降低时，应梯度下调 LCZ696 剂量或中断用药。有双侧或单侧肾动脉狭窄患者，LCZ696 可能增加血尿素氮和血清肌酐水平，对于此类患者，应密切监视肾功能。

（四）禁忌证

对于缬沙坦/沙库必曲复方制剂中任何组分过敏，有血管性水肿病史，以及使用 ACEI 或阿利吉仑的糖尿病患者禁用。孕妇禁用。

# 第五节　β 受体阻断药

交感神经系统与 RAAS 的激活是慢性心力衰竭发生发展过程中最重要的神经-体液因子变化。在慢性心力衰竭发病早期，交感神经系统激活作为代偿机制，可增加患者血中去甲肾上腺素浓度，增强其心肌收缩力、心率、血管收缩，引起心排血量升高、组织器官灌注增加。但长期的交感兴奋则会导致心脏后负荷及耗氧量的增加，促进心肌肥厚，诱发心律失常甚至猝死。

自 1975 年 Waagstein 及其同事首次报道 β 受体阻断药成功用于原发性扩张型心肌病引起的慢性心力衰竭以来，相继的大量临床研究表明，β 受体阻断药可减轻慢性心力衰竭的症状，提高射血分数，改善患者的生活质量，甚至降低死亡率[24-32]。β 受体阻断药治疗慢性心力衰竭由禁忌到提倡使用是心力衰竭治疗的重要进展。目前 β 受体阻断药现已成为治疗慢性心力衰竭的常规用药。

常用的 β 受体阻断药分属三代：第一代主要是非选择性 β 受体阻断药，代表药物是普萘洛尔；第二代为选择性 $\beta_1$ 受体阻断药，如美托洛尔、比索洛尔；第三代药物可同时阻断 α、β 受体，如卡维地洛、奈必洛尔、拉贝洛尔、布新洛尔等。β 受体阻断药与 ACEI 合用可进一步增强疗效。

# 一、药 理 作 用

**1. 抑制交感神经的过度兴奋**　β 受体阻断药主要阻断心力衰竭患者交感神经系统过度兴奋引起的不良作用。通过阻断心脏 β 受体，β 受体阻断药可拮抗交感神经对心脏的作用，防止高浓度去甲肾上腺素对心脏的损害；改善过量儿茶酚胺导致的大量 $Ca^{2+}$ 内流，以及由此导致的心肌细胞能量消耗、线粒体损伤及细胞程序性死亡或凋亡。此外，长期交感激活使外周血管收缩、肾脏排钠功能受损，从而导致心室容量和压力增加。去甲肾上腺素还可导致心室肥厚、心脏重构。这些有害效应可被 β 受体阻断药拮抗。

以往观念认为，β 受体阻断药短期效应表现为血压下降、心率减慢、充盈压上升、心排血量下降，心功能恶化。这种对心脏的立即抑制效应被认为是慢性心力衰竭禁用 β 受体阻断药的依据。然而，长期用药后，β 受体阻断药在心力衰竭患者中产生的益处远远强于其负性肌力作用，具体表现为心率减慢，左心室充盈时间延长，心肌血流灌注增加，心肌耗氧量减少，使心功能和血流动力学明显改善。尤其是第三代 α、β 受体阻断药，因其较强的 α 受体阻断作用，扩张外周血管，以减轻心脏后负荷，同时又可以抵消选择性 $β_1$ 受体阻断对心脏的抑制作用。

**2. 上调心肌 β 受体**　通过上调衰竭心脏 β 受体的数量，可增加心肌对儿茶酚胺的敏感性，恢复其信号转导能力。以往曾认为上调心脏 β 受体是 β 受体阻断药治疗心力衰竭的主要机制，但卡维地洛并无上调 β 受体的作用，但对慢性心力衰竭仍有效，提示上调 β 受体并不是 β 受体阻断药治疗慢性心力衰竭的唯一机制。

**3. 抑制 RAAS 的激活**　通过阻断肾球旁细胞 β 受体，减少肾素的分泌、Ang Ⅱ 与醛固酮的生成，从而扩张血管，减轻水钠潴留，降低心脏前后负荷；并减轻 Ang Ⅱ 对心肌的损伤，抑制 Ang Ⅱ 对心肌细胞的增生作用，改善心肌重构。

**4. 抗心肌缺血作用**　去甲肾上腺素能限制冠状动脉对增厚心室壁的血流供应，导致心肌缺血。β 受体阻断药可抵抗心肌缺血，减少急性心血管事件及猝死的发生，是心肌梗死的二级预防用药。

**5. 抗心律失常作用**　交感神经系统的激活还可通过提高心肌细胞的自律性、增加心肌细胞的触发活动和促进低钾血症的发生，诱发心律失常。β 受体阻断药能抑制交感神经兴奋所致的起搏电流、钠电流和钙电流增加，预防心律失常。

**6. 其他**　卡维地洛等兼有阻断 $α_1$ 受体、抗氧自由基等作用，以延缓慢性心力衰竭进程。

# 二、临床应用

β 受体阻断药可用于各种类型的慢性心力衰竭，尤其适用于 EF＜35%，NYHA 心功能分类 Ⅱ、Ⅲ级患者。特别是可以阻止扩张型心肌病等引起的心力衰竭的临床症状恶化，改善心功能，降低心律失常的发生率及猝死率。治疗过程中应合并应用其他抗慢性心力衰竭药物，以消除其负性肌力作用，比如强心苷类正性肌力药（地高辛）、利尿药（氢氯噻嗪、呋塞米）、ACEI（卡托普利）等。

在使用 β 受体阻断药治疗心力衰竭患者的过程中，应注意以下情况。

（1）除非患者有禁忌或不耐受，即使在症状轻微或其他治疗手段有效的情况下，对所有 LVEF 稳定的心力衰竭患者均应当立即应用 β 受体阻断药。虽然在 β 受体阻断药的治疗早期可能出现心功能下降（可表现为血压下降、心率减慢、充盈压上升、心排血量下降），但随着治疗周期的延长，心功能可逐渐上升，一般心功能改善的平均有效时间为 3 个月。

（2）β 受体阻断药治疗遵循"小剂量开始，剂量个体化"原则，低剂量所致不良反应消失后，密切监测患者的生命体征和症状的变化，逐渐增加剂量，直至达到目标剂量，维持给药。目标剂量：卡维地洛 50mg/d，美托洛尔 100mg/d，比索洛尔 10mg/d。一般来讲，除非患者对靶剂量不耐受，否则应当长期维持最大耐受量。并且，应当告知患者 β 受体阻断药的治疗效果往往在 2～4 个月后才变得明显，长期治疗对预后有明显改善作用，可降低心脏急性事件的风险。

（3）不可撤除原有的治疗用药，否则可能导致 β 受体阻断药的治疗失败。临床研究表明，在应用 ACEI、强心苷类、利尿药等药物得到较好效果后，加用 β 受体阻断药，可降低临床恶化或猝死的危险。例如，小剂量 ACEI 合用 β 受体阻断药，能最大程度地改善症状、降低死亡率；对于有体液潴留的心力衰竭患者，在应用 β 受体阻断药的同时，给予利尿药，可维持钠平衡，防止 β 受体阻断药所致的体液潴留。

（4）避免骤然停药所致的"反跳现象"。β 受体阻断药长期使用可增加 β 受体的数量，增强其敏感性，因此，在特殊情况下，应缓慢减低药物直至停用，以免导致病情恶化或心血管事件。

（5）一般不建议使用 β 受体阻断药的情况包括：①少数患者不能耐受 β 受体阻断药；②有严重心动过缓、严重左心室功能减退、明显房室传导阻滞、低血压及支气管哮喘患者；β 受体阻断药可用于重度慢性心力衰竭患者，但一般是指那些病情稳定或经常规治疗而使病情相对稳定的患者。

（6）长期使用 β 受体阻断药出现临床恶化时的处理：由于考虑到骤然停药所致的临床失代偿继发性危险，一般会选择继续维持 β 受体阻断药治疗。例如，慢性心力衰竭患者长期应用 β 受体阻断药而出现水潴留的情况，可同时增加利尿剂的使用。然而，当临床状况恶化以灌注不良或需要静脉应用正性肌力药为特征时，则需要暂时停止 β 受体阻断药治疗，直至患者病情稳定。针对这些患者，可选用不依赖 β 受体介导的正性肌力药物（如米力农等磷酸二酯酶抑制剂），但是一旦病情稳定，则需要再次应用 β 受体阻断药，降低临床恶化的继发性危险。针对 β 受体阻断药的临床使用，美国心脏病学会和欧洲心脏病学会均出台了详细指南。

美国心脏病学会指南指出，可考虑使用 β 受体阻断药的情况：RAAS 拮抗药（ACEI、ARB 或 ARNI）联合应用 β 受体阻断药、醛固酮受体拮抗药，可选择性地推荐用于 HFrEF 患者的治疗，以降低发病率及死亡率；C 期 HFpEF 的没有容量负荷的高血压患者，可以应用 α 受体阻断药、β 受体阻断药及钙通道阻滞药；RAAS 拮抗药和 β 受体阻断药合用，可减少糖尿病患者的心血管事件，提高 NT-proBNP 水平，但对心肌疾病无影响；对于已接受指南指导的评估和管理（GDEM），包括 β 受体阻断药最大耐受剂量治疗，或心率 70 次/分的窦性心律的稳定慢性 HFrEF（LVEF≤35%）患者，尤其是有临床症状的（NYHA Ⅱ～Ⅲ级），伊伐布雷定可降低其入院率。

β 受体阻断药具体用量见表 17-7。

表 17-7　（AHA）β 受体阻断药具体用量

| 药物名称 | 给药方式 | 初始剂量（mg） | 靶剂量（mg） | 具有临床效果的中间剂量（mg） |
| --- | --- | --- | --- | --- |
| 比索洛尔 | 每小时 1 次 | 1.25 | 10 | 8.6 |
| 卡维地洛 | 每日 2 次 | 3.125 | 50 | 37 |
| 卡维地洛 | 每小时 1 次 | 10 | 80 | N/A |
| 美托洛尔 | 每小时 1 次 | 12.5～25 | 200 | 159 |

注：N/A，不可用/不适用。

欧洲心脏病学会指南指出：β 受体阻断药与 ACEI 或利尿药合用，用于治疗有临床症状的 HFrEF 患者，但不宜应用在超负荷或失代偿期的 CHF 患者。由于 β 受体阻断药与 ACEI 可互相补充其不足，因此一旦诊断为 HFrEF，即可立即开始合用。但目前没有证据表明，β 受体阻断药可以优先于 ACEI 使用。β 受体阻断药应选择病情稳定患者，并以低剂量开始，逐步缓慢达到最高耐受量。对于急性心力衰竭患者，一旦临床症状稳定，则可在严密监测下应用 β 受体阻断药。经 Meta 分析，β 受体阻断药并未显示可降低伴有心房颤动的 HFrEF 患者的入院率或死亡率，但也没有增加其风险。指导委员会决定不再单独推荐 β 受体阻断药用于心律治疗。β 受体阻断药可以考虑用于 HFrEF 及心房颤动患者的心率控制，尤其是心率较高的患者。β 受体阻断药被推荐用于有心肌梗死史、无症状的左心室收缩功能障碍的慢性心力衰竭患者，以降低其死亡风险。β 受体阻断药具体用量见表 17-8。

表 17-8　（EHA）β 受体阻断药具体用量

| 药物名称 | 给药方式 | 初始剂量（mg） | 靶剂量（mg） |
| --- | --- | --- | --- |
| 比索洛尔 | 吸入 | 1.25 | 10 |
| 卡维地洛 | 每日 2 次 | 3.125 | 25 |
| 美托洛尔 | 吸入 | 12.5～25 | 200 |
| 奈必洛尔 | 吸入 | 1.25 | 10 |

# 三、不良反应

β 受体阻断药治疗的不良反应多在用药初期出现，一般无须停药。可能产生下述几种不良反应。

**1. 体液潴留与心力衰竭恶化**　在使用 β 受体阻断药初期，会引起体液潴留，一般通过患者体重增加而被发现，其可加重心力衰竭症状。因此，必须密切监测患者体重，无论是否出现心力衰竭恶化的体征或症状，一旦患者体重增加，立刻增加利尿药的使用剂量，但无须停用 β 受体阻断药。特别是在治疗前存在体液潴留的患者，更倾向于出现 β 受体阻断药治疗所致的体液潴留，因此必须确保患者在治疗前无容量负荷过重。

**2. 乏力**　使用 β 受体阻断药的慢性心力衰竭患者可伴有全身乏力或体虚，多数情况下停药数周后乏力症状可自行缓解。但对于有些症状较重的患者，可能限制了药物剂量的追加，甚至是被迫终止治疗。

**3. 心动过缓和房室传导阻滞**　由 β 受体阻断药产生的心率及心脏传导减慢，一般无症状，不需治疗。但如果心动过缓伴有眩晕或漂浮感或出现二度或三度房室传导阻滞时，则应当减少 β 受体阻断药剂量。还应当考虑到药物相互作用的可能性，因为其他药物可引起心动过缓或房室传导阻滞，因而可终止使用其他药物。

**4. 低血压**　一些兼有拮抗 $\alpha_1$ 受体作用，或可阻断 $\beta_1$ 受体的 β 受体阻断药，往往在首剂治疗或首次增加剂量后，可能引起低血压，表现为眩晕症状。通常在重复给予同样剂量后，症状减轻或消失。因此，可以在同一天的不同时间点，分别应用 ACEI 和 β 受体阻断药，或通过降低 ACEI 剂量，以降低低血压风险。

# 第六节　血管扩张药

部分血管扩张药的使用不仅能在一定程度上改善慢性心力衰竭患者的症状，而且可在短期内提高患者的生命质量。

血管扩张药[33-35]治疗慢性心力衰竭的机制包括扩张静脉（容量血管），减少静脉回心血量，降低心脏的前负荷，进而降低肺楔压、左心室舒张末压等，缓解肺部淤血症状；扩张小动脉（阻力血管），降低外周阻力，降低心脏的后负荷，增加心排血量，增加动脉供血，缓解组织缺血症状，并可弥补或抵消因小动脉扩张而可能发生的血压下降和冠状动脉供血不足等不利影响。

临床上应根据患者血流动力学情况来选用合适的血管扩张药治疗慢性心力衰竭。若患者前负荷升高，肺动脉压明显升高，肺淤血症状明显，宜用以扩张静脉为主的硝酸酯类；若后负荷升高，心排血量明显减少而外周阻力升高者，宜用以扩张动脉为主的肼屈嗪等；若前、后负荷均升高，心排血量低而肺静脉高压者，则应兼顾用药，可选用酚妥拉明、哌唑嗪等，或联合应用肼屈嗪和硝酸酯类。

## 酚妥拉明（phentolamine，立其丁，Regitine）

酚妥拉明为竞争性 $\alpha_1$ 及 $\alpha_2$ 受体阻断药，能扩张小动脉及小静脉，降低心脏前、后负荷，增加心排血量，也较明显增加肾血流量。因能反射性激活交感神经及 RAAS，故长期单独应用疗效难以持续。主要用于顽固慢性心力衰竭伴有肺水肿的患者，短时间内可增加心排血量，改善肺水肿症状。

## 硝普钠（nitroprusside sodium）

硝普钠能扩张小静脉和小动脉，降低前、后负荷。静脉给药后 2min 起效，可快速控制危急的慢性心力衰竭症状。适用于需迅速降低血压和肺楔压的急性肺水肿、高血压危象等危重病例。硝普钠仅用于静脉滴注给药。保存及使用时均须避光。

## 硝 酸 酯 类

该类药物主要为硝酸甘油（nitroglycerin）和硝酸异山梨酯（isosorbide dinitrate），其主要作用是扩张静脉，使静脉容量增加、左心房压力降低，减轻淤血及呼吸困难，另外还能选择性舒张心外膜的冠状血管，在缺血性心肌病时增加冠脉血流而提高其心室的收缩和舒张功能，解除心力衰竭症状，提高患者的运动耐力。但这类药物应用时易产生耐受性。硝酸异山梨酯是长期有效治疗心力衰竭的首选血管扩张药物之一。硝酸酯治疗可以减轻夜间和运动时呼吸困难症状，可以提高经过其他优化治疗后仍然长期活动受限患者的运动耐量。多数经验与口服硝酸异山梨酯有关，新近的单硝酸酯制剂在这部分人群局部治疗的资料甚少。

硝酸酯治疗的常见副作用是头痛和低血压。临床实践中，硝酸酯常常用于有持续性充血症状的患者。

虽然唯一一项在心力衰竭治疗中应用硝酸酯的大规模试验是联合应用硝酸酯和肼屈嗪，但是硝酸酯主要是一种强效静脉扩张剂，单独应用时对动脉张力也有影响，尤其是在全身血管阻力明显升高时。硝酸酯耐药问题，可以通过制订"无硝酸酯间歇期"至少 10h

和与 ACEI 或肼屈嗪联合应用，而使耐药问题降到最低程度。

# 第七节　非苷类正性肌力药

非苷类正性肌力药[36-39]包括 β 受体激动药及磷酸二酯酶抑制药等。由于这类药物可能增加心力衰竭患者的病死率，一般不宜作常规用药。

## 一、β 受体激动药

该类药物可激动 β 受体，能增加中、轻度慢性心力衰竭患者休息时的心排血量及血压，缓解症状，可用于强心苷反应不佳或禁忌的重度顽固性心力衰竭患者，也适用于心率减慢或传导阻滞的患者，但慢性心力衰竭在发生发展过程中 $\beta_1$ 受体下调且失敏，β 受体激动药的作用难以奏效，且可引起心率加快、心律失常、心肌耗氧量增加等不利因素，导致心力衰竭患者死亡率增加，临床使用尚有争议。

**1. 多巴酚丁胺**（dobutamine）　主要激动心脏的 $\beta_1$ 受体，增强心肌收缩力、心脏指数及心排血量，对心率基本无影响。也可激动血管的 $\beta_2$ 受体，降低外周阻力，减轻心脏后负荷。静脉滴注，剂量为 2.5～10μg/（kg·min）。用药后，可明显改善心、肾功能。

**2. 扎莫特罗**（xamoterol）　为 $\beta_1$ 受体部分激动药，具有双向调节作用。在静息状态或轻度慢性心力衰竭时，交感神经张力较低，本品发挥心脏正性肌力及变时作用；在交感神经活性较高的重症患者，则产生阻断药作用。其引起的正性变时作用仅为异丙肾上腺素的 43%，且对血管平滑肌无直接作用。本品主要用于轻度慢性心功能不全患者，临床观察发现，其也可增加中、轻度慢性心力衰竭患者休息时的心排血量及血压，对重症患者也能缓解症状。口服吸收率低，仅为 9%。本品不良反应为胃肠道反应、头痛、胸痛、心悸、低血压、肌痛及支气管痉挛等。

**3. 异波帕胺**（ibopamine）　属多巴胺类药物，能激动多巴胺受体，部分激动 β 受体，能增加心排血量，降低外周阻力，促进利尿，缓解慢性心力衰竭症状。

## 二、磷酸二酯酶抑制药

磷酸二酯酶（phosphodiesterase，PDE）是细胞内广泛存在的一类降解 cAMP/cGMP 的酶。PDE 抑制剂通过抑制 cAMP/cGMP 的水解，提高细胞内 cAMP/cGMP 水平，间接增加了细胞内 $Ca^{2+}$ 的浓度而增强心肌收缩。慢性心力衰竭时心肌细胞内 cAMP/cGMP 减少，曾被认为是心力衰竭的发病因素之一。提高细胞内 cAMP/cGMP 水平被认为是治疗心力衰竭的策略之一，因而推动了 PDE 抑制剂的研究。

PDE 是一个多基因的大家族，它包括 11 型共 30 余种不同的 PDE 同工酶，其中多种表达于心肌细胞上。不同的 PDE 亚型具有不同的底物专一性，可介导不同的信号转导途径，如 PDE4、PDE7、PDE8 专一作用于 cAMP；PDE5、PDE6、PDE9 选择性地作用于 cGMP；而 PDE1 和 PDE2 既能水解 cAMP，又能水解 cGMP；PDE3 以相似的亲和力与 cAMP 和 cGMP 结合，但水解 cGMP 能力较弱，因而在功能上被视作对 cAMP 专一。

氨力农和米力农是选择性 PDE3 抑制剂，它们能使心肌收缩力和心率增加，增大心脏舒张范围。此外，PDE3 抑制剂也有显著改善外周循环的作用，通过增加血管 cAMP 水平引起外周血管扩张，从而降低动脉和静脉压力。在全身动脉循环中，血管舒张使全身血管阻力降低（后负荷减低）；在全身静脉循环中，静脉容量增加使静脉回流减少（前负荷降低）。PDE3 抑制剂的正性肌力和血管扩张的双重作用相结合，使心排血量增加，心脏负荷降低，心肌耗氧量下降，缓解心力衰竭症状。然而，PDE3 抑制剂在临床上不良反应严重。约有 10%患者服用氨力农后表现出显著的血小板减少；米力农作为氨力农的替代品，不良反应较氨力农少，但仍可导致心血管系统过度兴奋，出现心律失常、低血压、心绞痛样疼痛等不良反应。更为遗憾的是，临床试验表明米力农可显著增加心力衰竭患者的死亡率，严重症状患者死亡率超过 50%。尽管临床试验的早期数据显示另一种 PDE3 抑制剂维司力农对早期心力衰竭患者存活率有较大的提高，然而详细的临床数据则显示治疗组患者死亡率增加。有鉴于此，PDE3 抑制剂目前仅供短期静脉给药，用于治疗顽固性心力衰竭。

近年研究数据表明，选择性抑制 PDE9 也是治疗心力衰竭的潜在靶点。与 PDE5 相比，PDE9 与 cGMP 的亲和力更强，并且主要作用于非 NO 依赖的 cGMP。对于本身存在 NO 生物利用度不足的心力衰竭患者而言，PDE9 呈现出比 PDE5 更佳的心脏保护活性。目前 PDE9 作为心力衰竭靶点已受到广泛关注，一系列以心力衰竭为适应证的 PDE9 抑制剂正在临床前实验中。

# 第八节　基于心肌能量代谢调控的心力衰竭治疗策略

心脏能量代谢异常导致产能不足而不能维持心脏的做功需求，是心力衰竭的重要病理基础。线粒体是细胞能量产生的主要场所。心力衰竭过程中伴随着线粒体的功能异常，包括线粒体的电子传递链受损、ROS 的生成增加、代谢底物利用率的改变、线粒体动力学异常及离子稳态的变化。线粒体的生成障碍和功能紊乱是导致高能磷酸键含量下降、ATP 合成减少的根本原因。同时，线粒体功能障碍导致活性氧大量产生，并促进细胞色素 c 释放，激活 caspase，诱导心肌细胞损伤和死亡，促进心力衰竭病理进程。如图 17-5 所示，线粒体功能紊乱可导致心力衰竭患者心脏能量供需失衡。目前临床常用的心力衰竭治疗药物，如 β 受体阻断药、RAAS 抑制药等作用于神经体液因子的药物，虽然在一定程度上降低心脏能耗，但并未改善线粒体功能以增加供能，并不能从根本意义上解决心功能下降患者的能量供需失衡问题。因此，进行性线粒体功能障碍是病理性心肌肥厚及心力衰竭的核心环节，通过调节线粒体生物合成及电子链传递、氧化磷酸化，是改善心肌能量代谢及心脏功能的重要途径，从心肌能量代谢调控角度寻找心力衰竭的干预靶点是未来心力衰竭治疗的重要策略[40-45]。

线粒体中存在多种蛋白，共同调控能量代谢过程。在两肾两夹肾性高血压模型大鼠中，笔者通过蛋白质组学筛选到 12 个与能量代谢密切相关的酶，提示在治疗病理性心肌肥厚过程中，不能进行单一的调节。一些重要信号蛋白分子，包括 PGC-1α、PARP、SIRT1 及 SIRT3 等，从转录、表观修饰等水平参与心肌能量代谢调节，被医药界列为防治心肌肥厚及心力衰竭的重要潜在靶点。

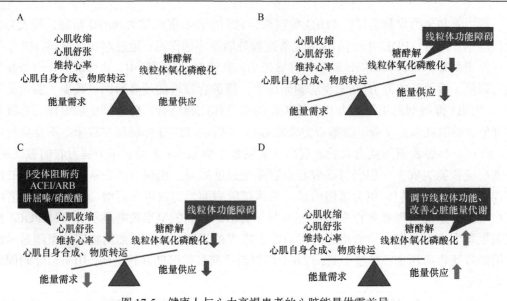

图 17-5　健康人与心力衰竭患者的心脏能量供需差异

A. 正常心脏；B. 衰竭心脏；C. 目前的心力衰竭治疗模式；D. 靶向改善心肌能量代谢的治疗策略

　　线粒体蛋白有两种可能的来源：一种是由细胞核编码的，主要被核内转录因子（如 TFAM 等）或转录共激活因子（如 PGC-1α 等）所调节；另一种是由线粒体基因（mtDNA）编码的，但其转录、翻译及功能的行使也依赖于核基因编码的线粒体蛋白的调节。因此，转录调节对于线粒体功能及能量代谢至关重要。例如，PGC-1α 可调控多个靶基因，包括 PPARγ、核呼吸因子 1（nuclear respiratory factor 1，NRF1）及雌激素相关受体 γ（estrogen-related receptor γ，ERRγ）等，是线粒体的生物合成及多种蛋白功能的关键调节分子，在病理性心肌肥厚或心力衰竭的过程中发挥重要作用。SIRT1 作为一种 NAD$^+$依赖的Ⅲ类脱酰酶，与心肌细胞能量代谢具有密切的调控关系：SIRT1 通过脱乙酰化 PGC-1α，从而激活 HNF4α，调控糖异生；SIRT1 与 NCOR、SMRT 结合，抑制 PPARα 与目的基因结合，从而降低体内脂质积累；此外，SIRT1 也可以与 UCP2、AMPK 等相互作用，调控能量代谢等过程。

　　线粒体蛋白存在多种翻译后修饰的调节，其中磷酸化和乙酰化修饰是其最常见、最重要的修饰方式。约 30%的线粒体蛋白存在磷酸化修饰，超过 35%的线粒体蛋白存在赖氨酸乙酰化修饰，而且多是与能量代谢密切相关的重要功能蛋白。主要定位于线粒体的Ⅲ类组蛋白脱乙酰酶 SIRT3，可能作为细胞能量代谢的感受器（metabolic sensor），参与调节线粒体能量代谢。SIRT3 合成后通过 N 端信号序列锚定到线粒体，经过线粒体蛋白的剪切产生酶活性。SIRT3 是脱乙酰化活性最强的线粒体 SIRT 亚型，其基因缺失小鼠的线粒体蛋白呈现高度乙酰化状态。由于 SIRT3 的修饰底物较广泛，被其脱乙酰化修饰的线粒体蛋白约有 20 余种，因此不宜从某个特定底物研究，而从调控 SIRT3 的酶活性及表达角度可能更为合适。笔者的前期研究工作发现 SIRT3 基因缺失小鼠（SIRT3$^{-/-}$）28 周多出现自发性心力衰竭表型，SIRT3-NMNAT3-NAD 三者的环路在病理性心肌肥厚调控中发挥了重要的作用。正常生理条件下，SIRT3 可结合并脱乙酰化 Mn-SOD，以保持其酶活性，抑制 ROS 的产生，而在 AngⅡ诱导的心肌肥厚过程中，这种结合作用被 SIRT4 所抑制，最终导致 ROS

的积聚。SIRT3 可能是病理性心肌肥厚和心力衰竭过程的潜在靶标。

　　综上，靶向线粒体改善衰竭心脏的能量供应，是未来心力衰竭治疗的重要策略。以 PGC-1α、PARP、SIRT1 及 SIRT3 等心肌能量代谢调节分子作为心力衰竭的防治靶标，研发相关新药，有望作为心力衰竭常规疗法的替代或补充。

## 参 考 文 献

[1] Harjola VP，Mebazaa A，Čelutkienė J，et al. Contemporary management of acute right ventricular failure：a statement from the Heart Failure Association and the Working Group on Pulmonary Circulation and Right Ventricular Function of the European Society of Cardiology. Eur J Heart Fail，2016，18：226-241.

[2] Mebazaa1 A，Yilmaz MB，Levy P，et al. Recommendations on pre-hospital & early hospital management of acute heart failur a consensus paper from the Heart Failure Association of the European Society of Cardiology，the European Society of Emergency Medicine and the Society of Academic Emergency Medicine. Eur J Heart Fail，2015，17（6）：544-558.

[3] Ponikowski P，Voors AA，Anker SD，et al. 2016 ESC Guidelines for the diagnosis and treatment of acute and chronic heart failure. Eur J Heart Fail，2016，18：891-975.

[4] Hunt SA，American College of Cardiology，American Heart Association Task Force on Practice Guidelines. ACC/AHA 2005 guideline update for the diagnosis and management of chronic heart failure in the adult：a report of the American College of Cardiology/American Heart Association Task Force on Practice Guidelines（Writing Committee to Update the 2001 Guidelines for the Evaluation and Management of Heart Failure）. J Am Coll Cardiol，2006，47（7）：1503-1505.

[5] Yancy CW，Jessup M，Bozkurt B，et al. 2017 ACC/AHA/HFSA Focused Update of the 2013 ACCF/AHA Guideline for the Management of Heart Failure：A Report of the American College of Cardiology/American Heart Association Task Force on Clinical Practice Guidelines and the Heart Failure Society of America. J Am Coll Cardiol，2017，70（6）：776-803.

[6] 中华医学会心血管病学分会，中华心血管病杂志编辑委员会. 中国心力衰竭诊断和治疗指南 2014. 中华心血管病杂志，2014，42（2）：98-122.

[7] 黄俊. 中国心力衰竭流行病学特点和防治策略. 中华心脏与心律电子杂志，2015，3（2）：2-3.

[8] 陈红. 第十八章治疗慢性心力衰竭的药物//苏定冯，陈丰厚. 心血管药理学. 4 版. 北京：人民卫生出版社，2011，380-382.

[9] von Scheidt W，Pauschinger M，Ertl G. Long-term intravenous inotropes in low-output terminal heart failure? Clin Res Cardiol，2016，105（6）：471-481.

[10] Brown DA，Perry JB，Allen ME，et al. Expert consensus document：mitochondrial function as a therapeutic target in heart failure. Nat Rev Cardiol，2017，14（4）：238-250.

[11] Rain C，Rada G. Is there a role for digitalis in chronic heart failure?--First update. Medwave，2015，15 Suppl 1：e6148.

[12] Hood WB Jr，Dans AL，Guyatt GH，et al. Digitalis for treatment of heart failure in patients in sinus rhythm. Cochrane Database Syst Rev，2014，（4）：CD002901.

[13] Lichtstein D，Rosen H. Endogenous digitalis-like $Na^+$- $K^+$-ATPase inhibitors，and brain function. Neurochem Res，2001，26（8-9）：971-978.

[14] Hirai T，Asanoi H. Digitalis for treatment of heart failure. Nihon Rinsho，2007，65（Suppl 5）：19-24.

[15] Faris RF，Flather M，Purcell H，et al. Diuretics for heart failure. Cochrane Database Syst Rev，2012，（2）：CD003838.

[16] Jentzer JC，DeWald TA，Hernandez AF. Combination of loop diuretics with thiazide-type diuretics in heart failure. J Am Coll Cardiol，2010，56（19）：1527-1534.

[17] Felker GM. Loop diuretics in heart failure. Heart Fail Rev，2012，17（2）：305-311.

[18] Sica DA，Carter B，Cushman W，et al. Thiazide and loop diuretics. J Clin Hypertens（Greenwich），2011，13（9）：639-643.

[19] Papadimitriou L，Hamo CE，Butler J. Heart failure guidelines：what's new? Trends Cardiovasc Med，2017，27（5）：316-323.

[20] Kang G，Banerjee D. Neprilysin inhibitors in cardiovascular disease. Curr Cardiol Rep，2017，19：16.

[21] Papadimitriou L，Hamo CE，Butler J. Heart failure guidelines on pharmacotherapy. Handb Exp Pharmacol，2017，243：109-129.

[22] 赵文丽. 沙库必曲/缬沙坦复方用于治疗心力衰竭. 国际药学研究杂志，2015，42（5）：615.

[23] 陈本川. 治疗心力衰竭新药. 医药导报，2015，34（11）：1547-1550.

[24] CIBIS-Ⅱ Investigators and Committees. The cardiac insufficiency bisoprolol study Ⅱ（CIBIS-Ⅱ）：a randomised trial. Lancet（London，England），1999，353：9-13.

[25] Packer M，Fowler MB，Roecker EB，et al. Effect of carvedilol on the morbidity of patients with severe chronic heart failure：results of the carvedilol prospective randomized cumulative survival（COPERNICUS）study. Circulation，2002，106：2194-2199.

[26] Dargie HJ. Effect of carvedilol on outcome after myocardial infarction in patients with left-ventricular dysfunction：the

CAPRICORN randomised trial. Lancet, 2001, 357 (9266): 1385-1390.

[27] Poole-Wilson PA, Swedberg K, Cleland JG, et al. Comparison of carvedilol and metoprolol on clinical outcomes in patients with chronic heart failure in the Carvedilol or Metoprolol European Trial (COMET): randomised controlled trial. Lancet, 2003, 362 (9377): 7-13.

[28] Yancy CW, Jessup M, Bozkurt B, et al. 2013 ACCF/AHA guideline for the management of heart failure: a report of the American College of Cardiology Foundation/A merican Heart Association task force on practice guidelines. Circulation, 2013, 128: e240-e327.

[29] Hjalmarson A, Goldstein S, Fagerberg B, et al. Effects of controlled-release metoprolol on total mortality, hospitalizations, and well-being in patients with heart failure: the Metoprolol CR/XL Randomized Intervention Trial in congestive Heart Failure (MERIT-HF). JAMA, 2000, 283: 1295-1302.

[30] Packer M, Coats AJ, Fowler MB, et al. Effect of carvedilol on survival in severe chronic heart failure. N Engl J Med, 2001, 344: 1651-1658.

[31] Use A B. Effect of metoprolol CR/XL in chronic heart failure: Metoprolol CR/XL Rando-mised Intervention Trial in Congestive Heart Failure (MERIT-HF). Lancet, 1999, 353: 2001-2007.

[32] Flather MD, Shibata MC, Coats AJS, et al. Randomized trial to determine the effect of nebivolol on mortality and cardiovascular hospital admission in elderly patients with heart failure (SENIORS). Eur Heart J, 2005, 26: 215-225.

[33] Cole RT, Gheorghiade M, Georgiopoulou VV, et al. Reassessing the use of vasodilators in heart failure. Expert Rev Cardiovasc Ther, 2012, 10 (9): 1141-1151.

[34] Metra M, Teerlink JR, Voors AA, et al. Vasodilators in the treatment of acute heart failure: what we know, what we don't. Heart Fail Rev, 2009, 14 (4): 299-307.

[35] den Uil CA, Brugts JJ. Impact of intravenous nitroglycerin in the management of acute decompensated heart failure. Curr Heart Fail Rep, 2015, 12 (1): 87-93.

[36] von Scheidt W, Pauschinger M, Ertl G. Long-term intravenous inotropes in low-output terminal heart failure? Clin Res Cardiol, 2016, 105 (6): 471-481.

[37] Hyldebrandt JA, Agger P, Sivén E. Effects of milrinone and epinephrine or dopamine on biventricular function and hemodynamics in right heart failure after pulmonary regurgitation. Am J Physiol Heart Circ Physiol, 2015, 309(5): H860-H866.

[38] Hyldebrandt JA, Sivén E, Agger P. Effects of milrinone and epinephrine or dopamine on biventricular function and hemodynamics in an animal model with right ventricular failure after pulmonary artery banding. Am J Physiol Heart Circ Physiol, 2015, 309 (1): H206-H212.

[39] Lee DI, Zhu G, Sasaki T, et al. Phosphodiesterase 9A controls nitric-oxide-independent cGMP and hypertrophic heart disease. Nature, 2015, 519 (7544): 472-476.

[40] Zhou SG, Zhou SF, Huang HQ, et al. Proteomic analysis of hypertrophied myocardial protein patterns in renovascularly hypertensive and spontaneously hypertensive rats. J Proteome Res, 2006, 5 (11): 2901-2908.

[41] Picard F, Kurtev M, Chung NJ, et al. Sirt1 promotes fat mobilization in white adipocytes by repressing PPAR-gamma. Nature, 2004, 429 (6993): 771-776.

[42] Bi YH, Shi XJ, Zhu JJ, et al. Regulation of cholesterol sulfotransferase SULT2B1b by hepatocyte nuclear factor 4 alpha constitutes a negative feedback control of hepatic gluconeogenesis. Mol Cell Biol, 2018, 38 (7): e00654-17.

[43] Suzuki M, Bandoski C, Bartlett JD. Fluoride induces oxidative damage and SIRT1/autophagy through ROS-mediated JNK signaling. Free Radic Biol Med, 2015, 89: 369-378.

[44] Yue Z, Ma Y, You J, et al. NMNAT3 is involved in the protective effect of SIRT3 in Ang II -induced cardiac hypertrophy. Exp Cell Res, 2016, 347 (2): 261-273.

[45] Luo YX, Tang X, An XZ, et al. SIRT4 accelerates Ang II -induced pathological cardiac hypertrophy by inhibiting manganese superoxide dismutase activity. Eur Heart J, 2017, 38 (18): 1389-1398.

# 第十八章

## 治疗肺动脉高压的药物

王怀良[*]

## 第一节 肺循环解剖与生理学特点

### 一、肺循环解剖学特点

肺脏具有独特的来自肺动脉和支气管动脉的双重供血系统及由肺静脉和支气管静脉构成的双重排血系统。肺循环的功能是在血液与肺泡气之间进行气体交换，并对呼吸道和肺组织供应营养物质。在肺静脉与支气管静脉末梢之间存在少数吻合支沟通，因此可有 1% 左右的静脉血经吻合支通过肺静脉，经左心房掺入主动脉血中。左、右心室的排血量基本相同，但在解剖学上肺循环与体循环有两点重要区别：①肺循环的全部血管都在胸腔内，而胸膜腔内的压力低于大气压；②肺动脉及其分支都较粗短，血管壁薄[1-3]。

### 二、肺循环生理学特点

肺循环具有高血容量、顺应性强、低压力和低阻力的特点。

#### （一）高血容量、顺应性强

肺循环的血容量占全身血量的 9%，约为 450ml。在每一个呼吸周期中，肺循环的血容量均发生周期性的变化，使左、右心排血量及体循环和肺循环血压发生周期性波动。这种由呼吸周期引起的血压波动称为动脉血压的呼吸波。肺组织和肺血管的顺应性强，故肺循环血容量可有较大的变动范围。用力呼气时肺循环血容量可降至200ml 左右；而深吸气时则可增加到 1000ml 左右。肺循环的这种特点也使其具有代偿性贮血功能。

#### （二）低压力

正常人位于海平面，在静卧情况下，肺动脉收缩压为 18～25mmHg，舒张末压为 6～10mmHg，平均肺动脉压为 12～16mmHg。右心室平均收缩压约 22mmHg，舒张压为 0～1mmHg。用间接方法可测得肺循环毛细血管压为 2～10mmHg，平均压为 7mmHg。肺循环的终点，即肺静脉和左心房内压力为 1～4mmHg，平均约 2mmHg。

* 通讯作者：王怀良，E-mail：hlwang@mail.cma.edu.cn

## （三）低阻力

肺动脉血管壁厚度仅为主动脉的 1/3，其分支短、管径较粗，再加上肺动脉的顺应性强，故肺循环血流阻力小。肺循环输送与体循环相同容量的血液，体循环起点与终点（体循环平均动脉压与右房平均压）之间的压差约为 90mmHg，而肺循环起点与终点（肺循环平均动脉压与左房平均压）之间的压差仅为 20mmHg 左右，二者相差 4.5 倍。在生理情况下由肺血管床所形成的肺血管阻力仅为体循环的 1/10[1-3]。

肺循环血管阻力可由欧姆定律（Ohm's law）推导的公式，即由压差与流量之间的比值计算：

$$PVR=\frac{mPAP - PLA}{CO}$$

或
$$mPAP = CO \times PVR + PLA$$

其中 mPAP 为平均肺动脉压，CO 为心排血量，PVR 为肺血管阻力，PLA 为左心房压力。PLA 较难测定，肺毛细血管楔压（PCWP）可反映 PLA 的变化，一般认为 PCWP 与 LAP 相当，故可代替之。mPAP、CO 和 PCWP 均为经肺动脉导管所得的检测值。

液体在管道系统中流动，单位时间内的液体流量与管道两段的压力差及管道半径的 4 次方成正比，与管道的长度和液体的黏度成反比。在肺循环系统，根据泊肃叶定律（Poiseuille law），其方程式为

$$CO=\frac{(mPAP - PLA)r^4}{8\eta l}$$

式中 $r$ 为血管半径，$l$ 为血管长度，$\eta$ 为血液黏度。

将泊肃叶定律的方程式带入根据欧姆定律推导的计算肺血管阻力公式，可得：

$$PVR=\frac{8\eta l}{\pi r^4}$$

该式表示，血流阻力与血管的长度和血液的黏度成正比，与血管半径的 4 次方成反比。在肺循环中血管的长度很少变化，因此血流阻力主要由血管半径和血液黏度决定。如果血液黏度不变，则肺血流量主要取决于阻力血管的口径。阻力血管口径增大时，血流阻力降低，血流量增加；反之，当阻力血管口径缩小时，肺血流量亦减少。

影响肺血管阻力的因素很多，这些因素包括血流动力学因素（如 CO、PAP 等）、血液流变学因素（如血液黏度）、肺内血管的总横截面积。此外，肺血管是否存在阻塞及肺血管周围有无水肿等均能影响肺血管阻力的大小。

# 三、肺循环血流量的调节

## （一）神经调节

肺内弹性动脉和较大的静脉血管中膜及外膜均有神经支配。有报道，胎儿肺血管的神经调节具有重要作用，但神经调节对成年人肺血管的作用尚不清楚。

## （二）血管活性物质对肺血管的影响

生理情况下，许多血管活性物质参与调节肺血管的功能，血管活性物质之间存在动态

平衡的调节机制[3-5]。血小板激活因子、内皮素、肾上腺素、去甲肾上腺素、血管紧张素 II、血栓素 $A_2$ 等能使肺循环的微动脉收缩，组胺、5-羟色胺能使肺循环的微静脉收缩。一氧化氮（NO）、前列环素（$PGI_2$）等能使肺血管舒张[3-7]。

肺血管上存在 α 和 β 肾上腺素受体，二者通过收缩或舒张血管作用而调节肺血管张力。与其他血管比较，肺血管上的 $α_1$ 肾上腺素受体与激动剂的亲和力及反应性均较强。$α_1$ 肾上腺素受体激动引起下游信号传导过程包括升高细胞内钙水平和激活蛋白激酶，介导肺血管收缩和细胞增殖。肺血管上的 $α_1$ 肾上腺素受体具有高度敏感性，使肺泡氧分压的改变能迅速引起局部肺血管张力和肺血管灌流量的改变。刺激 $α_1$ 肾上腺素受体升高细胞内钙的机制包括两方面：①通过与细胞膜上特殊的 G 蛋白偶联作用；②阻断钾通道的作用。有报道去甲肾上腺素、可卡因等能引起的 $α_1$ 肾上腺素受体过度兴奋和表达增强，导致肺血管收缩和重塑。

### （三）肺泡气氧分压的调节作用

肺泡气氧分压对肺血管有重要的调节作用。当肺泡内的氧分压降低时，其周围的微动脉收缩。吸入常压低氧气体或在高原地区呼吸低压低氧气体均可构成低氧刺激，引起肺部血管收缩、血管阻力增加，肺动脉压升高。低氧引起的肺血管收缩作用可由肺泡气中 $CO_2$ 分压的升高而增强。肺泡气低氧引起局部肺血管收缩反应具有重要的生理意义。当一部分肺泡因通气不足而氧分压降低时，这些肺泡周围的血管收缩、血流减少，可使较多的血液流经通气充足肺泡气氧分压高的肺泡，维持肺血管血流量与肺泡气容积之间的正常比值。

# 第二节　肺动脉高压概述

肺动脉高压是一组特发的疾病过程或是由某些疾病引起的肺血流动力学异常。

在海平面状态下，静卧情况下的肺动脉平均压超过 20mmHg 或收缩压超过 30mmHg，即为显性肺动脉高压；若肺动脉平均压在静卧时正常，在运动时超过 30mmHg，则为隐性肺动脉高压[1, 2]。

## 一、肺动脉高压的分类

对肺动脉高压的分类最早见于 1973 年世界卫生组织第一届肺高压会议。1998 年世界卫生组织第二届肺高压会议（法国，依云）对肺高压的分类进行了修改。2003 年第三届世界肺高压大会（意大利，威尼斯）对肺动脉高压的分类进行了部分修改，分类原则强调分类反映病因，并将原发性肺动脉高压命名为特发性肺动脉高压（表 18-1）。

**表 18-1　WHO 肺动脉高压的分类（2003 年）**

1. 肺动脉高压（pulmonary arterial hypertension，PAH）

1.1. 特发性肺动脉高压（idiopathic，IPAH）

1.2. 家族性肺动脉高压（familial，FPAH）

1.3. 相关因素引起的肺动脉高压（associated with，APAH）

  1.3.1. 胶原血管性疾病（collagen vascular disease）

  1.3.2. 先天性系统循环–肺循环分流（congenital systemic-to-pulmonary shunts）

  1.3.3. 门脉高压（portal hypertension）

  1.3.4. HIV 感染（HIV infection）

  1.3.5. 药物与毒物（drugs and toxins）

  1.3.6. 其他 包括甲状腺疾病、糖原积累病、Gaucher 病、遗传性出血性毛细血管扩张症、血红蛋白病、骨髓增生障碍、脾切除（thyroid disorders，glycogen storage disease，Gaucher's disease，hereditary hemorrhagic telangiectasia，hemoglobinopathies，myeloproliferative disorders，splenectomy）

1.4. 严重肺静脉或肺毛细血管病变相关性肺动脉高压（associated with significant venous or capillary involvement）

  1.4.1. 肺静脉闭塞性疾病（pulmonary veno-occlusive disease，PVOD）

  1.4.2. 肺毛细血管多发性血管瘤（pulmonary capillary hemangiomatosis，PCH）

1.5. 新生儿持续性肺动脉高压（persistent pulmonary hypertension of the newborn）

2. 左心疾病引起的肺动脉高压（pulmonary hypertension with left heart disease）

2.1. 左心房或左心室疾病引起的肺动脉高压（left-sided atrial or ventricular heart disease）

2.2. 左心瓣膜疾病引起的肺动脉高压（left-sided valvular heart disease）

3. 肺疾病/低氧血症引起的肺动脉高压（pulmonary hypertension associated with lung diseases and/or hypoxemia）

3.1. 慢性阻塞性肺疾病（chronic obstructive pulmonary disease）

3.2. 间质性肺疾病（interstitial lung disease）

3.3. 睡眠呼吸障碍（sleep-disordered breathing）

3.4. 肺泡通气障碍（alveolar hypoventilation disorders）

3.5. 长期高海拔环境（chronic exposure to high altitude）

3.6. 发育异常（developmental abnormalities）

4. 血栓栓塞性疾病引起的肺动脉高压（pulmonary hypertension due to chronic thrombotic and/or embolic disease，CTEPH）

4.1. 肺动脉近端血栓栓塞（thromboembolic obstruction of proximal pulmonary arteries）

4.2. 肺动脉远端血栓栓塞（thromboembolic obstruction of distal pulmonary arteries）

4.3. 非血栓形成性(肿瘤、寄生虫、异物)肺动脉栓塞[nonthrombotic pulmonary embolism( tumor，parasites，foreign material )]

5. 杂类（miscellaneous）

5.1. 组织细胞增生症 X（histiocytosis X）

5.2. 肉样瘤病（sarcoidosis）与淋巴管瘤病（lymphangiomatosis）

5.3. 腺病、肿瘤、纤维性纵隔炎引起的肺血管压迫[compression of pulmonary vessels（adenopathy，tumor，fibrosing mediastinitis]

# 二、肺动脉高压病理机制

肺动脉高压的病因繁杂，不同病因的病理改变不同。其基本病理改变常有肺血管收缩、肺血管重塑、炎症和肺小血管内微血栓形成等特征。确切的病理机制尚不清楚，很可能是肺循环的生理生化过程异常的综合结果。许多学者认为多种疾病引起的肺动脉高压均与肺泡缺氧有关，但尚不清楚缺氧引起肺血管收缩是缺氧直接刺激的结果还是通过肺内或血液细胞产生的血管活性物质所致。现已知道肺动脉高压时血管内皮 NO 合成酶表达降低，血管内皮 NO 合成酶的水平与肺血管病理改变的范围及病变的严重程度成正比[4, 5]。许多研究表明肺血管内皮细胞损伤导致肺动脉高压。肺血管对血管扩张药的反应性取决于血管损伤的严重程度，其对内皮依赖性血管扩张药反应性的降低先于内皮非依赖性血管扩张药，严重的肺动脉高压可丧失对血管扩张药的反应性。

肺血管与其他血管对缺氧刺激的反应性不同[6-8]。缺氧刺激可通过抑制电压依赖性钾通道和钙敏感性钾通道引起肺血管平滑肌细胞去极化，但对肾血管和肠系膜血管却无此作用。有证据表明许多生物学活性因子参与肺动脉高压的病理过程。二氢吡啶类钙通道激动药 Bay K8644 可明显增强缺氧性肺血管收缩作用，但其对基础肺动脉压却无影响。Bay K8644 亦能增强血管紧张素 II 或 $PGF_2$ 的肺血管收缩作用，但该作用较弱，说明钙通道与缺氧性肺动脉高压有密切关系。ET 是内皮细胞释放的缩血管物质，其 $t_{1/2}$ 很长，有强大的收缩肺血管作用。ETA 受体拮抗剂波生坦可有效抑制慢性缺氧刺激引起的大鼠肺血管收缩、肺血管内膜增厚、某些肺内小动脉关闭及右心肥大等病理改变[9, 10]。碱性成纤维细胞生长因子、血小板衍生生长因子、转化生长因子β等与该病理改变有关。生长因子释放增多及细胞内信号传递过程增强也促进血管平滑肌增殖和迁移、细胞外基质合成增多，以及结缔组织蛋白成分（弹性蛋白、胶原蛋白、纤维蛋白）合成增强。有报道在生长因子释放增多及细胞内信号传递增强过程中 $Na^+$-$N^+$ 交换体具有重要作用，$Na^+$-$N^+$ 交换体抑制剂（二甲基阿米洛利，乙基异丙基阿米洛利）均能抑制低氧引起的肺血管重塑[9, 10]。另外，血小板激活因子（platelet activating factor，PAF）受体拮抗剂可有效抑制野百合碱诱导的肺动脉高压[12]。

5-羟色胺（5-HT）是强烈的内源性缩血管物质。肺内 5-HT 主要来源于肺内神经内分泌细胞的分泌和肺血管中激活的血小板。低氧直接刺激沿呼吸道分布的神经内分泌细胞产生大量 5-HT 引起继发性肺动脉高压。在炎症性肺动脉高压模型中，激活的血小板在肺毛细血管聚集并释放 5-HT。同时，损伤的血管内皮细胞对 5-HT 摄取和代谢能力下降，致使血浆 5-HT 浓度上升。在特发性肺动脉高压及新生儿低氧性肺动脉高压中都可检测到血浆 5-HT 水平的升高。大量的离体研究也证实 5-HT 可引起人及其他动物肺动脉产生血管收缩效应，而在肺动脉高压患者 5-HT 引起的肺动脉收缩反应更为强烈[13]。在野百合碱诱导的肺动脉高压大鼠，其肺血管对 5-HT 收缩反应的增强与肺血管平滑肌 $5-HT_{1B}$ 受体 mRNA 表达增强有关[23]。缺氧刺激可诱发野生小鼠产生肺动脉高压，而 $5-HT_{1B}$ 受体基因敲除后小鼠的缺氧性肺血管反应明显减弱[29]，提示 $5-HT_{1B}$ 受体在肺动脉高压发病机制中有重要意义[29]。

在调节肺血管平滑肌的收缩反应中存在不同的 G 蛋白偶联受体之间的协同作用。$5-HT_1$ 受体家族主要偶联 $G_i$ 蛋白，$5-HT_{2A}$ 受体、$TXA_2$（TP 受体）、Ang II（$AT_1$ 受体）、

ET-1（ETA 和 ETB 受体）、神经肽 Y（NPY）受体等均能激活 $G_q$ 蛋白。$G_i$ 蛋白偶联的受体对 $G_q$ 蛋白–调节信号的放大作用导致肺血管收缩反应性增强。G 蛋白偶联受体（GPCR）的激活导致产生多种第二信使，并能分化出新的下游信息传递通路，但是当两种激动剂作用于同一细胞时，不同 GPCR 之间相互影响，可引起信号放大而产生协同作用。$G_i$ 偶联受体对 $G_q$ 蛋白活性的放大作用可引起磷脂酶 C 激活、细胞内 $Ca^{2+}$ 水平增高、蛋白激酶 C 激活及花生四烯酸释放增多。NO 合酶水平降低与磷酸二酯酶活性的增强均可导致 cGMP 水平降低。cGMP 水平的下降可明显增强 $G_q$ 蛋白和 $G_i$ 蛋白受体的反应性。5-HT$_{1B/1D}$ 受体激动药舒马曲坦（sumatriptan）或 TXA$_2$ 的同类物 U46619 分别单独作用于大鼠离体肺血管时，只能引起微弱的血管收缩作用，但同时存在时则由于二者的协同作用而引起其强烈的肺血管收缩，提示 5-HT$_1$ 受体机制及 G 蛋白调节的协同作用在肺动脉高压的病理过程非常重要[5, 6, 7, 9]。

芬氟拉明（fenfluramine）、右芬氟拉明（dexfenfluramine）均能促进 5-HT 释放并抑制其再摄取。近年来发现含芬氟拉明及右芬氟拉明的减肥药可诱发肺动脉高压，其发病率之高、病情之严重已经引起国内外的高度重视。临床应用的影响 5-HT 转运的药物或 5-HT 受体激动药有数十种，如抗抑郁药中的三环类药物，以及抗偏头痛药中 5-HT$_{1B/1D}$ 受体激动药等均能提高血浆 5-HT 的水平或激动 5-HT 受体[9-21]。由于肺动脉高压往往到了晚期才引起医生或患者的重视，这些药物也存在潜在的诱发肺动脉高压的危害。

肺动脉高压与家族性遗传因素有关。据报道 A 型血个体的缺氧性肺血管反应性明显强于其他血型的个体；又如高原性肺水肿在某些少数民族特别容易发生。

近年来，5-HT 转运体（SERT）基因功能与某些疾病的关系开始引起研究者注意[20-22, 25-27]。在人类已经发现 SERT 基因存在多态性，Lesch 等发现 SERT 基因由位于染色体上 17q12 的单一基因 SLC6A4 所编码，SERT 基因的转录受位于其上游调节区域的多态性调控。SERT 基因调控区域多态性与焦虑症患者行为性状的关系首先被人们发现。这种基因多态性影响焦虑症患者对 5-HT 类药物的反应性[19]。在 SERT 启动子区域存在多态性（SERTPR*S/*L），LL 基因型与抑郁症发病有关[20-22]。值得注意的是，在似乎与抑郁症毫不相干的慢性阻塞性肺疾病（COPD）患者中发现存在 SERT 启动子区域（SERTPR*S/*L）基因多态性，而且也存在 LL 基因型与肺动脉高压有关的现象。而 LL 基因型转录迅速，具有 SERT 高表达的特征[2]。COPD 与抑郁症之间的这种内在联系已经引起了研究者重视[23, 24, 28]。近年来的研究表明抑制或阻断 SERT 之后，有明显抑制肺血管重塑、降低肺动脉高压和抑制肺组织炎症反应的作用，因此，SERT 可能成为肺动脉高压药物治疗的靶点。

此外，门静脉高压、全身性高血压、HIV 感染、肺血流量增多的因素等均为肺动脉高压的危险因素。

# 第三节　肺动脉高压的治疗及抗肺动脉高压药物

肺动脉高压的治疗包括病因治疗、内科治疗、外科治疗和介入治疗。病因治疗是针对基础病因和相关疾病。内科治疗包括吸氧和药物治疗。缺氧是引起低氧性肺动脉高压的直接因素，因此要始终使动脉血氧饱和度维持在 90% 以上。治疗药物主要有血管扩张药、内皮素受体拮抗药、磷酸二酯酶抑制药、一氧化氮（NO）、抗凝血药等。外科治疗适用于药物治疗无效和预后很差的情况，如对药物治疗无效的重度肺动脉高压患者可实施房间隔造口术等。

# 一、抗肺动脉高压药物治疗评价与预测

## （一）抗肺动脉高压药物治疗评价

在抗肺动脉高压药物治疗开始之前，首先应明确 3 个问题：①引起肺动脉高压的原发性疾病；②患者血流动力学指标及心肺功能；③肺循环对血管扩张药物的反应性。然后，针对原发疾病，根据患者血流动力学状态和心肺功能，以及肺循环对血管扩张药物的反应性选择药物确定治疗方案[1, 2]。

对血流动力学指标及心肺功能的判断，要注意以下几点：①肺循环血流动力学具有非常明显的易变性，心排血量（CO）和肺动脉压时刻都在波动性变化之中；②如果把波动的峰值误认为是基线，而把谷值误认为是药物作用的结果，将无效的药物误认为有效，使对药物作用的判断出现偏差，因而需要连续测量和记录肺循环血流动力学的参数建立各项指标的基线，以区别肺循环血流动力学的变化是来自其自身还是药物；③通常肺动脉压的微小变化多来自肺循环本身，而非药物；④肺毛细血管楔压（PCWP）、肺血管阻力（PVR）、CO 和心率都是衡量药物效应与不良反应的重要指标，肺血管阻力的变化是根据肺动脉压力、CO 及 PCWP 的变化经计算得到的，无法直接测量，PCWP 的改变对 PVR 有重要影响。肺动脉高压患者用药后，若出现 PVR 下降，说明所用药物有效。若出现 PCWP 升高，并伴有 CO 下降，则预示左心衰竭即将发生。若用药后出现心率加快，则提示长期用药可能出现有害后果。

血管扩张药通过扩张肺内通气不良区域的血管，使肺内通气/血流值（V/Q ratio）发生改变，可引起低氧血症。此外，血管扩张药还能引起全身血压下降（表 18-2）。预测肺循环对血管扩张药物反应性的目的：①评价药物对肺动脉高压患者是否有效且有益；②了解药物对全身血氧含量及全身血压的影响。鉴于上述原因，一般提倡肺动脉高压的扩血管治疗应在肺动脉内留置导管直接检测肺循环血流动力学的条件下进行。待证实确实有效且有益后，方可长期应用血管扩张药[1]。

表 18-2　血管扩张药对肺动脉高压血流动力学的效应与疗效评价

| 测量参数 | 理想效应 | 评价 |
| --- | --- | --- |
| 平均肺动脉压（mPAP） | 降低率＞25%，最好降至 30mmHg 以下 | 全身血压不应出现明显降低 |
| 肺血管阻力（PVR） | 降低率＞33%，最好降至 6U 以下 | 应同时出现 PAP 下降，CO 增加，若单独出现 CO 增加可导致右心衰竭 |
| 右房压（RAP） | 无变化或降低 | 右房压升高是即将出现右心衰竭的征象 |
| 肺毛细血管楔压（PCWP） | 不变 | 明显的 PCWP 升高提示肺内静脉系统阻塞性疾病或左心室功能不全存在 |
| 系统动脉压（SAP） | 轻微下降，平均动脉压维持在 90mmHg 以上 | 若 SAP 明显降低，则是应用血管扩张药的禁忌证 |
| 心排血量（CO） | 增加 | CO 的增加与心排血量的增加相关，而不是完全来自心率的增加 |

续表

| 测量参数 | 理想效应 | 评价 |
| --- | --- | --- |
| 心率（HR） | 无明显改变 | 持久的心率加快可导致右心室衰竭，但应用地尔硫草时应注意出现心动过缓 |
| 系统动脉血氧饱和度（Sap） | 增加或无明显变化 | 系统动脉血氧饱和度下降提示存在肺疾病、左右分流，应考虑针对原发病的治疗 |
| 肺动脉（混合静脉）血氧饱和度 | 增加 | 应出现 CO 增加，改善组织氧合作用 |

肺血管对血管扩张药的反应取决于肺动脉高压的类型、药物种类等多种因素。各种病因引起的肺动脉高压几乎都存在肺血管收缩的因素，但其作用大小不一。血管扩张药对肺泡缺氧性肺血管收缩造成的肺动脉高压效果最好，对已有明显肺血管重塑的肺动脉高压效果较差，但长期应用血管扩张药有可能使肺血管病变发生逆转，产生显著的降压效果。药物种类也是决定疗效的重要因素之一。不同患者对各种药物的敏感性不同，患者肺血管对血管扩张药物的反应性还受年龄、性别、营养状况、体质等因素的影响。例如，老年人由于血管内皮功能失调而对内皮依赖性血管扩张药反应较差。因此治疗时应选择对各患者最适合的血管扩张药。

### （二）抗肺动脉高压药物疗效预测

应用血管扩张药治疗肺动脉高压的疗效差别很大，药物的疗效与原发疾病的种类、病情的轻重及患者的个体差异等因素有关。在进行扩血管治疗之前要检测药物可能产生的最大舒张血管效应，从而预测扩血管治疗的远期疗效[2]。方法是在很短时间内静脉输注快速作用的血管扩张药，观察药物对 PAP、CO、PVR 等血流动力学参数的影响。药物能否引起 PVR 下降是肺血管有无反应性的最重要指标。若用药后 PVR 下降、CO 增加，说明肺血管有反应性，否则为无反应性[2]。PAP 是否能发生变化取决于 PVR 和 CO 的变化。PVR下降导致 PAP 降低，但若 CO 增多，则 PAP 下降幅度较小甚至不降。

测试肺血管的反应性可首先采用吸氧的方法，多数患者吸氧（浓度 100%）10min 以上可出现最大舒张血管效应。如吸氧作用不明显，可选用快速作用的药物。

α肾上腺素受体阻断药妥拉唑林（tolazoline）曾用于测试肺血管反应性，由于该药严重的不良反应，现已被多种其他药物所代替。乙酰胆碱（acetylcholine）是最早用于测试肺动脉高压患者肺血管反应性的药物之一，该药可迅速在体内灭活，因而表现出选择性舒张肺血管的作用，对某些患者可产生明显降低肺动脉高压作用，但长期应用尚未发现其明显的抗肺动脉高压效应。β受体激动药异丙肾上腺素（isoproteronol）作用于全身血管和肺血管床，可产生变力性和变时性作用，该药降低肺血管阻力，曾被认为是有效的肺血管扩张药。该药增强心肌收缩力，因而增加心排血量，实际上几乎没有降低肺动脉压作用。酚妥拉明（phentolamine）是作用很强的α受体阻断药，能降低动物和人的肺动脉压。但该药应用后立即产生强大的降低全身血压作用，故其广泛应用受到限制，亦不宜用来测试肺动脉高压患者的肺血管反应性。硝普钠（sodium nitroprusside）舒张动、静脉血管的作用很强，半衰期短，静脉滴注停止后药效即迅速消失。该药与酚妥拉明相似，有明显的降低全身动脉血压的作用，用其测试肺血管对血管扩张药的反应性亦受到限制。

近年来，多采用静脉滴注腺苷或前列环素，或吸入一氧化氮等方法测试肺血管的反应性。

腺苷（adenosine）是腺苷三磷酸的中间代谢产物，能产生强大的扩血管作用，该药除扩张肺血管外，还扩张全身血管和冠状血管。目前认为该药作用于血管内皮细胞和血管平滑肌上的 $A_2$ 受体，通过提高 cAMP 水平，舒张血管平滑肌。腺苷在体内可被迅速消除，其半衰期在 5s 以内，属于超短型作用的药物，因而对肺循环以外的器官几乎不引起任何反应。该药用于测试肺血管反应性时的给药方式是静脉滴注，而用于治疗室上性心动过速时为静脉注射。静脉滴注速度为 50ng/（kg·min），每隔 2min 上调一次滴注速度，直至出现胸部紧迫或呼吸困难等不舒适感觉为止。临床大量研究资料表明肺动脉高压患者，若静脉滴注腺苷后能产生强大的肺血管舒张效应，则预示静脉滴注前列环素或口服钙通道阻滞药有效。

前列环素（$PGI_2$）是花生四烯酸的代谢产物，由血管内皮细胞和平滑肌细胞合成并释放。人工合成的 $PGI_2$ 称为依前列醇（epoprostenol）。目前认为 $PGI_2$ 的扩血管作用由细胞膜上的 $PGI_2$ 受体所介导。$PGI_2$ 受体与腺苷酸环化酶系统偶联。$PGI_2$ 还抑制血小板的激活与聚集，抑制白细胞在血管内皮黏附。像腺苷一样，$PGI_2$ 的半衰期短，因而在出现任何不良反应时立即停用可迅速终止药物的作用。$PGI_2$ 已被用于评价肺动脉高压患者肺血管的舒张潜力。应用时开始剂量为 2ng/（kg·min），以后每隔 15～30min 增加一次剂量，直至出现头痛、面颊潮红、恶心等不良反应。临床大量研究资料表明若 $PGI_2$ 试用有效，预示口服钙通道阻滞药有效[1]。

腺苷和 $PGI_2$ 除了具有舒张肺血管床的作用外，还对心脏有强大的正性肌力作用。应用腺苷或 $PGI_2$ 测试肺血管舒张潜力时，应综合分析对肺动脉压的影响及伴随出现的心排血量的改变。如果心排血量增加而肺动脉压没有改变，则由此计算出的肺血管阻力下降。此时应注意药物的主要作用是舒张肺血管还是增加心排血量。根据各个参数的变化幅度综合判断药物对肺动脉高压是否有效且有益。

一氧化氮由 L-精氨酸经 NO 合酶作用产生。NO 在血管平滑肌中扩散通过激活鸟苷酸环化酶产生 cGMP，介导血管舒张。NO 与血红蛋白亲和力极强，能迅速与之结合而失去活性。吸入 NO 可产生选择性舒张肺血管效应，而不影响系统循环。肺动脉高压患者如果吸入 NO 迅速产生肺血管阻力降低，得到与静脉滴注腺苷相似的结果，则预示应用钙通道阻滞药有效。NO 对继发于充血性心力衰竭的肺动脉高压及成人呼吸窘迫综合征也有效。NO 的急性降低肺动脉高压作用与腺苷和前列环素相似，也可用来预测口服钙通道阻滞药疗效，但 NO 对心排血量无影响。

# 二、抗肺动脉高压药物

治疗肺动脉高压的关键是治疗原发性疾病。对可能的原发性疾病，如缺氧性肺疾病、血栓栓塞性肺动脉高压、艾滋病、左心室功能不全等予以明确诊断并治疗。在此基础上权衡抗肺动脉高压药物的药效对机体有益还是有害。目前公认的观点：对轻度肺动脉高压不主张进行药物治疗；对较严重者主要选用钙通道阻滞药或持续静脉滴注 $PGI_2$ 治疗，钙通道阻滞药与 $PGI_2$ 均可与抗凝药物联合应用；肺血管病变特别严重的病例，药物治疗往往无效[27-36]。

## （一）血管扩张药

**1. 钙通道阻滞药** 在体循环的血管收缩与重塑过程中，$Ca^{2+}$具有第二信使作用。钙通道阻滞药可阻滞钙通道，减少$Ca^{2+}$内流，或抑制细胞内肌质网$Ca^{2+}$释放。钙通道阻滞药具有抑制体循环血管收缩和重塑的作用。

国内外许多学者对钙通道阻滞药治疗肺动脉高压的疗效进行了大量研究，所报道的研究结果有明显差异。20世纪80年代以前的研究表明，常规剂量下钙通道阻滞药对肺动脉高压不仅不能产生持续有益的治疗作用，反而会使病情恶化，如对右心室产生负性心力作用，反射性兴奋交感神经，增加静息时的心率等。

应用肺动脉高压实验动物病理模型研究发现硝苯地平、地尔硫䓬对正常肺动脉压无明显影响，但对急性低氧引起的肺动脉高压有抑制作用。钙通道阻滞药在抑制肺血管收缩反应的同时也能明显抑制多种生长因子引起的肺血管平滑肌细胞和其他细胞增殖，从而抑制肺血管的重塑作用。

20世纪90年代发现，静脉输注快速作用的血管扩张药后肺循环血流动力学有反应性的患者，在接受大剂量钙通道阻滞药（口服地尔硫䓬每日720mg，或硝苯地平每日300mg）治疗时可出现肺动脉压明显下降。虽然多数报道的是大剂量有效，但临床尚难以确定这两种药物的量效关系及对具体患者如何确定给药剂量。

近年有报道，对肺动脉高压患者应用大剂量硝苯地平治疗，经连续5年由肺动脉导管监测肺循环血流动力学指标，发现部分患者的肺动脉高压可发生逆转，肺血管阻力明显下降，患者生命质量明显改善，生存率明显升高。硝苯地平治疗组的5年生存率由对照组的36%增加到95%。不同种类的钙通道阻滞药降肺动脉压的作用有很大差异，有报道维拉帕米舒张肺血管作用弱，降低体循环动脉压和负性心率的副作用较强，无明显抗肺动脉高压作用。如果患者在应用钙通道阻滞药之后，肺循环血流动力学无反应，说明长期应用该类药物也几乎无效。特别严重的肺动脉高压者因肺血管壁有严重器质性病变，应用血管扩张药疗效亦差。如果临床在缺乏进行肺血管反应性预测和评价的前提下，应用常规剂量钙通道阻滞药治疗肺动脉高压，结果难以获得疗效。因而强调在应用钙通道阻滞药治疗之前，要测试肺血管的反应性。

钙通道阻滞药的主要不良反应是直立性低血压和下肢水肿，有人认为下肢水肿与体循环动脉压下降引起反射性静脉血管收缩而导致毛细血管压升高有关，并非由水钠潴留所致。由于细胞内$Ca^{2+}$作为信使物质参与许多细胞生理和病理反应，包括细胞的增殖、凋亡和坏死都与胞质游离钙浓度的变化相关，但长期使用钙通道阻滞药能否影响一些细胞增殖性疾病尚不清楚，有待进一步研究。钙通道阻滞药治疗肺动脉高压时由于引起肺内通气/血流值失调，可造成低氧血症，偶可引起心源性休克、心律失常、右心室衰竭甚至造成死亡。因此，应用钙通道阻滞药治疗肺动脉高压应在有条件的医疗单位进行，并应始终对患者进行病情监测，以便及时发现并处理治疗过程中可能出现的病情恶化。

**2. 其他血管扩张药** 钙通道阻滞药以外的血管扩张药，如血管紧张素 I 转化酶抑制药卡托普利、具有钾通道开放作用的血管平滑肌舒张药二氮嗪及直接舒张血管平滑肌的药物肼屈嗪等对肺动脉高压均无明显疗效。有报道肺血管平滑肌细胞上存在特殊的钾通道，这些钾通道在低氧性肺动脉高压病理过程中发挥重要介导作用。有学者提出合适的钾通道开放剂可能成为抗肺动脉高压的有效药物，但目前尚无关于钾通道开放剂有效降低肺动脉高压的报道。

## （二）磷酸二酯酶抑制剂

已经发现磷酸二酯酶（PDE）的同工酶有 7 种，PDE1～PDE4 和 PDE7 的作用底物为 cAMP，PDE Ⅰ～Ⅳ 和 PDE Ⅶ 的作用底物为 cGMP。磷酸二酯酶抑制剂通过对 PDE 的抑制作用而使 cAMP 或 cGMP 的降解减少，扩张肺血管平滑肌。

磷酸二酯酶抑制剂使细胞内 cAMP 和 cGMP 增加，cAMP 和 cGMP 通过蛋白激酶 A（PKA）和蛋白激酶 G（PKG）激活钙泵，促使 $Ca^{2+}$ 外流，增加肌质网对 $Ca^{2+}$ 摄取，并激活钾通道使细胞膜超极化而减少 $Ca^{2+}$ 内流，导致细胞内钙浓度减低。cAMP 还通过 PKA 使肌球蛋白轻链激酶磷酸化，从而降低其活性，导致平滑肌细胞松弛和血管舒张。磷酸二酯酶抑制剂还有舒张支气管平滑肌、增强心肌收缩力和利尿作用，适宜于治疗慢性阻塞性肺疾病（COPD）引起的肺动脉高压。氨茶碱舒张支气管的作用较强，主要用于平喘。氨力农和米力农正性肌力作用较强，主要用于治疗充血性心功不全。有报道氨力农和和米力农为 PDE Ⅲ 抑制剂，对肺血管和体循环血管无选择性。PDE Ⅴ 抑制剂西地那非和扎普司特对肺血管有选择性舒张作用。研究表明长期服用西地那非能改善肺动脉高压患者的血流动力学指标和运动耐受力，但目前尚缺乏大规模临床对照研究，因此不清楚该药对远期生存率的影响。

对腺苷酸环化酶有激活作用的药物亦能提高细胞内 cAMP 水平。$PGE_1$ 和 $PGI_2$ 均能通过激活腺苷酸环化酶使 cAMP 生成增多，引起血管舒张。NO 可通过激活鸟苷酸环化酶使 cGMP 生成增多而产生血管舒张作用。NO 与扎普司特联合应用，可增强 NO 舒张肺血管的作用，并明显延长作用时间（表 18-3）。

**表 18-3 主要的磷酸二酯酶抑制剂**

| 磷酸二酯酶抑制剂 | 对磷酸二酯酶的选择性 |
| --- | --- |
| 茶碱类 | 非特异性 |
| 氨力农、米力农 | PDE Ⅲ 抑制剂 |
| 洛利普兰 | PDE Ⅳ 抑制剂 |
| 扎普司特 | PDE Ⅴ 抑制剂 |
| 西地那非 | PDE Ⅴ 抑制剂 |

## （三）内皮素受体拮抗药

内皮素-1（ET-1）是由内皮细胞产生的一种短肽，是迄今所发现的作用最强的内源性收缩性血管活性肽。ET-1 亦能刺激血管平滑肌增殖。目前已经克隆出 3 种 ET 受体，即 ETA、ETB 和 ETC 受体。ETA 受体主要分布在肺血管和支气管。ETB 受体主要分布在肺脏和肾脏的血管内皮细胞。肺动脉高压患者 ET-1 在肺内和血浆中水平增高，通过与 ET-1 受体结合引起肺血管收缩和重塑，是肺动脉高压的重要介质之一。波生坦等 ET-1 受体拮抗药对肺动脉高压有明显疗效（表 18-4）。

**表 18-4 主要的内皮素受体拮抗药**

| 内皮素受体拮抗药 | 药效 | 用法 | 不良反应 |
| --- | --- | --- | --- |
| 波生坦 | 系口服非特异性 ET-1 受体拮抗药，能同时阻断 ETA、ETB 受体。两项随机对照临床试验结果表明其能改善肺血流动力学指标，提高运动耐受力，延缓恶化进程 | 前 4 周每次 62.5mg，每日 2 次，逐渐增加至目标剂量每次 125mg 或 250mg，每日 2 次 | 肝脏毒性、贫血、致畸作用等 |

续表

| 内皮素受体拮抗药 | 药效 | 用法 | 不良反应 |
| --- | --- | --- | --- |
| 西他生坦 | 系口服特异性 ET-1 受体拮抗药，选择性作用于 ETA 受体，随机对照临床试验结果表明其能改善肺血流动力学指标，降低肺血管阻力，提高运动耐受力 | 每日 100～300mg，12 周后发挥作用 | 剂量依赖性肝脏毒性 |
| 安立生坦 | 选择性 ET-1 受体拮抗药，Ⅲ期临床试验进行中 | | |

### （四）抗凝血药

微血栓形成是肺动脉高压重要病理改变之一。20 世纪 80 年代，国内外许多学者通过大规模临床观察发现抗凝血药华法林、肝素对 COPD 引起的肺动脉高压和右心衰竭有治疗作用。在肺血管内出现凝血倾向，血栓形成危险性增强时应用抗凝血药物治疗更为重要。研究表明肝素和香豆素类（coumarine）用于治疗肺动脉高压的药理学基础有两方面，即抗凝血作用和抑制生长因子诱导的肺血管平滑肌细胞增殖作用。

尽管抗凝血药物疗法的临床疗效尚未充分证实，口服抗凝血药在肺动脉高压的治疗中已经普遍应用。Hassell 报道了应用华法林治疗肺动脉高压的 15 年监测结果，提出该药能明显提高生存率。Faber 报道了对大剂量钙通道阻滞药无反应的肺动脉高压患者经华法林治疗后，患者的 1 年和 3 年生存率分别由 62% 和 31% 提高到 91% 和 47%[8]。Rich 的研究结果表明：肺血管对血管扩张药有舒张反应的患者在接受抗凝血药治疗后 3 年生存率为 62%，而对照组 3 年生存率仅为 31%，并报道抗凝药与血管扩张药合用可取得更好的疗效。目前，临床推荐仅对严重的肺动脉高压患者采用小剂量华法林治疗，对静息时肺动脉压超过 30mmHg 的患者，抗凝血药可在无禁忌证的情况下作为常规治疗药物。

肝素用于治疗肺动脉高压时较难根据其抗凝血作用控制剂量。近年来问世的低分子量肝素（low molecular weight heparin，LMWH）可每日给 1 次，不需根据其抗凝血作用调整剂量。

### （五）强心苷

地高辛对单纯肺动脉高压引起的右心衰竭及合并左心衰竭均能产生有益而有效降低肺动脉高压的作用。动物实验研究表明地高辛能预防右心室收缩力的下降。临床观察表明肺动脉高压引起右心衰竭的患者应用地高辛能产生有益的血流动力学作用，能使静息状态的心排血量增加 10 倍左右，该作用与对左心衰竭患者产生的作用相似。还有报道，右心衰竭时体内去甲肾上腺素水平升高，地高辛能降低它。洋地黄类药物在肾功能正常的肺动脉高压患者通常毒性不多见。

此外，地高辛还能对抗钙通道阻滞药引起的负性心率作用及肺动脉高压和右心衰竭诱发的神经内分泌激活作用。

### （六）利尿药

利尿药能控制水肿，右心衰竭时能降低右心室舒张末期容积，该类药物的传统应用局限于右心衰竭和全身静脉系统充血。利尿药对肺动脉高压引起的症状有明显的改善作用，可缓解进行性肺动脉高压引起的左心室充盈压升高及伴随出现的呼吸困难和端坐呼吸，还能降低由于三尖瓣反流、右心室充盈负荷过度引起的右心室壁张力增强。严重静脉充血的患者需大剂量髓襻利尿药或联合应用利尿药。此时，应注意观察电解质平衡，防止出现低钠血症或低钾血症。对严重的右心衰竭患者，应用小剂量多巴胺可增加心肌收缩力并增强利尿药的药效。未见利尿药引起的全身性低血压的报道。

## 参 考 文 献

[1] Tanaka H, Kataoka M, Isobe S, et al. Therapeutic impact of dietary vitamin D supplementation for preventing right ventricular remodeling and improving survival in pulmonary hypertension. PloS One, 2017, 12 (7): e0180615.

[2] Wryobeck JM, Lippo G, McLaughlin V, et al. Psychosocial aspects of pulmonary hypertension: a review. Psychosomatics, 2007, 48 (6): 467-475.

[3] Obata H, Sakai Y, Ohnishi S, et al. Single injection of a sustained-release prostacyclin analog improves pulmonary hypertension in rats. Am J Respir Crit Care Med, 2008, 177 (2): 195 - 201.

[4] McLaughlin VV, McGoon MD. Pulmonary arterial hypertension. Circulation, 2006, 114: 1417-1431.

[5] Li XQ, Hong Y, Wang Y, et al. Sertraline protects against monocrotaline-induced pulmonary hypertension in rats. Clin Exp Pharmacol Physiol, 2006, 33 (11): 1047-1051.

[6] Song D, Wang HL, Wang S, et al. 5-Hydroxytryptamine-induced proliferation of pulmonary artery smooth muscle cells are extracellular signal-regulated kinase pathway dependent. Acta Pharmacol Sin, 2005, 26 (5): 563-567.

[7] Wang HL. The serotonin receptor and transporter as potential therapeutic targets for pulmonary hypertension. Curr Opin Investig Drugs, 2004, 5 (9): 963-966.

[8] Wang HL. Serotonin receptor as a potential therapeutic target for pulmonary vascular remodeling. Drug Develop Res, 2003, 58 (1): 69-73.

[9] Wang HL, Zhang XH, Chang TH. Effects of tetrandrine on smooth muscle contraction induced by mediators in pulmonary hypertension. Acta Pharmacol Sin, 2002, 23 (12): 1114-1120.

[10] Wang HL, Dong X, Zhang XH, et al. 5-HT$_{1B}$ receptor augmented 5-HT vasoconstrictor response of pulmonary artery in monocrotaline-induced pulmonary hypertensive rats. Acta Pharmacol Sin, 2001, 22 (3): 269-273.

[11] Wang HL, Kilfeather SA, Martin GR, et al. Effects of tetrandrine on growth factor-induced DNA synthesis and proliferative response of rat pulmonary artery smooth muscle cells. Pulm Pharmacol Ther, 2000, 13 (2): 53-60.

[12] Peacock AJ. Primary pulmonary hypertension. Thorax, 1999, 54: 1107.

[13] Pietra GG. The pathology of primary pulmonary hypertension//Rubin L J, et al. Primary Pulmonary Hypertension. New York: Marcel Dekker, 1997: 19.

[14] Rich R. Pulmonary hypertension//Braunwald E, et al. Heart Disease. 6th ed. Philadelphia: W. S. Saunders Company, 2000: 1908.

[15] Botney MD. Role of hemodynamics in pulmonary vascular remodeling, implications for primary pulmonary hypertension. Am J Respir Crit Care Med, 1999, 159: 361.

[16] Giaid A. Nitric oxide and endothelin-1 in pulmonary hypertension. Chest, 1998, 114 (suppl): 208.

[17] Wolf M. Thrombotic risk factors in pulmonary hypertension. Eur Resp J, 2000, 15: 395.

[18] Welsh CH, Hassell KL, Badesch DB, et al. Coagulation and fibrinolytic profiles in patients with severe pulmonary hypertension. Chest, 1996, 110: 710.

[19] Maclean MR. Pulmonary hypertension anorexigens and 5-HT: pharmacological synergism in action? Trends Pharmacol Sci, 1999, 20: 490.

[20] Smith D, Shaw D, Hopkins R, et al. Development and characterization of human 5-HT$_{1B}$-or 5-HT$_{1D}$-receptor specific antibodies as unique research tools. J Neurosci Meth, 1998, 80: 155.

[21] Cumberbatch MJ, Hill RG, Hargreaves RJ. The effects of 5-HT$_{1A}$, 5-HT$_{1B}$ and 5-HT$_{1D}$ receptor agonists on trigeminal nociceptive neurotransmission in anaesthetized rats. Eur J Pharmacol, 1998, 362 (1): 43-46.

[22] Hoskin KL, Kaube H, Goadsby PJ. Sumatriptan can inhibit trigeminal afferents by an exclusively neural mechanism. Brain, 1996, 119: 1419.

[23] Goadsby PJ, Hoskin KL. Serotonin inhibits trigeminal nucleus activity evoked by craniovascular stimulation through a 5HT$_{1B/1D}$ receptor: a central action in migraine? Ann Neurol, 1998, 43: 711.

[24] Moskowitz MA. Neurogenic versus vascular mechanisms of sumatriptan and ergot alkaloids in migraine. TiPS, 1992, 13: 307.

[25] Cutter FM, Yu XJ, Ayata G, et al. Effect of PNU-109291, a selective 5-HT$_{1D}$ receptor agonist, on electrically induced dural

plasma extravasation and capsaicin-evoked C-fos immunoreactivity within trigeminal neucleus caudalis. Neuropharmacology, 1999, 38（7）: 1043.

[26] MacLean MR. Endothelin-1 and serotonin: mediators of primary and secondary pulmonary hypertension? J Lab Clin Med, 1999, 134: 105.

[27] McLean MR, Clayton RA, Hillis SW, et al. 5-HT$_1$-receptor-mediated vasoconstriction in bovine isolated pulmonary arteries: influence of vascular endothelium and tone. Pulm Pharmacol, 1994, 7: 65.

[28] Sweeney G, Templeton A, Clayton RA, et al. Contractile responses to sumatriptan in isolated bovine pulmonary artery rings: relationship to tone and cyclic nucleotide levels. J Cardiovasc Pharmacol, 1995, 26: 751.

[29] Hassell KL. Altered hemostasis in pulmonary hypertension. Blood Coagulate Fibrinolysis, 1998, 9: 107.

# 第十九章

## 治疗脑卒中的药物

缪朝玉[*]

　　脑卒中属脑血管疾病，又称中风、脑血管意外，具有发病率高、死亡率高、致残率高、复发率高和医疗费高等特点，是非常严重的健康和社会问题。在中国和全球，脑卒中分别是第一和第二致死原因及主要致残原因，目前缺少有效治疗。脑卒中可分为缺血性脑卒中和出血性脑卒中两大类型，其中缺血性脑卒中占脑卒中患者总数的75%～85%。对于急性缺血性脑卒中（acute ischemic stroke，AIS）的救治，FDA唯一批准的药物只有组织型纤溶酶原激活物（tPA）。但是，由于tPA溶栓治疗时间窗狭窄，禁忌证限制，并发症危险，仅3%～5%患者获得治疗[1, 2]；又因tPA治疗的血管再通率较低，使得这一疗法的总体有效性较低[3]（表19-1）。最近证明，对较大动脉阻塞引起的缺血性脑卒中患者，在tPA溶栓基础上联合血管内血栓切除术（endovascular thrombectomy，又称血管内取栓）可提高血管再通率，其有效性优于tPA[3, 4]。但是，接受这一手术介入治疗的患者数量及其有效率仍然有限（表19-1）。至于更加险恶、死亡率更高的出血性脑卒中，仅特定部位的脑出血手术治疗显示一定有效性（表19-1），目前尚无治疗药物。因此，脑卒中治疗药物研发迫在眉睫。当前，神经保护剂和干细胞治疗研究均在积极推进中[2, 4, 5]。与急救药物缺少相比，预防脑卒中复发（二级预防）的药物相对较多。本章将依次介绍脑卒中急救溶栓药物、二级预防药物及在研的神经保护剂和干细胞治疗。

表 19-1　各种治疗对脑卒中功能预后的影响[3]

| | 患者功能预后比例 | | 比值比（95%CI） | 绝对差 |
| --- | --- | --- | --- | --- |
| | 治疗组 | 对照组 | | |
| **缺血性脑卒中** | | | | |
| 阿替普酶（tPA）溶栓治疗 | | | | |
| 恢复良好（mRS 0～1）　4.5h 内应用 | 34% | 28% | 1.37（1.20～1.56） | 7% |
| 　　　　0～3h 应用 | 33% | 23% | 1.75（1.35～2.27） | 10% |
| 　　　　3～4.5h 应用 | 35% | 30% | 1.26（1.05～1.51） | 6% |
| 7 日内出现脑出血症状 | 7% | 1% | 5.55（4.01～7.70） | 5% |
| 7 日内出现致命脑出血 | 3% | <1% | 7.14（3.98～12.79） | 2% |
| 血管内血栓切除术 | | | | |
| 　第二代器械 | | | | |
| 　　恢复良好（mRS 0～1） | 27% | 13% | 2.49（1.84～3.35） | 14% |
| 　　可自理（mRS 0～2） | 46% | 26% | 2.35（1.85～2.98） | 20% |

* 通讯作者：缪朝玉，E-mail：cymiao@smmu.edu.cn

续表

| | 患者功能预后比例 | | 比值比（95%CI） | 绝对差 |
|---|---|---|---|---|
| | 治疗组 | 对照组 | | |
| 所有器械 | | | | |
| 可自理（mRS 0~2） | 43% | 32% | 1.71（1.18~2.49） | 11% |
| 阿司匹林 | | | | |
| 可自理（mRS 0~2） | 55% | 54% | 1.05（1.01~1.10） | 1% |
| 死亡或不能自理（mRS 3~6） | 45% | 46% | 0.95（0.91~0.99） | 1% |
| 半球去骨瓣减压手术 | | | | |
| 死亡（mRS 6） | 30% | 71% | 0.19（0.12~0.30） | 41% |
| 严重残疾或死亡（mRS 5~6） | 42% | 84% | 0.15（0.09~0.24） | 42% |
| 主要残疾或死亡（mRS 4~6） | 73% | 87% | 0.42（0.24~0.76） | 14% |
| 主要或严重残疾（mRS 4~5） | 62% | 55% | 1.71（0.78~3.74） | NS，$P=0.18$ |
| **出血性脑卒中** | | | | |
| 降压目标：收缩压<140mmHg（相对于收缩压<180mmHg） | | | | |
| 死亡或不能自理（mRS 3~6） | 52% | 56% | 0.87（0.76~1.01） | NS，$P=0.06$ |
| 主要残疾或死亡（mRS 4~6） | 39% | 38% | 1.04（0.85~1.27）<br>危险比（95% CI） | NS，$P=0.72$ |
| 幕上颅内血肿手术 | | | | |
| 不良预后 | 59% | 66% | 0.74（0.64~0.86） | 7% |
| 无脑室出血的脑叶血肿手术 | | | | |
| 死亡或残疾 | 62% | 68% | 0.78（0.59~1.02） | NS，$P=0.07$ |
| **全部脑卒中** | | | | |
| 脑卒中单元护理 | | | | |
| 死亡或不能自理（mRS 3~6） | 56% | 61% | 0.79（0.68~0.90） | 5% |

注：血管内血栓切除术和溶栓治疗联合应用于大多数受试者；mRS，改良 Rankin 量表评分；NS，无明显差异。

# 第一节　急性缺血性脑卒中的 tPA 溶栓治疗

　　脑组织代谢率高而能量储备低，充足的脑血流对脑部氧和营养物质的维持至关重要。当脑局部血流突然中断（主要由脑血管血栓栓塞造成），急性缺血性脑卒中（AIS）随即发生，缺血部位的脑组织很快发生不可逆性损伤，引起致残、致死的严重后果。AIS 治疗的关键是要早期快速有效地实现血管再通，从而拯救缺血但未梗死的脑组织。tPA 的重组蛋白阿替普酶（alteplase）是美国 FDA 于 1996 年批准的首个也是迄今唯一获批用于治疗 AIS 的溶栓药物。该药与人天然 tPA 没有差别，其改善 AIS 致死率和致残率的治疗作用得到国际公认，因此 tPA 几乎成为"溶栓"的同名词。本节将对 tPA 治疗 AIS 的作用及机制，以及 tPA 的分子特点和临床应用等展开介绍。

## 一、内源性 tPA 的来源与功能

　　tPA 最初于 1947 年发现于动物组织中，当时人们只知道这种物质可以激活纤溶酶原，因此最初也称它为纤溶酶原激酶。之后，人们从多种组织中提取纯化 tPA，确认它是一种组织型纤溶酶原激活物，且与另一种内源性纤溶酶原激活物——尿激酶不同的是，tPA 对纤维蛋白具有高度亲和力，可在血块表面高效激活纤溶酶原。

现已知，tPA 表达于全身多种器官组织，在基础条件下，tPA 主要由内皮细胞合成并分泌入血，与其生理抑制剂纤溶酶原激活物抑制剂-1（plasminogen activator inhibitor-1，PAI-1）以复合物的形式存在于血液循环。tPA 还储存于内皮细胞、神经内分泌细胞、肾上腺嗜铬细胞，并在受到细胞外刺激时被释放。血管作用物质如凝血酶、组胺、类固醇激素和维生素 A 酸类都可以刺激 tPA 的合成和释放。在肾上腺素水平升高的情形下，如运动和应激时，可观察到 tPA 上升。体内 tPA 在血浆中的浓度为 5～10ng/ml，而且在不同生理病理情况下其浓度水平波动很大[6-8]。

tPA 参与了多种生理病理过程，其在血管系统中的纤溶酶原激活作用是 tPA 最重要且最为人所知的生理功能，也是 tPA 治疗 AIS 的理论基础；其次，tPA 还促进血管发生。另外，在中枢神经系统，tPA 促进突触形成和神经迁移，同时又与谷氨酸诱导的神经毒性和血脑屏障的破坏等相关；在外周神经系统，tPA 参与交感神经功能；tPA 还有助于减少术后腹膜粘连形成等[6-8]。

## 二、tPA 的溶栓机制

在血管纤溶系统溶栓的过程中，最重要的步骤是纤溶酶将高分子纤维蛋白裂解成可溶性的低分子量产物。正常生理状态下，纤溶酶在循环血液中含量极低，但在纤溶酶原被纤溶酶原激活物活化后可于局部形成大量纤溶酶。tPA 是血管纤溶系统中最重要的纤溶酶原激活物，如图 19-1 所示，tPA 在正常血液循环中对纤溶酶原的激活作用微弱，溶栓过程中 tPA 结合到血栓后其活性大增，可在血栓表面高效率地将纤溶酶原的 Arg561-Va1562 肽键水解，使纤溶酶原激活变为纤溶酶。

彩图 19-1

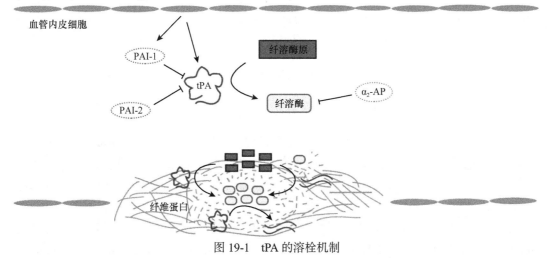

图 19-1　tPA 的溶栓机制

由血管内皮细胞分泌的 tPA 在血液循环中对纤溶酶原的激活作用微弱，其活性主要受到 PAI-1 和 PAI-2 抑制。当血管损伤时，tPA 结合到血栓表面，其激活纤溶酶原生成纤溶酶的活性大增。纤溶酶一方面将单链 tPA 裂解成活性更高的双链 tPA，进一步激活纤溶酶原生成更多的纤溶酶；另一方面，纤溶酶将血栓中的高分子纤维蛋白裂解成可溶性的低分子量产物，最终引起整个血栓的溶解。PAI-1，纤溶酶原激活物抑制剂-1；PAI-2，纤溶酶原激活物抑制剂-2；$\alpha_2$-AP，$\alpha_2$-抗纤溶酶

　　基于 tPA 的重要溶栓价值，人们对其溶栓性质和结构功能进行了深入研究。

## （一）tPA 的单链分子结构

　　细胞新合成的 tPA 蛋白含 562 个氨基酸，其在细胞内经过剪切掉 N 端信号肽序列等形成成熟的 tPA 单链糖蛋白分子被分泌到细胞外。tPA 单链糖蛋白分子的一级结构如图 19-2 所示。

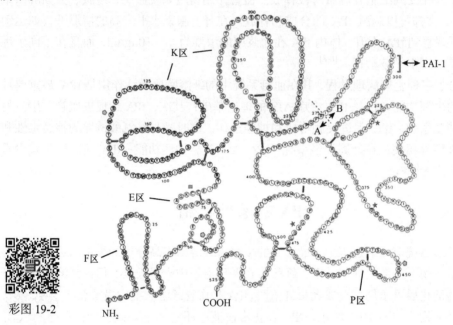

彩图 19-2

图 19-2　tPA 单链分子一级结构示意图

tPA 单链分子含 527 个氨基酸（以氨基酸单字母缩写表示），含 17 个二硫键（灰色短线表示）、1 个游离巯基（Cys83，以四边形表示）、3 个 N 糖基化位点（Asn117、Asn184、Asn448，均以红边五边形表示）、1 个 O 糖基化位点（Thr61，以绿边五边形表示）。包含 F 区（第 4～50 位氨基酸）、E 区（第 51～87 位氨基酸）、2 个 K 区（K1 区，第 88～176 位氨基酸；K2 区，第 177～256 位氨基酸）和 P 区（第 276～527 位氨基酸）。存在 3 个活性位点（His322、Asp371、Ser478，均以红色五角星表示）。序列 Lys296-His-Arg-Arg299 为 tPA 被其生理抑制剂 PAI-1 快速抑制失活所必需，第 416 位氨基酸（以红色√表示）在维持 tPA 单链活性方面具有重要作用[6-7, 9]

## （二）tPA 分子的变构

　　在纤溶酶的作用下，tPA 单链分子的敏感肽键 Arg275-Ile276 很容易被水解，单链随即断裂成两条链形式，形成双链 tPA。双链分子的 A 链（又称 H 链或重链，第 1～275 位氨基酸）位于分子 N 端，B 链（又称 L 链或轻链，第 276～527 位氨基酸）位于分子 C 端，两条链之间由一个二硫键连接。其中 A 链为 tPA 与纤维蛋白结合所必需；B 链包含活性位点，对底物纤溶酶原具有高度特异性的活化作用。电镜下 tPA 单链和双链的形状很难分辨，它们都是相对紧致的椭圆形，其长轴和短轴分别约为 13nm 和 10nm，几个功能区极小并折叠在分子内部，分子整体看起来类似球状[6-7, 9]。

## （三）tPA 的低变构活化程度

　　tPA 属于非典型的糜蛋白酶家族丝氨酸蛋白酶。通常，该家族蛋白酶（如糜蛋白酶原和胰蛋白酶原）以无活性或极微弱活性的单链形式被分泌，在单链分子 N 端高度保守的结构被水解之后蛋白才能被充分激活，而 tPA 与其他丝氨酸蛋白酶不同，其在单链时就可对纤溶酶原产生很好的活化作用，其断裂成两条链后分子活性才增加 5～10 倍[7, 10]。

### （四）tPA 的特异性溶栓性质

tPA 对纤维蛋白具有高度特异性和亲和力，当 tPA 存在于血凝块、血浆或纯化的纤维蛋白原中时，tPA 几乎只与血凝块结合。其次，tPA 在正常生理状态下对纤溶酶原的活化作用很低，当血栓发生时，纤维蛋白及纤维蛋白相关的复合物可以强有力地激活该活化作用（图 19-1）。这种效应形成了 tPA 特异性溶栓的基础。

另外，tPA 和纤溶酶原都有结合纤维蛋白的特性，在 tPA 特异性溶栓的过程中，tPA 诱导裂解纤维蛋白血凝块的过程可以分为两相：①在缓慢相中，单链 tPA 在完整的纤维蛋白表面激活纤溶酶原变为纤溶酶；②在快速相中，纤维蛋白部分被纤溶酶降解并暴露出更多的可以结合纤溶酶原和 tPA 的位点，同时纤溶酶将单链 tPA 裂解为活性更高的双链 tPA，不断又有纤溶酶原被激活产生纤溶酶。这样，tPA 和纤溶酶原及纤维蛋白形成一个环状三元复合物，使溶栓效应以正反馈形式扩大。

然而，值得注意的是，tPA 的这种血凝块溶栓特异性仅在其生理浓度观察得到。在溶栓治疗中的药理浓度 tPA，其血凝块特异性消失，可产生全身溶栓状态，具有出血风险。在凝血事件中，内皮细胞合成并释放 PAI-1 抑制 tPA，除此之外，生理条件下 $\alpha_2$-抗纤溶酶（$\alpha_2$ antiplasmin，$\alpha_2$-AP）在血液循环中的浓度很高，可以快速使未与血凝块结合的纤溶酶失活。然而，这种全身调节功能在使用治疗量 tPA 进行溶栓时会被抵消掉，止血性纤维蛋白被 tPA 特异性溶解所造成的出血成为 tPA 特异性溶栓机制的直接结果[7, 9]。

### （五）tPA 的半衰期

tPA 在血液循环中能被肝脏快速清除，导致其体内半衰期非常短，约 5min[6, 7]。这一性质也使得人们在利用 tPA 进行溶栓治疗时需要持续泵注或注射相对大剂量的 tPA。

### （六）tPA 的生理抑制剂

PAI-1 是 tPA 最重要的生理抑制剂，也是血浆中最主要的纤溶酶原激活物抑制剂，对 tPA 单链和双链及尿激酶都可抑制。早在 1966 年，Brakman 等就提出在一组血浆纤溶系统受损的患者体内存在一种 tPA 抑制剂，但是直到 20 年后 PAI-1 才被分离出来。PAI-1 在血浆中的浓度非常低，约 20ng/ml。PAI-1 最初从培养的牛内皮细胞中纯化出来，因此也称为内皮型纤溶酶原激活物抑制剂。后来人们发现 PAI-1 可以被多种细胞合成。PAI-1 抑制单链 tPA 的二阶速率常数为 $5.5 \times 10^6 mol/(L \cdot s)$，而抑制双链 tPA 的速率常数为 $1.8 \times 10^7 mol/(L \cdot s)$，是单链的 3 倍高。计算显示，生理浓度的单链 tPA 在含有 20ng/mL（0.38nmol/L）PAI-1 的血浆中能在 5.5min 被抑制 50%。PAI-1 对纤维蛋白也有亲和力，其与纤维蛋白的结合可保护纤维蛋白免受蛋白水解，反过来，纤维蛋白的存在可严重降低 PAI-1 和 tPA 单链或双链分子的反应速率。

纤溶酶原激活物抑制剂-2（plasminogen activator inhibitor-2，PAI-2）最初从人胎盘组织提取，故也称为胎盘型纤溶酶原激活物抑制剂。后来证明 PAI-2 也存在于白细胞、单核细胞、巨噬细胞和组织淋巴细胞。PAI-2 在血浆中的浓度通常很低，但在妊娠女性血浆中的浓度可高达 35ng/mL。PAI-2 缓慢抑制单链 tPA[$4.6 \times 10^3$ mol/（L·s）]，虽然双链 tPA 被抑制的速度快一点，但结果显示 PAI-2 抑制 tPA 的作用比较小。

此外，血浆蛋白抑制剂如 $\alpha_2$-AP、酯酶抑制蛋白 C1（C1-inactivator）、$\alpha_1$-抗胰蛋白酶（$\alpha_1$-antitrypsin）和 $\alpha_2$-巨球蛋白（$\alpha_2$-macroglobulin）对 tPA 活性只是缓慢抑制，很可能在 PAI-1 耗尽后起作用，尤其对具有较长半衰期的 tPA 变异体重组蛋白起到抑制作用[7]。

# 三、重组 tPA 及其变异体

1983 年 Pennica 等首次发表了在大肠杆菌中克隆表达人 tPA 的 cDNA 结果。之后人们利用哺乳动物细胞系更有效地生产人单链 tPA，这种重组 tPA（阿替普酶）在生化性质、体内转化、特异溶栓活性上与人天然 tPA 没有差别，是第一代重组 tPA，到 20 世纪 90 年代已是临床和实验室研究最常用的 tPA 形式[7, 9]。医疗及科研工作者有时用 "tPA" "TPA" "t-PA" 或 "rt-PA" 指代阿替普酶。

基于 tPA 的结构重要性和溶栓治疗潜力，人们在 tPA 分子结构修饰改造方面进行了大量工作，希望能进一步提高 tPA 的溶栓性质，得到具有更强纤溶酶原激活能力、更高纤维蛋白特异性、对 PAI-1 具有更强耐受性、更低血浆清除率的变异体。在过去的 20 多年间，已重组合成了不同的 tPA 变异体，代表性变异体有瑞替普酶（reteplase）和替奈普酶（tenecteplase），分别为第二代和第三代重组 tPA。其他重组变异体还有孟替普酶（monteplase）、帕米普酶（pamiteplase）、兰替普酶（lanoteplase）等[11]。

瑞替普酶是人天然 tPA 蛋白的非糖基化变异体，含有其 kringle 2 区和蛋白酶区。天然 tPA 含 527 个氨基酸，瑞替普酶包含其中的 355 个（第 1～3 和 176～527 位氨基酸）。瑞替普酶生产成本低于阿替普酶，由于其缺少功能结构域，其纤维蛋白特异性不如 tPA，并且与内皮细胞和肝脏细胞的亲和力也降低，故半衰期较长，为 13～16min。

替奈普酶的分子在人天然 tPA 分子的基础上做了如下修改：将位于 kringle 1 区的第 103 位苏氨酸和第 117 位天冬酰胺分别换成天冬酰胺和谷氨酰胺，将 C 端胰蛋白酶样蛋白水解区的第 296～299 位氨基酸换成 4 个丙氨酸。替奈普酶比阿替普酶具有更高纤维蛋白特异性，对 PAI-1 耐受性更强，血浆清除率更低。

需要注意的是，虽然重组 tPA 及其变异体都属于组织型纤溶酶原激活物，但其溶栓治疗的疾病有所不同，阿替普酶于 1987 年获 FDA 批准用于治疗急性心肌梗死，之后又于 1996 年获 FDA 批准用于 AIS 和急性肺动脉大栓塞。瑞替普酶和替奈普酶分别于 1996 年和 2000 年获 FDA 批准仅用于治疗急性心肌梗死。

# 四、AIS 的 tPA 溶栓治疗

人们自 20 世纪 60 年代起就开始试图使用纤溶酶原激活物对 AIS 患者进行溶栓治疗，在一些早期试验中，先后使用了链激酶和尿激酶来溶栓，均引起严重的颅内出血，重要原因是链激酶和尿激酶对血栓表面和循环血液中纤溶酶原的激活没有选择性，导致出血[11]。1979 年人们发现，tPA 与传统非特异性纤溶酶原激活剂的一个显著差异在于，tPA 对纤维蛋白具有很高亲和力，其在没有纤维蛋白存在时，极少与纤溶酶原结合，而在结合纤维蛋白时其激活纤溶酶原的效率大增，可实现血栓表面介导的纤溶酶原高效激活，因此有望增加 AIS 溶栓治疗的安全性。20 世纪 80 年代中期，具有溶栓特异性的重组 tPA 阿替普酶问世，急性心肌梗死成为首个获准的治疗用途，阿替普酶显示了比链激酶和尿激酶更加优越的冠脉溶栓效果，激起了人们对 tPA 治疗 AIS 的极大兴趣[7]。

### （一）tPA 治疗 AIS 的有效性和安全性

1990 年首次发表了阿替普酶用于治疗 AIS 的双盲多中心临床试验结果。这次试验使用阿替普酶或尿激酶治疗了 364 名 AIS 患者，治疗时 36.2% 的患者发生 AIS 的时间在 24h 内，69.5% 的患者在 48h 内，最终这两组间未见差异，但提示阿替普酶在 AIS 发生后极早期治疗可能会比较有效[11]。

1992 年进行了两次临床研究试验来测试静脉注射阿替普酶治疗 AIS 的安全性，使用了逐渐增加的药物浓度（0.35~1.08mg/kg），共 94 名患者，时间窗为自发病起 90min 或 180min 以内（当时已有动物实验表明在脑缺血 2~3h 时脑损伤即发生）。结果表明，小于 0.95mg/kg 剂量的阿替普酶是相对安全的，有助于促进早期神经功能恢复，并提示应非常早期地进行治疗——在脑卒中发生后 90min 或 180min 内进行治疗，以降低出血风险并提高恢复率。接下来在 1995 年的 NINDS 随机对照试验中共治疗了 624 名患者，发现在 AIS（CT 排除出血）3h 内静脉输注 0.9mg/kg 阿替普酶可使患者在第 3 个月时少残或无残比例提高至少 30%，但颅内出血的发生率为 6.4%，是安慰剂组的 10 倍。另外，值得注意的是，NINDS 试验关注了治疗的最小时间窗，阿替普酶组 312 名患者中有 302 名在发病后 90min 内获得治疗。此外，由于 AIS 治疗后血压上升也会增加颅内出血风险，因此该试验对血压也进行了严格控制。基于 NINDS 重要的试验结果，FDA 在 1996 年批准阿替普酶用于治疗 AIS 发生 3h 内、符合治疗标准的患者[11]。

然而，有关 tPA 在临床实践中的安全性和有效性问题仍然存在。首先担心的是短期出血风险和这种治疗在常规临床实践中的应用性，因此又进行了许多研究，包括美国的 STARS 临床试验（2000）、加拿大的 CASES 临床试验（2005）、欧洲的 SITS-MOST 临床试验（2007），这三项试验都确证了 AIS 发生 3h 内阿替普酶的有效性和可接受的安全性。此外，在 2008 年发表的另一项大型随机对照临床试验 ECASS Ⅲ 试验结果中，不仅支持了 NINDS 试验的结论，更进一步提供证据证明在 AIS 发生后 3~4.5h 使用阿替普酶依然有效。但是之前其他的试验，比如 ECASS Ⅰ 临床试验（1995）、ECASS Ⅱ 临床试验（1998）和 ATLANTIS Part A（2000）和 Part B 临床试验（1999），阿替普酶的溶栓治疗结果并没有显示出显著的有益性，值得注意的是，这些试验中，阿替普酶使用的方案和（或）时间窗都与 NINDS 和 ECASS Ⅲ 临床试验不同。ECASS Ⅰ、Ⅱ 和 ATLANTIS Part A 临床试验采用了 0~6h 的治疗时间窗，而 ATLANTIS Part B 临床试验采用了 3~5h 的时间窗，同时，阿替普酶在 ECASS Ⅰ 临床试验中的剂量为 1.1mg/kg，比其他临床试验中的剂量要高[11, 12]。

### （二）tPA 治疗 AIS 的时间窗

阿替普酶治疗 AIS 的时间窗是排除不符合治疗标准患者的最重要也是最常见的因素。1995 年，NINDS 临床试验结果采用 3h 作为阿替普酶溶栓的时间窗，2008 年 ECASS Ⅲ 临床试验专门评估了 AIS 之后 3～4.5h 后使用阿替普酶的安全性和有效性，并取得阳性试验结果，之后欧洲、澳大利亚等许多国家和地区将阿替普酶治疗 AIS 的时间窗从脑卒中发生后 3h 延长至 4.5h，美国 AHA/美国卒中协会（ASA）的临床指南也将治疗窗延长至 4.5h，但是对证据要求更加严格的 FDA 并没有更改阿替普酶治疗 AIS 的时间窗[12-14]。

现在比较清楚的是阿替普酶溶栓治疗在 AIS 发生后越早进行越有利于患者预后。但同时需要注意的是，每个患者脑侧支循环的能力不同，其能承受的最大缺血时间也不一样，在更多更好的诊断技术和成像技术的帮助下，超过治疗时间窗的患者将来也可能进行溶栓治疗。

### （三）tPA 治疗 AIS 的患者选择标准

1995 年 NINDS 随机对照试验中要求，患者必须有明确的 AIS 发生时间和 NIHSS 评分，且脑 CT 扫描结果显示无颅内出血。患者出现以下情况之一则被排除：①3 个月内有过脑卒中或者严重的脑部创伤；②2 周内进行过大手术；③具有颅内出血史；④收缩压大于 185mmHg 或舒张压大于 110mmHg；⑤AIS 症状轻微或快速改善；⑥具有蛛网膜下腔出血症状；⑦3 周内有过胃肠道出血或泌尿道出血；⑧1 周内在不可压迫止血的部位有过动脉穿刺；⑨AIS 发生时有过癫痫；⑩AIS 发生前 48h 内服用抗凝药（或接受肝素治疗）并有部分的活化凝血活酶时间升高；⑪凝血酶原时间大于 15s，血小板计数低于 105/mm$^3$，或者血糖低于 2.7mmol/L 或高于 22.2mmol/L；⑫需要进行强化治疗以将血压降至特定范围内[15]。

NINDS 临床试验是 AIS 治疗史上的里程碑，2013 年美国 AHA/ASA 发表的 AIS 阿替普酶溶栓疗法对患者的选择标准大部分还是以 1995 年 NINDS 试验要求为基础，但治疗时间窗调整为 4.5h。ECASS Ⅲ临床试验与 AHA/ASA 指导原则对患者基本具有相同的排除和纳入标准，只是又额外排除了高危人群如年纪大于 80 岁的患者、严重的 AIS 患者（基础 NIHSS 分数大于 25 或成像技术显示缺血区大于大脑中动脉供血区的 1/3）、使用口服抗凝药患者、患过脑卒中合并糖尿病的患者，此外，ECASS Ⅲ临床试验允许患者在接受阿替普酶治疗 24h 以后使用低剂量非口服抗凝药来预防深静脉血栓形成[13, 15, 16]。

需要指出的是，NINDS 临床试验和 ECASSⅢ临床试验制定的患者排除标准为优化治疗效果，避免治疗风险大于治疗益处，很多禁忌证并没有实际的数据证明材料。这些严格的 AIS 溶栓治疗的限制性条件是阿替普酶应用率极低的一个重要原因。据估计，约 80% 的脑卒中为缺血性脑卒中，而符合阿替普酶治疗标准的缺血性脑卒中患者仅占所有脑卒中的 6%～8%。因此许多研究对"标准"之外的一些条件进行了探索，比如年龄超过 80 岁、脑卒中病史合并糖尿病、新近心肌梗死、口服抗凝药、轻微脑梗死、脑梗死症状快速恢复、3 个月内大型手术等，总体来讲，这些研究表明具有禁忌证的 AIS 患者使用阿替普酶溶栓的选择余地还是很值得进一步探讨的，如 2012 年的 IST-3 大型临床试验，其结果认为阿替普酶对大于 80 岁的老年患者的治疗效果至少是与年轻患者一样有效[14, 16]。

2015 年，Demaerschalk 等[14]以 AHA/ASA 指导原则和 FDA 治疗建议为中心，结合临床试验背景，专门对阿替普酶治疗 AIS 的患者选择条件进行了系统详细的分析讨论，提示 AIS 溶栓治疗的限制性条件在数据证明材料和实际排除率上都存在很大波动性。Fugate 等[17]分析认为，这些限制性条件有些是绝对的，有些是相对的，其中很多可以做出适当调整。

## （四）tPA 治疗 AIS 的给药途径和剂量

动脉内给药方式的优点是可以使药物直接运送至闭塞处，可能有更高的再通率，但是需要干预的技术比较复杂耗时，可使用的医疗单位有限。静脉内给药会导致较严重的药物稀释，可能需要更高剂量，因此增加全身副作用风险，但是可能有更快速的溶栓效果并更容易推广使用。在 NINDS 临床试验中，阿替普酶的给药剂量为 0.9mg/kg，上限为 90mg，首先静脉注射剂量的 10%，剩余 90% 在 60min 内以恒定速度静脉泵注。此后绝大部分临床试验包括 ECASS Ⅲ 临床试验都沿用此给药途径和剂量，并证明了 0.9mg/kg 阿替普酶治疗 AIS 确实有效，尽管该剂量会引起颅内出血风险升高[15]。

2006 年，日本的一项无对照临床试验中，103 名 AIS 患者接受了总剂量为 0.6mg/kg 阿替普酶溶栓治疗，其临床预后和颅内出血发生率结果提示，0.6mg/kg 和 0.9mg/kg 阿替普酶在治疗效果上有可比性[18]。尽管该实验有很多缺点和局限性，日本药品安全管理局在此之后就批准了 0.6mg/kg 阿替普酶用于 AIS 溶栓。为了证实低剂量阿替普酶治疗 AIS 是否具有优势，2015 年人们对 13 个国家的 3310 名 AIS 患者（63% 为亚洲人，治疗时间窗为 4.5h）随机给予 0.6mg/kg 和 0.9mg/kg 阿替普酶溶栓治疗，发现 0.6mg/kg 组在第 3 个月的最主要预后指标（致残致死率）并未达到非劣性标准，但 0.6mg/kg 组引起的颅内出血率明显低于 0.9mg/kg 组[19]。

## （五）tPA 治疗 AIS 的不良反应

颅内出血是阿替普酶溶栓治疗最常见、最严重的不良反应，为帮助发现颅内出血并发症，1995 年 NINDS 临床试验建议静脉输注阿替普酶后 2h 内每 15min 监测一次血压和进行一次神经功能评估，之后是 6h 内每 30min 一次，接下来是 16h 内每 60min 一次。AHA/ASA 在 2013 年及以后的治疗准则中支持该建议，且在 3～4.5h 阿替普酶治疗的患者遵循相同的血压和神经功能评估流程[16, 20]。

除了颅内出血，其他不良反应发生概率较低，包括全身出血、过敏反应、口舌血管性水肿等。其中口舌血管性水肿发生于患侧大脑对侧，症状轻微且是暂时性的，估计 1.3%～ 5.1% 接受阿替普酶溶栓治疗的患者会出现此反应，通常与使用血管紧张素转化酶抑制药或大脑岛叶、额叶皮质梗死有关。早期暂时性神经损害与阿替普酶溶栓治疗引起的脑实质水肿及阿替普酶潜在的神经毒性有关[11, 16]。

# 五、AIS 的 tPA 溶栓联合血管内取栓新疗法

自 1996 年阿替普酶获 FDA 批准用于治疗 AIS 起，一直到 2014 年，阿替普酶溶栓疗法还是唯一的 AIS 治疗方案。然而，其严格的治疗时间窗使得绝大多数患者不符合治疗条件；另外，对于血栓位于脑部主要大动脉（如远端颈内动脉或近端大脑中动脉）的患者，由于血栓大，阿替普酶溶栓效果并不太理想。2015 年，Berkhemer 等的随机临床试验首次证明，对于具有脑前循环近端大动脉阻塞的 AIS 患者，在 AIS 发生 6h 内进行阿替普酶溶栓联合血管内机械取栓疗法是安全且有效的，之后同一年内，又有 4 项随机临床试验结果表明，阿替普酶溶栓联合血管内机械取栓治疗 AIS 的方案确实优于单纯使用阿替普酶溶栓

疗法，且这些试验的治疗时间窗不同程度延长，最长的为 AIS 发生后 12h 内。2015 年美国 AHA/ASA 修改 AIS 早期治疗原则，支持在一定条件下对具有颅内颈内动脉或近端大脑中动脉阻塞的 AIS 患者在 AIS 发生后 6h 内进行血管内机械取栓治疗，并强调，如果患者符合阿替普酶溶栓条件宜联合使用阿替普酶溶栓。2018 年初，2 项随机临床试验 DAWN 和 DEFUSE 3 的分析结果再次证明了阿替普酶溶栓联合血管内机械取栓治疗 AIS 的有效性，并且分别将治疗时间窗延长至 24h 或 16h。据此，2018 年 AHA/ASA 将阿替普酶溶栓联合血管内机械取栓治疗 AIS 的时间窗进一步修改，即在继续支持 6h 治疗时间窗的基础上，认为如果 AIS 患者符合 DAWN 或 DEFUSE 3 试验纳入标准，其时间窗可延长至 24h 或 16h[20, 21]。

　　一般认为，血管内机械取栓治疗前联合阿替普酶溶栓可以提高血管再通成功率并减少再通所需时间，另外，阿替普酶溶栓还有助于溶解机械取栓法无法解决的远端深静脉血栓，从而改善预后。但是血管内机械取栓治疗的关键仍旧取决于从 AIS 症状发生至开展治疗的这段时间，因此治疗延迟时间必须要最小化。由于阿替普酶对脑大血栓患者的血管再通效果很有限，并且先进行阿替普酶溶栓操作会延迟机械取栓的开始时间，故也有学者质疑使用阿替普酶联合溶栓的必要性，毕竟越早进行机械取栓其效果越好。

　　2018 年，Ferrigno 等[22]的临床观察性试验中研究分析了静脉输注阿替普酶对血管内机械取栓疗法的影响，共纳入 485 名发生脑前循环大动脉闭塞的 AIS 患者，其中有 348 名患者接受阿替普酶溶栓联合血管内机械取栓治疗，137 名只接受血管内机械取栓治疗。结果表明，阿替普酶溶栓联合血管内机械取栓治疗有较好血管再通率、较好预后及较低死亡率，该结果独立于颅内出血并发症的发生率。

　　另一方面，为了缩短从 tPA 溶栓至血管内机械取栓的时间，2018 年 Campbell 等[23]的随机临床试验研究了替奈普酶在 tPA 联合溶栓治疗中的效果。替奈普酶是阿替普酶的变异体，比阿替普酶的半衰期更长，可以静脉注射，而阿替普酶需要泵注 1h，该不同点有望减少血管内机械取栓的延迟时间。替奈普酶还具有更强的纤维蛋白特异性，可以发挥比阿替普酶更强的纤溶酶原激活功能，且出血并发症可能比阿替普酶更少。在这次临床试验中，Campbell 等纳入了 AIS 发生后 4.5h 内具有脑大血管阻塞且预备进行机械取栓的患者共 202 名，分为两组，每组 101 名，分别使用替奈普酶和阿替普酶溶栓并进行血管机械取栓。结果表明，替奈普酶的血管再通率比阿替普酶更好，但 Campbell 等并未发现使用替奈普酶节省了从溶栓到机械取栓的时间，且替奈普酶组 AIS 患者独立功能的恢复及脑出血并发症的发生率等与阿替普酶组也无差异。在该项试验中，Campbell 等证明了替奈普酶的非劣性。

　　最近 3 年来，AIS 的治疗方案发展很快，在使用阿替普酶静脉输注进行溶栓治疗的基础上又增加了血管内机械取栓疗法，治疗时间窗也得到延长，意味着将来会有更多的 AIS 患者得到有效治疗。从 AIS 发生到开始治疗的这段时间仍然是拯救脑缺血损伤的关键，对于那些符合治疗条件的患者，如何缩短这段时间、如何减少溶栓到机械取栓的时间及如何进一步延长治疗时间窗将仍然是人们关心的问题。阿替普酶溶栓联合血管内机械取栓疗法在 AIS 治疗史上是一大进步，然而，符合治疗条件的患者毕竟还是少数，未来还需优化治疗方案。

## 第二节　预防脑卒中复发的药物

脑卒中复发是预后不良的重要表现，可加重病情，进一步造成残疾和死亡。短暂性脑缺血发作（transient ischemic attack）、小中风（minor stroke）常常紧跟着发生大中风（major stroke）。因此，无论是脑卒中幸存者，还是短暂性脑缺血发作，均应及时评估脑卒中再发风险，并及时给予合适治疗。研究显示，缺血性脑卒中和短暂性脑缺血发作不予以治疗，早期脑卒中再发风险在1周约为10%，1个月约为15%，3个月约为18%[24]。另一项荟萃分析显示，长期脑卒中再发风险在1年约为10%，5年约为25%，10年约为40%[25]。现有证据表明，对缺血性脑卒中和短暂性脑缺血发作进行及时有效治疗，可大大降低脑卒中再发风险，如紧急开展有效的二级预防治疗，可使早期脑卒中再发风险降低80%，同时，可减轻疾病严重程度，改善预后[3]（表19-2）。

根据病因，缺血性脑卒中复发可由动脉源性栓塞（动脉栓子脱落、原位小血管病等）、心脏源性栓塞（心脏栓子脱落等）及不明原因栓塞所造成。循证医学证明，不同病因需要采用不同的药物来预防复发。下面分别阐述。

# 一、预防动脉源性缺血性脑卒中复发的药物

## （一）抗血小板药

短暂性脑缺血发作或轻微缺血性脑卒中，立即给予环加氧酶抑制剂阿司匹林160～300mg治疗，在6～12周可降低早期脑卒中再发和严重程度50%以上，在2周、4周、12周时可降低再发性脑卒中致残和致命风险约80%[3, 26]。采用P2Y$_{12}$受体拮抗剂替格瑞洛（ticagrelor）治疗90天，具有类似于阿司匹林的安全性和有效性。

近些年，血小板双抗疗法被提出用于降低脑卒中早期复发，常采取阿司匹林与P2Y$_{12}$受体拮抗剂（氯吡格雷、普拉格雷、替格瑞洛等）联合使用，以获得比单一抗血小板药更好的疗效。在中国轻微或短暂性脑缺血患者中，与单用阿司匹林（首次剂量75～300mg，而后每日75mg，连续3个月）相比，阿司匹林和氯吡格雷合用（阿司匹林首次剂量75～300mg，而后每日75mg，连续21天；氯吡格雷首次剂量300mg，而后每日75mg，连续3个月）是更有效的联用方案，而且在不缺失CYP2C19主要等位基因（*2, *3, *17）的患者中，可以降低更多的新发脑卒中风险和出血风险。但是最新研究表明，对于CYP2C19*2基因缺失的急性脑缺血患者，给予阿司匹林和氯吡格雷联合治疗，可降低10天后的主要结局指标，阻止早期神经功能减退[27]。一项针对2万多例患者的临床荟萃分析显示，阿司匹林和氯吡格雷联合治疗短期（≤3个月）治疗优于长期（≥1年）治疗[28]。最新国际研究也证实，与单用阿司匹林比较，阿司匹林和氯吡格雷合用可降低严重缺血事件再发风险，但同时增加出血风险[29]，该项研究未考虑基因型个体化治疗。因此，阿司匹林与P2Y$_{12}$受体拮抗剂合用这一双抗疗法在提高有效性同时需注意出血风险。

在动脉源性短暂性或轻度脑缺血患者中，5年随访结果显示，阿司匹林和磷酸二酯酶抑制剂双嘧达莫合用（阿司匹林每日30～325mg，双嘧达莫200mg每日2次）可改善预后[30]。荟萃分析显示，与阿司匹林单用比较，阿司匹林和双嘧达莫双抗疗法，12周内

预后无差异，但 12 周以后，可降低再发性缺血性脑卒中的比例和严重程度，尤其针对致残性或致命性再发性脑卒中更有效。该两药有固定复方制剂，即脑康平（aggrenox），含双嘧达莫 200mg 和小剂量阿司匹林（25mg），口服，每日 2 次，1999 年美国 FDA 批准用于防治脑卒中复发。以往 ESPS2 大型临床试验也证实，脑康平预防脑卒中复发的效果优于单药阿司匹林。无论对于急性或非急性脑缺血，短期（＜1 年）双抗疗法均比单抗疗法更有效，且安全性类似。

长期有效预防脑卒中复发的抗血小板疗法包括阿司匹林 75～150mg/d，氯吡格雷 75mg/d，阿司匹林 25mg（每日 2 次）加上缓释剂双嘧达莫 200mg（每日 2 次），以及西洛他唑 50mg（每日 2 次）[31-35]。但长期的三氟柳、特鲁曲班、维生素 K 拮抗剂、阿司匹林加上氯吡格雷、沃拉帕沙加上标准的抗血小板治疗，并没有阿司匹林或氯吡格雷单一疗法、阿司匹林加上缓释剂双嘧达莫双抗疗法安全和有效[36]。

《中国缺血性脑卒中和短暂性脑缺血发作二级预防指南 2014》建议：①对于非心源栓塞性脑缺血或短暂脑缺血，抗血小板治疗比抗凝治疗更合适。②阿司匹林的最佳剂量在 75～150mg/d。阿司匹林（25mg）与双嘧达莫（200mg 每日 2 次）或西洛他唑（100mg 每日 2 次）合用，均可作为阿司匹林或氯吡格雷单独用药的替代方案。③对于轻微脑卒中或高风险短暂性脑缺血发作 24h 以内的患者，建议阿司匹林和氯吡格雷联合用药达 21 天。21 天以后，可任意选择阿司匹林或氯吡格雷长期用药。④对于合并严重颅内动脉狭窄的脑缺血或短暂性脑缺血发作患者，建议阿司匹林和氯吡格雷联用达 90 天。90 天以后，可任意选择阿司匹林或氯吡格雷长期用药。⑤对于合并主动脉弓动脉粥样硬化的脑缺血或短暂性脑缺血发作患者，建议使用抗血小板药物和他汀类药物，抗凝血药或阿司匹林合用氯吡格雷的作用尚不清楚。⑥对于非心源栓塞性脑缺血或短暂脑缺血，不建议长期联合阿司匹林和氯吡格雷用药[37]。

### （二）抗高血压药

长期降压治疗可减少脑卒中复发，强化降压治疗能进一步降低脑卒中复发。但理想的目标血压还未确定，对于脑卒中腔隙梗死，理想的目标血压可能是收缩压 120～128mmHg、舒张压 65～70mmHg[38]。需注意的是，为了预防复发，降压治疗通常在脑卒中发生几天后或几周后开始，一般不在脑卒中发生后前几天内给予降压治疗，因为无效或可能加重病情。理论上各类降压药对预防复发均有效，但长期服用降压药需要选用疗效好，不良反应少，服用方便，价格便宜，有器官保护作用的药物。采用目前一线常用抗高血压药较好，参见第十四章（抗高血压药）。多项临床研究和笔者的动物实验研究证明，降低血压波动性可减轻器官损伤，有利于防止脑卒中复发，因此，选用兼有降低血压波动性的抗高血压药（如长效钙通道阻滞药），具有更好的预防脑卒中复发的作用[39-43]。

### （三）降血脂药

他汀类药物可降低 LDL 胆固醇水平，从而降低脑卒中复发，LDL 胆固醇水平降低强化治疗能进一步降低脑卒中复发。理想的目标 LDL 胆固醇水平（2.95mmol/L 相比 1.8mmol/L）有待 TST 临床试验评估确定。

## （四）胰岛素增敏药

运动、饮食、减重、PPARγ 激动药均可改善胰岛素敏感性。胰岛素抵抗是心脑血管疾病的危险因素，已证明 PPARγ 激动药吡格列酮（pioglitazone）可对抗胰岛素抵抗，降低脑卒中或心肌梗死再发风险[44]。但该药可能增加膀胱癌风险而妨碍其应用。

此外，在绝经后的妇女中，应尽可能避免使用激素治疗，因为激素治疗可增加约 1/4 的脑卒中风险。对于其他一些介入治疗，比如颈动脉内膜切除术、颈动脉支架术等，可酌情开展（表 19-2）。

表 19-2　短暂性脑缺血发作或缺血性脑卒中患者的二级预防治疗对脑卒中再发的影响[3]

| | 预后比例（%） | | 相对危险度 | 绝对风险 |
| --- | --- | --- | --- | --- |
| | 治疗组 | 对照组 | （95%CI） | 降低（%） |
| **急性期治疗** | | | | |
| 急性专科病房（相比门诊） | | | | |
| 　90 天时脑卒中 | 2 | 10 | 0.20（0.08～0.49） | 12 |
| 阿司匹林（相比对照） | | | | |
| 　6 周时脑卒中 | 1 | 2 | 0.45（0.35～0.58） | 1.3 |
| 　12 周时脑卒中 | 2 | 4 | 0.49（0.40～0.60）* | 1.8 |
| 　12 周时致残或致命性脑卒中 | 1 | 2 | 0.34（0.25～0.46）* | 1.4 |
| 替格瑞洛（相比对照） | | | | |
| 　90 天时脑卒中 | 6 | 7 | 0.86（0.75～0.99）* | 0.9 |
| 双抗疗法（相比单药） | | | | |
| 　90 天时脑卒中 | 6 | 9 | 0.69（0.60～0.80） | 2.8 |
| 颈动脉内膜切除术（相比药物治疗） | | | | |
| 　颈动脉狭窄程度 70%～99% 患者 5 年时所有脑卒中或手术死亡 | 15 | 29 | 0.53（0.42～0.67） | 13.9 |
| 　颈动脉狭窄程度 50%～69% 患者 5 年时所有脑卒中或手术死亡 | 17 | 23 | 0.77（0.63～0.94） | 5.6 |
| 颈动脉支架术（相比颈动脉内膜切除术） | | | | |
| 　所有脑卒中或死亡 | 25 | 21 | 1.41（1.07～1.84） | 4.3 |
| 　5 年时所有脑卒中 | 15 | 9 | 1.71（1.28～2.30）* | 5.8 |
| 　5 年时致残或致命脑卒中 | 6 | 6 | 1.06（0.72～1.57）* | NS；$P$=0.77 |
| **长期治疗** | | | | |
| 阿司匹林 | | | | |
| 　每年脑卒中 | 4 | 5 | 0.83（0.72～0.96） | 0.8 |
| 氯吡格雷（相比阿司匹林） | | | | |
| 　2 年内脑卒中再发 | 11 | 12 | 0.90（0.80～1.00）# | 1 |
| 阿司匹林+双嘧达莫缓释剂（相比阿司匹林） | | | | |
| 　2.6 年内脑卒中再发 | 9 | 11 | 0.78（0.68～0.90）* | 2.3 |

续表

| | 预后比例（%） | | 相对危险度 | 绝对风险 |
| | 治疗组 | 对照组 | （95%CI） | 降低（%） |
| --- | --- | --- | --- | --- |
| 阿司匹林+双嘧达莫缓释剂（相比氯吡格雷） | | | | |
| 　2.5 年内脑卒中再发 | 9 | 9 | 1.01（0.92～1.11）* | NS；P=0.71 |
| 西洛他唑（相比阿司匹林） | | | | |
| 　3 年内脑卒中再发 | 5 | 8 | 0.67（0.52～0.86） | 2.7 |
| 降低血压 5.1/2.5mmHg | | | | |
| 　3 年内脑卒中再发 | 9 | 10 | 0.78（0.68～0.90）# | 1.3 |
| 降低 LDL 胆固醇 1mmol/L | | | | |
| 　5 年内脑卒中再发 | 11 | 12 | 0.88（0.78～0.99） | 1.4 |
| 吡格列酮用于胰岛素抵抗 | | | | |
| 　脑卒中或心肌梗死 | 9 | 12 | 0.76（0.62～0.93）* | 2.8 |
| 　4.8 年内脑卒中再发 | 7 | 8 | 0.82（0.61～1.10）* | NS；P=0.19 |
| 华法林用于心房颤动（相比对照） | | | | |
| 　2 年内脑卒中再发 | 9 | 23 | 0.36（0.22～0.58）# | 14 |
| 直接口服抗凝血药（相比华法林） | | | | |
| 　2 年内脑卒中或全身性栓塞 | 5 | 6 | 0.86（0.76～0.98） | 0.8 |
| 左心耳闭塞术（相比华法林） | | | | |
| 　2.7 年内脑卒中或全身性栓塞 | 1.75 每年 | 1.87 每年 | 1.02（0.62～1.7）* | NS；P=0.94 |
| 卵圆孔未闭合封堵术（相比药物治疗） | | | | |
| 　缺血性脑卒中再发 | 0.7 每年 | 1.3 每年 | 0.58（0.34～0.99）* | 0.6 |

*风险比（95%CI）。

#优势比（95%CI）。

## 二、预防心脏源性缺血性脑卒中复发的药物

对于伴有非风湿性心房颤动的脑缺血患者，口服抗凝血药维生素 K 拮抗剂（如华法林），可降低 2/3 的脑卒中再发和 1/2 的血管事件[45]。在心房颤动患者中，与华法林相比，4 种直接口服抗凝血药（凝血酶抑制剂达比加群酯及 Xa 因子抑制剂利伐沙班、阿哌沙班、依度沙班）可降低约 1/6 的脑卒中再发或全身性栓塞，显著降低死亡率和颅内出血，未增加重大出血事件[46]。但对于植入机械心脏瓣膜的患者，达比加群酯没有华法林安全有效。尽管新型口服抗凝血药比华法林更有效且出血事件较少，但是当出现危及生命的严重出血事件或者需要紧急处理时，快速有效的逆转剂尤为重要。目前，idarucizumab 作为首个达比加群酯特异性拮抗剂，可在几分钟内快速逆转抗凝效果，已被 FDA 批准上市；Xa 因子抑制剂的逆转剂 andexanet 及凝血酶和 Xa 因子抑制剂的双效逆转剂 aripazine（PER977，ciraparantag）正处于临床试验中[47]。

急性心源性脑卒中患者开始口服抗凝血药物的最佳时间尚不确定，相关试验正在开展中。但是，根据再发性脑卒中风险和脑梗死出血转化的平衡，最佳时间可能是在脑卒中发作后的 4～14 天[48]。由于肝肾功能、药物相互作用、患者偏好、成本、耐受性，以及患者可能正在服用华法林等，抗凝血药物的选择具有个体化特征。

## 三、对不明原因缺血性脑卒中复发的预防措施

对于合并卵圆孔未闭合的不明原因脑卒中患者，抗血小板治疗和抗凝血治疗的脑卒中再发比例相似[3]。与药物治疗相比，经导管介入卵圆孔未闭封堵术可轻微降低脑卒中再发比例，但是增加了新发心房颤动风险。最近，3 项临床试验证明，与单用抗血小板药治疗相比，卵圆孔封闭术联合抗血小板药治疗能更有效地降低脑卒中复发，但是卵圆孔封闭术还是与心房颤动风险增加有关[49]。

# 第三节　脑卒中的神经保护剂和干细胞治疗研究

神经保护是治疗缺血性和出血性脑卒中的共性策略，因此神经保护剂研发一直是本领域关注焦点。然而，大量神经保护剂在上百项临床试验中被证实转化失败，使得脑卒中治疗药物研发成为世界性难题，目前神经保护剂治疗脑卒中还在继续探索中。与此同时，近年开启了基于干细胞理论的新疗法研究。

本节针对脑卒中损伤机制的主要环节，阐述 2010 年以来报道的新药临床试验进展[1, 4]（表 19-3）；同时，瞄准机体内在防御机制，介绍开展的新靶点发现和新药研究；最后，概括干细胞治疗研究进展。

**表 19-3　2010 年以来神经保护剂在缺血性脑卒中的临床试验结果[4]**

| 作用环节及药物 | 临床治疗 | 样本例数 | 结论 |
|---|---|---|---|
| 兴奋毒性 | | | |
| 硫酸镁 | 2h 内应用 | 1700 | 无效 |
| NA-1 | 3h 内应用<br>可合用 tPA<br>可合用血管内血栓切除术 | 目标样本量 558 | 试验进行中 |
| 人参皂苷 Rd | 72h 内应用 | 390 | 改善功能恢复（尚需扩大样本验证） |
| 氧化和硝化应激 | | | |
| 尿酸 | 4.5h 内应用<br>可合用 tPA | 421 | 降低早期临床恶化率<br>自理能力较好<br>未改善结局指标<br>扩大试验进行中 |
| | 特定患者（女性/高血糖症/早期血管再通） | 411 | 抑制梗死扩大<br>改善功能恢复 |
| 依达拉奉 | 单药应用 | 不同样本量回顾分析 | 疗效存在争议 |
| | 复方依达拉奉 48h 内应用 | 目标样本量 1200 | 已完成试验<br>结果总结中 |
| 炎症损伤 | | | |
| 芬戈莫德 | 72h 内应用 | 22 | 限制继发性组织损伤<br>减少神经功能缺陷<br>改善功能恢复 |
| | 4.5h 内应用<br>可合用 tPA | 47 | 减少再灌注损伤<br>改善临床预后 |

续表

| 作用环节及药物 | 临床治疗 | 样本例数 | 结论 |
|---|---|---|---|
| 那他珠单抗 | 9h 内应用<br>可合用 tPA | 161 | 对脑梗死体积无效<br>改善认知功能 |
| 白细胞介素受体 1 拮抗剂<br>（IL-1ra） | 可合用 tPA<br>可合用血管内血栓切除术 | 目标样本量 120 | 试验进行中 |
| 米诺环素 | 24h 内应用单独用药 | 95 | 无效<br>大样本试验需开展 |
| | 6h 内应用<br>可合用 tPA<br>不可合用血管内血栓切除术 | 60 | 无严重出血事件发生<br>进一步试验在开展中 |

# 一、基于脑卒中损伤机制的神经保护剂研究[4]

## （一）靶向兴奋毒性的药物研发

20 世纪 80 年代，发现谷氨酸和钙离子在缺血性神经元死亡中发挥重要作用，被称为神经兴奋毒性（excitotoxicity）。兴奋毒性主要是指脑缺血后，兴奋性氨基酸谷氨酸快速大量释放，而其重摄取受到抑制，造成谷氨酸堆积，过分激活多条下游信号通路，引起钙内流和细胞内钙超载，最终导致能量耗竭、细胞死亡。这是最早被确认、获得广泛认同的脑卒中损伤分子机制。然而，针对谷氨酸引起的兴奋毒性所研发的一系列作用于谷氨酸受体的药物，在临床试验均显示无效。2010 年以来报道的临床试验依然不太乐观。例如，硫酸镁治疗缺血性脑卒中，早期（2h 内）开始应用，无论单用还是与 tPA 合用，均无疗效。再如，突触后致密蛋白 95（postsynaptic density protein 95，PSD-95）是谷氨酸 N-甲基-D-天冬氨酸（N-methyl-D-aspartic acid，NMDA）受体的连接蛋白，可介导神经毒性信号通路；PSD-95 抑制剂 NA-1 在非人灵长类猴脑缺血模型上，可阻断谷氨酸兴奋毒性，缩小脑梗体积和改善神经功能。在最近完成的临床试验中，NA-1 应用于颅内动脉瘤血管内修复术后，仅观察到脑梗死例数略少于安慰剂对照组，而脑梗死体积没有差别。NA-1 尚在进一步临床试验，观察其对缺血性脑卒中的疗效。

钙通道阻滞药可阻断谷氨酸下游信号通路钙内流，被认为可作为脑卒中治疗药物，而且尼莫地平被用于临床治疗脑卒中，还被作为临床前药效学实验的阳性对照药。但是，迄今为止，大量临床试验循证医学证明，钙通道阻滞药治疗脑卒中未能获得令人满意的效果。值得关注的是，一项中国脑卒中临床试验发现，受体门控钙通道阻滞药人参皂苷 Rd（ginsenoside-Rd）在急性缺血性脑卒中 72h 内应用，可促进神经功能恢复。研究者认为，人参皂苷 Rd 未引起明显血压下降，可能是药物发挥有效性的主要原因。钙通道阻滞药阻断神经兴奋毒性的益处及降低血压的害处，值得进一步扩大临床试验验证。也可能人参皂苷 Rd 还有未被阐明的药理作用对脑卒中治疗有益。

## （二）靶向氧化和硝化应激的药物研发

氧化和硝化应激在缺血性脑损伤病理过程中扮演重要角色。脑缺血后，半影区超氧阴离子、过氧化氢、羟自由基和过氧亚硝基阴离子（peroxynitrite）等产生增加，缺血再灌注时尤甚。羟自由基和过氧亚硝基阴离子可促进蛋白质硝化和氧化、脂质过氧化、线粒体和

DNA 损伤、炎症激活、细胞坏死和凋亡，从而引起脑损伤。活性氧（reactive oxygen species，ROS）和活性氮（reactive nitrogen species，RNS）被认为主要产生于半影区，且研究表明，阻断 ROS/RNS 引起的氧化和硝化应激可有效限制缺血损伤扩展。因此，中和氧化和硝化应激可作为潜在的脑卒中治疗策略，研究者尤其对过氧亚硝基阴离子这一靶点感兴趣。但是 2006 年，当时被认为非常有希望的过氧亚硝基阴离子清除剂 NXY-059，在次年的扩大临床试验中宣布失败。

依达拉奉是日本 2001 年批准上市的自由基清除剂，可清除超氧阴离子、过氧化氢和羟自由基。该药也在我国被批准上市，广泛用于治疗缺血性脑卒中。8 项临床试验的系统性回顾表明，依达拉奉在脑卒中患者治疗中的有效性无确凿证据。近年一项回顾研究称，依达拉奉联合脑卒中标准治疗，似乎可改善脑卒中患者的神经功能[50]，这一结果是否存有偏见或样本量较小仍需考虑。目前，我国研发的复方依达拉奉已完成Ⅲ期临床试验，在缺血性脑卒中 48h 内应用，试验结果尚在总结中。

尿酸是人嘌呤分解代谢的最终氧化产物，占血浆抗氧化能力的 2/3。临床前研究表明，尿酸可减少谷氨酸诱导的细胞死亡，抑制脑卒中动物的 ROS/RNS，进而减少脑梗死体积，促进功能恢复。在血栓栓塞性脑卒中啮齿类动物模型中，尿酸与 tPA 联合用药表现出协同作用。尿酸治疗对脑卒中患者的安全性和有效性已进行到Ⅱb/Ⅲ期临床试验阶段。结果表明，无论是否联用 tPA，对结局指标均无影响，但给予尿酸治疗可减少脑卒中患者早期临床恶化的发生率，使较多患者获得完全自理能力。值得注意的是，在特定的脑卒中患者（如女性、高血糖症预处理患者或早期血管再通患者），尿酸治疗可抑制梗死扩大，改善功能预后，这一结果可能与女性内源性抗氧化能力低、高血糖症脑卒中患者自由基增加等有关。因此，进一步的大规模临床试验需要在包含更多并发症的男女同龄人群中开展。

（三）靶向炎症损伤的药物研发

脑缺血后会释放许多损伤相关模式分子，进而触发免疫应答，通过免疫细胞浸润脑实质。脑内神经小胶质细胞和中性粒细胞先后应答，加剧脑缺血后的氧化应激和血脑屏障损伤。缺血和再灌注也会触发补体系统，介导免疫病理损伤反应。尽管研究者对免疫系统在脑卒中病理生理中的意义尚了解不足，脑卒中后免疫介导的炎症反应已作为脑卒中治疗的研究靶点。目前已有多项随机对照试验，测试临床使用的各种免疫调节剂对脑卒中患者的治疗效果。

芬戈莫德（fingolimod）是用于治疗多发性硬化症的新型免疫抑制剂。芬戈莫德是几种神经胺-1-磷酸盐受体的高亲和受体激动剂，阻止淋巴细胞从淋巴结外出，限制淋巴细胞浸润到脑，抑制神经小胶质细胞和巨噬细胞的局部激活。临床前研究表明，芬戈莫德可通过血脑屏障，维持内皮功能，减小脑梗死体积，改善神经功能，减轻水肿，减少缺血区细胞死亡数量，但其是否直接作用于神经元备受争议。在临床试验中，脑卒中发生 72h 内给予芬戈莫德治疗，无严重有害事件发生，可限制继发性脑组织损伤，提高功能恢复；脑卒中发生 4.5h 内联合 tPA 用药可减少神经功能缺陷。由于芬戈莫德可隔绝淋巴组织中的淋巴细胞，进而发生淋巴细胞减少症，因此其效果很可能是血管和免疫介导的，不仅仅局限于中枢神经系统。芬戈莫德是一个前药，必须磷酸化后才能作用于神经胺-1-磷酸盐受体，但一些证据又表明其作用不依赖于这些受体。因此，需要进一步的实验探究芬戈莫德与脑卒中多个靶点的关系，以了解该药发挥疗效的作用靶点和机制，避免该药潜在的不良反应。

那他珠单抗（natalizumab）是一个人源化的 CD49d 抗体，可阻断 $\alpha_4$-整合素，被批准用于多发性硬化症的治疗。临床前研究表明，该药可以阻滞 $\alpha_4$-整合素介导的白细胞迁移，但未发现对神经缺陷的保护功能，仅减少轻微脑卒中动物的梗死体积，对严重脑卒中动物无效。临床试验中，该药联合应用 tPA，对脑梗死体积无影响，但可改善认知功能。

白细胞介素 1 受体拮抗剂（interleukin-1 receptor antagonist，IL-1ra）是促炎因子 IL-1 的竞争性拮抗剂，重组 IL-1ra 被广泛用于治疗炎症性疾病，如类风湿关节炎，具有很好的抗炎效果和安全特性。在啮齿类脑卒中动物模型中，内源性 IL-1ra 上调，给予重组 IL-1ra 治疗可减少细胞死亡和损伤体积。重组 IL-1ra 联合 tPA 或血管内血栓切除术治疗的临床研究已进行到 II 期。急性脑卒中后血浆中 IL-1ra 升高被证明与高感染风险有关。因此，该药的治疗护理需要格外小心。

米诺环素（minocycline）是一个四环素衍生物抗生素，可减少动物脑卒中后的细胞凋亡，抑制聚腺苷二磷酸核糖聚合酶 1 和基质金属蛋白酶的表达，进而表现出抗炎效果。临床试验表明，米诺环素具有较好的安全特性，治疗窗时间较长，单独用药达 4h，联合应用 tPA 可达 6h；联合 tPA 用药时，不仅提供血管保护作用，而且减少 tPA 治疗引发的出血事件。但一项小型临床试验发现，脑卒中发生 24h 内静脉给予米诺环素治疗对患者的致残率无改善作用。米诺环素和溶栓治疗的进一步临床随机对照试验正在开展中。

## 二、基于 Nampt-NAD 防御系统的脑卒中治疗靶点和药物研究

脑卒中发生时，一方面引起损伤反应，导致细胞死亡、功能受损；另一方面，调动防御反应，企图使细胞存活、再生、功能恢复，以对抗脑卒中损伤带来的危害。以往多数靶点和药物针对脑卒中损伤机制（前述），迄今为止临床转化未获成功。我们希望从新的视角，通过瞄准机体内在防御机制，挖掘抗脑卒中新靶点。脑卒中虽然是脑局部疾病，但可引起全身反应，而且脑局部与全身可相互作用。因此，提出利用机体内在防御机制发现脑局部和全身来源的神经保护因子。

### （一）Nampt-NAD 系统

除了脂肪组织可分泌脂肪因子 visfatin 外，肝等组织也可分泌，该蛋白无论在细胞内还是细胞外，均具有烟酰胺磷酸核糖转移酶（nicotinamide phosphoribosyltransferase，Nampt）活性。而且，研究证明，Nampt 从脂肪细胞分泌后，其活性的增加与 Lys53 位点脱乙酰化有关。Nampt 是烟酰胺腺嘌呤二核苷酸（NAD）生物合成的限速酶（图 19-3），NAD 是生成能量物质腺苷三磷酸（ATP）和发生数百个氧化还原反应的重要辅酶。近年大量研究表明，NAD 又是重要的信号分子，介导 SIRT 等信号转导通路。笔者的实验研究进一步证明，Nampt 是机体重要的防御蛋白，Nampt-NAD 系统可决定细胞生死存亡[2, 51-67]。

### （二）Nampt 可作为脑卒中治疗新靶点

一系列实验证据证明[2, 51-66]：①给予遗传性脑卒中易发大鼠终身服用 Nampt 特异性

抑制剂，可加速脑卒中发生和死亡。②脑组织有较高 Nampt 表达，神经细胞可释放 Nampt。在整体和离体脑缺血模型急性期，Nampt 上调。Nampt 重组蛋白、Nampt 过表达、Nampt 酶产物烟酰胺单核苷酸（nicotinamide mononucleotide，NMN）和 NAD 可对抗整体和离体脑缺血损伤，而 Nampt 抑制剂和 Nampt 敲减则加重脑缺血损伤。SIRT1 敲除、AMPKα2 敲除和 AMPK 抑制剂可阻断 Nampt 对脑缺血的保护作用（抗坏死和凋亡），阐明了神经存活新途径 Nampt-SIRT1-AMPK。研究还发现 Nampt 可由 Nampt-SIRT1-mTOR 途径介导，促进脑缺血早期细胞自噬，发挥神经保护作用。③通过制备 Nampt 转基因过表达小鼠（Tg）和 Nampt 氨基酸突变酶失活转基因过表达小鼠（ΔTg），发现 Nampt 在脑缺血亚急性和慢性期可发挥组织修复作用，促进功能恢复，涉及内皮祖细胞 Nampt-SIRT1-Notch 通路促进血管新生，以及神经干细胞

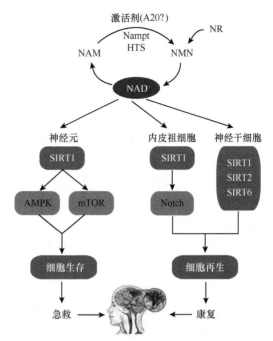

图 19-3　抗脑卒中 Nampt-NAD 防御系统及新药研发
A20，氨丙基咔唑类衍生物；HTS，高通量筛选；NAD，烟酰胺腺嘌呤二核苷酸；NAM，烟酰胺；Nampt，烟酰胺磷酸核糖转移酶；NMN，烟酰胺单核苷酸；NR，烟酰胺核糖

Nampt-SIRT1、Nampt-SIRT2 或 Nampt-SIRT6 途径促进神经再生。而且 Tg 小鼠脑缺血后死亡率较低，体重恢复较快。脑缺血后 1 个月，脑的大体形态明显不同，Tg 小鼠恢复到接近正常；而 ΔTg 小鼠脑较小，缺损明显。

## （三）基于 Nampt-NAD 系统的新药研究

在发现 Nampt 新靶点同时，基于 Nampt-NAD 系统新药研发策略的提出进行了具体实施[2, 51-67]：①证明了 Nampt 直接酶产物 NMN 可作为抗脑卒中治疗新药，对脑缺血具有多重保护作用，对脑出血也有神经保护作用，且不影响血肿大小，已进入临床前研究阶段。②测试到烟酰胺核糖（nicotinamide riboside，NR）（生成 NMN 的前体）具有抗脑卒中活性。③发展 Nampt 激活剂作为抗脑卒中治疗新药。为此，笔者首次建立了基于 Nampt 靶点的高通量筛选系统，完成了 5.5 万个小分子筛选，获得 348 个可明显抑制 Nampt 酶活性的化合物，确认了结构多样的新型 Nampt 抑制剂可作为研究工具和（或）抗肿瘤先导药物；发现了首个 Nampt 荧光探针化合物，对分子影像生物学研究具有潜在价值。同时，获得 495 个潜在的 Nampt 激活剂；测试并证实了一个潜在的 Nampt 激活剂 A20 具有抗脑卒中活性。

上述研究表明，Nampt 可通过新的多重作用机制发挥抗脑卒中作用（图 19-3）。在缺血性脑卒中急性期，该蛋白可通过激活早期细胞自噬和对抗细胞凋亡/坏死，促进神经存活；在脑卒中慢性期，该蛋白可通过促进血管新生和增强神经细胞再生，改善脑卒中后功能恢复。上述研究同时阐明了该蛋白在神经元、血管平滑肌、内皮祖细胞和神经干细胞上的新

的信号转导途径，由此提出，增强该蛋白活性或相应酶代谢通路，有望成为脑卒中急救和康复的新策略。并且，确定了 Nampt 天然酶产物 NMN 可作为抗脑卒中新药进行研发，其他候选系列新药还包括 NR 和 A20，有待后续深入研究。

# 三、脑卒中的干细胞治疗研究

缺血性脑卒中后脑梗死区组织受损，加强脑组织的神经再生和血管再生能力，可以有效地推进内源性恢复进程，减少脑损伤，改善功能预后。随着干细胞研究的进展，受损脑组织的神经再生及神经结构修复取得重要进步。临床前证据显示，在动物缺血性脑卒中模型中，干细胞治疗促进缺血性脑卒中后的恢复，可通过抑制炎症和凋亡发挥神经保护作用，减小脑梗死体积，可通过释放营养因子和生长因子、增强内源性修复机制及移植后细胞分化、替代与整合发挥治疗作用，而且具有较长的治疗时间窗。干细胞疗法被提出纳入脑卒中基础和临床研究，以改善脑组织损伤修复和神经功能缺陷，成为脑卒中患者新兴的再生医学治疗策略。

干细胞具有自我更新能力，可替换脑卒中损伤细胞，分化为神经系统组成所必需的各种类型细胞，其治疗方法研究包括使用不同类型的干细胞，如神经干细胞、骨髓单核细胞、间充质干细胞等；不同的给予途径，如脑内、动脉、静脉、鞘内、鼻内等途径；不同的剂量，根据细胞类型和给予途径而定；不同的治疗时间窗，从数天到数月、数年不等[68, 69]。

脑卒中干细胞治疗已建立临床前和临床研究指南，第一部指南创建于 2009 年[70]，重点关注临床前研究及其作为细胞疗法临床试验的重要发展部分；由于第一次指南为早期临床试验的实施提供了建议，该领域迅速发展，随后 2011 年更新的指南补充、细化了相关内容[71]；2014 年指南再次更新，关注细胞疗法的作用机制、动物模型到患者应用成功转化存在的障碍、急性和慢性脑卒中目前临床试验的设计问题[72]。

目前，干细胞疗法已有逾 50 项临床试验在脑卒中疾病中开展[68, 69, 73-76]，所应用的细胞类型主要是神经干细胞和成体干细胞，主要应用单一类型细胞，多种细胞联合应用的研究案例较少（表 19-4）。

## （一）神经干细胞脑卒中治疗

**1. 神经干细胞作用机制** 神经干细胞具有自我更新能力，可分化为各种类型的细胞，如神经元、星形胶质细胞、少突胶质细胞等，在胚胎形成和成年神经再生中发挥重要作用。神经干细胞的脑卒中治疗包括胚胎干细胞（ESC）、多能干细胞（PSC）和成年神经干/祖细胞治疗。神经干细胞不像胚胎发育进程那样精心编排、大规模并行发生，而是可以在任何时间点均可发生。在成年神经再生过程中，具有分化能力的神经干细胞可进行自我更新、瞬间扩增为神经干/祖细胞，最终分化为成熟的神经元、星形胶质细胞、少突胶质细胞[74]。

目前，在临床前脑卒中动物模型中，提出了基于神经干细胞的两种主要作用机制：①通过脑内移植神经干细胞及刺激内源性神经干细胞的神经再生，替换受损伤的神经元，以重建和修复脑卒中受损的神经通路；②通过脑内、静脉内或动脉内递送至大脑内的神经干细胞，以旁分泌的方式促进免疫调节、神经保护机制、内源性神经再生和血管新生[74, 77]。神经干细胞的临床前脑卒中作用机制的阐明，为其进一步临床试验的开展，提供了理论基础。

**2. 神经干细胞临床试验** 鉴于神经干细胞在动物脑卒中模型中的有效作用，神经干细胞的脑卒中治疗策略被提出，以补偿脑卒中后缺血组织不可逆的细胞损失、修复脑损伤组织，其临床试验已开展，主要用于慢性缺血性脑卒中的治疗，在急性、亚急性缺血性脑卒中及出血性脑卒中治疗研究较少（表 19-4）。尽管注册的脑卒中干细胞临床试验已超过 50项，但只有人神经前体细胞系 NT2/D1 和人永生化神经干细胞系 CTX 进入到临床 I 期和 II期试验，神经类型细胞外侧神经节突起（LGE）细胞的临床研究由于有限的实验设计及癫痫、偏瘫加重等有害事件的出现，而提前终止[78-81]。

（1）基于人神经前体细胞系 NT2/D1 的脑卒中临床试验：NT2/D1 细胞，也被称为 NT2细胞，是一种人畸胎瘤来源的人多能胚胎瘤细胞系，被认为是神经前体细胞系[78-80]。给予 NT2/D1 细胞视黄酸等，可诱导获得有丝分裂后期神经元样细胞 NT2N 神经元（商品名称为 LBS 神经元）。

NT2N 神经元临床 I 期试验，在严重运动障碍的基底神经节脑卒中患者中展开[79]。该项研究中，招募脑卒中患者共 12 名，年龄 44～75 岁，先前 6 个月到 6 年均发生脑梗死。其中 4 名脑卒中患者在脑内给予单剂量 200 万细胞移植物，另外 8 名患者随机给予单剂量200 万细胞或 3 倍剂量 600 万细胞移植。移植后 1 周、2 周、4 周、8 周、12 周、16 周、24 周、36 周、52 周对安全性和有效性进行评价。长达 18 个月时的血清学或影像学评估显示，无细胞相关的有害作用；欧洲脑卒中总量表评分，在 6 名患者中改善 3～10 分，在所有患者平均改善 2.9 分；移植后 6 个月，11 名患者的正电子发射断层扫描（PET）结果显示（另一名患者由于其他疾病原因，被迫推迟 PET 扫描），6 名患者（5 名接受 200 万细胞治疗，1 名接受 600 万细胞治疗）的移植位点或同侧脑中，氟脱氧葡萄糖 $^{18}$F 相对摄取增加≥15%。此外，手术后 27 个月，1 名患者心肌梗死死亡，首例尸检结果显示，移植的神经元细胞可以迁移到脑卒中区域，存活达 2 年之久。

NT2N 神经元临床 I 期试验证明了神经元脑内移植在运动障碍脑梗死患者中的安全性和可行性，但是该项研究没有设置对照组。因此，NT2N 临床 II 期试验在完善实验设计的基础上，再次对 NT2N 神经细胞移植物在运动功能缺陷脑卒中患者中的安全性和有效性进行研究。

NT2N 神经元临床 II 期试验，采用随机、观察者盲法的试验设计，共招募 18 名 18～75 岁的、具有脑卒中病程 1～6 年且存在固定运动障碍行为的脑卒中患者，其中缺血性脑卒中和出血性脑卒中患者各 9 名[80]。所有脑卒中患者被随机分为治疗组和对照组，治疗组中共 14 名患者，其中 7 名患者 500 万细胞治疗，7 名患者接受 1000 万细胞治疗，而后参与脑卒中康复治疗项目；对照组中 4 名患者不进行细胞治疗，仅参与脑卒中康复治疗项目。另外，所有患者在手术前和手术后均进行运动学测试和影像学检测，作为基准值。长达 24个月的血清学和影像学评估显示，14 名细胞治疗组患者均未出现细胞相关的有害事件，仅1 名患者出现一次癫痫发作；移植后 6 个月时的欧洲脑卒中总量表评分显示，500 万细胞治疗组中的 4 名患者和 1000 万细胞治疗组中的 2 名患者，均改善了评分结果，但是细胞治疗组整体分数结果与对照组或基准值比较，均无明显差异。与对照组或基准值相比，细胞治疗组中，Fugl-Meyer 量表评分未显示手腕活动和手指运动分数得到改善；但上肢功能评估量表和脑卒中影响量表（stroke impact scale，SIS）评分显示，手指运动评分和 6 个月时的日常活动分数均得到提高。

　　尽管在一些脑卒中患者中出现了明显的运动功能和日常活动改善，但是该项研究并不能作为主要终点指标成为运动功能改善的证据。该结果的出现，可能是由于脑卒中患者数量不足、未对脑卒中患者类型进行分类、脑卒中病程过久、细胞剂量不足等原因。因此，应开展更大规模的临床试验，以招募数量更多、病程更短的脑卒中患者，将脑卒中患者按照缺血性和出血性进行分类，给予更多剂量的细胞治疗，以探究 NT2/D1 神经细胞移植是否改善脑卒中患者的运动功能。

　　（2）基于人神经干细胞系 CTX 的脑卒中临床试验：CTX 人神经干细胞系可释放细胞因子和生长因子，以促进血管新生、神经再生和降低炎症反应（图 19-4）[74]。CTX0E03是一种永生化人神经干细胞系，来源于人胚胎脑组织，通过逆转录病毒转染 c-myc 生长因子基因进行永生化处理，永久保持干细胞特性。CTX0E03 被作为临床级神经干细胞，据此研制的商业化产品 CTX-DP 用于慢性脑卒中治疗（ReNeuron PISCES 试验）[78, 81]。

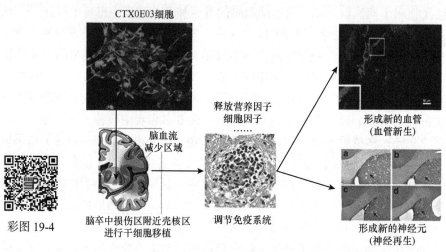

图 19-4　CTX0E03 神经干细胞对缺血性脑卒中的治疗作用机制

　　CTX0E03 在慢性脑卒中患者中的临床 I 期试验研究（PISCES I，NCT01151124）[81]，采用开放、单一位点、剂量递增的实验方案，共招募 13 名年龄≥60 岁、发病 6～60 个月、NIHSS≥ 6 分及改良 Rankin 量表评分（mRS）2～4 分的男性缺血性脑卒中患者，其中 11名患者接受细胞治疗，在脑梗死同侧壳核内立体定位注射单剂量 $2×10^7$、$5×10^7$、$1×10^8$或 $2×10^8$ 个细胞。移植前，NIHSS 平均分数为 7 分，距离脑卒中发作平均时间为 29 个月。该项研究主要是评价脑内移植 CTX0E03 的安全性和耐受性，观察移植 2 年后的神经学和功能学预后。长达近 5 年的随访结果显示，未出现免疫或细胞相关的有害事件，仅手术过程或并发症带来一些不利影响；细胞治疗组具有较好的细胞剂量耐受性，即使单次给予 $2×10^8$ 细胞剂量也不会诱导有害事件；移植后 2 年，NIHSS 分数平均改善 2 分，与改善的神经功能有关。

　　尽管 PISCES I 结果证明了 CTX0E03 的安全性和耐受性，但该项研究选择的受试者脑卒中病程较长，通常神经功能很难被改善，因此很难确定神经干细胞的有效性。因此，CTX0E03 临床 II 期试验（PISCES II，NCT02117635）紧跟 PISCES I 的步伐，以评价干细胞治疗安全性和有效性。

CTX0E03 PISCES Ⅱ 试验（NCT02117635），招募年龄≥40 岁、病程 2～12 个月、合并手臂局部麻痹且手臂丧失功能 3～12 个月的 21 名大脑中动脉缺血性脑卒中患者，给予 $2\times10^8$ 单一细胞剂量治疗[82]。长达 12 个月的随访结果显示，未出现细胞相关的安全问题；15 名患者出现临床相关的功能改善。

目前，CTX0E03 PISCES Ⅲ 正处于筹划中，是一项随机对照临床 Ⅱ b 期试验，旨在研究 CTX 细胞系在慢性脑卒中患者中的安全性和有效性[78]。ReNeuron 公司计划招募 110 名脑卒中病程 6 个月以内的慢性脑卒中患者，以 1∶1 的比例随机分为细胞治疗组和假手术组，同样，将 $2\times10^8$ 个 CTX0E03 细胞立体定向注射到脑梗死区同侧壳核内。该项研究中，患者入选标准是 mRS 评分为 3～4 分，主要结局指标是移植后 6 个月时的 mRS 分数变化，并进一步监测至 12 个月。该项研究中设置假手术组，是为了排除手术和麻醉等干预因素对临床研究的影响，同时也将考虑细胞给予方式（脑内立体定向注射）的安全性问题。

## （二）成体干细胞脑卒中治疗

与神经干细胞临床试验相比，成体干细胞在脑卒中疾病中的临床结果报道大幅度增加（表 19-4）。

**1. 骨髓单核细胞（BM-MNC）**　包含不同类型的干细胞，存在于骨髓中，可在几小时内获得并输注，通过趋化性靶向病变位点，产生和分泌细胞因子和生长因子。临床前研究表明，BM-MNC 治疗可减小梗死体积，改善功能预后[69]。先后开展的临床试验，探究了 BM-MNC 的安全性、可行性、有效性及输注途径、不同剂量与疗效的相关性（表 19-4）[68, 69, 73, 75]。

先后临床试验证明，BM-MNC 在脑卒中患者中动脉输注、静脉输注、脑内或鞘内注射均是安全可行的。急性脑缺血患者给予 BM-MNC 治疗后，6 个月随访期间未发生有害事件及住院死亡事件，可改善 70%中度脑缺血患者和 40%中重度脑缺血患者的临床预后。在亚急性脑缺血患者中，小规模临床试验报道称，BM-MNC 对神经功能、脑血流量或日常活动能力有积极影响，仅偶发非细胞治疗相关的癫痫；但较大规模临床结果表明，BM-MNC 治疗虽然安全可行，但并不能改善脑卒中结局，对运动功能、语言失调、梗死体积等无益处。在慢性脑缺血患者中，BM-MNC 的有效性无法确定，但可以通过旁分泌形式在干细胞区和神经恢复微环境中分泌生长因子 VEGF 和 BDNF。

在含 14 例脑缺血和 10 例脑出血的慢性脑卒中患者中，鞘内输注 BM-MNC 可改善患者恢复进程，12 例改善步行能力，10 例改善手功能，6 例改善站立平衡，9 例改善行走平衡，促进脑卒中慢性期的功能恢复；在单纯出血性脑卒中患者中，脑内给予 BM-MNC 可减少神经功能损伤，改善日常生活能力。

不同临床试验中 BM-MNC 有效性的不一致，与脑卒中类型、治疗时间窗、细胞剂量、患者类型、患者数量等密切相关，需要开展更大规模的临床试验。

BM-MNC 移植后的生物分布实验也在临床试验中开展。通过动脉或静脉给予亚急性大脑中动脉脑卒中患者锝-99m 标记的骨髓单核细胞，发现移植 2h 和 24h 后，动脉输注组中肝脏和脾脏放射性比较高，肺中含量低，但是两组给予途径中，脑中放射性均较低，不存在明显差异。因此，无论动脉或静脉给予骨髓单核细胞，相对于初始给予剂量，脑内实际有效剂量很低。2015 年首次在中等到严重的急性缺血性脑卒中患者中探究不同剂量动脉内注射自体同源 BM-MNC 的有效性。紧接着，通过对两项临床试验的数据分析，探究不同剂量的自体同源 BM-MNC 在缺血性脑卒中患者中与疗效的相关性。结果表明，细胞治疗组的细胞剂量与残疾之间具有高度相关性，较高剂量的细胞治疗组在 180 天表现出较好的预后。这一结果与临床前研究相似，高剂量的自体同源 BM-MNC 与脑卒中患者较好的预后有关，特别当细胞剂量高于 $3.1 \times 10^8$ 时，这一相关性更加明显。

**2. 间充质干细胞（MSC）**　是多能干细胞，最初在骨髓中被发现，也被称为"骨髓基质细胞"，后来在身体其他部位发现，如脂肪组织、脐带、肺、肝脏、滑膜、羊水、牙髓、骨骼肌、胎儿血液及循环系统中。由于其具有较好的可塑性，可在体外培养，具有特异的形态结构，表达特定的 CD 集群分化因子，在适当微环境下，可以增殖和分化为其他类型的细胞[76]。尽管间充质干细胞在脂肪组织中分布最多，但临床试验中大多使用自体同源的骨髓间充质干细胞，其他类型的间充质干细胞临床治疗也有报道（表 19-4）[68, 69, 73, 75, 76]。

（1）骨髓间充质干细胞（BM-MSC）：具有自我更新能力，可以分化为中胚层、内胚层及外胚层的细胞，如神经元、神经胶质细胞和内皮细胞。大量临床前证据显示，BM-MSC 通过多种作用机制参与缺血性脑卒中病理过程，如迁移并存活在缺血区，营造有利于细胞存活和受损神经组织修复再生的微环境；通过免疫调节抑制缺血区的神经元和神经胶质细胞凋亡；释放细胞因子和神经营养因子，为缺血半暗带区的受损神经元提供营养支持；诱导血管生成，改善脑血流循环，促进神经组织修复；还可刺激轴突出芽和髓鞘重构，促进内源性神经再生；作为基因载体将细胞治疗和基因治疗相结合，通过修饰，引入靶基因，促进迁移、存活，增强营养因子表达，加速缺血区血管再生，抵抗炎症，减轻神经水肿和凋亡；与药物治疗联合使用，提供简单、高效、可行的累积性的协同疗效；通过分化为神经细胞或去分化为原始干细胞，在脑卒中治疗中发挥作用；通过低氧预处理，增强自身存活能力，进而增加细胞数量和某些生物因子表达，提高治疗效果。此外，BM-MSC 通常来源于自体组织，不存在伦理学问题，体外培养方便，具有较低的免疫原性和很好的安全性[76]。基于以上优势，BM-MSC 可作为脑卒中干细胞临床治疗的理想细胞，临床试验已开展（表 19-4）。

BM-MSC 在急性脑缺血疾病的临床研究尚无报道。早期结果显示，在亚急性脑缺血患者中，静脉给予 BM-MSC 不会引起有害事件，可能有助于神经功能恢复。MSC 的临床改善与 SDF-1 的血清水平和侧脑室室下区的参与程度有关。近期，一项随访时间长达 4 年多的慢性脑缺血性患者临床研究表明，静脉给予 BM-MSC 未发生细胞相关的任何副作用或有害事件。即使在合并出血和缺血的慢性脑卒中患者中，移植后也未发生类似于静脉血栓栓塞、细胞异常分化、全身性癌症、全身感染或者神经功能下降的有害事件。

目前，在 BM-MSC 细胞治疗的慢性脑缺血疾病中，SB263 细胞表现出可靠的安全性和较好的临床预后[78, 83]。SB263 细胞是一种同种异体修饰的 BM-MSC，被开发用于稳定性脑卒中导致的慢性运动缺陷疾病的同种异体细胞疗法。SB263 临床 I / II a 期试验（NCT01287936）结果表明，在 18 名病程 6～60 个月的慢性脑缺血患者中，分别给予细胞剂量 $2.5 \times 10^6$、$5.0 \times 10^6$、$10 \times 10^6$，不会引起剂量相关的毒性或死亡；相对于细胞治疗前，SB263 细胞治疗后，欧洲卒中量表（ESS）分数平均增加 6.88 分，NIHSS 分数平均降低 2.00 分，Fugl-Meyer 总分数和运动功能评分分别增加了 19.20 分和 11.40 分，而且移植后 1 周，损伤侧皮层 $T_2$-MRI 信号的改变与 12 个月后的临床预后改善具有相关性。

目前，SB263 细胞临床 Ⅱ b 期试验（NCT02448641）正在开展中，此次研究将招募 156 名慢性脑缺血患者，按照 1∶1∶1 的人数比例，将患者分为非细胞治疗组、细胞治疗组 1（细胞剂量 $2.5 \times 10^6$）和细胞治疗组 2（细胞剂量 $5 \times 10^6$），进行为期 1 年的随访研究[78]。

以上研究证据支持了 BM-MSC 在脑卒中疾病中移植治疗的安全性和可行性（表 19-4）。值得注意的是，临床试验中，使用的 BM-MSC 均需要在体外扩增培养，尽管使用含动物血清（如胎牛血清）的培养基，离体培养 MSC 的有害事件尚无报道，但尽量选择使用无血清培养基或自体同源血清扩增培养 MSC，以减少异种污染的担忧。

（2）脂肪组织间充质干细胞（AD-MSC）：脂肪组织来源的干细胞相对于骨髓来源的干细胞有很多优势，如可从皮下脂肪组织中微创分离，且数量相对较多；其旁分泌功能和生成血管的潜能均优于骨髓细胞。临床前研究证明，在大鼠脑缺血模型中，静脉给予 AD-MSC 可显著改善功能预后，减少细胞死亡，增加细胞增殖、神经再生、突触再生、血管新生[69, 84]。

目前，AD-MSC 在脑卒中临床试验中的研究报道很少（表 19-4）。一项随访长达 2 年的临床 Ⅱ a 试验表明，在急性脑缺血患者中，静脉给予 AD-MSC 具有较好的耐受性，且无并发症，证明了 AD-MSC 细胞治疗的安全性和可行性[84]。

（3）脐带血间充质干细胞（UC-MSC）：与 BM-MSC 相比，UC-MSC 具有一些优势，如较好的可塑性、细胞生长速度快、生物学上更接近胚胎干细胞、较高的分化潜能、较低的免疫原性、产生更多的分泌因子，且这些分泌因子与神经保护、神经再生和血管新生有关。

在小规模脑卒中临床试验中，含 3 例脑缺血和 1 例脑出血患者，6 个月的随访结果显示，动脉给予 UC-MSC 安全可行，但是有效性有待进一步确定，可能改善脑缺血患者的神经功能[68]。

### 3. 多能成体干细胞

（1）多能成体干细胞（MAPC）作用机制：MAPC 是一种独特的成体贴壁细胞，可以从骨髓和其他组织中分离获得，可根据大小、转录组、分泌组、miRNA 分布和分化能力等，与 BM-MNC 和 MSC 分开来。临床前研究证明，MAPC 在多种中枢神经系统疾病中，具有保护作用。在动物脑卒中、脑损伤、脊髓损伤等病中，脑内或静脉给予 MAPC 可发挥强大的组织保护能力，减缓胶质细胞活化，改善运动和神经功能预后，具有确切的有效剂量和治疗时间窗[77, 85]。MAPC 的脑保护作用与脾脏有关，可调节周围和局部免疫系统，与降低 $CD3^+$、$CD4^+$、$CD8^+$细胞，增加 $FoxP^+$ T 细胞，降低炎症因子 IL-1β、TNF-α，促进抗炎因子 IL-10 等密切相关（图 19-5）。

（2）多能成体干细胞临床试验：鉴于 MAPC 在临床前中枢损伤疾病模型中的积极作用，一项临床 Ⅰ/Ⅱ期试验围绕 MultiStem（MAPC 细胞的商品名）已开展，以探究其在急性脑缺血患者中的安全性和有效性[85]。

该项临床 Ⅰ/Ⅱ期试验（NCT01436487）采用双盲随机对照的实验设计，共招募 126 名中重度脑缺血患者，脑卒中发作时间在 24~48h，无细胞治疗组 61 人，细胞治疗组随即给予 $4 \times 10^8$ 或 $12 \times 10^8$ 细胞剂量。长达 1 年的随访显示，对于低剂量或高剂量细胞治疗组，均未发生细胞剂量毒性事件，无输注或过敏反应，无治疗相关的有害事件，具有很好的安全性和可耐受性，但是与无细胞治疗组相比，细胞治疗 90 天后的神经功能和脑卒中恢复未得到明显改善。

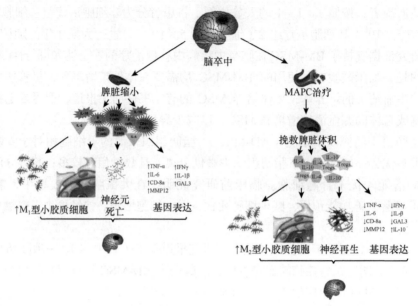

图 19-5　多能成体干细胞（MAPC）对缺血性脑卒中的治疗作用机制
TNF，肿瘤坏死因子；IFN，干扰素；IL-6，白细胞介素 6；GAL3，半乳凝素 3；MMP，基质金属蛋白酶

MultiStem 细胞在急性脑缺血患者治疗中，功能改善不明显，可能与治疗时间窗有关，进一步的临床Ⅲ期试验拟招募 300 名患者，并缩短治疗时间窗（≤36h），以确认较早干预是否对脑卒中恢复治疗有效[77, 85]。

### （三）干细胞治疗的局限性与未来发展方向

以上研究进展为干细胞脑卒中治疗提供了大量的理论和实践依据，但干细胞治疗仍存在很多局限性和需要解决的难题[68, 69, 77, 78]。

干细胞治疗中，需要解决的首要问题是安全性问题。细胞治疗过程中，是否存在细胞相关的有害事件，直接决定该细胞是否可应用于临床治疗。细胞剂量依赖性毒性、过敏反应、不同输注途经引发的有害事件（静脉输注引起的肺栓塞、动脉输注引起的动脉栓塞等）等，都是比较常见的安全性问题。此外，细胞来源也会带来安全性问题，如 NT2/D1 临床试验证明了其应用于脑卒中治疗的安全性和可行性，但由于该细胞来源于畸胎瘤细胞系，仍然无法排除安全性的隐忧。

其次，干细胞治疗的有效剂量和最佳治疗时间窗尚不清楚。自体来源干细胞的分化潜能与患者年龄、疾病等有关，对不同年龄的患者，给予同一细胞剂量时，其有效剂量不一。不同的输注途经也会显著影响运往靶向区域的细胞数量。干细胞最佳治疗时间窗的选择与是否改善患者临床预后息息相关，目前尚无最佳治疗时间窗的研究报道。

此外，干细胞治疗中，不同的脑卒中类型，需要针对性选择合适的干细胞类型。以脑卒中类型为例，在急性脑缺血期间，脑梗死部位的趋化因子、营养因子等水平显著性增加，随后随时间降低，此时可考虑应用具有旁分泌或免疫调节功能的干细胞，减少脑损伤区的继发性损伤，挽救和保留在体脑组织，以改善脑损伤；慢性脑缺血期间，脑损伤区已形成神经胶质瘢痕,组织再造能力减弱,此时治疗可瞄准脑损伤区周围已生存下来的神经细胞,可考虑应用干细胞刺激该类型细胞,改变其功能,以替补缺失的神经功能,或者通过干细胞移植,在体诱导分化,直接进行细胞替代,以改善神经功能。

尽管干细胞治疗存在局限性,但脑卒中干细胞治疗仍然是一个令人兴奋、很有希望的治疗途径。未来,干细胞治疗将在更大规模、实验设计更严密的临床试验中开展,同时,可通过引进基因编辑技术、与药物治疗相结合、优化应用模式和载体系统、改善培养方法等,提高脑卒中应用中的安全性和有效性,减少或规避有害事件的发生,通过基础和临床协调研究,为脑卒中提供标准有效的治疗方案。

**表 19-4　脑卒中干细胞治疗临床研究进展**[68-73, 76]

| 细胞类型 | 治疗时间窗 | 患者例数（对照：实验） | 随访（月） | 实验设计（NCT 编号） | 细胞剂量 | 给予途径 | 结果 | 年份 |
|---|---|---|---|---|---|---|---|---|
| **急性缺血性脑卒中** | | | | | | | | |
| MAPC（MultiStem） | 1～2 日 | 61：65 | 12 | 随机对照 II 期（NCT01436487） | $4\times10^8$ $12\times10^8$ | 静脉 | 安全可行 | 2017 |
| | / | /（共 300） | / | 随机对照 III 期 | / | / | （筹划中） | 2018 |
| BM-MNC | 1～3 日 | 0：10 | 6 | 非盲前瞻研究 | （7～10）$\times10^6$/kg | 静脉 | 安全可行 | 2011 |
| | 1～7 日 | 38：38 | 24 | 随机对照 II 期（NCT02178657） | $2\times10^5$/kg $5\times10^5$/kg | 动脉 | 有效安全性待确定 | 2015 |
| | 3～7 日 | 0：20 | 6 | 非盲试点研究 | $2.2\times10^7$ | 动脉 | 安全可行 | 2012 |
| AD-MSC | ≤2 周 | 10：10 | 24 | 随机对照 IIa 期 | $1\times10^7$/kg | 静脉 | 安全可行有效 | 2014 |
| 造血干/祖细胞 | ≤7 日 | 0：5 | 6 | 非盲 I 期（NCT00535197） | $1\times10^8$ | 动脉 | 安全可行有效 | 2014 |
| **亚急性缺血性脑卒中** | | | | | | | | |
| BM-MNC | 5～9 日 | 10：10 | 6 | 观察者盲法 I/II 期（NCT00761982） | $1.59\times10^8$ | 动脉 | 改善日常活动未改善神经功能偶发癫痫 | 2012 |
| | 7～10 日 | 0：12 | 6 | 非盲 I/IIa 期（NCT01678534） | $2.5\times10^7$ $3.4\times10^7$ | 静脉 | 安全可行改善神经功能、脑血流量和代谢 | 2015 |
| | 7～30 日 | 0：11 | 13 | 非盲 I 期（NCT01501773） | （2～18.6）$\times10^7$ | 静脉 | 安全可行 | 2012 |
| | | 60：60 | 12 | 非盲 II 期（NCT01501773） | $2.8\times10^8$ | 静脉 | 安全可行但预后无差异 | 2014 |
| | 7～120 日 | 18：21 | 12 | 非盲临床试验 | $1\times10^6$ | 动脉 | 安全可行但预后无差异 | 2016 |
| | 2～3 个月 | 0：6 | 6 | 非盲 I 期（NCT00473057） | （1～5）$\times10^8$ | 动脉 | 安全可行仅 2 名患者 200 天后偶发癫痫 | 2011 |
| BM-MSC | 18.8～37 日 | 36：16 | 60 | 非盲临床试验 | $5\times10^7*2$ | 静脉 | 安全可行可能改善残疾 | 2010 |
| | 32～61 日 | 25：5 | 12 | 随机对照 I/II 期 | $5\times10^7*2$ | 静脉 | 安全可行有效 | 2005 |
| | 33～136 日 | 0：12 | 12 | 非盲临床研究 | （0.6～1.6）$\times10^8$ | 静脉 | 安全可行 | 2011 |

续表

| 细胞类型 | 治疗时间窗 | 患者例数（对照：实验） | 随访（月） | 实验设计（NCT 编码） | 细胞剂量 | 给予途径 | 结果 | 年份 |
|---|---|---|---|---|---|---|---|---|
| **慢性缺血性脑卒中** | | | | | | | | |
| NSPC 或 MSC | 1 周至 2 年 | 2：6 | 24 | 临床研究 | MSC 0.5× $10^6$*4 | 静脉 | 安全可行有效，仅短暂低热、头晕 | 2014 |
| | | | | | NSPC 6× $10^6$*3 | | | |
| NT2/D1（LBS 神经元） | 6 个月至 6 年 | 0：12 | 18 | 观察者盲法 I 期 | $2×10^6$ $6×10^6$ | 脑内 | 安全可行 | 2000 2002 |
| | 1～6 年 | 4：14 | 24 | 观察者盲法 II 期 | $1×10^7$ | 脑内 | 安全可行但未改善运动缺陷 | 2005 |
| 胎猪纹状体细胞（LGE 细胞） | 3 个月至 10 年 | 0：5 | 提前终止 | 非盲临床研究 | $5×10^7$ $8×10^7$ | 脑内 | 实验设计有局限性 出现癫痫、偏瘫加重 | 2005 |
| NSC（CTX0E03） | 6～60 个月 | 2：11 | 24 | 非盲 I 期（NCT01151124） | $2×10^7$ $5×10^7$ $10×10^7$ | 壳核 | 安全可行有效 | 2016 |
| | 2～12 个月 | 0：21 | / | 非盲 II 期（NCT02117635） | $2×10^8$ | 壳核 | 安全 移植 1 年后，改善临床预后 | 2017 |
| | ≤6 个月 | 55：55 | / | 非盲 IIb 期 | $2×10^8$ | 壳核 | （筹划中） | 2018 |
| BM-MNC | 3 月至 1.5 年 | 10：10 | 12 | 非盲临床研究 | （5～6） $×10^7$ | 静脉 | 安全可行 但无明显临床改善 | 2016 |
| | 3 个月至 2 年 | 12：12 | 6 | 非盲临床研究 | $5.46×10^7$ | 静脉 | 安全可行 可能改善神经功能 | 2012 |
| BM-MSC（SB263 细胞） | 6～60 个月 | 0：18 | 24 | 非盲 I/IIa 期（NCT01287936） | $2.5×10^6$ $5.0×10^6$ $10×10^6$ | 脑内 | 安全有效 | 2016 |
| | 6～90 个月 | 52：104 | 12 | 非盲 IIb 期（NCT02448641） | $2.5×10^6$ $5.0×10^6$ | 脑内 | （进行中） | 2018 |
| BM-MSC | 3 个月至 2 年 | 6：6 | 52 | 非盲试点研究 | / | 静脉 | 安全可行有效 | 2017 |
| PBSC | 6 个月至 5 年 | 15：15 | | 随机对照 II 期 | （3～8） $×10^6$ | 脑内 | 安全可行有效 | 2014 |
| **出血性脑卒中** | | | | | | | | |
| BM-MNC | 5～7 日 | 40：60 | 6 | 观察者盲法 I 期 | （0.2～2） $×10^7$ | 脑内 | 安全可行有效 | 2013 |
| **混合型脑卒中** | | | | | | | | |
| BM-MNC | 1～10 年 | 0：5 | 12 | 非盲 I 期 | （1.4～5.5） $×10^7$ | 脑内 | 安全可行 | 2009 |
| | 4～144 个月 | 0：24 | 30 | 非盲 I/II 期（NCT02065778） | $1×10^6$/kg | 鞘内 | 改善脑卒中慢性期的功能预后 | 2014 |
| BM-MSC | 6～12 个月 | 6：6 | 6 | 非盲 I 期 | （5～6） $×10^7$ | 静脉 | 安全可行 | 2011 |
| | ≤90 日 | 20：40 | 3 | 非盲试点研究 | $1×10^6$/kg | 静脉 | 进行中 | 2013 |

续表

| 细胞类型 | 治疗<br>时间窗 | 患者例数<br>（对照：实验） | 随访<br>（月） | 实验设计<br>（NCT 编码） | 细胞剂量 | 给予<br>途径 | 结果 | 年份 |
|---|---|---|---|---|---|---|---|---|
| BM-MSC 或<br>BM-MNC | 3 个月至 2 年 | 20：20 | 6 | 非盲试点研究 | （5～6）<br>×$10^7$ | 静脉 | 安全可行有效 | 2013 |
| UC-MSC | 3～6 个月 | 0：4 | 6 | 非盲试点研究 | 2×$10^7$ | 动脉 | 安全可行<br>可能改善脑缺血<br>患者临床预后 | 2013 |
| 多细胞联合疗法 | 6 个月至 20 年 | 0：10 | 24 | 非盲试点研究 | OEC（1～<br>2）×$10^6$<br>NPC（2～<br>5）×$10^6$<br>SC 2×$10^6$<br>UC-MSC<br>（1～2.3）<br>×$10^7$ | 颅内 | 安全可行<br>仅改善脑缺血患<br>者功能 | 2013 |

*2 表示输注 2 次，每次细胞剂量为 5×$10^7$ 个细胞。

注：BM-MNC，骨髓单核细胞；BM-MSC，骨髓间充质干细胞；MAPC，多能成体干细胞；NPC，神经祖细胞；NSC，神经干细胞；OEC，嗅神经鞘细胞；PBSC，外周血干细胞；SC，施万细胞；UC-MSC，脐带血间充质干细胞；MSC，间充质干细胞。

# 结语和展望

近 30 年来，脑卒中治疗研究者一直热切期盼"血管再通+神经保护"治疗模式的早日实现，但是，由于神经保护剂临床试验屡屡失败，使得不可接受 tPA 治疗的 95%～97%脑卒中患者仍处于无药可用的境地。在这种情况下，高收入发达国家开展了"卒中单元"（stroke-unit）综合性治疗并取得一定疗效其有效率为 5%（表 19-1）。特别是近年，第二代器械血管内取栓手术治疗联合 tPA 溶栓被确认优于 tPA 治疗，这毫无疑问是脑卒中治疗的一大进步。但这些治疗在中低收入国家实施起来依然困难，而且现有治疗的总体有效性均不高（表 19-1）。因此，在脑卒中治疗领域，人们并没有放弃对神经保护剂的寻找，国内外均在积极探索中。最近，国家重点研发计划设立急性脑缺血损伤神经保护剂研发，包括对国内临床常用神经保护剂的疗效再验证及中药的开发，充分说明我国对这一领域的重视，希望能取得国际公认的新药成果。与此同时，国内外正在积极开展脑卒中干细胞治疗新疗法的研究，希望能最终获得成功。此外，用于急性缺血性脑卒中治疗更理想的溶栓药物也在研发中。

## 参 考 文 献

[1] 缪朝玉. 脑卒中治疗靶点和药物研究. 中国药理学与毒理学杂志，2016，30：1264-1272.

[2] Wang P，Miao CY. NAMPT as a therapeutic target against stroke. Trends Pharmacol Sci，2015，36：891-905.

[3] Hankey GJ. Stroke. Lancet，2017，389：641-654.

[4] Chamorro Á，Dirnagl U，Urra X，et al. Neuroprotection in acute stroke：targeting excitotoxicity, oxidative and nitrosative stress, and inflammation. Lancet Neurol，2016，15：869-881.

[5] Savitz SI. Are stem cells the next generation of stroke therapeutics? Stroke，2018，49：1056-1057.

[6] Rijken DC. Relationships between structure and function of tissue-type plasminogen activator. Klin Wochenschr，1988，66（Suppl 12）：33-39.

[7] Rijken DC. Plasminogen activators and plasminogen activator inhibitors: biochemical aspects. Baillieres Clin Haematol, 1995, 8: 291-312.

[8] Kruithof EK, Dunoyer-Geindre S. Human tissue-type plasminogen activator. Thromb Haemost, 2014, 112: 243-254.

[9] Collen D, Lijnen HR. The tissue-type plasminogen activator story. Arterioscler Thromb Vasc Biol, 2009, 29: 1151-1155.

[10] Renatus M, Engh RA, Stubbs MT, et al. Lysine 156 promotes the anomalous proenzyme activity of tPA: X-ray crystal structure of single-chain human tPA. EMBO J, 1997, 16: 4797-4805.

[11] Rother J, Ford GA, Thijs VN. Thrombolytics in acute ischaemic stroke: historical perspective and future opportunities. Cerebrovasc Dis, 2013, 35: 313-319.

[12] Eissa A, Krass I, Bajorek BV. Optimizing the management of acute ischaemic stroke: a review of the utilization of intravenous recombinant tissue plasminogen activator (tPA). J Clin Pharm Ther, 2012, 37: 620-629.

[13] Cheng NT, Kim AS. Intravenous thrombolysis for acute ischemic stroke Within 3 hours versus between 3 and 4.5 hours of symptom onset. Neurohospitalist, 2015, 5: 101-109.

[14] Demaerschalk BM, Kleindorfer DO, Adeoye OM, et al. Scientific rationale for the inclusion and exclusion criteria for intravenous alteplase in acute ischemic stroke: a statement for healthcare professionals from the American Heart Association/American Stroke Association. Stroke, 2016, 47: 581-641.

[15] National Institute of Neurological D, Stroke Rt PASSG. Tissue plasminogen activator for acute ischemic stroke. N Engl J Med, 1995, 333: 1581-1587.

[16] Jauch EC, Saver JL, Adams HP Jr, et al. Guidelines for the early management of patients with acute ischemic stroke: a guideline for healthcare professionals from the American Heart Association/American Stroke Association. Stroke, 2013, 44: 870-947.

[17] Fugate JE, Rabinstein AA. Absolute and relative contraindications to IV rt-PA for acute ischemic stroke. Neurohospitalist, 2015, 5: 110-121.

[18] Yamaguchi T, Mori E, Minematsu K, et al. Alteplase at 0.6 mg/kg for acute ischemic stroke within 3 hours of onset: Japan Alteplase Clinical Trial (J-ACT). Stroke, 2006, 37: 1810-1815.

[19] Anderson CS, Woodward M, Chalmers J, et al. Low-dose versus standard-dose intravenous alteplase in acute ischemic stroke. N Engl J Med, 2016, 374: 2313-2323.

[20] Powers WJ, Rabinstein AA, Ackerson T, et al. 2018 Guidelines for the early management of patients with acute ischemic stroke: a guideline for healthcare professionals from the American Heart Association/American Stroke Association. Stroke, 2018, 49: e46-e110.

[21] Powers WJ, Derdeyn CP, Biller J, et al. 2015 American Heart Association/American Stroke Association Focused update of the 2013 guidelines for the early management of patients with acute ischemic stroke regarding endovascular treatment: a guideline for healthcare professionals from the American Heart Association/American Stroke Association. Stroke, 2015, 46: 3020-3035.

[22] Ferrigno M, Bricout N, Leys D, et al. Intravenous recombinant tissue-type plasminogen activator: influence on outcome in anterior circulation ischemic stroke treated by mechanical thrombectomy. Stroke, 2018, 49: 1377-1385.

[23] Campbell BCV, Mitchell PJ, Churilov L, et al. Tenecteplase versus alteplase before thrombectomy for ischemic stroke. N Engl J Med, 2018, 378: 1573-1582.

[24] Coull AJ, Lovett JK, Rothwell PM, et al. Population based study of early risk of stroke after transient ischaemic attack or minor stroke: implications for public education and organisation of services. BMJ, 2004, 328: 326.

[25] Mohan KM, Wolfe CD, Rudd AG, et al. Risk and cumulative risk of stroke recurrence: a systematic review and meta-analysis. Stroke, 2011, 42: 1489-1494.

[26] Rothwell PM. Stroke research in 2016: when more medicine is better, and when it isn't. Lancet Neurol, 2017, 16: 2-3.

[27] Lin J, Han Z, Wang C, et al. Dual therapy with clopidogrel and aspirin prevents early neurological deterioration in ischemic stroke patients carrying CYP2C19*2 reduced-function alleles. Eur J Clin Pharmacol, 2018, 74 (9): 1131-1140.

[28] Ge F, Lin H, Liu Y, et al. Dual antiplatelet therapy after stroke or transient ischaemic attack-how long to treat? The duration of aspirin plus clopidogrel in stroke or transient ischaemic attack: a systematic review and meta-analysis. Eur J Neurol, 2016, 23: 1051-1057.

[29] Johnston SC, Easton JD, Farrant M, et al. Clopidogrel and aspirin in acute ischemic stroke and high-risk TIA. N Engl J Med, 2018, 379 (3): 215-225.

[30] ESPRIT Study Group, Halkes PH, van Gijn J, et al. Aspirin plus dipyridamole versus aspirin alone after cerebral ischaemia of arterial origin (ESPRIT): randomised controlled trial. Lancet, 2007, 367: 1665-1673.

[31] Baigent C, Blackwell L, Collins R, et al. Aspirin in the primary and secondary prevention of vascular disease: collaborative meta-analysis of individual participant data from randomised trials. Lancet, 2010, 51: 1849-1860.

[32] Mason G, Maurice JB. Thienopyridine derivatives versus aspirin for preventing stroke and other serious vascular events in high

vascular risk patients. Cochrane Database Syst Rev, 2000, 41: e457-e459.

[33] Halkes PHA, Gray LJ, Bath PMW, et al. Dipyridamole plus aspirin versus aspirin alone in secondary prevention after TIA or stroke: a meta-analysis by risk. J Neurol Neurosurg Psychiatry, 2008, 79: 1218-1223.

[34] Sacco RL, Diener HC, Yusuf S, et al. Aspirin and extended-release dipyridamole versus clopidogrel for recurrent stroke. N Engl J Med, 2008, 359: 1238-1251.

[35] Kamal AK, Naqvi I, Husain MR, et al. Cilostazol versus aspirin for secondary prevention of vascular events after stroke of arterial origin. Cochrane Database Syst Rev, 2011, 19 (1): CD008076.

[36] Lee M, Saver JL, Hong KS, et al. Risk-benefit profile of long-term dual- versus single-antiplatelet therapy among patients with ischemic stroke: a systematic review and meta-analysis. Ann Intern Med, 2013, 159: 463-470.

[37] Wang Y, Liu M, Pu C. 2014 Chinese guidelines for secondary prevention of ischemic stroke and transient ischemic attack. Int J Stroke, 2017, 12: 302-320.

[38] Odden MC, Mcclure LA, Sawaya BP, et al. Achieved blood pressure and outcomes in the secondary prevention of small subcortical strokes trial. Hypertension, 2016, 67: 63-69.

[39] Su DF, Miao CY. Reduction of blood pressure variability: a new strategy for the treatment of hypertension. Trends Pharmacol Sci, 2005, 26: 388-390.

[40] Miao CY, Xie HH, Zhan LS, et al. Blood pressure variability is more important than blood pressure level in determination of end-organ damage in rats. J Hypertens, 2006, 24: 1125-1135.

[41] Webb AJ, Fischer U, Mehta Z, et al. Effects of antihypertensive-drug class on interindividual variation in blood pressure and risk of stroke: a systematic review and meta-analysis. Lancet, 2010, 375: 906-915.

[42] Rothwell P M, Howard SC, Dolan E, et al. Effects of beta blockers and calcium-channel blockers on within-individual variability in blood pressure and risk of stroke. Lancet Neurol, 2010, 9: 469-480.

[43] Webb AJ, Rothwell PM. Effect of dose and combination of antihypertensives on interindividual blood pressure variability: a systematic review. Stroke, 2011, 42: 2860-2865.

[44] Kernan WN, Viscoli C M, Furie KL, et al. Pioglitazone after ischemic stroke or transient ischemic attack. J Vasc Surg, 2016, 64: 1321-1331.

[45] Koudstaal P J. Anticoagulants versus antiplatelet therapy for preventing stroke in patients with nonrheumatic atrial fibrillation and a history of stroke or transient ischemic attacks. Cochrane Database Syst Rev, 2004, 35: CD000187.

[46] Ruff CT, Giugliano RP, Braunwald E, et al. Comparison of the efficacy and safety of new oral anticoagulants with warfarin in patients with atrial fibrillation: a meta-analysis of randomised trials. Lancet, 2014, 383: 955-962.

[47] Ansell JE, Bakhru SH, Laulicht BE, et al. Use of PER977 to reverse the anticoagulant eff ect of edoxaban. N Engl J Med, 2014, 371: 2141-2142.

[48] Paciaroni M, Agnelli G, Falocc N, et al. Early recurrence and cerebral bleeding in patients with acute ischemic stroke and atrial fibrillation: effect of anticoagulation and its timing: the RAF Study. Stroke, 2015, 46: 2175-2182.

[49] Wang Y, Wang Y. Stroke research in 2017: surgical progress and stem-cell advances. Lancet Neurol, 2018, 17: 2-3.

[50] Feng S, Yang Q, Liu M, et al. Edaravone for acute ischemic stroke. Cochrane Database Syst Rev, 2011, 12: CD007230.

[51] Wang P, Xu TY, Guan YF, et al. Perivascular adipose tissue-derived visfatin is a vascular smooth muscle cell growth factor: role of nicotinamide mononucleotide. Cardiovasc Res, 2009, 81: 370-380.

[52] Zhang RY, Qin Y, Lv XQ, et al. A fluorometric assay for high-throughput screening targeting nicotinamide phosphoribosyltransferase. Anal Biochem, 2011, 412: 18-25.

[53] Wang P, Xu T, Guan Y, et al. Nicotinamide phosphoribosyltransferase protects against ischemic stroke through SIRT1-dependent adenosine monophosphate-activated kinase pathway. Ann Neurol, 2011, 69: 360-374.

[54] Wang P, Vanhoutte PM, Miao CY. Visfatin and cardio-cerebro-vascular disease. J Cardiovasc Pharmacol, 2012, 59: 1-9.

[55] Wang P, Guan YF, Du H, et al. Induction of autophagy contributes to the neuroprotection of nicotinamide phosphoribosyltransferase in cerebral ischemia. Autophagy, 2012, 8: 77-87.

[56] Song J, Ke SF, Zhou CC, et al. Nicotinamide phosphoribosyltransferase is required for the calorie restriction-mediated improvements in oxidative stress, mitochondrial biogenesis, and metabolic adaptation. J Gerontol A Biol Sci Med Sci, 2014, 69: 44-57.

[57] Zhao Y, Liu XZ, Tian WW, et al. Extracellular visfatin has nicotinamide phosphoribosyltransferase enzymatic activity and is neuroprotective against ischemic injury. CNS Neurosci Ther, 2014, 20: 539-547.

[58] Wang P, Du H, Zhou CC, et al. Intracellular NAMPT-NAD$^+$-SIRT1 cascade improves post-ischaemic vascular repair by modulating Notch signalling in endothelial progenitors. Cardiovasc Res, 2014, 104: 477-488.

[59] Wang P, Guan YF, Li WL, et al. Nicotinamide phosphoribosyltransferase facilitates post-stroke angiogenesis. CNS Neurosci

Ther, 2015, 21: 475-477.

[60] Zhao Y, Guan YF, Zhou XM, et al. Regenerative Neurogenesis after ischemic stroke promoted by nicotinamide phosphoribosyltransferase-nicotinamide adenine dinucleotide cascade. Stroke, 2015, 46: 1966-1974.

[61] Wang X, Wang P, Wang SN, et al. Discovery of novel inhibitors and fluorescent probe targeting NAMPT. Sci Rep, 2015, 5: 12657.

[62] Xu TY, Zhang SL, Dong GQ, et al. Discovery and characterization of novel small-molecule inhibitors targeting nicotinamide phosphoribosyltransferase. Sci Rep, 2015, 5: 10043.

[63] Wang SN, Xu TY, Wang X, et al. Neuroprotective efficacy of an aminopropyl carbazole derivative P7C3-A20 in ischemic stroke. CNS Neurosci Ther, 2016, 22: 782-788.

[64] Wang P, Li WL, Liu JM, et al. NAMPT and NAMPT-controlled NAD metabolism in vascular repair. J Cardiovasc Pharmacol, 2016, 67: 474-481.

[65] Wang SN, Qin Y, Lv XQ, et al. Targeting nicotinamide phosphoribosyltransferase as a potential therapeutic strategy to restore adult neurogenesis. CNS Neurosci Ther, 2016, 22: 431-439.

[66] Wei CC, Kong YY, Li GQ, et al. Nicotinamide mononucleotide attenuates brain injury after intracerebral hemorrhage by activating Nrf2/HO-1 signaling pathway. Sci Rep, 2017, 7: 717.

[67] Wei CC, Kong YY, Hua X, et al. NAD replenishment with nicotinamide mononucleotide protects blood-brain barrier integrity and attenuates delayed tissue plasminogen activator-induced haemorrhagic transformation after cerebral ischaemia. Br J Pharmacol, 2017, 174: 3823-3836.

[68] Wei L, Wei ZZ, Jiang MQ, et al. Stem cell transplantation therapy for multifaceted therapeutic benefits after stroke. Prog Neurobiol, 2017, 157: 49-78.

[69] Bang OY. Clinical trials of adult stem cell therapy in patients with ischemic stroke. J Clin Neurol, 2016, 12: 14-20.

[70] Stem Cell Therapies as an Emerging Paradigm in Stroke Participants. Stem Cell Therapies as an Emerging Paradigm in Stroke (STEPS): bridging basic and clinical science for cellular and neurogenic factor therapy in treating stroke. Stroke, 2009, 40: 510-515.

[71] Savitz SI, Chopp M, Deans R, et al. Stem Cell Therapy as an Emerging Paradigm for Stroke (STEPS) II. Stroke, 2011, 42: 825-829.

[72] Savitz SI, Cramer SC, Wechsler L. Stem cells as an emerging paradigm in stroke 3: enhancing the development of clinical trials. Stroke, 2014, 45: 634-639.

[73] Zhu SZ, Szeto V, Bao MH, et al. Pharmacological approaches promoting stem cell-based therapy following ischemic stroke insults. Acta Pharmacol Sin, 2018, 39: 695-712.

[74] Sinden JD, Hicks C, Stroemer P, et al. Human neural stem cell therapy for chronic ischemic stroke: charting progress from laboratory to patients. Stem Cells Dev, 2017, 26: 933-947.

[75] Moniche F, Rosado-de-Castro PH, Escudero I, et al. Increasing dose of autologous bone marrow mononuclear cells transplantation is related to stroke outcome: results from a pooled analysis of two clinical trials. Stem Cells Int, 2016, 2016: 8657173.

[76] Toyoshima A, Yasuhara T, Date I. Mesenchymal stem cell therapy for ischemic stroke. Acta Med Okayama, 2017, 71: 263-268.

[77] Mays RW, Savitz SI. Intravenous cellular therapies for acute ischemic stroke. Stroke, 2018, 49: 1058-1065.

[78] Wechsler LR, Bates D, Stroemer P, et al. Cell therapy for chronic stroke. Stroke, 2018, 49: 1066-1074.

[79] Kondziolka D, Wechsler L, Goldstein S, et al. Transplantation of cultured human neuronal cells for patients with stroke. Neurology, 2000, 55: 565-569.

[80] Kondziolka D, Steinberg GK, Wechsler L, et al. Neurotransplantation for patients with subcortical motor stroke: a phase 2 randomized trial. J Neurosurg, 2005, 103: 38-45.

[81] Kalladka D, Sinden J, Pollock K, et al. Human neural stem cells in patients with chronic ischaemic stroke (PISCES): a phase 1, first-in-man study. Lancet, 2016, 388: 787-796.

[82] ReNeuron Group plc. Press Release. https://clinicaltrials.gov/ct2/show/NCT02117635?term=NCT02117635&rank=1. [2014-4-21].

[83] Steinberg GK, Kondziolka D, Wechsler LR, et al. Clinical outcomes of transplanted modified bone marrow-derived mesenchymal stem cells in stroke: a phase 1/2a study. Stroke, 2016, 47: 1817-1824.

[84] Díez-Tejedor E, Gutiérrez-Fernández M, Martínez-Sánchez P, et al. Reparative therapy for acute ischemic stroke with allogeneic mesenchymal stem cells from adipose tissue: a safety assessment: a phase II randomized, double-blind, placebo-controlled, single-center, pilot clinical trial. J Stroke Cerebrovasc Dis, 2014, 23: 2694-2700.

[85] Hess DC, Wechsler LR, Clark WM, et al. Safety and efficacy of multipotent adult progenitor cells in acute ischaemic stroke (MASTERS): a randomised, double-blind, placebo-controlled, phase 2 trial. Lancet Neurol, 2017, 16: 360-368.

# 第二十章

# 抗 休 克 药

刘　雅　李晓辉[*]

## 第一节　概　　述

　　休克（shock）是临床上常见的危重病症，指机体在严重失血、失液、感染、创伤等强烈致病因素作用下，有效循环血量急剧减少、组织血液灌流量严重不足，以致各重要生命器官和细胞功能代谢障碍及结构损害的全身性复杂的病理生理过程。19世纪对休克主要是从整体水平描述临床征象：神志淡漠或昏迷，皮肤苍白或发绀，四肢湿冷，尿量减少或无尿，脉搏细速，脉压变小和（或）血压降低。20世纪50年代，休克被定义为循环系统功能急剧障碍，即由于外周血管紧张度降低，使小动脉扩张，血容量相对不足，引起血压下降，主张用血管收缩药物，如去甲肾上腺素等治疗。20世纪60年代提出了休克的微循环障碍学说，认为交感-肾上腺髓质系统强烈兴奋，引起微循环障碍、组织有效血液灌流不足，导致细胞损害、器官功能障碍。根据这一更新认识，在休克治疗中把补充血容量作为最重要的治疗原则。从20世纪80年代至今，许多学者从细胞、亚细胞和分子水平研究休克，有了一些新的发现，但尚未实现新的重大突破；临床上曾试用细胞能量合剂、膜稳措施及个别炎症因子拮抗剂等，但效果不甚理想，重症患者仍可以发生多器官功能障碍综合征（multiple organ dysfunction syndrome，MODS）而死亡。

　　休克按照病因分类如下：①心源性休克，因心泵功能障碍、心排血量下降引起（图20-1）。②低血容量性休克，常见于急性大失血和剧烈呕吐、腹泻等导致大量体液丢失，（由血容量与有效循环血量锐减导致），以及大面积烧伤后体液外渗导致烧伤性休克。③病原微生物的严重感染导致感染性休克（图20-2）。④严重创伤引起创伤性休克。⑤Ⅰ型变态反应引起过敏性休克（图20-3）。⑥强烈的神经刺激导致神经源性休克。根据心排血量与外周阻力的血流动力学特点，休克分类如下：①低排高阻型休克，表现为心排血量减少，总外周阻力增加；②高排低阻型休克；③低排低阻型休克，常见于休克晚期。有效循环血量减少是多数休克共同的发病基础，各种病因一般通过破坏心功能、改变血管容积和循环血量中的一个或几个条件使各重要器官微循环灌流急剧减少，最终引起休克的发生。据此可将休克分类如下：①心泵功能障碍导致心源性休克，常见于大面积急性心肌梗死、心肌缺血再灌注损伤、心外科手术、弥漫性心肌炎等[1]。②循环血量减少引起低血容量休克，常见于失血、失液或烧伤等。③血管床容量增加引起血管源性休克，多见于过敏性休克、神经源性休克及部分感染性休克。

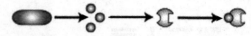

革兰氏阴性菌裂解　脂多糖(LPS)　LPS结合蛋白　LPS结合

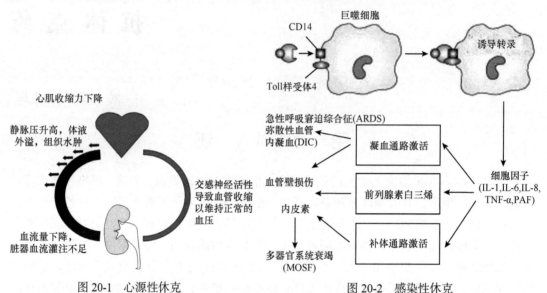

图 20-1　心源性休克

图 20-2　感染性休克

IL，白细胞介素；TNF，肿瘤坏死因子；PAF，血小板激活因子

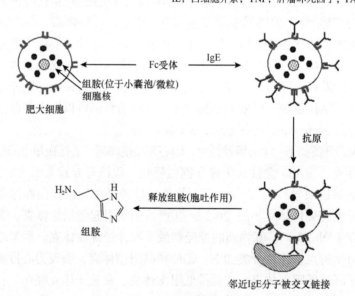

图 20-3　过敏性休克

　　目前对休克发病机制的研究，主要有①微循环机制：根据微循环的变化，可将休克大致分为休克代偿期、休克进展期、休克晚期。休克早期阶段是休克代偿期，又称为缺血性缺氧期，交感–肾上腺髓质兴奋导致微循环系统缺血，血液进行重新分配，从而维持有效循环血量和血压；休克进展期又称为淤血性缺氧期、休克失代偿期。缺血、缺氧、酸中毒

及多种体液因子的作用导致了微循环淤血，随之心血管功能恶化，发展到休克晚期。休克晚期又称为休克难治期或不可逆休克期，弥散性血管内凝血（disseminated intravascular coagulation，DIC）形成、肠道内毒素入血、血管反应性降低及重要脏器衰竭是休克难治的机制。②细胞机制：近年来一些学者认为休克时细胞损伤是器官功能障碍的基础，提出了休克细胞（shock cell）的概念和休克发生发展的细胞机制。休克时发生功能、形态、代谢改变的细胞称为休克细胞；细胞机制认为，休克时细胞的损伤首先发生在生物膜，包括细胞膜、线粒体膜、溶酶体膜等，继之细胞器发生功能障碍和结构损伤，直至细胞坏死或凋亡，而细胞损伤又是各器官功能衰竭的共同基础。

休克的治疗应在去除病因的同时采取及时合理的综合治疗，以恢复重要器官灌流和防止细胞损伤，防止 MODS 的发生。①病因防治：积极治疗原发病，如止血、止痛、控制感染等。②改善微循环：遵循"需多少补多少"的原则补充血容量；合理使用舒缩血管药物；纠正酸中毒。③采用稳膜、清除自由基和补充能量等治疗措施，改善细胞代谢，减轻细胞损伤。④阻断炎症介质，有效防治 MODS。⑤根据心、肺、肾功能受损情况，适当予以强心、利尿、预防和控制肺部感染，保持呼吸道通畅。⑥其他：包括代谢支持以维持正氮平衡；改善氧供，增加组织对氧的摄取等。

# 第二节　休克的液体复苏

液体复苏是各种类型休克治疗的最首要最基本的措施，采取有效的液体复苏对于改善器官灌注、保障组织氧供、降低休克患者死亡率均十分重要。液体复苏的基本药物包括晶体液、胶体液（主要是白蛋白和血浆）和全血或压积红细胞。液体复苏早期一般不使用葡萄糖溶液。一般而言，液体复苏早期应首先快速输注平衡盐溶液和胶体液，当血容量恢复、血流动力学稳定后，可逐渐减缓补液速度。复苏后期应重视水、电解质平衡和能量代谢等问题。

# 一、晶　体　液

**1. 等渗盐水**　0.9% 氯化钠溶液可快速扩充血容量。等渗盐水中氯含量较血清高 50mmol/L，大量输注后可引起高氯性代谢性酸中毒，故需联合其他药物配成平衡盐溶液使用。目前常用的平衡盐溶液有 1.25%碳酸氢钠和等渗盐水（比例 1：2）及 1.86%乳酸钠和复方氯化钠溶液（比例 1：2）。

**2. 乳酸林格液**　是目前液体复苏中最常选择的药物，性质和细胞外液最为相近。乳酸有 L 型、D 型及 DL-乳酸三种异构体，目前认为 D-乳酸是引起中性粒细胞活化的主要成分之一，可导致组织损伤；L-乳酸则可通过减少中性粒细胞活化、改变白细胞基因表达、减少凋亡前体蛋白合成，从而起到一定的免疫保护作用。因此条件允许时临床最好选用 L-乳酸林格液[2]。

**3. 高张盐溶液**　通过使细胞内水进入循环以扩充血容量。常用的有高渗盐右旋糖酐溶液、高渗盐溶液及 11.2%乳酸钠。荟萃分析表明，休克复苏时高渗盐右旋糖酐溶液扩容效率优于高渗盐溶液和生理盐水，但是对死亡率没有影响。迄今为止，尚没有足够循证医学证据证明高张盐溶液作为复苏液体更有利于低血容量休克，有待深入研究。

# 二、胶 体 液[3]

**1. 羟乙基淀粉**　是人工合成的胶体溶液，不同类型制剂的主要成分是不同分子质量的支链淀粉，最常用的为 6%的羟乙基淀粉氯化钠溶液。输注 1L 羟乙基淀粉能够使循环容量增加 700～1000ml。本药电解质组成和血浆相近，且含有碳酸氢根，故除扩容外，尚有补充细胞外液电解质和提供碱储备的作用，每日用量一般不超过 2000ml。

**2. 琥珀酰明胶**　最常用的是 4%琥珀酰明胶，其胶体渗透压约为 6.2kPa，可有效增加血容量。因其黏稠度与血浆相近，故有血液稀释、改善微循环和加速血流的效果。此外，本药所产生的渗透性利尿作用有助于维持休克患者的肾功能。大剂量输注对肾功能和凝血功能无明显不良影响。

**3. 右旋糖酐**　目前常用的有右旋糖酐 40 和右旋糖酐 70 2 种剂型，右旋糖酐 40 扩容效果较右旋糖酐 70 弱，且作用时间短暂（约为 1.5h），但改善微循环作用比右旋糖酐 70 明显。少数患者对右旋糖酐存在过敏反应，故起始输注（前 5～10min）速度不宜过快，并需密切观察；如出现皮疹、休克等情况，需立即停用。大剂量使用本药存在出血风险，故每日用量不应超过 1500ml，一般在补充晶体液后使用。

**4. 白蛋白**　有 5%、20%和 25% 3 种浓度，最常用的 20%人血白蛋白。在血液循环中，1g 白蛋白可保留 18ml 水，故每 5g 白蛋白保留循环内水分的能力约相当于 100ml 血浆或 200ml 全血的功能，可起到增加循环血容量和维持血浆胶体渗透压的作用。

**5. 血浆**　有新鲜冰冻血浆、冰冻血浆和冷沉淀 3 种。冰冻血浆是新鲜冰冻血浆 4℃下溶解时去除冷沉淀成分冻存的上清血浆制品，其凝血因子 FⅧ、FⅤ及部分纤维蛋白原的含量较低。冷沉淀主要用于甲型血友病和某些纤维蛋白缺乏症的治疗。液体复苏时如需输注血浆，应选择新鲜冰冻血浆。

# 三、全血或压积红细胞

大量失血所致的休克，即失血量≥30%血容量，液体复苏应首先考虑输全血或压积红细胞来提升血液的携氧功能和恢复凝血功能。但大量输血（＞4000ml/d）可出现低体温、碱中毒、高血钾和暂时性低血钙等并发症，且输血可能会传播疾病，故无失血或失血量较少的休克，可不输注血液制品。

# 第三节　血管活性药物

治疗休克应在扩容之后合理使用血管活性药物。血管活性药物主要有血管扩张药和血管收缩药两大类，主要在扩容完成之后应用。扩容后血压低于 8.0kPa（60mmHg），可应用血管收缩药，常用的是间羟胺、去甲肾上腺素，该类药物除过敏性休克、神经性休克外，在休克早期不推荐使用。扩容后血压能维持在 12.0kPa（90mmHg）以上时可适当应用血管扩张药，常用的为小剂量多巴胺、多巴酚丁胺、酚妥拉明等。

# 一、血管扩张药物

治疗休克的血管扩张药物包括 α 受体阻断药、β 受体激动药、多巴胺受体激动药、胆碱受体阻断药、直接扩血管药等。血管扩张药物能扩张微动脉，解除毛细血管痉挛，降低外周血管阻力，改善微循环，提高组织的血液灌注，适用于休克的微血管痉挛期或低排高阻型休克。其中异丙肾上腺素、多巴胺、多巴酚丁胺等药物在扩血管和改善微循环的基础上可对改善心脏的正性肌力和心功能起到重要作用[4]。

## 酚妥拉明（phentolamine）

酚妥拉明可在 $\alpha_1$ 和 $\alpha_2$ 受体水平上竞争拮抗儿茶酚胺，亦称为竞争性 α 受体阻断药。

**1. 体内过程** 酚妥拉明生物利用度低，口服给药后 30min 血药浓度达峰值，作用维持 3～6h；肌内注射作用维持 30～50min。大多以无活性代谢物从尿中排泄。

**2. 药理作用** 本药为短效 α 受体阻断药，对 $\alpha_1$ 和 $\alpha_2$ 受体的亲和力相同。通过阻断血管中 $\alpha_1$ 和 $\alpha_2$ 受体，引起血管扩张和血压降低，以小动脉为主，静脉次之，结果使体循环和肺循环阻力下降，血压下降，其中肺动脉压下降尤为明显；同时该药可阻断去甲肾上腺素能神经末梢突触前膜 $\alpha_2$ 受体，促进去甲肾上腺素释放，致使心肌收缩力增强、心率加快及心排血量增加，有时可致心律失常，亦可翻转肾上腺素的升压作用。

**3. 临床应用** 主要用于感染中毒性休克、心源性休克。目前主张将酚妥拉明和去甲肾上腺素合用以对抗去甲肾上腺素强大的 $\alpha_1$ 受体激动作用，使血管收缩作用不致过分剧烈，并保留对心脏 $\beta_1$ 受体的激动作用，使心肌收缩力增加，脉压增大，提高其抗休克的疗效，减少毒性反应。

**4. 不良反应** 大剂量酚妥拉明可引起直立性低血压，注射给药可产生心动过速、心律失常，诱发或加剧心绞痛。其他尚有腹痛、恶心和呕吐等消化道反应，可诱发或加剧消化道溃疡。冠心病、胃炎和胃十二指肠溃疡患者慎用。

## 异丙肾上腺素（isoprenaline）

异丙肾上腺素是经典的 β 肾上腺素受体激动药，为人工合成品。

**1. 体内过程** 口服异丙肾上腺素在肠壁与硫酸结合，吸收后在肝脏代谢而失效，口服作用出现慢且弱，$t_{1/2}$ 较长。舌下给药可经口腔黏膜吸收，一般 15～30min 起效，持续 1～2h。静脉注射 $t_{1/2}$ 仅为数分钟，持续时间不到 1h；吸入给药 2～5min 起效，维持 0.5～2h。进入体内的异丙肾上腺素可被肝、肺等组织的儿茶酚-O-甲基转移酶（COMT）代谢，而 MAO 对其作用较弱，因异丙肾上腺素不被去甲肾上腺素能神经摄取，故作用持续时间较去甲肾上腺素、肾上腺素长。最后与硫酸结合的甲基代谢产物经肾排出。

**2. 药理作用与作用机制** 对 $\beta_1$、$\beta_2$ 受体的选择性很低，对 α 受体几乎无作用。

（1）对心脏有典型的 $\beta_1$ 受体激动作用，表现为正性肌力、正性频率及加速传导作用等，使心排血量增加、收缩期和舒张期缩短、兴奋性提高。与肾上腺素比较，异丙肾上腺素加速心率和加速传导的作用较强，对心脏窦房结的兴奋作用较强，而对窦房结和异位起搏点的作用不及肾上腺素，因此引起心律失常的概率较肾上腺素低。

（2）可激动 $\beta_2$ 受体而舒张血管，主要是舒张骨骼肌血管，对肾血管和肠系膜血管的舒张作用较弱，对冠状动脉也有舒张作用。由于心脏兴奋和血管舒张，故收缩压升高或不变而舒张压略下降，脉压增大。大剂量异丙肾上腺素静脉注射时，可引起血压明显降低。

（3）对处于紧张状态的支气管、胃肠道等多种平滑肌具有舒张作用。对支气管平滑肌的舒张作用比肾上腺素强。

（4）具有抑制组胺及其他炎症介质释放的作用。升血糖作用较肾上腺素弱。

**3. 临床应用**　对中心静脉压高、心排血量低、外周阻力高的休克具有一定疗效。

**4. 不良反应与注意事项**　常见不良反应有心悸、头痛、皮肤潮红等；少有心绞痛、恶心、震颤、头晕、出汗等。过量可致心律失常甚至心室颤动。长期使用可产生耐受性，停药 7～10 日后，耐受性消失。本药禁用于心绞痛、心肌梗死、甲状腺功能亢进及嗜铬细胞瘤患者。

## 多巴酚丁胺（dobutamine）

多巴酚丁胺为人工合成药，其化学结构和体内过程与多巴胺相似。口服无效，一般静脉滴注给药。

**1. 体内过程**　口服无效，静脉输注的 $t_{1/2}$ 约为 2min，而在 10～12min 后血浆药物浓度到达稳态。静脉注射后 1～2min 生效，10min 达最大效应，$t_{1/2}$ 短于 3min。在肝脏代谢成无活性化合物，主要经肾脏排出。

**2. 药理作用与机制**　本药与多巴胺不同，并不直接刺激内源性去甲肾上腺素的释放，而是直接作用于心脏。通过 $\beta_1$ 受体，对心肌产生正性肌力作用，增加心肌收缩力，使心排血量增加；可降低外周血管阻力，但收缩压和脉压通常保持不变；降低心室充盈，促进房室传导。

**3. 临床应用**　主要用于治疗器质性心脏病并发心力衰竭。

**4. 不良反应与注意事项**　一般反应与多巴胺类似，包括心悸、恶心、头痛、胸痛、气短等。心律失常较异丙肾上腺素和多巴胺少；如出现收缩压升高，心率增快，应减慢滴注速度。由于本药 $t_{1/2}$ 较短，一般减慢滴速或停药后，反应可消失。梗阻性肥厚型心肌病禁用。心房颤动、室性心律失常、心肌梗死和高血压等慎用。多巴酚丁胺连用 3 天后可因 $\beta$ 受体的下调而失效。

## 多巴胺（dopamine，DA）

多巴胺存在于去甲肾上腺素神经、神经节和中枢神经系统，为黑质–纹状体通路的递质，是去甲肾上腺素生物合成的前体。药用多巴胺为人工合成品。

**1. 体内过程**　主要通过静脉给药，5min 内起效，持续 5～10min，作用时间与用量无关，$t_{1/2}$ 约为 2min。有 75% 在体内转化为其他代谢产物，其余则作为前体合成去甲肾上腺素，代谢产物或其原型经肾排出。由于不易透过血脑屏障，故外周给予多巴胺无明显中枢作用。

**2. 药理作用与机制**　在外周，本药除激动 DA 受体外，也激动 α 和 β 受体。作用与剂量或浓度有关；并且取决于靶器官中各受体亚型的分布和对其选择性的高低。低剂量时（滴注速度约为每分钟 2μg/kg），主要激动肾脏、肠系膜和冠状血管的 $D_1$ 受体，通过 $G_s$ 蛋白促进细胞内 cAMP 的形成；cAMP 也可通过蛋白激酶 A 产生血管舒张效应，肾血流量、肾小球滤过率和去甲肾上腺素的排泄均增加，同时多巴胺能直接抑制肾小管重吸收 $Na^+$，排钠利尿，故适用于低心排血量伴肾功能损害如心源性低血容量休克；大剂量多巴胺（滴注速度约为每分钟 10μg/kg）可显著收缩血管（$\alpha_1$）和兴奋心脏（$\beta_1$），并有促进去甲肾上腺素释放的作用，使外周阻力升高，血压明显上升，但加速心率作用不如异丙肾上腺素显著。高浓度或大剂量时激动 $\alpha_1$ 受体的作用占优势，使血管收缩、肾血流量和尿量减少。

**3. 临床应用** 主要用于治疗各种休克，如心源性休克、感染性中毒休克和出血性休克等。对于伴有心肌收缩力减弱及尿量减少者较为适宜，最好同时补充血容量，纠正酸中毒。

**4. 不良反应与注意事项** 偶见恶心、呕吐。剂量过大或滴注过快可出现呼吸困难、心动过速、心律失常和肾血管收缩引起的肾功能下降等。一旦发生，应及时减慢滴注速度。由于本药 $t_{1/2}$ 较短，一般减慢滴速或停药后，反应可消失。如仍不消失，可用酚妥拉明拮抗。长时间滴注可出现手足疼痛或发冷，甚至局部坏死。嗜铬细胞瘤患者禁用。室性心律失常、闭塞性血管病、心肌梗死、动脉硬化和高血压患者慎用。

**5. 药物相互作用** 与全身麻醉药如环丙烷、氟烷和其他氯代碳氢化合物合用可引起室性心律失常。由于本药经单胺氧化酶（MAO）代谢，故使用 MAO 抑制药的患者用本药必须减量。接受三环类抗抑郁药的患者加用本药会产生心血管方面的相互作用，应当慎用。

## 山莨菪碱（anisodamine）

山莨菪碱为我国特产茄科植物山莨菪中提取的一种生物碱，临床常称为 654-2。

**1. 体内过程** 口服吸收较差，静脉注射后 1～2min 起效，$t_{1/2}$ 约为 40min，迅速从尿中排泄。

**2. 药理作用与机制** 本药是作用于 M 胆碱受体的抗胆碱药物，外周抗胆碱作用显著，与阿托品相似或稍弱。能松弛平滑肌，解除微血管痉挛，降低心脏前、后负荷，使心排血量、冠脉血流量增加，耗氧量下降，增加组织血流灌注，改善微循环，防治 DIC 和血栓形成，增强纤维蛋白酶活力等。

**3. 临床应用** 常用于感染中毒性休克、出血性休克的抢救，是胆碱受体阻断药中的首选用药。治疗感染性休克的效果优于多巴胺和一般缩血管药物。

**4. 不良反应与注意事项** 不良反应包括口干、面红、轻度扩瞳、视近物模糊等，个别患者会出现心率加快及排尿困难，多在 1～3h 消失，长期应用无蓄积中毒。颅内压增高、脑出血急性期及青光眼患者禁用，严重肺功能不全者慎用，前列腺肥大患者忌用。

## 硝普钠（nitroprusside sodium）

**1. 体内过程** 口服不吸收，需静脉滴注给药，30s 内起效，2min 内可获最大降压效应，停药 3min 内血压回升。硝普钠由红细胞代谢为氰化物，在肝脏内继续代谢为氰酸盐，代谢产物无扩血管活性，经肾排出。

**2. 药理作用与机制** 硝普钠属硝基血管扩张药，作用机制与硝酸酯类相似，通过释放 NO，激活鸟苷酸环化酶，增加血管平滑肌细胞内 cGMP 水平而起作用，但不影响子宫、十二指肠或心肌的收缩。扩张动脉和静脉，降低外周血管阻力和心排血量而降压。硝普钠释放 NO 的机制不同于硝酸甘油，这可解释两者在不同部位的血管表现出的差异效应，以及硝酸甘油可产生耐受性而硝普钠则无。

**3. 临床应用**　主要用于心源性休克，特别是左心室充盈压及射血阻抗高的急性心肌梗死患者。

**4. 不良反应与注意事项**　呕吐、出汗、头痛、心悸等不良反应，均为过度降压所引起。连续大剂量应用，可因血中的代谢产物硫氰酸盐过高而发生中毒。易引起甲状腺功能减退。肝肾功能不全者禁用。

# 二、血管收缩剂

抗休克的血管收缩剂主要为肾上腺素受体激动药，包括去甲肾上腺素、间羟胺、肾上腺素、去氧肾上腺素；其中去甲肾上腺素和间羟胺最为常用。

## 去甲肾上腺素（noradrenaline）

去甲肾上腺素是去甲肾上腺素能神经末梢释放的主要递质，肾上腺髓质仅少量分泌。药用去甲肾上腺素是人工合成的左旋体，性质同肾上腺素。

**1. 体内过程**　主要由静脉滴注给药，很快自血中消失，较多地被摄取而分布到去甲肾上腺素能神经支配的脏器如心脏及肾上腺髓质等。很快被去甲肾上腺素能神经摄取并进一步被肝脏和其他组织的 COMT 和 MAO 催化形成间甲去甲肾上腺素（normetanephrine）和香草扁桃酸（VMA）等代谢产物而失活，仅少量原型药物由尿排出。

**2. 药理作用与机制**　去甲肾上腺素为 $\alpha_1$、$\alpha_2$ 肾上腺素受体激动药，进入体内后，直接激动 $\alpha$ 受体，对 $\alpha_1$ 和 $\alpha_2$ 受体无选择性。对 $\beta_1$ 受体激动作用较弱，对 $\beta_2$ 受体几乎无作用。激动血管 $\alpha_1$ 受体，使血管（特别是小动脉和小静脉）收缩。主要激动心脏 $\beta_1$ 受体，增强心肌收缩力，加快心率和传导，提高心肌兴奋性。但对心脏的兴奋作用比肾上腺素弱。由于强烈的血管收缩作用，故心排血量并不明显增加，有时甚至有所下降。去甲肾上腺素有较强的升压作用。静脉滴注小剂量（10μg/min）可使外周血管收缩，心脏兴奋，收缩压和舒张压升高，脉压略加大。较大剂量时血管强烈收缩，外周阻力明显增高，血压升高而脉压变小，导致包括肾、肝等组织的血液灌流量减少。对血管以外的平滑肌和代谢的作用均较弱。

**3. 临床应用**　去甲肾上腺素目前仅限于早期神经源性休克及嗜铬细胞瘤切除后或药物中毒时的低血压。

**4. 不良反应与注意事项**　静脉滴注时间过长，浓度过高或药液漏出血管外，可引起局部缺血坏死。如剂量过大或滴注时间过长可使肾脏血管剧烈收缩，引起少尿、无尿和肾实质损伤，故用药期间尿量至少保持 25ml/h 以上。长时间滴注骤然停药，可使血压突然下降，故应逐渐降低滴速而后停药。此外尚可使妊娠后期妇女子宫收缩。本药禁用于高血压、动脉硬化症、器质性心脏病、无尿患者及孕妇。

## 肾上腺素（adrenline）

药用肾上腺素从家畜肾上腺提取或人工合成。其化学结构与去甲肾上腺素的不同之处是在氨基氮位上一个氢原子被甲基取代，二者对比见表 20-1。

**1. 体内过程** 口服在经过肠液、肠黏膜和肝脏时经结合与氧化而被破坏，故无效。皮下注射因局部血管收缩而延缓吸收，6～15min 起效，作用可维持 1h；肌内注射因对骨骼肌血管不产生收缩作用，故吸收远较皮下注射快，但维持时间较短（30min）。外源性和肾上腺髓质分泌的肾上腺素进入血液循环后，立即通过摄取和酶的降解等机制失活。静脉注射或滴注肾上腺素 96h 后主要以代谢产物和少量原型经肾排泄。

**2. 药理作用与机制** 肾上腺素为 α、β 受体激动药，皮肤、黏膜血管 α 受体占优势，肾上腺素对其呈显著的收缩反应。激动心肌、窦房结和传导系统的 $β_1$ 受体，从而增强心肌收缩力、加速心率和加快传导，提高心肌的兴奋性，心排血量增加。肾上腺素对血管总外周阻力的影响与其剂量密切相关，小剂量和治疗量肾上腺素使收缩压升高、舒张压不变或下降、脉压增大，有利于血液对各组织器官的灌注。

**3. 临床应用** 用于各类型休克早期，但出血性休克禁用。是心脏骤停进行心肺复苏的主要抢救药物。

**表 20-1 肾上腺素与去甲肾上腺素对比**

| 特征 | 肾上腺素 | 去甲肾上腺素 |
|---|---|---|
| 心率 | ↑ | ↓ |
| 心排血量 | ↑↑ | — |
| 收缩压 | ↑↑ | ↑↑ |
| 舒张压 | ↑↓ | ↑↑ |
| 平均动脉压 | ↑ | ↑↑ |
| 支气管平滑肌 | ↓↓ | — |
| 肠道平滑肌 | ↓↓ | ↓ |
| 血糖 | ↑↑ | —，↑ |

注：↑，升高或增加；↓，降低或减少，对平滑肌代表舒张作用；—，无影响。

### 间羟胺（metaraminol，阿拉明，aramine）

间羟胺为 $α_1$、$α_2$ 肾上腺素受体激动药。既有直接对肾上腺素受体的激动作用，也可通过被去甲肾上腺素能神经末梢摄取进入囊泡，促进神经末梢释放去甲肾上腺素而发挥间接作用，对 β 受体作用很弱或几乎无作用。主要作用是收缩血管，升高血压，升压作用比去甲肾上腺素弱、缓慢而持久。由于反射作用而使心率减慢，略增加心肌收缩力；对正常人心排血量的影响不明显，在休克患者可增加心排血量。较少引起心悸和心律失常。临床用间羟胺代替去甲肾上腺素治疗早期休克和其他低血压状态。

## 第四节 休克的激素治疗

糖皮质激素常用于治疗严重休克，特别是感染中毒性休克。大剂量糖皮质激素抗休克的可能作用机制：①扩张痉挛收缩的血管，兴奋心脏，加强心脏收缩力；②稳定溶酶体膜，减少心肌抑制因子（myocardial depressant factor，MDF）的形成，后者有抑制心肌收缩力、收缩内脏血管等促休克发生的作用；③抑制某些炎性因子的产生，减轻全身炎症反应综合征及组织损伤，使微循环血流动力学恢复正常，改善休克状态；④提高机体对细菌内毒素的耐受力，但对外毒素则无防御作用。常用糖皮质激素类药物的特点见表 20-2。

**表 20-2　常用糖皮质激素类药物的特点比较**

| 药物 | 糖代谢（比值） | 水盐代谢（比值） | 抗炎作用（比值） | 等效剂量（mg） | $t_{1/2}$（min） | 作用持续时间（h） | 一次口服常用量（mg） |
|---|---|---|---|---|---|---|---|
| 短效 | | | | | | | |
| 　氢化可的松 | 1 | 1 | 1 | 20 | 90 | 8～12 | 10～20 |
| 　可的松 | 0.8 | 0.8 | 0.8 | 25 | 90 | 8～12 | 12.5～25 |
| 中效 | | | | | | | |
| 　泼尼松 | 3.5 | 0.6 | 3.5 | 5 | >200 | 12～36 | 2.5～10 |
| 　泼尼松龙 | 4.0 | 0.6 | 4.0 | 5 | >200 | 12～36 | 2.5～10 |
| 　甲泼尼松 | 5.0 | 0.5 | 5.0 | 4 | >200 | 12～36 | 2～8 |
| 　曲安西龙 | 5.0 | 0 | 5.0 | 4 | >200 | 12～36 | 2～8 |
| 长效 | | | | | | | |
| 　地塞米松 | 30 | 0 | 30 | 0.75 | >300 | 36～54 | 0.75～1.5 |
| 　倍他米松 | 30～35 | 0 | 25～35 | 0.6 | >300 | 36～54 | 0.6～1.2 |

应及早、短时间突击使用大剂量皮质激素纠正感染中毒性休克，但必须是在确定有效的抗菌药物治疗下；一旦微循环改善、脱离休克状态时及时停用，应在使用抗菌药物之后使用，在抗菌药物停用之前停用。对过敏性休克，皮质激素为次选药，可与首选药肾上腺素合用，对病情较重或发展较快者，可同时静脉注射地塞米松 5～10mg 或静脉滴注氢化可的松 200～400mg（稀释于 5%～10% 葡萄糖液 100～200ml 中），以后根据病情决定用量，好转后逐渐减少用量。对低血容量性休克，补液补电解质或输血后效果不佳者，可合用超大剂量的皮质激素。

# 第五节　休克的代谢治疗

休克时细胞的损伤首先发生在细胞膜。细胞膜通透性增高，从而使细胞内的 $Na^+$、水含量增加而 $K^+$ 则向细胞外释出。细胞膜内外 $Na^+$、$K^+$ 分布的变化，使细胞膜 $Na^+$，$K^+ATP$酶活性增高，ATP 消耗增加，线粒体呼吸功能和 ATP 合成受抑制，ATP 酶活性降低、ATP生成受限，膜上受体腺苷酸环化酶系统受损，控制细胞代谢过程的第二信使 cAMP 含量减少，细胞代谢紊乱。因此，改善组织细胞能量、调节线粒体能量代谢，对促进休克逆转、改善预后有积极意义。

### 葡萄糖–胰岛素–氯化钾（glucose-insulin-kalium，GIK）

GIK 由普通胰岛素 10U 和 10% 氯化钾 10ml 加入 10% 葡萄糖液 500ml 组成。循环性休克时机体处于能量供应不足状态，由于儿茶酚胺和胰高血糖素分泌亢进，葡萄糖利用率下降，因此单纯注射葡萄糖效果不佳，但 GIK 有较好的疗效，其中胰岛素可促进心肌、骨骼肌等多种组织摄取葡萄糖，降低血中 $K^+$、脂肪酸及氨基酸含量，促进葡萄糖进入心肌细胞，使细胞内 ATP 含量增多，缓解细胞能量耗竭，恢复细胞膜极化状态。GIK 对出血性、心源性和感染性休克有显著作用,可用于常规治疗无效的难治性休克。GIK 滴注过程中可能出现高血糖、高血钾。必须缓慢滴注,切忌静脉注射以免出现高血钾引起心搏骤停甚至死亡。

## 双丁酰环磷腺苷(dibutyryl cyclic AMP)

休克时因能量代谢紊乱,ATP 减少,cAMP 随之下降。双丁酰环磷腺苷为 cAMP 的双丁酰酯,作用与 cAMP 相同且脂溶性更强,易透过细胞膜,不易被磷酸二酯酶水解,作用较外源性 cAMP 强而持久。双丁酰环磷腺苷抑制磷酸二酯酶活性,激活蛋白磷酸化酶,增加心肌细胞内 $Ca^{2+}$ 水平,加强心肌收缩力和增加心排血量;扩张外周血管,降低外周血管阻力;能促进组织对糖的摄取和利用,增强线粒体呼吸功能,改善能量代谢。双丁酰环磷腺苷用于失血性、感染性、心源性休克,不良反应较轻微,用量大时,可出现嗜睡、恶心、呕吐、皮疹等。

# 第六节 其他抗休克药物

## 一、肾素-血管紧张素系统抑制药

肾素-血管紧张素系统(RAS)是由肾素、血管紧张素及其受体构成的重要体液系统,在心血管活动和水电解质平衡调节中起十分重要的作用。休克特别是低血容量性休克,由于肾脏缺血、缺氧,导致肾素、血管紧张素 Ⅱ(Ang Ⅱ)分泌增加,加重外周血管痉挛[5]。血管紧张素转化酶抑制药(ACEI)可降低血管紧张素水平,缓解外周血管痉挛,减轻休克症状。

### 卡托普利

卡托普利为第一个口服有效的 ACEI,有三个基团能与 ACE 的活性部位相结合使其失去活性。

**1. 体内过程** 食物能影响卡托普利的吸收,宜在餐前 1h 服用。口服吸收迅速,15min 起效,1h 达作用峰值,持续 6~12h,经肝脏代谢。

**2. 药理作用与机制** 抑制 ACE,降低循环系统与血管组织 RAS 活性,减少 Ang Ⅱ 的生成和升高缓激肽水平,扩张血管;对缺血的心肌具有保护作用,改善心脏的收缩与舒张功能;对心率和心排血量无显著影响。

**3. 临床应用** 适用于各型高血压,对肾性及原发性高血压均有效。轻、中度高血压患者单用 ACEI 常可以控制血压,与利尿药及 β 受体阻断药合用能增强疗效,用于治疗重度或顽固性高血压。ACEI 对缺血心肌与肾脏具有保护作用,可增加胰岛素抵抗患者的胰岛素敏感性,尤其适用于伴有慢性心功能不全、缺血性心脏病、糖尿病肾病的高血压患者。

依那普利、喹那普利、培哚普利等为前体药,须在体内转化后才能发挥作用。除福辛普利和司派普利通过肝、肾清除外,ACEI 主要通过肾脏清除,大多数 ACEI 血浆清除率降低,肾功能显著降低者,应减少用量。

## 二、纳 洛 酮

纳洛酮(naloxone)是阿片受体的完全拮抗剂。其化学结构与吗啡很相似,对四种阿片受体亚型有拮抗作用，尤其对 μ 受体亲和力最高。纳洛酮口服无效，注射给药后药效维持时间较短，为 1～4h。主要通过肝脏的葡萄糖苷化而失活。近年来的一些结果表明纳洛酮对休克的治疗有一定意义。纳洛酮能拮抗 β-内啡肽的活性，从而拮抗应激状态下大量内源性阿片肽产生所致的病理生理效应，可以逆转应激状态下呼吸、循环抑制和意识障碍。动物实验显示，在失血性休克、细菌内毒素性休克和脊髓损伤性休克时，给予纳洛酮能使血压升高，并提高生存率。

## 三、冬 眠 合 剂

冬眠合剂由氯丙嗪、异丙嗪和哌替啶组成。氯丙嗪可使器官活动减少、组织氧耗量降低、体温下降，扩张小动脉，改善微循环。氯丙嗪有中枢抑制和抗组胺租用。哌替啶可镇静、镇痛。冬眠合剂常用于低血容量和感染中毒性休克的辅助治疗。用本药时应密切观察患者体温、脉搏、血压、呼吸，保持呼吸道通畅，并应补充血容量，纠正酸中毒。

## 四、非类固醇抗炎药

休克时细胞受到刺激，磷脂酶 $A_2$ 被激活，细胞膜磷脂释放出花生四烯酸（arachidonic acid，AA），游离 AA 经环加氧酶及脂加氧酶途径形成血小板激活因子、血栓素、脂氧素等一系列脂质衍生物，在循环性休克中有致损伤作用[6]。动物实验显示，环加氧酶抑制剂如布洛芬、吲哚美辛对治疗感染性休克、改善创伤和感染时的肺损伤有一定效果，且对免疫功能无明显影响，可提高 MODS 患者的生存率。

## 五、休克的中医治疗

休克中医辨证为"厥证""脱证"范畴。早期轻度休克多属于"厥证"，严重休克则多归于"脱证"。中医对休克的治疗遵循辨证分型论治。"厥证"常用当归四逆汤加味，益气温阳、化瘀通络；"脱证"则用人参四逆汤加味，回阳救逆。临床多用中药针剂：生脉针，静脉注射或滴注给药，治疗心源性休克、感染性休克；参麦针对心源性休克、感染性休克、失血性休克均有效；积实针对低血容量性休克有效，与生脉针合用对过敏性休克、中毒性休克均有一定效果[7]。

### 参 考 文 献

[1] Rasche S, Georgi C. Cardiogenic shock. Anaesthesist, 2012, 61（3）：259-272.

[2] Koustova E, Stanton K, Gushchin V, et al. Effects of lactated Ringer's solutions on human leukocytes. J Trauma, 2002, 52（5）：872-878.

[3] Orbegozo Cortes D, Santacruz C, Donadello K, et al. Colloids for fluid resuscitation：what is their role in patients with shock? Minerva Anestesiol, 2014, 80（8）：963-969.

[4] Hollenberg SM. Vasoactive drugs in circulatory shock. Am J Respir Crit Care Med, 2011, 183（7）：847-855.

[5] Corrêa TD, Takala J, Jakob SM. Angiotensin Ⅱ in septic shock. Crit Care, 2015, 19：98.

[6] Bruegel M, Ludwig U, Kleinhempel A, et al. Sepsis-associated changes of the arachidonic acid metabolism and their diagnostic potential in septic patients. Crit Care Med, 2012, 40（5）：1478-1486.

[7] 马宏博，姜良铎. 论攻补兼施治疗感染性休克. 中华中医药杂志, 2006, 9：548-549.

# 第二十一章

## 调血脂药与抗动脉粥样硬化药

孙　玉　张岫美[*]

动脉粥样硬化（AS）主要发生在大、中动脉，特别是冠状动脉、脑动脉和主动脉，呈现不同程度的内膜增厚、脂质沉着、纤维组织增生、脂质条纹（fatty streak）及斑块（plaque）形成、管腔狭窄乃至阻塞，最终引起心肌或脑组织等重要器官供血不足或出血，是心脑血管病发生的主要病理基础。对 AS 的防治，早期或轻度者可采用饮食疗法及适当增加体力活动，必要时及时应用药物预防病变的形成和发展。抗动脉粥样硬化药是对抗 AS 病变发生和发展的药物，为防治心脑血管病的重要措施。理想的药物应能促使病变逆转。

## 第一节　动脉粥样硬化的发生机制

### 一、发　生　机　制

AS 的发病机制尚未完全阐明，一般认为是遗传基因和多种环境危险因子相互作用的结果。脂代谢紊乱、高血压、糖尿病、吸烟、肥胖等多种危险因素，有形或无形地损伤血管内皮，导致以单核细胞为主的白细胞沿血管壁滚动，并黏附于血管内皮，移向内皮下间隙，转化为巨噬细胞，无限制地摄取脂质，特别是氧化低密度脂蛋白（ox-LDL），成为泡沫细胞；另一方面，在受损内皮细胞释放某些活性因子的影响下，导致血管平滑肌细胞增殖和向内皮迁移，也可摄取 ox-LDL 成为泡沫细胞。泡沫细胞的脂质内涵逐渐累积形成脂质条纹（fatty streak）。这种反应持续发生和发作，终成 AS 斑块。斑块自内膜突向血管腔阻塞血流，导致靶器官供血不足。如果斑块破裂和血栓形成，则呈现急性临床事件。此过程涉及许多细胞和细胞外基质，以及多种细胞因子、生长因子、粘连分子等一系列活性分子。

**1. 脂源性学说**　血浆中极低密度脂蛋白（very low density lipoprotein，VLDL）、中间密度脂蛋白（intermediate density lipoprotein，IDL）、低密度脂蛋白（low density lipoprotein，LDL）或载脂蛋白 B（apoprotein B，apoB）浓度高出正常为高脂蛋白血症，可引起内皮细胞损伤和灶状脱落，导致血管壁通透性升高，血浆脂蛋白得以进入内膜，其后引起巨噬细胞的清除反应和血管平滑肌细胞（smooth muscle cell，SMC）增生，并形成斑块。近年来证明高密度脂蛋白（high density lipoprotein，HDL）或 apoA 浓度低于正常，也为动脉粥样硬化危险因子。凡能使 LDL、VLDL、总胆固醇（TC）、三酰甘油（TG）、apoB 降低，或

---

　　* 通讯作者：张岫美，E-mail: zhangxm@sdu.edu.cn

使 HDL、apoA 升高的药物，都有抗动脉粥样硬化作用。

**2. 损伤-炎症学说**　此学说为 Ross（1976）所提出，他认为动脉粥样硬化斑块形成至少有 2 条途径：①各种原因（机械性、LDL、高半胱氨酸、免疫性、毒素、病毒等）引起内皮损伤，使之分泌生长因子（growth factor，GF），吸引单核细胞黏附并迁移入内皮下间隙，摄取脂质，形成脂纹，并释放血小板衍生生长因子（PDGF），刺激中膜平滑肌细胞增生；②内皮细胞受损但尚完整，其更新增加，并产生生长因子刺激中膜平滑肌细胞迁移进入内膜，平滑肌细胞及受损内皮细胞均可产生 PDGF 样生长因子，这种相互作用导致纤维斑块形成，并继续发展。近年来随着研究工作的不断深入，越来越多的资料证明 AS 是一种慢性炎症反应[1]，动脉粥样硬化发生的炎症学说又重新被强调。

**3. 致突变学说**　EP Benditt 和 JM Benditt 提出动脉粥样硬化斑块内的平滑肌细胞为单克隆性，即由一个突变的平滑肌细胞产生子代细胞，迁移入内膜，分裂增生而形成斑块，犹如平滑肌瘤一般。引起突变的原因可能是化学致突变物或病毒。

**4. 受体缺失学说**　Brown 和 Goldstein 发现人成纤维细胞有 LDL 受体。该受体广泛分布于肝、动脉壁等细胞膜表面。血浆 LDL 与 LDL 受体结合后，聚集成簇，被内吞入细胞，并与溶酶体融合后被水解。LDL 被细胞摄取的量取决于细胞膜上受体的多少，若 LDL 受体数目过少，则导致细胞从循环中清除 LDL 减少，从而使血浆 LDL 升高。家族性高胆固醇血症是常染色体显性遗传病，患者由于细胞表面 LDL 受体功能缺陷而血浆 LDL 水平极度升高，多在早年发生冠心病而死亡。

# 二、血浆脂蛋白的代谢

血脂是血浆或血清中所含脂类的总称，包括胆固醇（cholesterol，Ch）、三酰甘油（TG）、磷脂（phospholipid，PL）和游离脂肪酸（free fatty acid，FFA）等。Ch 有胆固醇酯（cholesterol ester，CE）和游离胆固醇（free cholesterol，FC）2 种形式，两者相加为总胆固醇（TC）。正常成人空腹 12～14h 血脂的组成、含量及主要来源见表 21-1。

表 21-1　正常成人空腹 12～14h 血脂的组成、含量及主要来源

| 组成 | 血浆含量 | | 空腹时主要来源 |
| --- | --- | --- | --- |
| | mg/dl | mmol/L | |
| 总胆固醇 | 100～250（200） | 2.59～6.47（5.17） | 肝 |
| 胆固醇酯 | 70～200（145） | 1.81～5.17（3.75） | |
| 游离胆固醇 | 40～70（55） | 1.03～1.81（1.42） | |
| 三酰甘油 | 10～150（100） | 0.11～1.69（1.13） | 肝 |
| 磷脂 | 150～250（200） | 48.44～80.73（64.58） | 肝 |
| 游离脂肪酸 | 8～25（15） | 0.30～0.90（0.50） | 脂肪组织 |

注：括号内为均值。

血脂必须与载脂蛋白（apolipoprotein，apo）结合形成脂蛋白（lipoprotein），才能被运输至组织进行代谢。不同脂蛋白所含脂类和蛋白质不同，应用超速离心法，按密度可将脂蛋白分为乳糜微粒（chylomicron，CM）、极低密度脂蛋白（VLDL）、低密度脂蛋白（LDL）

和高密度脂蛋白（HDL）；分别相当于电泳分类中的 CM、前 β-脂蛋白、β-脂蛋白及 α-脂蛋白。它们的组成、性状和功能各异（表 21-2）[2]。此外，人血浆中还有中间密度脂蛋白（IDL）和脂蛋白 a[lipoprotein（a），Lp（a）]。IDL 是 VLDL 在血浆中向 LDL 转化的中间产物，组成及密度介于 VLDL 及 LDL 之间。Lp（a）的脂质成分与 LDL 类似，蛋白质成分中，除含 1 分子 apoB100 外，还含 1 分子 apo（a）。有些脂蛋白还可进一步分为若干亚类，如 HDL 又可分为 HDL$_1$、HDL$_2$ 和 HDL$_3$ 3 个亚类，而血浆中仅含 HDL$_2$ 和 HDL$_3$（表 21-2）。

#### 表 21-2　血浆脂蛋白的分类、性质、组成及功能

| 分类 | CM | VLDL | LDL | HDL |
| --- | --- | --- | --- | --- |
| 密度法 | CM | VLDL | LDL | HDL |
| 电泳法 | CM | 前 β-脂蛋白 | β-脂蛋白 | α-脂蛋白 |
| 性质 | | | | |
| 密度（g/ml） | ＜0.95 | 0.951～1.006 | 1.006～1.063 | 1.063～1.210 |
| 电泳位置 | 原点 | α$_2$-球蛋白 | β-球蛋白 | α$_1$-球蛋白 |
| 颗粒直径（nm） | 80～500 | 25～80 | 20～25 | 5～17 |
| 组成（%） | | | | |
| 蛋白质 | 0.5～2 | 5～10 | 20～25 | 50 |
| 脂类 | 98～99 | 90～95 | 75～80 | 50 |
| 总胆固醇 | 1～4 | 15 | 45～50 | 20 |
| 游离胆固醇 | 1～2 | 5～7 | 8 | 5 |
| 胆固醇酯 | 3 | 10～12 | 40～42 | 15～17 |
| 三酰甘油 | 80～95 | 50～70 | 10 | 5 |
| 磷脂 | 5～7 | 15 | 20 | 25 |
| apo 组成 | | | | |
| A I | 7 | ＜1 | — | 65～70 |
| A II | 5 | — | | 20～25 |
| A IV | 10 | — | | |
| B100 | — | 20～60 | 95 | |
| B48 | 9 | — | | |
| C I | 11 | 3 | | 6 |
| C II | 15 | 6 | 微量 | 1 |
| C III | 41 | 40 | — | 4 |
| E | 微量 | 7～15 | ＜5 | 2 |
| D | — | — | | 3 |
| 合成部位 | 小肠黏膜细胞 | 肝细胞 | 血浆 | 肝、肠 |
| 功能 | 转运外源性三酰甘油和胆固醇 | 转运内源性三酰甘油和胆固醇 | 转运内源性胆固醇 | 逆向转运胆固醇 |

apo 主要有 apoA、apoB、apoC、apoD、apoE 5 类，又各分为若干亚组分，不同 Lp 含

不同 apo。它们主要是结合和转运脂质。此外，尚各有其特殊的功能，如 apoA I 激活卵磷脂胆固醇酰基转移酶（lecithin cholesterol acyl transferase，LCAT），识别 HDL 受体；apoA II 稳定 HDL 结构，激活肝脂肪酶（hepatic lipase，HL），促进 HDL 的成熟（$HDL_2 \rightarrow HDL_3$）及 Ch 逆向转运；apoB100 能识别 LDL 受体。apoC II 是脂蛋白脂酶（lipoprotein lipase，LPL）的激活剂，促进 CM 和 VLDL 的分解。apoC III 则抑制 LPL 的活性，并抑制肝细胞 apoE 受体。apoE 参与 LDL 受体的识别。apoD 促进 Ch 及 TG 在 VLDL、LDL 与 HDL 间的转运。

　　体内脂质的来源有外源性和内源性之分，前者来自饮食，后者在体内合成。以 Ch 为例，其来源、参与的脂蛋白及其转运和代谢途径见图 21-1。

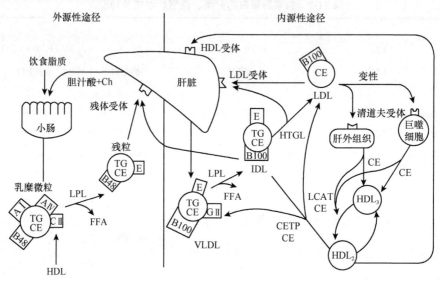

图 21-1　血浆脂蛋白代谢途径

CE，胆固醇酯；TG，三酰甘油；CETP，胆固醇酯转移蛋白；Ch，胆固醇；CM，乳糜微粒；HDL，高密度脂蛋白；IDL，中间密度脂蛋白；LCAT，卵磷脂胆固醇酰基转移酶；LDL，低密度脂蛋白；LPL，脂蛋白脂肪酶；VLDL，极低密度脂蛋白；FFA，游离脂肪酸；HTGL，肝甘油三酯脂肪酶

## 三、血浆脂蛋白的水平与 AS 斑块发生的关系

　　血浆脂蛋白水平增高，尤其是 LDL 和 VLDL 增高，可促进 AS 斑块的发生。斑块中 80% 的脂质是由单核巨噬细胞摄取，摄入脂质的单核巨噬细胞转化成了泡沫细胞。其余的 20% 的脂质存在于摄取脂质的平滑肌细胞、内皮细胞、增生的平滑肌细胞及细胞外基质中。泡沫细胞中胆固醇主要是以胆固醇酯（CE）的形式存在，并主要来源于血浆脂蛋白中的 LDL。正常生理情况下，LDL 通过与 LDL 受体结合可以相对自由地出入动脉内膜，当血浆 LDL 水平增高时，动脉内膜受高水平的 LDL 或合并其他因素的作用，可产生氧自由基及其他代谢产物，使进入内皮的 LDL 发生氧化，成为 ox-LDL。ox-LDL 抑制其自身与受体结合，抑制巨噬细胞迁移，因而不能像正常 LDL 那样移出内膜或被巨噬细胞所清除，结果大量沉积在内膜下。沉积的 ox-LDL 可以改变内皮细胞表面分子，导致内皮细胞通透性增加和内皮功能紊乱，使 LDL 向动脉内膜的迁移进一步增加。此外，ox-LDL 还促使内皮细胞产生 IL-6、TNF-α，并促进血管细胞黏附分子-1（VCAM-1）的大量产生，而使血液中的单核细胞与内皮细胞黏附并大量进入内皮下，摄取脂质并转化为巨噬细胞，后

者进一步摄入脂质而转化为泡沫细胞，粥样斑块进一步发展增大。

CM 颗粒大，不能通过内皮，因而对 AS 斑块形成的直接作用较小。VLDL 则可进入动脉内膜，而且其结构与 LDL 相似，也是参与 AS 斑块发生发展的一个重要因素。

血浆 HDL 是一种小而致密的球形脂蛋白，其中脂质和蛋白质各占 50%。HDL 主要在肝脏和小肠合成，在血浆中的半衰期是 3～5 天。其降解也主要在肝脏，成熟 HDL 与肝细胞膜的 HDL 受体结合，被肝细胞摄取，分解出胆固醇并通过胆汁排出体外。其主要功能是接受细胞的或脂质水解时释放磷脂和胆固醇，并将这些脂质转运到肝脏再循环或排出体外。故 HDL 有逆向转运胆固醇的作用，即减少胆固醇在体内的堆积。HDL 胆固醇（HDL-C）水平升高时，胆固醇可从 AS 斑块中被清除。较高水平 HDL 有抗 AS 发生发展的作用，而 HDL 低于正常值是 AS 发生发展的一个危险因子。研究表明，HDL 每降低 1mg/dl，冠心病死亡的危险增加 2%～4%。

Lp（a）是一个独立的危险因子，与血浆 LDL 及胆固醇增高无关。研究表明它与 AS 及心脑血管疾病的关系密切，发现 Lp（a）明显升高的人易发生心脑血管意外。

# 四、血 脂 异 常

各种脂蛋白在血浆中有基本恒定的浓度并保持相互间的平衡，如果比例失调则为脂代谢失常或紊乱，是导致 AS 的重要因素。由于开始主要注意了某些血脂或脂蛋白高出正常范围与冠心病的关系，故称为高脂血症（hyperlipidemia）或高脂蛋白血症（hyperlipoproteinemia）。为了便于分析病情和选用恰当的治疗方案，WHO 建议根据各种脂蛋白升高的程度将高脂血症分为 5 型，其中 Ⅱ 型又分为 2 个亚型，共 6 型，以 Ⅱa、Ⅱb 和 Ⅳ 型最为常见（表 21-3）。

表 21-3　高脂血症的表型分类

| 表型 | 脂蛋白变化 | | | 脂质变化 | | 备注 |
|---|---|---|---|---|---|---|
| | CM | VLDL | LDL | TC | TG | |
| Ⅰ | ↑↑ | ↑↑ | ↑→ | ↑→ | ↑↑ | 易发胰腺炎 |
| Ⅱa | → | → | ↑↑ | ↑↑ | → | 易发冠心病 |
| Ⅱb | → | ↑ | ↑ | ↑↑ | ↑↑ | 易发冠心病 |
| Ⅲ | ↑ | ↑ | ↓ | ↑↑ | ↑↑ | 易发冠心病 |
| Ⅳ | → | ↑↑ | →↑ | ↑→ | ↑↑ | 易发冠心病 |
| Ⅴ | ↑↑ | ↑ | ↑→ | ↑ | ↑↑ | 易发胰腺炎 |

注：↑，升高；→，无变化；↓，降低。

目前临床上一般先根据病因将高脂血症分为原发性高脂血症和继发性高脂血症，再根据血脂升高的种类分为高胆固醇血症、高三酰甘油血症、混合型高脂血症（包括胆固醇及三酰甘油均升高、以胆固醇升高为主或以三酰甘油升高为主的类型）。另外，最近血浆低 HDL 水平和高 Lp（a）水平与冠心病的关系已得到普遍的重视，也被认为是 AS 的危险因素，因此，将以上各种情况统称为血脂异常（dyslipidemia）。诊断至少要基于两次血脂检查结果，通过测定甲状腺素、血糖等排除常见的继发性高脂血症。目前我国应用 2016 年修订版《中国成人血脂异常防治指南》建议的血脂合适水平和异常切点，主要适用于动脉粥样硬化性心血管疾病（atherosclerotic cardiovascular disease，ASCVD）一级预防的目标人群（表21-4）。

**表21-4　中国ASCVD一级预防人群血脂合适水平和异常分层标准[mmol/L（mg/dl）]**

| 分层 | TC | LDL-C | HDL-C | 非HDL-C | TG |
|---|---|---|---|---|---|
| 理想水平 | | <2.6（100） | | <3.4（130） | |
| 合适水平 | <5.2（200） | <3.4（130） | | <4.1（160） | <1.7（150） |
| 边缘升高 | ≥5.2（200）且 | ≥3.4（130）且 | | ≥4.1（160）且 | ≥1.7（150）且 |
| | <6.2（240） | <4.1（160） | | <4.9（190） | <2.3（200） |
| 升高 | ≥6.2（240） | ≥4.1（160） | | ≥4.9（190） | ≥2.3（200） |
| 降低 | | | <1.0（40） | | |

注：ASCVD，动脉粥样硬化性心血管病；TC，总胆固醇；LDL-C，低密度脂蛋白胆固醇；HDL-C，高密度脂蛋白胆固醇；非HDL-C，非高密度脂蛋白胆固醇；TG，三酰甘油。

# 第二节　调血脂药

调血脂药是抗AS药的主要组成部分，为当前临床防治AS的主要药物。对血脂异常者通过纠正饮食等生活方式治疗无效的情况下，应该根据血脂异常的类型、病变的有无和轻重，以及危险因素多少，尽早应用调血脂药。按照调血脂药的主要调脂作用特点，下面分别介绍各类调血脂药。

## 一、主要降低TC和LDL的药物

TC或LDL-C升高是最早明确的冠心病重要危险因素。流行病学调查显示TC及LDL血浆水平与冠心病和脑血管病的发病率及死亡率密切相关，所以降低血浆TC和LDL的药物一直是调血脂药研究的重点。

### （一）HMG-CoA还原酶抑制剂（他汀类）

人体内的Ch大约1/3来自饮食，其余大部靠肝脏合成。3-羟-3-甲戊二酸单酰辅酶A（3-hydroxy-3-methylglutaryl CoA，HMG-CoA）还原酶是肝细胞合成Ch过程中的限速酶，能催化HMG-CoA生成甲羟戊酸（mevalonic acid，MVA），为内源性Ch合成的关键性一步，若抑制此酶活性则会阻断内源性Ch合成。

**1. 发展史**　1976年Endo等从桔青霉菌（*Penicillium citricum*）培养液中发现美伐他汀（Compactin）有抑制HMG-CoA还原酶的作用，因不良反应较大而未能用于临床。1979年他又从红曲霉菌（*Monascus ruber*）中发现monacolin K。1980年Alberts从土曲霉菌（*Aspergillus terreus*）发现movinolin，后来证明两者为同一物质，即洛伐他汀（lovastatin），因其具有良好的调血脂作用，1987年由美国FDA首先批准上市，从而开启了寻找和发展HMG-CoA还原酶抑制剂调血脂性抗AS药的新纪元。辛伐他汀（simvastatin）是洛伐他汀的甲基化衍生物，调血脂作用更强。同时发现美伐他汀的活性代谢物普伐他汀（pravastatin）

也有很好的应用价值。氟伐他汀（fluvastatin）是第一个人工合成品。此后又继续合成了阿伐他汀（atorvastatin）、西立伐他汀（cerivastatin），后者易引起横纹肌溶解症而停用。之后又有瑞舒伐他汀（rosuvastatin）等新品种仍在不断出现。这些药物统称为他汀类。我国研制的血脂康是从特制红曲精制而成，其主要成分为洛伐他汀[3]。

**2. 构效关系** 几种主要的他汀类药物化学结构见图 21-2。由图可见，他汀类都具有与 HMG-CoA 相似的羟甲基戊二酸结构，是抑制 HMG-CoA 还原酶所必备的。此结构有的为内酯环型，有的呈开环羟基酸型。内酯环型必须首先在肝脏中转换成相应的开环羟基酸型才能呈现药理活性。他汀类药物除具备一些共同的特性以外，由于各药结构的差异，其药理作用、临床应用、不良反应及药动学等方面又呈现各自的特异性。一般属于内酯环型的洛伐他汀和辛伐他汀，亲脂性较强，口服吸收率降低，但是易通过细胞膜进入肝细胞，然后转化为开环羟基酸型；普伐他汀是洛伐他汀的开环羟基酸型，水溶性较强，但能通过载体进入肝细胞，其本身即具备药理活性。人工合成的氟伐他汀、阿伐他汀和西立伐他汀，虽然都是开环羟基酸型，因都含有氟苯环和氮杂环，则兼具脂溶性和水溶性，吸收率提高和加快，一般不受饮食的影响。试验证明对 HMG-CoA 还原酶抑制作用的强度，辛伐他汀强于洛伐他汀和普伐他汀，瑞舒伐他汀、氟伐他汀和阿伐他汀均强于辛伐他汀，西立伐他汀的作用最强。

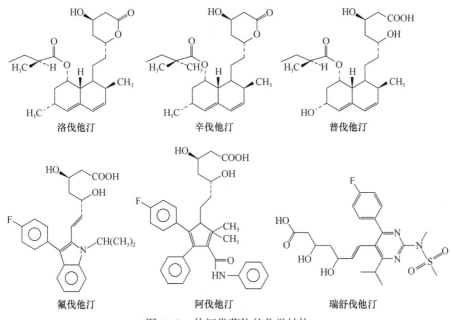

洛伐他汀　　　　　辛伐他汀　　　　　普伐他汀

氟伐他汀　　　　　阿伐他汀　　　　　瑞舒伐他汀

图 21-2　他汀类药物的化学结构

**3. 药动学** 因受多因素的影响，各药的药动学参数不尽相同，具体可参见表 21-5。

（1）吸收、分布：这类药物口服吸收迅速，以开环羟基酸型吸收较好，内酯环型吸收后在肝脏内水解成具有活性的开环羟基酸型。肝摄取率较大，分布于血浆者除普伐他汀外都有很高的血浆蛋白结合率。

（2）消除、排泄：大部分在肝脏代谢，经胆汁由肠道排出，少部分由肾排出。由于肝脏的首过效应，一般消除率均较高，所以生物利用度较低。阿伐他汀本身即有药理活性，其代谢物仍有调血脂作用。氟伐他汀、普伐他汀和瑞舒伐他汀的代谢物基本失效。洛伐他汀、辛伐他汀和阿伐他汀均由肝脏细胞色素 P450（CYP）3A4 代谢，若与吡咯类抗真菌药、大环类内酯类抗生素、钙通道阻滞药、环孢素及葡萄柚汁等含 CYP3A4 抑制性的制品并用，可使其作用增强，同时肌病发生率也能增加。氟伐他汀及瑞舒伐他汀经 CYP2C9 代谢，理论上不受环孢素的影响，但并用时仍可使其血浆浓度增加，可能是环孢素抑制其肾脏排泄的关系。由于临床所用的许多药物是通过 CYP3A4 代谢的，所以对 CYP3A4 的影响，也成为研究他汀类药物相互作用的重点。最近发现 P-糖蛋白也参与 CYP3A4 底物的清除，对他汀类药物的代谢和相互作用也有一定的影响。因受多因素的影响，各药的药动学参数不尽相同，它们对药物效应的影响为多方面综合的结果[4, 5]。

### 表 21-5　HMG-CoA 还原酶抑制剂药动学比较

| 特点 | 洛伐他汀 | 辛伐他汀 | 普伐他汀 | 氟伐他汀 | 阿伐他汀 | 瑞舒伐他汀 |
|---|---|---|---|---|---|---|
| 亲脂性 | 亲脂 | 亲脂 | 亲水 | 亲水 | 亲脂 | 亲水 |
| 口服吸收（%） | 30 | 60～85 | 35 | >98 | | 20 |
| $T_{max}$（h） | 2～4 | 1.2～2.4 | 1～1.5 | 0.6 | 1～2 | 3～5 |
| 血浆蛋白结合率（%） | ≥95 | >95 | 43～55 | ≥98 | ≥98 | 88 |
| 肝摄取率（%） | ≥70 | ≥80 | 45 | ≥70 | | 72 |
| 绝对生物利用度（%） | 12～20 | 5 | 17 | 24 | 12 | 20 |
| 代谢 | CYP3A4 | CYP3A4 | 硫酸盐化 | CYP2C9 | CYP3A4 | CYP2C9 |
| 排泄途径：尿（%） | <10 | 13 | 20 | 5 | <2 | 10 |
| 　　　　　粪（%） | 85 | 60 | 70 | >90 | >95 | 90 |
| $t_{1/2}$（h） | 3～4 | 2～3 | 2.6～3.2 | 0.5～1 | 14 | 19 |
| 剂量范围（mg/d） | 10～80 | 5～40 | 10～40 | 20～40 | 10～80 | 5～40 |
| 食物对生物利用度的影响（%） | +50 | 0 | −30 | 0 | 0 | −20 |

### 4. 药理作用及其机制

（1）调血脂作用及机制：他汀类药物调血脂药能选择性可逆地抑制 HMG-CoA 还原酶，阻滞 Ch 的合成。一般治疗剂量下，降低 LDL-C 的作用最强，降 TG 作用很弱，而 HDL-C 有轻度升高。由于各种他汀类药物与 HMG-CoA 还原酶亲和力的不同，所以调血脂作用强度各有不同（表 21-6）[6]，并呈现剂量依赖性，约 2 周出现明显效应，4～6 周达高峰，长期应用可保持疗效。

### 表 21-6　他汀类药物对血脂水平的影响

| 药物 | 剂量（mg/d） | 血脂及脂蛋白变化（%） | | |
|---|---|---|---|---|
| | | LDL-C | HDL-C | TG |
| 洛伐他汀 | 20 | −25 | +8 | −10 |
| | 40 | −32 | +7 | −14 |
| | 80 | −40 | +10 | −19 |
| 辛伐他汀 | 10 | −29 | +7 | −13 |
| | 20 | −34 | +6 | −15 |
| | 40 | −41 | +8 | −20 |
| | 80 | −47 | +7 | −23 |
| 普伐他汀 | 10 | −19 | +8 | −8 |
| | 20 | −25 | +6 | −11 |
| | 40 | −30 | +5 | −11 |

续表

| 药物 | 剂量（mg/d） | 血脂及脂蛋白变化（%） | | |
|------|------------|-----|-----|-----|
| | | LDL-C | HDL-C | TG |
| 氟伐他汀 | 20 | −20 | +5 | −10 |
| | 40 | −23 | +2 | −5 |
| | 80 | −25 | +8 | −15 |
| 阿伐他汀 | 10 | −39 | +6 | −19 |
| | 20 | −43 | +9 | −26 |
| | 40 | −50 | +6 | −29 |
| | 80 | −60 | +5 | −37 |
| 瑞舒伐他汀 | 10 | −52 | +14 | −10 |

人体内 Ch 大部分来自于肝脏，在 Ch 合成过程中，HMG-CoA 还原酶使 HMG-CoA 转换为中间产物甲羟戊酸。他汀类具有与 HMG-CoA 相似的结构，且和 HMG-CoA 还原酶的亲和力高出 HMG-CoA 数千倍，对该酶发生竞争性抑制，使 Ch 合成受阻（图 21-3）。Ch 合成减少可使肝细胞内 Ch 水平继发性下降，肝细胞内 Ch 水平的下降能通过负反馈调节导致肝细胞表面 LDL 受体代偿性增加及活性增强，促进肝细胞从血液摄取更多 LDL，从而使循环 LDL 水平下降，继而引起 VLDL 代谢加快，再加上肝脏合成及释放 VLDL 减少，最终导致 VLDL 及 TG 相应下降。而 HDL 的升高，可能是由于 VLDL 减少的间接结果（图 21-4）。由于不同的他汀类药物与 HMG-CoA 还原酶的亲和力是不同的，因此，调血脂的作用强度各有不同。但任何一种他汀类药物剂量增倍时，LDL-C 进一步降低的幅度仅约 6%，称为"他汀疗效 6%效应"。

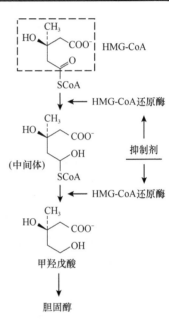

图 21-3 HMG-CoA 还原酶抑制剂阻断甲羟戊酸的形成机制

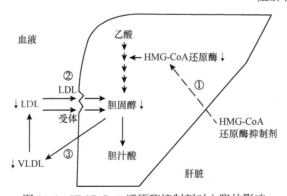

图 21-4 HMG-CoA 还原酶抑制剂对血脂的影响

①抑制 HMG-CoA 还原酶；②增加 LDL 受体数量及活性；③减少 VLDL 的合成和释放。LDL，低密度脂蛋白；VLDL，极低密度脂蛋白

（2）非调脂作用：他汀类药物具有多效性作用（pleiotropic effect）（特别是调血脂以外

的药理作用），能从多方面发挥抗 AS 效应，并扩展到防治 AS 以外的某些疾病（图 21-5）。他汀类的多种作用中有直接作用，在血脂水平正常的情况下或者在调脂作用发挥前即可呈现，也有调血脂导致的间接作用，或者两者兼有。

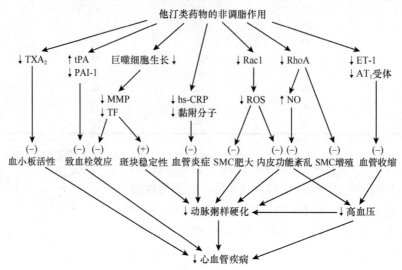

图 21-5　他汀类药物的非调脂作用

AT₁，血管紧张素 1 型受体；ET-1，内皮素-1；hs-CRP，超敏 C 反应蛋白；MMP，基质金属蛋白酶；NO，一氧化氮；PAI-1，纤溶酶原激活物抑制剂-1；ROS，活性氧；SMC，平滑肌细胞；TF，组织因子；tPA，组织型纤溶酶原激活物；TXA₂，血栓素 A₂

他汀类药物在抑制 Ch 合成的同时，也使 Ch 合成途径的中间产物类异戊二烯的合成减少，如法尼焦磷酸（farnesylpyrophosphate，FPP）和牻牛儿基牻牛儿基焦磷酸（geranylgeranpyl pyrophosphate，GGPP）[7]。这些中间产物是一些重要蛋白质翻译后修饰的脂质附件，蛋白质的异戊二烯化使细胞膜相关蛋白能进行亚细胞定位和胞内转运。如鸟苷三磷酸（GTP）结合蛋白家族的 Ras、Rho、Rac 等是异戊二烯化翻译后修饰的主要底物，阻断这些蛋白的异戊二烯化，使这些蛋白质的活性降低，会导致细胞的形态、运动、增殖、分泌等功能发生变化[8]。

1）改善内皮功能紊乱：造成内皮功能紊乱的主要原因为内皮细胞 eNOS 稳定性下降，他汀类药物能改善 eNOS 表达的稳定性，使内皮细胞产生 NO 增多[9]。

2）抗炎作用：他汀类药物使白细胞特别是中性粒细胞浸润减少，减轻组织损伤。研究发现，他汀类药物还能降低 P-选择素水平，使内皮细胞黏附分子和白细胞黏附分子下调；并且还能降低血浆 C 反应蛋白水平。

3）抗氧化作用：ox-LDL 是 AS 斑块中的主要成分，影响斑块的稳定性；在斑块破裂后又能诱导血栓形成。他汀类药物能清除氧源性自由基。其清除氧自由基的能力呈剂量依赖性，可能是通过降低类异戊二烯的生物合成来减少自由基的产生[10, 11]。

4）稳定 AS 斑块：基质金属蛋白酶（MMP）能分解基质成分，加速胶原降解，引起斑块破裂。TNF-α 是由 T 淋巴细胞释放的，可以损伤胶原合成的结构蛋白，增加纤维帽的脆性，还能刺激细胞表达 MMP，使斑块容易破裂。研究发现，他汀类药物能显著下调体内 MMP 的表达，通过降低巨噬细胞的活性稳定斑块；可以降低 T 淋巴细胞的活性，干扰 TNF-α 的转录途径，从而下调斑块中 TNF-α 的含量[12]。

5）抗血栓作用：辛伐他汀和普伐他汀可以发挥抑制血小板激活和聚集的作用；可以增强阿司匹林的抗血小板活性，明显减少血栓素（$TXA_2$）的生成。此外，阿伐他汀可以抑制内皮细胞分泌纤溶酶原激活物抑制剂-1（PAI-1）和凝血酶敏感蛋白 1（TSP-1），促进细胞分泌组织型纤溶酶原激活物（tPA），发挥抑制血栓形成功能。研究表明，对于已经发生肺栓塞的患者，长期应用他汀类药物可以降低肺栓塞的再发风险；而一项对 65 岁以上老人的研究表明，服用他汀类药物可以降低深静脉栓塞再发的风险，而且随着他汀类服用时间的延长，这种风险降低越发显著，这表明他汀可能会成为预防深静脉血栓形成的药物之一。

6）抑制血管平滑肌细胞的增殖：甲羟戊酸（MVA）是 DNA 合成和细胞增殖必不可少的物质。他汀类药物通过抑制 MVA 的途径而发挥抑制平滑肌增殖的作用。平滑肌细胞增殖是粥样硬化的关键条件，并使血管壁增厚，因此他汀类药物能防治 AS 和血管管腔狭窄[13, 14]。

7）肾保护作用：他汀类药物通过纠正脂质代谢异常，从而减轻由脂质异常引发的慢性肾损伤；同时兼具抗细胞增殖、抗炎、免疫抑制、抗骨质疏松等作用，减轻肾损害的程度，从而保护肾功能。许多肾脏病患者需要长期接受糖皮质激素治疗，而糖皮质激素长期治疗易导致骨质疏松，故慢性肾功能不全患者常合并有骨质疏松。他汀类药物的抗骨质疏松作用为其在肾脏病中的应用提供了新的依据[15]。

临床试验表明，大剂量他汀类药物比起中低剂量能更好地降低血管风险。大剂量通常有更好的非调脂作用。

**5. 临床应用**

（1）调血脂：适用于杂合子家族性和非家族性Ⅱa 型高脂蛋白血症，Ⅱb 和Ⅲ型高脂蛋白血症亦可应用，也可用于 2 型糖尿病和肾病综合征引起的高胆固醇血症。对纯合体家族性高脂血症难以生效，对高三酰甘油血症疗效不显著。

（2）治疗冠心病：大规模和较长期的疗效观察证明，对冠心病的一级和二级预防有效且安全，能显著降低冠心病的发生率和死亡率。

（3）肾病综合征：对肾功能有一定的保护和改善效应。除与调血脂作用有关外，可能与他汀类抑制肾小球系膜细胞增殖，延缓肾动脉硬化有关。

（4）预防心脑血管急性事件：能增加 AS 斑块的稳定性或使斑块缩小，减少脑卒中、稳定型和不稳定型心绞痛发作、心肌梗死的发生。

（5）抑制血管成形术后再狭窄、缓解器官移植后的排斥反应和治疗骨质疏松症等。

**6. 不良反应**　大规模长期临床观察表明，他汀类药物有较好的耐受性和安全性，他汀类不良反应较少而轻，发生率为 2%～9%，大剂量应用时患者偶可出现胃肠反应、皮肤潮红、头痛失眠等暂时性反应。值得注意的是肝病，表现为氨基转移酶升高超过正常 3 倍者约为 1%，并与剂量有关，氨基转移酶升高超过正常 3 倍后应立即停药，一般 2～3 个月即可恢复。故在开始用药或增加剂量 3～6 个月及之后应定期检测肝脏功能。另外，应该注意的是肌病，肌病综合征的发生率<0.1%，主要特征为肌痛，首先是手臂及大腿，然后全身类似流感样疲劳无力，随着继续用药而发展，可发生肌球蛋白尿和肾衰竭，血清肌酸激酶（CK）水平可超过正常高限的 10 倍；若及时停药可以逐渐恢复，否则可因横纹肌溶解而导致急性肾衰竭等。用药中对有肌痛的患者应检测 CK，必要时停药。有西立伐他汀

（cerivastatin）与吉非贝齐同时应用发生严重横纹肌溶解症的报道，对此药已暂停销售和使用。超大剂量他汀类可引起犬的白内障，人体用药应注意。用药期间应定期检测肝功能，有肌肉不适或无力者应检测 CK，必要时减量或停药。孕妇、儿童、哺乳期妇女及肝、肾功能异常者不宜应用。有肝病史者慎用。

**7. 药物相互作用**　　由于他汀类具有调脂作用肯定、不良反应少、可降低总死亡率等优点，调脂药物联合应用多由他汀类与其他机制不同的药物合用，而他汀类与很多药物有相互作用：①与胆固醇吸收抑制药合用，可产生良好的协同作用。②与胆汁酸结合树脂类合用，可增强降低血清 TC 及 LDL-C 的效应。③与烟酸或贝特类合用可增强降 TG 的效应，但是烟酸和贝特类也有导致肌病的报道，联合应用会增加肌病的发生率；与其他影响 CYP3A4 的药物合用，如某些大环内酯类抗生素（如红霉素）、吡咯类抗真菌药（如伊曲康唑）、环孢素等，可增加肌病发生的危险性。④与香豆素类抗凝血药合用，可使凝血酶原时间延长，应注意检测凝血酶原时间，及时调整抗凝血药用量。

**8. 常用他汀类药物的特点**

（1）洛伐他汀（lovastatin）：为内酯环前药，口服吸收后在体内水解成开环羟酸型而呈现活性。对肝有高度选择性。调血脂作用稳定可靠，一般用药 2 周呈现明显效应，4～6 周可达最佳治疗效果，呈剂量依赖性。

（2）辛伐他汀（simvastatin）：也为内酯环前药，其活性水解产物调血脂作用较洛伐他汀强一倍。升高 HDL 和 apoA I 的作用强于阿伐他汀。临床试验证明，长期应用辛伐他汀在有效调血脂的同时，显著延缓动脉粥样硬化病变进展和病情恶化，减少心脏事件和不稳定型心绞痛的发生。

（3）普伐他汀（pravastatin）：除降脂作用外，尚能抑制单核巨噬细胞向内皮的黏附和聚集，具有抗炎作用，表明其能通过抗炎作用减少心血管疾病。研究证实，急性冠脉综合征早期应用普伐他汀能迅速改善内皮功能，减少冠脉再狭窄和心血管事件的发生。

（4）氟伐他汀（fluvastatin）：结构中有一个氟苯吲哚环的甲羟内酯衍生物，吲哚环模拟 HMG-CoA 还原酶的底物，甲羟内酯模拟产物（甲羟戊酸），所以氟伐他汀能同时阻断 HMG-CoA 还原酶的底物和产物，进而抑制甲羟戊酸生成胆固醇，发挥调血脂作用。氟伐他汀在发挥调血脂作用的同时，增加 NO 活性，改善内皮功能，抗血管平滑肌细胞增殖，预防斑块形成；并且此药能降低血浆 Lp（a）水平，抑制血小板活性和改善胰岛素抵抗。

（5）阿托伐他汀（atorvastatin）：与氟伐他汀有相似的作用特性和适应证。但是降 TG 作用较强，大剂量对纯合子家族性高胆固醇血症也有效。

（6）瑞舒伐他汀（rosuvastatin）：抑制 HMG-CoA 还原酶活性的作用较其他常用的他汀类药物强，作用时间长，因此抑制胆固醇合成的作用明显强于其他他汀类。明显降低 LDL-C，升高 HDL-C。降低 LDL-C 起效快，服药两周后，即可下降 10%。口服给药，$T_{max}$ 为 3h，生物利用度为 20%。用于治疗高脂血症和高胆固醇血症。

（二）普利醇

普利醇（policosanol）是由甘蔗蜡提取的含 8 种主要脂肪醇的混合物，通过抑制 Ch 合成过程中的乙酸盐消耗而阻滞 Ch 的合成。不仅能降低动物模型和高 Ch 患者的血浆 Ch，升高 HDL-C，轻度降低健康人的血浆 Ch 水平，还能增加 LDL 受体数量和 LDL-C 的清除率，降低 LDL-C 对氧化反应的易感性，抑制巨噬细胞介导的氧化过程。此外，尚有抑制血小板聚集和血管平滑肌细胞增生，对外源性高胆固醇血症引起的 AS 病变呈对抗效应。安全性试验未发现毒性反应，已在南美诸国上市[16]。

### （三）抑制胆固醇吸收的药物

**1. 胆汁酸结合树脂类**（bile acid binding resin） 此类药物又称为胆汁酸螯合剂，为一类安全有效的降低血浆 TC 和 LDL-C 的药物。人体在肝脏合成的胆汁酸，排至小肠后约有95%再经小肠重新收，形成肝肠循环，被重新利用。胆汁酸结合树脂分子很大，进入肠道后不被吸收和破坏，能与胆汁酸牢固结合，阻滞胆汁酸的肝肠循环和重复利用，致使肝细胞 Ch 大量转化为胆汁酸，肝细胞 Ch 大量消耗而减少，进一步反馈性地增加 LDL 受体数量和活性，最终使血浆 TC 和 LDL-C 水平降低。阴离子交换树脂类包括考来烯胺（colestyramine，消胆胺，降胆树脂 1 号）、考来替泊（colestipol，降胆树脂 2 号）、降胆葡胺（polidexide，降胆树脂 3 号）、地维烯胺（divistyramine），以及维康（velchol）等。

（1）药理作用及机制：胆汁酸结合树脂类在肠道通过离子交换与胆汁酸结合后发生下列作用。①被结合的胆汁酸失去活性，减少食物中脂类（包括 Ch）的吸收；②阻滞胆汁酸在肠道的重吸收和利用；③由于大量胆汁酸丢失，肝内 Ch 经 7α 羟化酶的作用转化为胆汁酸；④由于肝细胞中 Ch 减少，导致肝细胞表面 LDL 受体增加和活性增强；⑤血浆中大量含 Ch 的 LDL 经受体进入肝细胞，使血浆 TC 和 LDL 水平降低；⑥此过程中的 HMG-CoA 还原酶可有继发活性增加，但不能补偿 Ch 的减少，若与 HMG-CoA 还原酶抑制剂联合应用，有协同作用。

本类药物能降低血浆 TC 和 LDL-C，其强度与剂量有关。apoB 也相应降低，HDL 无明显改变。对 TG 和 VLDL 的影响较小。

（2）临床应用：临床上适用于 IIa 及 IIb 型高脂蛋白血症、家族性杂合体高脂蛋白血症。冠心病一级预防试验（LRC-CPPT）发现，用药组较对照组的 TC 和 LDL-C 分别下降13.4%和20.3%，非致死性心肌梗死减少 19%；并认为 TC 每下降 1%，冠心病的危险性降低 2%。对纯合体家族性高胆固醇血症无效。对 IIb 型高脂蛋白血症者，应与降 TG 和 VLDL 的药物配合应用。

（3）不良反应：常见轻度或中度便秘，尤其是老年人。还有食欲缺乏、呕吐、腹胀、胃灼热和肌肉痉挛等。剂量高于常用量 10～16g 时会引起脂肪泻。干扰维生素 D 的吸收，可导致骨质疏松或骨软化，老年人应注意。可出现瘙痒和皮疹。还有可能出现暂时的氨基转移酶升高等。高三酰甘油血症者不宜应用。

（4）药物相互作用：此类药物在肠腔内与 HMG-CoA 还原酶抑制剂、氯噻嗪、保泰松、苯巴比妥、洋地黄毒苷、甲状腺素、口服抗凝药、脂溶性维生素（维生素 A、维生素 D、维生素 E、维生素 K）、叶酸、铁剂及某些抗生素等结合，影响这些药物的吸收和疗效，应尽量避免伍用，必要时可在服此药 1h 前或 4h 后服其他药品。

**2. 依折麦布**（ezetimibe） 为 2002 年 10 月通过 FDA 认可上市，化学名称为[1-（4-氟苯基）-（3R）-[3-（4-氟苯基）-（3S）-羟丙基-（4S）-（4-羟苯基）-2-氮杂环丁酮]。与树脂不同，依折麦布与小肠上皮刷状缘上的转运蛋白 NPC1L1（Niemann-Pick C1-like 1 protein，在肠道吸收固醇的过程中起关键作用）特异性结合，选择性抑制小肠对食物和胆汁源性 Ch 的吸收，而不影响脂溶性维生素、TG、脂肪酸、胆汁酸、黄体酮和乙炔雌醇等的吸收，克服了他汀类剂量增加而效果不显著增强的缺陷。临床试验证明依折麦布能明显降低血浆 LDL-C 和 TC 水平，使 HDL-C 水平有一定的升高，对 TG 基本没有影响。由于 Ch 的吸收减少，可致体内 Ch 的合成代偿性增加，因此与阿伐他汀、普伐他汀、洛伐他汀及辛伐他汀合用有协同效应。特别是纯合子家族性高脂血症单用他汀类难以奏效者，两药合用有良好效果。对混合型高脂血症患者与非诺贝特联合应用，对 LDL-C、TG、HDL-C 和 apoB 都有较好的效应，可适当减小剂量，增加安全性，其对 AS 性病症的远期疗效正在观察中。已发现的不良反应有过敏反应、面部和舌咽水肿，可能引起呼吸和吞咽困难，偶见消化道不适和困倦感，也有可能引起肌痛、肌肉痉挛、肌无力、血清肌酸激酶升高等肌肉病症。

### （四）酰基辅酶 A 胆固醇酰基转移酶抑制药

酰基辅酶 A 胆固醇酰基转移酶（acyl-coenzyme A：cholesterol acyltransferase，ACAT）有促进细胞内 Ch 转化为 CE 的功能。这种转化在小肠促进 Ch 的吸收，在肝细胞促进 VLDL 的组成和释放，在血管壁促进 Ch 的蓄积，在巨噬细胞则促进泡沫细胞的形成。因此对 ACAT 有抑制作用的药物可发挥调血脂和抗 AS 的效应。其中甲亚油酰胺已经用于临床。最近由于对 ACAT 同工酶（ACAT2）作用的探明，又研制了具有特异性 ACAT 抑制作用的阿伐麦布[17]。

（1）甲亚油酰胺（melinamide）：对 Ch 的吸收、蓄积和泡沫细胞形成等过程都有抑制作用，有利于 Ch 的逆向转运，使血浆及组织 Ch 降低。适用于 II 型高脂蛋白血症。不良反应轻微，可有食欲减退或腹泻等。

（2）阿伐麦布（avasimibe）：实验证明有降低血浆非 HDL 性 Ch 的效应。在培育的鼠离体肝细胞能明显减少 apoB 及含 apoB 脂蛋白向血浆的分泌，能通过诱导胆固醇 7α 羟化酶增加胆汁酸合成，而不增加胆石形成。临床试验证明阿伐麦布对结合性高脂血症和低 α 脂血症患者能明显减少血浆 TG 及 VLDL-C，而 TC、LDL-C 及 HDL-C 无变化。对人巨噬细胞不仅能增加游离 Ch 的外流，减少泡沫细胞的形成，还能抑制对 ox-LDL 的摄取。除降低 Ch 外，对高 Ch 患者能减少循环肿瘤坏死因子水平，改善弹性血管内皮的功能，并减少脂质在动脉壁的蓄积，抑制巨噬细胞向中膜的浸润和减少基质金属蛋白酶（MMP）的表达和活性，增加 AS 斑块的稳定性，通过抗炎和改善血管功能而发挥抗 AS 效应。最近又发现对阿尔茨海默病（AD）有预防和治疗效应[18]。

### （五）新型降 LDL-C 药物——PCSK9 抑制剂

LDL-C 在动脉粥样硬化性心血管疾病（ASCVD）的发生、发展中起着重要的主导作用。血液循环中大量的 LDL-C 主要通过与肝细胞表面的 LDL 受体（LDL-R）结合形成复合物，以胞饮的形式被摄取到肝细胞内，然后两者发生解离，LDL-C 被转运至溶酶体降解成 Ch，在肝细胞内储存或经其他途径代谢；而 LDL-R 则重返肝细胞表面参与摄取 LDL-C 的再次循环。通过上述途径，肝细胞不断经过 LDL-R 从血液中摄取 LDL-C 进入肝细胞内代谢，从而降低血中 LDL-C 水平。因此，肝脏的 LDL-R 的表达是 LDL-C 代谢的关键。

前蛋白转化酶枯草溶菌素 9（proprotein convertase subtilisin/kexin 9，PCSK9）又称为

神经细胞凋亡调节转化酶-1（neural apoptosis-regulated convertase 1，NARC-1），是一种分泌型的丝氨酸蛋白酶，主要在肝脏合成[19]，少量在肠道和肾脏合成[20]。合成的 PCSK9 以酶原（apo-PCSK9）形式首先在内质网发生自催化裂解生成成熟的蛋白酶 PCSK9，并被分泌到血液中。血液中的 PCSK9 可以与肝细胞表面的 LDL-R 特异性、不可逆性结合，两者形成的复合物被摄入到细胞内，在溶酶体内 LDL-R 被降解，从而降低肝细胞通过 LDL-R 清除 LDL 的能力，导致循环中 LDL-C 水平升高[21-23]（图 21-6）。

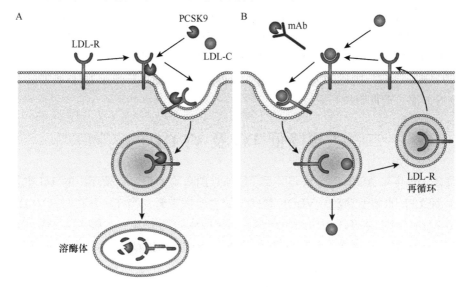

图 21-6 PCSK9 单克隆抗体的作用机制[30]

PCSK9，前蛋白转化酶枯草溶菌素 9；LDL-C，低密度脂蛋白胆固醇；LDL-R，低密度脂蛋白受体；mAb，单克隆抗体

近年来，以 PCSK9 作为一个新的降脂靶点已成为高胆固醇血症研究的热点[24, 25]，针对 PCSK9 抑制剂的研究也取得了较大的进展。目前有 3 种类型的 PCSK9 抑制剂处于研发和临床研究的不同阶段，包括单克隆抗体类抑制剂、反义寡核苷酸类抑制剂和小干扰 RNA 类抑制剂（表 21-7），以单克隆抗体为主。

表 21-7 目前 PCSK9 抑制剂的分类和研究现状

| 药物名称 | 研发公司 | 作用方式 | 研发阶段 |
| --- | --- | --- | --- |
| evolocumab | Amgen | 单克隆抗体 | 批准上市 |
| alirocumab | Sanofi /Regeneron | 单克隆抗体 | 批准上市 |
| bococizumab | Pfizer | 单克隆抗体 | 停止研发 |
| LY3015014 | Eli Lilly | 单克隆抗体 | II 期 |
| adnectin | BMS/Adnexus | 修饰结合蛋白 | I 期 |
| ALN-PCS | Alnylam/The Medicines Company | 小干扰 RNA | III 期 |
| SX-PCK9 | Serometrix | 反义寡核苷酸 | 临床前期 |

PCSK9 单克隆抗体（mAb）的降脂作用机制（图 21-6）是 mAb 与 PCSK9 特异性结合，阻断 PCSK9 与 LDL-R 结合，从而保护 LDL-R 不被降解，增加了肝脏 LDL-R 的表达，保

留了肝细胞通过 LDL-R 清除 LDL 的能力，使循环中 LDL-C 水平降低。2015 年，安进（Amgen）公司研发的 Repatha（evolocumal）和赛诺菲/再生元（Sanofi/Regeneron）公司的 Praluent（alirocumab）均被 FDA 和欧洲药品管理局（EMA）批准上市，成为新一代 PCSK9 抑制剂类降脂药[26-28]。适应证为家族性高胆固醇血症或他汀类不能有效降低 LDL-C 的 ASCVD 高危人群。

反义寡核苷酸类 PCSK9 抑制剂，通过特异性结合 PCSK9 靶基因抑制其 mRNA 转录，导致 PCSK9 合成受阻，从而增加肝脏细胞表面 LDL-R 的表达来降低 LDL-C 的水平。目前大多数反义寡核苷酸类 PCSK9 抑制剂如 SX-PCK9 仍处于临床前期研究阶段。

小干扰 RNA（siRNA）类 PCSK9 抑制剂是通过结合肝细胞内 PCSK9 的 mRNA，从而使 PCSK9 mRNA 沉默，降低 PCSK9 的表达。目前，奥尼兰姆（Alnylam）公司研发的 inclisiran（ALN-PCS）正处于 Ⅲ 期临床研究阶段[29, 30]。

# 二、主要降低 TG 及 VLDL 的药物

血浆 TG 升高与 AS 发病有重要关系，是独立的危险因素[31]。循环中的 TG 主要由 CM 和 VLDL 经 LPL 水解所释放。VLDL 是 TG 的主要携带者，当 TG 升高时，VLDL 的 TG 则转移给 LDL。LDL 中 TG 增加到一定量，即被肝脂肪酶（HL）水解去除 TG，结果 LDL 颗粒变小、密度增加，成为小颗粒致密的 LDL（small dense LDL，sLDL）。血浆 TG 水平越高，sLDL 的生成越多。sLDL 不易与 LDL 受体结合，半衰期长，更易被氧化，有更强的致 AS 作用，并能促进斑块破裂。同时，TG 升高伴有血浆 HDL-C 水平降低，促进血栓形成和增加胰岛素抵抗，加快 AS 形成。所以降低血浆 TG 和 VLDL 也是调血脂防治 AS 疾病的重要方面[32]。

## （一）贝特类

贝特类是在 20 世纪 60 年代开发氯贝丁酯（安妥明，clofibrate，Atromid-S）的基础上发展起来的苯氧芳酸类衍生物，现有的品种包括吉非贝齐（gemfibrozil）、非诺贝特（fenofibrate）、微粒化非诺贝特（micronised fenofibrate）、苯扎贝特（benzafibrate）、环丙贝特（ciprofibrate）、益多脂（etophylline clofibrate）等。

**1. 药理作用及作用机制** 为 PPARα 激动剂，主要通过激活 PPARα，在转录水平发挥对脂质、脂肪酸和脂蛋白代谢的重要调节作用。贝特类可以增强脂蛋白酯酶的活性，促进肝脏摄取脂肪酸和抑制肝脏合成 TG，增加 HDL 合成及促进 Ch 逆转运，减少中性脂质在 VLDL 和 HDL 间的交换，促进 LDL 颗粒的清除和降低促凝血因子；同时也能激活血管壁的 PPARα，控制各种炎性细胞、平滑肌细胞和内皮细胞，呈现抗炎性反应、抗凝血、抗血栓和保护内皮的作用而发挥抗 AS 效应[33, 34]。

贝特类一般能使血浆 TG 降低 20%～60%，使 VLDL-C、TC、LDL-C 分别降低 63%、6%～25% 和 26%；能升高 HDL-C 10%～30%。但是各药的强度不同，吉非贝齐、非诺贝特和苯扎贝特的作用较强。

**2. 临床应用** 主用于原发性高三酰甘油血症，对 Ⅲ 型高脂蛋白血症和混合型高脂蛋白血症有较好的疗效，也可用于 2 型糖尿病的高脂血症。但是各药的效应有所不同，如非诺

贝特除调血脂外，尚可降低血尿酸水平，可用于伴有高尿酸痛风症的患者。苯扎贝特能改善糖代谢，可用于糖尿病伴有 TG 血症患者[35]。

**3. 药动学**　口服吸收快而完全，在血液中与血浆蛋白结合，不易分布入外周组织。最后大部分在肝脏与葡萄糖醛酸结合，少部分以原型经肾排出。因化学结构各有特异，代谢亦不尽相同。吉非贝齐和苯扎贝齐具有活性酸形式，吸收后发挥作用快，持续时间短；氯贝丁酯和非诺贝特需先水解成活性酸性形式才发挥作用。环丙贝特在体内存留时间较长，一部分被转化代谢，主要经肾脏排出。

**4. 不良反应**　贝特类一般耐受良好，主要不良反应为消化道症状。氯贝丁酯可致心律失常、胆囊炎和胆石症等，胃肠道肿瘤的发病率增加。与口服抗凝药同用，可使抗凝活性增强，常需减少抗凝药的剂量。与他汀类药联合应用，有增加肌病发生的可能。

（二）烟酸

烟酸（nicotinic acid）又名尼克酸或维生素 $B_6$，是最早应用的调血脂药物，能降低血浆 TG、TC、VLDL-C 和 LDL-C，更特殊的是可升高 HDL-C（主要表现在 $HDL_2$、apoA I 及 $HDL_2/HDL_3$ 值的升高）和降低 Lp（a），同时能扩张血管。烟酸的作用过程如图 21-7 所示，首先是降低 cAMP 水平，使脂肪酶活性降低，脂肪组织中的 TG 不易分解释放出游离脂肪酸，肝脏合成 TG 的原料不足，则难以进一步合成和释放 VLDL，继而 LDL 来源减少。TG 浓度降低导致 HDL 分解代谢减少，从而使 HDL 升高。最近的研究认为，烟酸的调血脂作用与在体内转化烟酰胺无关，其升高 HDL 的原因主要是刺激 ATP 结合盒转运体 A1（ABCA1）膜 Ch 转送器，将细胞内 Ch 和磷脂转运至无脂或贫脂的 apoA I 以合成 HDL 所致。HDL 的增加有利于 Ch 的逆向转运，阻滞 AS 病变的发展，降低 AS 性心脑血管病的死亡率。

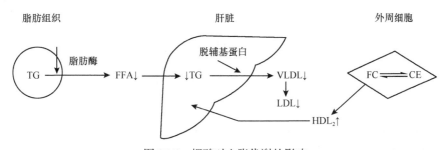

图 21-7　烟酸对血脂代谢的影响

TG, 三酰甘油；FFA, 游离脂肪酸；FC, 游离胆固醇；CE, 胆固醇酯；VLDL, 极低密度脂蛋白；LDL, 低密度脂蛋白；HDL, 高密度脂蛋白

烟酸为广谱调血脂药，对多种脂血症均有一定效应，作用强度因剂量和高脂血症类型不同而异，唯对Ⅱb 型和Ⅳ型最好。适用于混合型高脂血症、高三酰甘油血症、低 HDL 血症及高 Lp（a）血症，能减少冠心病的发作和死亡率。若与胆汁酸结合树脂、贝特类或他汀类伍用，可提高疗效[36]。

（三）烟酸酯类似物

烟酸是升高 HDL 的老药，但有明显的不良反应。烟酸戊四醇酯（niceritrol）、烟酸肌醇酯（inositol hexanicotinate）、尼可莫尔（nicomol）、烟酸生育酚酯（tocopheryl nicotinate）等为烟酸的酯类化合物，用后在体内放出烟酸而生效；阿昔莫司（acipimox）结构类似烟酸，以及烟酸的缓释剂及复方缓释剂，均可不同程度地延长作用时间和减轻不良反应。

# 三、降低 Lp（a）的药物

Lp（a）是血浆中一种特殊的脂蛋白，其理化性质和组成结构与 LDL 有很大的共同性，而 Lp（a）中除含有 apoB 外尚含有 apo（a）及较多的糖类。流行病学调查资料显示，血浆 Lp（a）升高是 AS 的独立危险因素，也是 PTCA 后再狭窄的危险因素。其原因可能是，一方面 apo（a）与纤溶酶原（plasmin，Pg）有高度的相似性，竞争性地抑制 Pg 活化，促进血栓形成；另一方面是增进单核细胞向内皮的黏附，参与泡沫细胞的形成。降低血浆 Lp（a）水平的药物列于表 21-8。此外，有报道认为苯扎贝特、血脂康、壳聚糖、姜黄素等也有一定降 Lp（a）的作用，其价值有待进一步验证[30]。

**表 21-8　降低血浆 Lp（a）的药**

| 药物 | 剂量（/日） | 降 Lp（a）率（%） |
| --- | --- | --- |
| 烟酸 | 4.0g | 33.3 |
| 烟酸戊四醇酯 | 1.5g | 22.6 |
| 烟酸生育酚酯 | 0.6g | 30.4 |
| 阿昔莫司 | 0.75g | 32.3 |
| 新霉素 | 2.0g | 24.0 |
| 多沙唑嗪 | 1.0mg | 8.3 |
| 雌激素+黄体酮 |  | 50.0 |
| 司坦唑醇 | 6.0mg | 65.0 |
| N-乙酰半胱氨酸 | 0.3g | 35.8 |

# 第三节　抗氧化性抗动脉粥样硬化药

氧自由基（oxygen free radical，OFR）是体内氧代谢的产物，有极强的氧化作用。当血管内皮及白细胞等受刺激或损伤时可产生大量 OFR，进一步损伤生物膜，导致细胞功能障碍；同时氧化修饰脂蛋白，促进 AS 病变的发展。自 20 世纪 80 年代末 Steinberg 等提出了 ox-LDL 引起 AS 的学说以来，已经证明 ox-LDL 影响 AS 病变发生和发展的多个过程，例如①损伤血管内皮，促进单核细胞向内皮黏附并向内皮下转移；②阻滞进入内皮下的单核细胞所转化的巨噬细胞返回血流；③巨噬细胞无限制地摄取 ox-LDL 而成为泡沫细胞；④促进内皮细胞释放 PDGF 等，导致血管平滑肌细胞（VSMC）增殖和迁移，亦摄取 ox-LDL 成为泡沫细胞；⑤泡沫细胞的脂质积累形成脂质条纹和斑块；⑥被损伤的内皮细胞还可导致血小板聚集和血栓形成。最近研究表明 Lp（a）和 VLDL 可被氧化，增强致 AS 作用；本来具有抗 AS 效应的 HDL 也可被氧化，转化为致 AS 因素。因此，防止 OFR 的产生和脂蛋白的氧化修饰，已成为阻滞 AS 发生和发展的重要措施。

# 一、普 罗 布 考

普罗布考（probucol）又名丙丁酚、biphenaloid、dithiobisphenol、sinlestal、lorelco。1977 年作为一类调血脂药用于临床，有明显的降血浆 TC 和 LDL-C 作用，因同时有较强的降 HDL-C 作用，而未受重视。后经动物实验及长期临床试验证明，能使 AS 病变明显减轻，冠心病发病率明显减少，特别是能有效地消除纯合体型家族性高胆固醇血症患者的皮肤和肌腱的黄色瘤，其效应与其抗氧化作用密切有关，从而使人们对它重新评价和应用，目前普罗布考是 FDA 唯一认证的抗氧化药[37, 38]。

（一）药理作用与作用机制

普罗布考为疏水性抗氧化剂，抗氧化作用是 α 维生素 E 的 5～6 倍。进入体内后分布于各脂蛋白，它本身被氧化为丙丁酚自由基，阻断脂质过氧化，减少脂质过氧化物（LPO）的产生，减少 AS 病变的一系列过程。同时普罗布考能抑制 HMG-CoA 还原酶，使 Ch 合成减少，并能通过受体及非受体途径增加 LDL 的清除，降低血浆 LDL-C 水平。对 HDL 的作用可能是通过提高 CE 转移蛋白（CETP）和 apo E 的血浆浓度，使 HDL 颗粒中 Ch 减少，表现为 $HDL_2$ 减少、$HDL_3$ 增加，使 HDL 颗粒变小，而数量和活性提高，增加了 HDL 的转运效率，使 Ch 逆转运清除加快。自由基化的丙丁酚可被维生素 C 等还原恢复活性。丙丁酚的抗 AS 作用可能是抗氧化和调血脂作用的综合结果。

**1. 抗氧化**　能抑制 ox-LDL 的生成及其引起的一系列病变过程，如内皮细胞损伤、单核细胞向内皮下游走、清道夫受体摄取 ox-LDL 成泡沫细胞、VSMC 增殖及迁移等。

**2. 调血脂**　可使血浆 TC 下降 10%～20%，LDL-C 下降 5%～15%；而 HDL-C 及 apoA I 同时明显下降，对血浆 TG 和 VLDL 一般无影响。若与他汀类或胆汁酸结合树脂伍用，可使调血脂作用增强。

**3. 对 AS 病变的影响**　较长期应用可使冠心病发病率降低，已形成的 AS 病变停止发展或消退，黄色瘤明显缩小或消除。

（二）临床应用

普罗布考用于各种类型的高胆固醇血症，包括纯合体和杂合体型家族性高胆固醇血症，若与其他降低 Ch 药伍用可使效果加强。长期服用可使肌腱黄色瘤消退，阻滞 AS 病变发展或消退，冠心病发病率降低。对继发于肾病综合征或糖尿病的 Ⅱ 型脂蛋白血症也有效。还可抗 PTCA 后的再狭窄。

不良反应少而轻，以胃肠道反应为主，偶有嗜酸性细胞增多、肝功能异常、高尿酸血症、高血糖、血小板减少、肌病、感觉异常等。临床曾发现使 QT 间期延长，用药期间注意心电图的变化，QT 间期延长者慎用。不宜与能延长 QT 间期的药物同用。

# 二、维 生 素 类

（一）维生素 E

维生素 E（vitamine E，VE）原为自植物油中分离出与生殖有关的成分，故又名生育酚。其化学结构如图 21-8 所示，因其苯环上的甲基数目不同，可分为 α、β、γ、δ 4 种，生物活性各异。各种植物油中所含 VE 的种类不同，活性差别很大，人工合成品的活性较低。

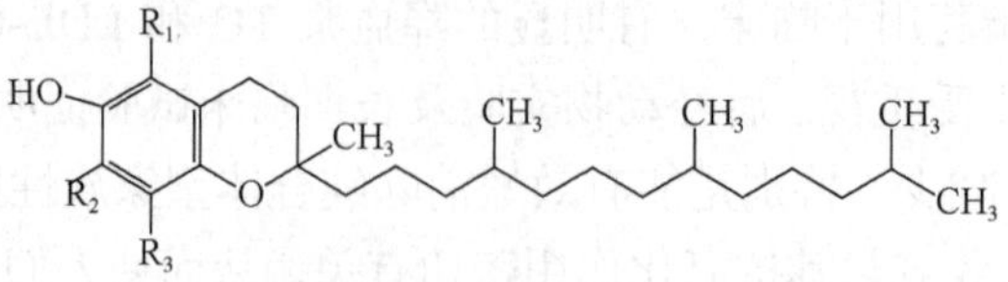

$$α生育酚\quad R_1: CH_3\quad R_2: CH_3\quad R_3: CH_3$$
$$β生育酚\quad R_1: CH_3\quad R_2: H\quad\quad R_3: CH_3$$
$$γ生育酚\quad R_1: H\quad\quad R_2: CH_3\quad R_3: CH_3$$
$$δ生育酚\quad R_1: H\quad\quad R_2: H\quad\quad R_3: CH_3$$

图 21-8　维生素 E 的化学结构及分类

VE 口服易吸收，在体内分布于细胞膜及脂蛋白，能被氧化为生育醌，再与葡萄糖醛酸结合经胆汁排出。VE 有很强的抗氧化作用。即它本身苯环的羟基失去电子或 $H^+$，以清除 OFR 或 LPO，或抑制磷脂酶 $A_2$ 和脂氧酶，以减少 OFR 的生成，中断脂质过氧化和丙二醛（MDA）的生成。它本身所成的生育醌，可被维生素 C 或氧化还原系统复原，继续发挥作用。据此有可能防止脂蛋白的氧化修饰及其所引起的一系列 AS 病变过程，如抑制 VSMC 增殖和迁移，抑制血小板黏附和聚集，抑制黏附分子的表达和功能，减弱白三烯的合成，增加 $PGI_2$ 的释放等，从而抑制 AS 发展，降低缺血性心脏病的发生。但用于抗 AS 的最终疗效评价不一。

### （二）维生素 C

维生素 C（vitamine C，VC）又名抗坏血酸（ascorbic acid），为一种己糖衍生物，属水溶性维生素。如图 21-9 所示，$C_1$ 和 $C_4$ 位形成内酯环，$C_2$ 和 $C_3$ 位有两个相邻的烯醇式羟基，极易脱氢变为脱氢抗坏血酸，具有很强的抗氧化性，能清除 OFR，防止多烯脂肪酸的过氧化和脂蛋白的氧化修饰，故有抗 AS 效应。药理实验证明有降低血浆 TC、升高 HDL-C 和保护动脉内皮的作用。同时能保护体内 VE 和 β-胡萝卜素的抗氧化性。临床试用于防治冠心病、脑血管病等 AS 性病症。

### （三）辅酶 $Q_{10}$

辅酶 $Q_{10}$（coenzyme $Q_{10}$，$CoQ_{10}$）又名泛癸利酮（ubidecarenone）、泛醌（ubiquinone 10）等。在人体呼吸链中起质子移位和电子传递作用，可作为细胞代谢和细胞呼吸激活剂，也是重要的抗氧化剂，促进氧化磷酸化反应，保护生物膜结构的完整性。临床上对冠心病患者在常规治疗的基础上加用辅酶 $Q_{10}$，可见 MDA 等过氧化产物显著降低，症状明显好转。

## 三、其他抗氧化性抗 AS 药

具有抗氧化作用的药物还有很多，如 β-胡萝卜素（β-carotene）、类黄酮（flavonoid）和亚硒酸钠（sodium selenite）、超氧化物歧化酶（superoxide dismutase，SOD）等，也曾有试用于防治心脑血管病的临床报道。

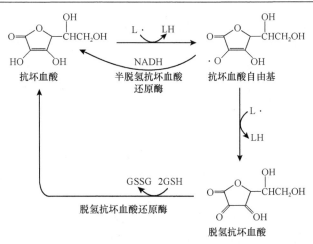

图 21-9　抗坏血酸及其抗氧化作用

GSH，还原型谷胱甘肽；GSSG，氧化型谷胱甘肽

## 第四节　多烯脂肪酸类抗动脉粥样硬化药

多烯脂肪酸类（polyenoic fatty acid）又称多不饱和脂肪酸类（polyunsaturated fatty acid，PuFA），根据不饱和键在脂肪酸链中出现位置的不同，分为 n-3（或 ω-3）型及 n-6（ω-6）型。几种主要多烯脂肪酸的化学结构见图 21-10。

# 一、n-3 型多烯脂肪酸

20 世纪 70 年代流行病学调查发现，格陵兰因纽特人很少发生心血管病，后经证实主要与其食用海鱼等有关，这些动物的油脂中富含 n-3 PuFA，有调血脂作用及抗 AS 的效应。主要的 n-3 多烯脂肪酸有二十碳五烯酸（eicosapentaenoic acid，EPA）、二十二碳六烯酸（docosahexaenoic acid，DHA）和 α-亚麻酸（α-linolenic acid，α-LNA）（图 21-10）。它们主要来自海生动物的油脂，个别陆地生物油脂中含有微量 α-LNA。

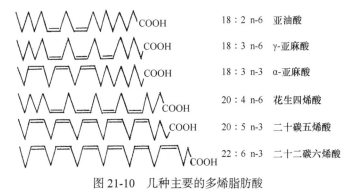

| | |
|---|---|
| 18：2 n-6 | 亚油酸 |
| 18：3 n-6 | γ-亚麻酸 |
| 18：3 n-3 | α-亚麻酸 |
| 20：4 n-6 | 花生四烯酸 |
| 20：5 n-3 | 二十碳五烯酸 |
| 22：6 n-3 | 二十二碳六烯酸 |

图 21-10　几种主要的多烯脂肪酸

## （一）EPA 和 DHA

EPA 和 DHA 是 n-3 PuFA 的组成部分，两者可以相互转化，作用有很大的共同性，但仍各有特点，在体内的分布和作用上 EPA 侧重于心血管系统，而 DHA 在神经系统的作用

比较突出。目前制品仍为两者不同比例的组合，有乙酯（EE）型、重组三酰甘油（rTG）型、游离脂肪酸（FFA）型和天然鱼油（TG）型，不同类型制品的生物利用度有所不同，以 rTG 型的 EPA+DHA 生物利用度最高，为天然 TG 型鱼油的 124%，EE 型的 EPA+DHA 生物利用度最低（73%），FFA 型则为 91%。进入体内的 n-3 PuFA 主要分布于细胞膜磷脂，它与 n-6 PuFA 可能存在着竞争取代的关系。

### 1. 药理作用

（1）调血脂作用：n-3 PUFA 降低 TG 及 VLDL-TG 的作用较强，可使 HDL-C 有所升高，HDL$_2$ 的升高较明显，apoA I /apoA II 值明显加大。LDL-C 和 apoB 一般无改变，甚至轻度升高，可能与制品中 EPA 和 DHA 的比例不同有关。作用机制可能与抑制肝脏 TG 和 apoB 合成、提高 LPL 活性和促进 VLDL 分解有关。HDL 的升高则是由于其合成增加和分解减少所致。

（2）非调血脂作用：n-3 PuFA 广泛分布于细胞膜磷脂，可取代花生四烯酸（AA），作为三烯前列腺素和五烯白三烯的前体，产生相应的活性物质，呈多方面的作用（图 21-11）。①在血小板取代 AA 形成 TXA$_3$，TXA$_2$ 形成减少，因而促血小板聚集和收缩血管作用减弱；在血管壁取代 AA 形成 PGI$_3$，仍有 PGI$_2$ 的扩张血管和抗血小板聚集作用。所以呈现较强的抗血小板聚集、抗血栓形成和扩张血管的作用。②由于抗血小板，抑制了血小板衍生生长因子（PDGF）的释放，可控制 VSMC 的增殖和迁移。③红细胞膜的 n-3 PuFA 增加红细胞的可塑性，改善微循环。④在白细胞的 EPA 可转化为五烯白三烯（LTB$_5$）等，而减弱了四烯白三烯（LTB$_4$）的促白细胞向血管内皮的黏附和趋化性，同时 EPA 能使血中 IL-1β 和 TNF 浓度降低，抑制黏附分子的活性。n-3 PuFA 对参与 AS 早期白细胞–内皮细胞炎性反应的多种细胞因子表达呈明显的抑制作用[39]。

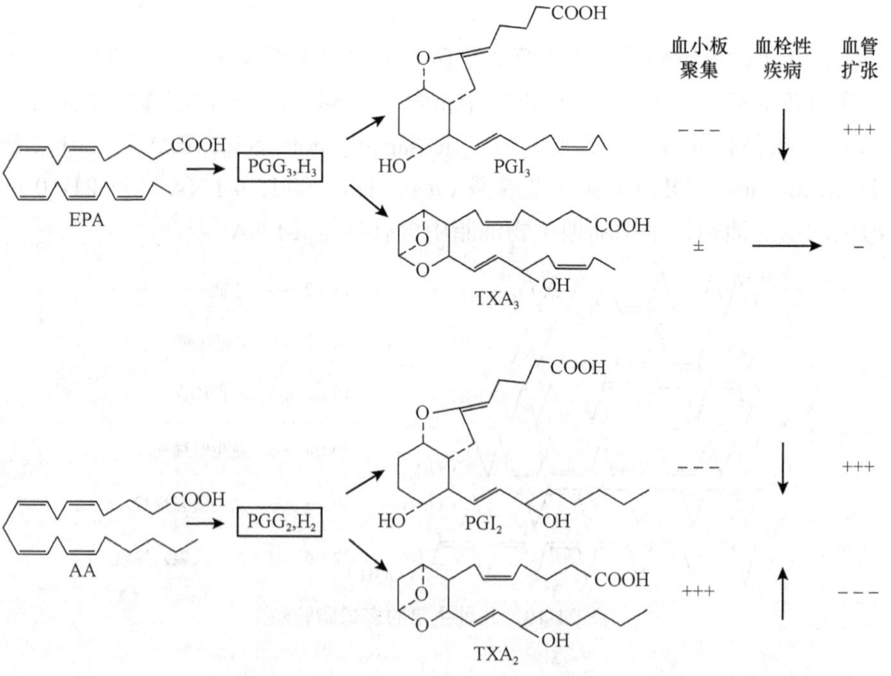

图 21-11　EPA 和 AA 向前列腺素转化的比较

+表示增强；−表示抑制；↑表示增加；↓表示减少；→表示无效

**2. 临床应用**　n-3 PuFA 适用于高 TG 性高脂血症，亦可用于糖尿病并发高脂血症等。国际脂肪酸和脂质研究学会（ISSFAL）研究报告显示，EPA+DHA 乙酯可使 TG 下降，并升高 HDL-C 水平。大规模随机对照试验(GISSI)结果表明，近期心肌梗死患者用 EPA+DHA 乙酯，与 VE 相比，3.5 年后总死亡率、心血管病死亡率、猝死率均显著减少，并对心肌梗死患者的预后有明显改善，如与他汀类合用效果可增强。对冠心病和 PTCA 后再狭窄也有一定的效力。其作用缓和，可长期作为辅助性治疗应用。

### （二）α-亚麻酸

α-LNA 是 n-3 PuFA 之一，除存在于海洋生物之外，也较广泛存在于陆地生植物油中，特别是亚麻籽及苏子油中含量最高，占苏籽油中脂肪酸的 60%～70%。α-LNA 是 n-3 PuFA 的前体，在体内经脱饱和及碳链延长可转化为 EPA 和 DHA，发挥 EPA 和 DHA 的效应。作为药用制剂和保健食品，已用于预防脑栓塞、高胆固醇血症、心肌梗死、高血压、过敏性疾病、癌症等。有研究将其应用于不稳定性心肌梗死患者的二级预防，经过 5 年的观察，与对照组相比取得了明显的预防心肌梗死的效果。

## 二、n-6 型多烯脂肪酸

来源于植物油的 n-6 PuFA，主要是亚油酸（linoleic acid，LA）和 γ-亚麻酸（γ-linolenic acid，γ-LNA）。例如①月见草油（evening primrose oil）是从月见草子所提取的油脂，其中含亚油酸约 70%，γ-亚麻酸占 6%～9%。制剂中的亚油酸和 γ-亚麻酸本身有较弱的调血脂作用，后者在体内有可能转化为二高-γ-亚麻酸（dihomo-γ-linolenic acid，DGLA），经第一系列前列腺素代谢产生 PGE₁，呈现调血脂、抗血小板等抗 AS 效应，应用其防治冠心病、心肌梗死等作用较弱，加之它仍有转化为 AA 而参与第二系列前列腺素代谢的可能，故作用复杂，临床效果不一。②亚油酸来源于植物油，进入体内后能转化为系列 n-6 PuFA，发挥调血脂和抗 AS 的作用。常将其做成胶丸，或与其他调血脂药和抗氧化药配合制成多种复方制剂应用。

## 第五节　黏多糖和多糖类抗动脉粥样硬化药

黏多糖是杂多糖的一类，是由氨基己糖或其衍生物与糖醛酸构成的二糖单位多次重复组成的长链化合物，其典型代表为肝素。早已发现肝素具有抗 AS 的许多作用，例如①降低 TC、LDL、TG、VLDL 和升高 HDL 的调血脂作用；②对动脉内皮的高度亲和性，可中和多种血管活性物质以保护动脉内皮；③抑制白细胞向血管内皮黏附及向内皮下迁移的炎症反应；④阻滞血管平滑肌细胞的增殖和迁移；⑤加强酸性成纤维细胞生长因子（aFGF）的作用，促进微血管生成；⑥抑制血栓形成等。可以从多个方面发挥抗 AS 作用。然而，抗凝作用太强，且口服无效，因此不便使用。为此，人们开始探索其类似物，即类肝素，以便保留或增强其抗 AS 的有益作用使其便于应用，减少不良反应。

### （一）低分子量肝素

低分子量肝素（low molecular weight heparin，LMWH）是由肝素经化学解聚而成，平均分子质量为 4～6kDa 的类肝素。具有分子量低，生物利用度高，与血浆、血小板、血管壁蛋白结合的亲和力弱，抗凝血因子 Xa 活性高，抗凝血因子 IIa 的活性低，抗凝血作用较弱，抗血栓形成作用强等特点。目前主要用于不稳定型心绞痛、急性心肌梗死、PTCA后再狭窄等的治疗，发挥其抗血栓形成的特点，对其抗 AS 作用和应用有待于进一步研究。

### （二）天然类肝素

天然类肝素是存在于生物体内类似肝素结构的一类物质，如硫酸乙酰肝素（heparin sulfate，HS）、硫酸皮肤素（dermatan sulfate，DS）、硫酸软骨素（chondroitin sulfate，CS）等。国产的冠心舒和国外的达那肝素（danaparoid，Org 10172）即为从猪肠黏膜提取的 HS、DS 和 CS 的复合物。它们有抗 FIIa 作用弱、抗 FXa 作用强和半衰期长的特点。我国早已研究证明冠心舒有调血脂、降低心肌耗氧量、抗血小板、保护内皮和阻止 AS 斑块形成等作用，用于心脑血管疾病，近期又证明冠心舒具有与肝素相同强度的抗血管平滑肌增殖的作用，而抗凝血作用仅为肝素的 1/47，且口服有效，表明天然类肝素有可能是较好前景的抗 AS 药。另外，海洋酸性糖酯类如藻酸双酯钠（polysaccharide sulfate）等也具有肝素样的药理特性，能调血脂、抗血栓形成、保护动脉内皮及阻止动脉粥样硬化病变的发展等。临床用于缺血性心脑血管疾病。

### （三）酸性糖酯类

酸性糖酯类如糖酐酯（dextran sulfate sodium）、藻酸双酯钠（polysaccharide sulfate，PSS）等也具有肝素样的药理特性，能调节血脂，抗血栓形成，保护动脉内皮，阻止实验性 AS 病变的发展等。临床用于缺血性心脑血管疾病，但是也有出血等不良反应。

# 第六节　抗动脉粥样硬化中药

长期以来国内学者运用现代科学研究方法，遵循传统中医药学辨证论治的原则，对大量方药进行了探讨，发现了不少有效的抗 AS 药物，除前述的血脂康外，尚有如下重要研究成果。

**1. 银杏叶**（ginkgo biloba leave）　为银杏科银杏属银杏树的叶，收录于我国药典，用于治疗冠心病、心绞痛。经改进的提取物（ginkgo biloba extract，EGb 761）含黄酮类及银杏苷内酯等多种活性成分，经药理研究证明具有抗氧化、保护血管内皮细胞、防治 AS 形成的效能。临床验证对心脑血管供血不足和外周循环障碍性病症有较满意的疗效。

**2. 丹参**（salvia miltiorrhiza）　为唇形科鼠尾草植物丹参的根，含多种脂溶性丹参酮类及水溶性原儿茶醛和儿茶酚的衍生物。最近证明有很强的抗氧化、抑制血管内皮细胞和白细胞黏附分子表达等作用，能保护动物体内 SOD 的活性，减轻脂质过氧化物和抑制VSMC 增殖，预防 AS 病变的形成。临床研究表明具有增加冠脉流量、增加心肌耐缺氧、改善微循环、抗血小板聚集和抗血栓形成等作用。多与其他药物配成复方制剂用于临床，如复方丹参滴丸和复方丹参片等，用于治疗心脑血管病效果良好。

**3. 绞股蓝**（gynostemma pentaphyllum mak）　为葫芦科绞股蓝属植物，已分离出 80 多种皂苷。药理实验证明绞股蓝总皂苷有较强的抗氧化作用，提高体内 SOD 的活力，促使内皮细胞 c-sis 基因表达及合成和释放 NO，改善冠脉及脑血液循环，抑制 VSMC 增殖和实验性 AS 斑块的形成。

**4. 姜黄素**（curcumin）　为植物姜黄（curcuma）中所含的一种酚类物质。现代研究发现姜黄素有调血脂、抗氧化、抗炎、抗 AS 等作用，能降低 TG、TC、LDL-C、Lp（a），升高 HDL-C，保护血管内皮，呈现抗 AS 效应。初步临床试验认为可抑制平滑肌细胞增殖，诱导平滑肌细胞凋亡，对 PTCA 后的再狭窄有一定预防效应[40]。

**5. 通心络胶囊**　是以人参为主，配合全蝎、蜈蚣、蝉蜕、冰片、降香等制成的行气通络复方制剂。经用现代理论和方法研究证明，具有调血脂、抑制血管炎性反应及平滑肌细胞增殖、抗氧化、抗血栓形成及保护血管内皮等作用，能阻止 AS 病变发展。临床用于心肌缺血获得明显疗效。

**6. 麝香保心丸**　是用现代药理学标准研制的中药复方制剂，由麝香、人参提取物、牛黄、肉桂、苏合香酯、蟾酥和冰片组成。实验证明有促进血管壁新生，增加 NO 含量，保护血管内皮细胞，抑制血管炎性反应，稳定 AS 斑块等作用。临床对各种类型的心绞痛、急性心肌梗死、急性冠脉综合征等有显著疗效。最近报道用颈动脉超声检测连续用药 1 年的患者，表明麝香保心丸可使颈动脉厚度明显变薄，提示其有阻抑及逆转 AS 病变的远期效应。

## 参 考 文 献

[1] Ross R. Atherosclerosis-an inflammatory disease. N Engl J Med, 1999, 340（2）: 115-126.

[2] 苏定冯, 陈丰原. 心血管药理学. 4 版. 北京: 人民卫生出版社, 2011: 466-500.

[3] 张茂良, 段震文, 谢申猛. 血脂康有效成分研究. 中国新药杂志, 1998, 7（3）: 213-214.

[4] Plosker GL, Dunn CI, Figgitt DP. Cerivastatin: a review of its pharmacological properties and therapeutic efficacy in the management of hypercholesterolaemia. Drugs, 2000, 60（5）: 1179-1206.

[5] Hayashi T, Rani JA, Fukatsu A, et al. A new HMG-CoA reductase inhibitor, pitavastatin remarkably retards the progression of high cholesterol induced athrosclerosis in rabbits. Atherosclerosis, 2004, 176: 255-263.

[6] Blumenthal RS. Statins: effective antiatherosclerotic therapy. Am Heart J, 2000, 139（4）: 577-583.

[7] Goldstein JL, Brown MS. Regulation of the mevalonate pathway. Nature, 1990, 343（6257）: 425-430.

[8] Van Aelst L, D'Souza-Schorey C. Rho GTPases and signaling networks. Genes Dev, 1997, 11（18）: 2295-2322.

[9] Laufs U. Beyond lipid-lowering: effects of ststins on endothelial nitric oxide. Eur J Cin Pharmacol, 2003, 58: 719-731.

[10] Gonçalves I, Cherfan P, Söderberg I, et al. Effects of simvastatin on circulating autoantibodies to oxidized LDL antigens: relation with immune stimulation markers. Autoimmunity, 2009, 42（3）: 203-208.

[11] Ma FX, Chen F, Ren Q, et al. Lovastatin restores the function of endothelial progenitor cells damaged by oxLDL. Acta Pharmacol Sin, 2009, 30（5）: 545-552.

[12] Guo H, Shi Y, Liu L, et al. Rosuvastatin inhibits MMP-2 expression and limits the progression of atherosclerosis in LDLR-deficient mice. Arch Med Res, 2009, 40（5）: 345-351.

[13] Chan KC, Wang CJ, Ho HH, et al. Simvastatin inhibits cell cycle progression in glucose-stimulated proliferation of aortic vascular smooth muscle cells by up-regulating cyclin dependent kinase inhibitors and p53. Pharmacol Res, 2008, 58（3-4）: 247-256.

[14] Wu L, Zhao L, Zheng Q, et al. Simvastatin attenuates hypertrophic responses induced by cardiotrophin-1 via JAK-STAT pathway in cultured cardiomyocytes. Mol Cell Biochem, 2006, 284（1-2）: 65-71.

[15] Walker DB, Walker TJ, Jacobson TA. Chronic kidney disease and statins: improving cardiovascular outcomes. Curr Atheroscler Rep, 2009, 11（4）: 301-308.

[16] 崔艳丽, 赵秀丽. 新型调脂药普利醇的药理和临床研究. 中国新药杂志, 2006, 15（6）: 480-483.

[17] Kharbnda RK，Wallace S，Walton B，et al. Systemic Acyl-CoA：cholesterol acyltransferase inhibition reduces inflammation and improves vascular function in hypercholesterolemia. Circulation，2005，111：804-807.

[18] Liaverias G，Laguna GC，Alegret M. Pharmacology of the ACAT inhibitor avasimibe（CI-1011）. Cardiovasc Drug Rev，2003，21：33.

[19] Zaid A，Roubtsova A，Essalmani R，et al. Proprotein convertase subtilisin / kexin type 9（PCSK9）：hepatocyte-specific low-density lipoprotein receptor degradation and critical role in mouse liver regeneration. Hepatology，2008，48（2）：646-654.

[20] Le May C，Kourimate S，Langhi C，et al. Proprotein convertase subtilisin kexin type 9 null mice are protected from postprandial triglyceridemia. Arterioscl Thromb Vasc Biol，2009，29（5）：684-690.

[21] Lagace TA，Curtis DE，Ganuti R，et al. Secreted PCSK9 decreases the number of LDL receptors in hepatocytes and in livers of parabiotic mice. J Clin Invest，2006，116（11）：2995-3005.

[22] Zhang DW，Lagace TA，Garuti R，et al. Binding of proprotein convertase subtilisin/kexin type 9 to epidermal growth factor like repeat A of low density lipoprotein receptor decrease receptor recycling and increases degradation. J Biol Chem，2007，282（25）：18602-18612.

[23] Hooper AJ，Burnett JR. Anti-PCSK9 therapies for the treatment of hypercholesterolemia. Expert Opin Biol Ther，2013，13（3）：429-435.

[24] Cariou B，Le May C，Costet P. Clinical aspects of PCSK9. Atherosclerosis，2011，216（2）：258-265.

[25] US Food and Drug Administration. FDA approves Praluent to treat certain patients with high cholesterol. http：//www. fda. gov/NewsEvents/Newsroom/Press Announcements/ucm455883. htm. [2015-7-24].

[26] US Food and Drug Administration. FDA approves Repatha to treat certain patients with high cholesterol. http：//www. fda. gov/NewsEvents/Newsroom/Press Announcements/ucm460082. htm. [2015-8-27].

[27] European Medicines Agency. Repatha（evolocumab）：EU summary of product characteristics.2015. http：//www. ema. europa. eu/. [2015-11-9].

[28] Fitzgerald K，White S，Borodovsky A，et al. A highly durable RNAi therapeutic inhibitor of PCSK9. N Engl J Med，2017，376（1）：41-51.

[29] Fitzgerald K，Frank-kamenetsky M，Shulga-Morskaya S，et al. Effect of an RNA interference drug on the synthesis of proprotein convertase subtilisin/ kexin type 9（PCSK9）and the concentration of serum LDL cholesterol in healthy volunteers：a randomized，single-blind，placebo-controlled，phase 1 trail. Lancet，2014，383（9911）：60-68.

[30] Mullard A. Cholesterol-lowering blockbuster candidates speed into Phase Ⅲ trials. Nat Rev Drug Discov，2012，11（11）：817-819.

[31] 吴葆杰，张岫美，丁华. 调血脂药与抗动脉粥样硬化药//陈修，陈维洲，曾贵云. 心血管药理学. 3 版. 北京：人民卫生出版社，2002：670-704.

[32] 王彬尧，王长谦. 甘油三酯与冠心病的关系. 国外医学（心血管病分册），2000，27（2）：79-80.

[33] Gizard E，Amant C，Barbier O，et al. PPARα inhibits vascular smooth muscle cell proliferation underlying intimal hyperplasia by inducing the tumor suppressor p16. J Clin Invest，2005，115（11）：3228-3238.

[34] Israelian-Konaraki Z，Reaven PD. Peroxisome proliferators-activated receptor alpha and atherosclerosis：from basic mechanisms to clinical implication. Cardiology，2005，103：1-9.

[35] 王燕，王炎，汪道文. 苯扎贝特对牛主动脉内皮细胞一氧化氮合酶基因表达的影响及其机制的研究. 中华心血管病杂志，2006，34（6）：530-536.

[36] Carlson LA. Nicotinic acid：the broad-spectrum lipid. A 50 th anniversary review. J Intern Med，2005，258：94-114.

[37] 洪昭彩，赵水平. 普罗布考对高密度脂蛋白胆固醇代谢的影响及其作用机理. 中国药理学通报，2004，20（11）：1218-1221.

[38] Yokoyama T，Miyauchi K，Kurata B，et al. Effect of probucol on neointimal thickening in a stent porcine restenosis model. Jpn Heart J，2004，45：305-313.

[39] 孙玉，吴葆杰. ω-3 多烯脂肪酸抗心律失常的研究. 中国海洋药物杂志，2010，29（4）：55-58.

[40] 王春彬. 姜黄素的研究进展以及在心血管疾病中的应用. 心血管病学进展，2005，26（6）：614-616.

# 第二十二章

## 抗 血 栓 药

张　艳　丁忠仁[*]

正常的止血（hemostasis）是一个精细调节的动态过程，在维持正常的血液流动、修复损伤的血管、防止失血的同时，又要避免血管堵塞（血栓形成，thrombosis），保证重要器官的血液供应。调节失衡就会出现问题，过弱会导致出血性疾病，过强则引起血栓性疾病。止血异常的原因有先天或后天的止血机制缺陷，也可继发于感染或肿瘤。

血栓性疾病根据血栓形成的部位，分为动脉血栓性疾病、静脉血栓性疾病。动脉血栓性疾病包括急性冠动综合征（acute coronary syndrome，ACS）、缺血性脑卒中、外周动脉栓塞（peripheral artery disease，PAD）。静脉血栓性疾病包括肺栓塞、深静脉血栓形成等。

随着血栓抽吸术、血管成形术、血管支架置入等新技术的临床应用，动脉血栓性疾病的治疗近二三十年来取得了革命性的进展，以前许多由外科医生完成的工作，目前可被心内科医生采用微创技术治疗，并取得了良好的疗效。但抗血栓药（antithrombotic），即抑制血栓形成的药物，仍在临床中发挥着不可替代的作用。

根据作用机制不同，抗血栓药物分为抗血小板药（antiplatelet drug，抑制血小板功能）、抗凝药（anticoagulant，抑制凝血因子功能）、溶栓药（thrombolytic，溶解已经形成的血栓）。

血栓是由纤维蛋白、红细胞和血小板构成的，由于血流动力学的不同影响，造成在动脉血管里的血栓和静脉血管里血栓的构成比例不同。动脉血栓是在快速血流的环境中形成的，主要成分为由纤维蛋白链绑扎在一起的血小板聚合体，因为几乎不含红细胞，常被称为"白色血栓"，防治这种血栓是以抗血小板为主；而静脉血栓是在血流淤滞的区域形成，主要成分为大量纤维蛋白与交织其中的红细胞集合体，以及少量的血小板，常被称为"红色血栓"。防治这种血栓是以抗凝为主。抗血小板药在动脉血栓性疾病的防治中发挥了举足轻重的作用，正是因为近20年来许多有效的抗血小板药物的问世，有效防治了动脉血栓性的疾病，并有效预防了血管成形术、血管支架置入术后血栓的形成，为这些新技术的成功应用提供了保障。

## 第一节　血液凝固的机制

### 一、血小板与生理性止血、动脉血栓性疾病

覆盖在血管内的内皮细胞有抗凝功能，正常情况下循环血液中的血小板和凝血因子不

＊通讯作者：丁忠仁，E-mail：dingzr@fudan.edu.cn

会黏附到内皮细胞上。血管损伤时，内皮细胞层发生改变，呈促凝状态，暴露出的内皮下基质蛋白胶原、血管性假血友病因子（vWF）导致血小板黏附、血小板颗粒内容物释放、血栓素 $A_2$（$TXA_2$）合成增加。血小板释放的物质包括腺苷二磷酸（ADP）、肾上腺素、5-羟色胺（5-HT）等，它们和 $TXA_2$ 一起，进一步激活血小板、收缩血管。胶原、vWF、ADP、肾上腺素、5-HT、$TXA_2$ 结合血小板表面对应的受体，最终导致血小板纤维蛋白原受体 GP Ⅱb/Ⅲa（$\alpha_{IIb}\beta_3$）激活，构象改变，结合纤维蛋白原。当相邻的血小板结合在同一个纤维蛋白原上时，即引起血小板聚集，形成血小板栓子（白色血栓）。血管损伤时，同时伴有内源性和外源性凝血途径激活，生成凝血酶，水解纤维蛋白原形成纤维蛋白（图 22-1），后者交织成网状，网住大量红细胞，形成红色血栓。凝血酶也可激活血小板上的凝血酶受体，激活血小板。

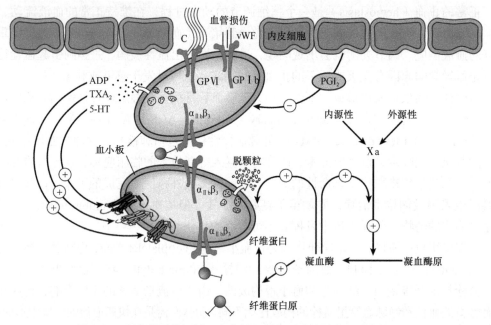

图 22-1 血液凝固的机制：血小板和凝血因子共同参与生理性止血

C，胶原

资料经修改引自：Katzungz BG，Trevor AJ. Basic & Clinical Pharmacology. 13th ed. San Francisco：McGraw-Hill Medical，2014.

## 二、内源性和外源性凝血途径

血液凝固是通过外源性或内源性凝血通路启动，由多个凝血因子参与的系列酶促反应，最后进入共同通路，生成凝血酶并促使可溶性的纤维蛋白原转变为不溶性的纤维蛋白，进而最终形成血凝块的过程（图 22-2）。参与此过程每一步反应中的凝血因子都是以酶原或者前体蛋白的形式存在的，通过蛋白水解切割掉一个或多个肽键变为有活性的蛋白酶并参与到下一步的反应中。每个阶段的组分包括来自前一阶段的蛋白酶、酶原、非酶蛋白质辅因子（Ⅴ和Ⅷ）、$Ca^{2+}$ 和由体外磷脂乳剂或体内活化的血小板提供的组织表面。血液凝固过程中的一些凝血因子可作为临床上药物治疗的靶点。抗凝血药正是一类通过干扰凝血因子而阻止血液凝固的药物，临床上主要用于血管栓塞性疾病的预防和治疗。

凝血起始 TF-Ⅶa 复合物的形成：体内血液凝固一般是由组织因子（TF）与凝血因子Ⅶa 形成 TF-Ⅶa 复合物的外源性凝血途径来起始的。TF 是广泛表达于血管外的一种跨膜蛋白，当血管损伤或者血液从血管溢出，TF 暴露出来时，它就会与血浆中循环的凝血因子Ⅶa 结合形成复合物。在没有与 TF 结合时，凝血因子Ⅶa 具有最弱的活性，当与 TF 结合且存在阴离子磷脂和 $Ca^{2+}$ 时，凝血因子Ⅶa 的活性增加约 30 000 倍。

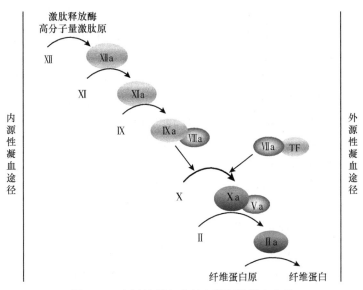

图 22-2　内源性凝血途径和外源性凝血途径

TF-Ⅶa 复合物可以活化凝血因子 X 和 IX。凝血因子 X a 和 V a 在活化的细胞表面形成凝血酶原酶复合体，催化凝血酶原（凝血因子 Ⅱ）转变为凝血酶（凝血因子 Ⅱ a）。而生成的凝血酶又可以通过活化上游的凝血因子 V、Ⅷ和XI进一步放大反应，生成更多的凝血酶。因此，一旦 TF-Ⅶa 复合物使凝血因子 X 变为活化态的 X a，凝血过程便可通过内源性途径中的凝血因子Ⅷ和 IX 反馈放大凝血酶的作用而得到快速的发展。TF-Ⅶa 复合物于对凝血因子 X 的催化活性由组织因子途径抑制因子（tissue factor pathway inhibitor，TFPI）来调控。TFPI 通过两步反应抑制 TF 结合凝血因子Ⅶa 来调节凝血酶的产生。它首先结合并抑制因子 X a，然后该二元复合物抑制凝血因子Ⅶa。因此，凝血因子 X a 可通过这种机制来调节自己的生成。

当凝血因子Ⅻ、前激肽释放酶和高分子量激肽原与高岭土、玻璃或另一个表面相互作用以产生少量的凝血因子Ⅻa 时，内源性凝血途径被触发。紧接着凝血因子XI激活为因子XIa，凝血因子IX激活为因子IXa。然后凝血因子IXa 与凝血因子Ⅷa 形成复合物，在阴离子磷脂和 $Ca^{2+}$ 参与的作用下加速激活因子 X。凝血酶的生成取决于IXa-Ⅷa 复合物的形成，因为它能够比 TF-Ⅶa 复合物更有效地激活凝血因子 X。在凝血因子IX或凝血因子Ⅷ缺乏的血友病患者中出现的出血也说明了IXa-Ⅷa 复合物在凝血酶生成中的重要作用。

体内凝血的发生部位是在活化的细胞膜表面的阴离子磷脂，如磷脂酰丝氨酸等部位，并通过阴离子磷脂与凝血因子的 γ-羧基谷氨酸残基之间的 $Ca^{2+}$ 桥介导发生的，这也是临床上采血时可在采血管中加入钙螯合剂如 EDTA 或者柠檬酸盐来抗凝的原因。

在凝血过程中凝血酶（凝血因子 Ⅱ a）处于中心的位置并起到了至关重要的作用：凝

血过程中，凝血酶通过酶解作用切割下纤维蛋白原上的一些短肽，使纤维蛋白原活化聚合并形成纤维蛋白凝块；凝血酶可以活化多个上游的凝血因子，从而能够使机体产生更多的凝血酶，起到正反馈作用；凝血酶也能够活化凝血因子XIII，也称为纤维蛋白稳定因子，它是一个氨基转移酶，使纤维蛋白聚合体产生交联，从而起到稳定血凝块的作用；凝血酶也是一种很强的血小板激动剂；此外，凝血酶也可以通过蛋白C通路发挥抗凝血的作用。因此，生理状态下机体对血管损伤的修复反应是一个复杂而精确的调节过程，不会出现血栓形成和下游缺血的情况，也就是说机体的反应是适当的和可逆的，以确保机体处于正常的状态，最终血管重塑和修复完成后，内皮细胞又恢复到正常的静息抗凝表型状态。

抗凝血酶（antithrombin，AT）是一种在肝脏中合成的内源性抗凝物质，是由 432 个氨基酸残基组成的糖基化单链多肽，属于丝氨酸蛋白酶抑制蛋白（serine protease inhibitor，serpin）家族成员。抗凝血酶是一种抑制内在和共同途径凝血因子的血浆蛋白，它可以使丝氨酸蛋白酶如凝血因子 II a、IX a、X a、XI a 和 XII a 失活。另一个调节系统涉及抗凝血蛋白 C 和抗凝血蛋白 S，凝血酶激活蛋白 C，蛋白 C 结合内皮蛋白 C 受体（EPCR），其将蛋白 C 提供给凝血酶–血栓调节蛋白复合物用于激活。然后活化的蛋白 C 从 EPCR 中解离，并与蛋白 S 组合，促使活化的蛋白 C 降解因子 V a 和 VIII a。没有这些激活的辅因子，凝血酶原和凝血因子 X 的激活速率将大大降低。因此，活化蛋白 C 下调凝血酶生成。蛋白 C 或蛋白 S 的缺乏与使用华法林相关的病理性血栓形成和组织坏死风险增加有关，它们可以通过蛋白水解作用灭活凝血因子 V a 和 VIII a。从进化的角度来说，凝血因子 V 和 VIII 具有完全相同的整体结构和相当大的同源性，它们可能来源于同一个基因。在天然抗凝系统中最常见的缺陷是凝血因子 V 的突变，使得蛋白 C、蛋白 S 无法发挥其水解灭活的作用，从而导致机体容易形成血栓。因此，TF-VIIa 起始复合物、丝氨酸蛋白酶及蛋白 C 系统都有其相应的抗凝血机制，这些天然抗凝物质的缺失将导致静脉血栓形成的风险增加。

# 三、纤维蛋白溶解系统

纤维蛋白溶解（fibrinolysis）是指纤维蛋白被纤维蛋白特异性蛋白酶即纤维蛋白溶酶（纤溶酶）消化的过程。纤维蛋白溶解系统的调节使得不需要的纤维蛋白血栓被去除，同时保留伤口中的纤维蛋白以维持止血。纤维蛋白溶解系统与凝血系统相似，即纤溶酶在循环中是以无活性的纤溶酶原形式存在的，由纤溶酶原激活剂切割特异性肽键将单链纤溶酶原（无活性前体）转化成双链纤溶酶。一旦组织损伤，内皮细胞将合成和释放组织型纤溶酶原激活物（tPA）和尿激酶型纤溶酶原激活物（uPA），它们能够使纤溶酶原转变成纤溶酶，纤溶酶进一步通过水解纤维蛋白改变血栓的结构并限制血栓的过度扩大。尽管这两种激活剂都是由内皮细胞合成的，但是在大多数条件下 tPA 是主要的，并且参与血管内纤维蛋白溶解。相比之下，uPA 的合成主要发生在机体的炎症反应中，主要参与血管外的纤维蛋白溶解。

纤溶酶原和纤溶酶都具有特殊的蛋白结构域，它能够特异结合在纤维蛋白凝块暴露的赖氨酸上，从而使这个纤维蛋白凝块特异性地进入纤溶过程。值得注意的是，在这里提到的凝块特异性的纤溶过程指的是生理上的 tPA 的作用，临床上使用的 tPA 并不具有这个特性，药用的 tPA 进入体内将会出现系统溶解的状态，并且伴随出血风险的增加。在凝血级联反应过程中，也存在纤溶蛋白的负调节因子，内皮细胞能够合成和释放纤溶酶原激活物抑制剂（plasminogen activator inhibitor，PAI），从而抑制 tPA 的作用。此外，在机体的血液循环中存在高浓度的 $\alpha_2$-纤溶酶抑制剂（$\alpha_2$-antiplasmin），在生理条件下，它能够将迅速灭活没有结合在血凝块上的纤维蛋白溶酶（图 22-3）。因此，在没有纤维蛋白的情况下，tPA 对循环纤溶酶原几乎没有影响。然而，当纤维蛋白存在时，tPA 与纤溶酶原结合。tPA 活化纤溶酶原的催化效率增加超过 300 倍，促进纤溶酶的产生，从而降解纤维蛋白。

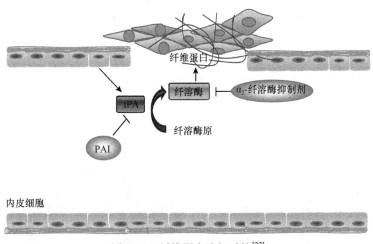

图 22-3　纤维蛋白溶解系统[27]

纤溶酶原和纤溶酶通过其 N 端附近的五个环状区域结合纤维蛋白上的赖氨酸残基，这被称为三环结构域。为了使纤溶酶失活，$\alpha_2$-纤溶酶抑制剂与这些三环结构域中的第一个结构域结合，然后阻断纤溶酶的活性位点。因为当纤溶酶结合纤维蛋白时，三环结构域被占据，纤维蛋白表面上的纤溶酶被保护免受 $\alpha_2$-纤溶酶抑制剂的抑制，并可消化纤维蛋白。一旦纤维蛋白凝块发生降解，$\alpha_2$-纤溶酶抑制剂就能迅速抑制从本地环境中逸出的任何纤溶酶。为了防止过早的凝块溶解，凝血因子ⅩⅢa 介导少量 $\alpha_2$-纤溶酶抑制剂与纤维蛋白的共价交联。

如果机体凝血系统和纤溶系统出现病理性激活时，止血系统可能失去控制，将会导致全身血管内凝血和出血，这个过程被称为弥散性血管内凝血（DIC）。在临床上的一些疾病如大范围的组织损伤、晚期癌症、产科紧急情况如胎盘早剥或细菌性脓毒症发生后可能出现 DIC 现象。

在疾病的治疗中使用药物来调节纤溶系统是非常有效的，上调纤溶系统的作用是血栓性疾病的有效治疗方法。当血栓闭塞主要动脉或静脉时，可以使用治疗剂量的纤溶酶原激活物以降解纤维蛋白并迅速恢复血流。tPA、uPA 和链激酶（streptokinase）都可以活化纤溶系统。但在高剂量 tPA 的作用下，将促使机体产生过多的纤溶酶，机体的负调控作用被抑制。而且纤溶酶是相对非特异性蛋白酶，它不仅消化纤维蛋白，而且还降解其他血浆蛋白，包括几种凝血因子。这些凝血因子水平的降低将会使凝血酶产生减少，可能导致出血。此外，过多的纤溶酶倾向于溶解止血栓塞中的纤维蛋白及病理性血栓，这也增加了出血的风险。相反，下调纤溶系统的作用可以防止血栓溶解，减少出血和止血失败。氨基己酸（aminocaproic acid）是一种临床上有效的纤溶抑制物。肝素和口服抗凝药物不影响机体的纤溶作用。

## 第二节　抗血小板药

心脑血管疾病是人类的首位杀手，2015年全球心血管疾病的死亡人数是1792万，远远超过肿瘤（各种肿瘤）的死亡人数（876万）。心血管疾病中，仅仅是缺血性心脏病（冠心病）的死亡人数就超过全部肿瘤的死亡人数[1]。在中国，缺血性心脏病（冠心病）和缺血性脑卒中的死亡人数远高于全部肿瘤的死亡人数[2]，美国的情况类似[3]。急性冠脉综合征、缺血性脑卒中的共同病理学基础是血小板异常激活引起的动脉血栓形成，抗血小板治疗效果肯定。

动脉粥样斑块破裂是血小板异常激活的最常见诱因（图22-4），发病3～6h支架置入具有立竿见影的效果（图 22-5）。支架作为血管内异物，本身有激活血小板、诱发血栓形成的风险。置入支架后，为防止支架内血栓（stent thrombosis）形成，需长期甚至终身服用抗血小板药，所以抗血小板药市场巨大。

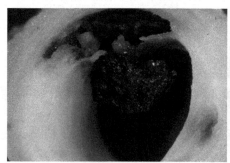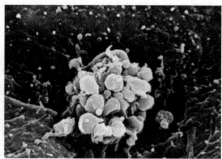

图 22-4　动脉粥样斑块破裂诱导血小板激活、血小板为主的白色血栓形成

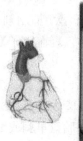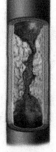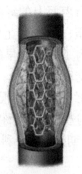

病变部位　　　　术前　　　　支架术后

图 22-5　冠脉内支架置入治疗缺血性心脏病

## 一、临床使用的五类抗血小板药

抗血小板药通过抑制血小板功能发挥作用，现有的主流抗血小板药根据作用靶点分为5类（图22-6，表22-1）。

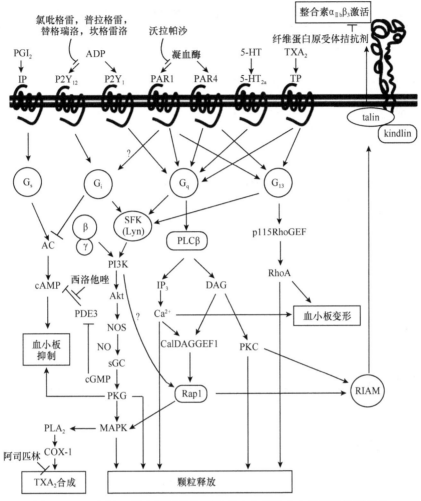

图 22-6 血小板 G 蛋白偶联受体[55]及现有主流抗血小板药的作用靶点

Akt,蛋白激酶 B;PGI$_2$,前列环素;5-HT,5-羟色胺;TXA$_2$,血栓素 A$_2$;PI3K,磷脂酰肌醇 3-激酶;PKC,蛋白激酶 C;PDE3,磷酸二酯酶 3;PKG,蛋白激酶 G;PLA$_2$,磷脂酶 A$_2$;MAPK,丝裂原激活蛋白激酶;COX,环加氧酶;IP$_3$,肌醇三磷酸;DAG,二酰甘油;PLCβ,磷脂酶 Cβ;cAMP,环腺苷酸;cGMP,环鸟苷酸;NOS,一氧化氮合酶;AC,腺苷酸环化酶;sGC,可溶性鸟苷酸环化酶;CalDAGGEF1,钙和 DAG 调节的鸟苷酸转换因子;IP,IP 受体;TP,TP 受体;RIAM,Rap1-GTP 相互作用衔接分子;SFK,Src 家族激酶;talin,踝蛋白;talin 和 kindlin 均可激活整合素,与信号转导有关

对于冠心病[1],抗血小板药物预防、治疗效果可靠,其中的阿司匹林和 P2Y$_{12}$ 受体拮抗剂类抗血小板药物均获 ESC(欧洲心脏病学会)和 AHA/ACC 一级推荐(表 22-2)。

表 22-1 市场上主流的抗血小板药

·环加氧酶抑制剂:阿司匹林(aspirin)
·P2Y$_{12}$ 受体拮抗剂
噻吩吡啶类:噻氯吡啶(ticlopidine)
氯吡格雷(clopidogrel)
普拉格雷(prasugrel)
替格瑞洛(ticagrelor)
坎格雷洛(cangrelor)
磷酸二酯酶抑制剂:西洛他唑(cilostazole)
纤维蛋白原受体拮抗剂:阿昔单抗(abciximab)
替罗非班(tibrofiban)
依替巴肽(eptifibatide)
凝血酶受体 PAR 拮抗剂:沃拉帕沙(vorapaxar)

表 22-2　AHA/ACC 对确诊或疑似 NSTE-ACS 患者初始抗血小板治疗的推荐概要[4]

| | 剂量和注意事项 | 推荐级别（COR） | 证据等级（LOE） |
|---|---|---|---|
| **阿司匹林** | | | |
| 发病后所有患者尽快口服非肠溶型阿司匹林片 | 162～325mg | I | A |
| 无限期阿司匹林维持剂量 | 81～325mg/d | I | A |
| **P2Y$_{12}$受体拮抗剂** | | | |
| 无法应用阿司匹林的患者，给予负荷剂量的氯吡格雷，继续维持量 | 75mg | I | B |
| 对于早期接受侵入性或缺血指导策略治疗、没有禁忌证的患者，推荐联合阿司匹林治疗至少 12 个月 | 氯吡格雷：负荷剂量 300～600mg，维持剂量 75mg/d | I | B |
| | 替格瑞洛：180mg 负荷剂量，90mg，每日 2 次维持 | I | B |
| 对于 PCI 术后置入支架的患者，P2Y$_{12}$受体拮抗剂（氯吡格雷、普拉格雷、替格瑞洛）继续治疗至少 12 个月 | N/A | I | B |
| 对于早期接受侵入性或缺血指导策略治疗的患者，替格瑞洛优于氯吡格雷 | N/A | IIa | B |
| **GPⅡb/Ⅲa 受体拮抗剂** | | | |
| 对于早期接受侵入性和双联抗血小板治疗的中高危（如肌钙蛋白阳性）患者，应用 GP Ⅱb/Ⅲa 受体拮抗剂 | 首选依替巴肽或替罗非班 | IIb | B |

注：NSTE-ACS，非 ST 段抬高急性冠脉综合征。

## （一）环加氧酶抑制剂

### 阿司匹林（aspirin）

阿司匹林即乙酰水杨酸（acetylsalicylic acid），于 1853 年首次合成，1899 年用于临床，最开始作为解热镇痛抗炎药使用，20 世纪 80 年代被美国 FDA 批准作为抗血小板药使用。作为一个百年老药，目前仍然是临床应用最广的药物之一。

阿司匹林抑制血小板 PGH$_2$ 合成酶的环加氧酶（COX）活性，抑制血栓素 A$_2$（TXA$_2$）的生成。TXA$_2$ 通过激活血小板膜的 TP 受体激活血小板（图 22-6，图 22-7）。

PGH$_2$ 合成酶既有环加氧酶活性，又有过氧化酶活性，阿司匹林实际抑制的是 PGH$_2$ 合成酶的环加氧酶活性，所以把阿司匹林称为环加氧酶抑制剂（cyclooxygenase inhibitor），一般也把 PGH$_2$ 合成酶称为环加氧酶。PGH$_2$ 合成酶（环加氧酶）有 2 种，阿司匹林对 1 型（又称 COX-1）敏感性更高。

血小板内的 PGH$_2$ 主要是由 COX-1 催化合成的，进一步生成 TXA$_2$，而内皮细胞的 PGH$_2$ 主要是 COX-2 催化合成的，进一步生成 PGI$_2$（prostaglandin I$_2$ 或 prostacyclin，前列环素），具有抗血小板和舒张血管的作用，和 TXA$_2$ 作用相反。因阿司匹林对 COX-1 更敏感，故低剂量的阿司匹林抑制 TXA$_2$ 的合成，抑制血小板激活。高剂量因为同时抑制了 COX-2，阻断了 PGI$_2$ 的抗血小板作用，故增加阿司匹林的剂量（每日大于 300mg）并不增加临床上的抗血小板、抗血栓效果[5]。

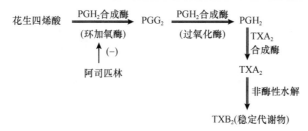

图 22-7　阿司匹林抑制血小板 $PGH_2$ 合成酶，阻断 $TXA_2$ 的生成

阿司匹林抑制 $PGH_2$ 合成酶的具体机制为乙酰化 $PGH_2$ 合成酶活性中心的丝氨酸（人 COX-1 的 529 位丝氨酸，COX-2 的 516 位丝氨酸），阻断底物花生四烯酸与酶的催化位点的结合。该作用不可逆，所以阿司匹林的抗血小板作用是不可逆的，作用可持续 1 周，直到体内的血小板更新一代，抗血小板作用才完全消失。

阿司匹林作为抗血小板药对冠心病、缺血性脑卒中有效，可降低心肌梗死的发生率和死亡率。对非 ST 抬高急性冠脉综合征（NSTE-ACS）患者，AHA/ACC 指南推荐所有患者发病后尽快口服非肠溶型阿司匹林片 162～325mg，无限期阿司匹林维持剂量 81～325mg/d（表 22-2），ESC 推荐的口服剂量为 75～150mg/d[6]。对 ST 段抬高急性冠脉综合征患者，AHA/ACC 与 ESC 也均推荐在急诊 PCI 前服用阿司匹林。

阿司匹林作为抗血小板药的局限是"阿司匹林抵抗"（aspirin resistance），即在有些人（特别是糖尿病患者）用阿司匹林抗血小板治疗效果不好（nonresponsiveness）。阿司匹林抵抗原因很多，最近的一项对糖尿病患者研究发现，和普通的阿司匹林相比，肠溶阿司匹林生物利用度降低，肠溶性是阿司匹林抵抗的一个重要原因[7]。

（二）$P2Y_{12}$ 受体拮抗剂

如前所述，急性冠脉综合征、缺血性脑卒中共同的病理学基础是血小板异常激活引起的动脉血栓形成，抗血小板预防、治疗效果肯定。ADP 受体 $P2Y_{12}$ 主要分布在血小板[8]，在血小板激活过程中起着中心作用[9]，所以 $P2Y_{12}$ 受体是一个非常理想的抗血小板药物靶点。事实上，$P2Y_{12}$ 受体是目前最成功的抗血小板药物的靶点，针对 $P2Y_{12}$ 受体的抗血小板药物最多，已有 5 种获得美国 FDA 审批，即噻氯匹定（ticlopidine）、氯吡格雷（clopidogrel）、普拉格雷（prasugrel）、替格瑞洛（ticagrelor）、坎格雷洛（cangrelor）。除第一代噻吩吡啶类的噻氯匹定因副作用大已退出市场外，其余 4 种，尤其是 3 种口服的 $P2Y_{12}$ 受体拮抗剂氯吡格雷、普拉格雷和替格瑞洛，临床已广泛使用，是现今临床应用最广的抗血小板药物。

现有 $P2Y_{12}$ 受体拮抗剂类抗血小板药物，根据化学结构分为 3 类，即噻吩吡啶类、环戊基三唑并嘧啶和稳定的 ATP 衍生物（表 22-3）。

表 22-3　临床应用的 $P2Y_{12}$ 受体拮抗剂的特点一览表[6]

| | 氯吡格雷 | 普拉格雷 | 替格瑞洛 | 坎格雷洛 |
| --- | --- | --- | --- | --- |
| 商品名 | 波立维 | Effient | 倍林达 | Kengreal |
| 化学分类 | 噻吩吡啶类 | 噻吩吡啶类 | 环戊基三唑并嘧啶 | 稳定的 ATP 衍生物 |
| 给药方式 | 口服 | 口服 | 口服 | 注射 |

续表

| | 氯吡格雷 | 普拉格雷 | 替格瑞洛 | 坎格雷洛 |
|---|---|---|---|---|
| 剂量 | 75mg，每日 1 次（首次 300～600mg） | 10mg，每日 1 次（首次 60mg） | 90mg，每日 2 次（首次 180mg） | 30μg/kg 静脉注射后，4μg/（kg·min）静脉输注 |
| 慢性肾衰竭时剂量 | | | | |
| 3 期 [eGFR30～59ml/（min·1.73m²）] | 不需调整 | 不需调整 | 不需调整 | 不需调整 |
| 4 期 [eGFR 15～29ml/（min·1.73m²）] | 不需调整 | 不需调整 | 不需调整 | 不需调整 |
| 5 期（eGFR < 15ml/（min·1.73m²）] | 仅限特定适应证（如支架血栓预防） | 不推荐 | 不推荐 | 不需调整 |
| 受体结合可逆性 | 不可逆 | 不可逆 | 不可逆 | 可逆 |
| 活性 | 药物前体，肝脏代谢变化大 | 药物前体，肝脏代谢可预知 | 活性药物，额外的活性代谢 | 活性药物 |
| 起效时间 | 2～6h | 30min | 30min | 2min |
| 作用持续时间 | 3～10 天 | 7～10 天 | 3～5 天 | 1～2h |
| 手术前停药时间 | 5 天 | 7 天 | 5 天 | 1h |
| 活性代谢物血浆半衰期 | 30～60min | 30～60min | 6～12h | 5～10min |
| 对腺苷再吸收的抑制 | 否 | 否 | 是 | 是（仅无活性代谢物） |

注：eGFR，estimated glomerular filter rate，估算的肾小球滤过率。

噻吩吡啶（thienopyridine）类 P2Y$_{12}$ 受体拮抗剂是临床应用最广、获得美国 FDA 批准最多的一类抗血小板药物，包括噻氯吡啶、氯吡格雷、普拉格雷。它们均为药物前体（prodrug），本身无活性，经肝药酶代谢后，生成的活性代谢物才有抗血小板活性。活性代谢物均含有巯基，可以和血小板 P2Y$_{12}$ 受体细胞外半胱氨酸相互作用，不可逆地阻断 ADP 和 P2Y$_{12}$ 受体结合，抑制 ADP 诱导的血小板激活，所以该类抗血小板药物的作用是不可逆的、长久的，直到新的血小板生成为止。因为需要在肝脏代谢生成活性代谢物发挥作用，所以该类药物受肝药酶变异影响较大。

作为 G 蛋白偶联受体，P2Y$_{12}$ 受体有 4 个细胞外半胱氨酸（C17、C97、C175、C270），分别位于受体的 N 端、第一个细胞外环、第二个细胞外环和第三个细胞外环。C97 和 C175 为受体功能所必需，突变后影响受体和激动剂的结合[10, 11]（图 22-8），Sanofi（赛诺菲）的 Savi 等的研究认为 C97 是噻吩吡啶类 P2Y$_{12}$ 受体拮抗剂氯吡格雷的靶点[11]。Savi 等的研究发现 P2Y$_{12}$ 受体以同源寡聚体的形式存在于细胞膜的脂阀中，可以结合 P2Y$_{12}$ 受体激动剂，被激

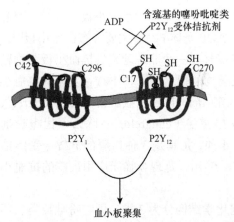

图 22-8　噻吩吡啶类 P2Y$_{12}$ 受体拮抗剂抗血小板的作用机制

ADP 诱导的血小板聚集需要同时激活 P2Y$_1$ 和 P2Y$_{12}$ 受体。噻吩吡啶类 P2Y$_{12}$ 受体拮抗剂本身无活性，在肝脏代谢后生成的活性代谢产物含有巯基（—SH），和 P2Y$_{12}$ 受体的细胞外半胱氨酸相互作用，不可逆地抑制 ADP 和 P2Y$_{12}$ 受体结合，发挥抗血小板作用

动剂激活。氯吡格雷的活性代谢物和 P2Y$_{12}$ 受体结合后，将寡聚体解聚成二聚体和单个受体，并移出脂阀，抑制受体功能，发挥抗血小板作用[11]。

Savi 等在氯吡格雷的作用机制方面做了许多优秀的工作，但解聚 P2Y$_{12}$ 受体寡聚体并不能解释氯吡格雷活性代谢物的抗血小板作用。我们对氯吡格雷和普拉格雷的活性代谢物的研究显示，二者的活性代谢物和血小板体外孵育 90s 就能阻断 ADP 诱导的血小板聚集，但孵育 10min 对血小板 P2Y$_{12}$ 受体的寡聚体都没有影响，寡聚体的解聚需要 60min 的作用时间[11, 12]。

## 噻氯吡啶（ticlopidine，Ticlid，抵克立得）

噻氯吡啶为最早的噻吩吡啶类 P2Y$_{12}$ 受体拮抗剂，1991 年获得美国 FDA 审批，因严重的血液系统副作用（白细胞减少、血小板减少），已经被更新的同为噻吩吡啶类的抗血小板药氯吡格雷取代，临床上不再使用。

## 氯吡格雷（clopidogrel，Plavix，波立维）

氯吡格雷为第二代噻吩吡啶类 P2Y$_{12}$ 受体拮抗剂，1997 年获得美国 FDA 批准，口服有效，临床上仍在广泛使用。作为经典的拮抗 P2Y$_{12}$ 受体的抗血小板药，氯吡格雷和同为噻吩吡啶类的普拉格雷、更新的环戊基三唑并嘧啶类 P2Y$_{12}$ 受体拮抗剂替格瑞洛一样，作为抗血小板药物治疗急性冠脉综合征，均获得 ESC、AHA/ACC 的 I 类推荐（表 22-2，表 22-3）[4, 6]。

**1. 药动学** 体内 85% 的药物被肝脏脂酶快速代谢水解成羧酸衍生物，其余15%经过两步细胞色素 P450（主要是 CYP2C19）催化的氧化反应，生成含有巯基的活性代谢物，发挥抗血小板作用（图 22-9）。

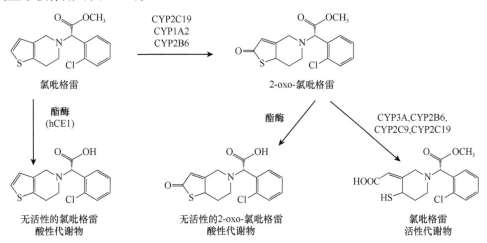

图 22-9　氯吡格雷经两步反应在肝内代谢成含巯基的活性代谢物[56]

**2. 药理作用** 氯吡格雷作为药物前体，本身无活性。在体内代谢成含巯基的活性代谢物，特异性、不可逆地和血小板 P2Y$_{12}$ 受体结合，阻断 ADP 和受体的结合，阻断 ADP 诱导的血小板聚集、腺苷酸环化酶抑制、cAMP 下降，发挥抗血小板作用。因为对 ADP 的 $P2Y_1$ 受体没有作用，所有的 $P2Y_{12}$ 受体拮抗剂都不影响 ADP 诱导的血小板变形（图 22-8）。

该药对其他血小板激动剂（如 $TXA_2$ 类似物 U46619、胶原、低浓度的凝血酶）诱导的血小板聚集也有抑制作用，因为这些激动剂激活血小板时，诱导血小板致密颗粒内储存的高浓度 ADP（可达毫摩尔浓度级）释放，具有放大血小板激活的作用。氯吡格雷对剪切力诱导的血小板聚集也有抑制作用。

因为血小板功能抑制，氯吡格雷增加凝血时间，凝血时间可延长 2～3 倍。和阿司匹林合用，可增加抗血小板、抗血栓作用，因为二者分别阻断 ADP 和花生四烯酸/$TXA_2$ 这两种血小板激活的放大途径，但出血副作用也增加。

**3. 临床应用与评价**　首次负荷剂量 300～600mg，维持剂量 75mg，每日 1 次。

（1）不稳定型心绞痛：和阿司匹林合用优于单用阿司匹林。

（2）非 ST 段抬高心肌梗死（NSTEMI）：氯吡格雷的应用参照 2014 年和 2016 年 AHA/ACC 的指南[4, 13]（表 22-2）。和阿司匹林联用，氯吡格雷的负荷剂量 300～600mg，维持剂量 75mg/d。

（3）ST 段抬高心肌梗死（STEMI）：和阿司匹林联用，氯吡格雷的负荷剂量为 300～600mg，维持剂量为 75mg/d。

（4）缺血性脑卒中：对脑卒中的二级预防，氯吡格雷稍好于阿司匹林。

（5）外周动脉血管病。

**4. 不良反应**　罕见中性粒细胞减少、血栓性血小板减少性紫癜（thrombotic thrombocytopenic purpura，TTP）。

氯吡格雷严重的胃肠道出血比阿司匹林少，对急性冠脉综合征患者，如果不能耐受阿司匹林，可用氯吡格雷。同时合用阿司匹林、抗凝剂轻度增加出血副作用。

和"阿司匹林抵抗"一样，氯吡格雷的抗血小板作用个体间差异较大，部分患者应用氯吡格雷后，血小板功能抑制不明显，称"氯吡格雷抵抗"（clopidogrel resistance）。"氯吡格雷抵抗"的原因很多，与代谢激活氯吡格雷的肝药酶（最重要的是 CYP2C19）活性降低、血小板 $P2Y_{12}$ 受体表达水平增加等有关。

### 普拉格雷（prasugrel，Effient，Efient）

普拉格雷为第三代噻吩吡啶类 $P2Y_{12}$ 受体拮抗剂，2009 年获得美国 FDA 批准，和氯吡格雷一样，为药物前体，本身无活性，在体内代谢成含有巯基的活性代谢物发挥作用，不可逆地抑制血小板 $P2Y_{12}$ 受体，抑制 ADP 诱导的血小板激活。与氯吡格雷相比，经肠道吸收后的普拉格雷全部被代谢激活，而且活性代谢物的生成只需要一步反应（图 22-10），

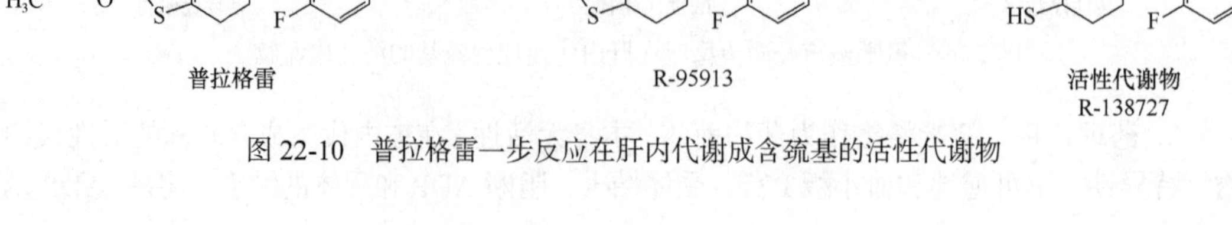

普拉格雷　　　　　　　　　　R-95913　　　　　　　　　活性代谢物
　　　　　　　　　　　　　　　　　　　　　　　　　　　　　R-138727

图 22-10　普拉格雷一步反应在肝内代谢成含巯基的活性代谢物

故活性代谢物生成得更快、更多，所以抗血小板作用起效更快、作用更强，个体反应性差异也更小（受 CYP2C19 变异影响更小），但出血副作用也更多。

**1. 临床应用与评价** 对于置入支架的急性冠脉综合征患者，双联抗血小板治疗（阿司匹林联用 P2Y$_{12}$ 受体拮抗剂）时，如果患者没有出血的高危风险、无脑卒中和短暂性脑缺血发作（TIA）病史，联用普拉格雷比氯吡格雷好[13]。

尤其值得注意的是，对于糖尿病患者心血管并发症的防治，普拉格雷的效果更好，出血副作用和氯吡格雷组相似[14]。

**2. 用法用量** 口服，负荷剂量 60mg，维持剂量 20mg，每日 1 次[15]。

**3. 禁忌证** 既往颅内出血史；活动性出血；既往缺血性脑卒中、TIA[6]。年龄大于 75 岁、体重小于 60kg 者不推荐使用氯吡格雷。

### 替格瑞洛（ticagrelor，Brilinta，倍林达，AZD6140）

替格瑞洛在化学结构上属于环戊基三唑并嘧啶类，直接起作用，口服有效，肠道吸收快，不需要体内代谢激活，比氯吡格雷起效更快、更一致。半衰期为 7～8h，故每日 2 次口服。可逆性地抑制 ADP 和 P2Y$_{12}$ 受体结合，停药后血小板功能恢复快。

对于 NSTE-ACS 患者，无论接受了早期侵入性策略还是缺血指导策略，在选择 P2Y$_{12}$ 受体拮抗剂抗血小板治疗时，2014 年最新的 AHA/ACC 指南推荐优先选择替格瑞洛而非氯吡格雷[4]（表 22-2）。2009 年发表于《新英格兰医学杂志》（N Engl J Med）的 PLATO 研究为一项多中心、随机、双盲研究，纳入了 18 624 例急性冠脉综合征患者，比较了替格瑞洛（负荷剂量 180mg，维持剂量 90mg，每日 2 次）和氯吡格雷（负荷剂量 300～600mg，维持剂量 75mg，每日 1 次），主要复合终点为血管原因引起的死亡、心肌梗死和脑卒中。在该研究所纳入的 NSTE-ACS 患者中，发现替格瑞洛与氯吡格雷相比能够使复合终点事件减少 16%，替格瑞洛组死亡率更低（9.8% 相比 11.7%，$P < 0.001$，HR =0.84）。总的严重出血的发生率不增加（11.6% 比 11.2%，$P = 0.43$），但非冠脉旁路移植相关的严重出血在替格瑞洛组更高（4.5% 比 3.8%，$P = 0.03$）[16]。

对于置入冠脉支架的急性冠脉综合征患者，有研究显示，与氯吡格雷相比，普拉格雷或替格瑞洛治疗能够更好地减少缺血性事件的复合终点发生和支架内血栓形成的发生[4]。对于接受 PCI 治疗的急性心肌梗死患者，在一项 1230 例患者参加的多中心、随机设计的临床研究（PRAGUE-18）中，替格瑞洛的疗效、出血副作用和普拉格雷相似，二者并无优劣之分[17]。

对于糖尿病患者心血管并发症的防治，替格瑞洛的疗效优于普拉格雷和氯吡格雷，可能与替格瑞洛的反向激动剂活性（inverse agonist activity）有关[18]。

**1. 用法用量** 口服，负荷剂量 180mg，维持剂量 90mg，每日 2 次。对于 PCI 后的东亚人群，Choi 等的研究发现替格瑞洛 90mg，每日 1 次，也有很好的抗血小板作用，提示替格瑞洛的维持剂量可以 90mg 每日 1 次给药[19]，相当于每日 2 次，每日 1 次给药将大大提高患者的用药依从性，并降低费用。

**2. 不良反应** 除了出血副作用外，替格瑞洛呼吸抑制的发生率高于氯吡格雷（13.8% 相比 7.8%）[16]，90mg（每日 2 次）剂量组 3 年内呼吸抑制的发生率可高达 18.93%（安慰剂组为 6.38%），6.5% 的患者因为替格瑞洛呼吸抑制的副作用停药[20]。

**3. 禁忌证**　既往颅内出血史；活动性出血。

### 坎格雷洛（cangrelor，AR-C68831MX）

坎格雷洛于 2015 年获得美国 FDA 审批，可直接起作用，静脉给药后立即起效，可逆性抑制 ADP 与 $P2Y_{12}$ 受体结合，对 ADP 诱导血小板聚集抑制作用明显。作用短暂，血浆半衰期小于 10min，停药后血小板功能可在 1～2h 恢复。

对需要抗血小板治疗、不能口服给药（恶心、口服吸收不好）的急性冠脉综合征患者，坎格雷洛可作为一线抗血小板药物。坎格雷洛降低 48h 和 30 天的缺血终点事件，不增加主要出血事件（major bleeding event）。没有用过 $P2Y_{12}$ 受体拮抗剂的患者，可以代替纤维蛋白原受体拮抗剂类抗血小板药。

对接受 PCI、未使用过 $P2Y_{12}$ 受体拮抗剂的 NSTE-ACS 患者可考虑应用坎格雷洛[6]。其围术期死亡、心肌梗死、支架内血栓形成、IDR（ischaemia-driven revascularisation，因为缺血需要进行血管再通手术）的发生率均低于氯吡格雷（3.8%比 4.7%，$P = 0.007$），出血副作用也高于氯吡格雷（0.9%比 0.6%，$P = 0.007$）[6]。

用法用量：30mg/kg 静脉注射后，4mg/（kg·min）输注。

### （三）磷酸二酯酶抑制剂

### 西洛他唑（cilostazole，Pletal，培达）

除扩血管作用外，西洛他唑还可以抑制磷酸二酯酶（phosphodiesterase，PDE）3，升高血小板和其他细胞内的 cAMP，发挥抗血小板和扩血管作用。虽然已有大量的临床试验研究西洛他唑的抗血小板作用，但作为抗血小板药，欧盟和美国 FDA 仅批准其用于间歇性跛行（intermittent claudication）的治疗。

**1. 临床应用与评价**

（1）间歇性跛行：有改善症状的作用。

（2）脑卒中：对脑卒中的二级预防，两项针对亚洲人群的多中心、双盲、安慰剂对照的临床研究（CSPS 和 CSPS2）表明，与阿司匹林相比，西洛他唑疗效相同或更好，但出血副作用更小[21-23]。

（3）冠心病：对于 PCI 后的冠心病患者，在亚洲人群的研究显示，在标准双联抗血小板疗法（DAPT，阿司匹林+$P2Y_{12}$ 受体拮抗剂）的基础上，加用西洛他唑的三联抗血小板疗法（TAPT），具有更好的抗血栓、减少（或不增加）出血副作用的临床效果[24-26]。

需要说明的是，证实三联抗血小板疗法优越性的临床试验主要在亚洲完成，而且样本量不是非常大。因此，作为磷酸二酯酶抑制剂，西洛他唑抗血小板治疗冠心病需要进一步临床研究。

**2. 不良反应**　西洛他唑的不良反应少见，包括头痛、心悸和腹泻。也有报道西洛他唑可增加非持续性室性心动过速。作为抗血小板药物，出血副作用少于阿司匹林和 P2Y$_{12}$ 受体拮抗剂。

**3. 禁忌证**　心力衰竭患者禁用西洛他唑。同为 PDE3 抑制剂的药物有增加心源性猝死的报道，虽然并不清楚西洛他唑是否也有同样的作用，心力衰竭仍被列为西洛他唑的禁忌证。

### 脑康平（Aggrenox）

脑康平为双嘧达莫（dipyridamole，Persantine，潘生丁，200mg）和小剂量阿司匹林（25mg）的复方制剂，美国 FDA 于 1999 年批准其主要用于治疗二次脑卒中。口服，每日 2 次。一项涉及 6600 人的欧洲脑卒中预防研究 2（European Stroke Prevention Study 2，ESPS2）显示，脑康平预防脑卒中复发的效果优于单用阿司匹林[27]。

**1. 药理作用**　双嘧达莫有磷酸二酯酶抑制的作用，抑制 cAMP/cGMP 的降解，增加血小板内 cAMP/cGMP 的浓度，抑制血小板激活。双嘧达莫还可以通过抑制腺苷重吸收，增加腺苷浓度，激活血小板腺苷受体 A$_2$，激活 G$_s$，使 cAMP 合成增加，增加血小板内 cAMP，发挥抗血小板作用。腺苷浓度的增加同时具有舒张血管的作用。

阿司匹林通过抑制 TXA$_2$ 的合成发挥抗血小板作用。

**2. 不良反应**　一般认为脑康平耐受性好，部分患者有头痛、腹痛、恶心、腹泻。

（四）纤维蛋白原受体拮抗剂

多种激动剂激活血小板的最后结果都是引起纤维蛋白原受体 GPⅡb/Ⅲa 活化，由静息态变成可结合纤维蛋白原、vWF 的活化态，使血小板黏附、聚集，形成血栓。因为纤维蛋白原受体 GPⅡb/Ⅲa 位于血小板信号转导途径的最后共同通路，所以拮抗纤维蛋白受体拮抗剂的抗血小板、抗血栓作用最强，出血副作用也最大（表 22-4）。

获得 FDA 审批的该类抗血小板药物有 3 种：阿昔单抗、依替巴肽及替罗非班（表 22-4）。仅可以静脉注射给药，口服无效。

**表 22-4　纤维蛋白原受体拮抗剂类抗血小板药的特点**

| | 阿昔单抗 | 依替巴肽 | 替罗非班 |
|---|---|---|---|
| 分类 | 人源化的鼠单抗 Fab 段 | 含环化 Arg-Gly-Asp（RGD）的七肽 | 非肽 RGD 类似物 |
| GPⅡb/Ⅲa 的特异性 | 否 | 是 | 是 |
| 血浆半衰期 | 短（数分钟） | 长（2.5h） | 长（2h） |
| 血小板结合半衰期 | 长（数天） | 短（数秒） | 短（数秒） |
| 肾清除 | 否 | 是 | 是 |

随着新型 P2Y$_{12}$ 受体拮抗剂如普拉格雷、替格瑞洛的常规应用，纤维蛋白原受体拮抗剂类抗血小板药物临床应用明显减少，ESC 仅推荐用于接受 PCI 的患者紧急情况下或出现血栓并发症时使用[6]。

AHA/ACC 推荐的适应证：①STEMI 患者（行急诊 PCI）；②高危的 NSTEMI 患者（如肌钙蛋白呈阳性）。

## 阿昔单抗（abciximab，ReoPro）

阿昔单抗为人源化的抗 $\alpha_{IIb}\beta_3$ 的单克隆抗体的 Fab 片段，也可以结合血小板、血管内皮细胞、平滑肌细胞的玻连蛋白（vitronectin）受体。

**1. 用法用量** 0.25mg/kg 静脉注射后，0.125 μg/（kg·min）输注（不超过 10μg/min）[6]。

**2. 不良反应** 严重出血的发生率为 1%～10%；其次为血小板减少，2%的患者血小板数目降至 50 000/μl。

## 依替巴肽（eptifibatide，integrilin）

依替巴肽是 $\alpha_{IIb}\beta_3$ 上纤维蛋白原结合位点的环肽抑制物，静脉注射后抑制血小板聚集。

**1. 用法用量** 180μg/kg 静脉注射后，2μg/（kg·min）输注（不超过 10μg/min）。对于 eGFR 小于 50ml/（min·1.73m$^2$）的 3 期慢性肾脏病患者，静脉输注速度降为 1μg/（kg·min）输注[6]。

**2. 不良反应** 出血是主要的不良反应，发生率约为 10%；其次为血小板减少，发生率为 0.5%～1%。

## 替罗非班（tirofiban，Aggrastat）

替罗非班为小分子非肽类 $\alpha_{IIb}\beta_3$ 的拮抗剂，抗血小板机制与依替巴肽相似。作用短暂，对 Q 波消失的心肌梗死和不稳定型心绞痛有效。与安慰剂相比，可减少死亡和心肌梗死 20%，和依替巴肽的疗效相似。不良反应也和依替巴肽相似。

用法用量：10～25μg/kg 静脉注射后，0.15μg/（kg·min）输注[6]。

### （五）凝血酶受体 PAR1 拮抗剂

## 沃拉帕沙（vorapaxar，Zontivity，SCH530348）

沃拉帕沙口服有效，拮抗凝血酶受体 PAR1，2014 年获得美国 FDA 批准，用于既往有心肌梗死和外周动脉血管病（peripheral arterial disease，PAD）高危患者的二级预防。对于既往有心肌梗死和 PAD 的高危患者，在阿司匹林联用氯吡格雷的基础上联用沃拉帕沙，可进一步降低支架内血栓形成，但出血风险相应增加[28]。有脑卒中、短暂性脑缺血发作、颅内出血的患者禁用。

# 二、抗血小板药的新药研发

## （一）现有抗血小板药存在的问题

### 1. 上述五类抗血小板药临床效果肯定，但也存在不足

（1）口服抗血小板药物阿司匹林、氯吡格雷起效缓慢。对于 STEMI 患者，甚至替格瑞洛（不需代谢，直接起作用）负荷剂量口服，也需要两个多小时才能达到有效的抗血小板效果[29, 30]。

（2）多数口服抗血小板药物如阿司匹林、氯吡格雷抗血小板作用、抗血栓作用温和，抗血小板治疗不能完全防止临床血栓事件的发生。

（3）患者对阿司匹林、氯吡格雷的反应性个体间差异大，用药后有些患者血小板功能抑制明显，有些不明显，即存在"阿司匹林抵抗""氯吡格雷抵抗"。反应明显者容易出现出血副作用，反应不明显者易发血栓事件，达不到抗血栓的效果。

（4）现有抗血小板药给药途径单一，市场上还没有既可口服、又能注射的抗血小板药。

（5）出血副作用。现有抗血小板药物均有程度不同的出血副作用，尤其是纤维蛋白原受体拮抗剂类抗血小板药物。一方面，严重的出血副作用（如颅内出血）可以致命，比血栓本身的危害更严重；另一方面，出血副作用限制了通过增加剂量提高抗血小板、抗血栓效果的可能。

### 2. 理想的抗血小板药物应该具有的特点

（1）用药方便，既可口服、又可注射。

（2）抗血小板作用变异小，作用可预知。

（3）起效迅速。

（4）作用可逆，停药后血小板功能迅速恢复。

（5）抗血小板、抗血栓作用强，出血副作用尽可能小（或没有），剂量窗口大。

## （二）安全（出血副作用小）、有效的抗血小板新药研发的最大挑战

出血副作用是现有抗血小板药物的最大问题，也是研发新的抗血小板药物的最大挑战。理论上很难避免抗血小板药物的出血副作用，因为血小板参与正常的生理性止血，血小板功能的抑制必然影响血小板的止血功能，带来出血副作用。然而我们仍然希望能够研发一些新的抗血小板药物，具有好的抗血小板、抗血栓作用及尽可能小（或没有）的出血副作用。

## （三）研发更加安全（出血副作用小）有效的抗血小板新药

### 1. 研发具有新的作用机制的抗血小板药

（1）双靶点抗血小板药物：临床试验显示，在双联抗血小板治疗（DAPT；阿司匹林联用 $P2Y_{12}$ 受体拮抗剂）基础上联用磷酸二酯酶抑制剂西洛他唑的三联抗血小板疗法（TAPT），可改善抗血栓作用/出血副作用平衡，达到提高（或保持疗效）、不增加（或减少）出血副作用的临床效果[25, 26, 31]。三联抗血小板治疗需要同时应用针对三个不同靶点的三种抗血小板药物，笔者发现一种小分子化合物 BF061 可同时作用于 $P2Y_{12}$ 受体、磷酸二酯酶。

在小鼠肠系膜动脉 FeCl₃ 损伤血栓模型上，BF061 的抗血栓作用和氯吡格雷相似，但出血副作用更小[32]；McMaster 大学激光损伤的小鼠提睾肌动脉血栓模型进一步证实了 BF061 的抗血栓作用[32]。

（2）GPCR 反向激动剂：根据受体激活的二态模型，静息态受体（R）和激活态受体（R*）之间存在动态平衡，激动剂对激活态受体有更强的结合能力，使其更稳定，导致平衡右移，表现出受体激活的效应。拮抗剂拮抗激动剂和受体的结合发挥拮抗作用。GPCR 突变、高表达可引起受体的自发激活（constitutive activation，图 22-11）。受体的自发激活与激动剂和受体的结合无关，所以传统的（中性的）受体拮抗剂无效，而反向激动剂（本身为受体拮抗剂，但有反向激动剂活性）因为可以使平衡左移，对自发激活的受体有拮抗作用。和不具有反向激动剂活性的受体拮抗剂相比，反向激动剂理论上有治疗学优势，临床有效的 GPCR 受体拮抗剂都有程度不同的反向激动剂活性[33, 34]。

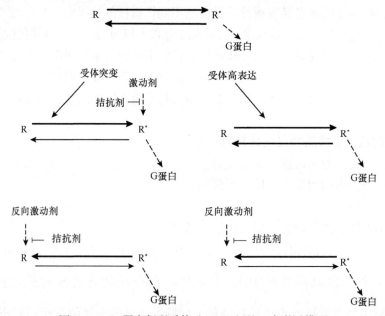

图 22-11　G 蛋白偶联受体（GPCR）的二态激活模型

关于反向激动剂的作用，可进一步参考 Katzung 主编的第 13 版 *Basic & Clinical Pharmacology*[57]

我们在细胞系、转基因小鼠血小板、2 型糖尿病患者血小板、糖尿病大鼠血小板发现 P2Y₁₂ 受体存在自发激活，促进血小板激活、血栓形成，小分子化合物 ARC-78511 有很强的反向激动剂活性，优于坎格雷洛的抗血小板、抗实验性血栓的作用[35-37]。

替格瑞洛是目前 AHA/ACC 和 ESC 推荐力度最大的一线抗血小板药，也有很好的 P2Y₁₂ 受体反向激动剂活性[18]。

**2. 研究血小板激活的新机制及其在出血、血栓形成中的作用**　血小板激活的机制、参与血小板激活的受体等信号分子在病理性血栓形成、生理性止血过程中的作用非常复杂，明确这些信号分子的作用，有针对性地选择靶点研发抗血小板药，有助于找到更加安全、有效的抗血小板药物。

封闭血管损伤部位胶原的 Revacept：如图 22-12 所示，血小板胶原受体 GPⅥ受体缺陷，出血很少，理论上以 GPⅥ为靶点的抗血小板药物，出血副作用应该很小。Revacept 由德国 AdvanceCOR 研发，是胶原受体 GPⅥ细胞外部分和人 IgG 的 Fc 段的融合蛋白，和血管内皮损伤后暴露的胶原结合，阻断血小板在损伤血管处的黏附。临床试验显示 Revacept 有很好的抗血小板、抗血栓作用，出血副作用不明显[38]。Revacept 设计的一个巧妙之处在于，它仅在血管损伤的局部阻断血小板的黏附、激活，并不影响循环血液中的血小板，这应该也是其出血副作用小的一个重要原因。

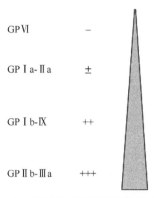

图 22-12　血小板黏附分子缺陷引起的出血倾向

　　凝血酶是人血小板的强激动剂，主要通过 PAR1 和 PAR4 两种 GPCR 激活血小板。和 PAR1 相比，PAR4 对凝血酶的亲和性低，需要高浓度的凝血酶才能活化、激活血小板。PAR1 受体拮抗剂沃拉帕沙作为抗血小板药于 2014 年获得美国 FDA 审批通过，其抗血小板、抗血栓效果好，但出血副作用也很明显。Bristol-Myers Squibb 公司最近研发了一种小分子化合物 BMS-986120，在猴动脉血栓模型的研究发现，该 PAR4 受体拮抗剂具有很好的抗血小板、抗血栓作用，出血副作用很小，和氯吡格雷相比，治疗窗口很大[39]，正在进行Ⅱ期临床试验[40]，有望成为一种安全、有效的抗血小板新药。

　　**3. 寻找新的抗血小板药靶点**　白细胞表达的模式识别受体 NOD2 主要参与宿主抵抗细菌的先天免疫。笔者发现 NOD2 在血小板上也有表达，并参与血小板激活、动脉血栓形成，与脓毒血症时血小板反应性增高有关[41]；初步研究表明 NOD2 受体拮抗剂 GSK669 有良好的抗血小板作用（待发表资料），针对血小板 NOD2 受体的抗血小板药可能对感染相关的血栓性疾病具有更好的疗效。

# 第三节　抗　凝　药

　　理想的抗凝药物可预防病理性血栓形成和限制再灌注损伤，对血管损伤有正常的反应且没有出血副作用。理论上，这可以通过阻止 TF-Ⅶa 起始复合物的形成来实现，因为这样不仅可以有效阻断外源性凝血途径的继续进行，还可以减弱凝血过程的反馈放大效应，从而达到减少血栓持续发展的目的。但是目前这类药物是不存在的，临床上现有的抗凝剂和纤溶药物都有增加出血风险的副作用。

# 一、凝血酶间接抑制药

　　之所以命名为凝血酶间接抑制剂，是因为其抗血栓作用是通过与抗凝血酶相互作用所产生的。肝素及肝素衍生物即属于这类药物，普通肝素（unfractionated heparin，UFH），又称为高分子量（high molecular weight，HMW）肝素，肝素衍生物包括低分子量（low molecular weight，LMW）肝素和人工合成的五糖磺达肝素（fondaparinux）。肝素及肝素衍生物通过结合抗凝血酶提高其使凝血因子Xa失活的作用，普通肝素和部分低分子量肝素也可增强抗凝血酶灭活凝血酶的作用。

## 肝素及其衍生物

　　**1. 化学及来源**　　肝素是在肥大细胞分泌颗粒中发现的硫酸黏多糖混合物，由 UDP-糖前体合成，为 D-葡萄糖醛酸和 N-乙酰基-D-葡糖胺残基交替的聚合物。商业肝素多从猪肠道黏膜和牛肺中提取，包含多种不同分子量的成分，其分子质量为 5~30kDa（平均 15kDa，40 个糖单位）。商业肝素包括多个重复的硫酸化双糖单位，双糖单位由 D-葡萄糖胺-L-艾杜糖醛酸和 D-葡萄糖胺-D-葡萄糖醛酸构成。

　　**2. 肝素衍生物**　　目前使用的肝素衍生物与肝素的特点见表 22-5。市售的几种低分子量肝素制剂包括依诺肝素（enoxaparin）、达肝素（dalteparin）和亭扎肝素（tinzaparin），它们都是分子质量为 1~10kDa（平均 5kDa，17 糖单位）的肝素片段。低分子量肝素制剂在药动学上不同于肝素。临床用抗因子Xa测定法评估低分子量肝素的使用效果，其使用国际低分子量肝素标准作为参考。

　　肝素和低分子量肝素是来自动物组织的生物制品，磺达肝素是在肝素和低分子量肝素中发现的天然五糖序列的合成五糖类似物，能够与抗凝血酶相互作用。磺达肝素具有独特的药动学特性，可以区别于低分子量肝素。磺达肝素的临床使用效果也用抗因子Xa测定法评价。

表 22-5　普通肝素、低分子量肝素和磺达肝素的特点比较[27]

| 特点 | 普通肝素 | 低分子量肝素 | 磺达肝素 |
| --- | --- | --- | --- |
| 来源 | 生物来源 | 生物来源 | 合成 |
| 平均分子质量（kDa） | 15 | 5 | 1.5 |
| 作用靶点 | Xa 和 IIa | Xa 和 IIa | Xa |
| 生物利用度 | 30% | 90% | 100% |
| 半衰期（h） | 1 | 4 | 15 |
| 肾清除 | 否 | 是 | 是 |
| 鱼精蛋白解毒效果 | 完全 | 部分 | 无效果 |

　　**3. 作用机制**　　肝素、低分子量肝素和磺达肝素没有内在的抗凝血活性，其生物学活性依赖于内源性的抗凝血酶，这些药物能够与抗凝血酶结合并加速其抑制各种凝血蛋白酶的速率。抗凝血酶能够抑制参与内源性和共同凝血途径的活化状态的凝血因子，它可以通过与凝血因子特别是凝血酶（凝血因子IIa）、凝血因子IXa 和 Xa 结合，形成稳定的复合物形

式而抑制其活性。在缺乏肝素的情况下，它们结合的反应比较缓慢，在肝素的存在下，这种结合反应将被加速 1000 倍。肝素通过含有 3-O-硫酸化葡糖胺残基的特定五糖序列与抗凝血酶结合。在商业肝素制剂中只有约 1/3 的肝素分子有促进这种复合物形成的作用，其余肝素分子因为缺乏独特的五糖序列而失去了结合抗凝血酶的高亲和作用。肝素通过紧密结合在抗凝血酶上并使其构象发生变化，从而暴露其活性位点，使它与活化的凝血因子更迅速地发生相互作用。肝素是作为抗凝血酶与活化的凝血因子反应的辅助因子发挥作用而不被消耗，一旦抗凝血酶–活化的凝血因子复合物形成，肝素将被完整释放并重新结合到更多的抗凝血酶上。

普通肝素的分子质量为 5~30kDa，其中的高分子量组分对抗凝血酶具有很高的亲和力，能够通过抑制凝血酶（凝血因子Ⅱa）、凝血因子Ⅸa 和 Ⅹa 而显著抑制凝血的发生。相比之下，短链、低分子量肝素的部分能够抑制激活的因子 Ⅹ，而对凝血酶作用比高分子量肝素小。不过，研究表明低分子量肝素如依诺肝素、达肝素和亭扎肝素对于一些血栓形成性的疾病是非常有效的，与普通肝素的临床疗效相当，而且可以皮下注射，生物利用度高，作用时间长，每日只需注射 1~2 次。由于商业肝素包含多种不同分子量的成分，所以肝素制剂的浓度和其抗凝血作用的相关性往往是很小的。因此，普通肝素是通过生物测定来标准化的。在 2007 年和 2008 年曾发生肝素污染事件。肝素中的污染物被确定为硫酸软骨素硫酸酯，在患者中有超过 150 种不良反应，最常见的不良反应是输液 30min 内出现低血压、恶心、呼吸困难等症状。针对这一事件，2009 年肝素钠重新制定更严格的质量控制措施和生物检测，使污染物的检测更容易。但是这种质控措施导致肝素治疗效果减弱约 10%。依诺肝素与普通肝素的来源一致，但它的剂量是按毫克来计算的，磺达肝素也是按毫克来计算的。达肝素、亭扎肝素和达那肝素（danaparoid，是一种低分子量肝素，含硫酸乙酰肝素、硫酸皮肤素和硫酸软骨素）是以抗因子 Ⅹa 单位来计算的。

**4. 药动学**　肝素、低分子量肝素和磺达肝素不通过胃肠黏膜吸收，因此必须胃肠外给药。肝素通过连续静脉输注，每 4~6h 间歇输注，或每 8~12h 皮下注射。肝素在静脉注射时立即起效。相比之下，皮下给药的肝素的生物利用度有相当大的变化，起作用将延迟 1~2h。低分子量肝素和磺达肝素皮下注射后吸收更均匀。肝素在血浆中的半衰期取决于给药剂量。当静脉注射 100U/kg、400U/kg 或 800U/kg 的肝素时，抗凝活性的半衰期分别约为 1h、2.5h 和 5h。肝素主要通过网状内皮系统清除和降解，少量未降解的肝素也通过尿液排出。低分子量肝素和磺达肝素的生物半衰期分别比肝素长 4~6h 和 17h。由于这些较小的肝素片段几乎完全被肾清除，所以药物可以积累在患有肾损伤的患者体内，甚至严重时将会导致出血。因此在肌酐清除率 <30ml/min 的患者中，低分子量肝素和磺达肝素均禁止使用。此外，在进行髋关节骨折、髋关节置换术、膝关节置换手术或腹部手术且体重小于 50kg 的患者中，禁止使用磺达肝素。

**5. 用法与用量**　因为起效快速，肝素、低分子量肝素和磺达肝素可用于静脉血栓形成和肺栓塞等疾病的初始治疗。口服维生素 K 拮抗剂如华法林通常同时开始使用，一般肝素或肝素衍生物需持续使用至少 5 天，以使华法林达到完全治疗效果。肝素、低分子量肝素或磺达肝素也可用于不稳定型心绞痛或急性心肌梗死患者的初始治疗。对于大多数这些适应证，低分子量肝素和磺达肝素由于其药动学优点（即其允许每天 1 次或 2 次以固定或根据体重调整的剂量皮下给药），而且不需要进行凝血监测而取代了连续肝素输注。相比之下，普通肝素通常需要连续静脉输注和频繁监测活化部分凝血酶原时间（activated partial thromboplastin time，APTT），以确保达到抗凝的治疗效果。

肝素治疗静脉血栓栓塞性疾病的治疗范围：血浆浓度为 0.2～0.4U/ml（鱼精蛋白滴定法）或 0.3～0.7U/ml（抗因子 Ⅹa 单位法）。这个浓度范围一般是对应于 APTT 基准值的 1.5～2.5 倍。然而，使用 APTT 作为肝素的监测指标是有疑问的，因为目前 APTT 没有一个类似于在应用华法林时监测凝血酶原时间（prothrombin time，PT）和它的国际标准化比值（international normalized ratio，INR）等的标准化方案。此外，使用肝素后 APTT 在几秒钟内就会变化，并且会随着仪器和试剂的不同而发生变化。因此，如果将 APTT 作为监测指标，应同时测定凝血时间以对应肝素治疗的浓度范围（上述通过鱼精蛋白滴定或抗因子 Ⅹa 活性法测定的范围）。

此外，一些患者 APTT 的基准本身就有延长，如患者缺乏某些凝血因子或抑制剂存在时（可能会增加出血风险）抑或患者体内有狼疮抗凝物（与出血风险无关，但可能与血栓形成风险有关）时，对于这些患者，使用 APTT 作为监测指标来评估肝素对此类患者的作用是非常困难的。另一种方法是使用抗因子 Ⅹa 活性来评估肝素浓度，现在可通过大部分自动凝血仪检测。这种方法能够更准确地测定肝素浓度，但是，它的缺点是不能像 APTT 一样对内在凝血途径的完整性进行评估。

临床治疗时建议以下策略：在开始任何类型的抗凝治疗之前，应通过以前出血事件的病史仔细评估患者止血系统的完整性，同时检测 PT 和 APTT 基准值。如果有凝血时间的延长，应在治疗之前确定原因（缺乏凝血因子或存在抑制剂），并进行风险效益评估以确定治疗目标。对高风险患者监测 APTT 和抗因子 Ⅹa 活性测定是必要的。间歇性肝素给药时应在给药 6h 后检测 APTT 或抗因子 Ⅹa 活性，维持 APTT 延长范围控制在正常值的 2～2.5 倍。但是，在这种情况下，低分子量肝素治疗是首选，因为大多数患者不需要进行监测。

肝素的连续静脉给药是通过输液泵完成的。首先静脉注射 80～100U/kg，然后连续输注，剂量为 15～22U/（kg·h），以维持抗因子 Ⅹa 活性为 0.3～0.7U/ml。低剂量肝素使用预防剂量时应通过皮下注射，每 8～12h 5000U。肝素不能肌内注射以避免在注射部位形成血肿。

依诺肝素在预防性治疗时皮下注射剂量为 30mg，每日 2 次或 40mg 每日 1 次。全剂量治疗时皮下注射剂量为每 12h 1mg/kg，对应抗 Ⅹa 因子水平在 0.5～1U/ml。一些患者可选择依诺肝素 1.5mg/kg，每日 1 次，这时抗因子 Ⅹa 水平为 1.5U/ml。达肝素钠预防剂量为 5000U 皮下注射，每日 1 次；对于静脉疾病的治疗剂量为 200U/kg，每日 1 次，而急性冠脉综合征治疗剂量为每 12h 120U/kg。肾功能不全或体重大于 150kg 的患者应该慎用低分子量肝素，并且需要测量抗 Ⅹa 水平以指导使用剂量。合成的五糖分子磺达肝素能够与抗凝血酶结合，从而有效地使因子 Ⅹa 失活。磺达肝素的半衰期很长，为 15h，只需每日皮下注射给药一次。磺达肝素在预防和治疗静脉血栓栓塞症效果很好，并在多数患者中不会出现与肝素诱发的血小板减少症（heparin-induced thrombocytopenia，HIT）抗体的交叉反应。

应用肝素后出现过度的抗凝作用，应立即停药。如果发生出血，应用特异性的拮抗剂如硫酸鱼精蛋白缓慢注射缓解。鱼精蛋白是一种强碱性、带正电荷的蛋白，能够与呈负荷电的肝素形成稳定复合物使肝素失去抗凝活性。每100U肝素需静脉注射鱼精蛋白1mg,其10min内输注量不应超过50mg。由于鱼精蛋白也有抗凝血的作用,因此不能过量使用。另外鱼精蛋白不能完全中和低分子量肝素的作用。一些经验表明,1mg硫酸鱼精蛋白可部分中和1mg的依诺肝素,但鱼精蛋白不能有效逆转磺达肝素的作用,过多的达那肝素需要通过血浆置换的方法除去。

**6. 临床监测** 密切监测APTT对于使用普通肝素的患者是必要的。肝素水平也可以通过鱼精蛋白滴定法测定(治疗浓度为0.2～0.4U/ml)或抗Xa单位来测定(治疗浓度为0.3～0.7U/ml)。对于低分子量肝素来说,对肾功能正常的患者基于体重的给药量具有可预测的药动学和血浆水平。因此,除了肾功能不全、肥胖和妊娠患者外都不需要常规监测APTT。低分子量肝素水平也可以通过抗Xa单位确定。对于依诺肝素来说,每日给药2次时峰值应在0.5～1U/ml,每日给药1次约为1.5U/ml。

**7. 不良反应**

(1)出血是肝素最严重的不良反应。老年女性和肾衰竭患者更易发生出血。临床上可以通过谨慎的选择患者、仔细控制剂量及密切地监测来降低出血风险。

(2)HIT是一种全身性的高凝状态,对于肝素治疗至少7天的患者发生率为1%～4%,其中外科患者风险最大,而儿科患者发生率较低,孕妇罕见。对于普通肝素来说,应用牛来源的肝素发生HIT的风险高于猪源肝素。而使用低分子量肝素的患者发生HIT的风险更低。HIT的发病率和死亡率与血栓性事件有关,静脉血栓形成最常见,而闭塞外周或中央动脉也较常见。如果有留置导管存在,那么血栓形成的风险就会增加。皮肤坏死的情况也会出现,特别是在用华法林治疗而没有应用凝血酶直接抑制剂的情况下,推测可能是在高水平的促凝蛋白和高凝状态存在时维生素K依赖性抗凝蛋白C发生急性耗竭所致。

在接受肝素治疗的所有患者中应注意以下几点:应经常进行血小板计数;当血小板减少与肝素引起的免疫反应同时出现时,应该考虑HIT发生;接受肝素治疗的患者发生新的血栓应高度怀疑HIT。发生HIT的患者应该立即停用肝素并且应用凝血酶直接抑制剂。

(3)其他:肝素来源于动物,在过敏患者中应谨慎使用。肝素还可加速脱发和可逆性脱发。长期肝素治疗与骨质疏松和自发性骨折有关。此外,肝素可导致脂蛋白脂肪酶从组织中释放,从而加速餐后血脂的清除。长期使用肝素可出现盐皮质激素缺乏。

**8. 禁忌证** 肝素的禁忌患者包括HIT、药物过敏、活动性出血、血友病、严重的血小板减少症、紫癜、重症高血压、颅内出血、感染性心内膜炎、活动性结核、溃疡性胃肠道病变、先兆流产、内脏癌、晚期的肝或肾疾病的患者。最近进行了脑部、脊髓或眼部手术,以及接受腰椎穿刺或区域麻醉阻滞的患者应避免使用肝素。此外,尽管肝素不能穿过胎盘,但孕妇只能在有明确指征时才能使用肝素。

## 华法林(warfarin, Coumadin)和其他香豆素抗凝剂

**1. 化学与药动学** 香豆素(coumarin)抗凝药的临床应用始于在牧场里发现变质的青贮饲料中含有的抗凝血物质引起牛出血性疾病。在当地农民的帮助下,威斯康星大学的科学家发现其中的毒性剂为双香豆素。双香豆素(dicumarol),是一种合成的衍生物及其同系物,最著名的是华法林(warfarin, warf是Wisconsin Alumni Research Foundation的缩写,"arin"是从coumarin中增加的后缀),最初被用作杀鼠剂。在20世纪50年代,华法林(商

品名 Coumadin）作为临床上的一种抗血栓药物开始使用。

华法林通常为钠盐，具有 100% 的口服生物利用度。超过 99% 的消旋华法林与血浆白蛋白结合，这可能有助于延长其血浆半衰期（36h），华法林极少以原型从尿中排出。华法林是由等量的两种消旋异构体构成的混合物，S 型华法林的效果比 R 型华法林强四倍，这有助于了解一些药物与华法林的相互作用。

**2. 作用机制**　香豆素类抗凝剂可阻断凝血酶原、凝血因子 Ⅷ、Ⅸ 和 Ⅹ，以及抗凝蛋白 C 和抗凝蛋白 S 的 γ-谷氨酸残基发生羧基化，导致凝血因子形成不完整，从而失去生物学活性。这些蛋白的羧化反应偶联维生素 K 的氧化，然后维生素需要通过还原反应重新活化而重复利用。华法林能够抑制无活性的维生素 K 环氧化物回到其活性氢醌形式的还原代谢，从而达到抗凝的效果。这个反应中的关键酶为维生素 K 环氧化物还原酶（VKORC1），它的基因突变可以增加人类和啮齿类动物对华法林的遗传抗性。

华法林的起效有 8～12h 的延迟，其抗凝血作用发挥主要是通过抑制维生素 K 依赖性的四种凝血因子 Ⅱ、Ⅶ、Ⅸ、Ⅹ 的合成来实现的，对于已经合成的凝血因子是没有作用的。因此华法林的抗凝血作用依赖于这些凝血因子在血液循环中半衰期的长短。凝血因子 Ⅶ、Ⅸ、Ⅹ 和 Ⅱ 的半衰期分别为 6h、24h、40h 和 60h。值得注意的是，蛋白 C 与凝血因子 Ⅶ 相似，具有较短的半衰期，因此华法林的早期直接效果是消耗凝血因子 Ⅶ 和抗凝蛋白 C，它可以造成一个由于蛋白 C 的消耗和半衰期较长的促凝物质的存在而形成的短暂高凝状态。为此，对于有血液高凝状态的患者，如急性深静脉血栓形成（deep vein thrombosis，DVT）或肺栓塞（PE）患者，应首先使用普通肝素或低分子量肝素用于早期抗凝，直到华法林诱导足够的促凝血的凝血因子耗竭。这种重叠疗法的时间一般需要持续 5～7 天。

**3. 不良反应**　因为华法林能够穿过胎盘，可引起胎儿出血性疾病，此外，胎儿骨骼和血液中的华法林也会影响一些蛋白的 γ-羧基谷氨酸残基的羧基化，造成异常骨形成，从而导致严重的出生缺陷，所以在妊娠期间的患者禁止使用华法林。在治疗的前几周发生皮肤坏死且抗凝蛋白 C 活性低的患者，可能是遗传性的蛋白 C 基因缺陷，但是一般很少发生乳房、脂肪组织、肠和四肢的急性梗死。与出血性梗死相关的病理变化是静脉血栓形成，这与由华法林耗竭抗凝蛋白 C 所致的血液高凝状态是一致的。

**4. 用法与用量**　华法林初始治疗剂量为每天 5～10mg。治疗期间需监测凝血酶原时间（PT），PT 应保持在 25～30s，即凝血酶原活性降低到正常的 25% 左右。PT 的调整需要约一周的时间，最终华法林的维持剂量为每天 5～7mg，可用这个剂量进行长期治疗。当凝血酶原活性低于正常的 20% 时，应降低华法林使用剂量或暂停给药。此外，基因 CYP2C9 和 VKORC1 的遗传多态性对华法林剂量有很大的影响。

口服抗凝药的治疗剂量范围是根据国际标准化比值来确定的，而 INR 是利用凝血酶原时间比（患者凝血酶原时间/实验室正常凝血酶原时间）和国际敏感指数（international sensitivity index，ISI）计算出来的（INR=凝血酶原时间比值$^{ISI}$），其中的 ISI 指数依赖于检测所用的试剂和仪器。ISI 是测量得到的凝血酶原时间和 WHO 提供的标准凝血活酶之间的相关性指标。因此，对于给定的样本，凝血酶原时间在不同的仪器上应根据使用的凝血活酶试剂进行适当的校准，并得到一个相同的 INR 结果。对于目前使用的大多数试剂和仪器组合，ISI 值接近 1，使得 INR 大致为患者凝血酶原时间与正常凝血酶原时间的比值。用于预防和治疗血栓性疾病时推荐的 INR 是 2～3。对于某些类型的人工心脏瓣膜患者或其他治疗增加血栓风险的患者的推荐范围为 2.5～3.5。目前临床上对于一些肝脏疾病和功能紊乱性疾病的患者，延长的 INR 范围已经被广泛作为监测其凝血系统功能的指示，但是这仅仅在处于稳定期、使用慢性华法林治疗的患者中得到了验证。

偶尔有患者表现出华法林抵抗，即在治疗范围内出现进展或复发的血栓性事件。这类患者可调整 INR（伴有出血风险增加）或改为另一种形式的抗凝治疗（如每天注射低分子量肝素或口服其他种类抗凝药）。华法林抵抗最常见于晚期癌症患者，尤其是胃肠道起源的癌症患者（如 Trousseau 综合征）。低分子量肝素对于癌症患者的治疗效果优于华法林，可预防复发性静脉血栓栓塞。

**5. 药物相互作用**　香豆素抗凝血剂经常与其他药物和疾病状态相互作用，这些相互作用大致可分为药动学和药效学效应。药物与华法林相互作用的药动学机制主要涉及细胞色素 P450 家族的 CYP2C9 酶活性的诱导和抑制，或使华法林血浆蛋白结合率降低。与华法林相互作用的药效机制是协同作用（止血功能受损，凝血因子合成减少，如肝脏疾病）和竞争性拮抗作用（维生素 K）及维生素 K 生理循环的改变（遗传性口服抗凝剂抵抗）。

华法林最严重的药物相互作用是增加抗凝作用和出血风险，最危险的是与保泰松、磺吡酮、吡唑酮的相互作用。这些药物不仅增加低凝血酶原血症，还可抑制血小板功能，可能导致消化性溃疡。这类药物的相互作用机制是能够立体选择性抑制 S-华法林（更有效的异构体）的氧化代谢和使华法林从血浆蛋白结合部位置换出来，增加游离的药物浓度。基于这些及其他一些原因，保泰松和磺吡酮在美国是禁止使用的。甲硝唑、氟康唑、磺胺等药物也能够立体选择性抑制华法林的代谢转化，而胺碘酮、双硫仑与西咪替丁能够抑制华法林两种异构体的代谢。阿司匹林、肝脏疾病和甲状腺功能亢进症能够增强华法林的作用，阿司匹林能抑制血小板功能，而后两者通过增加凝血因子的周转率而发挥作用。第三代头孢类抗生素能够清除肠道中产生维生素 K 的细菌，因此与华法林一样，也能直接抑制维生素 K 环氧化物还原酶，从而增强华法林的作用。巴比妥类、利福平通过肝酶的诱导转化外消旋华法林，导致其抗凝作用明显降低。考来烯胺在肠道与华法林结合减少其吸收和生物利用度。华法林抗凝血作用的药效学作用降低与维生素 K 摄入增加（凝血因子合成增加），使用利尿药氯噻酮、螺内酯（凝血因子浓度），遗传性抵抗（维生素 K 突变循环分子）和甲状腺功能减退症（凝血因子周转率下降）有关。对华法林抗凝治疗效果影响不显著的药物包括乙醇、酚噻嗪类、巴比妥、对乙酰氨基酚、阿片类药物、吲哚美辛和大多数抗生素。

华法林过量的处理：华法林抗凝血作用过强但尚未发生出血副作用时，只需要停药即可。使用华法林后如出现抗凝效果过强或出血时可以通过停药，给予口服或注射维生素 $K_1$（植物甲萘醌）、新鲜冰冻血浆、凝血酶原复合物和重组因子Ⅶa（rFⅦa）逆转。一种含有凝血因子Ⅱ、Ⅶ、Ⅸ和Ⅹ的浓缩物已经批准在美国使用。药物过量效应的消失与血浆中华法林浓度无关，而与重建具有正常活性的凝血因子有关。华法林使用后出现反复严重出血时可以给予凝血酶原复合物或 rFⅦa 与静脉注射维生素 K 合用来迅速逆转。需要注意的是，由于华法林半衰期长，维生素 K 或 rFⅦa 可能需要多次给药。

# 二、口服凝血因子Ⅹa 直接抑制剂

口服凝血因子Ⅹa 抑制剂包括利伐沙班（rivaroxaban）、阿哌沙班（apixaban）、依度沙班（edoxaban）和刚刚被美国 FDA 批准的贝曲沙班（betrixaban），它们是一类新的无须监测的口服抗凝药物。这类药物和口服凝血酶直接抑制剂对抗血栓性疾病的药物治疗有重大影响。

利伐沙班、阿哌沙班和依度沙班能够抑制凝血过程最后的共同通路的凝血因子Xa。这些药物可以固定剂量给药，不需要监测。它们比华法林起效快，半衰期短。但这类药物部分由肾脏和肝脏排泄，因此，严重的肾或肝功能损害患者不建议使用这类药物。与华法林不同的是，华法林过量后可以通过使用维生素 K 或浓缩血浆逆转，而口服因子Xa直接抑制剂目前没有对抗的手段。

## 利伐沙班（rivaroxaban，Xarelto）

利伐沙班是第一种口服凝血因子Xa直接抑制剂，在 2011 年由美国 FDA 批准上市。利伐沙班与食物同时服用时具有较高的口服生物利用度，口服给药后具有 80%的生物利用度，血浆中药物浓度在 2～4h 达到峰值，该药物可广泛地结合蛋白。它是细胞色素 P450 系统和 P-糖蛋白转运蛋白的底物。抑制 CYP3A4 和 P-gp 的药物（如酮康唑）能够增加利伐沙班效果。约 1/3 的药物以原型通过尿液排出，其余的药物经代谢后通过尿液和粪便排出体外。患者年龄在 20～45 岁时药物半衰期为 5～9h，在老年人和肾功能或肝功能受损的患者中药物半衰期将会延长。

用法与用量：利伐沙班被批准用于预防非瓣膜性心房颤动患者发生卒中，预防髋关节或膝关节手术后患者发生静脉血栓栓塞及治疗静脉血栓栓塞性疾病（venous thromboembolic disease，VTE）[42]。髋关节置换术后利伐沙班预防剂量为每日口服 10mg，共 35 天，膝关节置换术后同样剂量口服 12 天。DVT / PE 的治疗剂量为 15mg，每日 2 次，连续 3 周，之后为每日 20mg。根据临床表现和风险因素，VTE 患者需治疗 3～6 个月。对于一些特殊的患者，利伐沙班也可延长用药以降低疾病复发的风险。

## 阿哌沙班（apixaban，Eliquis）

阿哌沙班在 2012 年被美国 FDA 批准上市，2013 年在中国上市。它口服有 50%生物利用度且吸收持续时间长，因此重复给药后半衰期约为 12h。该药是细胞色素 P450 系统和 P-糖蛋白的底物，通过尿液和粪便排泄。与利伐沙班一样，对能够抑制 CYP3A4 和 P-糖蛋白的药物或者肾功能或肝功能受损的患者来说，阿哌沙班的疗效将会增强。

用法与用量：研究显示对于 VTE 患者的治疗，阿哌沙班的治疗效果与应用低分子量肝素和华法林标准治疗效果相当[43, 44]。阿哌沙班预防非瓣膜性心房颤动患者发生脑卒中的剂量是每日 5mg，每日 2 次。

## 依度沙班（edoxaban，Savaysa）

依度沙班也是在临床应用的一种口服抗凝血因子Ⅹa因子药物，在2015年被美国FDA批准上市。在治疗DVT/PE和预防心房颤动患者卒中发生的随机对照试验结果显示依度沙班与华法林对于血栓性疾病的治疗效果无明显差异，但出血事件减少。

用法与用量：研究显示与华法林相比，依度沙班每天60mg可降低非瓣膜性心房颤动患者的卒中风险，且发生大出血的风险降低。依度沙班每天60mg在预防症状性静脉血栓栓塞方面不劣于华法林，且VTE临床相关出血的发生率更低[45]。

### 贝曲沙班（betrixaban）

贝曲沙班是一种新的口服抗凝血因子Ⅹa因子药物，每日仅需口服1次，半衰期19～25h。2017年6月24日，美国FDA批准了Portola Pharmaceuticals公司的Ⅹa因子抑制剂贝曲沙班上市，用于预防急性高危患者因住院卧床时间过长或其他危险因素导致的VTE。研究显示贝曲沙班能够显著降低因为心力衰竭、脑卒中、感染和肺部疾病患者发生VTE的概率[46, 47]。

# 三、凝血酶直接抑制剂

凝血酶直接抑制剂（direct thrombin inhibitor，DTI）发挥抗凝作用是通过直接结合凝血酶的活性位点，从而抑制凝血酶的下游效应。这是相对于凝血酶间接抑制剂如肝素和低分子量肝素而言的，它们是通过作用于抗凝血酶发挥作用的。水蛭素（hirudin）与比伐卢定（bivalirudin）是大的二价体DTI，能够同时结合在凝血酶的催化（或者活化）位点和底物识别位点。阿加曲班（argatroban）和美拉加群（melagatran）体积很小，只结合在凝血酶活性部位。

## （一）注射用凝血酶直接抑制剂

### 重组水蛭素（lepirudin）

自希波克拉底时代水蛭已用于放血。最近，临床使用的药用水蛭用于防止复位后细血管血栓形成。水蛭素是一种特异性的、不可逆的凝血酶抑制剂，最初从水蛭唾液中提取。现在多用重组水蛭素（lepirudin），它的作用与抗凝血酶无关，可以到达并灭活血栓部位纤维蛋白结合的凝血酶。重组水蛭素对血小板、出血时间的影响不大，它和肝素一样，必须通过注射的方式给药，而且需要监测APTT。重组水蛭素是由FDA批准用于肝素诱导的血小板减少症相关的血栓形成的患者。重组水蛭素是由肾脏排出，而且没有解救的措施，所以对于肾功能不全患者使用此药时应十分谨慎。多达40%的患者在长期给药后出现抗凝血酶-重组水蛭素复合物的抗体，这些抗原抗体复合物不能通过肾脏清除，并可能导致抗凝血作用增强。有些患者再次使用此药物时会出现危及生命的过敏性反应。

## 比伐卢定（bivalirudin）

比伐卢定也是一种凝血酶抑制剂，静脉给药后能够快速起效。该药物半衰期短，肾清除率为 20%，其余为代谢产物。比伐卢定也能抑制血小板活化，并且已被 FDA 批准用于经皮冠状动脉血管成形术[48]。

## 阿加曲班（argatroban）

阿加曲班是一种小分子的凝血酶抑制剂，在临床上被美国 FDA 批准应用于伴有或不伴有血栓形成的 HIT 患者、冠状动脉成形术的 HIT 患者[49]。它的半衰期比较短，需要持续静脉滴注给药并监测 APTT。它的清除不受肾脏疾病的影响，但依赖于肝功能，肝脏疾病患者需要减少剂量。

### （二）口服凝血酶直接抑制剂

口服凝血酶直接抑制剂的优点包括可预测的药动学和生物利用度，以及固定剂量和可预测的抗凝效果，并且不需要常规监测凝血指标。此外，这些药物不与细胞色素 P450 作用的药物相互作用，而且它们起效迅速，可以起到立即抗凝的作用，因而不需要叠加使用其他抗凝药物。

## 达比加群酯（dabigatran etexilate，Pradaxa）

甲磺酸达比加群酯（dabigatran etexilate mesylate）是被美国 FDA 批准的第一个口服凝血酶直接抑制剂，它是一种新型口服抗凝剂，达比加群酯是快速转化为达比加群的前药，能够可逆地阻断凝血酶的活性位点。在 2010 年达比加群被批准用于降低非瓣膜性心房颤动患者脑卒中和全身性栓塞的风险[42, 50]。

**1. 药理学**　达比加群及其代谢产物都是凝血酶直接抑制剂。口服后，甲磺酸达比加群酯转变为达比加群。在正常志愿者中，口服生物利用度为 3%～7%，2h 内达到峰值。该药是一种 P-糖蛋白外排泵的底物，但是 P-糖蛋白的抑制剂或诱导剂对药物清除率没有显著影响。联合使用酮康唑、胺碘酮、奎尼丁或者氯吡格雷将会增强达比加群的作用。达比加群在正常志愿者中的半衰期为 12～17h。肾功能损害会致药物半衰期延长，因此此类患者可能需要调整使用剂量，而严重肾功能损害的患者应避免使用此类药物。

**2. 用法与用量**　对于非瓣膜性心房颤动患者脑卒中和全身性栓塞的预防，达比加群有 150mg 和 110mg 两种剂型，成人推荐剂量为 150mg，每日 2 次给药，但是对于特殊患者，如年龄≥75 岁、中度肾功能受损（肌酐清除率为 30～50ml/min）、抗血小板药物联合治疗或之前曾发生胃肠道出血等患者，应平衡血栓与出血风险，考虑将剂量减为 110mg，每日 2 次给药。达比加群会延长 APTT 和凝血酶时间，用药时不需要监测，但可以通过这些指标估计药物的作用效果。

**3. 不良反应** 与其他抗凝药物一样，达比加群的主要副作用是出血。与华法林相比，达比加群的胃肠道不良反应和胃肠道出血增加。达比加群在超过 75 岁的老年患者中出血副作用增加。

2015 年首个达比加群拮抗剂 idarucizumab（Praxbind）获美国 FDA 批准用于快速逆转达比加群的抗凝效果，静脉注射给药，通过与达比加群相结合而抵消其作用，但 FDA 要求，勃林格殷格翰公司还需提供针对药物的额外临床信息，以进一步明确该药物的临床获益。

新型口服抗凝药总结：与传统华法林治疗相比，新的口服凝血酶直接抑制剂和口服凝血因子Ⅹa 直接抑制剂具有同等的抗血栓效果和更小的出血副作用。此外，与华法林的治疗窗窄、受饮食和多种药物的影响、需要对剂量优化和需要监测等局限性相比，这些药物具有治疗效果快、无监测要求、药物相互作用少等优点。缺点为这些新的抗凝药物的半衰期短，一些患者会很快出现抗凝效果变差和血栓栓塞的风险。此外，对于部分新型抗凝药，患者出现出血副作用时目前临床上没有解救药物。尽管如此，由于每日 1 次或 2 次口服给药的方便性、无监测要求，以及较少的药物和饮食相互作用等优势的存在，目前这些新的口服抗凝血药物在预防和治疗血栓性疾病中正在挑战华法林的主导地位。

# 第四节 纤维蛋白溶解药

纤维蛋白溶解药物（fibrinolytic drug）是通过催化纤维蛋白溶酶原（plasminogen，即纤溶酶原）转变为纤维蛋白溶酶（plasmin，即纤溶酶）而迅速溶解血栓的一类药物[51-53]。这类药物在静脉给药时产生一种全身溶解状态。因此，不管是止血血栓还是血栓栓塞都会被溶解，也称为血栓溶解药。

## 链激酶和尿激酶（streptokinase and urokinase）

**1. 药理学** 链激酶（streptokinase）是一种由链球菌合成的蛋白质，可与纤溶酶原激活物前体（proactivator plasminogen）结合成复合物，使纤溶酶原转化为有活性的纤溶酶。尿激酶（urokinase）是由人体肾脏合成的一种酶，能够直接将纤溶酶原转化为有活性的纤溶酶。纤溶酶本身不能直接使用，因为血浆中存在它的抑制剂抗纤溶酶（antiplasmin）抑制它的作用。然而，体内没有尿激酶、链激酶与纤溶酶原激活前体复合物的抑制剂，因而尿激酶、链激酶临床应用有效。血栓内部形成的纤溶酶不受血浆中抑制剂的影响，这使得它能够在血栓内部溶解血栓。

**2. 用法与用量** 纤维蛋白溶解药通过静脉途径给药，主要用于血流动力学不稳定的肺栓塞患者、严重的深静脉血栓形成和伴有严重下肢水肿的髂股静脉血栓性静脉炎患者。用于治疗外周血管病时此类药物也可通过动脉给药。急性心肌梗死患者的溶栓治疗应该根据患者的情况选择使用针对性强的溶栓剂和辅助治疗。链激酶静脉滴注 25 万 U 的负荷剂量，随后每小时静脉滴注 10 万 U，持续 24～72h。体内存在抗链球菌抗体患者可出现发热、过敏反应和治疗抵抗。尿激酶负荷剂量为 30 万 U，静脉注射 10min，维持剂量为每小时 10

万 U，静脉滴注 12h。

## 重组 tPA 类药物

**1. 药理学** 纤溶酶原也可以被内源性 tPA 激活。这些激活剂优先激活与纤维蛋白结合的纤溶酶原，局限于已经形成血栓的纤维蛋白溶解，避免全身性活化。

tPA 是 527 个氨基酸残基的丝氨酸蛋白酶。tPA 通过其指状结构域和第二赖氨酸结合的三环结构域结合纤维蛋白，并且使其纤维蛋白结合的纤溶酶原比其在循环中激活纤溶酶原更快速几百倍。指状结构域与纤连蛋白上的相似位点同源，而赖氨酸结合的三环结构域与纤溶酶原上的三环结构域同源。tPA 的清除主要通过肝代谢发生，其半衰期大约为 5min。tPA 在治疗急性心肌梗死或急性缺血性脑卒中时能有效溶解血栓。

重组人 tPA 称为阿替普酶（alteplase）。瑞替普酶（reteplase）是一个个别氨基酸序列已被剔除的重组 tPA。替奈普酶（tenecteplase）是一种突变的 tPA，具有较长的半衰期，可给予静脉注射。瑞替普酶和替奈普酶与阿替普酶的效果相差不大，但由于其半衰期较长，给药方案简单。

**2. 用法与用量** 阿替普酶（tPA）为静脉注射 15mg，后 0.75mg/kg（最多 50mg）静脉滴注 30min 以上，然后 0.5mg/kg（最多 35mg）静脉滴注 60min 以上。瑞替普酶是两次 10U 的快速注射，第一次注射 30min 后进行第二次给药。替奈普酶是单次的快速静脉注射 30～50mg，具体剂量根据体重计算。重组 tPA 也被批准用于 3h 内的急性缺血性脑卒中的治疗，对于没有出血性梗死或其他禁忌证的患者，这种疗法优于其他的治疗方法，重组 tPA 推荐剂量为 0.9mg/kg，不超过 90mg，10%作为快速推注，其余的在 1h 内静脉滴注。

## 参 考 文 献

[1] Mortality GBD, Collaborators COD. Global, regional, and national life expectancy, all-cause mortality, and cause-specific mortality for 249 causes of death, 1980-2015：a systematic analysis for the Global Burden of Disease Study 2015. Lancet，2016，388：1459-1544.

[2] Zhou M, Wang H, Zhu J, et al. Cause-specific mortality for 240 causes in China during 1990-2013：a systematic subnational analysis for the Global Burden of Disease Study 2013. Lancet，2016，387：251-272.

[3] Benjamin EJ, Blaha MJ, Chiuve SE, et al. Heart disease and stroke statistics-2017 update：a report from the American heart association. Circulation，2017，135：e146-e603.

[4] Amsterdam EA, Wenger NK, Brindis RG, et al. 2014 AHA/ACC guideline for the management of patients with non-ST-elevation acute coronary syndromes：a report of the American College of Cardiology/American Heart Association Task Force on Practice Guidelines. J Am Coll Cardiol，2014，64：e139-e228.

[5] Mehta SR, Tanguay JF, Eikelboom JW, et al. Double-dose versus standard-dose clopidogrel and high-dose versus low-dose aspirin in individuals undergoing percutaneous coronary intervention for acute coronary syndromes（CURRENT-OASIS 7）：a randomised factorial trial. Lancet，2010，376：1233-1243.

[6] Roffi M, Patrono C, Collet JP, et al. 2015 ESC Guidelines for the management of acute coronary syndromes in patients presenting without persistent ST-segment elevation：task force for the management of acute coronary syndromes in patients presenting without persistent ST-segment elevation of the European Society of Cardiology（ESC）. Eur Heart J，2016，37：267-315.

[7] Bhatt DL, Grosser T, Dong JF, et al. Enteric coating and aspirin nonresponsiveness in patients with type 2 diabetes mellitus. J Am Coll Cardiol，2017，69：603-612.

[8] Hollopeter G, Jantzen HM, Vincent D, et al. Identification of the platelet ADP receptor targeted by antithrombotic drugs. Nature，2001，409：202-207.

[9] Dorsam RT, Kunapuli SP. Central role of the P2Y12 receptor in platelet activation. J Clin Invest，2004，113：340-345.

[10] Ding Z, Kim S, Dorsam RT, et al. Inactivation of the human P2Y12 receptor by thiol reagents requires interaction with both

extracellular cysteine residues, Cys17 and Cys270. Blood, 2003, 101: 3908-3914.

[11] Savi P, Zachayus JL, Delesque-Touchard N, et al. The active metabolite of Clopidogrel disrupts P2Y12 receptor oligomers and partitions them out of lipid rafts. Proc Natl Acad Sci U S A, 2006, 103: 11069-11074.

[12] Ding Z, Bynagari YS, Mada SR, et al. Studies on the role of the extracellular cysteines and oligomeric structures of the P2Y receptor when interacting with antagonists. J Thromb Haemost, 2009, 7: 232-234.

[13] Levine GN, Bates ER, Bittl JA, et al. 2016 ACC/AHA guideline focused update on duration of dual antiplatelet therapy in patients with coronary artery disease: a report of the American College of Cardiology/American Heart Association Task Force on Clinical Practice Guidelines. J Am Coll Cardiol, 2016, 68: 1082-1115.

[14] Wiviott SD, Braunwald E, Angiolillo DJ, et al. Greater clinical benefit of more intensive oral antiplatelet therapy with prasugrel in patients with diabetes mellitus in the trial to assess improvement in therapeutic outcomes by optimizing platelet inhibition with prasugrel-Thrombolysis in Myocardial Infarction 38. Circulation, 2008, 118: 1626-1636.

[15] Jamasbi J, Ayabe K, Goto S, et al. Platelet receptors as therapeutic targets: Past, present and future. Thromb Haemost, 2017, 117: 1249-1257.

[16] Wallentin L, Becker RC, Budaj A, et al. Ticagrelor versus clopidogrel in patients with acute coronary syndromes. N Engl J Med, 2009, 361: 1045-1057.

[17] Motovska Z, Hlinomaz O, Miklik R, et al. Prasugrel versus ticagrelor in patients with acute myocardial infarction treated with primary percutaneous coronary intervention clinical perspective. Circulation, 2016, 134: 1603-1612.

[18] Aungraheeta R, Conibear A, Butler M, et al. Inverse agonism at the P2Y12 receptor and ENT1 transporter blockade contribute to platelet inhibition by ticagrelor. Blood, 2016, 128: 2717-2728.

[19] Choi KN, Jin HY, Shin HC, et al. Comparison of the antiplatelet effects of once and twice daily low-dose ticagrelor and clopidogrel after percutaneous coronary intervention. Am J Cardiol, 2017, 120: 201-206.

[20] Bonaca MP, Bhatt DL, Cohen M, et al. Long-term use of ticagrelor in patients with prior myocardial infarction. N Engl J Med, 2015, 372: 1791-1800.

[21] Kernan WN, Ovbiagele B, Black HR, et al. Guidelines for the prevention of stroke in patients with stroke and transient ischemic attack: a guideline for healthcare professionals from the American Heart Association/American Stroke Association. Stroke, 2014, 45: 2160-2236.

[22] Huang Y, Cheng Y, Wu J, et al. Cilostazol as an alternative to aspirin after ischaemic stroke: a randomised, double-blind, pilot study. The Lancet Neurology, 2008, 7: 494-499.

[23] Shinohara Y, Katayama Y, Uchiyama S, et al. Cilostazol for prevention of secondary stroke (CSPS 2): an aspirin-controlled, double-blind, randomised non-inferiority trial. Lancet Neurol, 2010, 9: 959-968.

[24] Han Y, Li Y, Wang S, et al. Cilostazol in addition to aspirin and clopidogrel improves long-term outcomes after percutaneous coronary intervention in patients with acute coronary syndromes: a randomized, controlled study. Am Heart J, 2009, 157: 733-739.

[25] Lee SW, Park SW, Kim YH, et al. A randomized, double-blind, multicenter comparison study of triple antiplatelet therapy with dual antiplatelet therapy to reduce restenosis after drug-eluting stent implantation in long coronary lesions results from the DECLARE-LONG II (drug-eluting stenting followed by cilostazol treatment reduces late restenosis in patients with long coronary lesions) trial. J Am Coll Cardiol, 2011, 57: 1264-1270.

[26] Chen KY, Rha SW, Li YJ, et al. Triple versus dual antiplatelet therapy in patients with acute ST-segment elevation myocardial infarction undergoing primary percutaneous coronary intervention. Circulation, 2009, 119: 3207-3214.

[27] Weitz JI. Blood coagulation and anticoagulant, fibrinolytic, and antiplatelet drugs//Brunton LL, Chabner BA, Knollmann BC. Goodman & Gilman's The Pharmacological Basis of Therapeutics, 12 ed. New York: The McGraw Hill Companies, 2011: 849-876.

[28] Singh M, Bhatt DL, Stone GW, et al. Antithrombotic approaches in acute coronary syndromes: optimizing benefit vs bleeding risks. Mayo Clin Proc, 2016, 91: 1413-1447.

[29] Bergmeijer TO, Godschalk TC, Janssen PWA, et al. How long does it take for clopidogrel and Tticagrelor to inhibit platelets in patients undergoing primary percutaneous coronary intervention? a detailed pharmacodynamic analysis: time course of platelet reactivity in STEMI (TOPS). Semin Thromb Hemost, 2017, 43: 439-446.

[30] Franchi F, Rollini F, Angiolillo DJ. Antithrombotic therapy for patients with STEMI undergoing primary PCI. Nat Rev Cardiol, 2017, 14: 361-379.

[31] Suh JW, Lee SP, Park KW, et al. Multicenter randomized trial evaluating the efficacy of cilostazol on ischemic vascular complications after drug-eluting stent implantation for coronary heart disease: Results of the CILON-T (Influence of CILostazol-based triple antiplatelet therapy ON ischemic complication after drug-eluting stenT implantation) trial. J Am Coll Cardiol, 2011, 57: 280-289.

[32] Hu L, Fan Z, Du H, et al. BF061, a novel antiplatelet and antithrombotic agent targeting P2Y receptor and phosphodiesterase. Thromb Haemost, 2011, 106: 1203-1214.

[33] Bond RA, Ijzerman AP. Recent developments in constitutive receptor activity and inverse agonism, and their potential for GPCR drug discovery. Trends Pharmacol Sci, 2006, 27: 92-96.

[34] Milligan G. Constitutive activity and inverse agonists of G protein-coupled receptors: a current perspective. Mol Pharmacol, 2003, 64: 1271-1276.

[35] Hu L, Chang L, Zhang Y, et al. Platelets express activated P2Y12 receptor in patients with diabetes. Circulation, 2017, 136 (9): 817.

[36] Zhang Y, Ye J, Hu L, et al. Increased platelet activation and thrombosis in transgenic mice expressing constitutively active P2Y12. J Thromb Haemost, 2012, 10: 2149-2157.

[37] Ding Z, Kim S, Kunapuli SP. Identification of a potent inverse agonist at a constitutively active mutant of human P2Y12 receptor. Mol Pharmacol, 2006, 69: 338-345.

[38] Ungerer M, Rosport K, Bultmann A, et al. Novel antiplatelet drug revacept (Dimeric Glycoprotein VI-Fc) specifically and efficiently inhibited collagen-induced platelet aggregation without affecting general hemostasis in humans. Circulation, 2011, 123: 1891-1899.

[39] Wong PC, Seiffert D, Bird JE, et al. Blockade of protease-activated receptor-4 (PAR4) provides robust antithrombotic activity with low bleeding. Sci Transl Med, 2017, 9: eaaf5284.

[40] ClinicalTrials. gov. Safety and Efficacy Study of a Protease Activated Receptor-4 Antagonist Being Tested to Reduce the Chances of Having Additional Strokes or "Mini Strokes". https://clinicaltrials.gov/ct2/show/NCT02671461.

[41] Zhang S, Zhang S, Hu L, et al. Nucleotide-binding oligomerization domain 2 receptor is expressed in platelets and enhances platelet activation and thrombosis. Circulation, 2015, 131: 1160-1170.

[42] Coleman CI, Peacock WF, Bunz TJ, et al. Effectiveness and safety of apixaban, dabigatran, and rivaroxaban versus warfarin in patients with nonvalvular atrial fibrillation and previous stroke or transient ischemic attack. Stroke, 2017, 48 (8): 2142-2149.

[43] Greig SL, Garnock-Jones KP. Apixaban: a review in venous thromboembolism. Drugs, 2016, 76: 1493-1504.

[44] Kearon C, Akl EA, Ornelas J, et al. Antithrombotic therapy for VTE disease: CHEST guideline and expert panel report. Chest, 2016, 149: 315-352.

[45] van Es N, Coppens M, Schulman S, et al. Direct oral anticoagulants compared with vitamin K antagonists for acute venous thromboembolism: evidence from phase 3 trials. Blood, 2014, 124: 1968-1975.

[46] None. Betrixabna in Acutely Ill Medical Patients. New England Journal of Medicine, 2016, 375 (24): e50.

[47] Gibson CM, Halaby R, Korjian S, et al. The safety and efficacy of full- versus reduced-dose betrixaban in the Acute Medically Ill VTE(Venous Thromboembolism)Prevention With Extended-Duration Betrixaban(APEX)trial. Am Heart J, 2017, 185: 93-100.

[48] Shah R, Rogers KC, Matin K, et al. An updated comprehensive meta-analysis of bivalirudin vs heparin use in primary percutaneous coronary intervention. Am Heart J, 2016, 171: 14-24.

[49] Murphy GS, Marymont JH. Alternative anticoagulation management strategies for the patient with heparin-induced thrombocytopenia undergoing cardiac surgery. J Cardiothorac Vasc Anesth, 2007, 21: 113-126.

[50] Mumoli N, Mastroiacovo D, Tamborini-Permunian E, et al. Dabigatran in nonvalvular atrial fibrillation: from clinical trials to real-life experience. J Cardiovasc Med (Hagerstown), 2017, 18: 467-477.

[51] Li Z, Delaney MK, O'Brien KA, et al. Signaling during platelet adhesion and activation. Arterioscler Thromb Vasc Biol, 2010, 30: 2341-2349.

[52] Cattaneo M. ADP receptor antagonist//Michelson AD, Platelets. 3rd ed. San Diego: Academic Press, 2013: 1117-1138.

[53] Katzung BG. Introduction: the nature of drugs & drug development & regulation//Katung BG, Travor AJ. Basic & Clinical Pharmacology. 13th ed. San Francisco: McGraw-Hill Medical, 2014: 1-19.

# 第二十三章

## 抗糖尿病药

李静雅* 李 佳*

糖尿病（diabetes mellitus）是一组因胰岛素绝对或相对分泌不足及靶组织细胞对胰岛素敏感性降低引起的蛋白质、脂肪、水和电解质等一系列代谢紊乱综合征，其中以高血糖为主要标志。糖尿病在临床分为两种类型，其中胰岛素依赖型糖尿病（1型糖尿病，T1DM）多发生于青少年，由于胰岛素分泌不足引起，必须依赖胰岛素进行治疗；非胰岛素依赖型糖尿病（2型糖尿病，T2DM）多见于中老年人，其血浆胰岛素水平正常甚至偏高，但机体对胰岛素不敏感（即胰岛素抵抗）。2型糖尿病发病率很高，约占糖尿病发病人数的90%。

糖尿病患者体内持续的高血糖和长期的代谢紊乱会导致全身多组织器官的损害及功能障碍和衰竭，产生多种并发症，其中对心血管系统的损害尤为严重。糖尿病的心血管并发症包括冠心病、动脉粥样硬化、脑卒中、周围动脉疾病、肾病、视网膜病变、神经病变和心肌病。糖尿病的发病率在不断增加，应视为心血管疾病非常重要的危险因素。糖尿病心血管病的发病率为25%～35%，是非糖尿病患者的2～3倍。在糖尿病患者中，50%以上的死亡是由于心血管病变。2010年发表在英国著名医学期刊《柳叶刀》（Lancet）上的研究数据显示，糖尿病患者死于心肌梗死、脑卒中及其他心血管病的风险比没有糖尿病的人增加1倍。从心血管医学的角度，更恰当地说"糖尿病是一种心血管疾病"。

糖尿病患者心血管病变的发生原因除高血糖外，还常与脂质代谢异常、高血压发生率增加、血液流变学异常及胰岛素抵抗或高胰岛素血症等因素有关。糖尿病患者血糖长期处于高水平，会对组织产生毒害作用，从而促进心血管病的发生发展；糖尿病患者的高胰岛素血症状态也可直接或间接促进动脉粥样硬化形成，诱发并加重心血管病；糖尿病患者糖代谢紊乱，可导致脂代谢紊乱，三酰甘油、胆固醇、β-脂蛋白增高，易发生动脉粥样硬化；同时，糖尿病患者存在血小板功能亢进和凝血异常的情况，从而促进血小板聚集和血栓形成，诱发动脉粥样硬化；此外，糖尿病患者超氧化物歧化酶（SOD）活性下降，不能有效清除体内的活性氧自由基，引起体内自由基蓄积，从而引起心肌、血管等组织损伤，促进心血管疾病的发生或加重。

糖尿病作为一种复杂的慢性疾病需要持续的医疗护理和治疗，以控制血糖水平，预防并发症的发生。因此选择合理降糖药物同时兼顾改善胰岛素抵抗、改善脂代谢，势必减少

* 通讯作者：李静雅，E-mail：jyli@simm.ac.cn
　　　　　　李佳，E-mail：jli@simm.ac.cn

糖尿病患者大血管并发症的发生率。

本章针对主流的抗糖尿病药物，跟踪调研近几年全球糖尿病药物市场蓬勃发展涌现出的新靶点、新剂型药物，从不同靶点的糖尿病药物出发，对糖尿病药物的分类、作用机制、研发进展作概要阐述。心血管并发症是糖尿病的首要并发症，在临床应用中，应更加关注糖尿病药物对心血管系统的影响和可能的心血管获益，因此在本章中对糖尿病药物与心血管系统的交互作用作简要概述。

# 第一节　胰　岛　素

## 一、胰岛素与糖尿病[1]

人体的血糖主要由内分泌系统和神经系统负责调控，一方面血糖的变化可以直接通过作用于胰岛促使 A 细胞分泌胰高血糖素或者促进 B 细胞分泌胰岛素（体液调节）；另一方面，下丘脑可以感受血糖的变化，通过神经调节促进对应的胰岛细胞分泌激素调控血糖（体液–神经调节）。胰岛素是维持血糖的关键因素之一，它可以通过多种机制促进葡萄糖在靶组织或靶器官的摄取和代谢，降低血糖水平，这些靶组织包括脂肪组织、肌肉组织、肝脏等。

人的胰岛素由 56 个氨基酸组成，它可以作用于细胞表面的胰岛素受体（insulin receptor，INSR），激活胰岛素信号通路。胰岛素受体是一个四聚体跨膜蛋白，含有两个胞外 α 亚基和两个跨膜的 β 亚基，当胰岛素结合至胰岛素受体上时，其 β 亚基的酪氨酸激酶活性被激活，这导致其多个位点的自磷酸化。随后磷酸化的 INSR 招募并磷酸化多个下游底物，包括胰岛素受体底物（insulin receptor substrate，IRS）家族和包含 SH2 结构域的蛋白家族（src homology 2 domain-containing），而后激活磷脂酰肌醇 3-激酶（PI3K）和丝裂原激活蛋白激酶（MAPK）等信号通路。PI3K（特别是其亚类 PI3K1α）被认为是胰岛素在代谢领域功能的主要行使者，而 MAPK 信号通路则主要参与了胰岛素对细胞生长和分化方面的功能。值得注意的是，INSR 和胰岛素样生长因子-1（insulin-like growth factor-1，IGF-1）受体具有相近的结构，因此这两种激素和它们的受体在功能上存在一定的重叠，并可以发生交叉作用。

PI3K 是一个异二聚体蛋白，包括 p110 催化亚基和 p85 调节亚基，其调节亚基包含 SH2 结构域，能结合至 INSR 的磷酸化酪氨酸残基或者接头蛋白如 IRS 上，从而被激活。激活后的 PI3K 能够催化磷脂酰肌醇 3 位的磷酸化，其主要产物是磷脂酰肌醇-4，5-二磷酸在第 3 位发生磷酸化得到的磷脂酰肌醇-3，4，5-三磷酸（PIP3）。后者是重要的第二信使，可以导致 3-磷酸肌醇依赖性蛋白激酶 1（3-phosphoinositide-dependent protein kinase 1，PDPK1）的激活，进而激活蛋白激酶 B 亚型 β（RAC-beta serine/threonine-protein kinase，Akt2）和蛋白激酶 C 的 λ 和 ζ 亚型（protein kinase C iota/zeta type，PKC λ/ζ），而后对下游众多蛋白的活性、水平或者细胞定位进行调节，促使靶组织的葡萄糖摄取、糖原合成、脂肪酸合成、蛋白合成，同时抑制肝脏糖异生，达到降低血糖的作用。

当缺乏胰岛素，或者因为种种原因导致靶组织对胰岛素敏感性不足，最终胰岛素受体信号通路无法产生足够的响应，对血液中葡萄糖的摄取、利用不足时，机体为了保证必要的物质和能量供应，就不得不将血糖维持在一个较高的水平。临床中用于诊断糖尿病的标准包括随机血糖/空腹血糖、糖耐量试验、胰岛素释放、糖化血红蛋白水平等。其中糖尿病的诊断标准共有四条，达到其一即可认定患有糖尿病：①空腹血糖（fasting plasma glucose，FPG 或 fasting blood glucose，FBG）≥7.0mmol/L。②餐后 2h 血糖（postprandial blood glucose，PBG）≥11.1mmol/L。③口服葡萄糖耐量试验（oral glucose tolerance test，OGTT）测试 2h后血糖≥11.1mmol/L。④非空腹的糖化血红蛋白（glycated hemoglobin A1c，HbA1C）检验值≥6.5%。糖耐量试验往往被临床医生作为诊断糖尿病的金标准，糖化血红蛋白水平则被作为血糖控制情况的金标准。当确诊患有糖尿病后，会进行进一步的检查，如血清胰岛素水平和 C 肽水平、胰岛素释放试验（insulin releasing test，IRT），以及胰岛细胞抗体（islet cell antibody，ICA）、胰岛素自身抗体（insulin autoimmune antibody，IAA）和谷氨酸脱羧酶（glutamate decarboxylase，GAD）水平等，以确诊其类型。糖尿病按照现行的分类标准可以分成 4 种类型，包括胰岛素依赖的 1 型糖尿病（T1DM）、胰岛素敏感性受损的 2 型糖尿病（T2DM）、妊娠期糖尿病（gestational diabetes mellitus，GDM）及其他特殊类型糖尿病。对于确诊的糖尿病患者，必须进一步确定其分型，并根据病程发展情况，制订合理的血糖控制方案。另外，临床上亦有一些人群，虽然达不到上述 4 条诊断标准的任意一条，但是仍表现出机体维持血糖稳态能力的受损，包括空腹血糖受损（impaired fasting glucose，IFG）和糖耐量受损（impaired glucose tolerance，IGT）。其中 IFG 指 FPG 处于 6.1～7.0mmol/L（不含 7.0mmol/L）但 OGTT 2h 后血糖<7.8mmol/L，而 IGT 指 FPG<7.0mmol/L 但 OGTT 2h 后血糖处于 7.8～11.1mmol/L（不含 11.1mmol/L）。处于该阶段的人群具有发展成为糖尿病患者的潜在风险。

# 二、胰岛素的研发历史与市场现状

胰岛素按照研发历史，可以分成 3 代，依次为动物胰岛素、重组人胰岛素和重组人胰岛素类似物。

动物胰岛素为第一代胰岛素产品，主要由猪、牛等动物的胰腺提取或纯化而来。1921年，Banting 和 Best 从犬的胰腺中首次成功提取胰岛素，使糖尿病的治疗成为可能。1923年，美国礼来公司成功上市了第一支动物胰岛素产品[2]。但一方面动物胰岛素和人胰岛素的组成和结构存在一定的差异[3]，会导致显著的免疫原性；另一方面，早期的动物胰岛素受限于蛋白质纯化技术，含有一定的胰岛素原，进一步加深了其免疫原性。使用动物胰岛素易出现过敏反应、免疫性胰岛素抵抗及局部脂肪组织异变等，严重时将危及生命。在发展中国家，由于动物胰岛素价格低廉尚占有一定市场，目前在中国仍有动物胰岛素的使用。随后取而代之的是单一组分胰岛素，即经凝胶过滤处理后的胰岛素，再利用离子交换色谱法进行纯化，进一步降低胰岛素原的含量并去除部分杂质[4]。早期胰岛素作用时间短，患者每日需多次注射。为减少这种不便，20 世纪 30 年代，科学家向胰岛素中添加了鱼精蛋白和锌离子，从而生产出中、长效的动物胰岛素制品，比如精蛋白锌（动物）胰岛素（如万苏林®）。

到 20 世纪 90 年代，由于基因工程技术的发展，科学家开始尝试利用大肠杆菌生产高纯度的重组人胰岛素，由于其组成和结构与人胰腺分泌的胰岛素完全相同，弥补了动物胰岛素制品的免疫原性缺陷。1982 年，美国礼来公司上市了世界上第一支重组人胰岛素——

优泌林®[4]。通过改变胰岛素组成与结构，药物学家研制出了短效、中效和长效 3 种不同时程的胰岛素制品，丰富了临床应用。

短效胰岛素为六聚体晶体，皮下注射后会水解为二聚体或者单体，进入血液循环发挥降糖的功能。其药物代谢特点为 30min 起效，2~3h 达峰，持续 4~6h。这也是最接近生理状态糖刺激后分泌的胰岛素制品。短效胰岛素的代表产品有诺和灵 R®、优泌林 R®、甘舒霖 R®等，主要成分均为重组人胰岛素。

中效胰岛素往往是添加了鱼精蛋白和锌离子的胰岛素制品，由于鱼精蛋白和锌离子能够使胰岛素六聚体解聚变得更加缓慢，从而改变了其药物代谢特征。中效胰岛素皮下注射 2~4h 起效，达峰时间在 4~12h，持续时间在 12~18h。不同公司的产品其鱼精蛋白和锌离子的含量及制剂的 pH 不同，因此药物代谢特征相差较大。中效胰岛素的代表产品为各种精蛋白重组人胰岛素，包括诺和灵 N®、优泌林 N®、优思灵®等。长效胰岛素主要是动物胰岛素加入更高比例的鱼精蛋白，从而实现每日 1 次的给药间隔。

尽管重组人胰岛素较动物胰岛素在临床应用的安全性和有效性上得到了极大提高，但由于其给药方式存在一定的痛楚和副作用，每日 2 次乃至 3 次的给药频率带来了用药的不便利，并且可能伴随注射部位的皮肤病变，为此科学家又研发出了胰岛素类似物。胰岛素类似物同胰岛素一样具有降血糖的功能，但是在药物代谢特征上进一步进行了丰富和补充，出现了速效胰岛素类似物和长效胰岛素类似物，以及目前仍处于研发中的超长效胰岛素类似物。

速效胰岛素类似物主要有谷赖胰岛素（如艾倍得®）、赖脯胰岛素（如优泌乐®、速秀霖®）和门冬胰岛素（如诺和锐®）。它们在 15min 左右起效，1h 达峰，持续时间 3~5h，非常适合在餐前即时注射。长效胰岛素类似物主要有甘精胰岛素（如来得时®、长秀霖®）和地特胰岛素（如诺和平®）等。超长效胰岛素大多处于研发中，目前仅有德谷胰岛素（Tresiba®，国内仍处于上市申请中）。

此外，目前还有一大类胰岛素制品，即预混胰岛素，通过将不同时程的胰岛素或者胰岛素类似物按照一定的比例制成混合制剂，从而兼顾迅速起效与持久起效的优点，如诺和灵 30R®、优泌林 50R®、诺和锐 30®等。具体的选择由临床医生根据患者血糖情况进行指导用药。

# 三、不同胰岛素类产品的比较与临床应用[3]

不同类型的胰岛素产品及给药方式因为药物代谢特征的不同，在临床的使用剂量与习惯各有不同。2013 年发布的《中国 2 型糖尿病防治指南（基层版）》针对基层医生和患者提出以下建议：在临床上首选的是人胰岛素及其类似物；若经济能力允许，可用胰岛素类似物；尽量不用动物胰岛素。综合评价人胰岛素和动物胰岛素的疗效、安全性及社会经济等诸多因素后，中国专家建议：需要长期皮下注射使用胰岛素治疗的患者应选择人胰岛素，以提高治疗的有效性和安全性；静脉输注中也应考虑使用人胰岛素，以减少输注装置的吸附并提高治疗的有效性和安全性；但是对于经济状况确实比较困难、医疗保障及医疗条件较差的群体，现阶段可酌情考虑继续使用动物胰岛素。

就皮下注射给药剂量的调整，多项临床研究结果提示，在皮下注射中，与动物胰岛素相比，人胰岛素使用量减少约 20%。2013 年《中国 2 型糖尿病防治指南（基层版）》有关动物胰岛素转换为人胰岛素的推荐如下：①全天血糖控制仍高者，全天剂量不变；血糖控制尚可者，全天剂量减少 15%～20%。②短效动物胰岛素转换为短效人胰岛素，餐前 30min 注射；精蛋白锌胰岛素（protamine zinc insulin，PZI）转换为中性精蛋白锌胰岛素（neutral protamine Hagedorn insulin，NPH），睡前注射；根据使用胰岛素剂型和治疗方案的不同，调整方案略有不同。总体的原则为，根据患者血糖水平，每 3～5 天调整 1 次，每次调整剂量为 1～4IU，直至血糖达标。对于胰岛素类似物，总体原则相似，关键在于确定合适的起始剂量，并根据血糖水平（主要是 FPG）逐渐调整用量。值得注意的是，若多种胰岛素同时使用，如基础胰岛素与速效胰岛素搭配使用，或者同时服用口服降糖药（oral anti-diabetes drug，OAD），则应当综合调整，而不仅仅调整新使用的胰岛素类产品的剂量。

## 四、胰岛素的研发趋势

为进一步提高患者的依从性和胰岛素的使用便利性，以利于患者血糖控制，国际上正在对胰岛素进行第四代的开发研究。所谓的第四代胰岛素，是针对目前胰岛素制品研发的主要趋势而建立的统称——包括每周 1 次乃至更长时间的超长效胰岛素类似物，以及口服、吸入和皮下植入式的胰岛素新制剂。

需要指出的是，胰岛素的作用分为基础胰岛素和餐后胰岛素两部分。基础胰岛素主要的作用是维持体内各个组织、器官对葡萄糖的摄取和利用，从而保证正常的生理功能，而餐后胰岛素则是快速分泌至肝脏门静脉系统，快速抑制肝糖输出同时促进糖原合成，从而迅速地平稳餐后血糖。但无论是注射动物短效胰岛素还是人短效胰岛素均要首先经体循环再到门静脉系统，并且短效胰岛素注射后 30min 才逐渐起效，高峰作用时间 2～4h，持续时间长达 6～8h，而生理性基础胰岛素分泌非常稳定，作用曲线平缓，无显著峰值，其药物代谢和药物作用存在巨大的个体差异。这些正是外源性胰岛素的客观局限性，也是低血糖风险的主要来源——存在典型的吸收和作用高峰，以及长效胰岛素相较于其他类型胰岛素的优势所在——作用曲线更为平缓。因此，目前比较提倡长效胰岛素（类似物）和速效胰岛素（类似物）联用（预混）。另一方面，改善胰岛素类似物的代谢特征，也成为研发胰岛素制剂的一个关注点。

胰岛素作为一种多肽，在体内主要依靠 2 条途径进行代谢，一是与胰岛素受体结合后经过受体介导的胞吞进入细胞内，而后在胰岛素降解酶作用下进行降解，约 50%的内源性胰岛素在肝脏进行代谢[5]；二是由肾脏将其直接以尿液形式排出体外，占余下血浆胰岛素的 30%～80%[6]。而胰岛素在肾脏的代谢，包括两条途径，即胰岛素经肾小球过滤后，被近曲小管腹腔膜通过胞饮作用重吸收，储存在吞噬小囊，经溶酶体蛋白酶降解为氨基酸；或者胰岛素经肾小管周围毛细血管扩散与肾小管对侧腔膜结合后被降解[6]。因此，延长胰岛素体内代谢的策略之一，就是在不改变胰岛素类似物同胰岛素受体结合能力的前提下，增加胰岛素类似物的体积，使其无法在肾小球被过滤，从而规避其在肾脏的代谢。另一方面，胰岛素的降解必须由负责降解的细胞内吞，主要是肝细胞内吞后于细胞质中降解，因此阻止其内吞和降解也是一种常用的策略，具体包括改变结构阻止内吞和降解，以及使胰岛素被不具备降解功能的细胞或者蛋白结合。基于上述策略，目前开发出了四大类超过 10

种的胰岛素长效化技术。

第一类长效化技术，主要是通过基因工程技术，对胰岛素本身的氨基酸进行突变，使得胰岛素降解相关的局部结构发生改变，阻碍其快速被代谢，典型的产品为甘精胰岛素；或者通过增加糖基化修饰，使得胰岛素对蛋白酶的抗性增加，延长代谢时间。但对于超长效胰岛素的研发，目前尚未有报道的上市或在研产品。

第二类长效化技术，是通过体外化学修饰的方法，使得胰岛素的末端、侧链连接上脂肪酸链或者聚乙二醇等，从而延长胰岛素的作用时间。诺和诺德的长效胰岛素类似物地特胰岛素及超长效胰岛素德谷胰岛素（药物作用时间可持续 2～3 天）均在氨基酸突变的基础上，进行了脂肪酸链修饰。聚乙二醇修饰的胰岛素主要有礼来的 humalog-PEG（LY2605541），在优泌乐®B28 位赖氨酸上共价结合了分子质量为 20kDa 的聚乙二醇分子，形成巨大分子，大大减缓了肾脏对其的清除。但因为存在一定的肝毒性中止于临床Ⅲ期。

第三类长效化技术，主要是蛋白融合表达或者蛋白偶联技术，其技术的核心思想是将胰岛素分子与那些代谢缓慢的大分子蛋白或蛋白片段，如人血清白蛋白（human serum albumin, HSA）、免疫球蛋白可结晶片段（immunoglobulin G fragment crystallizable, IgG Fc）、惰性蛋白、负电蛋白相偶联，利用这些长代谢周期的大分子提升整个胰岛素融合蛋白分子的代谢特征。同时该技术还有一些优势，因为这些长代谢周期的大分子通常存在一定的体内缓冲机制，因此有可能会在延长代谢周期的同时，进一步使得胰岛素融合蛋白分子的降糖作用变得平缓，降低低血糖风险。目前该技术在其他肽类和蛋白类药物的长效化研发中均已有成功上市的药物，在超长效胰岛素（类似物）的开发中，也有多个在研的分子。韩美制药的 LAPS 技术就是胰岛素长效化技术的一个典型代表，其通过将胰岛素分子与 IgG 的 Fc 在体外通过短的（约 5kDa）三臂聚乙二醇链连接，利用 Fc 与 FcRn 的相互作用，延长药物代谢周期。

第四类长效化技术，可以称作药物偶联物技术，严格来说与前三者均不同，它属于一种缓释制剂相关的技术，利用具有缓释功能的药物偶联物，如纳米微球、水凝胶等，实现药物的缓慢释放，实际上并未使得药物分子本身的代谢特征发生改变。典型的代表技术有聚乳酸–羟基乙酸共聚物（PLGA）微球缓释技术。多家公司正从事有关的超长效胰岛素制剂的研发，目前暂无上市产品。

在新型给药途径的研发方面，超过 20 家大小公司在从事有关的研发，以口服制剂的研发为主，典型的代表为美国 Diasome Pharmaceuticals 公司的 HDV-1，目前正在Ⅲ期临床试验中，另外以色列 Oramed 公司的 ORMD-0801 也已完成临床Ⅱ期实验。此外，MannKind 的吸入式胰岛素产品 Afrezza 也已进入临床Ⅲ期。目前相关专利已超过 6000 多份，较为成熟的主要包括脂质体包裹和纳米微球包裹两种技术，均通过保护胰岛素不在胃肠道降解并促进其在肠道的吸收实现口服给药。

除了以上两大研发趋势外，尚有智能胰岛素，即能够根据血糖变化自动改变药物释放的胰岛素产品，如 PBA insulin，以及靶向肝脏的胰岛素产品处于研发中。

# 五、胰岛素产品与心血管

胰岛素在维持心血管功能的健康及急性冠脉综合征（ACS）的治疗中具有重要作用。

首先，在心血管功能的维持中，胰岛素可以通过调节心肌细胞的代谢起到心脏保护作用。在心脏这一巨大的能量转换器中，无时无刻不在消耗着大量腺苷三磷酸（ATP），为其不断地将血液泵出心脏提供能量来源。心脏进行有氧代谢的底物除了葡萄糖，还有脂肪酸、乳酸、酮类和氨基酸等。在这之中，脂肪酸能够产生更多的 ATP，但也伴随着更多的耗氧和活性氧（ROS）生成。ROS 对于心肌细胞的正常生理活动是有害的，有研究表明其与心肌过度肥大有密切联系。胰岛素能够促进心肌细胞更优先利用葡萄糖作为底物，而不是脂肪酸，从而一定程度保护了心脏。其次，胰岛素能够增加心肌收缩性的同时又有利于心肌松弛，从而增强心肌的功能。另外，胰岛素可以通过 PI3K-Akt 信号通路，调控多个转录因子的活性，从而促进心肌内的蛋白合成、抑制心肌肥大，以及防止心肌萎缩。胰岛素还可以通过促进内皮型一氧化氮合酶（eNOS）的磷酸化促进血管内皮细胞合成一氧化氮，从而引起血管舒张、增加血流，并加快靶器官内葡萄糖的清除，从而保护脉管系统的健康[7]。

胰岛素广泛用于急性冠脉综合征患者的心肌保护。当心肌缺血时，因为缺血而导致流通中的儿茶酚胺类发生堆积并启动脂解过程，导致心肌内脂肪酸供应过度，而 AMP 依赖的蛋白激酶[AMPK]的激活又进一步促进脂肪酸的氧化分解，并产生胰岛素抵抗。于是当再灌注发生时，氧气供应恢复，大量的脂肪酸发生剧烈的氧化，这占据了再灌注后心肌能量生成的 95%。而脂质的过度氧化又抑制了葡萄糖氧化的发生，却对糖酵解没有影响，因此继续维持了糖酵解和氧化磷酸化的解偶联，胞内 pH 维持在过酸状态——这和脂质过氧化产生的大量 ROS 加剧了心肌坏死。已经证实，注射葡萄糖–胰岛素–钾离子（glucose-insulin-potassium，GIK）的组合对发生心肌梗死后的心肌具有保护作用。对于其具体的机制，学术领域内认为是因为胰岛素降低了脂肪酸的水平，增加了葡萄糖驱动的 ATP 生成，因此降低了总的氧消耗和 ROS 生成，最终增强了心肌的能量利用效率。因此胰岛素治疗有利于增加患有糖尿病的冠脉综合征患者心脏局部缺血区域的血液流动，在急性 ST 段抬高心肌梗死患者的抢救中，GIK 治疗表现出抗炎和促进纤溶的功效[8]。

除了生理胰岛素对心血管功能的维持与保护以外，胰岛素产品与心血管的联系还体现在不同胰岛素产品的心血管获益或者不良事件之中。

首先需要明确的一点是，这里的心血管获益是指相对于其他降糖以外的心血管获益。就控制血糖本身，胰岛素与其他降糖药一样，因为控制了血糖，降低了高血糖带来的糖毒性，从而对糖尿病患者的心血管保护和降低糖尿病并发症具有非常重要的意义。例如，正确使用胰岛素，良好地控制血糖，能够降低血液中糖化血红蛋白的水平，而糖化血红蛋白的水平是心肌梗死、脑卒中的高危指标。根据英国前瞻性糖尿病研究（U.K. Prospective Diabetes Study，UKPDS）的一项临床相关性分析结果显示，HbA1c 每降低 1%，任何糖尿病终点事件降低 21%，糖尿病相关死亡降低 21%，心肌梗死发生率降低 14%，微血管并发症减少 37%。因此控制血糖、降低 HbA1c 水平对于减少心血管并发症及维持糖尿病伴随心血管疾病患者的心血管健康均具有重要的意义[9]。但也不得不指出，这是基于临床调研而进行的相关性分析，而并非干预实验的结论，仍然存在一定争议。同样，这里的不良事件也是针对其他降糖以外的额外不良事件，而控制血糖对于心血管健康有益这一点本身是得到公认的。

对于长效胰岛素而言，总体上尚未证实有显著的心血管获益。有报道指出（信息来源于 Integrity database，Clarivate Analytics），甘精胰岛素能够提升患有冠状动脉疾病伴随糖耐受受损或者 T2DM 患者心肌舒张的能力。但同时也有报道称，伴随心肌病变的 T2DM 患者接受甘精胰岛素或艾塞那肽的治疗，均没有体现出在心脏的功能、再灌注和氧化代谢方面具有改善作用[10]。亦有报道称，甘精胰岛素与赖脯胰岛素联用，出现了皮肤白细胞破碎性血管炎的病例[11]。

在中效胰岛素和短效胰岛素方面，人类中性胰岛素与艾塞那肽、利拉鲁肽、二甲双胍、西他列汀和吡格列酮均与心血管障碍患者心率升高有关，但并没有观察到明显的心血管不利影响。对于经皮冠脉介入治疗的患者，胰岛素或者胰岛素和磺酰脲类联用与二甲双胍相比，有更多的心肌梗死等临床事件发生[12]。

另外，目前已上市的胰岛素药物，均可能在大剂量使用时出现低血糖风险，而低血糖会诱发高血钙，从而对心功能产生不良影响。

# 第二节　促胰岛素分泌药物

## 一、磺酰脲类促胰岛素分泌药物[13]

磺酰脲类药物（sulfonylureas，SU）是治疗非肥胖 2 型糖尿病患者的最早、品种最多、临床应用最广泛的一线口服降糖药药物（最近已成为二线或辅助治疗药物）。就降糖作用强度而言，第二代磺酰脲类药物是第一代的 100～200 倍，但所有 SU 类的最大强度是相当的；同时各个药物又有不同的作用特点。

### （一）磺酰脲类作用机制

（1）对胰岛 B 细胞的作用：已知 SU 在发挥对胰岛 B 细胞的作用时，必须先与 B 细胞表面的 SU 受体相结合，然后与 B 细胞表面的 ATP 敏感钾通道偶联，使此通道关闭，细胞膜去极化，从而释放胰岛素。不同 SU 结合的 SU 受体不同，如格列本脲是与 140kDa 磺酰脲受体蛋白结合，而格列美脲则是与 65kDa 磺酰脲受体蛋白结合，因而不同的 SU 对 B 细胞的作用并不完全相同。

（2）胰外作用：SU 可以促进肝糖原合成，减少肝糖的产生，并能减缓肝脏葡萄糖向血液中的释放速率。同时，SU 可使周围组织对葡萄糖的摄取、利用增加，并可增加细胞膜上胰岛素受体的数量，从而使机体的胰岛素敏感性增加。

### （二）磺酰脲类禁忌证

禁忌证：①1 型糖尿病；②糖尿病并发酮症酸中毒、高渗性昏迷等急性并发症；③严重感染、手术创伤等应激情况；④活动性肺结核；⑤妊娠；⑥严重心、肺、肝、肾、脑等并发症；⑦血液病，如溶血性贫血、白细胞或血小板或全血细胞减少等；⑧严重甲状腺功能不全者；⑨有过磺酰脲类药物过敏或与磺酰脲类药物结构相似药物（如磺胺药）过敏史者。

## （三）磺酰脲类副作用[14]

（1）低血糖反应：是磺酰脲类药物常见的严重副作用，大多发生在药物剂量过大或血糖下降后未及时减量、服药后未进食、联合应用降糖药、大量饮酒、年老体弱和肝肾功能损害者。轻微的低血糖反应通过及时进食即可纠正，但仍需密切监护；严重的低血糖反应则需给予葡萄糖治疗，并密切监视血糖24h以上；中长效的磺酰脲类药物如格列本脲（优降糖），常会导致难以纠正的低血糖，且纠正后还会再次发生，因此监护时间应延长到72h以上。

（2）消化道反应：食欲减退、恶心呕吐、上腹部不适、腹胀腹痛、腹泻等，一般反应轻，无须中断治疗。偶可引起胆汁淤积性黄疸、肝功能损害。

（3）血液系统反应：白细胞、中性粒细胞、血小板或全血细胞减少、溶血性贫血等，以第一代磺酰脲类药物更多见。

（4）过敏反应：皮肤瘙痒、荨麻疹、红斑、皮炎等。

（5）神经系统反应：通常发生在剂量过大的情况下，可有头痛、头晕、感觉异常、嗜睡、耳鸣、视力减退、震颤、共济失调等。

（6）甲状腺功能减退：偶见于第一代磺酰脲类药物。

## （四）磺酰脲类药物分类

目前磺酰脲类药物经历了三代研发历程。第一代磺酰脲类药物研发于20世纪50年代，代表性药物有甲苯磺丁脲、氯磺丙脲、妥拉磺脲等。第一代磺酰脲类降血糖药与受体的亲和力小，服药剂量大，作用时间过长，药物相互作用较多，存在严重而持久的低血糖反应等。其药物原型及其活性代谢产物主要依赖肾脏排泄，在慢性肾病患者应用时半衰期延长，低血糖风险明显增加，因此禁用于该类患者，目前此类药物在临床上已基本被淘汰[15]。第二代有格列吡嗪、格列齐特、格列本脲、格列喹酮等，于20世纪70年代上市，与第一代磺酰脲类降血糖药相比较，第二代药物对受体亲和力高，脂溶性及细胞通透性提高，给药剂量减少，药物相互作用较少[16, 17]；但也引起体重增加，低血糖反应发生率仍较高。第三代磺酰脲类代表药物格列美脲，于1996年上市，其对磺酰脲受体亲和力更高，与受体结合速度比第二代磺酰脲类快3倍，解离速度快8倍，降血糖活性更强，给药剂量更小。与第二代磺酰脲类相比，第三代磺酰脲类具有保护胰岛功能的作用，既促进胰岛素分泌又增加胰岛素敏感性，可有效改善胰岛素抵抗。第一代SU副作用较大，已很少使用，临床上常用的SU为二代和三代。

（1）第一代磺酰脲类药物：①甲苯磺丁脲为磺酰脲类口服降血糖药，主要作用于胰岛B细胞，促进胰岛素的分泌，尤其是加强进餐后高血糖对胰岛素释放的兴奋作用；还能增强外源性胰岛素的降血糖作用，使胰岛素受体数目增加，进而导致胰岛素的敏感性增高。②氯磺丙脲用于治疗轻、中度成年型糖尿病；同时可以用于治疗轻度、部分性垂体-下丘脑性尿崩症。③妥拉磺脲为中效磺酰脲衍生物，临床适用于食物疗法不能有效控制血糖的成人2型糖尿病。其长期治疗降低血糖作用机制尚不明确，可能有胰腺以外的作用。

（2）第二代磺酰脲类药物[18]：①格列本脲，作用强度为甲苯磺丁脲的200倍。促进胰岛B细胞分泌胰岛素，抑制肝糖原分解和糖原异生作用；增加胰外组织对胰岛素的敏感性和糖的利用（可能主要通过受体后作用），从而降低空腹血糖与餐后血糖。②格列吡嗪，主要是促进胰岛 B 细胞分泌胰岛素；有效降低血糖和糖基化血红蛋白浓度；改善高脂血症，降低三酰甘油和胆固醇水平，提高高密度脂蛋白胆固醇在总胆固醇中比例；抑制血小板聚集和促进纤维蛋白溶解，因而对血管病变可能有一定的防治作用。③格列齐特，对正常人和糖尿病患者均有降血糖的作用。其降血糖强度介于甲苯磺丁脲和格列本脲之间，本品主要直接作用于胰腺，促进 $Ca^{2+}$ 向胰岛 B 细胞的转运，刺激胰岛素分泌，提高周围组织对葡萄糖的代谢作用，降低血糖；抑制血小板中花生四烯酸从磷脂中释放，从而减少血栓素的合成，对多种凝血因子具有抑制作用，增高纤维蛋白溶酶原活化因子的水平；改善糖尿病患者眼底病变及代谢、血管功能的紊乱。可与双胍类口服降血糖药联合用于单用不能控制的患者。④格列喹酮，与胰岛 B 细胞膜上的特异性受体结合，可诱导产生适量胰岛素，以降低血糖浓度。其作用机制与其他口服磺酰脲类降血糖药相同，在治疗早期以促进内源性胰岛素分泌为主，经一段时间治疗后其主要作用在于改善周围组织对胰岛素的敏感性。

应该强调的是，所有磺酰脲类药物都会引起低血糖。对于老年人和肾功能不全者，长效的磺酰脲类药物是特别危险的。因此，对这些患者建议使用控释或缓释剂型的短效磺酰脲类药物。对有轻、中度肾功能不全者，格列喹酮更为合适。

（3）第三代磺酰脲类药物：格列美脲具有抑制肝葡萄糖合成、促进肌肉组织对外周葡萄糖的摄取及促进胰岛素分泌的作用。本品适用于单纯饮食控制、运动疗法及减轻体重均不能充分控制血糖的 2 型糖尿病患者。不适用于 1 型糖尿病、糖尿病酮症酸中毒和糖尿病前驱昏迷或昏迷治疗。

近期的研究表明，不同的磺酰脲类药物与 ATP 敏感钾通道的亲和力不同，其顺序为格列美脲=格列本脲＞甲苯磺丁脲＞氯磺丙脲。此外，格列美脲还可以通过非胰岛素依赖的途径增加心脏葡萄糖的摄取，这可能是葡萄糖转运因子表达作用增加所致。由于格列美脲对心血管 ATP 敏感钾通道的作用弱于格列齐特和格列吡嗪。故心血管的不良反应亦很少。

# 二、格列奈类促胰岛素分泌药物

格列奈类药物（glinide）是一类新型非磺脲类胰岛素促泌剂，其主要作用就是促进早期时相的胰岛素分泌，从而降低餐后血糖；具有起效快、作用时间短，控制餐后高血糖效果好、低血糖风险小等特点[19, 20]。磺酰脲类药物降低餐后高血糖的疗效不够理想，且低血糖发生率较高。为了克服磺酰脲类药物的不足，研究者们于 1976 年发现了氯茴苯酸，但其降糖能力较弱，进而在 1985 年发现了 AGEE388，这是最初格列奈类药物的前身[20]。目前已经上市的格列奈类药物主要有瑞格列奈（repaglinide）、那格列奈（nateglinide）和米格列奈（mitiglinide）[21-23]。

## （一）作用机制

格列奈类降糖机制与磺酰脲类相似，作用靶点也是磺酰脲类受体（sulfonylurea receptor，SUR），但结合位点不同，亲和力也不同[20]。格列奈类与胰岛 B 细胞上的 SUR 竞争性结合，关闭细胞膜上 ATP 敏感钾通道（SUR1/$K_{ir}$6.2），导致细胞膜去极化，从而开放电压依赖性钙通道，使胞外 $Ca^{2+}$ 大量进入细胞内，从而促进胰岛素释放[24]。格列奈类对 ATP 敏感钾通道的抑制作用是可逆的，具有"快开–快闭"的特性，可避免由于药物作用延长造成的餐后高胰岛素血症，保证了促胰岛素分泌的作用仅集中于与进餐相关的葡萄糖负荷；餐后血糖下降后胰岛素水平可很快恢复，降低了导致低血糖的风险；同时也避免了胰岛 B 细胞过度负荷，有一定的保护胰岛 B 细胞功能的作用[25]。

### （二）适用人群

格列奈类降糖药物主要适用于通过控制饮食和运动不能有效控制高血糖的 2 型糖尿病患者；使用二甲双胍不能有效控制高血糖的 2 型糖尿病患者；对二甲双胍不能耐受的 2 型糖尿病患者；老年患者，但 75 岁以上患者不宜使用。

### （三）副作用及禁忌证

格列奈类药物的不良反应较少见，仅少数患者有轻度不良反应。①低血糖反应：通常反应较轻微，通过给予糖类比较容易纠正，若反应比较严重，可输注葡萄糖；②肝功能异常：极少数患者可出现肝酶升高，多为轻度和暂时性，因肝酶升高而停止治疗的患者极少；③过敏反应：如瘙痒、发红、荨麻疹等，极少发生；④胃肠道反应：如腹痛、腹泻、恶心、呕吐和便秘等，通常较轻微，较罕见；⑤头晕、头痛。

禁忌证：①1 型糖尿病；②对格列奈类药物或结构类似药物过敏者；③糖尿病酮症酸中毒患者；④重度感染、手术前后或有严重外伤的患者慎用；⑤妊娠和哺乳期女性；⑥12岁以下儿童；⑦严重肾或肝功能不全患者；⑧与 CYP3A4 抑制剂或诱导剂合并治疗时（瑞格列奈）；⑨C-肽阴性的糖尿病患者。

### （四）代表性药物

（1）瑞格列奈：是第一种在临床上用于治疗 2 型糖尿病的格列奈类药物[26]，于 1997年获得美国 FDA 批准上市，1998 年获准在欧盟上市，并于 2000 年在我国上市。瑞格列奈是氨甲酰基苯甲酸类衍生物，结构类似于去掉磺脲类基团的格列本脲[20, 26]。药物代谢方面，瑞格列奈口服吸收快，0～0.5h 起效，达峰时间为 0.75h，半衰期约 1h，平均生物利用度60%，其代谢产物绝大部分经过胆汁进入消化道，由粪便排出，其余部分（＜8%）经由肾脏排泄，仅 0.1%以原型排出，一般 4～6h 体内药物几乎完全被清除出体外，重复给药一般不会出现蓄积作用[26-29]。瑞格列奈可用于经饮食控制后仍不能有效控制血糖的 2 型糖尿病患者；可以单独应用，也可以与二甲双胍等其他类降糖药物联合应用；对于肥胖与非肥胖的 2 型糖尿病患者有同等疗效；肾功能不全的患者亦可使用[19, 24]。

（2）那格列奈：是继瑞格列奈之后第二种在临床上获得应用的格列奈类药物，于 1999年在日本上市，2001 年获得美国 FDA 批准上市，并于 2003 年在我国上市。那格列奈是苯丙氨酸衍生物，与血浆蛋白结合率高达 98%，在低浓度葡萄糖（2.8mmol/L）弱刺激下就使 B 细胞快速去极化（＜30s），其关闭 ATP 敏感钾通道所需的时间和格列本脲相似，却比瑞格列奈快 3 倍，比格列美脲快 5 倍。因此，那格列奈起效时间更快，作用消失亦更快；达峰时间 0.5h，半衰期 1.25h，主要通过肝脏细胞色素 P450 代谢，其代谢产物几乎无降糖活性，主要由肾脏清除[24, 27-29]。那格列奈可用于经饮食干预后，仍不能有效控制血糖的 2

型糖尿病患者；也可以与二甲双胍或格列酮类药物联合应用[24]。

（3）米格列奈：是第三种格列奈类降糖药物，于 2004 年率先在日本上市，并于 2008 年在我国上市。它是苯丙氨酸衍生物，促进早期时相胰岛素分泌的作用迅速，维持时间短，并且呈剂量依赖性；达峰时间 0.23～0.28h，半衰期 1.19～1.24h，作用快于瑞格列奈和那格列奈。米格列奈与前二者不同，即使在 100μmol/L 的高浓度下也不会关闭 $K_{ir}6.2r$ SUR2A 型（心脏和骨骼肌）或 $K_{ir}6.2r$ SUR2B 型钾通道，而那格列奈在 100nmol/L 的浓度下关闭 $K_{ir}6.2r$ SUR2B 型钾通道，在 1μmol/L 的浓度下关闭 $K_{ir}6.2r$ SUR2A 型钾通道。可见，米格列奈对胰岛 B 细胞 ATP 敏感钾通道有更高的选择性，即使心肌受损后也不会影响心肌功能。因此，米格列奈比其他胰岛素促泌剂更适用于糖尿病合并冠心病患者[30]。米格列奈在体内极少量经过肝脏细胞色素 P450 代谢，主要与葡萄糖醛酸结合而经肾脏排泄，与瑞格列奈和那格列奈相比，发生不良药物相互作用的风险低。

### （五）心血管疾病相关风险

对于格列奈类降糖药心血管风险的争论主要源于其对 ATP 敏感钾通道的作用。该通道是非电压依赖性的配体门控钾通道，受细胞内 ATP 浓度调控，广泛表达在心肌细胞、骨骼肌、胰腺 B 细胞、平滑肌、肾脏等组织。细胞膜 ATP 敏感钾通道为 SUR 亚家族亚基与内向整流钾通道 $K_{ir}6.x$（$K_{ir}6.1$ 或 $K_{ir}6.2$）亚基组成的异源型多聚体。SUR 作为 ATP 敏感钾通道的调节体，分为 SUR1、SUR2A 和 SUR2B3 个亚型。不同组织 ATP 敏感钾通道组成类型不同，心肌细胞主要为 SUR2A 与 $K_{ir}6.2$，血管平滑肌为 SUR2B 与 $K_{ir}6.1$，胰岛 B 细胞为 SUR1 与 $K_{ir}6.2$[24, 31]。胰岛素促泌剂对胰腺和心血管 ATP 敏感钾通道的选择性不同，可分为高选择性（大约 1000×，包括纳格列奈、米格列奈等非磺酰脲类促泌药），中选择性[（10～20）×，包括格列本脲等长效磺酰脲类]，非选择性（<2×，如瑞格列奈）[22]。

近年来的诸多研究表明，格列奈类药物不会增加心血管疾病风险。瑞格列奈和格列美脲进行对比研究后表明，两种药物均能明显降低血糖，但瑞格列奈能有效降低空腹游离脂肪酸、纤维蛋白原、凝血酶-抗凝血酶复合物和脂质过氧化物水平，提示了瑞格列奈除了控制餐后血糖外，在降低心血管疾病危险因子方面较磺酰脲类降糖药有明显的优势[32]。动物研究显示，治疗剂量的格列奈类药物对心肌细胞膜的亲和力较低，对心肌系统影响较小；米格列奈对大鼠心肌的缺血预试应无明显抑制作用[33]。瑞格列奈对胰岛 B 细胞 SUR1 和心肌细胞的 SUR2A 均有结合作用，但均是可逆的。当 $K_{ir}6.2$ 和 SUR1 一起表达时，瑞格列奈对 ATP 敏感钾通道具有高亲和力，而当 SUR 单独表达时，瑞格列奈对其的亲和力却很低[34]。因此，其对心肌系统影响也较小。

## 第三节　双胍类药物及对心血管疾病的保护作用

二甲双胍是双胍类代表性药物，它能够抑制肝糖原异生，同时增加外周组织胰岛素敏感性，以降低血糖和胰岛素浓度。二甲双胍作为口服降糖药物应用于 2 型糖尿病的治疗已经有 60 年的历程，据统计全世界至少有 1.2 亿人在持续使用，其降糖作用得到充分的肯定。2005 年，国际糖尿病联盟（IDF）指南颁布，明确了二甲双胍是 2 型糖尿病药物治疗的基石；2010 年版《中国 2 型糖尿病防治指南》指出"如果单纯生活方式不能使血糖控制达标，应该开始药物治疗"。2 型糖尿病药物治疗的首选药物是二甲双胍；2012 年版《美国糖尿病学会指南》中推荐所有 2 型糖尿病患者一旦诊断明确，则应开始接受生活方式干预并加用二甲双胍。

二甲双胍不仅具有降血糖作用，近年越来越多的研究发现，其具有降糖以外的心血管保护作用，能抑制动脉粥样硬化（atherosclerosis，AS）、心力衰竭、心肌梗死等心血管病的发生和发展。英国糖尿病前瞻性研究（UKPDS）显示，二甲双胍强化降糖可使患者的糖化血红蛋白（HbA1c）由 7.9% 下降至 7％，使心肌梗死风险降低 16%。此外，在多项临床研究中[35,36]，二甲双胍显示出对心血管疾病的良好疗效，具有保护心血管效应，能降低心血管事件的发病率和死亡率。

## 一、二甲双胍改善糖脂代谢及降血压作用

大量研究表明[37]，二甲双胍能降低三酰甘油（TG）、低密度脂蛋白胆固醇（LDL-C）水平，增加高密度脂蛋白胆固醇（HDL-C）水平，从而改善糖脂代谢紊乱。然而，HDL-C 的降低及 LDL-C 的升高都是 AS 的独立危险因素。因此，二甲双胍可能通过干预血脂谱，改善脂代谢，减少动脉管壁中的脂质沉积，保护血管的完整性，抑制斑块形成和防止血栓形成，从而降低心血管病的发病风险[38,39]。二甲双胍可通过下调胰岛素水平、改善胰岛素抵抗及自主神经功能、抑制交感神经活性、增加压力感受器的敏感性及降低 $Ca^{2+}$ 的浓度等，进而对合并高血压的 T2DM 患者、原发性高血压患者均具有降压作用。

## 二、二甲双胍改善胰岛素抵抗作用

除糖尿病患者外，心血管疾病也普遍存在胰岛素抵抗（IR），IR 是糖尿病和心血管疾病共同的病理基础[40]。IR 是指外周靶组织对胰岛素的敏感性降低，导致常量的胰岛素低于正常的生理效应，IR 引起的病理变化最终导致血栓形成及粥样斑块破裂，造成急性心脑血管事件危及生命。因此，改善 IR 成为预防及治疗心血管疾病的又一项措施。研究证实二甲双胍通过抑制细胞线粒体呼吸链复合体-1，减少 ATP 的生成，激活 AMPK，进而增加外周摄取葡萄糖和脂肪酸氧化，增强胰岛素敏感性，改善 IR；其次，二甲双胍使细胞内 AMPK 磷酸化，使乙酰辅酶 A 羧化酶（ACC）失活，抑制脂肪酸合成酶的活性，抑制肝脏糖异生，从而改善 IR[41]。此外，Baptista 等[42]研究表明，二甲双胍还能上调胰岛素受体数目，增加胰岛素与靶器官受体的亲和力并加强受体后作用，增强胰岛素敏感性。由此可见，二甲双胍可通过多种机制改善 IR，降低心血管疾病的发生风险。

## 三、二甲双胍抗炎作用

各种心血管疾病均伴随着机体的慢性炎性状态，NF-κB 是一种调控基因转录的重要因子，参与调节机体炎症反应。NF-κB 的活化导致其下游炎症因子的产生和释放增加，从而引起炎症反应。二甲双胍通过激活 AMPK，抑制蛋白激酶（IKK）的活性，从而减弱 NF-κB 抑制蛋白（IκB）的磷酸化和降解，最终抑制 NF-κB 的活化，抑制炎症因子的释放，发挥抗炎作用[43]。高敏 CRP 和心血管疾病密切相关，其慢性升高与动脉粥样硬

化（AS）发病率呈正相关，二甲双胍可通过抑制 NF-κB 的活化来降低血清 CRP 水平。以上各项证据表明，二甲双胍可抑制机体慢性炎症反应，从而降低炎症性心血管疾病的发病率。

## 四、二甲双胍抗氧化应激作用

氧化应激通过影响组织细胞的正常代谢，造成平滑肌细胞胰岛素抵抗及内皮细胞受损等，最终导致心血管疾病的发生，研究证实二甲双胍具有确切的抗氧化作用[44]。二甲双胍通过激活 AMPK、抑制 ROS 等氧化因子及增加抗氧化酶的产生，显著减弱反映氧化水平的硫代巴比妥酸反应物质（TBARS）、丙二醛（MDA）等的活性，并增强 SOD 的活性，从而减弱氧化能力并增强抗氧化作用，以降低患者心血管事件的发病率及死亡率。

心力衰竭一直被认为是二甲双胍应用的禁忌证，然而，在大量的临床研究中，二甲双胍显示出对治疗心血管疾病的良好疗效，目前认为二甲双胍确实具有保护心血管效应，能降低心血管事件的发病率和死亡率，但是二甲双胍对心血管疾病的作用机制有待于开展大规模试验进一步探讨。二甲双胍的应用将成为心血管病治疗的新趋向，其在心血管疾病患者中将有更广阔的应用前景。

## 第四节　PPARγ 与心血管疾病

### 一、过氧化物酶体增殖物激活受体 γ

过氧化物酶体增殖物激活受体 γ（peroxisome proliferator-activated receptor gamma，PPARγ）作为过氧化物酶体增殖物激活受体（peroxisome proliferator-activated receptor，PPAR）超家族中的一员，高表达于脂肪组织和免疫系统中[45]，参与脂肪细胞分化、机体免疫及改善胰岛素敏感性等重要过程，并能发挥促进脂质代谢和减少炎症发生的作用[46]。随着进一步的研究发现，PPARγ 除了在脂肪组织中表达丰富外，在胰腺 B 细胞、血管平滑肌细胞、内皮细胞、单核巨噬细胞及早期心肌细胞中均有表达[47]，在调节细胞凋亡、抗炎症、抗心肌细胞肥大、抗氧化和抗增殖等方面发挥作用。近年来对胰岛素增敏剂的研究十分活跃，其中噻唑烷二酮类（thiazolidinedione，TZD）是临床治疗中效果较为显著的降糖药物，如吡格列酮、罗格列酮等。TZD 通过激活 PPARγ，增加外周组织对胰岛素的敏感性，从而达到降糖效果[48]；与此同时，TZD 对心脏的缺血再灌注和休克造成的损伤也具有保护作用，由此可知，PPARγ 在动脉粥样硬化、高血压及心肌缺血等心血管疾病发生发展过程中发挥着重要作用。

### 二、PPARγ 与动脉粥样硬化

动脉粥样硬化是由动脉血管壁粥样斑块进行性积聚导致局灶性动脉阻塞的病理过程。高血压、高血脂、吸烟、糖尿病均可造成内皮细胞活化和功能障碍、血管活性因子和细胞因子释放，从而刺激炎性反应，使白细胞聚集并迁移进入动脉壁[49]。TZD 作为 PPARγ 的配体能够通过改善内皮细胞的功能，抑制血管细胞增殖及迁移，减弱炎症反应，增加斑块稳定性，促进胆固醇逆向转运等作用而延缓动脉粥样硬化的进程[48]。研究表明纤维帽的完整性决定了斑块的稳定性，如果纤维帽破裂后血小板进入斑块，可激活凝血系统导致局部血栓形成。在动脉粥样硬化病变过程中，炎症反应被激活后使得泡沫细胞坏死，崩解各种水解酶，如基质金属蛋白酶（matrix metalloproteinase，MMP）。局部血管炎症不仅导致基质金属蛋白酶增加，还能抑制胶原纤维合成，纤维帽被水解，胶原纤维暴露，局部组织因子（tissue factor，TF）表达增加，血小板黏附聚集，斑块稳定性降低，而 PPARγ 可以抑制巨噬细胞对基质金属蛋白酶的表达，从而提高斑块的稳定性[50]。血管内皮细胞结构和功能受损是动脉粥样硬化形成的早期变化[51]，TZD 可平衡血管舒缩反应，改善血管内皮功能，抑制黏附分子表达及白细胞黏附。吡格列酮（30mg/d）治疗冠心病和新发 2 型糖尿病患者后，内皮依赖性血管舒张功能明显增强[52]。除此之外，PPARγ 与胆固醇逆向转运相关，PPARγ 配体能通过肝脏 X 核受体（liver X nuclear receptor，LXR）对 ATP 结合盒转运体A1（ABCA1）进行调节，使胆固醇从巨噬细胞向高密度脂蛋白胆固醇（high density lipoprotein cholesterol，HDL-C）转运，从而避免了氧化低密度脂蛋白（oxidized low density lipoprotein，ox-LDL）被巨噬细胞吞噬，抑制了泡沫细胞的形成，减少了动脉粥样硬化的形成[53]。

# 三、PPARγ 与心肌缺血再灌注损伤

心肌缺血再灌注损伤常伴随在冠状动脉血管成形术、冠状动脉旁路移植（搭桥）手术、血栓形成后，严重影响患者的术后和预后状态。局部缺血是由脂肪酸 β 氧化和葡萄糖氧化改变破坏了心肌的能量代谢，导致大量细胞凋亡引起的，严重影响了再灌注期间心脏的生存和功能[54]。而 PPARγ 具有调节脂肪酸代谢和抑制炎症发生的重要功能，在缺血再灌注期间起到了重要的心肌保护作用。在动物模型上已证实：在心肌中条件性敲除 PPARγ 后可通过炎症反应增加心肌缺血[55]。中性粒细胞和巨噬细胞的渗透可以加强心肌缺血后的免疫反应，并与缺血区域迅速积累的活性氧簇结合，导致组织坏死后再灌注损伤。这种损伤是通过激活核因子-κB（NF-κB）和核转录因子激活蛋白-1（AP-1）促进白细胞介素 12（IL-12）和肿瘤坏死因子（TNF）-α 等促炎因子的表达来实现的[56]。另外，缺血再灌注损伤可以激活 c-Jun N 端激酶（JNK），随后 JNK 诱导激活 AP-1 活性，同时促进细胞凋亡。研究发现激活 PPARγ 可抑制 TNF-α 在心脏中的表达，同时还能部分拮抗 NF-κB 和 AP-1 的活性[57]。在大鼠诱导急性缺血再灌注损伤模型上，罗格列酮预治疗后可显著抑制心肌缺血再灌注后 JNK 和 AP-1 的活性[58]，减少心肌梗死体积，保护心肌细胞线粒体功能，阻止心肌细胞病态的发生[59]，从而减轻缺血再灌注损伤。曲格列酮也能增加心脏每搏输出量和心排血量，这可能与其增加心肌血液供应，改善心血管重构和增强心肌收缩力有关[57]。除此之外，TZD 在缺血再灌注动物模型中还可通过增加细胞胞外信号调节激酶（extracellular signal-regulated kinase，ERK）1/2 的磷酸化，增加环加氧酶（COX-2）的活性，启动抗凋亡信号[60, 61]。另外，PPARγ 也可以通过增加葡萄糖转运体-4（glucose transporters-4，Glut-4）的表达，从能量代谢角度减少心肌损伤[62]。

# 四、PPARγ 与高血压

高血压是以体循环动脉血压[收缩压和（或）舒张压]增高为主要特征，可伴有心、脑、肾等器官的功能或器质性损害的临床综合征。有研究表明 PPARγ 的激活具有促进血压降低的作用。在自发性高血压小鼠模型上，罗格列酮可明显降低小鼠血压，吡格列酮则有更强的降压作用，如果与辛伐他汀或缬沙坦联用，降压效果会更显著[63]。PPARγ 的降压活性通过多种机制实现：①PPARγ 激活后可通过减少氧自由基的产生，增加 NO 的释放，改善血管功能，从而起到降压的作用[64]；②PPARγ 可诱导血管平滑肌细胞凋亡，改善血管结构；③TZD 通过激活 PPARγ 减少肾素–血管紧张素系统中血管紧张素 Ⅱ 1 型受体（$AT_1R$）的表达[65]，抑制血管紧张素 Ⅱ（Ang Ⅱ）诱导的胞内磷脂酰肌醇 3-激酶（PI3K）和丝裂原激活蛋白激酶（MAPK）活性[66]，还可以降低血管平滑肌细胞中的 $Ca^{2+}$ 对 Ang Ⅱ 的敏感性，从而使 Ang Ⅱ 诱导的醛固酮合酶和醛固酮分泌受到抑制[67]；④PPARγ 的显性失活突变体与高血压相关，但并不影响肾素–血管紧张素系统[68]，这表明激活 PPARγ 后可能通过错综复杂的作用机制使机体达到降低血压的作用。

# 五、罗格列酮与心血管风险

TZD 在抗糖尿病治疗过程中，从 1997 年占市场份额的 6% 到 2005 年增加至 41%[69]，可见其降糖效果相当显著。自 2007 年 5 月 Nissen 和 Wolski 发表在《新英格兰医学杂志》（N Engl J Med）的一项 Meta 分析表明：罗格列酮可能增加心肌梗死发病率和相关疾病死亡率[70]，虽然分析结果并无统计学差异，但相继一些报道指出服用罗格列酮后有水肿、体重增加、水钠潴留、骨质疏松、充血性心力衰竭等副作用，随后罗格列酮对心血管的安全问题引起了人们的广泛关注。罗格列酮使体重增加及引起肥胖发生的作用，主要是因为 PPARγ 激活后会促进成纤维细胞生长因子 FGF1 和 FGF21 等在大脑中的表达，促进食欲的增加，同时罗格列酮会增加脂肪组织的分化及脂肪细胞分化相关基因的上调；机体水肿和水钠潴留则是由自身炎症反应，以及 PPARγ 激活后改变了肾对水和钠的重吸收及血细胞比容双重作用造成的；而对于充血性心力衰竭的影响尚存在争议，有观点认为充血性心力衰竭的发生是由于 2 型糖尿病患者自身在产生胰岛素抵抗后增加了血液循环中的脂肪酸，促进了心脏对糖的利用，增加了心脏负荷，同时机体处于长期的炎症反应中，增加了心脏的氧化应激反应，加之机体水钠潴留的产生，最终导致充血性心力衰竭[71]，但这一作用并不是由罗格列酮直接引起的。2010 年 FDA 将罗格列酮撤回，但对罗格列酮副作用的影响开始重新论证，FDA 要求葛兰素史克公司委托一家机构对 RECORD 研究的所有死亡事件及主要的心血管终点进行重新审查。杜克大学临床研究所 Mahaffey 领导的团队负责该项任务，并于 2013 年 8 月的《美国心脏杂志》（Am Heart J）发表了其完整的分析[72]。重审结果显示：死亡事件的总随访人年数为 25 833，包括重新审查期间额外获得认定的人年数 328，其中有 184 例因心血管或不明原因死亡事件，137 例因心肌梗死和 119 例因卒中事件获得认定。罗格列酮组和对照组复合终点没有明显差别，重新审查的危险比为 0.95，与最初的 RECORD 研究（危险比=0.93）相似。重新审查中，个体患者的死亡、心肌梗死和脑卒中终点的对比也与最初临床试验结果相似[73]。2013 年经多方论证和考虑，FDA 收回了对罗格列酮的禁令。这提示我们在临床应用罗格列酮时，应该既要充分利用其提高胰岛素敏感性、保护胰岛 B 细胞、持久控制机体血糖的特点，又要严格掌握药物使用的适应证选择合适的人群，年龄在 70 岁以上、糖尿病病程在 10 年以上、有心力衰竭病史、有心肌梗死和左心室肥厚病史、已有水肿或正在服用利尿剂、使用该药后短期体重明显增加 3kg 以上、肾功能减退患者等应慎用。

## 六、新型 PPARγ 激动剂的研发及 PPAR 亚型的联合激动策略

由于 PPARγ 全激动剂在心血管方面可能具有潜在的副作用，人们开始对 TZD 药物进行重新设计，通过改变结构及作用位点等，达到降糖和安全的效果。如 MRL-24、SR1664 等，通过阻断细胞周期蛋白依赖激酶 5（cyclin-dependent kinase 5，CDK-5）介导的 PPARγ 的磷酸化，提高胰岛素敏感性；GW1929、INT-131、MBX-102 等非 TZD 类 PPARγ 激动剂，不仅具有良好的降糖效果，在抗炎和抗凋亡方面起到重要作用，而且在神经保护和缺血再灌注损伤方面也具有潜力[74]。另外 PPAR 各亚型之间的联合激动的药物也不断涌现，如深圳微芯生物科技公司的 PPARα/γ 双激动剂西格列他（chiglitazar），不仅改善了 2 型糖尿病患者葡萄糖代谢平衡，也降低血中三酰甘油、低密度脂蛋白胆固醇水平，并助于升高高密度脂蛋白胆固醇水平，从而可能实现对 2 型糖尿病患者心血管并发症的防治作用[75]。

PPARγ 改善心血管疾病的作用主要由其抗炎、改善内皮细胞的功能、抑制血管细胞增殖及迁移、调节脂质代谢、调节细胞凋亡和氧化应激反应等功能完成。另外已确证了 PPARα/γ 的双激动在降糖和减少动脉粥样硬化中的临床效果，正是由于联合了 PPARγ 的上述功能及 PPARα 调节线粒体 β 氧化、过氧化物酶体 β 氧化、脂肪酸结合和运输、脂蛋白代谢等功能，这将为治疗糖尿病引发的心血管并发症提供新的治疗策略与药物研发新趋势。

## 第五节　α-糖苷酶抑制剂

近年来的研究表明严格的血糖控制是防止和延缓糖尿病并发症发生和发展的关键。餐后高血糖会增强动脉血管壁中蛋白质糖基化，而糖基化蛋白质积累于管壁可能会引起一些与动脉硬化形成有关的病理改变，如细胞外基质过多的交联，这些交联反过来会增加低密度脂蛋白的捕获，诱发一些内皮生长因子[76]。因此，严格控制餐后血糖可减少大血管及微血管并发症的发生，开发能够显著降低餐后血糖水平的抗糖尿病药物具有重要的意义。磺酰脲及双胍类药物多年来一直用于临床，它们均可降低空腹血糖水平，但服用这些药物的多于 60% 的患者其餐后血糖水平仍会升高，且随着时间的推移其作用效果会下降，需要加入或改变使用其他药物[77]。α-糖苷酶抑制类药物在控制餐后血糖方面起到了举足轻重的作用。

## 一、α-糖苷酶抑制剂的作用方式

α-糖苷酶是食物中糖类消化过程中的一种非常重要的酶，它位于小肠内皮刷状缘内，

其主要作用是促进肠道对淀粉糊精、多糖、蔗糖及麦芽糖的分解和吸收，并将其他低聚糖分解为右旋葡糖糖、半乳糖和右旋果糖等。α-糖苷酶抑制剂作为降糖药物是 20 世纪 70 年代后兴起的降糖策略，人们最初是从细菌（放线菌属、链霉菌属）中提取出一系列的 α-糖苷酶抑制物，由于 α-糖苷酶抑制剂的化学结构与糖相似，故可以通过可逆性地竞争 α-糖苷酶与糖的结合位点，限制或延缓糖类的肠内分解，从而减缓肠道内葡萄糖的吸收，改善餐后高血糖症状。

α-糖苷酶抑制剂通过竞争性抑制 α-糖苷酶（包括淀粉酶、麦芽糖酶、蔗糖酶、异麦芽糖酶等），延迟多糖、双糖转化成可吸收的单糖，可有效降低餐后血糖浓度峰值，从而减少高血糖对胰腺的刺激，提高胰岛素的敏感性，防止餐后高血糖症和高胰岛素血症，预防并改善糖尿病及其并发症的发生和发展[78]。α-糖苷酶抑制剂越来越广泛地应用于临床，已成为治疗 2 型糖尿病重要的口服降糖药物。

# 二、α-糖苷酶抑制剂的种类

目前已被批准用于临床糖尿病治疗的 α-糖苷酶抑制剂主要有 3 种：阿卡波糖（acarbose）、伏格列波糖（voglibose）、米格列醇（miglitol）。

## （一）阿卡波糖

本品是由 Bayer 公司推出的第 1 种 α-糖苷酶抑制剂，1990 年在德国上市，1995 年在中国上市。其作用机制是对小肠上段 α-糖苷酶有强效抑制作用，减少碳水化合物在该肠段大量分解为葡萄糖，延缓碳水化合物的分解过程，从而避免进食后血糖骤然升高。阿卡波糖开始服用剂量为 50mg/次，每日 3 次，随进餐时服用，一般最大剂量 300mg/d，可以单独使用，也可与磺酰脲类、双胍类或胰岛素联合使用，减少后者用量。其主要的不良反应为腹部不适、胀气、排气等消化道反应，本身不会导致低血糖，但与胰岛素或磺酰脲类合用时会增加低血糖危险[79]。体外研究表明，阿卡波糖对 α-糖苷酶具有竞争性抑制作用并与剂量有关，抗葡萄糖淀粉酶的作用最强，其次是蔗糖酶、麦芽糖酶及异麦芽糖酶，对 β-糖苷酶的作用很少或者没有。阿卡波糖预防 2 型糖尿病的研究显示阿卡波糖能显著降低糖耐量，降低患者发生糖尿病的风险，并可显著降低大血管并发症的发生率。

## （二）伏格列波糖

本品由 Takeda 公司研制，1994 年于日本上市，1999 年于中国上市。伏格列波糖是一种 α-D-葡萄糖苷酶抑制剂，其作用机制是竞争性抑制小肠黏膜麦芽糖酶、异麦芽糖酶、糖苷酶等双糖向单糖分解，导致 D-葡萄糖形成减少，对胰腺的 α-淀粉酶作用弱，因此口服后可延缓淀粉和蔗糖的消化吸收，从而降低血糖，尤其是餐后高血糖。临床研究表明，对于在控制饮食、适当增加运动的基础上加磺酰脲类降糖药效果欠佳的 2 型糖尿病患者分别加服伏格列波糖和二甲双胍，治疗 4 周后，空腹血糖、餐后 2h 血糖及糖化血红蛋白较治疗前均有明显下降，而治疗 8 周后以上各指标持续下降。二者均不刺激胰岛素分泌，但与同样条件下加服二甲双胍相比，伏格列波糖对降低餐后 2h 血糖的效果更加明显[80]。

## （三）米格列醇

本品由德国 Bayer 公司开发，1998 年最先在德国上市。其结构类似葡萄糖，是 1-脱氧野尻霉素的衍生物，作用机制类似于阿卡波糖。对糖类的全程消化均可控制，口服后在小肠可基本吸收，入血后降糖作用消失，用于出现餐后高血糖的糖尿病患者，主要是 2 型糖尿病患者，对于 1 型糖尿病和某些继发糖尿病患者可作为辅助治疗[81]。

## 三、α-糖苷酶抑制剂的心血管保护作用

糖尿病是冠心病的等危症，心脏疾病患者中高血糖也非常普遍。2006 年，中国心脏调查研究组通过对 7 个城市 52 家医院 3513 例心血管疾病患者进行血糖筛查，结果发现糖尿病和糖尿病前期患者分别占总数的 52.9%和 24.0%，也就是超过 3/4 的患者存在血糖异常，并且中国冠心病患者负荷后高血糖的比例更高[82]。糖耐量降低（impaired glucose tolerance，IGT）是糖尿病前期状态。对 IGT 的干预不仅能降低糖尿病的发生率，还能降低心血管疾病死亡率及全因死亡率，具有持久的代谢获益。著名的 STOP-NIDDM 研究[83]结果显示，阿卡波糖能使 IGT 人群心肌梗死风险降低 91%、任一心血管事件风险降低 49%、新发高血压风险降低 34%。阿卡波糖还能够改善 2 型糖尿病患者其他心血管疾病危险因素。颈动脉内膜中层厚度（carotid intima-media thickness，CIMT）可作为预测心血管事件的替代终点，CIMT 每增加 0.1mm，心肌梗死风险增加 10%~15%，脑卒中风险增加 13%~18%[84]。我国学者进行的荟萃分析结果表明，α-糖苷酶抑制剂可延缓 2 型糖尿病患者 CIMT 进展达 0.08mm/年[85]。此外，其他多项研究中阿卡波糖也具有降低血压、调节血脂、改善血管内皮功能等作用，从多个方面发挥心血管保护作用。

随着对糖尿病基础研究的深入及临床药理学的迅速发展，目前治疗糖尿病用药已打破了传统的磺酰脲类、双胍类等化学结构，新的药物相继开发。与其他类型的降糖药物相比，α-糖苷酶抑制剂的不良反应小、药物相互作用少，具有作用机制新颖、临床疗效好、毒副作用小的特点。患者服用 α-糖苷酶抑制剂后发生低血糖的比例较低，主要不良反应包括腹胀、腹泻、肠鸣等肠道不适反应，但并不影响疾病的治疗。由于亚洲人群饮食结构的特点，α-糖苷酶抑制剂在亚洲人群中具有更加广泛的作用。

## 第六节　胰高血糖素样肽-1 与 2 型糖尿病

## 一、胰高血糖素样肽-1 的基础概念

胰高血糖素样肽-1（glucagon-like peptide 1，GLP-1）是肠道 L 细胞分泌的一种重要肠降血糖素。肠降血糖素的概念最早是用于描述一种可导致血糖降低但不会引起胰腺外分泌的上段肠黏膜提取物。动物和人体研究发现，相对于静脉注射葡萄糖，口服葡萄糖能引起更强的胰岛素分泌反应。由此发现口服葡萄糖可引起肠道分泌肠降血糖素，改善胰岛素分泌，调节血糖水平。机体摄食后，肠道 L 细胞响应多种营养物质信号，促进 GLP-1 的大量分泌。GLP-1 激活 GLP-1 受体，通过调节胰岛素及胰高血糖素分泌、胃肠蠕动、脂肪能量

消耗、肝脏糖异生等生理活动，维持机体能量平衡[86]。在 2 型糖尿病患者中，静脉给予 GLP-1 使其血浆浓度升高超过生理水平，可使血糖恢复正常。血糖控制较差的 2 型糖尿病患者在血糖得到纠正以后，对于 GLP-1 的胰岛素反应也得到改善。

# 二、基于 GLP-1 的抗糖尿病药物研发策略与药物分类

## （一）基于 GLP-1 的抗糖尿病药物研发策略

GLP-1 在体内极不稳定，半衰期仅为 2min，其降解途径主要包括二肽基肽酶 4（DPP-4）剪切 N 端第 2 位丙氨酸、中性内肽酶 24.11（NEP-24.11）水解 N 端第 28 位赖氨酸[87]。直接注射人源 GLP-1 会使其在体内迅速降解，无法发挥调节糖平衡的作用，使得 GLP-1 本身难以像胰岛素一样成为抗糖尿病的明星分子。越来越多的研究及临床数据证明，通过对天然 GLP-1 及类似物进行氨基酸修饰或者寻找选择性抑制 DPP-4 活性的小分子化合物能够加强、放大 GLP-1 行使的生理功能，上述策略已经很好地应用于糖尿病治疗领域（图 23-1）。

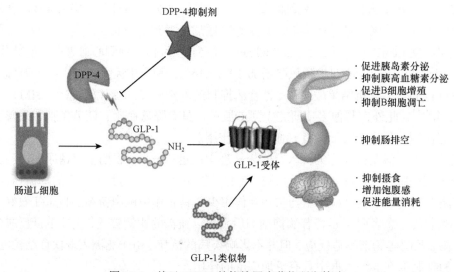

图 23-1　基于 GLP-1 的抗糖尿病药物研发策略

## （二）基于 GLP-1 降糖的药物分类

**1. GLP-1 受体激动药**　血浆中 GLP-1 的半衰期非常短，其主要通过 DPP-4 的降解及肾脏清除而失活。目前 GLP-1 类似物的研究重点在于缓解体内 GLP-1 及类似物降解速度，延长体内作用时间。研究人员通过对 DPP-4 酶切位点进行研究，发现其位点为 GLP-1 N 端的第 2 位丙氨酸。因此，对该位置进行合理修饰或者加大空间位阻等方案便成为寻找 GLP-1 受体激动药的有效方式。目前已有的 GLP-1 受体激动药，按照药物代谢特点可以分为速效 GLP-1 受体激动药和长效 GLP-1 受体激动药。速效 GLP-1 受体激动药用药间隔内，血药浓度波动较大；长效 GLP-1 受体激动药用药间隔内血药浓度较平稳，并能持续激活 GLP-1 受体。这两种类似的 GLP-1 受体激动药带来的药效、耐受性也可能有一定的差异。目前已有的研究证据表明，基于 GLP-1 的抗 2 型糖尿病药物开发具有很大的应用价值。自 2005

年 FDA 批准第 1 个 GLP-1 受体激动药艾塞那肽（exenatide）至今，已有 7 种 GLP-1 受体激动药获批上市（表 23-1），此外还有多个药物正处于各期临床试验阶段[88, 89]。

表 23-1　上市的 GLP-1 受体激动药

| 药物 | 特点 | 公司 | 上市地区 | 上市年份 |
| --- | --- | --- | --- | --- |
| 艾塞那肽 | 速效 | Amylin/ Eli Lilly | 美国 | 2005 |
| 利西拉来 | 速效 | Sanofi | 欧洲 | 2013 |
| 利拉鲁肽 | 长效 | Novo Nordisk | 美国 | 2009 |
| 艾塞那肽长效缓释剂 | 长效 | Amylin | 美国 | 2012 |
| 阿必鲁泰 | 长效 | GSK | 美国 | 2014 |
| 度拉糖肽 | 长效 | Eli Lilly | 美国 | 2014 |
| Xultophy | 长效 | Novo Nordisk | 欧洲 | 2014 |

（1）速效 GLP-1 受体激动药：艾塞那肽是首个上市的 GLP-1 受体速效激动药，由 Amylin 和 Lilly 公司联合开发。1992 年，J Eng 等首次在蜥蜴毒中发现 exendin-4，exendin-4 与 GLP-1 的同源性超过 50%，并能够在显著激活 GLP-1 受体的同时不被 DPP-4 识别和降解。Ⅲ期临床试验数据显示，艾塞那肽单独用药或者与其他口服降糖药物联合应用均可有效降低体重（2～3kg），降低随机和空腹血糖，降低糖化血红蛋白水平（10μg，每天用药 2 次，糖化血红蛋白可降低 0.8%～1.5%）。美国 FDA 于 2005 年 4 月批准艾塞那肽用于治疗 2 型糖尿病[90, 91]。

利西拉来（lixisenatide）是基于艾塞那肽改造的 GLP-1 受体速效激动药，由 Sanofi 公司开发。利西拉来和艾塞那肽最大的区别在于艾塞那肽的 C 端 Phe-Ser 被 7 个氨基酸（Ser 和 6 个 Lys 取代）。在临床前研究中发现，利西拉来能够显著抑制胃排空速度，进而影响口服葡萄糖吸收；与艾塞那肽相似，利西拉来能够明显降低餐后血糖，并可以剂量依赖性降低血浆胰岛素水平。利西拉来于 2013 年在欧洲和日本上市，2016 年 7 月被 FDA 批准在美国上市[92]。

（2）长效 GLP-1 受体激动药：该药在用药期间，血药浓度保持稳定，目前已上市的长效 GLP-1 受体激动药包括阿必鲁肽（albiglutide，GSK）、多拉鲁肽（dulaglutide，Lilly）、艾塞那肽长效缓释剂（exenatide-LAR）、利拉鲁肽（liraglutide，Novonordisk）。与速效 GLP-1 受体激动药相比较，长效激动剂具有更好的血糖控制能力；血浆中持续高浓度的 GLP-1 受体激动药对患者糖化血红蛋白水平的降低效果更佳；由于长效激动剂的血药浓度持续维持在高浓度水平，容易出现胃肠道耐受现象，从而减少其对胃排空速度的影响，减少恶心等副作用的发生。

利拉鲁肽与内源性 GLP-1 的同源性高达 97%。和 GLP-1 相比，利拉鲁肽具有如下特点：N 端第 34 位 Lys 突变为 Arg；在 26 位 Lys 上偶联一个 16C 的游离脂肪酸，脂肪酸的引入可以使利拉鲁肽与血浆白蛋白形成非共价结合，保持游离血药浓度在 1%～2%（半衰期为 10～14h）。Ⅲ期临床研究显示，利拉鲁肽可以显著降低空腹和随机血糖，血浆糖化血红蛋白下降 1.1%～1.8%，利拉鲁肽可以增加血浆胰岛素水平并改善胰岛 B 细胞功能，而消化系统不良反应（如恶心、呕吐、腹泻等）明显较温和、持续时间较短（20%～40%患者用药后会出现恶心现象，用药 4～8 周可以恢复；5%～10%用药后出现呕吐症状）。2009 年 7 月和 2010 年 1 月利拉鲁肽分别被欧洲和美国批准用于治疗 2 型糖尿病；2014 年 12 月和 2015 年 1 月利拉鲁肽分别被美国和欧盟批准用于抗肥胖药物[体重指数（BMI）＞30，或者 BMI＞27 并符合至少一项肥胖指征][93, 94]。

**2. DPP-4 抑制剂**　　DPP-4 是一个分子质量为 110kDa 的跨膜糖蛋白，由 766 个氨基酸组成，广泛表达于肝、肾、肺、肠道刷状缘细胞膜、淋巴细胞及上皮细胞等。DPP-4 是一种多功能蛋白水解酶，能特异性识别 N 端第 2 位是脯氨酸或丙氨酸的多肽类底物如 GLP-1 和 GIP-1，使其转化成无活性的代谢产物。因此，抑制体内 DPP-4 活性，可增加内源性 GLP-1 水平，从而增强肠促胰岛素分泌作用，并延长活性肠促胰岛素的葡萄糖调节作用[86]。目前上市的 DPP-4 抑制剂根据药物代谢特点，主要有速效性 DPP-4 抑制剂和长效 DPP-4 抑制剂。

（1）速效 DPP-4 抑制剂

1）西格列汀：2006 年，Merck Sharp&Dohme 公司研发的西他列汀是第一个上市的 DPP-4 抑制剂，2010 年西他列汀获得 CFDA 批准在中国上市，商品名为捷诺维[95]。其体外 $IC_{50}$ 值为 18nmol/L，人体口服生物利用度高达 87%[96, 97]。临床研究发现，2 型糖尿病患者分别服用西格列汀 25mg、200mg 和安慰剂，24h 后血浆 DPP-4 活性分别被抑制 68.1%、91.4%和 2.1%。西他列汀联合二甲双胍治疗可使 2 型糖尿病患者糖化血红蛋白降低 2.4%。Katsuyama 等研究进一步发现西格列汀在降低血糖和糖化血红蛋白的同时，还能够减轻患者体重[98, 99]。

2）维格列汀：是 2007 年欧盟批准上市的 DPP-4 抑制剂。其体外抑制 DPP-4 的 $IC_{50}$ 值为 35nmol/L[100]，人体口服生物利用度高于 85%[101]。Godoy 等研究发现应用维格列汀 12 周后，糖化血红蛋白平均水平由治疗前（8.3%±1.4%）下降到（7.2%±1.1%），且低血糖事件发生较少，未观察到体重的明显变化[101, 102]。

3）沙格列汀：是由 Bristol-Myers Squibb 公司和 Astra Zeneca 公司联合开发的，于 2011 年美国上市，其体外抑制 DPP-4 的 $IC_{50}$ 值为 0.5nmol/L，人体口服生物利用度可达 67%[103, 104]。临床研究发现，2 型糖尿病患者分别服用沙格列汀 2.5mg 和 400mg 后，24h 血浆 DPP-4 活性分别被抑制 50%和 79%，且日剂量在 150mg 以上时抑制作用最强。近期一项旨在评价沙格列汀在老年患者中安全性和有效性的 SABOR-TIMI 53 试验表明沙格列汀能够有效地降低糖化血红蛋白水平，而不良事件发生率却和安慰剂组相近[105]。沙格列汀不经肾脏代谢，适用于肾功能不全患者，在慢性肾脏病（CKD）4 期以内人群中使用时无须减量。

4）阿格列汀：最初由 Syrrx 公司合成，其体外抑制 DPP-4 活性的 $IC_{50}$ 值为 0.5nmol/L，人体口服生物利用度达到 70%[106]。阿格列汀后续研发由 Takeda 公司完成，于 2010 年在日本上市。Bron 等研究发现阿格列汀治疗 52 周后，糖化血红蛋白降至 7.0%以下；与格列吡嗪组相比，阿格列汀组未出现低血糖事件，但体重增加事件的比例明显增加[107]。

5）利格列汀：是由 Berlin Yin Kahan 公司设计合成的 DPP-4 抑制剂，后期由 Berlin Yin Khan 公司和 Lilly 公司共同研发并于 2011 年美国上市。利格列汀人体口服生物利用度与其他药物相比较低，但该药的 DPP-4 抑制活性较强，$IC_{50}$ 达到 1nmol/L[108]。一项多国家参与、持续 24 周的随机临床试验发现与安慰剂组（0.14%）相比，利格列汀组的糖化血红蛋白下降更加明显（0.66%），表明利格列汀能够安全有效地控制 2 型糖尿病患者的血糖水平[109, 110]。

6）吉格列汀（gemigliptin）：是由 LG Life Sciences 公司研发的 DPP-4 抑制剂，结构类似于上市药物西格列汀，体外抑制 DPP-4 活性 $IC_{50}$ 为 16nmol/L，在大鼠、犬和猴子的口服生物利用度分别可达到 94%、73%和 26%[111]。一项随机、双盲、安慰剂对照的平行试验发现吉格列汀抑制 DPP-4 活性在 80%以上的时间均超过 24h[112]。该药于 2012 年在韩国上市。

7）替格列汀（teneligliptin）：是由 Mitsubishi Tanabe Pharma 公司研发、于 2012 年在日本上市的 DPP-4 抑制剂，其抑制 DPP-4 活性的 $IC_{50}$ 为 0.37nmol/L。大鼠和猴的生物利用度为 44%[113]。一项 16 周随机、双盲安慰剂对照试验表明替格列汀组相比安慰剂组，糖化血红蛋白和随机血糖的平均水平分别下降 0.78%和 1.24mmol/L，不良反应发生率两组相近[114]。

8）阿拉格列汀（anagliptin）：是由 Sanwa Kagaku Kenkyusho 公司与 Kowa 公司共同研发的 DPP-4 抑制剂，于 2012 年在日本上市。阿拉格列汀体外抑制 DPP-4 活性的 $IC_{50}$ 为 3.8nmol/L，犬的口服生物利用度接近 100%[115]。临床试验结果表明，阿拉格列汀单药（200mg、400mg）治疗 12 周可使糖化血红蛋白水平分别下降 0.66%和 0.75%，提示该药具有高效的降低血糖作用[116]。

（2）长效 DPP-4 抑制剂：2015 年 3 月，全球首个每周口服 1 次的降糖药曲格列汀获日本卫生劳动福利部批准用于 2 型糖尿病的治疗，该药由 Takeda 公司和 Furiex 公司共同研发。Ⅱ期临床试验结果显示曲格列汀每周给药 1 次（剂量分别为 12.5mg、25mg、50mg、100mg），能够有效控制 2 型糖尿病患者血糖水平（12 周后，各组平均糖化血红蛋白水平分别下降 0.37%、0.32%、0.42%和 0.54%，安慰剂组下降 0.35%），且低血糖事件发生率低，耐受性好[117]。同年 9 月，Merck Sharp&dohme 公司的超长效 DPP-4 抑制剂奥格列汀也于日本上市。

# 三、基于 GLP-1 在心血管方面的保护作用

20 世纪 90 年代以来，从 GLP-1 的发现、分泌及生理功能到 GLP-1 的降解、调控机制等方面，科学家们做了大量的工作，并最终实现基于 GLP-1 调节的药物应用于糖尿病的治疗。起初研究人员针对 GLP-1 对胰岛 B 细胞胰岛素的分泌调节及 GLP-1 的稳定性特点，开发出多种 DPP-4 抑制剂、GLP-1 受体激动药等目前在临床上使用的抗 2 型糖尿病药物。随着 GLP-1 受体激动药的临床应用，越来越多的研究发现，除了调节机体糖代谢，GLP-1 还能够发挥多种生理功能，如心血管功能调节、神经系统功能调节、肾脏功能调节等。

（一）GLP-1 的心血管作用概述与可能的作用机制

多项研究发现 GLP-1 对心血管系统的多个方面具有保护作用，如减小代谢性心血管疾病风险因子，调节血压，改善血管功能，减少动脉粥样硬化，促进血管生成和减弱不良心脏重塑等[118, 119]。

人源 GLP-1 受体属于 B 家族 GPCR 成员，由 463 个氨基酸组成（约 63kDa），广泛分布于胰腺、肺、大脑、胃肠道、心脏、肾脏、肝等组织。新分泌的 GLP-1 进入体循环后与

GLP-1 受体特异性结合，在不同组织及细胞上发挥不同的生理功能。例如，在血压调节方面，GLP-1 受体激动药如利拉鲁肽或艾塞那肽激活心房心肌细胞 GLP-1 受体后，促进 cAMP 含量增加，进而促进 Epac2 膜易位，然后其介导心房钠尿肽（ANP）从大密度核心囊泡（LDCV）释放。ANP 诱导 cGMP 介导的平滑肌松弛，促进尿钠排泄，导致血压降低。在心脏保护方面，心力衰竭的动物模型研究发现，一些信号通路可能介导了 GLP-1 的心肌保护功能，包括 cAMP-PKA、PI3K-Akt、p44-p42MAPK、ERK1/2 等。在血管生成方面，GLP-1 受体激活后，通过下游 eNOS、PKA、PI3K-Akt 等信号的活化促进血管生成；另外，Akt、Src、PKC 信号通路也参与其中[118, 119]。

### （二）GLP-1 受体激动药与 DPP-4 抑制剂的心血管事件获益

作为新一类降糖药物，GLP-1 受体激动药的心血管保护作用日益受到重视。研究发现，对于肥胖和糖尿病前期患者，GLP-1 受体激动药艾塞那肽在改善血管内皮功能、炎症因子及氧化应激标志物、血管活化等方面，作用与二甲双胍相当。研究人员认为，GLP-1 受体激动药改善血管内皮功能可能发生于摄食后，特别是高脂饮食。

一项关于糖尿病患者接受艾塞那肽和其他降糖治疗的回顾性分析显示，GLP-1 受体激动药可降低 19% 的主要心脑血管不良事件（major adverse cardiovascular and cerebrovascular event，MACCE）的发生率和 12% 的心血管住院率。2016 年公布的利拉鲁肽的心血管结局（LEADER）研究结论，发现利拉鲁肽治疗组患者的主要负荷终点（心血管死亡、非致死性心肌梗死与非致死性脑卒中）发生率显著低于对照组，这一研究使得利拉鲁肽成为继钠-葡萄糖共转运蛋白（SGLT）2 抑制剂恩格列净（EMPA-REG 研究）之后被大规模随机化临床试验证实能够产生心血管获益的降糖药物。

临床前研究及部分探索型临床研究显示，DPP-4 抑制剂能改善 2 型糖尿病的多重心血管危险因素：改善血糖控制，不增加体重，可能在一定程度上降低血压，改善餐后血脂，降低炎症标志物，减少氧化应激，改善内皮功能和降低血小板聚集。但是这些临床和临床前的研究对心血管系统的部分有益影响是源于高血糖改善还是药物直接保护，目前还没有明确的定论[120-124]。

目前，已经结束的 DPP-4 抑制剂相关大型心血管的重点研究主要有三项，即 SAVOR-TIMI53（沙格列汀）、EXAMINE（阿格列汀）和 TECOS（西格列汀）。三项大型的 DPP-4 抑制剂心血管终点研究较为一致地认为在常规治疗基础上加用 DPP-4 抑制剂不增加 2 型糖尿病心血管不良事件，但是无明显的治疗效果。由于目前完成的心血管风险评估研究的中位随访时间为 1.5～3.0 年，所以目前的研究结果不能确定在 DPP-4 抑制剂治疗更长时间或伴发疾病更严重时，是否能带来心血管方面的进一步获益或者导致风险增加。

# 四、小　　结

2 型糖尿病是一种复杂的、不断进展的代谢性疾病，在控制血糖的同时，还需控制其相关的大血管和微血管并发症。心血管疾病是 2 型糖尿病患者的主要死因。2008 年，美国 FDA 发布了降糖新药与心血管风险评估指导，明确要求所有申请上市的降糖药物必须进行心血管风险评估研究。

在 2 型糖尿病患者中应用 GLP-1 受体激动剂和 DPP-4 抑制剂，可有效降糖，且安全性和耐受性良好，不增加体重或可减轻体重，极少出现低血糖和严重不良反应。GLP-1 受体激动药作为新型降糖药，临床和基础研究证据表明其可为 2 型糖尿病患者的心血管疾病带来临床获益；DPP-4 抑制剂虽然在基础研究中证实有部分改善心血管的效果，但在几项大型的临床试验中，均未观察到临床获益，但在合并明确心血管疾病的 2 型糖尿病患者中，在常规治疗基础上加用 DPP-4 抑制剂并不增加主要心血管不良事件的发生率。

## 第七节　钠-葡萄糖共转运蛋白抑制剂

肾脏是人体重要的排泄和滤过器官，对体内电解质和酸碱平衡等有着无可取代的调节作用。在正常人体中，肾脏主要以葡萄糖氧化利用、糖异生（占整体的 10%）及葡萄糖重吸收这 3 条途径参与调节体内血糖的平衡。人体血液中 99% 的葡萄糖都经肾小球滤过，几乎全部（正常人每天约 180g，糖尿病患者较多）在近曲小管被重吸收再重新进入体内循环[125]，其中钠-葡萄糖共转运蛋白（SGLT）2 参与 90% 以上葡萄糖的重吸收，所以 SGLT2 介导的葡萄糖重吸收在维持人体血糖稳定中起关键作用。

主要在肾脏表达的 SGLT2 在维持人体血糖稳定中起关键作用。SGLT2 抑制剂可特异性抑制葡萄糖在肾小管的重吸收，促进葡萄糖通过尿液排出，从而达到降糖效果；SGLT2 抑制剂还可促进体重下降，间接改善肥胖症状。

# 一、钠-葡萄糖共转运蛋白

SGLT 蛋白由溶质载体基因（SLC）家族的 SLC5A 基因编码，SGLT1 和 SGLT2 均属于 SLC5A 基因家族编码的蛋白。编码 SGLT2 的基因位于染色体 16p11.2，是最早被发现的 SGLT 家族成员[126]。SGLT2 主要特异性地表达于肾近曲小管前 S1 节段细胞的顶端膜上，在胰岛、肝脏和小脑等组织也有极少量表达（图 23-2）。SGLT2 大小约 75kDa，具有 14 个跨膜结构域，被高度糖基化，是一种低亲和力（$K_m$=2mmol/L）和高容量的钠-葡萄糖转运蛋白，继发性主动转运葡萄糖，即依赖 $Na^+$ 的电化学梯度，将肾小管原尿中的葡萄糖以 1:1 的形式转运到肾小管内皮细胞，进入肾小管内皮细胞的葡萄糖借助基底膜侧的葡萄糖转运体 2（GLUT2）转运入血，完成肾小管原尿中的葡萄糖重吸收过程[127, 128]（图 23-2）。

编码人源 SGLT1 的基因位于染色体 22q13.1，人源 SGLT1 蛋白由 664 个氨基酸残基组成，与 SGLT2 序列具有 59% 的同源性，同属于跨膜蛋白，也有 14 个跨膜螺旋结构，且 N 端和 C 端均朝向细胞外液，可将钠和 D-葡萄糖或 D-半乳糖以 2:1 的比例进行转运，有较高的亲和力（$K_m$=0.4mmol/L），但是转运容量较低[127]。SGLT1 主要表达于小肠和肾脏，少量表达于心脏和气管。SGLT1 表达于小肠的刷状缘，主要负责肠道葡萄糖和半乳糖的主动转运；在肾脏中（图 23-2），SGLT1 表达于肾近曲小管的 S3 段，主要负责肾脏剩余 10% 葡萄糖的重吸收[129]。

SGLT 的两种亚型因为组织分布的差异及对肾小管葡萄糖重吸收的贡献差异，目前已经上市的促尿糖排出类降糖药物均为高选择性的 SGLT2 抑制剂，非选择性抑制剂仍处于临床试验阶段。

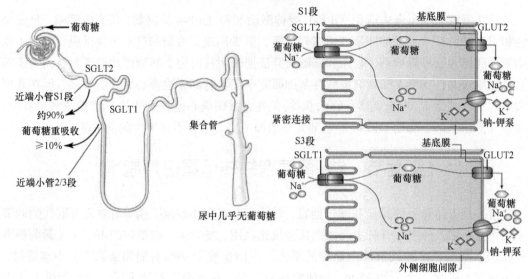

图 23-2　SGLT1 及 SGLT2 在肾脏中的生理功能[128]

# 二、SGLT2 抑制剂

目前已有 6 种化学单品上市(表 23-2)。自阿斯利康和百时美施贵宝联合研发的 SGLT2 抑制剂达格列净于 2012 年 11 月在欧盟上市后，SGLT2 抑制剂如雨后春笋般问世。强生公司的卡格列净于 2013 年 3 月由 FDA 批准上市，成为第一种 FDA 批准上市的 SGLT2 抑制剂。达格列净与礼来公司的恩格列净分别于 2014 年 1 月和 8 月由 FDA 批准上市。日本研发的托格列净、伊格列净和鲁格列净也都在 2014 年于日本上市。

表 23-2　国内外新型降糖药物 SGLT2 抑制剂的获批信息

| 通用名 | 商品名或别名 | 原研厂商 | 获批状态 |
|---|---|---|---|
| 达格列净 | Forxiga™（欧盟） | 阿斯利康&百时美施贵宝 | 欧洲，2012 年 11 月 |
| | Farxiga™（美国） | | 美国，2014 年 1 月 |
| | | | 中国，2017 年 3 月 |
| 卡格列净 | Invokana™ | 强生&三菱田边制药 | 美国，2013 年 3 月 |
| | | | 欧洲，2013 年 11 月 |
| 恩格列净 | Jardiance | 勃林格殷格翰&礼来 | 美国，2014 年 8 月 |
| | | | 欧洲，2014 年 5 月 |
| 伊格列净 | Suglat™（スーグラ） | 安斯泰来&日本寿制药&默沙东 | 日本，2014 年 1 月 |
| 鲁格列净 | Lusefi | 诺华&大正制药 | 日本，2014 年 5 月 |
| 托格列净 | Deberza | 日本中外制药&赛诺菲&兴和制药 | 日本，2014 年 5 月 |

（1）达格列净（dapagliflozin, Forxiga）：是第一种成功上市的 SGLT2 抑制剂，临床推荐起始剂量是 5mg 每日 1 次，早晨服用，不受进食影响，耐受者可增加至 10mg 每日 1 次。肾功能评估，如估算的肾小球滤过率（eGFR）低于 60ml/（min·1.73m$^2$）建议不要服用（Forxiga 药品说明书）。单用或者与二甲双胍联用均可显著降低患者糖化血红蛋白（HbA1c）水平[130]。达格列净与二甲双胍联用可明显降低 HbAc1 和空腹血糖水平，优于二甲双胍单用，且体重明显下降。达格列净–二甲双胍复合剂型在 2014 年作为抗糖尿病药物上市，与

格列美脲合用治疗 2 型糖尿病时 48 周内可维持血糖稳定且患者体重减低[131]。达格列净、沙格列汀与二甲双胍的三联疗法用于沙格列汀和速释二甲双胍联合治疗仍未能充分控制血糖水平的 2 型糖尿病患者，其Ⅲ期临床数据显示，患者血糖水平和 HbA1c 显著下降。在应用胰岛素但血糖控制较差的 2 型糖尿病患者中，加用达格列净治疗 104 周可显著改善血糖，稳定胰岛素用量，减轻体重，而不增加严重低血糖事件风险，但泌尿生殖道感染发生率较高。

（2）卡格列净（canagliflozin, Invokana）：是第一种由 FDA 批准上市的 SGLT2 抑制剂。临床推荐剂量为每日 100mg 或 300mg，eGFR 低于 60ml/（min·1.73m²）时不推荐使用（Invokana 药品说明书）。可显著降低餐后血糖和体重，与二甲双胍、磺酰脲类药物（如格列美脲）、吡格列酮中的 1 种或 2 种药物合用能明显降低糖尿病患者的 HbA1c 水平、空腹血糖、餐后血糖及体重[132]。

（3）恩格列净（empagliflozin, Jardiance）：由勃林格殷格翰和礼来共同研发，该药单用及联合其他抗 2 型糖尿病药物（包括二甲双胍、磺酰脲类、吡格列酮及胰岛素）均可有效降低和控制患者血糖水平。另外，恩格列净在心血管终点试验中被证实可降低心血管风险[133]，在糖尿病新药研究中具有划时代意义。

该药为口服片剂，每片含 10mg 或 25mg 恩格列净。推荐每日 1 次，每次 10mg，按患者情况可增至 25mg，早晨伴随有或无食物服用。患者肾脏 eGFR 低于 45ml/（min·1.73m²）禁用此药，eGFR 下降持续低于 45ml/（min·1.73m²）终止服用此药。禁用于治疗严重肾功能受损、终末期肾病或正在接受透析的患者，也不可用于患有糖尿病酮症酸中毒和 1 型糖尿病的患者。最常见副作用是生殖系统感染（女性）和泌尿道感染。该药治疗还可引起脱水及低血压，伴惊厥和（或）虚弱，以及肾功能下降。

（4）伊格列净、鲁格列净及托格列净：均由日本医药公司研发并于 2014 年上半年先后由医药品医疗器械综合机构（PMDA）批准在日本本土上市。

伊格列净（ipragliflozin, Suglat®）由安斯泰来、日本寿制药公司及默沙东联合开发，口服片剂，每片含 25mg 或 50mg 伊格列净。临床推荐剂量为 50mg，每日 1 次，若效果不充分，可增至 100mg。伊格列净作为单药疗法与其他药物（6 种）联合用药的疗效和安全性，已在一项关键性Ⅲ期试验及数项临床试验中得到证实[134]。

鲁格列净（luseogliflozin, Lusefi®）由诺华和正大制药联合开发，口服片剂，每片含 2.5mg 或 5mg 鲁格列净，推荐剂量为 2.5mg，每日 1 次，可按情况适当增至 5mg，早餐前或后服用。

托格列净（tofogliflozin）[135]由日本中外制药、赛诺菲和兴和制药共同研发，分别以商品名 Deberza 和 Apleway 销售。Deberza 为口服片剂，每片含 20mg 托格列净。推荐使用剂量为每日 1 次，每次 20mg。托格列净单用患者的空腹血糖和体重较安慰剂组均有显著性降低；与二甲双胍联用，不影响托格列净的药效，也不增加明显的副作用。

SGLT2 抑制类降糖药物研发仍在如火如荼地进行，多种 SGLT2 抑制剂已进入临床和临床前实验。辉瑞和默克共同研发的 eryugliflozin 和 Lexicon 的索格列净（sotagliflozin）已处于临床Ⅲ期试验，Biohaven 与 Kissei 共同研发的瑞格列净（remogliflozin）和 Novartis 的 LIK066 已进入临床Ⅱ期试验。在国内，中国恒瑞医药的恒格列净（henagliflozin）在 2013 年获得中国食品药品监督管理总局（CFDA）的临床试验批准许可，山东轩竹医药的加格列净、上海艾力斯医药的艾格列净、天津药物研究院的泰格列净和广东东阳光的荣格列净也都先后获得临床试验批准许可。

# 三、SGLT2 抑制剂与心血管

2016 年 6 月 28 日,FDA 咨询委员会以 12：11 的投票结果支持将 EMPA-REGOUTCOME 研究的相关数据写进恩格列净的药品标签,意味着恩格列净的心血管获益已经基本获得 FDA 的认可。2016 年 9 月召开的欧洲糖尿病研究协会（EASD）年会上公布的 EMPA-REGOUTCOME 研究结果显示,在伴有高风险心血管事件的 2 型糖尿病成人患者中,与安慰剂+标准护理相比,恩格列净+标准护理可显著降低心血管死亡、非致死性心肌梗死和非致死性脑卒中复合终点发生率达 14%,其中心血管死亡降低 38%,心力衰竭住院率降低 35%[136]。由此,恩格列净成为第一个在心血管终点试验中被证实可降低心血管风险的降糖药,该研究被众多学界人士称为继 UKPDS 后的又一里程碑式研究。值得期待的是,针对达格列净的 DECLARE[137]研究是目前规模最大的糖尿病患者心血管一级和二级预防研究,是唯一一项纳入中国大陆人群的研究,因此,DECLARE 研究也尤其值得我们关注。

随着对药理、药效、作用机制的深入研究,发现 SGLT2 抑制剂不同于改善糖脂代谢通路（增加胰岛素释放、改善胰岛素敏感性等）的降糖药物,只是将患者体内多余的糖分排出,故发生低血糖的概率较低,而低血糖的发生与心血管事件增加密切相关[138, 139]。更为重要的是,除持久控制血糖外,SGLT2 抑制剂还被证实可改善多种心血管危险因素（如肾脏对葡萄糖重吸收减少、尿糖排泄增加,可导致能量负平衡、体重减轻;药物可降低血压,原因尚不完全明确,可能与适度利尿、减轻体重和潜在排钠作用有关;此外,此类药物还可改善血脂等[140-142]）,这些可能是其降低心血管死亡风险的重要原因。由上述机制可见,降低心血管死亡风险可能是 SGLT2 抑制剂的基本效应,期待其他 SGLT2 抑制剂也有与恩格列净的类似效应。2 型糖尿病患者存在多重心血管危险因素,能在降糖治疗的同时减少心血管风险因素并改善心血管终点事件,这无疑成为 SGLT2 抑制剂的一大优势。

# 参 考 文 献

[1] Marshall S. Role of insulin, adipocyte hormones, and nutrient-sensing pathways in regulating fuel metabolism and energy homeostasis: a nutritional perspective of diabetes, obesity, and cancer. Sci STKE, 2006, 2006 (346): re7.

[2] 洪汀, 朱大龙. 胰岛素的研发进展. 中国医学前沿杂志（电子版）, 2016, 8 (4): 6-10.

[3] 母义明, 赵家军, 朱大龙, 等. 人胰岛素和动物胰岛素的临床使用专家意见. 药品评价, 2014, (15): 8-10.

[4] 赵秀贞, 刘彦娥, 郭洪山. 胰岛素类药物的进展与未来. 职业与健康, 2001, 17 (2): 16-17.

[5] Polonsky K, Jaspan J, Pugh W, et al. Metabolism of C-peptide in the dog. In vivo demonstration of the absence of hepatic extraction. J Clin Invest, 1983, 72: 1114-1123.

[6] Rabkin R, Ryan MP, Duckworth WC. The renal metabolism of insulin. Diabetologia, 1984, 27: 351-357.

[7] Iliadis F, Kadoglou N, Didangelos T. Insulin and the heart. Diabetes Res Clin Pract, 2011, 93: S86-S91.

[8] Bertrand L, Horman S, Beauloye C, et al. Insulin signalling in the heart. Cardiovasc Res, 2008, 79: 238-248.

[9] Stratton IM, Adler AI, Neil HAW, et al. Association of glycaemia with macrovascular and microvascular complications of type 2 diabetes (UKPDS 35): prospective observational study. BMJ, 2000, 321: 405-412.

[10] Chen WJY, Diamant M, De Boer K, et al. Effects of exenatide on cardiac function, perfusion, and energetics in type 2 diabetic patients with cardiomyopathy: a randomized controlled trial against insulin glargine. J Am Coll Cardiol, 2016, 67: 1352.

[11] Kim-Chang JJ, Lugar PL. An unusual presentation of cutaneous leukocytoclastic vasculitis to subcutaneous but not IV insulin in a patient with common variable immunodeficiency (CVID), Type I DM (T1D), and autoimmune enteropathy (AIE). J Allergy

Clin Immunol, 2016, 137: AB19.

[12] Kao J, Tobis J, Mcclelland RL, et al. Relation of metformin treatment to clinical events in diabetic patients undergoing percutaneous intervention. Am J Cardiol, 2004, 93: 1347-1350.

[13] Chaudhury A, Duvoor C, Reddy Dendi VS, et al. Clinical review of antidiabetic drugs: implications for type 2 diabetes mellitus management. Front Endocrinol (Lausanne), 2017, 8: 6.

[14] 王军生. 磺酰脲类降糖药不良反应研究分析. 中国卫生标准管理, 2015, 6 (21): 89-90.

[15] Zanchi A, Lehmann R, Philippe J. Antidiabetic drugs and kidney disease--recommendations of the Swiss Society for Endocrinology and Diabetology. Swiss Med Wkly, 2012, 142: w13629.

[16] 衣淑珍. 磺酰脲类降糖药进展. 药学实践杂志, 1993, (2): 101-104.

[17] 杨杰. 口服降糖药的分类使用和临床应用评价. 中外医疗, 2012, 31 (22): 190-192.

[18] 杨冬梅, 程景, 丁伯平, 等. 磺酰脲类降糖药在治疗Ⅱ型糖尿病中的作用. 医学理论与实践, 2014, (9): 1144-1145.

[19] 仇媛媛, 丛丽. 格列奈类药物在肥胖 2 型糖尿病治疗中的系统评价. 药品评价, 2013, (9): 33-35.

[20] 田勃, 洪天配. 从指南的变迁谈格列奈类药物在 2 型糖尿病的治疗地位. 药品评价, 2015, (13): 8-11.

[21] 金晶, 叶菲. 新型餐后血糖调节剂——格列奈类药物的研究进展. 国际药学研究杂志, 34 (1): 44-47.

[22] 衡先培, 杨柳清, 翁苓. 格列奈类降糖药的临床应用. 中国乡村医药, 2006, 13 (10): 34-36.

[23] 滕香宇. 格列奈类促胰岛素分泌剂治疗 2 型糖尿病. 世界临床药物, 2005, 26 (12): 722-725.

[24] Guardado-Mendoza R, Prioletta A, Jimenez-Ceja LM, et al. The role of nateglinide and repaglinide, derivatives of meglitinide, in the treatment of type 2 diabetes mellitus. Arch Med Sci, 2013, 9 (5): 936-943.

[25] Konya H, Katsuno T, Tsunoda T, et al. Effects of combination therapy with mitiglinide and voglibose on postprandial plasma glucose in patients with type 2 diabetes mellitus. Diabetes Metab Syndr Obes, 2013, 6: 317-325.

[26] 舒画, 卢艳慧. 格列奈类降糖药治疗与心血管疾病: 利与弊. 实用糖尿病杂志, 2012, (4): 15-16.

[27] 中华医学会内分泌学分会. 中国成人 2 型糖尿病胰岛素促泌剂应用的专家共识. 中华内分泌代谢杂志, 2012, 28 (4): 261.

[28] Dornhorst A. Insulinotropic meglitinide analogues. Lancet, 2001, 358 (9294): 1709-1716.

[29] Blickle JF. Meglitinide analogues: a review of clinical data focused on recent trials. Diabetes Metab, 2006, 32 (2): 113-120.

[30] Sunaga Y, Gonoi T, Shibasaki T, et al. The effects of mitiglinide (KAD-1229), a new anti-diabetic drug, on ATP-sensitive K+ channels and insulin secretion: comparison with the sulfonylureas and nateglinide. Eur J Pharmacol, 2001, 431 (1): 119-125.

[31] 高赟, 田浩明. 格列奈类药物治疗 2 型糖尿病患者的心血管安全性评价. 药品评价, 2016, 18 (5): 42-45.

[32] Li Y, Xu L, Shen J, et al. Effects of short-term therapy with different insulin secretagogues on glucose metabolism, lipid parameters and oxidative stress in newly diagnosed Type 2 Diabetes Mellitus. Diabetes Res Clin Pract, 2010, 88 (1): 42-47.

[33] Albadarin F, Bell DS, O'Keefe JH. Reply: to PMID 22703861. Am J Cardiol, 2015, 115 (6): 852-853.

[34] Cobble ME, Frederich R. Saxagliptin for the treatment of type 2 diabetes mellitus: assessing cardiovascular data. Cardiovasc Diabetol, 2012, 11 (1): 1-8.

[35] Lipscombe L. ACP Journal Club. Review: Metformin reduces risk for CV mortality compared with other oral diabetes drugs or placebo in type 2 diabetes. Ann Intern Med, 2009, 150 (8): JC4-8.

[36] Kooy A, de Jager J, Lehert P, et al. Long-term effects of metformin on metabolism and microvascular and macrovascular disease in patients with type 2 diabetes mellitus. Arch Intern Med, 169 (6): 616-625.

[37] Lund SS, Tarnow L, Frandsen M, et al. Impact of metformin versus the prandial insulin secretagogue, repaglinide, on fasting and postprandial glucose and lipid responses in non-obese patients with type 2 diabetes. Eur J Endocrinol, 2008, 158 (1): 35-46.

[38] Mamputu JC, Wiernsperger NF, Renier G. Antiatherogenic properties of metformin: the experimental evidence. Diabetes Metab, 2003, 29 (4 Pt 2): 6S71-6S76.

[39] Wiernsperger NF. Metformin: intrinsic vasculoprotective properties. Diabetes Technol Ther, 2000, 2 (2): 259-272.

[40] Lebovitz HE. Insulin resistance--a common link between type 2 diabetes and cardiovascular disease. Diabetes Obes Metab, 2006, 8 (3): 237-249.

[41] Misra P, Chakrabarti R. The role of AMP kinase in diabetes. Indian J Med Res, 2007, 125 (3): 389-398.

[42] Baptista T, Martinez J, Lacruz A, et al. Metformin for prevention of weight gain and insulin resistance with olanzapine: a double-blind placebo-controlled trial. Can J Psychiatry, 2006, 51 (3): 192-196.

[43] Hattori Y, Suzuki K, Hattori S, et al. Metformin inhibits cytokine-induced nuclear factor kappaB activation via AMP-activated protein kinase activation in vascular endothelial cells. Hypertension, 2006, 47 (6): 1183-1188.

[44] Eguchi K, Tomizawa H, Ishikawa J, et al. Comparison of the effects of pioglitazone and metformin on insulin resistance and hormonal markers in patients with impaired glucose tolerance and early diabetes. Hypertens Res, 2007, 30 (1): 23-30.

[45] Gross B, Pawlak M, Lefebvre P, et al. 2016. PPARs in obesity-induced T2DM, dyslipidaemia and NAFLD. Nat Rev Endocrinol, 2016, 13 (1): 36-49.

[46] Evans RM，Barish GD，Wang YX. PPARs and the complex journey to obesity. Nat Med，2004，10（4）：355-361.

[47] Stoll G，Bendszus M. Inflammation and atherosclerosis-Novel insights into plaque formation and destabilization. Stroke，2006，37（7）：1923-1932.

[48] Soccio RE，Chen ER，Lazar MA. Thiazolidinediones and the promise of insulin sensitization in type 2 diabetes. Cell Metab，2014，20（4）：573-591.

[49] van Wijk JP，Rabelink TJ. Impact of thiazolidinedione therapy on atherogenesis. Curr Atheroscler Rep，2005，7（5）：369-374.

[50] Zahradka P，Wright B，Fuerst M，et al. Peroxisome proliferator-activated receptor alpha and gamma ligands differentially affect smooth muscle cell proliferation and migration. J Pharmacol Exp Ther，2006，317（2）：651-659.

[51] Ross R. Atherosclerosis is an inflammatory disease. Am Heart J，1999，138（5 Pt 2）：S419-S420.

[52] Sourij H，Zweiker R，Wascher TC. Effects of pioglitazone on endothelial function，insulin sensitivity，and glucose control in subjects with coronary artery disease and new-onset type 2 diabetes. Diabetes Care，2006，29（5）：1039-1045.

[53] Argmann CA，Sawyez CG，McNeil CJ，et al. Activation of peroxisome proliferator-activated receptor gamma and retinoid X receptor results in net depletion of cellular cholesteryl esters in macrophages exposed to oxidized lipoproteins. Arterioscler Thromb Vasc Biol，2003，23（3）：475-482.

[54] Jaswal JS，Keung W，Wang W，et al. Targeting fatty acid and carbohydrate oxidation - A novel therapeutic intervention in the ischemic and failing heart. Biochim Biophys Acta，2011，1813（7）：1333-1350.

[55] Hobson M J，Hake PW，O'Connor M，et al. Conditional deletion of cardiomyocyte peroxisome proliferator-activated receptor plus enhances myocardial ischemia- reperfusion injury in mice. Shock，2014，41（1）：40-47.

[56] Shen H，Oesterling E，Stromberg A，et al. Zinc deficiency induces vascular pro-inflammatory parameters associated with NF-kappaB and PPAR signaling. J Am Coll Nutr，2008，27（5）：577-587.

[57] Smeets PJ H，Planavila A，van der Vusse GJ，et al. Peroxisome proliferator-activated receptors and inflammation：take it to heart. Acta Physiol（Oxf），2007，191（3）：171-188.

[58] Marfella R，Portoghese M，Ferraraccio F，et al. Thiazolidinediones may contribute to the intramyocardial lipid accumulation in diabetic myocardium：effects on cardiac function. Heart，2009，95（12）：1020-1022.

[59] Hu Q，Chen J，Jiang C，et al. Effect of peroxisome proliferator-activated receptor gamma agonist on heart of rabbits with acute myocardial ischemia/reperfusion injury. Asian Pac J Trop Med，2014，7（4）：271-275.

[60] Wang H，Zhu QW，Ye P，et al. Pioglitazone attenuates myocardial ischemia-reperfusion injury via up-regulation of ERK and COX-2. Bioscience Trends，2012，6（6）：325-332.

[61] Cross TG，Scheeltoellner D，Henriquez NV，et al. Serine/threonine protein kinases and apoptosis. Exp Cell Res，2000，256（1）：34-41.

[62] Liu B，Liang G，Xu G，et al. Intervention of rosiglitazone on myocardium Glut-4 mRNA expression during ischemia-reperfusion injury in cardio-pulmonary bypass in dogs. Mol Cell Biochem，373（1-2）：279-284.

[63] Ledingham JM，Laverty R. Effects of glitazones on blood pressure and vascular structure in mesenteric resistance arteries and basilar artery from genetically hypertensive rats. Clin Exp Pharmacol Physiol，2005，32（11）：919-925.

[64] Dobrian AD，Schriver S D，Lynch T，et al. Effect of salt on hypertension and oxidative stress in a rat model of diet-induced obesity. Am J Physiol Renal Physiol，2003，285（4）：F619-F628.

[65] Sugawara A，Takeuchi K，Uruno A，et al. Transcriptional suppression of type 1 angiotensin Ⅱ receptor gene expression by peroxisome proliferator-activated receptor-gamma in vascular smooth muscle cells. Endocrinology，2001，142（7）：3125-3134.

[66] Benkirane K，Viel EC，Amiri F，et al. Peroxisome proliferator-activated receptor gamma regulates angiotensin Ⅱ-stimulated phosphatidylinositol 3-kinase and mitogen-activated protein kinase in blood vessels in vivo. Hypertension，2000，47（1）：102-108.

[67] Uruno A，Matsuda K，Noguchi N，et al. Peroxisome proliferator-activated receptor-gamma suppresses CYP11B2 expression and aldosterone production. J Mol Endocrinol，2011，46（1）：37-49.

[68] Tsai Y S，Xu L，Smithies O，et al. Genetic variations in peroxisome proliferator-activated receptor gamma expression affect blood pressure. Proc Natl Acad Sci U S A，2009，106（45）：19084-19089.

[69] Turner L W，Nartey D，Stafford RS，et al. Ambulatory treatment of type 2 diabetes in the US，1997-2012. Diabetes Care，2014，37（4）：985-992.

[70] Nissen S E，Wolski K. Effect of rosiglitazone on the risk of myocardial infarction and death from cardiovascular causes. N Engl J Med，2007，356（24）：2457-2471.

[71] Alemán-González-Duhart D，Tamay-Cach F，Álvarez-Almzán S，et al. Current advances in the biochemical and physiological aspects of the treatment of type 2 diabetes mellitus with thiazolidinediones. PPAR Res，2016，2016：7614270.

[72] Mahaffey KW，Hafley G，Dickerson S，et al. Results of a reevaluation of cardiovascular outcomes in the RECORD trial. Am Heart J，2013，166（2）：240-249 e1.

[73] Lopes RD，Dickerson S，Hafley G，et al. Methodology of a reevaluation of cardiovascular outcomes in the RECORD trial：study design and conduct. Am Heart J，2013，166（2）：208-216 e28.

[74] Kaundal R K，Sharma S S. Ameliorative effects of GW1929，a nonthiazolidinedione PPARgamma agonist，on inflammation and apoptosis in focal cerebral ischemic-reperfusion injury. Curr Neurovasc Res，2011，8（3）：236-245.

[75] Li PP，Shan S，Chen YT，et al. The PPARalpha/gamma dual agonist chiglitazar improves insulin resistance and dyslipidemia in MSG obese rats. Br J Pharmacol，2006，148（5）：610-618.

[76] Mahler RJ，Adler ML. Type 2 diabetes mellitus：update on diagnosis，pathophysiology，and treatment. J Clin Endocrinol Metab，1999，84：1165- 1171.

[77] UK Prospective Diabetes Study Group. Intensive blood-glucose control with sulphonylureas or insulin compared with conventional treatment and risk of complications in patients with type 2 diabetes. Lancet，1998，352：837-853.

[78] Eichler J，Lucka AW. Novel α-glucosidase inhibitors identified using multiple cyclic peptide combinatorial libraries. Mol Divers，2005，1：233-240.

[79] Balfour JA，McTavish D. Acarbose：an update of its pharmacology and therapeutic use in diabetes mellitus. Drugs，1993，46（6）：1025.

[80] 黄赵穗，周丽芳，黄胜立，等. 伏格列波糖对 2 型糖尿病降糖作用的临床观察. 中国医学院药学杂志，2000，20（9）：555.

[81] 中华医学糖尿病学分会. 中国 2 型糖尿病防治指南 2013 年版. 中国糖尿病杂志，2014，22（8）：2-41.

[82] Haffner SM. The importance of hyperglycaemia in the nonfasting state to the development of cardiovascular disease. Endocr Rev，1998，19：583- 592.

[83] Zimmerman BR. Preventing long term complications，implications for combination therapy with acarbose. Drugs，1992，44 suppl 3：54-59.

[84] Lorenz MW，Markus HS，Bots ML，et al. Prediction of clinical cardiovascular events with carotid intima-media thickness：a systematic review and meta-analysis. Circulation，2007，115（4）：459-467.

[85] Geng DF，Jin DM，Wu W，et al. Effect of alpha-glucosidase inhibitors on the progression of carotid intima-media thickness：a meta-analysis of randomized controlled trials. Atherosclerosis，2011，218（1）：214-219.

[86] Mulvihill EE，Drucker DJ. Pharmacology，physiology，and mechanisms of action of dipeptidyl peptidase-4 inhibitors. Endocr Rev，2014，35（6）：992-1019.

[87] Vilsb φ ll T，Agers φ H，Krarup T，et al. Similar elimination rates of glucagon-like peptide-1 in obese type 2 diabetic patients and healthy subjects. J Clin Endocrinol Metab，2003，88（1）：220-224.

[88] Nauck MA，Bartels E，Orskov C，et al. Additive insulinotropic effects of exogenous synthetic human gastric inhibitory polypeptide and glucagon-like peptide-1-（7-36）amide infused at near-physiological insulinotropic hormone and glucose concentrations. J Clin Endocrinol Metab，1993，76（4）：912-917.

[89] Trujillo JM，Nuffer W，Ellis SL. GLP-1 receptor agonists：a review of head-to-head clinical studies. Ther Adv Endocrinol Metab，2015，6（1）：19-28.

[90] Eng J，Kleinman WA，Singh L，et al. Isolation and characterization of exendin-4，an exendin-3 analogue，from Heloderma suspectum venom. Further evidence for an exendin receptor on dispersed acini from guinea pig pancreas. J Biol Chem，1992，267（11）：7402-7405.

[91] Heine RJ，Van Gaal LF，Johns D，et al. Exenatide versus insulin glargine in patients with suboptimally controlled type 2 diabetes：a randomized trial. Ann Intern Med，2005，143（8）：559-569.

[92] Werner U，Haschke G，Herling AW，et al. Pharmacological profile of lixisenatide: a new GLP-1 receptor agonist for the treatment of type 2 diabetes. Regul Pept，2010，164（2-3）：58-64.

[93] Knudsen LB，Nielsen PF，Huusfeldt PO，et al. Potent derivatives of glucagon-like peptide-1 with pharmacokinetic properties suitable for once daily administration. J Med Chem，2000，43（9）：1664-1669.

[94] Clements JN，Shealy KM. Liraglutide：an injectable option for the management of obesity. Ann Pharmacother，2015，49（8）：938-944.

[95] Jodar E. Characteristics and types of GLP-1 receptor agonists. An opportunity for individualized therapy. Med Clin( Barc )，2014，143 Suppl 2：12-17.

[96] Edmondson SD，Fisher MH，Kim D，et al. Beta-aminotetrahydroimidazo（1，2-A）pyrazines and tetrahydrotriazolo（4，3-A）pyrazines as dipeptidyl petidase inhibitors for the treatment or prevention of diabetes. 2003，Wo 2003/004498.

[97] Zerilli T，Pyon EY. Sitagliptin phosphate：a DPP-4 inhibitor for thetreatment of type 2 diabetes mellitus. Clin Ther，2007，29（12）：2614-2634.

[98] Katsuyama H，Adachi H，Hamasaki H，et al. Effects of 6-month sitagliptin treatment on metabolic parameters in diabetic patients taking oral glucocorticoids: a retrospective chort study. J Clin Med Res，2015，7（6）：479-484.

[99] Reasner C，Olansky L，Seck TL，et al. The effect of initial therapy with the fixed-dose combination of sitagliptin and metformin compared with metformin monotherapy in patients with type 2 diabetes mellitus. Diabetes Obes Metab，2011，13（7）：644.

[100] Coutts SJ，Kelly TA，Snow RJ，et al. Structure–activity relationships of boronic acid inhibitors of dipeptidyl peptidase IV. 1. variation of the P2 position of Xaa-boroPro dipeptides. J Med Chem，1996，39（10）：2087-2094.

[101] Baetta DR，Corsini A. Pharmacology of dipeptidyl peptidase-4 inhibitors. Drugs，2011，71（11）：1441-1467.

[102] Godoy JG，Gutiérrez V，Montecinos M，et al. Safety and efficacy of Vildagliptin in real life Chilean diabetic patients. Revista Médica De Chile，2015，143（1）：63-68.

[103] Robl JA，Sulsky RB，Augeri DJ，et al, Cyclopropyl-fused pyrrolidine-based inhibitors of dipeptidyl peptidase Ⅳ，method of preparation，and their use. 2001，PAT-NZ520821.

[104] Kania DS，Gonzalvo JD，Weber ZA. Saxagliptin：a clinical review in the treatment of type 2 diabetes mellitus. Clin Ther，2011，33（8）：1005-1022.

[105] Leiter LA，Teoh H，Braunwald E，et al. Efficacy and safety of saxagliptin in older participants in the SAVOR-TIMI 53 trial. Diabetes Care，2015，38（6）：1145.

[106] Capuano A，Sportiello L，Maiorino MI，et al. Dipeptidyl peptidase-4 inhibitors in type 2 diabetes therapy—focus on alogliptin. Drug Des Devel Ther，2013，7（default）：989.

[107] Bron M，Wilson C，Fleck P. A post hoc analysis of HbA1c，hypoglycemia，and weight change outcomes with alogliptin vs glipizide in older patients with type 2 diabetes. Diabetes Ther，2014，5（2）：521-534.

[108] Frank H，Elke L，Matthias E，et al. 8-[3-amino-piperidin-1-yl]-xanthines，the production thereof，and the use of the same as medicaments. 2006，PCT/EP2005/001587.

[109] Lewin AJ，Arvay L，Liu D，et al. Efficacy and tolerability of linagliptin added to a sulfonylurea regimen in patients with inadequately controlled type 2 diabetes mellitus：an 18-week，multicenter，randomized，double-blind，placebo-controlled trial. Clin Ther，2012，34（9）：1909-1919.

[110] Wang W，Yang J，Yang G，et al. Efficacy and safety of linagliptin in Asian patients with type 2 diabetes mellitus inadequately controlled on metformin：a multinational 24-week，randomized，phase Ⅲ clinical trial. J Diabetes，2016，8（2）：229-237.

[111] Lim KS，Cho JY，Kim BH，et al. Pharmacokinetics and pharmacodynamics of LC15-0444，a novel dipeptidyl peptidase Ⅳ inhibitor，after multiple dosing in healthy volunteers. Br J Clin Pharmacol，2009，68（6）：883-890.

[112] Seok LC，Sung KJ，Dong KK，et al. Dipeptidyl peptidase-Ⅳ inhibiting compounds，methods of preparing the same，and pharmaceutical compositions containing the same as an active agent. 2005，05005368.5.

[113] Yoshida T，Akahoshi F，Sakashita H，et al. Discovery and preclinical profile of teneligliptin（3-[（2S，4S）-4-[4-（3-methyl-1-phenyl-1H-pyrazol-5-yl）piperazin-1-yl]pyrrolidin-2-y lcarbonyl]thiazolidine）：a highly potent，selective，long-lasting and orally active dipeptidyl peptidase Ⅳ inhibitor for the treatment of type 2 diabetes. Bioorg Med Chem，2012，20（19）：5705-5719.

[114] Kim MK，Rhee EJ，Han KA，et al. Efficacy and safety of teneligliptin，a DPP-4 inhibitor，combined with metformin in Korean patients with type 2 diabetes mellitus：a 16-week，randomized，double-blind，placebo-controlled trial（phase Ⅲ trial）. Diabetes Obes Metab，2015，17（3）：309.

[115] Kato N，Oka M，Murase，T，et al. Discovery and pharmacological characterization of N-[2-（{2-[（2S）-2-cyanop-yrrolidin-1-yl]-2-oxoethyl}amino）-2-methylpropyl]-2-methylpyrazolo[1，5-a]pyrimidine-6-carboxamide hydrochloride（anagliptin hydrochloride salt）as a potent and selective DPP-Ⅳ inhibitor. Bioorg Med Chem，2011，19（23）：7221-7227.

[116] Kaku K. Efficacy and safety of anagliptin in Japanese patients with type 2 diabetes - A multi-centre，randomized，placebo- and active comparator-controlled，double-blind，parallel-group study. Jpn Pharmacol Ther，2012，40（11）：985-995.

[117] 陈文文，党和勤，耿涛，等. 新型降糖药 DPP-4 抑制剂研究进展. 中国医院药学杂志，2016，（06）：511-517.

[118] Tate M，Chong A，Robinson E，et al. Selective targeting of glucagon-like peptide-1 signalling as a novel therapeutic approach for cardiovascular disease in diabetes. Br J Pharmacol，2015，172（3）：721-736.

[119] Kim M，Platt MJ，Shibasaki T，et al. GLP-1 receptor activation and Epac2 link atrial natriuretic peptide secretion to control of blood pressure. Nat Med，2013，19（5）：567-575.

[120] Aroor AR，Sowers JR，Bender SB，et al. Dipeptidylpeptidase inhibition is associated with improvement in blood pressure and diastolic function in insulin-resistant male zucker obese rats. Endocrinology，2013，154（7）：2501-2513.

[121] Jose T，Inzucchi SE. Cardiovascular effects of the DPP-4 inhibitors. Diab Vasc Dis Res，2012，9（2）：109-116.

[122] Mannucci E，Dicembrini I. Incretin-based therapies and cardiovascular risk. Curr Med Res Opin，2012，28（5）：715-721.

[123] Scheen AJ. Cardiovascular effects of dipeptidyl peptidase-4 inhibitors：from risk factors to clinical outcomes. Postgrad Med，2013，125（3）：7-20.

[124] Ussher JR，Drucker DJ. Cardiovascular biology of the incretin system. Endocrine Reviews，2012，33（2）：187.

[125] Tabatabai NM，Sharma M，Blumenthal SS，et al. Enhanced expressions of sodium-glucose cotransporters in the kidneys of diabetic Zucker rats. Diabetes Res Clin Pract，2009，83（1）：e27-e30.

[126] Bailey CJ. Renal glucose reabsorption inhibitors to treat diabetes. Trends Pharmacol Sci，2011，32（2）：63-71.

[127] Kanai Y，Lee WS，You G，et al. The human kidney low affinity Na$^+$/glucose cotransporter SGLT2. Delineation of the major renal reabsorptive mechanism for D-glucose. J Clin Invest，1994，93（1）：397-404.

[128] Wright EM，Turk E. The sodium/glucose cotransport family SLC5. Pflugers Arch，2004，447（5）：510-518.

[129] Gerich JE. Role of the kidney in normal glucose homeostasis and in the hyperglycaemia of diabetes mellitus：therapeutic implications. Diabet Med，2010，27（2）：136-142.

[130] Oguma T，Kuriyama C，Nakayama K，et al. The effect of combined treatment with canagliflozin and teneligliptin on glucose intolerance in Zucker diabetic fatty rats. J Pharmacol Sci，2015，127（4）：456-461.

[131] Zhang WB，Gong N，Wang YX，et al. SGLT2 inhibitors：a novel category of oral anti-diabetes drugs. Prog Physiol Sci，2010，41（6）：453-456.

[132] Washburn WN. Development of the renal glucose reabsorption inhibitors：a new mechanism for the pharmacotherapy of diabetes mellitus type 2. J Med Chem，2009，52（7）：1785-1794.

[133] Scheen AJ，Delanaye P. Effects of reducing blood pressure on renal outcomes in patients with type 2 diabetes：focus on SGLT2 inhibitors and EMPA-REG OUTCOME. Diabetes Metab，2017，43（2）：99-109.

[134] Tahara A，Takasu T，Yokono M，et al. Effects of the combination of SGLT2 selective inhibitor ipragliflozin and various antidiabetic drugs in type 2 diabetic mice. Arch Pharmacal Res，2016，39（2）：259.

[135] Mathieu C，Ranetti AE，Li D，et al. Randomized，double-blind，phase 3 trial of triple therapy with dapagliflozin add-on to saxagliptin plus metformin in type 2 diabetes. Diabetes Care，2015，38（11）：2009-2017.

[136] Zinman B，Wanner C，Lachin JM，et al. Empagliflozin，cardiovascular outcomes，and mortality in type 2 diabetes. N Engl J Med，2015，373（22）：2117-2128.

[137] AstraZeneca. Multicenter trial to evaluate the effect of dapagliflozin on the incidence of cardiovascular events CDECLARE-TIMI58. https：//clinicaltrials. gov/ct2/show/NCT01730534?term=DECLARE&rank=2. [2018-6-25].

[138] Leiter LA，Langslet G，Vijapurkar U，et al. Simultaneous reduction in both HbA1c and body weight with canagliflozin versus glimepiride in patients with type 2 diabetes on metformin. Diabetes Ther，7（2）：269-278.

[139] Leiter LA，Yoon KH，Arias P，et al. Canagliflozin provides durable glycemic improvements and body weight reduction over 104 weeks versus glimepiride in patients with type 2 diabetes on metformin：a randomized，double-blind，phase 3 study. Diabetes Care，2015，38（3）：355-364.

[140] De T，Kumar A. Sodium glucose co-transporter 2（SGLT2）inhibitor Canagliflozin（Invokana）：a new drug for the treatment of patients with type 2 diabetes. Pharmanest，2013，4（3）：370-378.

[141] Zell M，Husser C，Kuhlmann O，et al. Metabolism and mass balance of SGLT2 inhibitor tofogliflozin following oral administration to humans. Xenobiotica，2014，44（4）：369-378.

[142] Washburn WN. Development of the renal glucose reabsorption inhibitors：a new mechanism for the pharmacotherapy of diabetes mellitus type 2. J Med Chem，2009，52（7）：1785-1794.

# 第二十四章

## 心脑血管疾病的基因治疗研究

李冬洁[*]　缪朝玉[*]

心血管疾病（CVD）的发生严重危害着人类健康，每年有超过1730万人死于CVD，占全球死亡总数的31%；并且患病人数呈持续上升趋势，预计到2030年，全球每年死于CVD的人数将超过2360万[1]。而我国CVD危险因素流行趋势明显，其患病率及死亡率仍处于上升阶段。《中国心血管病报告2016》推算我国当前心血管病人数2.9亿，其中脑卒中1300万，冠心病1100万，心力衰竭450万，肺源性心脏病500万，风湿性心脏病250万，先天性心脏病200万，高血压2.7亿。虽然药物和介入性治疗能有效缓解和改善CVD症状，但是仍需寻找新的治疗方法来全面防治心血管疾病。随着对CVD发生的致病基因及其分子机制的研究和解析日益深入，通过基因治疗（gene therapy）手段来调控特定基因表达或者改善特定基因的功能从而达到防治CVD的目的成为可能。但是基因治疗过程中存在的机体细胞免疫反应、外源基因表达水平不足及在体基因转导效率下降等因素都成为心血管疾病基因治疗向临床应用转化的瓶颈。近年来，基因导入载体和基因组编辑技术的发展为上述问题提供了新的解决思路。目前，基因治疗在先天遗传性及后天获得性心血管疾病治疗中均具有广阔的发展前景，已有多项研究处于临床试验阶段[2]。

本章将从基因治疗的基本概念、基因治疗载体、不同的基因治疗手段在心血管疾病中的应用等方面进行阐述。

## 第一节　基因治疗基本概念

基因治疗过去是指针对遗传病某一基因缺陷，将外源基因导入体内予以校正，现在其已扩展到凡是在基因水平上进行操作而达到治疗疾病目的的所有疗法，其研究内容已从遗传病扩大到肿瘤、心血管疾病、神经系统疾病、传染病等，从单基因疾病扩大到多基因疾病。1990年人类首次批准基因治疗临床试验，并获得首例治疗成功，使一名腺苷脱氨酶基因缺陷的小女孩成为"一个奇迹的人证"。根据WILEY数据库2017年4月公布的数据显示，1989～2016年世界各国批准进行基因治疗临床试验的项目数达2446项之多（图24-1）。其中，绝大部分项目在美国进行（图24-2），治疗心血管疾病的项目约178项（图24-3）。

---

* 通讯作者：李冬洁，E-mail：ldjbio@126.com
缪朝玉，E-mail：cymiao@smmu.edu.cn

# 一、基因治疗的定义

基因治疗就是采用功能基因治疗疾病，这种功能基因（前药）要以合适的载体经合理的给药途径导入宿主组织细胞，再经转录和（或）翻译转化（生物转化）合成基因产物（活性药物），才能发挥治疗作用（表 24-1）[2]。

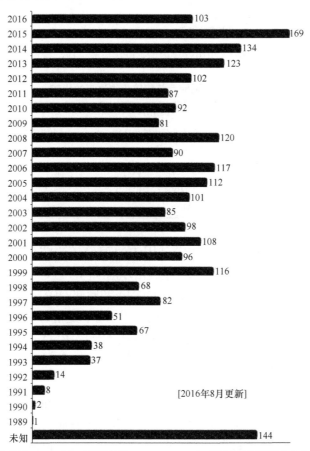

图 24-1　WILEY 数据库 2016 年 8 月更新的 1989～2016 年世界各国基因治疗临床试验例数统计图

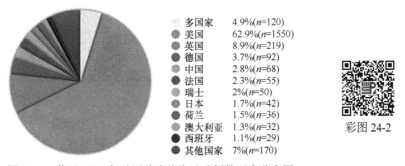

| | | |
|---|---|---|
| 多国家 | 4.9% | ($n$=120) |
| 美国 | 62.9% | ($n$=1550) |
| 英国 | 8.9% | ($n$=219) |
| 德国 | 3.7% | ($n$=92) |
| 中国 | 2.8% | ($n$=68) |
| 法国 | 2.3% | ($n$=55) |
| 瑞士 | 2% | ($n$=50) |
| 日本 | 1.7% | ($n$=42) |
| 荷兰 | 1.5% | ($n$=36) |
| 澳大利亚 | 1.3% | ($n$=32) |
| 西班牙 | 1.1% | ($n$=29) |
| 其他国家 | 7% | ($n$=170) |

彩图 24-2

图 24-2　截至 2016 年基因治疗临床试验例数国家分布图

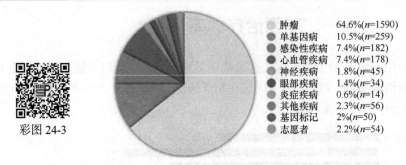

| | | |
|---|---|---|
| 肿瘤 | 64.6% | (n=1590) |
| 单基因病 | 10.5% | (n=259) |
| 感染性疾病 | 7.4% | (n=182) |
| 心血管疾病 | 7.4% | (n=178) |
| 神经病 | 1.8% | (n=45) |
| 眼部疾病 | 1.4% | (n=34) |
| 炎症病 | 0.6% | (n=14) |
| 其他疾病 | 2.3% | (n=56) |
| 基因标记 | 2% | (n=50) |
| 志愿者 | 2.2% | (n=54) |

彩图 24-3

图 24-3　截至 2016 年基因治疗临床试验适应证统计图

**表 24-1　基因治疗与传统药物治疗的比较**

| 项目 | 药物治疗 | 基因治疗 |
|---|---|---|
| 前药 | 含有活性药物的化合物 | 功能基因 |
| 制剂配方 | 糖衣片、胶囊、溶液…… | 病毒或非病毒载体溶液、粉末…… |
| 给药途径 | 口服、肌内、静脉内…… | 血管周围、静脉内、肌内…… |
| 生物转化 | 前药的代谢或酶促转化 | 转基因的转录和（或）翻译转化 |
| 药物 | 活性药物 | 基因产物（RNA、酶、蛋白质……） |

根据上述概念，那些通过调节内源基因表达而发挥治疗作用的寡聚脱氧核苷酸（oligodeoxynucleotide，ODN）就不包括在基因治疗范围内。但是，在心血管基因治疗研究领域，许多专家将采用反义 ODN（antisense ODN）和圈套 ODN（decoy ODN）治疗疾病的策略归属为基因治疗[3-5]。因此临床意义上的基因治疗，是指通过特定的载体，将外源性 DNA 编码的基因或者是对特定基因具有修饰作用的 DNA、RNA，直接导入特定的人体器官或特定部位，也可以先导入到体外培养的细胞中，再将细胞导入人体，从而起到治疗特定疾病的效应。

根据靶细胞种类，基因治疗可分为体细胞基因治疗（somatic gene therapy）和生殖细胞基因治疗（germ-line gene therapy）[2, 6, 7]。这两者有着本质的区别，前者只涉及体细胞基因表达改变，不影响下一代；而后者涉及生殖细胞永久性的遗传性状改变，势必影响下一代。因此，从伦理学等角度出发，目前在人类中仅可采用体细胞基因治疗，生殖细胞基因治疗仍为禁区，而且改变基因池显然不是目前人类体细胞基因治疗的目标。但是在动物上生殖细胞基因转移已普遍用于疾病动物模型的制备、基因功能的研究、重组蛋白的生产及异体移植组织的制备。

根据基因转移途径可将基因治疗分为在体直接转移（in vivo，或称一步法）和回体转移（ex vivo，或称二步法）[5, 8]。前者是将功能基因直接导入体内，后者是将功能基因首先导入体外培养的自体（或异体）细胞或组织，经筛选后将能表达外源基因的细胞或组织输入受试者体内（图 24-4）。由于 ex vivo 法步骤多、技术难、不容易推广，而 in vivo 法操作简便、容易推广，故 in vivo 法是目前基因转移研究的方向，只有 in vivo 基因转移方法成熟了，基因治疗才能真正走向临床。

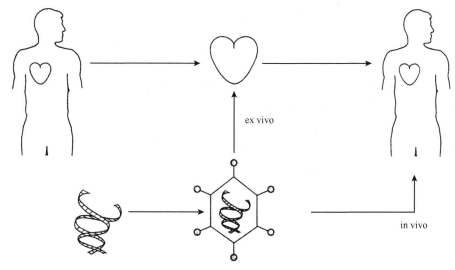

图 24-4　in vivo 法和 ex vivo 法基因治疗

# 二、基因治疗的策略

根据宿主病变的不同，基因治疗的策略也不同，概括起来主要有下列 4 种[6]。

## （一）基因替代

基因替代（gene replacement）指去除整个变异基因，用有功能的正常基因取代，使致病基因得到永久的更正。传统上所谓基因治疗实际上即指基因替代疗法，就像外科移植手术一样。这无疑是最理想的方法，但目前来说难以实现。

## （二）基因修正

基因修正（gene correction）指纠正致病基因的突变碱基序列，而保留正常部分。尽管这方面的研究同样很困难，但基因打靶技术（同源基因重组）的研究进展已表明，哺乳动物细胞基因组确实存在着某些结构和酶学机制，可使外源 DNA 在特定的部位进行重组，从而使缺陷基因在原位特异性修复成为可能。

## （三）基因增强

基因增强（gene augmuntation）指将目的基因导入病变细胞或其他细胞，目的基因的表达产物可以补偿缺陷细胞的功能或使原有的功能得到加强。近十几年来已经发展了许多有效的方法可将目的基因导入真核细胞并获得表达，因而是目前较为成熟的方法。

## （四）基因抑制

基因抑制（gene inhibition），也称抗基因策略（anti-gene strategy），指导入外源基因以干扰、抑制与疾病有关的有害基因表达。例如，向肿瘤细胞导入肿瘤抑制基因（如 Rb 或 p53）以抑制癌基因的表达。另外，采用反义技术（antisense strategy）和圈套技术（decoy strategy）也可抑制有害基因表达。

　　不同心血管疾病，根据致病基因不同会采取不同的基因治疗策略。例如，在高血压基因治疗研究中采用了两大策略（图 24-5）[3]。其一，"缩血管基因"抑制策略，主要集中在对肾素–血管紧张素系统（RAS）基因的抑制。采用了两项抗基因新技术。应用反义技术的反义 ODN、质粒反义 cDNA 和病毒载体反义 cDNA 已进行了大量的研究。相反，应用圈套技术的圈套 ODN 报道较少。其二，"扩血管基因"增强策略，采用多种与血管扩张有关的基因，如激肽释放酶（kallikrein）、心房钠尿肽（ANP）、内皮型一氧化氮合酶（eNOS）等基因。它们以两种不同的方式（质粒 DNA 或病毒载体形式），经多种给药途径导入体内细胞，最终外源基因的表达和基因产物的释放导致血压下降。

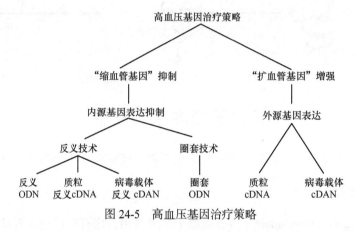

图 24-5　高血压基因治疗策略

# 第二节　基因治疗载体

　　基因治疗能否成功在很大程度上依赖于载体系统能否有效将功能基因导入宿主细胞。一个理想的基因治疗载体应具备下列特点[2]：①无细胞毒性；②能高效转染分裂和非分裂靶细胞，转基因表达维持适当长时间；③具有适当的组织特异性，防止大范围非特异性转染；④不会引起免疫反应和（或）宿主细胞的基因突变；⑤容易操作，有足够的容量装配转基因和启动子，滴度高。

## 一、基因治疗载体概况[9-11]

　　基因治疗载体通常分两大类：病毒载体和非病毒载体。非病毒载体对于人类基因治疗具有很好的安全性，但是在心血管基因转移应用中不是十分成功，这与其转染效率较低、基因表达短暂有关。近几年研究者们开始使用大分子多聚物修饰 DNA，利用这些多聚物的物理性质提高基因转入过程中裸 DNA 的稳定性及其浓度，以提高裸 DNA 或者质粒转入细胞的效率并延长其在细胞中的表达时间。病毒载体采用基因工程方法制备，使重组病毒失去复制能力，但保留转染宿主细胞的能力。已有多种病毒载体用于心脑血管疾病基因治疗。逆转录病毒（retrovirus）载体可以整合到宿主细胞基因上，所以转基因表达能维持较长时间，但这一载体被认为只能转染分裂细胞，这对于心血管组织细胞基因转移来说是一大缺点，同时其随机整合到宿主染色体有可能引起宿主基因突变或者激活原癌基因，使其使用存在一定的风险。最近 Raizada 研究组观察到，逆转录病毒载体介导的针对 $AT_1$ 受体的反义 cDNA 能有效逆转成年自发性高血压大鼠（SHR）的高血压和器官损伤，从而提出逆转录病毒载体也可能转染非分裂细胞的推测。腺病毒（adenovirus，Ad）载体是目前较为有效的血管基因转移载体，它可以高效转染分裂和非分裂细胞，能达到 in vivo 基因转移所需的高滴度，但在人类基因治疗中发现第一、二代腺病毒载体可引起免疫反应。这种反应不仅影响转基因表达时间，而且妨碍了腺病毒载体基因的重复治疗。腺病毒不能整合到宿主染色体中，虽然外源基因表达时间较短，但这一缺点也使得该载体没有引发宿主染色体突变的危险性。日本凝血病毒（hemagglutinating virus of Japan，HVJ）–脂质体载体也用于高血压基因治疗，转染效率为 30%～50%，毒性低。新发展的腺相关病毒（adeno-associated virus）载体可克服以往病毒载体的局限性，Phillips 研究组认为其在具备腺病毒优点的同时，免疫反应小，还具备多个血清型，对不同的组织细胞具有特异的亲嗜性，是目前最合适的心血管疾病基因治疗载体，但装配外源基因容量有限，需要其他病毒的帮助才可正常复制包装，不易规模生产。慢病毒（lentivirus）载体是逆转录病毒家族的一个分支，具有逆转录病毒和腺病毒载体的优点，可转染非分裂细胞，滴度高，外源基因表达久，无免疫反应，因此可能是未来基因治疗的良好载体，但目前对这一载体研究尚有限，基因整合部位未知，且安全性是阻碍其使用的主要问题。目前尚未找到可靠的包装细胞株用于规模生产中的病毒颗粒包装，而是仅仅应用于实验室研究。新一代逆转录病毒载体已经出现，能高效转染非分裂细胞，显著降低宿主的免疫反应。各种基因治疗载体的优缺点比较见表 24-2。

**表 24-2　基因治疗载体**

| 载体种类 | 优点 | 缺点 |
| --- | --- | --- |
| 病毒载体 | | |
| 逆转录病毒 | 稳定的染色体整合 | 只能转染分裂细胞 |
| | 高效 ex vivo 转染 | 外源基因长度有限（～7kb） |
| | 长期的基因表达 | 规模生产受限，宿主免疫反应 |
| | | 随机整合可引起突变 |
| 腺病毒 | 可转染非分裂细胞 | 宿主免疫反应 |
| | 高效转染 | 基因表达短暂 |
| | 病毒滴度高（～$10^{12}$ pfu/ml） | 外源基因长度有限（～7kb） |
| 腺相关病毒 | 可转染非分裂细胞 | 转染效率较低 |
| | 与已知的人类疾病无关 | 需要辅助病毒 |
| | 缺乏天然复制能力 | 外源基因长度有限（～4.7kb） |
| | 整合到 19 号染色体 | 规模生产受限 |
| | 有血清分型，组织选择性 | |
| 慢病毒（如 HIV） | 可转染非分裂细胞 | 生物安全性问题 |
| | 长期的基因表达 | 细胞病变 |
| | 无免疫反应 | 病毒滴度较低，规模生产受限 |
| 非病毒载体 | | |
| 裸 DNA | 容易制备 | 基因表达短暂 |
| | 外源基因长度不限 | 转染效率较低 |
| | 安全 | 无向性 |

| 载体种类 | 优点 | 缺点 |
| --- | --- | --- |
| 脂质体 | 可转染非分裂细胞 | 基因表达短暂 |
|  | 外源基因长度不限 | 转染效率较低 |
|  | 安全 | 无向性 |
| HVJ-脂质体 | 外源基因长度不限 | 基因表达短暂 |
|  | 安全 |  |
| 去唾液酸糖蛋白 | 高度受体特异性 | 难设计，易酶解 |
|  | 安全 | 细胞特异性有限 |

# 二、腺病毒载体及其在心脑血管疾病治疗中的应用[12, 13]

由于腺病毒（Ad）可以高效转染分裂和非分裂细胞，包括心肌细胞、骨骼肌细胞和平滑肌细胞等。虽然该载体感染心脏细胞后表达能力很强，但是表达的持续时间较短（1～2周），限制了 Ad 载体在 CVD 中的应用。然而在缺血性心脏病、外周动脉闭塞性疾病和肢体缺血等疾病中，利用 Ad 载体能够短期促进血管生成，起到很好的治疗作用。在此对目前心血管基因转移中较为常用的腺病毒载体发展做专门介绍。

## （一）腺病毒载体基本结构

腺病毒是一种双链 DNA 病毒，基因组全长为 34～43kb，包括基因组两端长 40～200bp 的反向重复序列，早期和晚期基因编码区。在 100 多种腺病毒血清型中有 47 种人腺病毒血清型，分属于 6 个组，即 A、B、C、D、E、F 组，其中 C 组的 2 型和 5 型腺病毒最常用作基因转移载体。

腺病毒粒子无被膜包裹，具有 20 面体结构的核衣壳，电镜下观察由 252 个不同的衣壳粒组成，二十面体的 12 个顶角上各有 1 个长纤维蛋白突触，纤维蛋白末端结构域（domain）被称为 "knob"。它可与相应受体结合，产生受体介导的细胞内吞，使腺病毒进入宿主细胞。不同组及不同血清分型的腺病毒的纤维蛋白具有不同的氨基酸序列、不同的长度及刚性，导致不同血清分型的腺病毒需结合不同的细胞受体介导感染过程。最常用的 C 组的 Ad5 型腺病毒与柯萨奇 B 组病毒（RNA 病毒）具有共同的受体，命名为 CAR。同时，病毒核衣壳的五邻体基质上的 Arg-Gly-Asp（RGD）基序可与 $\alpha_v\beta_{3/5}$ 整合素受体相互作用，促进病毒被内吞进入宿主细胞；而纤维蛋白突触柄部与硫酸类肝素蛋白聚糖（HSPG）的相互作用也参与了病毒的感染过程。

## （二）腺病毒载体系统发展过程

腺病毒是第一个被开发作为转移表达外源基因工具的载体系统。腺病毒载体的明显优点使其成为目前心血管基因转移较为常用的载体。其优点如下：①容易扩增、纯化以制备高滴度的病毒液；②体外、体内转染效率均高；③转染细胞谱广，包括分裂和静止状态细胞；④病毒基因组不整合至宿主细胞染色体中，无插入突变问题。但是，腺病毒载体也存在局限性，阻碍其成功应用于人类基因治疗。最主要的问题是能引起宿主免疫反应，由此导致转基因表达时间短暂（几周），并妨碍重复应用。

早期对腺病毒载体的开发改造主要集中在删除其基因组中某些片段产生复制缺陷型病毒及通过尽量缩小其进入细胞的病毒基因组的大小来降低其引起的免疫反应。前后出现了三代腺病毒载体系统：①同时缺失 E1/E3（4.7kbp）区基因，可以容许 6.5kb 的片段插入，由此构建产生复制缺陷型的重组腺病毒，这类病毒载体通常称为第一代腺病毒载体。②缺失部分或全部的 E4 区基因（4kbp）及 E2 区基因，这类载体称为第二代载体，需要在相应的互补细胞系中增殖，这类载体可以提高外源基因插入的长度，E4 区缺失可以产生致病性更低的重组病毒，降低宿主的免疫反应。③第三代腺病毒载体缺失了除两端包装信号序列以外的所有病毒基因，需要有辅助病毒和互补细胞系才能够包装产生病毒粒子，又称为辅助病毒依赖性载体（helper-dependent Ad，HD-Ad），必须用填充序列和外源转基因序列补充所需的 DNA 长度，在辅助病毒和互补细胞的存在下才能包装出稳定的病毒粒子。第三代载体系统极大程度地减少了宿主细胞的免疫反应，延长了基因表达时间，扩大了容纳外源基因的容量，但是要纯化出表达外源基因的重组腺病毒，而不受辅助病毒的污染，需要有较高的技术条件。

目前，商品化的腺病毒载体系统主要是第一、二代载体系统。现以 Invitrogen 公司的腺病毒载体系统为例，简要介绍载体系统的组成及病毒包装使用流程。该载体系统主要包括质粒 pAd/CMV/V5-DEST 及 293A 细胞。其中 pAd/CMV/V5-DEST（图 24-6）缺失了腺病毒 E1 及 E3 区，而含有巨细胞病毒启动子（CMV）、包装信号、5′及 3′端重复序列、腺病毒晚期表达基因及氨苄抗性基因等元件，其多克隆位点可允许插入 6kb 的外源基因；293A 细胞中稳定转染了病毒复制所必需的 E1 基因元件，可表达病毒复制所需的早期蛋白；此外还包括一个对照质粒 pAd/CMV/V5-GW/lacZ 用于包装病毒过程中进行平行对照实验，它是在 pAd/CMV/V5-DEST 的多克隆位点处插入了 β-半乳糖苷酶（β-gal）基因，可通过检测组织细胞中 β-半乳糖苷酶的活性验证包装出的病毒转染活力及推测转入基因表达情况。

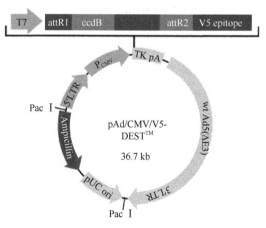

图 24-6　质粒 pAd/CMV/V5-DEST 结构图

LTR，长末端重复序列

腺病毒包装过程（图 24-7）：①将外源目的基因插入多克隆位点，获得重组表达质粒。②脂质体介导转染 293A 细胞。③适当时间点收获含外源目的基因的重组腺病毒。④超滤、密度梯度超速离心等方法浓缩纯化重组腺病毒。⑤检测重组腺病毒滴度，确定感染细胞或

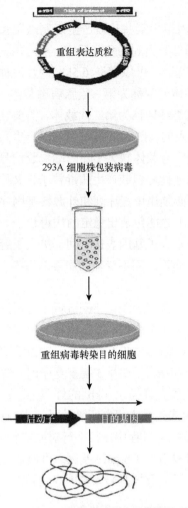

重组表达质粒

293A 细胞株包装病毒

重组病毒转染目的细胞

启动子　目的基因

图 24-7　腺病毒包装实验流程

者整体给药病毒悬液用量。⑥转染细胞或者整体给药，通过 Western 免疫印迹法检测目的基因表达情况，根据转入蛋白的特性采用适当的方法检测蛋白活性。

**（三）腺病毒载体的组织趋向性及其在心血管基因治疗方面的应用**

最近研究表明，通过静脉注射全身给予腺病毒易引起各种急性生理反应包括免疫反应、炎症、短暂肝毒性及血小板减少症。小鼠模型尾静脉注射会迅速诱导白细胞介素 1（IL-1）及巨噬细胞炎症蛋白-2（MIP-2）释放，进一步导致炎症因子的释放。而机体的自身反应实际上大部分是由病毒颗粒引起的，腺病毒与细胞受体结合及细胞的内吞过程会激活 PI3K 及 ERK-MAPK 通路，从而激活 NF-κB 依赖的细胞因子合成释放。另有实验证明，对啮齿类及灵长类动物模型全身给予 Ad5，其中 95%外源基因转入肝组织中，仅有非常低水平的基因转入血管壁中；提高病毒用量可提高对血管内皮细胞的转染效率，当内皮细胞遭到破坏时腺病毒便可穿过内皮较多感染血管平滑肌细胞。可见，根据治疗目的改变腺病毒组织趋向性，靶向给药，既可降低病毒用量从而降低不良反应，又可提高其靶器官转染效率，提高治疗成功率。因此，近几年有关腺病毒载体研究集中在改变其组织趋向性方面。目前有 3 种基本方法用于产生组织靶向型的腺病毒载体（图 24-8）。

**1. 利用双向特异性抗体产生非基因改造的靶向腺病毒**　这种方法由于不用对病毒进行基因水平的改造，因而被认为是最简单的改变腺病毒组织向性的方法。此种双向特异性抗体一方面对病毒核衣壳上的蛋白具有亲和力（主要是可与纤维蛋白末端的结构域 knob结合）；另一方面可与靶器官细胞膜上的特异性蛋白进行抗原抗体结合，将病毒颗粒包裹在这种双向特异性抗体中，即可增强其组织特异性。这种方法最大的优点是可通过结合在 knob 上的抗体的空间位阻降低病毒原来的组织趋向性。然而这种方法由于抗体与病毒纤维

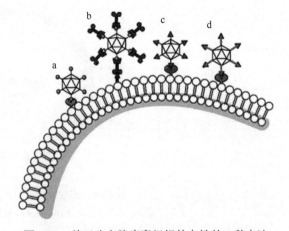

图 24-8　关于改变腺病毒组织趋向性的 3 种方法

a，天然 Ad5 腺病毒通过纤维蛋白与细胞 CAR 受体结合；b，利用双向特异性抗体产生非基因改造的靶向腺病毒；c，遗传修饰产生靶向腺病毒；d，假性化腺病毒

蛋白末端的结合,虽然使病毒在靶器官组织中富集,但是却阻碍了病毒对细胞的感染过程,降低了基因转导效率。对此方法改进后发现,将病毒包裹于无生物活性的高分子多聚物中,如聚乙二醇(PEG)等,双向抗体一端与多聚物结合,另一端结合靶细胞,可以在改变组织趋向性的同时不影响转染效率,且还可降低毒性,延长病毒在血液循环系统中的存留时间。利用此种方法将内皮细胞特异性的抗体结合到包裹着病毒的 PEG 表面可产生靶向感染内皮细胞的腺病毒,其有效性已在体内、体外试验中得到证实。

**2. 遗传修饰产生靶向腺病毒** 遗传修饰是指通过突变掉表达病毒结合宿主细胞受体的蛋白结构域的基因,使包装出的病毒丧失原来的组织趋向性;同时插入表达可与靶器官细胞表面受体结合的蛋白结构域基因,包装出具有所需组织向性的腺病毒。体外试验证实突变掉核衣壳纤维蛋白末端结构域可显著降低 Ad5 原本对肝脏组织趋向性,但是这种去除肝组织向性而插入内皮细胞向性蛋白的腺病毒进入体内后,其结合 CAR 受体进入肝脏组织的原有特性并未全部丧失。近期研究又发现,更改过组织趋向性的腺病毒虽然可以转染进入特定组织,但转染效率非常低,可能由于经过修改的纤维蛋白末端功能产生缺陷,因此目前尚未产生成功的经过遗传修饰的靶向性腺病毒。该种方法仍在摸索和改进过程中。

**3. 假性化腺病毒** 是指将一种血清分型的腺病毒纤维蛋白部分或全部换成另一种血清分型的腺病毒纤维蛋白。由于不同血清分型的腺病毒具有不同的组织趋向性,故可通过此种方法获得靶向腺病毒。例如,B 组腺病毒对心血管系统的细胞转染效率远远高于 Ad5,但是此特性存在种属特异性;用 Ad35 及 Ad11 假性化的 Ad5 腺病毒对内皮细胞的感染效率远高于普通 Ad5 病毒,对狒狒进行静脉注射,在肝、肾、心、脑及骨髓中均能检测到转入基因,说明这种假型化的病毒感染过程与天然 Ad5 有显著差异。虽然假性化的 Ad5 病毒载体可有效降低天然 Ad5 对肝脏的趋向性,能更有效地转染心血管系统,但是大多数此类病毒组织向性范围广,因此提高组织特异性是假性化 Ad5 成为理想心血管基因治疗载体的主要发展方向。

# 三、腺相关病毒载体及其在心脑血管疾病治疗中的应用

腺相关病毒载体(AAV)是单链(ss)DNA 载体,具有良好的安全性,能够在包括心脏在内的多种目标组织中实现持续的转基因表达[14]。与腺病毒载体相比,它们引起的炎症反应要少得多,因此已经开展了很多使用该载体对心脏疾病进行基因治疗的研究项目。目前已经有超过 100 种血清型的 AAV 被报道过,其中许多表现出不同的组织特异性,这种差异是由衣壳蛋白结构不同所决定的[15]。有研究表明 AAV1、AAV6、AAV8 和 AAV9 被确认是最具有心脏特异性转移靶向性基因的血清型[16]。这些血清型载体主要转导心肌细胞,而对其他心肌组织的细胞(如成纤维细胞)的转导效率尚无深入研究。有多项研究表明在小鼠上 AAV9 是最有效的心脏基因转导的血清型[17-19]。然而,小鼠模型中 AAV9 良好的心肌组织特异性并不一定适用于转化到较大的动物模型和人类受试者上。可能部分取决于输送方法(如横向与逆行冠状动脉的输送)的有效性。总体来说,即使在使用了重组定向的短肽修饰了 AAV 衣壳蛋白结构之后[20, 21],AAV 对血管平滑肌细胞和内皮细胞的转导效率仍相对较低。

## （一）心脏特异性腺相关病毒载体系统的研究现状

尽管 AAV9 有明显的心脏组织特异性，但是其转导并不局限于心肌，对其他组织（包括肝脏和骨骼肌）也可以进行转导[22]。为了探索如何提高 AAV 的心脏特异性，选择具有不同组织转导性的 AAV2 进行研究，采用不同的方法重组获得其变异体，以使其具有更特异的转导选择性和逃避抗体中和的能力（图 24-9）。一种特殊的方法是在载体表面构建一个随机的 AAV 病毒显示肽库，这种载体进入体内后被筛选出心脏特异性的 AAV 变异体[23]。另一种方法是使用由不同 AAV 血清型衣壳基因的 DNA 重组获得新的 AAV 变异体，如心肌特异性 AAV 株 AAVM41，该载体在全身给药后，表现出对心肌特异性转导和极低的肝组织转染[24]。Samulski 等研究制备出 AAV2/AAV8 嵌合体，命名为 AAV2i8，可选择性地转导心脏和全身骨骼肌组织[25]。使用序列分析、结构模型和体内筛选研究方法，重组制备出几种功能不同的 AAV9 变体，特别是变异体 AAV9.45 和 AAV9.61，具备与 AAV9 一样在心肌的高效转导能力，但其在肝脏中的转导效率只有心肌细胞的 1/10。

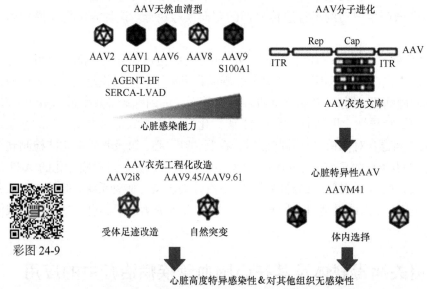

图 24-9　天然血清型 AAV 向重组组织特异性 AAV 变异体的发展过程

ITR，末端反向重复序列

另一种提高 AAV 基因治疗对心脏组织特异性的方法是使用心脏特异性启动子来限制转入基因在心脏组织的特异性表达。通常，这些启动子序列相当大，会限制在 AAV 载体中的治疗基因序列大小[26]。此外，与使用病毒本身的 CMV 启动子相比，心脏组织特异性启动子介导的基因表达水平通常较低[26]。α-肌球蛋白重链（α-MHC）启动子是最常用的心肌特异性启动子之一。肌球蛋白轻链（MLC）启动子也因其在心脏特异性表达而被用于各种心脏基因治疗中。

AAV 的一个主要缺点是病毒颗粒的包装能力有限（只能容纳 4.7kb 基因序列），这限制了可以包装的转基因表达序列的大小。虽然与使用 Ad 载体相比，AAV 转导后机体发生免疫反应的风险显著降低，但仍然存在一些重要的免疫问题。尤其是野生型 AAV 曾经暴发过大规模流行，导致该载体进入人体后会被免疫系统产生的抗体迅速中和，降低了基因转导效率。此外，由于 AAV 核衣壳表面表达 MHC I 抗原，会激活 T 细胞介导的免疫应答，导致转入基因长期表达时间缩短，也是这个载体的缺点之一。这种被 T 细胞灭活的风险可以通过基因治疗后短期使用免疫抑制剂或者通过基因重组制备出不表达 MHC I 抗原的 AAV 变异体来降低[27, 28]。

### （二）提高心肌组织摄取载体效率的方法研究

目前已经研发出很多方法来增加治疗基因在心肌细胞的转导效率及增加心肌细胞对载体的摄取。最先研制出来的方法是经皮直接从冠状动脉向心肌内注射病毒颗粒，以及在影像学技术的引导下定点注射载体以提高传递效率[29]。虽然这些方法增加了总的载体摄取，但这些载体在心肌细胞中的基因转导效率仍相对较低。因此，需要提高载体颗粒的剂量。但是，增加剂量又会增加机体对载体和（或）基因修饰的细胞产生免疫应答的风险。此外，较高载体剂量也会导致在非靶向组织中产生异位转导。因此，使用微创技术实现更高的心脏转导效率的同时，需要开发增强载体摄入心肌的佐剂。Sasano 等[30]验证在给予病毒载体之前，给予 VEGF、腺苷、钙和硝酸甘油（NTG），载体在猪模型中的心脏转导效率增加高达 80%。但是，这个方法会对血流动力学参数产生不利影响，阻碍了其临床转化。在开展经皮心肌转导钙上调基因疗法治疗心脏病（CUPID）试验之前，Hajjar 研究团队报道[31]，与对照组相比，同时静脉输注 NTG 和重组载体（即 AAV1/SERCA2a）的猪左心室的 SERCA2a-mRNA 和蛋白表达水平有显著的升高。因此，将该策略应用于 CUPID 试验（详见本章第四节）。

## 第三节　高血压的基因治疗研究

## 一、"缩血管基因" 抑制与高血压

### （一）采用反义技术的高血压基因治疗

**1. 反义技术原理**　在高血压基因治疗研究中，有 3 种反义抑制方法：反义 ODN、质粒反义 cDNA 和病毒载体反义 cDNA。

反义 ODN 为单条短链 DNA，天然形式为磷酸二酯型（phosphodiester），通常经结构改造为硫代磷酸型（phosphorothioate）等形式以提高耐核酸酶能力，延长作用时间。有关反义 ODN 的确切作用机制目前尚不够清楚，有下列可能机制（图 24-10）[32, 33]：①反义 ODN 与胞质目的 mRNA 的特异序列结合，形成 mRNA-反义 ODN 杂交分子，从而阻止核糖体装配或滑行以抑制 mRNA 的翻译。②mRNA 与反义 ODN 杂交可激活 RNA 酶 H，从而破坏 mRNA 使其水平下降。③反义 ODN 与胞核目的 mRNA 或前体 mRNA 杂交，从而抑制 mRNA 从胞核转运至胞质。④反义 ODN 作用于胞核前体 mRNA 的内含子–外显子结合部，从而阻止前体 mRNA 的剪接及成熟 mRNA 的形成。上述作用最终使蛋白质水平下降。从这些可能机制及药理学角度来看，反义抑制可被认为是药物–受体相互作用，其中反义 ODN 是药物，目的 mRNA 上的特异序列是受体，亲和力是由碱基配对的氢键和形成双螺旋的碱基堆积决定的，它直接受反义 ODN 的碱基数和碱基组成的影响。理论上讲，碱基数越多，则特异性越强，亲和力越强，越有效，但实际上碱基数超过 20 会影响细胞摄取，反而降低有效性，因此反义 ODN 的碱基数一般为 15～20。反义 ODN 的碱基组成取决于目的 mRNA 的特异序列，100%的互补是最好的，目前通常根据目的 mRNA 的 3 个部位来设计有效的反义 ODN，它们是 mRNA 的 5′帽子区、AUG 起始密码区和 3′非翻译区，设计好的 ODN 要经基因库检索以避免与无关 mRNA 同源。有效的反义 ODN 应具备下列条件：①独特的序列；②有效的细胞摄取；③稳定的细胞作用；④无非特异性蛋白结合；⑤特异地与目的 mRNA 杂交；⑥降低目的蛋白和（或）mRNA 水平；⑦无毒性、无炎症或免疫反应；⑧与有义或错配 ODN 对照相比，反义 ODN 是有效的。

反义 cDNA 的作用机制不同于反义 ODN，它以质粒 DNA 或病毒载体形式导入细胞内，通过产生反义 RNA 竞争性地抑制胞质中正常 mRNA 的翻译而发挥作用，这是反义抑制的另一种方式（图 24-11）[32]。

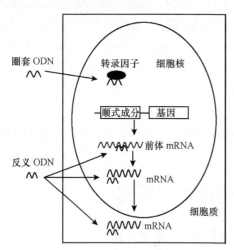

图 24-10　反义 ODN 和圈套 ODN 的作用原理

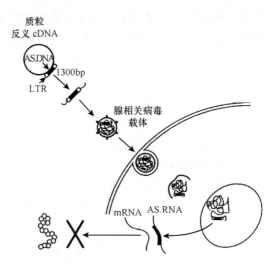

图 24-11　腺相关病毒载体反义 cDNA 的作用原理
AS. DNA，反义 DNA；LTR，长末端重复序列；AS. RNA，反义 RNA

**2. 反义技术在高血压基因治疗研究中的应用**　反义技术在体内的成功应用是 1992 年之后，目前其已广泛应用于许多疾病，包括肿瘤、病毒感染、心血管疾病等的基因治疗研究。在高血压基因治疗研究中的应用最早是 1993 年 Gyurko 等报道的[34]，目前这方面的报道已有很多，表 24-3 进行了简单的归纳。主要集中在 RAS 的血管紧张素原（ATG）mRNA、$AT_1$ 受体 mRNA 和血管紧张素转化酶（ACE）mRNA 的反义抑制。最近，有学者探索了 $\beta_1$ 受体 mRNA 反义抑制的抗高血压作用。另外，个别报道指出 c-fos mRNA 和促甲状腺激素释放激素（TRH）受体 mRNA 的反义抑制也有降压作用。

（1）针对 ATG mRNA 的反义抑制：Gyurko 等[35, 36]起初在 SHR 上使用磷酸二酯型反义 ODN 50μg，侧脑室注射 3 次，观察到明显的降压作用（最大降 36mmHg，降至正常水平），维持 3h，并伴有脑干血管紧张素Ⅱ（AngⅡ）下降。为了增强反义 ODN 的稳定性，延长降压疗效，Wielbo 等[36]将反义 ODN 的磷酸二酯型改为硫代磷酸型（这一分子结构可耐核酸酶，以免 ODN 快速降解），观察到 50μg 单次侧脑室注射后 24h 血压仍明显降低，其降压幅度（37mmHg）与 3 次注射磷酸二酯型反义 ODN 相当，这说明经过结构改造降压作用明显增强和延长。同时观察到脑干、下丘脑 ATG 水平下降，反义 ODN 注射 1h 后迅速分布于注射局部、脑室系统及周围神经核，并见明显的细胞摄取。这一结果也在两肾一夹型肾血管性高血压大鼠和寒冷应激引起的高血压大鼠中得到证实[37,38]。为了探索较接近于高血压的治疗途径，研究者[39]利用脂质体法将 50μg 反义 ODN 经颈动脉注射到 SHR 体内，同样观察到明显的降压作用，且可持续几天，并伴有血浆 ATG、Ang II 水平下降，注射后 1h 出现明显肝分布（循环 ATG 合成场所），而裸露反义 ODN 同样注射却无上述作用，这进一步支持脂质体具有一定的靶向性，能保护 ODN 免受核酸酶破坏和促进其细胞摄取，从而使反义 ODN 在细胞内发挥作用。这项实验之前，Tomita 等[39]报道了采用 HVJ-脂质体载体经门静脉注射反义 ODN 的降压作用，可维持 4 天。最近，Makino 等[40,41]也证实反义 ODN 以去唾液酸糖蛋白为载体单次静脉注射对 SHR 可产生持续降压作用，维持 7 天。他们还发现反义 ODN 每周注射 2 次共 10 周可使 SHR 的心脏肥大减轻。除了上述采用反义 ODN 的研究以外，有人还观察了针对 ATG 的反义 cDNA 的抗高血压作用。裸 DNA 单次静脉注射的降压作用及维持时间与剂量有关，最多维持 6 天，同时观察到肝脏和心脏组织出现 ATG 反义 mRNA 的表达，血浆 ATG 下降，如果以脂质体为载体可增强降压作用和延长维持时间至 8 天。由此可见，质粒反义 cDNA 的降压作用与反义 ODN 差别不大。

（2）针对 $AT_1$ 受体 mRNA 的反义抑制：Phillips 研究组采用反义 ODN 50μg 侧脑室注射，在 SHR 上观察到明显的降压作用，维持达 7 天，并伴有下丘脑 $AT_1$ 受体降低、Ang II 引起的致渴反应和升压素释放受抑制，反义 ODN 注射后 1h 分布于注射局部、脑室系统和周围神经核，并见明显的细胞摄取，说明反义 ODN 在脑组织中的摄取是非常有效的[42]。他们又在两肾一夹型肾血管高血压大鼠和寒冷应激引起的高血压大鼠上证实了反义 ODN 的降压疗效。反义 ODN 降压作用存在量–效关系，每次重复静脉注射均可使降压维持几天，脂质体形式可延长降压维持时间。反义 ODN 脂质体形式每周给药 1 次不产生肝脏毒性。反义 ODN 静脉注射后分布于主动脉、肾脏、肾上腺和肝脏，ODN 不能通过血脑屏障，无中枢副作用。与 $AT_1$ 受体阻断药比较，反义 ODN 具有长效和不升高血浆 Ang II 水平的优点。为了进一步延长降压维持时间，Phillips 研究组、Raizada 研究组和 Gelband 研究组分别采用不同的反义 cDNA 和不同的病毒载体进行 SHR 体内试验，发现降压疗效长达几月，这种降压也是通过 $AT_1$ 受体减少而发挥作用的[43]。根据目前最长的实验观察时期，在双转基因高血压小鼠上，腺相关病毒载体反义 cDNA 单次静脉注射可使血压维持正常达 6 个月以上；在新生 SHR 上，逆转录病毒载体反义 cDNA 心内注射可使血压维持正常达 210 天以上。另外，他们还在以下几个方面进行了出色的研究[44,45]。其一，基因治疗与药物治疗的比较，发现反义 cDNA 较 $AT_1$ 受体阻断药有 2 个明显优点，即长效和不升高血浆 Ang II。其二，证明了反义 cDNA 具有明显的肾血管和心脏保护作用。其三，进一步验证了高血压形成存在关键时期（critical stage），在这一时期进行治疗可防止高血压形成，故也称高血压治疗关键时期。其四，发现逆转录病毒载体反义 cDNA 能有效逆转成年 SHR 的高血压和器官损伤。由此纠正了以往的错误判断，即以为逆转录病毒载体基因转移仅能在分裂细胞中发挥作用，只能防止生长发育阶段高血压形成，而似乎不适合于成年高血压的治疗。至于为什么逆转录病毒载体反义 cDNA 对成年 SHR 也有效，研究者认为有 2 种可能：外源基因可转染 SHR 病变组织；逆转录病毒载体转染非分裂细胞的能力要比以往人们认为的强。其五,发现逆转录病毒载体反义 cDNA 的抗高血压作用和心血管保护作用可传代( $F_1$、 $F_2$ ),至少部分与反义基因整合到亲代基因组并传代有关。

**表 24-3　反义抑制的降血压作用**

| 目的 mRNA | 反义 DNA[a] | 载体 | 途径 | 动物[b] | 主要结果 |
|---|---|---|---|---|---|
| ATG | 磷酸二酯型 ODN | 无 | 侧脑室 | SHR | ↓血压,维持 3h<br>↓脑干 Ang Ⅱ |
| | ODN | 无 | 侧脑室 | SHR | ↓血压,维持>24h<br>↓脑干、下丘脑 ATG<br>1h 后 ODN 分布于注射局部、脑室系统及周围神经核 |
| | ODN | 脂质体 | 颈动脉 | SHR | ↓血压,维持 7 天<br>↓血浆 ATG、Ang Ⅱ<br>1h 后 ODN 肝分布 |
| | ODN | HVJ-脂质体 | 门静脉 | SHR | ↓血压,维持 4 天<br>↓血浆 ATG、Ang Ⅱ（7 天）<br>↓肝 ATG mRNA（7 天） |
| | ODN | 去唾液酸糖蛋白 | 静脉 | SHR | ↓血压,维持 7 天<br>减轻心脏肥大 |
| | cDNA | 裸 DNA 或脂质体 | 静脉 | SHR | ↓血压,维持 1 周左右<br>肝、心出现 ATG 反义 mRNA<br>血浆 ATG 下降,无肝毒性 |
| AT₁ 受体 | ODN | 无 | 侧脑室 | SHR | ↓血压,维持 7 天<br>↓下丘脑 AT₁ 受体<br>↓Ang Ⅱ 致渴,升压素释放<br>1h 后 ODN 分布于注射局部、脑室系统及周围神经核 |
| | cDNA | 逆转录病毒 | 心内 | SHR（5 日龄） | ↓血压,维持>210 天,并防止高血压形成<br>↓Ang Ⅱ 致渴,升压,缩血管<br>↓Ang Ⅱ 作用靶组织的 AT₁ mRNA 和 AT₁ 数目<br>反义基因表达持续>1 个月<br>心血管保护作用<br>上述作用可传代<br>与洛沙坦比较,反义 cDNA 降压维持时间长,不升 Ang Ⅱ |
| | | | | SHR | ↓血压,维持 36 天<br>心血管保护作用 |
| | cDNA | 腺相关病毒 | 侧脑室 | SHR | ↓血压,维持>9 周<br>反义基因表达持续>1 个月 |
| | | | 心内 | SHR（3 周龄） | ↓血压,维持>5 周,并减缓高血压形成 |
| | | | 静脉 | 转基因小鼠 | ↓血压,维持正常血压>6 个月<br>反义 mRNA 持续表达<br>AT₁ 数目持续下降 |
| ACE | cDNA | 逆转录病毒 | 心内 | SHR（5 日龄） | ↓血压,维持>100 天<br>反义 mRNA 持续表达<br>心血管保护作用<br>上述作用可传代 |

续表

| 目的 mRNA | 反义 DNA[a] | 载体 | 途径 | 动物[b] | 主要结果 |
|---|---|---|---|---|---|
| $\beta_1$ 受体 | ODN | 脂质体 | 静脉 | SHR | ↓血压，维持 33 天 |
| | | | | | ↓心肾 $\beta_1$ 受体、循环 RAS |
| | | | | | ↓$\beta_1$ 受体介导的正性肌力 |
| | | | | | 与阿替洛尔比较，反义 ODN 降压长效，不影响心率和中枢神经系统 |
| c-fos | ODN | 无 | 延髓头端腹侧 | WKY | ↓血压，维持>6h |
| | | | | | ↓脑 c-fos 蛋白 |
| TRH 受体 | ODN | 无 | 鞘内 | SHR | ↓血压，维持>24h |

a ODN 除特别注明者，均为硫代磷酸型。

b 动物除特别注明者，均为成年雄性动物。

（3）针对 ACE mRNA 的反义抑制[46]：将含有反义 cDNA 的逆转录病毒载体转染培养的大鼠肺动脉内皮细胞，发现培养细胞出现大量的反义基因表达，同时观察到 ACE 基因表达下降 70%～75%，$AT_1$ 受体最大结合容量增加 50%，Ang II 刺激引起的细胞内 $Ca^{2+}$ 水平升高增强。in vivo 基因转移研究表明反义基因能长期（>120 天）在大鼠心血管组织中表达，对 SHR 的降压作用（15mmHg）可长期（>100 天）维持，并有明显的心血管保护作用，所有这些作用均可传代（$F_1$）。这些结果及上述提及的 $AT_1$ 受体反义 cDNA 有关结果，使人们推想逆转录病毒载体基因治疗可永久地防止高血压。但这一永久性作用在某些情况下对人类是不合适的，如人类生育时期、因严重不良反应必须中止治疗方案等。为了解决这一问题，人们正在研究一套调节系统，以随时开关反义基因的表达。

（4）针对 $\beta_1$ 受体 mRNA 的反义抑制[47]：研究者采用反义 ODN 以阳离子脂质体为载体，观察到 SHR 单次静脉注射后可显著降低心脏 $\beta_1$ 受体密度，维持 18 天，$\beta_2$ 受体密度无改变。离体心脏灌流实验和清醒动物遥控测定表明 $\beta_1$ 受体介导的正性肌力作用明显减弱，而且对 SHR 的降压作用维持 20 天，最大降压为 38mmHg，心率无明显下降。与心、肾 $\beta_1$ 受体密度下降不同，脑内 $\beta_1$ 受体密度无明显改变。观察 $\beta_1$ 受体阻断药阿替洛尔对 SHR 的血流动力学影响表明其降压作用维持只有 10h，伴有明显的心动过缓。为了改进 $\beta_1$ 受体反义抑制的降压作用，研究人员还测试过阳离子脂质体/反义 ODN（+/−）5 种电荷比例对其降压作用的影响，发现电荷比例为 2.5 时最合适，其降压幅度为 35mmHg，降压维持 33 天。还发现 $\beta_1$ 受体反义抑制可影响 RAS，静脉注射后 4 天肾皮质的前肾素原 mRNA 水平下降 37%，10 天和 17 天出现血浆肾素活性和 Ang II 水平下降。这些研究提示，针对 $\beta_1$ 受体的反义 ODN 单次静脉注射可发挥长效降压作用，降压机制与其选择性地减少 $\beta_1$ 受体数目，使心肌收缩力下降有关，RAS 的抑制可能是其持续抗高血压作用的另一机制。与传统 β 受体阻断药比较，$\beta_1$ 受体的反义 ODN 具有下列优点：长效降压；不影响心率、$\beta_2$ 受体和中枢，可避免 β 受体阻断药的常见副作用。

总之，从以上试验研究结果来看，与目前抗高血压药物比较，反义抑制具有超长效和高特异性 2 个突出优点，这将为改善高血压患者的血压控制率提供希望。反义抑制尚有缺点，需要不断完善（表 24-4）。

**表 24-4　比较 2 种反义抑制方式的优缺点**

| 反义抑制方式 | 优点 | 缺点 |
| --- | --- | --- |
| 反义 ODN | 可以像药物一样应用 | 组织特异性差 |
|  | 超长效（几天/几周） | 非反义作用 |
|  | 抑制蛋白过量所致高反应，不影响生理作用 | 轻度作用 |
|  | 蛋白特异性 | 起效慢（8～24h 后） |
|  | 非致炎、非致癌，安全 | 尚不能口服 |
| 腺相关病毒反义 cDNA | 反义基因导入组织 | 需要“基因开关” |
|  | 超长效（几周/几月/几年） | 起效慢（几天至 2 周后） |
|  | 蛋白特异性，还可做到组织特异性 | 必须注射 |
|  | 非致病、非致炎、非致癌，安全稳定 |  |

## （二）采用圈套技术的高血压基因治疗

**1. 圈套技术原理**　精确的基因表达调控对于机体正常的生长发育和生理功能是十分重要的，这种调控可发生在基因表达的全过程（主要包括基因的转录和 mRNA 的翻译），但转录水平的调控占主导地位。转录调控是通过基因的顺式成分（cis element）与反式因子（trans factor，transcription factor，常称为转录因子）之间的相互作用实现的，简单地说转录因子通过 DNA 结合结构域与顺式成分结合，并通过其他结构域与 RNA 聚合酶及其相关蛋白的相互作用发挥转录活性，因此，基因转录受转录因子的控制。通过转染合成的与目的转录因子具有高亲和力的双链 ODN，这种双链 ODN 含有相应顺式成分的共有序列或核心序列，可冒充相应顺式成分与目的转录因子结合，并使原结合在内源性顺式成分上的转录因子分离，从而阻断真正的顺式–反式相互作用，以抑制基因表达（图 24-10）。这种合成的、与目的转录因子具有高亲和力的、包含相应顺式成分序列的、可冒充相应顺式成分的双链 ODN，在文献中称为“decoy”ODN，在此译作圈套 ODN。这一新的抗基因技术在文献中称为“decoy strategy”，在此译作圈套技术。目前这一技术受到特别关注，其原因如下：①转录因子作为潜在的药物靶分子是大量存在的，且容易确定；②序列特异性的圈套 ODN 的合成是比较简单的，且可做到组织特异性；③目的转录因子的确切分子结构是不需要知道的；④在阻断能与同一顺式成分相结合的多种转录因子方面，圈套 ODN 可能比反义 ODN 更有效；⑤反义 ODN 的作用机制目前还不够清楚，而圈套 ODN 的机制是非常简单的，就是通过抑制转录因子与启动子上特定顺序的结合来降低启动子的活性；⑥这一技术还非常适用于体内和体外基因调控的研究。

**2. 圈套技术在高血压基因治疗研究中的应用**　圈套技术在体内的成功应用首先是由 Morishita 等[48]在 1995 年报道的，他们将针对转录因子 E2F 的圈套 ODN 采用 HVJ-脂质体导入大鼠球囊损伤颈动脉，2 周后发现可完全抑制球囊损伤后的平滑肌细胞增生和新生内膜形成（持续至少 8 周），同时伴有 c-myc、Cdc2 激酶和增生细胞核抗原基因表达的降低，而作为对照的错配 ODN 却没有这些作用。1996 年针对 E2F 的圈套 ODN 被 FDA 批准进行临床试验，用于治疗静脉搭桥移植术后内膜增生（在临床由于这一原因导致的 10 年内移植失败率高达 50%）。目前采用转录因子圈套技术进行基因治疗研究的心血管疾病有血管成形术后再狭窄、高血压、心肌缺血再灌注损伤、肾小球肾炎和血管移植失败等。

　　圈套技术用于高血压基因治疗研究的报道较少。典型的例子是针对 ATG 基因转录因子 AGF 的圈套 ODN 的降压作用[49]。已知人类 ATG 基因的 5′端区域是该基因体内和体外组织特异性和细胞特异性表达的决定因素，人肝细胞体外实验证实 ATG 基因的转录激活是其顺式成分 AGE2（−96～−52）与 AGE3（−6～+22）共同作用的结果。在基础状态，AGF 与 AGE2 和 AGE3 结合，激活基因表达。如果外源性提供足量的 AGF 的圈套 ODN，通过与 AGF 的结合，阻断 AGF 与内源性 AGE 结合，可抑制 ATG 基因表达，最终使血压下降。这是开展这项基因治疗研究的理论基础。在实验中，研究者采用 HVJ-脂质体作为载体，将包含 AGE2 序列的圈套 ODN 通过门静脉注入 SHR 的肝脏，观察到 8 周龄和 20 周龄的 SHR 都出现了明显的降压反应（持续最多 6 天），并伴有肝脏 ATG mRNA、血浆 ATG 和 Ang II 水平的下降，而作为对照的错配 ODN 却无此作用。另外，这项研究还首次报道了 SHR 的 AGE2 在 ATG 基因表达调节中起关键作用，而 AGE3 可能起协同作用，因为转染包含 AGE3 序列的圈套 ODN 不影响 SHR 的血压。因此，这项工作也是圈套技术用于体内基因调节研究的实例。

# 二、"扩血管基因"增强与高血压

　　体内存在许多与血管扩张有关的基因，从理论上讲，这些扩血管基因 in vivo 转移均能使血压下降。目前，已经采用了人类激肽释放酶基因、人类心房钠尿肽基因、人类 Kallistatin 基因、人类内皮型一氧化氮合酶基因和人类肾上腺髓质素基因进行实验研究。

## （一）激肽释放酶基因治疗

　　激肽释放酶可催化激肽原转变成激肽，后者为强大的血管扩张剂。大量研究表明，激肽释放酶功能受损与高血压有关，且口服激肽释放酶可治疗高血压，但由于胃肠吸收差，血浆半衰期短，抗高血压作用短暂，需要大量重复服用，因此应用受限。转基因小鼠研究发现人类激肽释放酶（human kallikrein，HK）基因过表达可导致血压下降，为人们探索 HK 基因治疗高血压提供了直接的理论依据。

　　1995 年 4 月 Chao 研究组几乎同时发表 2 篇文章，报道含有 HK cDNA 的裸 DNA 静脉注射和肌内注射均可产生持续降压作用[50]。静脉注射降压作用维持 6 周，最大降压为 46mmHg；这一降压作用可被激肽释放酶抑制剂抑蛋白酶多肽（aprotinin）翻转；注射后 21 天在心、肺、肾和主动脉组织中检测到 HK mRNA 和蛋白质表达。肌内注射降压作用至少维持 8 周，降压幅度为 15～26mmHg；这一降压作用可被缓激肽拮抗剂 Hoe140 翻转；注射后 10 天在注射局部肌肉组织中检测到 HK mRNA 和蛋白质表达。这两项研究中均未检测到抗 HK 或抗 HK DNA 的血清抗体，SHR 体重和活动无明显改变。实验提示高血压的 HK 基因治疗是一种安全有效的新疗法。《临床调查杂志》（J Clin Invest）为此发表评论指出，这一简单的基因治疗研究是大胆、刺激和漂亮的[51]。

　　Chao 研究组进一步对高血压的 HK 基因治疗进行了深入系统的研究。首先，他们发现 HK 裸 DNA 静脉注射的降压作用受启动子、DNA 剂量、动物年龄和性别的影响[51]。根据降压幅度和维持时间判断，4 种裸 DNA 中，巨细胞病毒（CMV）启动子裸 DNA（CMV-cHK）的作用最强，白蛋白基因启动子裸 DNA 的作用最弱；CMV-cHK 的降压作用存在明显的量–效关系，0.5mg、1.0mg 剂量有效，而 0.1mg、0.2mg 剂量则无效；还存在动物年龄、性别差异，对新生（2 日龄）、成年 SHR 有效，对 4 周龄 SHR 无效，对雄性有效，对雌性无效。其次，他们研究了静脉注射、肌内注射、皮下注射、门静脉注射、腹腔注射和侧脑室注射 HK 裸 DNA 的降压作用，发现裸 DNA 的降压作用依赖于基因导入途径[52]。例如，在门静脉注射时，白蛋白基因启动子裸 DNA 的作用较强，而 CMV 启动子裸 DNA 的作用较弱，这正好与上述提及的静脉注射结果相反，提示白蛋白基因启动子较适用于门静脉途径基因导入。再次，他们通过比较腺病毒载体（Ad. CMV-cHK）与裸 DNA 的 HK 基因治疗，发现虽然前者可大大提高外源基因表达效率，在心、肾、肺、肝、脾、肾上腺和主动脉多种组织中可检测到 HK mRNA，在血液和尿液中可检测到 HK，并且降压作用起效快，注射后 2 天就出现明显降压作用，但腺病毒载体 HK 基因治疗并未延长降压维持时间，反而有所缩短，因此不能证明腺病毒载体比裸 DNA 治疗效果好[54]。最后，他们在其他多种高血压动物模型上，如两肾一夹型肾血管性高血压大鼠、Dahl 盐敏感性高血压大鼠和慢性肾衰竭高血压大鼠上[54, 55]，证实腺病毒载体 HK 基因治疗的长期降压效果，其机制与持续释放 HK 作用于肾脏，通过激肽-NO-cGMP 途径发挥作用有关，并且发现这一基因治疗具有明显的终末器官保护作用，包括减轻心肌肥厚和纤维化，改善心血管功能使心排血量和局部血流量增加，外周血管阻力下降；抑制肾小球硬化、肾小管扩张、蛋白管型和肾间质纤维化，改善肾功能使肾血流、肾小球滤过率增加和尿蛋白、尿白蛋白减少。最近，他们还在大鼠心肌缺血再灌注损伤模型上，发现 HK 基因治疗可减轻心肌梗死和凋亡，提示 HK 基因治疗可能用于冠心病治疗[56]。

### （二）心房钠尿肽基因治疗

心房钠尿肽（ANP）是一种肽类激素，主要由心房细胞分泌。注射 ANP 可产生利尿、利钠和降压作用，对高血压动物和患者具有治疗作用，但作用短暂，ANP 调节剂作为一类新型抗高血压药物一直在研究中。ANP 基因过分表达的转基因小鼠表现为持续低血压，而 ANP 基因剔除小鼠则表现为盐敏感性高血压。这些说明 ANP 与血压调节有关，如果采用 ANP 基因转移使机体持续释放基因产物即可发挥长期的抗高血压作用。

将以 Rous 肉瘤病毒（RSV）3′长末端重复序列（LTR）作为启动子的人类 ANP 裸 DNA（RSV-cANP）静脉注射导入 SHR 体内，外源基因表达可在心、肺和肾组织中检测到。在 4 周龄 SHR 上，ANP 裸 DNA 单次静脉注射可产生持续 7 周的降压作用，最大降压作用为 21mmHg，但在 12 周龄成年 SHR 上却无明显降压作用。ANP 基因注射后尿量、尿钾增加，但动物体重、心率、饮水、尿钠、尿肌苷、尿蛋白这些指标无明显改变，也未检测到抗人 ANP 或抗 ANP DNA 的血清抗体[57]。采用腺病毒载体（Ad. RSV-cANP）进行 ANP 基因治疗实验，发现单次静脉注射 3 天后，Dahl 盐敏感大鼠的血压显著下降，维持至少 5 周，最大降压为 33mmHg，并观察到明显的心、肾保护作用[58]。在另一项研究中，腺病毒载体 ANP 基因单次静脉注射还可显著降低 Dahl 盐敏感大鼠的脑卒中发生率和减轻主动脉肥厚。这些研究提示，ANP 基因治疗对高血压、盐敏感性心血管和肾脏疾病及脑卒中高危患者具有潜在的应用价值。目前，国内也有实验室在探索 ANP 基因治疗高血压的可能性。

### （三）Kallistatin 基因治疗

人类 Kallistatin，或称人类激肽释放酶结合蛋白（human kallikrein-binding protein，HKBP），是一种丝氨酸蛋白酶抑制剂。其生理功能研究不多，过分表达大鼠 Kallistatin 的转基因小鼠表现为低血压。采用腺病毒载体将以 Rous 肉瘤病毒（RSV）3′LTR 作为启动子的 HKBP cDNA（Ad. RSV-cHKBP）通过门静脉注射导入 SHR 体内，出现明显的降压作用，维持 4 周。HKBP mRNA 可在肝、脾、肾、主动脉和肺组织中检测到，HKBP 可在血液中检测到，但组织中较低。这一研究提示 Kallistatin 在体内为一种血管扩张剂，Kallistatin 基因治疗也可作为高血压基因治疗的一条途径[59]。

### （四）内皮型一氧化氮合酶基因治疗

一氧化氮合酶（NOS）是 L-Arg-NO 通路的关键酶，有 3 种类型：内皮型一氧化氮合酶（eNOS）、神经型一氧化氮合酶（nNOS）和诱导型一氧化氮合酶（iNOS）。eNOS 可使内皮合成 NO，NO 是一种血管松弛因子，具有扩血管、抗平滑肌增殖、抑制血小板黏附和聚集等多方面作用。大量研究证实 L-Arg-NO 通路功能受损包括 eNOS 基因缺陷参与高血压发病。NO 供体药物硝普钠作为高血压危象治疗药物已有多年，但它必须避光，作用短暂，只能静脉滴注。eNOS 基因剔除小鼠表现为高血压，而 eNOS 过分表达的转基因小鼠表现为低血压。eNOS 基因 ex vivo 和 in vivo 转移能有效在血管壁上表达，并调节血管张力，这一方法已广泛用于血管生理病理学研究，并为 eNOS 基因治疗心血管疾病提供了大量可靠的基础研究资料[60-64]。NOS 基因转移可能用于治疗动脉粥样硬化、血管再狭窄、脑血管痉挛、移植性血管病、高血压、肺动脉高压、门脉高压等多种心血管疾病，最近已有专门论述。有关 eNOS 基因治疗高血压的研究报道指出，采用人类 eNOS 裸 DNA（CMV-eNOS）单次静脉注射使 SHR 产生持续 6 周的降压作用，再次静脉注射使降压作用维持到 12 周，同时观察到尿液、主动脉的 cGMP 水平升高，尿中 $NO_2^-/NO_3^-$ 排出增加，但动物体重、心率、饮水、食量、尿量无明显改变，说明 eNOS 裸 DNA 基因治疗可能是一种安全、有效的高血压治疗方法[65]。最近，有人采用腺病毒载体 eNOS 基因孤束核注射的方法，发现孤束核 eNOS 过分表达可使血压下降、心率减慢、尿中去甲肾上腺素排出减少，说明中枢 NO 对血压和交感神经系统有调节作用[66]。

### （五）肾上腺髓质素基因治疗

肾上腺髓质素（adrenomedulin，ADM）是一种新发现的血管活性肽，由 52 个氨基酸组成，具有强大的扩血管和利尿作用。这种物质起初从嗜铬细胞瘤中分离而得，目前发现其存在于肾上腺、肾脏、心脏、肺、脾等多个器官，也可由血管内皮和平滑肌分泌。研究提示，ADM 在心肾功能调节中起重要作用。人类 ADM 裸 DNA（CMV-cADM 或 RSV-cADM）静脉注射导入 SHR 体内，可在肾、肾上腺、心和肺组织中检测到外源基因表达。在 7 周龄 SHR 上，单次静脉注射裸 DNA 可产生持续 5 周的降压作用，再次注射降压作用维持 3 周，最大降压为 22mmHg（CMV 启动子）或 15mmHg（RSV 启动子）。在 10 周龄成年 SHR 上同样观察到持续 6 周的降压作用。第二次注射后检测血清异种抗体为阴性。这些说明人类 ADM 裸 DNA 静脉注射后可在高血压大鼠体内表达，并产生持续的降压作用[67]。采用腺病毒载体（Ad. CMV-cADM）单次静脉注射，可使 DOCA 盐敏感性高血压大鼠产生持续降压作用，最大降压 41mmHg，并有明显的心血管保护作用[68]。

# 第四节　其他心脑血管疾病的基因治疗研究

为了最终获得最理想的基因治疗效果，必须确定出最理想的治疗目的基因。随着基因传递系统的发展，诱导血管新生/血管形成的基因、以调节心肌细胞 $Ca^{2+}$ 为靶点的基因（如肌质网 $Ca^{2+}$-ATP 酶、S100A1 和磷胆碱）及 β 肾上腺素能系统相关基因[如 $β_1$ 和 $β_2$ 肾上腺素能受体，或 G 蛋白偶联受体激酶 2（GRK2）]的基因治疗研究已经获得了很有希望的结果。

# 一、血管生成因子与缺血性心脏病的基因治疗

血管生成因子可诱导形成新的血管网络，这使其成为急性冠脉综合征和外周血管疾病基因治疗中较为合适的目的基因。下面介绍应用于心血管疾病基因治疗的血管生成因子及开展的临床试验进展。

## （一）心血管基因治疗应用的血管生成因子

在 CVD 基因治疗中已经探索了几种不同种类的血管生成因子。例如，VEGF 的不同亚型，如 VEGF-A、VEGF-B、VEGF-C、VEGF-D 和胎盘生长因子（PLGF）[69]。这些 VEGF 亚型的细胞内信号主要由3种不同的酪氨酸激酶受体介导：VEGFR1、VEGFR2 和 VEGFR3。这些 VEGF 亚型与其同源细胞受体之间的特异性相互作用引起内皮细胞和心肌细胞中的不同细胞反应。据报道 VEGF-A 具有高血管生成活性，并且在缺血性疾病中起重要作用[70]。VEGF-A165 与 VEGFR1 在内皮细胞上的相互作用有助于新形成血管的血管稳定性，它与 VEGFR2 在内皮细胞上的相互作用诱导血管生成、血管扩张、细胞存活、细胞渗透性增加。同时，新形成的心肌细胞中 VEGFR2 的活化增加了抗凋亡蛋白的表达，降低了促凋亡蛋白的表达，这表明其对心肌细胞有直接的作用[70]。PLGF 可结合 VEGFR1 并与 VEGF 发挥协同作用，PLGF 通过对在血管形成中起主要作用的不同细胞类型（即内皮、平滑肌和炎症细胞及其前体细胞）的作用，刺激血管生成和缺血性心脏组织的恢复[71]。然而，PLGF 不会引起与 VEGF 相关的副作用，如水肿或低血压。研究报道，在小型和大型动物缺血性心脏病模型中，PLGF 的裸 DNA 转染后的心肌过表达，可改善心肌血流量和整体左心室功能[72]。临床前动物研究表明，VEGF-A165 基因治疗诱导动脉发生和血管发生，最终使局部缺血时心室功能恢复、梗死面积的凋亡减少[73]。

人类中有 22 个确定的成纤维细胞生长因子（FGF）家族成员，它们与由酪氨酸激酶 FGF 受体（FGFR）和肝素样 GAG（HLGAG）组成的 4 种高亲和力特异性辅助受体系统相互作用[74]。研究报道，FGF2 可以作用于大多数心肌细胞，包括心肌细胞、内皮细胞、平滑肌细胞和成纤维细胞，通过诱导血管发生和增加血管重塑，在缺血事件中产生心脏保护作用[75]。在心肌梗死的猪模型中，与对照组相比，注射编码 FGF2 的质粒导致血管灌注和心脏收缩性增加[75]。

这些临床前研究证明使用血管生成因子进行基因治疗颇有希望，但其真正应用于临床试验却受到若干限制[76-78]：血管通透性的增加会显著提高安全风险（即血管渗漏综合征）；单个血管生成因子通常不足以获得完全功能、稳定和成熟的血管，需要多个生长因子的组合；通常形成不自然的大毛细血管结构，需要采取平滑肌细胞的方法以获得更有效的血管结构重建；血管生成因子的过表达可能导致病理血管发生，并增加血管瘤形成和肿瘤进展或转移的风险。然而，慎重地选择血管生成因子的类型可能减轻其中的一些风险。

### （二）利用血管生成因子基因治疗 CVD 的临床试验研究

早期基因治疗 CVD 的临床试验重点在于使用编码血管生成生长因子的质粒进行治疗。这些试验的主要目的是促进局部缺血相关疾病如慢性关键肢体缺血、心肌缺血、心绞痛等。例如，EUROINJECT-ONE 是一项多中心、双盲、随机试验，受试对象包括 80 例重度稳定型缺血性心脏病患者，通过心肌内导管注射 VEGF-A165 cDNA 质粒（0.5mg），但该研究结果显示与安慰剂相比，基因治疗组灌注没有显著差异[79]。在 NORTHERN 试验中，将 VEGF-A165 cDNA 质粒的剂量增加至 2mg，通过一种心内膜导管在 3 级或 4 级心绞痛患者中使用电解剖学导管进行输注。6 个月后，通过单光子发射计算机断层成像（SPECT）评估心肌灌注情况，没有观察到改善的迹象[80]。

为了改善血管生成因子的基因传递效率，近期临床研究使用病毒载体代替裸 DNA 注射。进行 II 期 REVASC 试验[81]是为了评估含有病毒载体的 VEGF（Ad-VEGF-A121）在患有严重症状性冠状动脉疾病患者中的功效。虽然 6 个月之后的随访发现受试者运动跑步机评估显著改善，但是通过 SPECT 评估，没有心肌灌注改善的证据。但是该研究所采用的手术载体递送技术，以及经皮心肌内输送导管系统的进展，都促进了新的临床研究发展。

AGENT 试验（血管生成基因治疗）[82, 83]评估了携带 FGF4 cDNA（Ad5-FGF4）的 5 种上升剂量的腺病毒载体的安全性和抗缺血作用。选择慢性稳定型心绞痛患者，注射后 4 周，运动时间有明显改善，确定了病毒载体系统的整体安全性。在 AGENT-2 试验中遵循了同样的策略，在冠状动脉疾病患者中评估 Ad5-FGF4 的冠状动脉内给药。8 周后随访，与基线相比，观察到应激诱导的心肌灌注改善的趋势。然而，与安慰剂组相比，没有显著性差异。在 AGENT-3 和 AGENT-4 试验中，评估了低剂量和高剂量的 Ad5-FGF4 用于慢性心绞痛。研究结果表明，在运动踏车试验中具有性别特异性的有益效果，然而，这种影响主要是由于女性对安慰剂反应较差。此外，在对 AGENT-3 试验进行临时分析后，两项研究均停止，表明治疗组与安慰剂组相比，主要终点无显著差异。

## 二、调控心肌 $Ca^{2+}$ 及心肌收缩因子与心力衰竭的基因治疗

在健康心肌细胞中，由交感神经系统释放的去甲肾上腺素刺激 β 肾上腺素能受体，从而诱导 $Ca^{2+}$ 通过 L 型通道进入细胞。钙浓度的增加激活了 RyR 受体，将储存的 $Ca^{2+}$ 从肌质网释放到细胞质中，导致肌丝收缩。去甲肾上腺素刺激还激活腺苷酸环化酶 6（AC6），其诱导 ATP 向 cAMP 转化，进一步由磷酸激酶 A（PKA）介导的磷酸化去除了受磷蛋白（PLN）对肌质网 $Ca^{2+}$-ATP 酶（SERCA2a）的抑制作用。随后 SERCA2a 结合细胞质中的 $Ca^{2+}$，并将其泵回肌质网，减少钙在细胞质的浓度，最终松弛肌丝。$Ca^{2+}$ 浓度调控蛋白表

达量的改变对心力衰竭的发展和演变起着重要的作用。在功能衰竭的心肌细胞中，存在着由于 SERCA2a 的表达减少、RyR 磷酸化的不平衡，以及 S100A1 和 AC6 等调控蛋白的异常表达而导致的 $Ca^{2+}$ 循环的异常，表明这些蛋白是心力衰竭基因治疗可能的治疗靶点。

**1. 肌质网 $Ca^{2+}$-ATP 酶**[84-87]　研究表明，心力衰竭存在 SERCA2a 表达水平或活性下降，是独立于心力衰竭的病因。SERCA2a 通过降低胞质钙水平引起肌肉松弛，并恢复肌肉收缩所必需的肌质网中的钙储备。SERCA2a mRNA 水平下降与 SERCA2a 蛋白水平及酶活性之间存在关联，特别是在补偿性心肌肥大到失代偿心力衰竭的过渡期间，会导致更快更严重的心力衰竭。在心力衰竭大鼠模型中，Ad 载体介导的 SERCA2a 过表达使左心室的收缩和舒张功能恢复到与对照组相似的水平。Beeri 等在二尖瓣反流和心肌梗死的绵羊模型上使用经皮给药系统进行 AAV6-SERCA2a 基因治疗，证实 SERCA2a 的长期过表达，具有改善心肌收缩性和抑制心肌组织重构的作用。

在临床转化之前，在约克郡–兰德拉斯猪心力衰竭模型上评估了 SERCA2a 的作用。使用 AAV1 载体传递人的 SERCA2a cDNA，诱导 2 个月后，实验组体内检测到了 AAV1-SERCA2a 载体及 SERCA2a 表达升高，最终观察到 SERCA2a 表达水平的正常化与左心室离子活性和重塑改善结果一致。然而，这些临床前模型中获得的结果必须经过严格仔细的评估，仍需要更多的临床前实验提供必要的数据以证实 SERCA2a 基因治疗在心力衰竭患者中的治疗潜力。

**2. 腺苷酸环化酶 6（AC6）**[88, 89]　可催化 ATP 转化为 cAMP 和焦磷酸盐。它通过激活 PLN 的 cAMP 依赖性蛋白激酶来提高 SERCA2a 对钙的亲和力。磷酸化后，PLN 失去对 SERCA2a 的抑制作用，使心肌细胞松弛。过表达 AC6 的转基因小鼠的研究表明心肌细胞中 cAMP 的产生增加，可改善心脏功能，特别是左心室收缩功能。与对照组小鼠相比，AC6 转基因小鼠出现左心室功能改善，心室扩张情况降低和死亡率降低。与传统的交感神经干预相反，心肌梗死后期小鼠模型中增加 AC6 的表达并不能减轻室性心律失常的发生。将编码 AC6 的 Ad 载体从冠状动脉内输注到心力衰竭的大动物模型中，改善了左心室功能，减弱了左心室重构。这些结果与 cAMP 生成增加有显著的相关性。综上所述，AC6 可以成为心力衰竭基因治疗的靶向基因。同时，AC6 在小型和大型临床前动物模型中的冠状动脉内输送证实了其良好的安全性。

**3. β 肾上腺素受体通路相关基因**[90-93]　早在 20 年前就有研究证明，β 肾上腺素受体（β-AR）通路参与了心力衰竭。激活交感神经系统与心力衰竭患者的发病率和死亡率水平相关。转基因小鼠的结果揭示了 β-AR 通路不同组分的作用存在差异。$\beta_1$-AR 的上调与心肌细胞肥大有关，而 $\beta_2$-AR 的适度上调提高了基础收缩力，并且在心肌梗死中挽救左心室收缩力。这种差异可以通过 $\beta_2$-AR 能耦合 $G_i$ 和刺激性鸟嘌呤核苷酸结合蛋白（$G_s$）来解释。与 $\beta_2$-AR 不同，$\beta_1$-AR 只与 $G_s$ 结合。

在兔模型中经皮介导的冠状动脉内输注编码 $\beta_2$-AR 的 Ad 载体改善了左心室收缩功能。在压力超负荷的大鼠模型中，通过冠状动脉输注脂质体包裹的 $\beta_2$-AR cDNA，结果显示功能衰竭的心脏组织对异丙肾上腺素的反应增强。最新的证据表明，Ad 载体介导的 $\beta_2$-AR 过度表达导致内皮细胞增殖和迁移能力增加，改善局部缺血，并且在缺血后肢模型中诱导血管生成。

**4. 利用 $Ca^{2+}$ 调节基因治疗心力衰竭的临床试验研究**[94-98]　首次开展的心力衰竭基因

治疗Ⅰ/Ⅱ期临床试验名称为"经皮给药治疗心脏病的钙上调试验"（calcium up-regulation by percutaneous administration of gene therapy in cardiac disease trial，CUPID trial），这一临床试验结果提示了基因治疗心力衰竭的新进展。在Ⅰ期临床试验阶段，9名重度心力衰竭患者接受冠状动脉内输注的包含编码SERCA2a cDNA的AAV1载体，实行剂量递增方案（剂量为$1.4 \times 10^{11} \sim 3 \times 10^{12}$载体颗粒/每个患者）。6个月之后随访，检测了患者症状、生物标志物和左心室/重塑参数。Ⅱ期临床试验原则为随机、双盲、安慰剂对照。共39名心功能Ⅲ/Ⅳ级心力衰竭患者分别接受冠状动脉内输注安慰剂（$n=14$）、低剂量（$6 \times 10^{11}$载体颗粒；$n=8$）、中剂量（$3 \times 10^{12}$载体颗粒；$n=8$）或者是高剂量（$1 \times 10^{13}$载体颗粒；$n=9$）的AAV1-SERCA2a载体。在12个月之后随访，以调查问卷为基础，并进行6min步行测试，检测峰值最大氧气消耗量、N端激素脑钠肽水平和左心室收缩期血流量等指标。该阶段获得的最重要的结果是，接受AAV1-SERCA2a治疗的患者没有出现明显的不良反应，证明该治疗手段安全性较好，可以作为传统治疗方案治疗失败的心力衰竭患者的选择方案。最近，对CUPID1Ⅱa期试验的患者进行了36个月的随访，结果显示，与安慰剂组相比，治疗组发生心血管事件的数量较少，而在长期评估中也未发现严重的不良事件。

基于以上两项SERCA2a临床试验，开展了另一项Ⅱ期临床试验，名称为"慢性心力衰竭患者AAV1-SERCA2a基因转染的安全性和可行性研究"（Investigation of the safety and feasibility of AAV1-SERCA2a gene transfer in patients with chronic HF and a left ventricular assist device，SERCA-LVAD；NCT00534703）。这项试验主要是评估SERCA2a对慢性心力衰竭患者的影响，这些患者曾经接受过左心室辅助装置（LVAD）。24名患者随机接受单剂量的$1 \times 10^{13}$ AAV1-SERCA2a或安慰剂的经皮输注。该项研究的第一个阶段的结果目前尚未公布。

鉴于Ⅱa期研究中患者数量不足的局限性，需要进行Ⅱb期临床研究，目前开展了多中心随机事件驱动研究（CUPID2）。CUPID2是一项随机、双盲、安慰剂对照的多国试验，评估单次、冠状动脉内输注AAV1-SERCA2a载体与安慰剂的安全性及有效性，共纳入患者250人。该项研究的长期随访也正在进行中。

# 结语和展望

目前各种心脑血管疾病正困扰着越来越大的人群，终末期各类心脑血管事件威胁着人类的生命。药物治疗虽然能够缓解症状体征，延缓疾病进展，但是并不能彻底治愈或者扭转疾病发展。基因治疗也许能从根本上或者较长期地发挥治疗作用。

虽然目前转入载体的安全性及转入基因的表达效率还需要大量临床试验数据证明及支持，但是随着心血管疾病病理分子生物学、人类遗传学、合成生物学等多学科的快速发展，研究人员有望寻找到新的有效靶向基因，研发出更安全的基因载体用于心血管疾病的基因治疗。同时，基因组编辑技术提供了一种新的潜在的基因治疗方案，可有针对性地提高该技术序列靶向效率和特异性，寻找体内组织和细胞特异、高效的导入方式，以及建立全面有效的安全评估实验体系，这将实际推动基因治疗向临床应用的转化。

## 参 考 文 献

[1] Benjamin EJ，Blaha MJ，Chiuve SE，et al. Heart disease and stroke statistics-2017 update：a report from the American Heart

Association. Circulation, 2017, 135（10）: e146-e603.

[2] Chen AFY, O'Brien T, Katusic ZS. Functional influence of gene transfer of recombinant nitric oxide synthase to cardiovascular system//Ignarro LJ. Nitric Oxide—Biology and Pathobiology. San Diego: Academic Press, 2000: 525-545.

[3] Phillips MI. Is gene therapy for hypertension possible? Hypertension, 1999, 33: 8-13.

[4] Raizada MK, Katovich MJ, Wang H, et al. Is antisense gene therapy a step in the right direction in the control of hypertension? Am J Physiol, 1999, 277（2 Pt 2）: H423-H432.

[5] Morishita R, Higaki J, Tomita N, et al. Application of transcription factor "decoy" strategy as means of gene therapy and study of gene expression in cardiovascular disease. Circ Res, 1998, 82: 1023-1028.

[6] 王晓明. 基因治疗. 生理科学进展, 1997, 28: 183-191.

[7] 缪朝玉, 苏定冯. 新型遗传性高血压模型–高血压基因工程动物//金正均, 王永铭, 苏定冯. 药理学进展. 北京: 科学出版社, 1998: 263-271.

[8] French BA. Gene therapy and cardiovascular disease. Curr Opin Cardiol, 1998, 13: 205-213.

[9] Jazwa A, Jozkowicz A, Dulak J. New vectors and strategies for cardiovascular gene therapy. Curr Gene Ther, 2007, 7: 7-23.

[10] Gaffney MM, Hynes SO, Barry F, et al. Cardiovascular gene therapy: current status and therapeutic potential. Br J Pharmacol, 2007, 152: 175-188.

[11] Waehler R, Russell SJ, Curiel DT. Engineering targeted viral vectors for gene therapy. Nat Rev Genet, 2007, 8: 573-876.

[12] Campos SK, Barry MA. Current advances and future challenges in Adenoviral vector biology and targeting. Curr Gene Ther, 2007, 7: 189-204.

[13] White K, Nicklin SA, Baker AH. Novel vectors for in vivo gene delivery to vascular tissue. Expert Opin Biol Ther, 2007, 7: 809-821.

[14] Mingozzi F, High KA. Therapeutic in vivo gene transfer for genetic disease using AAV: progress and challenges. Nat Rev Genet, 2011, 12: 341-355.

[15] Gao G, Vandenberghe LH, Alvira MR, et al. Clades of Adeno-associated viruses are widely disseminated in human tissues. J Virol, 2004, 78: 6381-6388.

[16] Zincarelli C, Soltys S, Rengo G, et al. Comparative cardiac gene delivery of adeno-associated virus serotypes 1-9 reveals that AAV6 mediates the most efficient transduction in mouse heart. Clin Transl Sci, 2010, 3: 81-89.

[17] Vandendriessche T, Thorrez L, Acosta-Sanchez A, et al. Efficacy and safety of adeno-associated viral vectors based on serotype 8 and 9 vs. lentiviral vectors for hemophilia B gene therapy. J Thromb Haemost JTH, 2007, 5: 16-24.

[18] Inagaki K, Fuess S, Storm TA, et al. Robust systemic transduction with AAV9 vectors in mice: efficient global cardiac gene transfer superior to that of AAV8. Mol Ther, 2006, 14: 45-53.

[19] Pacak CA, Mah CS, Thattaliyath BD, et al. Recombinant adeno-associated virus serotype 9 leads to preferential cardiac transduction in vivo. Circ Res, 2006, 99: e3-e9.

[20] White SJ, Nicklin SA, Büning H, et al. Targeted gene delivery to vascular tissue in vivo by tropism-modified adeno-associated virus vectors. Circulation, 2004, 109: 513-519.

[21] Work LM, Büning H, Hunt E, et al. Vascular bed-targeted in vivo gene delivery using tropism-modified adeno-associated viruses. Mol Ther, 2006, 13: 683-693.

[22] Yue Y, Ghosh A, Long C, et al. A single intravenous injection of adeno-associated virus serotype-9 leads to whole body skeletal muscle transduction in dogs. Mol Ther, 2008, 16: 1944-1952.

[23] Ying Y, Müller OJ, Goehringer C, et al. Heart-targeted adeno-associated viral vectors selected by in vivo biopanning of a random viral display peptide library. Gene Ther, 2010, 17: 980-990.

[24] Yang L, Jiang J, Drouin LM, et al. A myocardium tropic adeno-associated virus（AAV）evolved by DNA shuffling and in vivo selection. Proc Natl Acad Sci U S A, 2009, 106: 3946-3951.

[25] Asokan A, Conway JC, Phillips JL, et al. Reengineering a receptor footprint of adeno-associated virus enables selective and systemic gene transfer to muscle. Nat Biotechnol, 2010, 28: 79-82.

[26] Wang B, Li J, Fu FH, et al. Construction and analysisof compact muscle-specific promoters for AAV vectors. Gene Ther, 2008, 15: 1489-1499.

[27] Martino AT, Basner-Tschakarjan E, Markusic DM, et al. Engineered AAV vector minimizes in vivo targeting of transduced hepatocytes by capsid-specific CD8[+] T cells. Blood, 2013, 121: 2224-2233.

[28] European Society of Gene and Cell Therapy. French Society of Cell and Gene Therapy Collaborative Congress 2012 October 25–29, 2012 Palais des Congre's de Versailles Versailles, France. Hum Gene Ther, 2012, 23: A1-A173.

[29] Gyongyosi M, Khorsand A, Zamini S, et al. NOGA-guided analysis of regional myocardial perfusion abnormalities treated with intramyocardial injections of plasmid encoding vascular endothelial growth factor A-165 in patients with chronic myocardial

ischemia: subanalysis of the EUROINJECT-ONE multicenter double-blind randomized study. Circulation, 2005, 112: I157-I165.

[30] Sasano T, Kikuchi K, McDonald AD, et al. Targeted high-efficiency, homogeneous myocardial gene transfer. J Mol Cell Cardiol, 2007, 42: 954-961.

[31] Karakikes I, Hadri L, Rapti K, et al. Concomitant intravenous nitroglycerin with intracoronary delivery of AAV1.SERCA2a enhances gene transfer in porcine hearts. Mol Ther, 2012, 20: 565-571.

[32] Phillips MI. Antisense inhibition and adeno-associated viral vector delivery for reducing hypertension. Hypertension, 1997, 29 ( part2 ): 177-187.

[33] 缪朝玉, 陶霞, 苏定冯. 反义技术和圈套技术在高血压基因治疗研究中的应用//金正均, 王永铭, 苏定冯. 药理学进展. 北京: 科学出版社, 1999: 254-260.

[34] Gyurko R, Wielbo D, Phillips MI. Antisense inhibition of AT1 receptor mRNA and angiotensinogen mRNA in the brain of spontaneously hypertensive rats reduces hypertension of neurogenic origin. Regul Pept, 1993, 49: 167-174.

[35] Phillips MI, Wielbo D, Gyurko R. Antisense inhibition of hypertension: a new strategy for renin-angiotensin candidate genes. Kidney Int, 1994, 46: 1554-1556.

[36] Wielbo D, Sernia C, Gyurko R, et al. Antisense inhibition of hypertension in the spontaneously hypertensive rat. Hypertension, 1995, 25: 314-319.

[37] Galli SM, Varela A, Phillips MI. Lowering of blood pressure and catecholamines in chronic but not in acute 2 kidney-1 clip rats by antisense oligodeoxynucleotide to angiotensin mRNA. Hypertension, 1995, 26: 557.

[38] Peng JF, Kimura B, Fregly MJ, et al. Reduction of cold-induced hypertension by antisense oligodeoxynuclotides to angiotensinogen mRNA and AT1-receptor mRNA in brain and blood. Hypertension, 1998, 31: 1317-1323.

[39] Wielbo D, Simon A, Phillips MI, et al. Inhibition of hypertension by peripheral administration of antisense oligodeoxynucleotides. Hypertension, 1996, 28: 147-151.

[40] Tomita N, Morishita R, Higaki J, et al. Transient decrease in high blood pressure by in vivo transfer of antisense oligodeoxynucleotides against rat angiotensinogen. Hypertension, 1995, 26: 131-136.

[41] Makino N, Sugano M, Ohtsuka S, et al. Intravenous injection with antisense oligodeoxynucleotides against angiotensinogen decreases blood pressure in spontaneously hypertensive rats. Hypertension, 1998, 31: 1166-1170.

[42] Makino N, Sugano M, Ohtsuka S, et al. Chronic antisense therapy for angiotensinogen on cardiac hypertrophy in spontaneously hypertensive rats. Cardiovasc Res, 1999, 44: 543-548.

[43] Gyurko R, Tran D, Phillips MI. Time course of inhibition of hypertension by antisense oligonucleotides targeted to AT1 angiotensin receptor mRNA in spontaneously hypertensive rats. Am J Hypertens, 1997, 10: 56S-62S.

[44] Phillips MI, Galli SM, Mehta JL. The potential role of antisense oligodeoxynucleotide therapy for cardiovascular disease. Drugs, 2000, 60: 239-248.

[45] Wang H, Katovich MJ, Gelband CH, et al. Sustained inhibition of angiotensin I-converting enzyme ( ACE ) expression and long-term antihypertensive action by virally mediated delivery of ACE antisense cDNA. Circ Res, 1999, 85 ( 7 ): 614-622.

[46] Phillips MI, Mohuczy-Dominiak D, Coffey M, et al. Prolonged reduction of high blood pressure with an in vivo, nonpathogenic, adeno-associated viral vector delivery of AT1-R mRNA antisense. Hypertension, 1997, 29 ( part 2 ): 374-380.

[47] Gelband CH, Wang H, Gardon ML, et al. Angiotensin I-converting enzyme antisense prevents altered renal vascular reactivity, but not high blood pressure, in spontaneously hypertensive rats. Hypertension, 2000, 35: 209-213.

[48] Zhang YC, Bui JD, Shen L, et al. Antisense inhibition of beta( 1 )-adrenergic receptor mRNA in a single dose produces a profound and prolonged reduction in high blood pressure in spontaneously hypertensive rats. Circulation, 2000, 101: 682-688.

[49] Mann MJ, Whittemore AD, Donaldson MC, et al. Preliminary clinical experience with genetic engineering of human vein grafts: evidence for target gene inhibition. Circulation, 1997, 96 ( suppl Ⅰ ): 1-4.

[50] Morishita R, Higaki J, Tomita N, et al. Role of transcriptional cis-elements, angiotensinogen gene–activating elements, of angiotensinogen gene in blood pressure regulation. Hypertension, 1996, 27 ( part 2 ): 502-507.

[51] Xiong W, Chao J, Chao L. Muscle delivery of human kallikrein gene reduces blood pressure in hypertensive rats. Hypertension, 1995, 25 ( pt 2 ): 715-719.

[52] Martinez JA, O'Connor DT. Somatic cell gene therapy for a trait as complex as hypertension? J Clin Invest, 1995, 95: 1426.

[53] Chao J, Yang Z, Jin L, et al. Kallikrein gene therapy in newborn and adult hypertensive rats. Can J Physiol Pharmacol, 1997, 75: 750-756.

[54] Chao J, Chao L. Kallikrein gene therapy: a new strategy for hypertensive diseases. Immunopharmacology, 1997, 36: 229-236.

[55] Zhang JJ, Wang C, Lin KF, et al. Human tissue kallkrein attenuates hypertension and secretes into circulation and urine after intramuscular gene delivery in hypertensive rats. Clin Exp Hypertens, 1999, 21: 1145-1160.

[56] Yayama K, Wang C, Chao L, et al. Kallikrein gene delivery attenuates hypertension and cardiac hypertrophy and enhances renal

function in Goldblatt hypertensive rats. Hypertension, 1998, 31: 1104-1110.

[57] Yoshida H, Zhang JJ, Chao L, et al. Kallikrein gene delivery attenuates myocardial infarction and apoptosis after myocardial ischemia and reperfusion. Hypertension, 2000, 35: 25-31.

[58] Lin KF, Chao J, Chao L. Human atrial natriuretic peptide gene delivery reduces blood pressure in hypertensive rats. Hypertension, 1995, 26 ( pt 1 ): 847-853.

[59] Lin KF, Chao J, Chao L. Atrial natriuretic peptide gene delivery attenuates hypertension, cardiac hypertrophy, and renal injury in salt-sensitive rats. Hum Gene Ther, 1998, 9 ( 10 ): 1429-1438.

[60] Chen LM, Chao L, Chao J. Adenovirus-mediated delivery of human kallistatin gene reduces blood pressure of spontaneosly hypertensive rats. Hum Gene Ther, 1997, 8: 341-347.

[61] Tsutsui M, Chen AFY, O'Brien T, et al. Adventital expression of recombinant eNOS gene restores NO production in arteries without endothlium. Arterioscler Thromb Vasc Biol, 1998, 18: 1231-1241.

[61] Chen AFY, O'Brien T, Katusic Z. Transfer and expression of recombinant nitric oxide synthase genes in the cardiovascular system. TIPS, 1998, 19: 276-286.

[63] Alexander MY, Brosnan MJ, Hamilton CA, et al. Gene transfer of endothelial nitric oxide synthase improves nitric oxide-dependent endothelial function in a hypertensive rat model. Cardiovasc Res, 1999, 43: 798-807.

[64] Nakane H, Miller FJ, Jr Faraci FM, et al. Gene transfer of endothelial nitric oxide synthase reduces angiotensin II -induced endothelial dysfunction. Hypertension, 2000, 35: 595-601.

[65] Alexander MY, Brosnan MJ, Hamilton CA, et al. Gene transfer of endothelial nitric oxide synthase but not Cu/Zn superoxide dismutase restores nitric oxide availability in the SHRSP. Cardiovasc Res, 2000, 47: 609-617.

[66] Lin KF, Chao L, Chao J. Prolonged reduction of high blood pressure with human nitric oxide synthase gene delivery. Hypertension, 1997, 30 ( pt I ): 307-313.

[67] Sakai K, Hirooka Y, Matsuo I, et al. Overexpression of eNOS in NTS causes hypotension and bradycardia in vivo. Hypertension, 2000, 36: 1023-1028.

[68] Chao J, Jin L, Lin KF, et al. Adrenomedullin gene delivery reduces blood pressure in spontaneously hypertensive rats. Hypertens Res, 1997, 20: 269-277.

[69] Dobrzynski E, Wang C, Chao J, et al. Adrenomedullin gene delivery attenuates hypertension, cardiac remodeling, and renal injury in deoxycorticosterone acetate-salt hypertensive rats. Hypertension, 2000, 36: 995-1001.

[70] Rissanen TT, Yla¨-Herttuala S. Current status of cardiovascular gene therapy. Mol Ther, 2007, 15: 1233-1247.

[71] Taimeh Z, Loughran J, Birks EJ, et al. Vascular endothelial growth factor in heart failure. Nat Rev Cardiol, 2013, 10: 519-530.

[72] Autiero M, Luttun A, Tjwa M, et al. Placental growth factor and its receptor, vascular endothelial growth factor receptor-1: novel targets for stimulation of ischemic tissue revascularization and inhibition of angiogenic and inflammatory disorders. J Thromb Haemost, 2003, 1: 1356-1370.

[73] Zachary I, Morgan RD. Therapeutic angiogenesis for cardiovascular disease: biological context, challenges, prospects. Heart Br Card Soc, 2011, 97: 181-189.

[74] Tao Z, Chen B, Tan X, et al. Coexpression of VEGF and angiopoietin-1 promotes angiogenesis and cardiomyocyte proliferation reduces apoptosis in porcine myocardial infarction ( MI ) heart. Proc Natl Acad Sci, 2011, 108: 2064-2069.

[75] Liao S, Bodmer JR, Azhar M, et al. The influence of FGF2 high molecular weight ( HMW ) isoforms in the development of cardiac ischemia-reperfusion injury. J Mol Cell Cardiol, 2010, 48: 1245-1254.

[76] Detillieux KA, Sheikh F, Kardami E, et al. Biological activities of fibroblast growth factor-2 in the adult myocardium. Cardiovasc Res, 2003, 57: 8-19.

[77] Gavard J, Gutkind JS. VEGF controls endothelial-cell permeability by promoting the beta-arrestin-dependent endocytosis of VE-cadherin. Nat Cell Biol, 2006, 8: 1223-1234.

[78] Rissanen TT, Korpisalo P, Markkanen JE, et al. Blood flow remodels growing vasculature during vascular endothelial growth factor gene therapy and determines between capillary arterialization and sprouting angiogenesis. Circulation, 2005, 112: 3937-3946.

[79] Lee RJ, Springer ML, Blanco-Bose WE, et al. VEGF gene delivery to myocardium: deleterious effects of unregulated expression. Circulation, 2000, 102: 898-901.

[80] Gyöngyösi M, Khorsand A, Zamini S, et al. NOGA-guided analysis of regional myocardial perfusion abnormalities treated with intramyocardial injections of plasmid encoding vascular endothelial growth factor A-165 in patients with chronic myocardial ischemia: subanalysis of the EUROINJECT-ONE multicenter double-blind randomized study. Circulation, 2005, 112: I157-I165.

[81] Stewart DJ, Kutryk MJB, Fitchett D, et al. VEGF gene therapy fails to improve perfusion of ischemic myocardium in patients with advanced coronary disease: results of the NORTHERN trial. Mol Ther, 2009, 17: 1109-1115.

[82] Stewart DJ, Hilton JD, Arnold JMO, et al. Angiogenic gene therapy in patients with nonrevascularizable ischemic heart disease: a phase 2 randomized, controlled trial of AdVEGF（121）（AdVEGF121）versus maximum medical treatment.Gene Ther, 2006, 13: 1503-1511.

[83] Grines CL, Watkins MW, Mahmarian JJ, et al. A randomized, double-blind, placebo-controlled trial of Ad5FGF-4 gene therapy and its effect on myocardial perfusion in patients with stable angina. J Am Coll Cardiol, 2003, 42: 1339-1347.

[84] Henry TD, Grines CL, Watkins MW, et al. Effects of Ad5FGF-4 in patients with angina: an analysis of pooled data from the AGENT-3 and AGENT-4 trials. J Am Coll Cardiol, 2007, 50: 1038-1046.

[85] Hasenfuss G, Reinecke H, Studer R, et al. Relation between myocardial function and expression of sarcoplasmic reticulum Ca （2＋）-ATPase in failing and nonfailing human myocardium. Circ Res, 1994, 75: 434-442.

[86] Shareef MA, Anwer LA, Poizat C. Cardiac SERCA2A/B: therapeutic targets for heart failure. Eur J Pharmacol, 2014, 724: 1-8.

[87] Gwathmey JK, Yerevanian A, Hajjar RJ. Targeting sarcoplasmic reticulum calcium ATPase by gene therapy. Hum Gene Ther, 2013, 24: 937-947.

[88] Kawase Y. Reversal of cardiac dysfunction after long-term expression of SERCA2a by gene transfer in a pre-clinical model of heart failure. J Am Coll Cardiol, 2008, 51: 1112-1119.

[89] Roth DM, Bayat H, Drumm JD, et al. Adenylylcyclase increases survival in cardiomyopathy. Circulation, 2002, 105: 1989-1994.

[90] Rengo G, Zincarelli C, Femminella GD, et al. Myocardial b（2）-adrenoceptor gene delivery promotes coordinated cardiac adaptive remodelling and angiogenesis in heart failure. Br J Pharmacol, 2012, 166: 2348-2361.

[91] Triposkiadis F, Karayannis G, Giamouzis G, et al. The sympathetic nervous system in heart failure physiology, pathophysiology, and clinical implications. J Am Coll Cardiol, 2009, 54: 1747-1762.

[92] Milano CA, Allen LF, Rockman HA, et al. Enhanced myocardial function in transgenic mice overexpressing the beta 2-adrenergic receptor. Science, 1994, 264: 582-586.

[93] Zhu W, Petrashevskaya N, Ren S, et al. Gi-biased b2ARsignaling links GRK2 upregulation to heart failure. Circ Res, 2012, 110: 265-274.

[94] Iaccarino G, Ciccarelli M, Sorriento D, et al. Ischemic neoangiogenesis enhanced by beta2-adrenergic receptor overexpression: a novel role for the endothelial adrenergic system. Circ Res, 2005, 97: 1182-1189.

[95] Hajjar RJ, Zsebo K, Deckelbaum L, et al. Design of a phase 1/2 trial of intracoronary administration of AAV1/SERCA2a in patients with heart failure. J Card Fail, 2008, 14: 355-367.

[96] Jaski BE, Jessup ML, Mancini DM, et al, Calcium up regulation by percutaneous administration of gene therapy in cardiac disease（CUPID）Trial, a first-in-human phase 1/2 clinical trial. J Card Fail, 2009, 15: 171-181.

[97] Jessup M, Greenberg B, Mancini D, et al. Calcium Upregulation by Percutaneous Administration of Gene Therapy in Cardiac Disease（CUPID）: a phase 2 trial of intracoronary gene therapy of sarcoplasmic reticulum $Ca^{2+}$-ATPase in patients with advanced heart failure. Circulation, 2011, 124: 304-313.

[98] Zsebo K, Yaroshinsky A, Rudy JJ, et al. Longterm effects of AAV1/SERCA2a gene transfer in patients with severe heart failure: analysis of recurrent cardiovascular events and mortality. Circ Res, 2014, 114: 101-108.

# 第二十五章

## 心脑血管疾病的细胞治疗研究

吕延杰[*]

心血管系统疾病是一类影响心脏和血管功能的疾病，占所有疾病死亡率的 30%，是人类死亡主要原因之一。心血管系统疾病的传统治疗理念为保护受损细胞，减少细胞死亡，抑制瘢痕形成和减轻不良重构。近年来一些新的治疗方法已经进入人们的视野，包括基因治疗和干细胞治疗，干细胞治疗已经成为心血管疾病治疗的一个热点。研究证明来源于骨髓和其他组织的干细胞通过促进心肌再生或者减轻心肌重构能够修复心肌的损伤和改善心脏的功能，表明心血管再生医学正在从试验研究走向临床应用研究。

## 第一节 细胞治疗的细胞来源

细胞治疗（cellular therapy）是指利用某些具有特定功能的细胞，采用生物工程方法改变其生长发育条件或导入外源遗传物质，使这些细胞具有增强免疫、杀死病原体/肿瘤细胞、促进组织器官再生和机体康复等功效，从而达到治疗疾病的目的。细胞治疗分为普通体细胞移植、免疫细胞移植和干细胞移植等。目前已有多种细胞应用于心血管系统疾病的治疗和研究（表 25-1）。

表 25-1　细胞移植代表性细胞类型、功能及优缺点

| 细胞类型 | 来源 | 功能 | 优点 | 缺点 |
|---|---|---|---|---|
| 骨髓间充质干细胞（BM-MSC） | 存在于全身结缔组织和器官间质中，以骨髓中含量最为丰富 | 可以多向分化为成心肌细胞、骨细胞、软骨细胞等；促进心脏微血管形成和改善心功能；减少心脏瘢痕形成 | 具有较强的横向分化潜能；培养技术简便；体外增殖迅速；不存在免疫反应 | 体外有效纯化骨髓间充质干细胞技术较难；增殖和分化方向控制难；移植进心脏后细胞存活率和缺氧耐受力低 |
| 脂肪组织间充质干细胞（AD-MSC） | 脂肪组织中的一种具有多向分化潜能的干细胞 | 可分化成心肌细胞；促进心脏新生血管形成和减少瘢痕组织；旁分泌多种细胞因子如 VEGF 和 IGF-1 | 体外稳定增殖且衰亡率低；取材容易，适宜大规模培养；对机体损伤小；来源广泛；适宜自体移植 | 分化成心肌细胞的效率低；心肌梗死引起的心肌炎性微环境下，存活率较低 |
| 骨骼肌成肌细胞（SkM） | 骨骼肌中的肌卫星细胞诱导分化而来 | 改善心肌组织的再生能力；能分泌生长因子吸引瘢痕区的自身干细胞 | 易于体外培养扩增和修饰；对缺血环境有较强的耐受性；快速分化能力强；较强的收缩性 | 移植后存活率低；定向分化成心肌细胞效率低 |

*通讯作者：吕延杰，E-mail：yjlu2008@163.com

续表

| 细胞类型 | 来源 | 功能 | 优点 | 缺点 |
| --- | --- | --- | --- | --- |
| 胚胎干细胞（ESC） | 在人胚胎发育早期囊胚（受精后5～7天）中未分化的多向分化潜能细胞 | 减轻心肌重构，改善受损心脏功能 | 具有无限增殖和多向分化潜能，可长期保存，对药物敏感性高 | 违反伦理学；分化效率不高；可导致心肌内畸胎瘤和免疫反应 |
| 诱导多能干细胞（iPSC） | 可从人的B淋巴细胞、胰腺细胞、肝细胞和胃肠细胞、神经细胞、睾丸细胞、骨髓细胞等诱导获得 | 改善缺血心肌的收缩功能和电稳定性，减轻心室壁厚度 | 克服了相关伦理问题及异体细胞移植的排斥反应 | 制备效率较低，细胞性能均一性小，肿瘤形成风险高 |

# 一、骨髓间充质干细胞

干细胞是一类未分化的细胞或原始祖细胞，具有自我更新和分化的潜能，在特殊条件下可以分化为不同类型细胞。干细胞可分为成体干细胞和胚胎干细胞，成体干细胞包括间充质干细胞、造血干细胞、神经干细胞、表皮干细胞、脂肪干细胞等。其中，间充质干细胞（MSC）是干细胞家族的重要成员，来源于骨髓组织的干细胞称为骨髓间充质干细胞（BM-MSC），是目前广泛研究和应用的一种干细胞。BM-MSC具有多向分化潜能、造血支持和免疫调控等特点。BM-MSC在骨髓中含量丰富，易于分离纯化培养，能够在异种异体环境中存活，而不被受体免疫系统排斥，且对其研究与应用不涉及伦理道德争议，被认为是用于临床细胞治疗的理想种子细胞。

在不同的物理、化学环境及不同细胞因子诱导后，BM-MSC可分化成为脂肪细胞、成骨细胞及神经元等多种类型细胞。由于BM-MSC具有向心肌细胞分化的特性，因此一度成为梗死性心脏疾病细胞治疗的研究热点。2001年，Elizalde-Gonzalez首次在临床中应用BM-MSC移植治疗心肌梗死，结果表明BM-MSC对心肌梗死具有明确的治疗作用[1]。另有研究表明，BM-MSC在体移植后，可长期存活于梗死心肌的瘢痕组织，并且能够表达心肌特异性标志物，促进心脏微血管形成，减小梗死面积，改善左心室功能[2]。在急性心肌梗死患者心脏注射BM-MSC，短期内患者的左心室射血分数显著提高，心律失常发生率明显降低。在急性心肌炎中，BM-MSC移植后可明显改善炎性反应和心脏功能[3]。在非缺血型心肌病中，BM-MSC可使扩张型心肌病大鼠心脏毛细血管密度增加，心肌胶原含量减少，心脏收缩和舒张功能改善[4]。

目前，BM-MSC在心脏疾病细胞治疗的基础研究及临床应用方面取得了显著成果，但由于移植后的局部炎症反应和缺血、缺氧的微环境及坏死心肌所产生的细胞毒性因子等原因，导致BM-MSC在移植后短期内大量死亡[5]。所以，尝试将BM-MSC与基因工程、组织工程和药物治疗联合或许可以提高BM-MSC移植治疗心脏疾病的效率。

# 二、脂肪组织间充质干细胞

脂肪组织存在一类间充质干细胞——脂肪组织间充质干细胞（AD-MSC），可分化为软骨、成骨、神经细胞、内皮细胞、心肌细胞和平滑肌细胞等。脂肪容易获得，机体储存量大，能够提供足够的细胞量，是 AD-MSC 在应用中的一个最大优势。

随着对 AD-MSC 生物学特性认识的不断加深，其在心脏疾病研究和治疗中的价值受到了医学界的普遍认可与关注。2003 年，Rangappa 等首次将 AD-MSC 成功诱导为可自主搏动的心肌细胞[6]，但就目前的研究技术而言，还难以获得由 AD-MSC 分化而来的具有完整的肌丝、肌质网等结构并完全具备自律性、收缩性、传导性、兴奋性、舒张性的心肌细胞。Miyahare 等发现在梗死心肌组织移植 AD-MSC 后，可在心脏梗死边缘区形成新生的心肌细胞；并且 AD-MSC 可通过旁分泌机制分泌多种细胞因子，如血管内皮生长因子（VEGF）、胰岛素样生长因子（IGF）-1 等，促进毛细血管增生，延缓心脏重构，改善心功能的作用；他们还将载有 AD-MSC 的鞘膜支架覆盖于大鼠心肌梗死的瘢痕组织，发现在瘢痕组织与支架间形成了新生血管和心肌细胞，梗死心脏的重构减轻及心功能增强[7]。虽然 AD-MSC 移植治疗心血管疾病仍处在基础研究水平，但随着 AD-MSC 研究的不断深入将对 AD-MSC 的临床应用产生推动作用。

# 三、骨骼肌成肌细胞

随着细胞生物学和组织工程学的快速发展，具有干细胞特性的骨骼肌成肌细胞已经成为基因和细胞治疗的备选细胞之一，其治疗心脏疾病的功能尤为受到关注。骨骼肌中除骨骼肌纤维（肌细胞）外，还存在一种扁平、有突起的肌卫星细胞也称为骨骼肌成肌细胞（skeletal myoblast，SkM），当肌纤维细胞受损后，SkM 可增殖、迁移、分化，参与肌纤维细胞的修复。SkM 对缺血环境具有较强的耐受性，易于体外培养、扩增和修饰，在受损组织移植后可快速分化成具有收缩功能的肌细胞。更值得关注的是，SkM 本身表达间隙连接蛋白 43（connexin43，Cx43），而 Cx43 是心肌缝隙连接的标志性蛋白，负责心肌细胞间的电偶联，在心脏收缩功能中起着重要的作用。因此间隙连接蛋白对于移植的 SkM 与周围宿主心肌细胞形成功能合胞体，实现同步收缩是非常必要的，这也是 SkM 移植治疗心脏疾病的独特优势[8]。在 2001 年，Menasche 等将 SkM 细胞移植应用于临床，对心肌梗死伴严重心力衰竭患者进行治疗。在搭桥手术治疗的同时进行 SkM 细胞移植，研究表明自体 SkM 移植能够促进心肌组织再生并改善受损心脏顺应性和舒张功能[9]。电生理方面的研究发现在骨骼肌肌管与相邻心肌细胞间存在同步瞬时钙电流，说明移植后，SkM 能更好地转化成"心肌样细胞"，证实心肌细胞与骨骼肌肌管间有可能在形成电–机械偶联的基础上实现同步收缩[10]，这说明了 SkM 移植的可行性和优越性。目前，人们对于 SkM 的认识还处于研究阶段，如何在体外扩增获取大量的成肌细胞、提高其存活率及组织器官靶向性是 SkM 走向临床应用需要解决的主要问题。

令人鼓舞的是，一些手段和措施的应用提高了细胞获取量和存活率，如低氧能够促进 SkM 体外的大量增殖和扩增；血管内皮因子可增强 SkM 细胞移植后的存活率；与骨髓间充质细胞联合移植能更好地抑制和减轻心肌重构。但 SkM 移植后对心脏修复作用及机制有待深入观察和研究，并且需要临床研究数据进一步证实其疗效性及安全性。

## 四、心脏干细胞

2002 年 Hierlihy 等发现在心脏组织存在一类具有自我更新及多向分化能力的干细胞称为心脏干细胞（cardiac stem cell，CSC），能够在生长因子和细胞因子等诱导下分化成心肌细胞和血管，从而改善心脏功能[11]。由于这类细胞不能分化成骨细胞和脂肪细胞，因此可与人 BM-MSC 区分[12]。

CSC 是用于心脏再生治疗理想的干细胞。自体移植后不存在免疫排斥反应和伦理道德问题。不足之处是移植细胞存活率低、移植细胞增殖和分化潜力尚未明确。但随着研究不断深入，上述问题将被逐一解决，心脏干细胞应用于临床治疗指日可待。

## 五、胚胎干细胞

胚胎干细胞（ESC）是来源于人胚胎发育早期囊胚（受精后 5～7 天）内细胞团的多能干细胞。ESC 在体外具有无限增殖能力，将之注入囊胚形成嵌合体后可发育形成包括生殖细胞在内的一系列成体组织[13]。在合适的培养条件下，ESC 可以分化形成多种细胞类型，使之成为一种研究哺乳动物细胞分化、组织形成过程的基本体系及临床移植治疗的新细胞来源。ESC 如继续进行分化，形成具有特定功能的干细胞，如血液干细胞可分化成白细胞、红细胞和血小板，皮肤干细胞可形成各种不同类型的皮肤细胞。ESC 具有多能性并可以建系传代等特点。目前尚不能控制 ESC 在特定的组织部位分化成相应的细胞，且容易导致畸胎瘤。成体干细胞不引发畸胎瘤，但分化的"效率"不理想。所以 ESC 和成体干细胞具有各自的优点和缺陷。

到目前为止，人 ESC 可被诱导分化为造血干细胞、心肌细胞、内皮细胞、分泌胰岛素细胞、神经细胞，为 ESC 移植研究与应用奠定了基础。在适当的培养条件下，ESC 可分化成具有一定功能的心肌细胞[14, 15]。ESC 衍生的心肌细胞植入梗死心脏后可使瘢痕变小、左心室扩张、室壁运动评分指数和左室舒张功能改善[16, 17]。ESC 的主要特点是具有无限增殖和多向分化潜能；可进行体外基因操作和长期保存。但胚胎是尚未成形的生命形式，ESC 的研究存在伦理学争议，而且其分化效率不高，移植后可能导致畸胎瘤的形成和免疫反应[18, 19]。尽管 ESC 定向分化的技术仍然处于初级阶段，但通过深入的研究和问题的解决，其在细胞移植、组织再生与修复等方面的应用将具有广阔的前景。

## 六、诱导多能干细胞

诱导多能干细胞（iPSC）是通过基因转染技术将某些转录因子导入动物或人的体细胞，使体细胞重构成为 ESC 样的多潜能细胞。iPSC 不仅在细胞形态、生长特征、干细胞标志物表达等方面与 ESC 相似，而且在 DNA 甲基化方式、基因表达谱、染色质状态、形成嵌合体动物等方面与 ESC 几乎完全相同。2006 年，Takahashi 和 Yamanaka 首次报道通过逆转录病毒将 Oct3/4、Sox2、c-myc、Klf4 等 4 个因子导入小鼠成纤维细胞，培养后得到一种具有类似 ESC 特点且可分化为内、中、外三个胚层潜能的干细胞，命名为诱导多能细胞[20]。由于 iPSC 在疾病模型及再生医学中的应用能力与 ESC 类似，且不存在伦理问题而日趋受到人们的关注。

最初的 iPSC 细胞是由鼠成纤维细胞诱导获得的，目前已经从人 B 淋巴细胞[21]、胰腺细胞[22]、肝细胞和胃细胞[23]、神经细胞[24]、睾丸细胞[25]、骨髓细胞[26]等诱导获得。通过转录因子的导入，分化的成体细胞被重编程为多能干细胞，可分化成具有心脏细胞功能特性的心肌细胞，可改善心肌梗死区心肌的收缩功能、心室壁厚度和电稳定性，从而具备修复急性心肌梗死的潜力[27]。iPSC 可应用于多种疾病的治疗，如帕金森病[28]、阿尔茨海默病[29]，以及精神分裂症等[30]。由于 iPSC 来自于自身体细胞，因此，不存在免疫排斥反应及伦理道德争议。iPSC 将在器官移植、遗传疾病的治疗和疾病模型建立等方面具有广阔的应用前景。

# 第二节　细胞治疗的机制

细胞治疗涉及多种细胞，包括普通体细胞、免疫细胞及干细胞，它们在疾病治疗的机制方面是不同的。细胞治疗主要通过移植细胞分化成具有相应功能的组织器官细胞，代替损伤和丢失的细胞，以及分泌细胞因子修复和保护受损的组织器官实现。

# 一、细 胞 分 化

细胞分化（cell differentiation）是指同一来源的细胞产生形态结构、功能特征各不相同的细胞类型的过程。细胞分化是一种持久性的变化，不仅存在于胚胎发育过程中，而且贯穿整个生命过程，以补充衰老和死亡的细胞。通常细胞分化是不可逆的，然而在某些条件下，其基因表达模式也可以发生可逆变化，回到其未分化状态，这一过程称为去分化（dedifferentiation）。

细胞分化作为细胞治疗的主要机制之一，能够使人类利用自身干细胞修复病损的组织器官而治愈疾病，使"自己救治自己"成为可能。成体干细胞存在于人体几乎所有的组织，在特定的条件下，这些细胞可以"横向"分化为相应组织功能细胞，如间充质干细胞可以分化为心肌、软骨、肌肉和神经等多种细胞（图 25-1），造血干细胞可以分化为神经细胞和肝细胞等[31]。

受机体内、外环境因素的影响，不同来源的干细胞治疗心血管疾病具有不同的分化机制和特点。在诱导胚胎干细胞分化方面，研究较为深入的诱导因子有视黄酸、骨形态发生蛋白（bone morphogenetic protein，BMP）和成纤维细胞生长因子（FGF）等。

不同的干细胞在多种分化诱导条件下，能够分化成为不同类型的细胞，从而弥补由疾病引起的正常细胞缺失，改善病理状态，维持正常生理功能。将 α-MHC 启动子和氨基磷酸转移酶 cDNA 组成的融合基因转染到胚胎干细胞，将其移植至受损心脏后，发现由胚胎干细胞分化而来的心肌细胞可以在受损心脏组织存活并整合入心脏的结构，协助维持受损心脏的生理功能[32]。此外，有研究发现，将半乳糖苷酶/GFP 标记的鼠胚胎干细胞移植到小鼠心脏梗死部位，可分化为心肌细胞、血管平滑肌细胞及内皮细胞，梗死心脏的心室重构明显减轻[33]。在特定的诱导剂如细胞因子、激素、化学诱导剂等诱导条件下，胚胎干细胞能够在体外定向分化为多种类型的心肌细胞，包括心室肌细胞、心房肌细胞等，为细胞移植提供充足的细胞来源[34]。细胞因子如转化生长因子（TGF）β、BMP 等可诱导胚胎干细胞向心肌细胞谱系分化。在胚胎干细胞向心肌细胞分化的早期，BMP-2 和 FGF-2 可与受

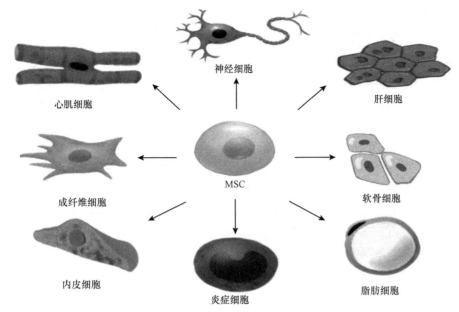

图 25-1 间充质干细胞分化为不同类型细胞

体结合协同促进心肌特异性基因的表达,促进胚胎干细胞向心肌细胞分化[35]。另外,TGF-β₁与 BMP-2 可以与胚胎干细胞表面受体结合后,使 Smad、TAK 等信号小分子激活,从而启动心肌特异性基因的表达,使得胚胎干细胞向心肌细胞分化。化学诱导剂如视黄酸、5-氮杂胞苷(5-AZA)等也可以在体外诱导胚胎干细胞分化成心肌细胞。Wobus 等认为视黄酸进入胚胎干细胞后,可与细胞内受体视黄酸结合蛋白形成复合物,该复合物转移进入细胞核内,与细胞核染色体上的受体结合,从而调控相关基因的表达,使胚胎干细胞分化为心肌细胞[36]。TGF-β₁ 和 5-氮杂胞苷可联合诱导大鼠 BM-MSC 分化为心肌样细胞[37]。目前,对于胚胎干细胞向心肌细胞分化过程和分子机制还有待进一步研究,研究胚胎干细胞向心肌细胞分化的分子机制将为干细胞治疗心肌缺血性疾病提供有力的理论依据。

严重的心肌缺血如心肌梗死可诱发大量的心肌细胞死亡,仅依靠原位干细胞的补充作用是不够的。因此,在梗死相关动脉区移植自体骨髓干细胞对改善心脏功能和结构具有积极的影响。自体骨髓干细胞通过皮冠状动脉介入途径进入心脏后,分化成为心肌细胞,补充急性心肌梗死诱导的心肌细胞凋亡所造成的心肌细胞数目减少,能够有效减少 ST 段抬高急性心肌梗死的患者心肌梗死面积,心脏梗死区域的收缩功能恢复较好,有效改善心功能[38]。

Xing 等研究发现血管紧张素Ⅱ(AngⅡ)能促进由 5-氮杂胞苷诱导的 BM-MSC 增殖及向心肌细胞样细胞的分化[39]。此外,Yamada 等发现 AngⅡ还可以通过刺激骨髓来源的单核细胞,促进其分化为平滑肌细胞来加速血管损伤后的新生内膜组织的形成[40]。AngⅡ还刺激了多种细胞类型的 TGF-β₁ 的分泌,包括平滑肌细胞、心脏成纤维细胞和肌成纤维细胞[41]。AngⅡ处理人脂肪组织来源的间充质干细胞,能够增加平滑肌特异性基因的表达,如 α-平滑肌肌动蛋白、钙结合蛋白、高分子量钙结合蛋白和平滑肌肌球蛋白重链,还引起 TGF-β₁ 的分泌和 Smad2 的延迟磷酸化。另外 AngⅡ还可通过 ERK 依赖性激活的自分泌 TGF-β₁ 和 Smad2 诱导人脂肪组织衍生的间充质干细胞分化为平滑肌样细胞[42]。有研究发现移植至损伤处的间充质干细胞分化能力并没有达到预期水平。Wang 等从脂肪干细胞治疗的心脏中回收的仅有 0.5%的脂肪干细胞对心脏特异性原纤维蛋白染色呈阳性[43]。

Tang 等对缺血再灌注损伤的大鼠在其冠脉内注射经体外扩增的心脏干细胞,发现在大鼠心脏梗死区心肌细胞数量增加,非梗死区纤维化程度减轻,左心室功能改善;而且外源性心脏干细胞还可以募集一定数量的内源性心脏干细胞到梗死心肌区域,使得内源性的心脏干细胞分化为心肌细胞,改善心脏功能[43]。有研究表明 Notch 信号通路能够调控 Nkx2.5 基因表达,促进心脏干细胞向心肌细胞分化[44]。Boni 等证实 Nkx2.5 是 Notch1 的靶基因,认为 Notch1 可调节成人心脏中心肌细胞形态,Notch 信号下游的 RBP-J 共有位点处于 Nkx2.5 的启动子区域,在特定因素的刺激下激活 Notch1 受体后能够促进心脏干细胞中 Nkx2.5 的表达,有利于心脏干细胞向心肌细胞系分化[45]。Notch 信号表达的强弱对心脏干细胞的分化具有不同影响。Matsuda 等研究发现低密度培养的心脏干细胞中的 Notch 信号通路基因表达较低,此状态下的心脏干细胞向心肌细胞分化的潜能得到增强,而在高密度培养的心脏干细胞中 Notch 信号通路基因表达水平较高,此时心脏干细胞的细胞周期停止,心脏干细胞开始向内皮细胞分化[46]。心脏干细胞向心肌细胞分化的过程可能还受到其他信号通路的调节及不同环境因素的影响,具体涉及哪些信号通路和因素的调节还需要进一步的研究证实。随着对干细胞的不断研究,发现不同来源干细胞均面临生存能力低下的问题。

不同来源的干细胞治疗心血管疾病时,在不同的环境通过不同机制分化成目的细胞而达到治疗目的。其分化机制受到多方面因素的影响如基因、细胞质、细胞外因素如细胞间的相互作用和某些物质的介导作用等。目前对细胞分化机制的研究探讨仍然需要进一步深入。

# 二、旁 分 泌

旁分泌(paracrine)是指细胞产生的激素或调节因子不进入血液循环,而是通过扩散作用对邻近细胞产生调节作用。旁分泌在细胞分化基础上从另一角度解释了细胞移植在治疗疾病中发挥的作用。随着细胞治疗研究不断进展,越来越多的研究者认为在干细胞治疗心血管疾病中旁分泌机制发挥着更为主要的作用。移植的干细胞通过释放一些物质进入周围组织,从而修复受损组织/细胞,释放的物质包括细胞因子、趋化因子、生长因子、外泌体或微颗粒等(图 25-2),这些物质通过活化内源性心肌干细胞增殖和分化补充丢失细胞;激活血管再生,改变细胞生长微环境;抑制心肌细胞凋亡及肥大;调节炎症反应;诱导细胞外基质良性改变,减轻纤维化等。最终达到修复损伤及治疗心血管系统疾病的效果[47]。

间充质干细胞是目前细胞治疗中应用比较广泛且具有良好潜力的细胞类型。在心肌细胞受到不良刺激时,间充质干细胞能够下调 TNF-α、IL-1β、IL-6 水平,上调 IL-10,从而降低炎症反应[48]。炎症因子或缺氧刺激使间充质干细胞增加血管细胞黏附分子-1(VCAM-1)的表达,利于干细胞归巢[49],同时多种生长因子包括 VEGF、PDGF、肝细胞生长因子(HGF)、碱性成纤维细胞生长因子(bFGF)及胰岛样生长因子(IGF)[50, 51],

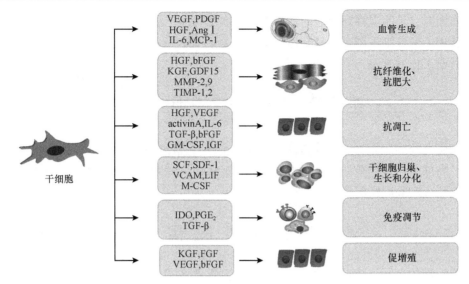

图 25-2　干细胞分泌各种因子及生物学效应

VEGF，血管内皮生长因子；PDGF，血小板衍生生长因子；Ang，血管紧张素；HGF，肝细胞生长因子；IL，白细胞介素；MCP，单核细胞趋化蛋白；bFGF，碱性成纤维细胞生长因子；GDF，生长分化因子；MMP，基质金属蛋白酶；TIMP，基质金属蛋白酶组织抑制物；TGF，转化生长因子；GM-CSF，粒细胞–巨噬细胞集落刺激因子；IGF，胰岛素样生长因子；VCAM，血管细胞黏附分子；KGF，角质细胞生长因子；FGF，成纤维细胞生长因子；IDO，吲哚胺 2, 3-双加氧酶；activinA，活化素 A

以及一些其他因子如吲哚胺 2，3-双加氧酶（IDO）、前列腺素 $E_2$、TNF-α 刺激基因-6 等上调，促进间充质干细胞本身及心脏各类细胞的生存，促进血管内皮细胞和平滑肌细胞的增殖，更利于血管再生。基因工程过表达糖原合成酶激酶-3β 或前列腺素 I 合成酶基因的骨髓间充质干细胞在分化形成心肌细胞同时 VEGF-A 表达上调，减少心肌细胞凋亡，限制心肌重塑[52, 53]。缺氧刺激下 BM-MSC 分泌红细胞生成素作用到 ERK1/2 信号通路，调节基质金属蛋白酶表达[54]，间充质干细胞表达基质金属蛋白酶抑制因子增加，促进细胞外基质降解，降低心肌重构[55]。

间充质干细胞修复损伤的神经组织中，旁分泌机制同样发挥着重要的作用。移植的间充质干细胞能够分泌多种神经生长因子，包括神经生长因子、脑源性神经生长因子、VEGF、碱性成纤维细胞生长因子、胰岛素样生长因子等来营养神经，促进血管再生，同时改善神经细胞生长微环境，促进轴突生长。另一方面通过上调缺血区内源性 VEGF 及其受体表达促进局部的神经再生及重构。在缺血的脑梗死区，间充质干细胞分泌 IL-1、集落刺激因子促进脑梗死区神经细胞的存活、增殖和分化。

其他用于心血管疾病治疗的干细胞如心脏干细胞也通过分泌肝细胞生长因子、胰岛素样生长因子-1、VEGF 等因子发挥其治疗作用，同时它们还能分泌含有基质金属蛋白酶、miR-210、miR-132 和 miR-146a-3p 等物质的外泌体，发挥对心血管疾病的治疗作用[56, 57]。另一方面外源性给予心脏干细胞能够活化内源性心脏干细胞的增殖和分化。心肌缺血组织移植 CD34+ 干细胞，分泌包含促血管再生的 miRNA 及细胞间信号传导介质等物质的外泌体，促进血管新生[58]。

在心血管疾病的细胞治疗中，干细胞分化发挥重要的作用，但在移植的干细胞存活数量极为有限时，仍能观察到明显的治疗作用，由此可知干细胞的旁分泌机制在此过程中起到重要作用。旁分泌机制存在复杂性，不同种类干细胞旁分泌机制具有多样性，因此还需更多的科研工作对其进行完善和说明。

## 第三节　细胞治疗应用的方法

在细胞治疗和研究方面应用多种方式和方法进行细胞移植，实施途径有局部途径和全身途径。局部途径包括微创介入植入、局部注射植入、蛛网膜下腔植入等；全身途径包括动脉注射植入和静脉注射植入。

# 一、局 部 应 用

细胞治疗的疗效与能否成功地将细胞递送到需要的治疗区域、植入足够的细胞数量及保持移植细胞的存活率直接相关。不同的移植方式对这些指标有着显著影响，因此，选择合适的移植方式是干细胞治疗成功的关键因素之一。当前干细胞局部移植是主要的移植方式之一，而局部移植则主要包括经动脉注射（如冠状动脉注射）和局部组织内注射（心肌内注射）。

冠状动脉注射通常是通过定位在冠状动脉中的导管进行细胞输注，在注射细胞的同时保持冠状动脉血流或在气囊中断血流之后，快速完成细胞注射[59]。该方法的优点是注射的细胞能够均匀分布在梗死区域，技术容易操作，有利于临床的广泛应用。目前，经冠状动脉注射已用于急性心肌梗死和缺血性心力衰竭的患者[60]。但是，这种方法需要大量的干细胞，这些干细胞可能会导致微血管堵塞，而且这种方法并不能将细胞递送到动脉阻塞的心脏区域。

在心肌梗死急性期，炎症反应会使梗死区毛细血管的通透性增加，这使得所注射的干细胞更容易透过毛细血管进入受损的心肌内。对于缺血性心脏病晚期患者，干细胞难以通过增厚的冠状动脉，而且经冠状动脉注射并不能将细胞输送到动脉阻塞的心肌区域内，因此对于某些心脏疾病的治疗效果并不理想。在这种条件下，将干细胞直接注射到心肌是更好的选择。

心肌内注射可通过经心外膜或经心内膜直接将干细胞注射到心肌组织，适用于患有冠脉疾病和慢性缺血性心肌病的患者。这种移植方法的优势为在冠状动脉完全闭塞的情况下，细胞仍可移植到瘢痕区域。此外，这种直接的注射方法特别适用于可能会引起微栓塞的直径较大细胞的移植，如经冠状动脉注射可能引起微栓塞的间充质干细胞。然而，局部注射具有坏死组织穿孔的风险，故急性心肌梗死患者慎用。将细胞直接注射到缺血的心肌组织可能产生有限血液供应的细胞岛，这是导致细胞存活率低的主要原因之一。此外，移植细胞在心脏梗死区分布不均匀也是这种方法的缺陷所在[47, 61]。

经心外膜注射是直接将干细胞注射至瘢痕区域或梗死边缘区的一种方法，是细胞治疗常用的移植方式。在心脏手术期间进行经心外膜注射可作为冠状动脉旁路移植术的辅助治疗方法。该方法可将干细胞直接注射于瘢痕区域和梗死边缘区，这种直视注射方法直接可靠。但是这种方法必须开胸并暴露心脏，创伤大，而且存在诱导心律失常的风险，难以单独用于临床治疗。

经心内膜注射一定程度解决了经心外膜注射创伤大的问题。经心内膜注射是用注射导管穿过主动脉瓣并抵靠心内膜表面进行定位，直接将移植细胞注射到心室壁内。使用特殊定位系统在心内膜表面识别缺血区域、瘢痕区域和正常区域。使用心内膜注射导管可直接将干细胞注射到瘢痕区或梗死边缘区心脏组织。经心内膜注射费用高，注射导管反复接触刺激心内膜，会引发室性心律失常。

近年来，局部注射进行干细胞移植治疗技术取得了显著成效。急性心肌梗死患者在冠状动脉介入治疗后经冠状动脉注射自体 BM-MSC，细胞移植 1~3 个月及之后，心脏功能得到明显改善[62]。

干细胞移植在不同组织器官系统也有其他的移植方式。例如，通过腰椎穿刺技术，将干细胞注射到蛛网膜下腔并贴附、增殖和分化，适合病变广泛的神经功能疾病的治疗，如脑炎后遗症、脑发育不良、多发性脑梗死等疾病。其优点是移植的细胞可以顺着脑脊液的循环到达病灶，且该方法创伤小。缺点在于靶向性差、细胞损失多，因此如何增加干细胞在大脑或脊髓中的存活率可能是蛛网膜下腔植入干细胞疗法面临的最大难题。定位、定向脑内注射适用于病灶比较局限的疾病，如脑出血后遗症、脑外伤后遗症、局灶性脑梗死等；通过气管内滴注治疗呼吸系统疾病；通过肝门静脉系统注射胰岛细胞治疗糖尿病。

干细胞局部移植方式靶向性高，但是移植效率低，且存在一定的风险，因此还未在临床广泛应用。

# 二、系 统 应 用

与细胞局部移植相比，静脉移植细胞的方式，是最早应用并且是最广泛应用的移植方法，用于全身性疾病治疗。该方法是通过静脉系统将足够数量的干细胞导入血液循环，运送到全身各处组织，分化成机体需要的功能细胞或组织器官，修复、替换受损细胞或组织，达到治愈疾病的目的。

随着对干细胞的深入研究，人们发现干细胞移植可以改善心脏功能，并具有良好的应用前景。目前间充质干细胞经由静脉注射参与心血管疾病的治疗应用较为广泛，如间充质干细胞改善急性心肌梗死的心脏功能，但移植细胞可迁移至非心脏器官而产生副作用是细胞治疗全身应用面临的主要问题。在心肌梗死早期，损伤组织的微环境因素、基质和黏附分子、归巢受体和各种迁移有关因子的表达参与干细胞归巢的全过程。心肌梗死早期的微环境变化影响归巢，哪里有损伤哪里就有归巢，损伤处即是细胞归巢之地。合理利用细胞归巢特性，增加归巢细胞，将提高静脉注射细胞治疗的效率。静脉移植骨髓间质干细胞可以通过归巢作用存留于心肌梗死区域，分化成心肌样细胞，替代受损心肌，参与心肌的收缩和舒张；移植干细胞还可增强缺血性心肌中的血管生成，改善急性心肌梗死后的心脏功能。BM-MSC 移植也可改善缺血性和非缺血性心肌病的心脏功能，并减轻心肌纤维化。重复静脉移植 BM-MSC 可影响扩张型心肌病的心肌胶原网络重塑，下调肾素–血管紧张素–醛固酮系统，影响心肌 TGF-$\beta_1$、AT$_1$ 及醛固酮合酶基因的表达，改善心脏功能[63]。

此外，其他类型的干细胞经由静脉注射治疗心血管疾病也逐渐被应用。研究表明，静脉直接注射胚胎干细胞 ES-D3 细胞系后，这些细胞可归巢于梗死心脏，改善心脏功能，并增强心肌梗死的局部血流量[64]。静脉输注脂肪干细胞广泛用于肺栓塞和梗死的治疗，但是发现其对心肌疾病也有治疗作用，如静脉输注脂肪干细胞对心肌灌注和心肌缺血中左心室功能障碍具有治疗作用。静脉输注脂肪干细胞后，心脏射血分数增加、灌注缺损面积减少、T 细胞的循环数增加、小血管数量明显增高，是拯救心肌的非侵入性方法[65]。静脉内施用诱导多功能干细胞衍生的 Flk-1$^+$细胞对血管损伤具有治疗作用，该细胞经静脉进入后募集到血管损伤部位，增强表皮细胞再生能力，随后抑制新生内膜增生，是血管成形术后血管功能障碍和预防再狭窄的潜在治疗手段[66]。经静脉移植操作简单、安全性高、创伤小。但经静脉途径注入仅有少数干细胞能够到达所需部位，大量干细胞可能随着血流迁移至其他器官，引起远隔器官非必要的血管新生，可能导致血管瘤、视网膜血管增生等并发症。因此，干细胞移植治疗疾病的方式有待进一步探索和改进以提高组织器官的靶向特异性。

# 三、其他方式

除上述两种常见移植方法外，将生物材料作为一种新型细胞载体的移植方式逐渐引起人们的关注。通过使用生物材料提供的生长因子和细胞外基质分子的组合来改善心肌梗死区域内的细胞行为，是再生医学中的一个令人关注的策略。这种创新的组织工程载体，为药理活性微载体（PAM），能在其仿生表面上传送细胞，并为刺激细胞存活的移植细胞提供足够的三维微环境，模仿心脏的结构[67]。

生物材料是由聚 d, l-丙交酯–共–乙交酯酸或聚乳酸–乙醇酸共聚物制成的生物相容性和可生物降解的聚合物，在聚合物表面覆盖细胞外基质和生长因子。PAM 很容易通过针或导管植入，被封装在纳米固体状态下保持聚合物及其结构的完整性，以持续和受控的方式长时间传递移植细胞[68]。能够在移植区域更好地保留所移植的细胞，并且能动员和促进内源性干细胞增殖和分化。另一方面，细胞还可以与原位受控的药物递送系统相关联，模拟合适的细胞微环境，有利于其在梗死区域内的归巢[68]。生长和分化所释放的因子可以改善细胞的存活和分化，并且影响环境，从而更好地整合移植物[67]。

除此之外，也可使用纤维蛋白 A 和胶原作为载体移植间充质干细胞[69]；用胰岛素样生长因子-1 和肽纳米纤维作为载体可增强心脏祖细胞的激活和分化[70]；黏附干细胞的可注射生物材料能以持续和有效的方式递送干细胞到心脏组织，增加干细胞的移植效率[71, 72]。

# 第四节　心脑血管疾病的细胞治疗

# 一、心力衰竭

心力衰竭（heart failure，HF）是各类心脏疾病发展的终末阶段，表现为心脏的舒缩功能障碍，心排血量减少，不能满足组织代谢需求。传统的心力衰竭治疗主要为药物治疗、介入或置换手术。近些年来，细胞治疗在心脏疾病领域的应用越发得到关注，并且取得了较好的结果。1996 年，Li 等发现向冰冻损伤的大鼠心脏瘢痕组织输注胚胎期心肌细胞，能够限制瘢痕区域扩大和改善心功能[73]。随后，Orlic 等也报道，向小鼠梗死心肌组织回输骨髓细胞（bone marrow cell，BMC）可以改善心脏收缩和舒张功能，并通过荧光检测到新生心肌[74]。该篇文献在 2001 年被《自然》(*Nature*) 杂志收录后，受到广泛关注。多种细胞治疗实验因此而大范围开展。目前，多种细胞参与到心力衰竭临床前期实验中。在动物上取得良好效果的骨髓细胞在临床前期也有作用。骨髓细胞是从骨髓中提取的多种干细胞的混合体。它既含有血系干细胞，也含有非血系干细胞和内皮祖细胞。将体外培养后的骨髓细胞回输入心脏可用于治疗人缺血性心脏病。4 个月后，左室射血分数从 20% 上升至29%，心肌收缩力增加[75]。骨骼肌成肌细胞由于其易得，体外增殖迅速及对缺氧和缺血有抵抗力等特点，也可用于心力衰竭的治疗。虽然多项小型非随机、无对照临床试验结果显示，骨骼肌成肌细胞能提高心力衰竭心脏的收缩功能，但在一项随机、双盲、安慰剂对照的大型临床试验中结果却不理想，患者心功能并未得到改善。而且相当比例的接受骨骼肌成肌细胞治疗的心力衰竭患者表现出室性心律失常[76, 77]。因此，骨髓肌成肌细胞可能不是用于治疗心力衰竭的理想细胞。脂肪干细胞与骨骼肌成肌细胞类似，同样易得，但却能分化成心肌细胞[78]。向心肌梗死大鼠输注小鼠来源的脂肪干细胞 1 个月后，大鼠心脏功能明显改善，血管再生增多和纤维化面积缩小[79]。但脂肪干细胞用于治疗心力衰竭患者的临床前期实验较少，还需要更多的探究。在一项随机试验中，慢性心肌梗死患者输注心脏干细胞 (CSC)，6 个月后瘢痕区域减少，局部心肌收缩力增强。虽然左室射血分数、舒张末期容积和收缩末期容积并无明显差别，但试验证明 CSC 用于治疗心力衰竭是具有一定安全性的[80]。由于 CSC 是心脏特有的干细胞，它在心脏疾病中的临床价值远远高于其他细胞。对于药物难以起效的顽固性心力衰竭患者，经过干细胞治疗后，患者心绞痛发作频率降低，运动耐受指标提高，心脏功能改善[81]。联合其他方法和技术能提高传统的细胞治疗效果。梗死后慢性心力衰竭患者在冲击波理疗辅助细胞治疗后，左室射血分数明显提高，副作用发生率显著降低[82]。心力衰竭的前期细胞治疗侧重于验证细胞治疗疾病时的安全性和可操作性。由于采用不同的输注方法和判定标准，因此评价治疗的有效性也受到一定的影响。但随着技术的逐步发展、样本量的不断增大、后期试验数据的不断完善，定能得到干细胞治疗更加准确的评价。骨髓干细胞被广泛应用于细胞移植和疾病治疗，但目前取得的临床有效性却不尽相同。这可能与细胞移植时机、入选人群、观察终点及移植细胞方法的选择有关。此外，细胞治疗的同时有时还伴随着左室辅助装置和冠状动脉旁路移植术等临床手术，因此，很难单纯评价移植细胞的治疗效果。细胞治疗虽然成为晚期心力衰竭患者的一个可行的选择，但在应用于临床前仍然需要更多的样本人群评价。

## 二、心 肌 梗 死

心肌梗死 (MI) 是冠状动脉急性、持续性缺血缺氧所引起的心肌坏死，可导致猝死。心肌梗死可分为急性心肌梗死 (acute myocardial infarction，AMI) 和慢性心肌梗死 (chronic myocardial infarction，CMI)。慢性心肌梗死的细胞治疗与心力衰竭类似。骨髓干细胞作为临床研究较为广泛的细胞，除可用于治疗心力衰竭外，也用于心肌梗死的治疗。输注骨髓细胞能够改善急性心肌梗死患者心脏功能，减少梗死面积，改善左室射血分数[83]。大规模骨髓干细胞治疗急性心肌梗死的临床试验也取得类似的结果：在给予骨髓细胞 4 个月后，左室射血分数升高。在接受骨髓细胞治疗前左室射血分数低于平均值的患者给予骨髓细胞治疗后，左室射血分数上升更为明显，并且 1 年后患者死亡、心肌梗死复发等恶性事件发生率降低[84]。骨髓细胞中的 BM-MSC 可能通过分化为内皮细胞促进新血管生成，从而对心脏功能起到改善作用。向急性心肌梗死大鼠心脏中移植 BM-MSC 能够减少纤维化区域，促进血管内皮生长因子表达[85]。心脏特有的干细胞（CSC）在心肌梗死中的作用也是值得肯定的，CSC 能够分化成心肌细胞和内皮细胞，改善梗死小鼠左室射血分数[86]。而心肌梗死患者输注自体 CSC 同样能缩小梗死区域，改善心肌收缩功能[87]。脂肪干细胞移植增加了急性心肌梗死组织的新生血管和血管内皮生长因子表达[88]。心肌梗死植入胚胎心肌细胞 1 个月后，其射血分数和心排血量均明显提高[89]。在心肌缺血心脏中输注胚胎心肌细胞，输注细胞可以与宿主细胞建立电机械偶联，但也出现了室性心律失常[90]。与胚胎干细胞相似，胚胎心肌细胞在分化和增殖上存在着巨大潜力，但细胞亦存在免疫排斥等问题。然而与前者相比，胚胎心肌细胞在向成熟心肌细胞方向分化的调控相对容易，故其具有更大的应用价值。目前为止，并不是所有细胞治疗心肌梗死都取得了有效的结果，可能因为接受治疗的患者存在其他心血管危险因素如高龄、糖尿病等影响了移植细胞功能的发挥，或者由于其他因素（包括细胞处理过程等环节）的影响。有研究者对 24 项骨髓细胞治疗急性心肌梗死临床试验进行 Meta 分析，有 11 项研究在 1 年后随访发现接受骨髓细胞治疗的患者左室射血分数仍上升明显，即使在长期的随访中，也有 7 项临床研究显示患者的左室射血分数上升，但左室舒张末容积和梗死区域并没有明显变化[99]。急性心肌梗死与其他心脏疾病不同，发病迅速，致死性高，细胞治疗急性心肌梗死需要摸索合适的治疗时间窗，在恰当的时间输注细胞会发挥细胞治疗作用。目前，有多种细胞治疗实验应用到心肌梗死的治疗，但由于评价标准、输注方法、输注时间、移植细胞数量和患者选择等并无统一的标准，因此得到了不一致的结果，也没有哪种细胞治疗成熟地应用于临床治疗。

# 三、动脉粥样硬化

动脉粥样硬化是一种病因复杂的血管壁慢性炎症性疾病，被认为是对损伤因素的反应。动脉粥样硬化的发生机制涉及以下几个方面：血脂代谢异常、血管内膜下脂蛋白修饰、炎性细胞黏附和浸润、泡沫细胞的形成、细胞凋亡和坏死、平滑肌细胞增殖和基质合成、钙化、新生血管生成、动脉重塑和血栓形成等。它的病变特征是脂类物质在动脉内膜堆积形成动脉粥样硬化斑块，从而减少并可能最终阻断血液流动。这些沉积物也能够从它们的起源位点被排挤出而随后可能阻断心脏或大脑中的主要血管，从而导致心肌梗死或脑卒中。

高脂血症、内皮损伤和炎症反应被认为是引起动脉粥样硬化的重要病因。在动脉粥样硬化的治疗中，重要的是降低血浆胆固醇浓度，维持内皮损伤和修复之间的平衡，以及控制炎症反应。高胆固醇血症是动脉粥样硬化的重要危险因素，由于内皮损伤是动脉粥样硬化关键的触发因素，因此降低血浆胆固醇浓度并维持内皮损伤和修复之间的平衡是治疗动脉粥样硬化的关键目标。BM-MSC 可通过分化成内皮细胞和平滑肌细胞参与动脉粥样硬化的调控[91, 92]，内皮细胞和平滑肌细胞是动脉壁主要细胞类型，也在动脉粥样硬化的发展中起着关键性作用。BM-MSC 分化为内皮细胞能够加速受损内皮修复，抑制动脉狭窄的形成[93]。移植 BM-MSC 可缓解高脂血症小鼠内皮功能障碍，并减少斑块的形成[94]。此外，BM-MSC 可以通过旁分泌效应对脂质代谢和炎症反应发挥作用而治疗动脉粥样硬化。BM-MSC 移植到高脂血症小鼠体内，使血清胆固醇降低的同时主动脉根部斑块形成减少，而且减少了病变引起的巨噬细胞和 T 细胞数量增多[94]。皮肤来源的间充质干细胞也可减少动脉粥样硬化斑块的形成，其机制与减少促炎细胞因子 TNF-α 的释放并增加动脉粥样硬化斑块抗炎因子 IL-10 的表达有关[95]。此外，移植间充质干细胞后还可通过增加转化生长因子（TGF）、内皮型一氧化氮合酶、诱导型一氧化氮合酶、血管内皮生长因子和成纤维细胞生长因子等的表达发挥治疗动脉粥样硬化和降低血管再狭窄率的作用[93, 96-98]。综上所述，间充质干细胞可通过分化和旁分泌途径治疗动脉粥样硬化。

然而，还有研究显示 BM-MSC 能够归巢到血管损伤部位，参与动脉粥样硬化斑块的形成；离体和在体实验证实 BM-MSC 表达早期平滑肌细胞表面标志物——α 平滑肌肌动蛋白，其细胞骨架也类似平滑肌细胞，具备更多的平滑肌特性并能分化为平滑肌细胞，BM-MSC 分化为平滑肌细胞后大量增殖，在血管局部增生，进而促进了动脉粥样硬化的形成[99-101]。

由此可见，BM-MSC 的分化方向决定了 BM-MSC 在动脉粥样硬化中的双重作用，BM-MSC 的分化方向受其移植后的微环境周围细胞类型的影响，移植的 BM-MSC 分化为与其周围细胞生物学特性相似的细胞[102]，如与微血管内皮细胞共培养的 BM-MSC 只表达内皮细胞的标志物[103]；BM-MSC 的分化方向还受微环境中的细胞因子影响，在培养基中添加内皮生长因子可诱导 BM-MSC 向内皮细胞分化[104, 105]；而在培养基中加入血小板衍生生长因子和 TGF-$\beta_1$ 则诱导 BM-MSC 分化为平滑肌细胞[99, 106-108]。

除间充质干细胞外，内皮祖细胞（endothelial progenitor cell，EPC）也参与了血管内皮损伤后的修复、血管新生和损伤血管的再内皮化[109]。内皮细胞凋亡是内皮功能异常和动脉粥样硬化形成的重要因素，在体实验证明高脂血症小鼠移植内皮祖细胞后，内皮祖细胞在损伤部位聚集，分化为内皮细胞参与损伤部位的内皮修复过程，内皮祖细胞治疗动脉硬化的机制还与其减轻易损斑块表面内皮细胞凋亡及脱落有关[110]。

动脉粥样硬化及其相关并发症严重威胁人类的生命，细胞治疗动脉粥样硬化的可行性日益引起研究者的关注。然而动脉粥样硬化病因复杂病程长，存在多种危险因素，不同发病阶段病理变化及全身改变差异较大，动物模型的发病阶段些许差异就会导致细胞治疗结果迥异，因此细胞治疗应用于动脉粥样硬化仍需要大量的基础研究和临床试验。

# 四、脑　缺　血

脑血管疾病是指由于各种脑血管病变引发的脑部病变，是一种严重危害人类健康的疾病，其中最常见的是缺血性脑血管病，其发病率较高，占脑血管病的 70% 以上，缺血性脑血管病危害较大，能够导致中枢神经系统神经细胞缺失和神经网络受损，神经功能障碍。急性缺血性脑卒中是最常见的脑卒中类型，占全部脑卒中的 60%～80%。目前脑卒中的治疗主要靶向血管生成、神经新生以减轻缺血性脑组织损伤。干细胞的应用为脑卒中的治疗开启了一个新的窗口。

BM-MSC 对脑卒中治疗的应用受到很大的关注，原因在于：①应用自体 BM-MSC 可以避免免疫排斥；②和其他干细胞一样，BM-MSC 也具有无限自我更新和分化为多种细胞类型的能力；③BM-MSC 易于获得并且在体外能够快速增殖；④不存在与胚胎和胎儿衍生细胞相关的伦理问题。BM-MSC 还能够分泌大量的生长因子改善脑卒中预后。研究表明，BM-MSC 可分泌血管生成细胞因子，促进血管内皮细胞增殖而诱导血管新生，促进脑梗死后血管的再生并改善脑组织灌注[111]；BM-MSC 可以分泌神经生长因子、脑源性神经营养因子等多种神经营养因子，调动内源性修复机制，抑制缺血周边区神经细胞凋亡，还可以将缺血脑组织的祖细胞诱导成新生神经元而促进脑细胞的功能恢复[112, 113]。BM-MSC 可以降低活性氧和丙二醛的水平，恢复还原型谷胱甘肽和超氧化物歧化酶的水平，发挥对抗氧化应激损伤的作用，从而起到保护神经细胞的作用[114]。

在 2005 年 Bang 等使用自体 BM-MSC 移植治疗脑卒中，脑梗死患者移植 BM-MSC 1 年后神经功能明显改善。随访 5 年没有发现任何细胞移植的副作用[115]。

神经干细胞来源于外胚层神经管上皮，可分化为神经元、星形胶质细胞和少突胶质细胞，并可体外扩增培养。将从大脑海马区脑组织中分离培养的神经干细胞移植入大脑中动脉栓塞的动物体内，移植后梗死面积减少，感觉神经中枢功能恢复[116]。另有研究证明神经干细胞分泌各种营养因子促进血管再生，减少损伤区细胞凋亡，促进内源性细胞增殖、内源性神经形成及免疫调节，促进轴突再生等[117]。

脐带血干细胞在特定的生长因子诱导下可分化为神经细胞和胶质细胞[118]。研究发现，将脐带血干细胞移植大脑中动脉闭塞的大鼠体内后，脑缺血损伤部位可见移植细胞存活并分化为神经细胞，神经功能明显改善[119]。脐带血干细胞促进神经功能恢复的机制与BM-MSC 作用机制相似，即促进分泌营养因子，促进缺血损伤区域神经功能的恢复，减轻炎症反应，促进血管发生和神经纤维重塑等。但脐带血干细胞的获取受伦理学的限制和法律的约束。

干细胞治疗缺血性脑卒中是一种很有前景的治疗方法，被认为是脑卒中后神经再生的潜在治疗方法之一。但将干细胞治疗应用于临床仍有诸多问题需进行广泛而深入的研究，如干细胞的来源、治疗的时间窗、细胞类型、给药途径及移植的安全性和有效性等。

# 五、其　　他

细胞治疗不仅在心脑血管系统疾病应用中取得了突破性进展，在血液系统疾病、自身免疫性疾病、神经系统疾病和恶性肿瘤等其他疾病治疗中同样取得了显著的疗效。

近年来，血液系统疾病的发病率呈现上升趋势，严重威胁人类的健康。造血干细胞移植已经在多种恶性血液系统疾病得到广泛的应用，造血干细胞移植是血液淋巴肿瘤疾病最有效的治疗方法[120, 121]。通过造血干细胞移植既可重建造血系统，又可重建免疫系统，因此可用于治疗遗传性血液系统疾病、重症免疫缺陷、重症再生障碍性贫血、恶性血液系统疾病及某些实体瘤。造血干细胞移植的疗效与移植年龄及移植种类和移植时机密切相关。多年来，异基因造血干细胞移植被认为是治愈慢性髓细胞性白血病的最佳途径，移植时机可以选择在慢性期、加速期或急变期，其中以慢性期疗效最佳。尽管造血干细胞移植技术已经广泛地应用于临床，并在血液系统疾病的治疗中取得了重大的进展，但是这项治疗方法仍可能导致许多移植相关并发症，如感染、消化道反应、出血、中枢神经系统并发症及治疗药物相关的不良反应等。

目前，运用干细胞移植治疗的自身免疫性疾病主要包括系统性红斑狼疮、类风湿关节炎、系统性硬化病等。2006 年，48 名系统性红斑狼疮患者接受干细胞移植治疗后，2 年生存率为 84%，而 5 年的无病生存率为 50%[120]。类风湿关节炎是一种 T 细胞介导的系统性疾病，通常伴有关节软骨损伤。BM-MSC 以剂量依赖性方式显著抑制 T 细胞增殖和活化[121]，此外，BM-MSC 抑制 T 细胞产生 IFNγ 和 TNF-α，这两种因子能够上调 IL-10 的水平并恢复 IL-4 的分泌，而抗炎细胞因子 IL-10 和 IL-4 是防治关节炎的有效因子。因此，BM-MSC 移植将为类风湿关节炎的治疗带来新的希望。另一方面，BM-MSC 移植能够通过激活 Fas/Fas 配体途径诱导免疫耐受，导致活化的 T 细胞凋亡，进而抑制系统性硬化病的发生与发展[122, 123]。Maria 等发现小鼠静脉注射脂肪来源的干细胞能够有效地抑制皮肤和肺的纤维化[124]。近年来，干细胞移植治疗还应用于糖尿病、混合性结缔组织病、韦格纳肉芽肿病、抗磷脂抗体综合征。目前认为干细胞对免疫系统疾病近期疗效显著，而远期疗效需要进一步的临床研究和观察。

　　肿瘤可产生多种因子，趋化 BM-MSC 向肿瘤靶向迁移[125]。BM-MSC 可以直接抑制肿瘤生长或作为细胞载体用于肿瘤的治疗。当把肝癌细胞和 BM-MSC 移植到小鼠腹腔后发现，BM-MSC 能够明显抑制由肝癌细胞导致的小鼠腹水的形成。BM-MSC 能够通过诱导凋亡细胞死亡并抑制肝癌细胞的细胞周期抑制肝癌的发生与发展。另外，BM-MSC 可作为一种特异性的细胞载体用于肿瘤的治疗，BM-MSC 可将目的基因或蛋白（如抗肿瘤因子 IFNα、IFNβ、IL-12 等）运输到肿瘤微环境中，产生局部高浓度的抗肿瘤效应因子，大大降低了全身用药的不良反应[126]。Ren 等发现前列腺癌肺转移的动物模型转染了 IFNβ 的 BM-MSC 可明显抑制肺转移灶肿瘤的生长，这可能是由于 BM-MSC 作为载体将 IFNβ 输送至靶部位，而 IFNβ 能够促进肿瘤细胞凋亡并抑制肿瘤血管的生成[127]。与此同时，淋巴干细胞在治疗肿瘤方面也已取得突破性进展，并已应用于临床。尽管干细胞治疗肿瘤已取得一定的成效，但是干细胞诱导肿瘤转移、干细胞自身的癌变仍是亟待解决的难题。

　　干细胞移植在神经系统疾病治疗方面也取得了一定的成果。在髓鞘缺失鼠的脊髓中植入胚胎干细胞，移植的细胞可在髓鞘中长期存活，并再生髓鞘轴突，同时使髓鞘功能得到显著改善[128]；将胚胎干细胞注入脊髓损伤的大鼠，1 周后观察发现大鼠的运动能力能够恢复至正常大鼠的 97%[129]。将人神经前体细胞移植到背根神经节孔内有助于周围感觉的恢复，由于人神经前体细胞分化成神经元细胞所需要的时间较长，在移植 3 个月后，方可在移植区和脊髓内发现人神经前体细胞，这表明干细胞能够用于修复脊髓损伤[130]。

　　除上述疾病外，干细胞还可用于肝脏疾病、肾脏疾病、呼吸系统疾病、炎性肠病、青光眼等各种疾病的治疗。

# 第五节　细胞治疗的未来和展望

　　细胞治疗作为一种全新的疾病治疗方法，发展十分迅速。目前细胞治疗已在心血管系统疾病、肌肉骨骼相关疾病、神经系统疾病、癌症或肿瘤、免疫系统疾病、糖尿病等多种临床学科得到应用。

　　多种干细胞，如脂肪干细胞、骨骼肌成肌细胞、骨髓干细胞和心脏干细胞已应用于心脏疾病的治疗。由于心脏干细胞本身的特点，在心脏病治疗领域引起了更多的关注。用于心脏疾病治疗的理想种子细胞应具有无免疫原性、易获取、能在体外大量扩增、在心脏微环境中良好成长的特点，并能够促进受损心脏的修复。近年来，有研究表明心脏组织存在干细胞池，如果能够从受体自身心脏中获得干细胞，就不存在免疫原性和不适应心脏微环境的情况，具有很好的应用前景。目前细胞治疗在心力衰竭、心肌梗死、动脉粥样硬化和脑卒中等心脑血管疾病中取得了重要进展。而针对心脏病的治疗大都是基于症状的干预性治疗，它们在替代死亡心肌细胞的功能及修复梗死后心肌方面的作用十分有限。随着细胞治疗的发展，心脏细胞移植将会是治疗心脏病的新方法之一。目前，在传统细胞移植的基础上，诸多新方法新材料也不断涌现。生物材料是一类具有特殊功能的用于机体组织修复和再生的材料。生物材料既可作为细胞的支架，也可以作为移植细胞临时的黏附基质。对生物材料进行生物活性组分的修饰可以调控细胞的生物学特征及改善移植部位的局部微环境，从而增强移植细胞的存活和分化，有利于组织功能的改善。利用生物材料进行细胞移植已在临床开展初期试验，并获得较好的治疗效果。生物材料纤维蛋白从患者自体血液中获得，可以避免可能的异物反应，有望在临床进行初步试验研究。生物材料的进一步使用能够更好地辅助细胞治疗在心脏疾病中的应用。近几年心脑血管领域的细胞治疗趋向于正规化和规模化，在顽固性心力衰竭等难治性疾病中也取得了一定的治疗效果。对细胞治疗的基础、临床与药物研发方面的进一步探索，将提高临床细胞治疗应用的安全性和有效性。

　　但是目前关于细胞治疗仍有诸多问题等待解决：细胞治疗本身存在如异常分化、免疫排斥、技术操作难度大和细胞致畸倾向等生物安全及有效性问题。此外，细胞来源复杂，制备工艺及质量标准不尽相同，因此细胞治疗的有效性与安全性尚未完全成熟。

　　总之，细胞治疗由于其独特的优势，已经成为人类防治心血管疾病中的一个全新而有效的措施，在心脏疾病治疗领域将有十分广阔的前景。细胞治疗作为一种全新手段，尽管存在问题，但随着生命科学的不断发展，相信制约细胞治疗从基础研究走向临床应用的瓶颈将被逐一攻破，细胞治疗将成为未来心血管疾病治疗的重要手段之一。

# 参 考 文 献

[1] Elizalde-Gonzalez MP, Mattusch J, Wennrich R. Application of natural zeolites for preconcentration of arsenic species in water samples. J Environ Monit, 2001, 3 (1): 22-26.

[2] He J, Teng X, Yu Y, et al. Injection of Sca-1+/CD45+/CD31+ mouse bone mesenchymal stromal-like cells improves cardiac function in a mouse myocardial infarct model. Differentiation, 2013, 86 (1-2): 57-64.

[3] Ohnishi S, Yanagawa B, Tanaka K, et al. Transplantation of mesenchymal stem cells attenuates myocardial injury and dysfunction in a rat model of acute myocarditis. J Mol Cell Cardiol, 2007, 42 (1): 88-97.

[4] Nagaya N, Kangawa K, Itoh T, et al. Transplantation of mesenchymal stem cells improves cardiac function in a rat model of dilated cardiomyopathy. Circulation, 2005, 112 (8): 1128-1135.

[5] Li W, Ma N, Ong LL, et al. Bcl-2 engineered MSCs inhibited apoptosis and improved heart function. Stem Cells, 2007, 25 (8): 2118-2127.

[6] Rangappa S, Fen C, Lee EH, et al. Transformation of adult mesenchymal stem cells isolated from the fatty tissue into cardiomyocytes. Ann Thorac Surg, 2003, 75 (3): 775-779.

[7] Miyahara Y, Nagaya N, Kataoka M, et al. Monolayered mesenchymal stem cells repair scarred myocardium after myocardial infarction. Nat Med, 2006, 12 (4): 459-465.

[8] Formigli L, Francini F, Tani A, et al. Morphofunctional integration between skeletal myoblasts and adult cardiomyocytes in coculture is favored by direct cell-cell contacts and relaxin treatment. Am J Physiol Cell Physiol, 2005, 288 (4): C795-C804.

[9] Menasché P, Hagège AA, Scorsin M, et al. Myoblast transplantation for heart failure. Lancet, 2001, 357 (9252): 279-280.

[10] Zebedin E, Mille M, Speiser M, et al. C2C12 skeletal muscle cells adopt cardiac-like sodium current properties in a cardiac cell

environment. Am J Physiol Heart Circ Physiol, 2007, 292（1）: H439-H450.

[11] Hierlihy AM, Seale P, Lobe CG, et al. The post-natal heart contains a myocardial stem cell population. FEBS Lett, 2002, 530（1-3）: 239-243.

[12] Koninckx R, Daniëls A, Windmolders S, et al. Mesenchymal stem cells or cardiac progenitors for cardiac repair? A comparative study. Cell Mol Life Sci, 2011, 68（12）: 2141-2156.

[13] Bradley A, Evans M, Kaufman MH, et al. Formation of germ-line chimaeras from embryo-derived teratocarcinoma cell lines. Nature, 1984, 309（5965）: 255-256.

[14] Kehat I, Khimovich L, Caspi O, et al. Electromechanical integration of cardiomyocytes derived from human embryonic stem cells. Nat Biotechnol, 2004, 22（10）: 1282-1289.

[15] Kehat I, Kenyagin-Karsenti D, Snir M, et al. Human embryonic stem cells can differentiate into myocytes with structural and functional properties of cardiomyocytes. J Clin Invest, 2001, 108（3）: 407-414.

[16] Leor J, Gerecht S, Cohen S, et al. Human embryonic stem cell transplantation to repair the infarcted myocardium. Heart, 2007, 93（10）: 1278-1284.

[17] Caspi O, Huber I, Kehat I, et al. Transplantation of human embryonic stem cell-derived cardiomyocytes improves myocardial performance in infarcted rat hearts. J Am Coll Cardiol, 2007, 50（19）: 1884-1893.

[18] Crisostomo PR, Abarbanell AM, Nang M, et al. Embryonic stem cells attenuate myocardial dysfunction and inflammation after surgical global ischemia via paracrine actions. Am J Physiol Heart Circ Physiol, 2008, 295（4）: H1726-H1735.

[19] Nussbaum J, Minami E, Laflamme MA, et al. Transplantation of undifferentiated murine embryonic stem cells in the heart: teratoma formation and immune response. FASEB J, 2007, 21（7）: 1345-1357.

[20] Takahashi K, Yamanaka S. Induction of pluripotent stem cells from mouse embryonic and adult fibroblast cultures by defined factors. Cell, 2006, 126（4）: 663-676.

[21] Hanna J, Markoulaki S, Schorderet P, et al. Direct reprogramming of terminally differentiated mature B lymphocytes to pluripotency. Cell, 2008, 133（2）: 250-264.

[22] Stadtfeld M, Brennand K, Hochedlinger K. Reprogramming of pancreatic beta cells into induced pluripotent stem cells. Curr Biol, 2008, 18（12）: 890-894.

[23] Aoi T, Yae K, Nakagawa M, et al. Generation of pluripotent stem cells from adult mouse liver and stomach cells. Science, 2008, 321（5889）: 699-702.

[24] Kim JB, Sebastiano V, Wu G, et al. Oct4-induced pluripotency in adult neural stem cells. Cell, 2009, 136（3）: 411-419.

[25] Golestaneh N, Kokkinaki M, Pant D, et al. Pluripotent stem cells derived from adult human testes. Stem Cells Dev, 2009, 18（8）: 1115-1126.

[26] Kunisato A, Wakatsuki M, Kodama Y, et al. Generation of induced pluripotent stem cells by efficient reprogramming of adult bone marrow cells. Stem Cells Dev, 2010, 19（2）: 229-238.

[27] Nelson TJ, Martinez-Fernandez A, Yamada S, et al. Repair of acute myocardial infarction by human stemness factors induced pluripotent stem cells. Circulation, 2009, 120（5）: 408-416.

[28] Devine MJ, Ryten M, Vodicka P, et al. Parkinson's disease induced pluripotent stem cells with triplication of the alpha-synuclein locus. Nat Commun, 2011, 2: 440.

[29] Israel MA, Yuan SH, Bardy C, et al. Probing sporadic and familial Alzheimer's disease using induced pluripotent stem cells. Nature, 2012, 482（7384）: 216-220.

[30] Brennand KJ, et al. Modelling schizophrenia using human induced pluripotent stem cells. Nature, 2011, 473（7346）: 221-225.

[31] Nguyen PK, Neofytou E, Rhee JW, et al. Potential strategies to address the major clinical barriers facing stem cell regenerative therapy for cardiovascular disease: a review. JAMA Cardiol, 2016, 1（8）: 953-962.

[32] Klug MG, Soonpaa MH, Koh GY, et al. Genetically selected cardiomyocytes from differentiating embronic stem cells form stable intracardiac grafts. J Clin Invest, 1996, 98（1）: 216-224.

[33] Singla DK, Hacker TA, Ma L, et al. Transplantation of embryonic stem cells into the infarcted mouse heart: formation of multiple cell types. J Mol Cell Cardiol, 2006, 40（1）: 195-200.

[34] Müller M, Fleischmann B K, Selbert S, et al. Selection of ventricular-like cardiomyocytes from ES cells in vitro. FASEB J, 2000, 14（15）: 2540-2548.

[35] Behfar A, Zingman LV, Hodgson DM, et al. Stem cell differentiation requires a paracrine pathway in the heart. FASEB J, 2002, 16（12）: 1558-1566.

[36] Wobus AM, Kaomei G, Shan J, et al. Retinoic acid accelerates embryonic stem cell-derived cardiac differentiation and enhances development of ventricular cardiomyocytes. J Mol Cell Cardiol, 1997, 29（6）: 1525-1539.

[37] Choi SC, Yoon J, Shim WJ, et al. 5-azacytidine induces cardiac differentiation of P19 embryonic stem cells. Exp Mol Med, 2004,

36（6）: 515-523.

[38] Janssens S, Dubois C, Bogaert J, et al. Autologous bone marrow-derived stem-cell transfer in patients with ST-segment elevation myocardial infarction: double-blind, randomised controlled trial. Lancet, 2006, 367（9505）: 113-121.

[39] Xing Y, Lv A, Wang L, et al. The combination of angiotensin Ⅱ and 5-azacytidine promotes cardiomyocyte differentiation of rat bone marrow mesenchymal stem cells. Mol Cell Biochem, 2012, 360（1-2）: 279-287.

[40] Yamada T, Kondo T, Numaguchi Y, et al. Angiotensin Ⅱ receptor blocker inhibits neointimal hyperplasia through regulation of smooth muscle-like progenitor cells. Arterioscler Thromb Vasc Biol, 2007, 27（11）: 2363-2369.

[41] Williams B. Angiotensin Ⅱ and the pathophysiology of cardiovascular remodeling. Am J Cardiol, 2001, 87（8A）: 10C-17C.

[42] Kim YM, Jeon ES, Kim MR, et al. Angiotensin Ⅱ-induced differentiation of adipose tissue-derived mesenchymal stem cells to smooth muscle-like cells. Int J Biochem Cell Biol, 2008, 40（11）: 2482-2491.

[43] Wang L, Deng J, Tian W, et al. Adipose-derived stem cells are an effective cell candidate for treatment of heart failure: an MR imaging study of rat hearts. Am J Physiol Heart Circ Physiol, 2009, 297（3）: H1020-H1031.

[44] Delaney C, Heimfeld S, Brashem-Stein C, et al. Notch-mediated expansion of human cord blood progenitor cells capable of rapid myeloid reconstitution. Nat Med, 2010, 16（2）: 232-236.

[45] Boni A, Urbanek K, Nascimbene A, et al. Notch1 regulates the fate of cardiac progenitor cells. Proc Natl Acad Sci U S A, 2008, 105（40）: 15529-15534.

[46] Matsuda T, Miyagawa S, Fukushima S, et al. Human cardiac stem cells with reduced notch signaling show enhanced therapeutic potential in a rat acute infarction model. Circ J, 2014, 78（1）: 222-231.

[47] Sun R, Li X, Liu M, et al. Advances in stem cell therapy for cardiovascular disease（Review）. Int J Mol Med, 2016, 38（1）: 23-29.

[48] Weil BR, Herrmann JL, Abarbanell AM, et al. Intravenous infusion of mesenchymal stem cells is associated with improved myocardial function during endotoxemia. Shock, 2011, 36（3）: 235-241.

[49] Chute JP. Stem cell homing. Curr Opin Hematol, 2006, 13（6）: 399-406.

[50] Caplan AI, Dennis JE. Mesenchymal stem cells as trophic mediators. J Cell Biochem, 2006, 98（5）: 1076-1084.

[51] Liu Y, Han ZP, Zhang SS, et al. Effects of inflammatory factors on mesenchymal stem cells and their role in the promotion of tumor angiogenesis in colon cancer. J Biol Chem, 2011, 286（28）: 25007-25015.

[52] Cho J, Zhai P, Maejima Y, et al. Myocardial injection with GSK-3beta-overexpressing bone marrow-derived mesenchymal stem cells attenuates cardiac dysfunction after myocardial infarction. Circ Res, 2011, 108（4）: 478-489.

[53] Lian WS, Cheng WT, Cheng CC, et al. In vivo therapy of myocardial infarction with mesenchymal stem cells modified with prostaglandin I synthase gene improves cardiac performance in mice. Life Sci, 2011, 88（9-10）: 455-464.

[54] Wang Y, Hu X, Xie X, et al. Effects of mesenchymal stem cells on matrix metalloproteinase synthesis in cardiac fibroblasts. Exp Biol Med（Maywood）, 2011, 236（10）: 1197-1204.

[55] Toma C, Pittenger MF, Cahill KS, et al. Human mesenchymal stem cells differentiate to a cardiomyocyte phenotype in the adult murine heart. Circulation, 2002, 105（1）: 93-98.

[56] Barile L, Lionetti V, Cervio E, et al. Extracellular vesicles from human cardiac progenitor cells inhibit cardiomyocyte apoptosis and improve cardiac function after myocardial infarction. Cardiovasc Res, 2014, 103（4）: 530-541.

[57] Vrijsen KR, Sluijter JP, Schuchardt MW, et al. Cardiomyocyte progenitor cell-derived exosomes stimulate migration of endothelial cells. J Cell Mol Med, 2010, 14（5）: 1064-1070.

[58] Sahoo S, Klychko E, Thorne T, et al. Exosomes from human CD34（+）stem cells mediate their proangiogenic paracrine activity. Circ Res, 2011, 109（7）: 724.

[59] Bui QT, Gertz ZM, Wilensky RL. Intracoronary delivery of bone-marrow-derived stem cells. Stem Cell Res Ther, 2010, 1（4）: 29.

[60] Wollert KC, Drexler H. Cell therapy for the treatment of coronary heart disease: a critical appraisal. Nat Rev Cardiol, 2010, 7（4）: 204-215.

[61] Gould W, Peterson EL, Karungi G, et al. Factors predicting inhaled corticosteroid responsiveness in African American patients with asthma. J Allergy Clin Immunol, 2010, 126（6）: 1131-1138.

[62] Chen SL, Fang WW, Ye F, et al. Effect on left ventricular function of intracoronary transplantation of autologous bone marrow mesenchymal stem cell in patients with acute myocardial infarction. Am J Cardiol, 2004, 94（1）: 92-95.

[63] Yu Q, Li Q, Na R, et al. Impact of repeated intravenous bone marrow mesenchymal stem cells infusion on myocardial collagen network remodeling in a rat model of doxorubicin-induced dilated cardiomyopathy. Mol Cell Biochem, 2014, 387（1-2）: 279-285.

[64] Min JY, Huang X, Xiang M, et al. Homing of intravenously infused embryonic stem cell-derived cells to injured hearts after myocardial infarction. J Thorac Cardiovasc Surg, 2006, 131（4）: 889-897.

[65] Hong SJ，Rogers PI，Kihlken J，et al. Intravenous xenogeneic transplantation of human adipose-derived stem cells improves left ventricular function and microvascular integrity in swine myocardial infarction model. Catheter Cardiovasc Interv，2015，86（2）：E38-E48.

[66] Yamamoto T，Shibata R，Ishii M，et al. Therapeutic reendothelialization by induced pluripotent stem cells after vascular injury—brief report. Arterioscler Thromb Vasc Biol，2013，33（9）：2218-2221.

[67] Madonna R，Ferdinandy P，De CR，et al. Recent developments in cardiovascular stem cells. Circ Res，2014. 115（12）：e71-e78.

[68] Karam J，Bonafè F，Sindji L，et al. Adipose-derived stem cell adhesion on laminin-coated microcarriers improves commitment toward the cardiomyogenic lineage. J Biomed Mater Res A，2015，103（5）：1828-1839.

[69] Danoviz ME，Nakamuta JS，Marques FLN，et al. Rat adipose tissue-derived stem cells transplantation attenuates cardiac dysfunction post infarction and biopolymers enhance cell retention. PLoS One，2010，5（8）：e12077.

[70] Couturier E，Ancelle-Park RA，De VI，et al. Kaposi sarcoma as a sexually transmitted disease. Lancet，1990，335（8697）：1105.

[71] Godier-Furnémont AF，Martens TP，Koeckert MS，et al. Composite scaffold provides a cell delivery platform for cardiovascular repair. Proc Natl Acad Sci U S A，2011，108（19）：7974-7979.

[72] Singelyn JM，Christman KL. Injectable materials for the treatment of myocardial infarction and heart failure：the promise of decellularized matrices. J Cardiovasc Transl Res，2010，3（5）：478-486.

[73] Li RK，Jia ZQ，Weisel RD，et al. Cardiomyocyte transplantation improves heart function. Ann Thorac Surg，1996，62（3）：654-660.

[74] Orlic D，Kajstura J，Chimenti S，et al. Bone marrow cells regenerate infarcted myocardium. Nature，2001，410（6829）：701-705.

[75] Perin EC，Dohman HF，Sousa A，et al. Transendocardial，autologous bone marrow cell transplantation for severe，chronic ischemic heart failure. Circulation，2003，107（18）：2294-2302.

[76] Menasché P，Alfieri O，Janssens S，et al. The Myoblast Autologous Grafting in Ischemic Cardiomyopathy（MAGIC）Trial：first randomized placebo-controlled study of myoblast transplantation. Circulation，2008，117（9）：1189-1200.

[77] Sanganalmath SK，Bolli R. Cell therapy for heart failure：a comprehensive overview of experimental and clinical studies，current challenges，and future directions. Circ Res，2013，113（6）：810-834.

[78] Planat-Bénard V，Menard C，André M，et al. Spontaneous cardiomyocyte differentiation from adipose tissue stroma cells. Circ Res，2004，94（2）：223-229.

[79] Mazo M，Planat-Bénard V，Abizanda G，et al. Transplantation of adipose derived stromal cells is associated with functional improvement in a rat model of chronic myocardial infarction. Eur J Heart Fail，2008，10（5）：454-462.

[80] Makkar RR，Smith RR，Cheng K，et al. Intracoronary cardiosphere-derived cells for heart regeneration after myocardial infarction（CADUCEUS）：a prospective，randomised phase 1 trial. Lancet，2012，379（9819）：895-904.

[81] Losordo DW，Schatz RA，White CJ，et al. Intramyocardial transplantation of autologous CD34+ stem cells for intractable angina：a phase Ⅰ/Ⅱa double-blind，randomized controlled trial. Circulation，2007，115（25）：3165-3172.

[82] Assmus B，Walter DH，Seeger FH，et al. Effect of shock wave-facilitated intracoronary cell therapy on LVEF in patients with chronic heart failure：the CELLWAVE randomized clinical trial. JAMA，2013，309（15）：1622-1631.

[83] Strauer BE，Brehm M，Zeus T，et al. Intracoronary，human autologous stem cell transplantation for myocardial regeneration following myocardial infarction. Dtsch Med Wochenschr，2001，126（34-35）：932-938.

[84] Schächinger V，Erbs S，Elsässer A，et al. Intracoronary bone marrow-derived progenitor cells in acute myocardial infarction. N Engl J Med，2006，355（12）：1210-1221.

[85] Imanishi Y，Saito A，Komoda H，et al. Allogenic mesenchymal stem cell transplantation has a therapeutic effect in acute myocardial infarction in rats. J Mol Cell Cardiol，2008，44（4）：662-671.

[86] Smith RR，Barile L，Cho HC，et al. Regenerative potential of cardiosphere-derived cells expanded from percutaneous endomyocardial biopsy specimens. Circulation，2007，115（7）：896-908.

[87] Malliaras K，Makkar RR，Smith RR，et al. Intracoronary cardiosphere-derived cells after myocardial infarction：evidence of therapeutic regeneration in the final 1-year results of the CADUCEUS trial（CArdiosphere-Derived aUtologous stem CElls to reverse ventricUlar dySfunction）. J Am Coll Cardiol，2014，63（2）：110-122.

[88] Rigol M，Solanes N，Roura S，et al. Allogeneic adipose stem cell therapy in acute myocardial infarction. Eur J Clin Invest，2014，44（1）：83-92.

[89] Scorsin M，Hagege AA，Marotte F，et al. Does transplantation of cardiomyocytes improve function of infarcted myocardium? Circulation，1997，96（9 Suppl）：188-193.

[90] Chong JJ，Yang X，Don CW，et al. Human embryonic-stem-cell-derived cardiomyocytes regenerate non-human primate hearts. Nature，2014，510（7504）：273-277.

[91] Delewi R, Andriessen A, Tijssen JG, et al. Impact of intracoronary cell therapy on left ventricular function in the setting of acute myocardial infarction: a meta-analysis of randomised controlled clinical trials. Heart, 2013, 99 ( 4 ): 225-232.

[92] Ikhapoh IA, Pelham CJ, Agrawal DK. Synergistic effect of angiotensin Ⅱ on vascular endothelial growth factor-A-mediated differentiation of bone marrow-derived mesenchymal stem cells into endothelial cells. Stem Cell Res Ther, 2015, 6: 4.

[93] Xu Q, Stem cells and transplant arteriosclerosis. Circ Res, 2008, 102 ( 9 ): 1011-1024.

[94] Forte A, Finicelli M, Mattia M, et al. Mesenchymal stem cells effectively reduce surgically induced stenosis in rat carotids. J Cell Physiol, 2008, 217 ( 3 ): 789-799.

[95] Frodermann V, Duijn JV, Pel MV, et al. Mesenchymal stem cells reduce murine atherosclerosis development. Sci Rep, 2015, 5: 15559.

[96] Li Q, Sun W, Wang X, et al. Skin-derived mesenchymal stem cells alleviate atherosclerosis via modulating macrophage function. Stem Cells Transl Med, 2015, 4 ( 11 ): 1294-1301.

[97] Yue WM, Liu W, Bi YW, et al. Mesenchymal stem cells differentiate into an endothelial phenotype, reduce neointimal formation, and enhance endothelial function in a rat vein grafting model. Stem Cells Dev, 2008, 17 ( 4 ): 785-793.

[98] Eirin A, Zhu XY, Krier JD, et al. Adipose tissue-derived mesenchymal stem cells improve revascularization outcomes to restore renal function in swine atherosclerotic renal artery stenosis. Stem Cells, 2012, 30 ( 5 ): 1030-1041.

[99] Wang CH, Cherng WJ, Yang NI, et al. Late-outgrowth endothelial cells attenuate intimal hyperplasia contributed by mesenchymal stem cells after vascular injury. Arterioscler Thromb Vasc Biol, 2008, 28 ( 1 ): 54-60.

[100] Kinner B, Zaleskas JM, Spector M. Regulation of smooth muscle actin expression and contraction in adult human mesenchymal stem cells. Exp Cell Res, 2002, 278 ( 1 ): 72-83.

[101] Li Y, Yu J, Li M, et al. Mouse mesenchymal stem cells from bone marrow differentiate into smooth muscle cells by induction of plaque-derived smooth muscle cells. Life Sci, 2011, 88 ( 3-4 ): 130-140.

[102] O'Shea CA, Hynes SO, Shaw G, et al. Bolus delivery of mesenchymal stem cells to injured vasculature in the rabbit carotid artery produces a dysfunctional endothelium. Tissue Eng Part A, 2010, 16 ( 5 ): 1657-1665.

[103] Mimeault M, Hauke R, Batra SK. Stem cells: a revolution in therapeutics-recent advances in stem cell biology and their therapeutic applications in regenerative medicine and cancer therapies. Clin Pharmacol Ther, 2007, 82 ( 3 ): 252-264.

[104] Lozito TP, Kuo CK, Taboas TM, et al. Human mesenchymal stem cells express vascular cell phenotypes upon interaction with endothelial cell matrix. J Cell Biochem, 2009, 107 ( 4 ): 714-722.

[105] Oswald J, Boxberger S, Jφrgensen B, et al. Mesenchymal stem cells can be differentiated into endothelial cells in vitro. Stem Cells, 2004, 22 ( 3 ): 377-384.

[106] Janmaat ML, Heerkens JL, de Bruin AM, et al. Erythropoietin accelerates smooth muscle cell-rich vascular lesion formation in mice through endothelial cell activation involving enhanced PDGF-BB release. Blood, 2010, 115 ( 7 ): 1453-1460.

[107] Gong Z, Niklason LE. Small-diameter human vessel wall engineered from bone marrow-derived mesenchymal stem cells ( hMSCs ). FASEB J, 2008, 22 ( 6 ): 1635-1648.

[108] Yan PK, Duan CW, Li SH, et al. Effect of oxidative low-density lipoprotein on the proliferation of bone marrow stem cell-derived smooth muscle cells. Nan Fang Yi Ke Da Xue Xue Bao, 2010, 30 ( 5 ): 989-992.

[109] Ball SG, Shuttleworth CA, Kielty CM. Platelet-derived growth factor receptor-alpha is a key determinant of smooth muscle alpha-actin filaments in bone marrow-derived mesenchymal stem cells. Int J Biochem Cell Biol, 2007, 39 ( 2 ): 379-391.

[110] Hill JM, Zalos G, Halcox JP, et al. Circulating endothelial progenitor cells, vascular function, and cardiovascular risk. N Engl J Med, 2003, 348 ( 7 ): 593-600.

[111] Kolodgie FD, Burke AP, Farb A, et al. Differential accumulation of proteoglycans and hyaluronan in culprit lesions: insights into plaque erosion. Arterioscler Thromb Vasc Biol, 2002, 22 ( 10 ): 1642-1648.

[112] Borlongan CV, Lind JG, Dillon-Carter O, et al. Bone marrow grafts restore cerebral blood flow and blood brain barrier in stroke rats. Brain Res, 2004, 1010 ( 1-2 ): 108-116.

[113] Borlongan CV, Glover LE, Tajiri N, et al. The great migration of bone marrow-derived stem cells toward the ischemic brain: therapeutic implications for stroke and other neurological disorders. Prog Neurobiol, 2011, 95 ( 2 ): 213-228.

[114] Suárez-Monteagudo C, Hernández-Ramírez P, Alvarez-González L, et al. Autologous bone marrow stem cell neurotransplantation in stroke patients. An open study. Restor Neurol Neurosci, 2009, 27 ( 3 ): 151-161.

[115] Liu L, Cao JX, Sun B, et al. Mesenchymal stem cells inhibition of chronic ethanol-induced oxidative damage via upregulation of phosphatidylinositol-3-kinase/Akt and modulation of extracellular signal-regulated kinase 1/2 activation in PC12 cells and neurons. Neuroscience, 2010, 167 ( 4 ): 1115-1124.

[116] Bang OY, Lee JS, Lee PH, et al. Autologous mesenchymal stem cell transplantation in stroke patients. Ann Neurol, 2005, 57 ( 6 ): 874-882.

[117] Veizovic T, Beech JS, Stroemer RP, et al. Resolution of stroke deficits following contralateral grafts of conditionally immortal neuroepithelial stem cells. Stroke, 2001, 32（4）: 1012-1019.

[118] Joannides AJ, Chandran S. Human embryonic stem cells: an experimental and therapeutic resource for neurological disease. J Neurol Sci, 2008, 265（1-2）: 84-88.

[119] Sanchez-Ramos JR, Song S, Kamath SG, et al. Expression of neural markers in human umbilical cord blood. Exp Neurol, 2001, 171（1）: 109-115.

[120] Chen J, Sanberg PR, Li Y, et al. Intravenous administration of human umbilical cord blood reduces behavioral deficits after stroke in rats. Stroke, 2001, 32（11）: 2682-2688.

[121] Vicente D, Lamparelli T, Gualandi F, et al. Improved outcome in young adults with de novo acute myeloid leukemia in first remission, undergoing an allogeneic bone marrow transplant. Bone Marrow Transplant, 2007, 40（4）: 349-354.

[122] Kuruvilla J, Shepherd JD, Sutherland HJ, et al. Long-term outcome of myeloablative allogeneic stem cell transplantation for multiple myeloma. Biol Blood Marrow Transplant, 2007, 13（8）: 925-931.

[123] Burt RK, Traynor A, Statkute L, et al. Nonmyeloablative hematopoietic stem cell transplantation for systemic lupus erythematosus. JAMA, 2006, 295（5）: 527-535.

[124] Zheng ZH, Li XY, Ding J, et al. Allogeneic mesenchymal stem cell and mesenchymal stem cell-differentiated chondrocyte suppress the responses of type Ⅱ collagen-reactive T cells in rheumatoid arthritis. Rheumatology（Oxford）, 2008, 47（1）: 22-30.

[125] Akiyama K, Chen C, Wang D, et al. Mesenchymal-stem-cell-induced immunoregulation involves FAS-ligand-/FAS-mediated T cell apoptosis. Cell Stem Cell, 2012, 10（5）: 544-555.

[126] Chen C, Akiyama K, Yamaza T, et al. Telomerase governs immunomodulatory properties of mesenchymal stem cells by regulating FAS ligand expression. EMBO Mol Med, 2014, 6（3）: 322-334.

[127] Maria AT, Toupet K, Maumus M, et al. Human adipose mesenchymal stem cells as potent anti-fibrosis therapy for systemic sclerosis. J Autoimmun, 2016, 70: p.31-39.

[128] Ho IA, Chan KY, Ng WH, et al. Matrix metalloproteinase 1 is necessary for the migration of human bone marrow-derived mesenchymal stem cells toward human glioma. Stem Cells, 2009, 27（6）: 1366-1375.

[129] Lu YR, Yuan Y, Wang XJ, et al. The growth inhibitory effect of mesenchymal stem cells on tumor cells in vitro and in vivo. Cancer Biol Ther, 2008, 7（2）: 245-251.

[130] Ren C, Kumar S, Chanda D, et al. Cancer gene therapy using mesenchymal stem cells expressing interferon-β in a mouse prostate cancer lung metastasis model. Gene Ther, 2008, 15: 1446-1453.

# 第二十六章

# 系统生物学、网络药理学和心血管药物研究

顾斯萌　李学军[*]

近年来系统生物学的理论和方法迅速发展，促进了生物医学的研究和进展。系统生物学是研究一个生物系统中所有组成成分（基因、mRNA、蛋白质等）的构成及在特定条件下这些组分间的相互关系，并通过计算生物学建立数学模型来定量描述和预测生物功能、表型和行为的学科。因此，系统生物学的研究需要大量的实验数据、物理化学的理论及先进的计算机技术的共同支持。系统生物学是多学科的交叉，除了应用计算生物学方法和理论外，也衍生出网络生物学（network biology）、网络药理学（network pharmacology）等分支学科。网络药理学的概念最早由 Hopkins 提出，强调了将生物学网络与药物作用网络整合，分析药物在网络中与节点或网络模块的关系，由寻找单一靶点转向综合网络分析[1, 2]。

心血管疾病（CVD）是西方国家人口的主要死亡原因。而随着我国经济的快速发展，人们生活习惯改变，心血管疾病的发病率逐年上升。目前，心血管病死亡已占到城乡居民总死亡原因的首位，其中农村为 44.60%，城市为 42.51%[3]。随着高血压、血脂异常、糖尿病的患病率及超重肥胖率的持续攀升，心血管病防控已成为当务之急。

## 第一节　系统生物学、网络药理学及其相关方法在药物发现中的应用

### 一、计算生物学技术在药物蛋白靶标确认中的应用及方法

在药物研究领域，与疾病相联系的关键蛋白质的研究越来越受到重视。这些蛋白质可以产生治疗作用，激动或阻断其功能将可能防治疾病。药物分子必须与蛋白质的生物活性部位结合才能有效，由于实验数据通常不足以验证结合位点的可靠性，研究人员需要依靠计算预测的方法鉴定结合位点。

#### （一）基于序列的结合位点识别方法

基于序列的结合位点识别方法是假设与配体结合的蛋白质残基具有重要的功能，而且保守[4]。一般人们将保守的残基认定为潜在的结合位点，但由于许多非结合残基也具有高度的保守性，因此序列保守性不是识别结合残基的唯一标准。这种方法的另一个缺陷是不

---

*通讯作者：李学军，E-mail：xjli@bjmu.edu.cn

考虑结合位点的特定结构和物理化学属性[5]。

## （二）基于结构的结合位点识别方法

该方法主要分析蛋白质的三维（3D）结构，预测其在蛋白质-配体结合位点中是否起主要作用。这种方法通常分为两类：基于口袋（pocket）和基于模板（template）的方法。其他已经报道的方法尚包括基于去溶剂化的自由能模型[6]、溶剂映射[7]、分子对接[8]、机器学习[9]和分子动力学（MD）[10]等方法。

基于模板的方法是从已知的模板蛋白结构中推断出与待查询蛋白具有相似结构的已知结合位点[11, 12]。该方法仅限于待查询与模板蛋白具有结构相似性的蛋白质。

基于口袋的方法能够通过在蛋白质的 3D 结构上搜索表面空洞来找到结合口袋。该方法使用预测因素来评估与配体结合的蛋白质的表面空腔，较重要的物理化学预测因素包括口袋尺寸[13, 14]、口袋形状[14]和口袋残留疏水性[13-15]。综合的预测方法由基于几何、能量或物理化学因素等任意组合而成。综合方法的优点：多个因素的组合能更准确地预测结合位点[13]。这些基于口袋的方法通过获得蛋白质 3D 结构，并应用预测因素来识别潜在的结合口袋，然后使用其特定的评分算法对所识别的结合口袋进行评分和排名，并最终得出预测的结合位点及其残基的排名。这些可通过基于 Web 的服务器或独立的软件包进行计算[16]。

由于基于模板和口袋的方法不考虑蛋白质-配体相互作用的动态性质，故难以确定正确的位点。为了克服这个缺点，便产生了使用分子对接来预测蛋白质-配体结合位点和结合模式的方法，然后进行分子动力学模拟和结合热力学计算，以验证对接结果。

分子对接程序可以快速预测蛋白质上结合位点的配体结合，然而对接结果是否准确是一个重大的挑战。由于蛋白质和配体的灵活性将产生大量的结合构型，这对于刚性对接程序尤其明显。尽管我们一般多采用柔性对接，但它在计算上仍然耗时。一些研究者比较了各种蛋白质柔性对接程序，发现对接精度在 1%～84%变化。到目前为止的评分算法也都没有充分考虑熵贡献、结构水和周围离子对结合自由能的影响[17, 18]。

目前的结合位点预测和药物评估方法没有考虑真实的人体内蛋白质-配体结合的动力学、柔性及化学环境的影响。同时在许多情况下当通过短分子动力学模拟来跟踪对接预测时，配体存在从预测的结合位点的"飞逝"（fly off）现象，为不稳定的结合状态。这种配体"飞逝"事件已经在文献中有所报道[19]。

分子动力学（MD）动态模拟蛋白质-配体的结合及相互作用，可以模拟在体内实际情况下的温度、压力、溶剂化和 pH，并在原子级别检测柔性和时间尺度。传统分子动力学（cMD）允许在纳秒时间范围内进行模拟。在毫秒级观察蛋白质-配体结合的动力学通常存在蛋白质的构象变化，在这种情况下有必要使用先进的采样技术，如加速分子动力学（aMD）来确保所有构象状态都被采样[20]。从 MD 轨迹获得的热力学计算可以测量蛋白质-配体结合能量，预测蛋白质-配体结合亲和力和蛋白质-配体复合物的稳定性。热力学计算应包括结合自由能和熵。计算自由能的方法很多，主要包括两大类。理论上，自由能扰动（FEP）和热力学积分（TI）[21]的化学转化方法在计算绝对自由能方面具有严格、准确和可靠的计算能力[22]。

## （三）用基于结构的方法评估蛋白靶标的成药性

在过去 10 年中，出现了旨在评估成药性蛋白质靶标的方法。如果蛋白质的结合位点对药物具有高亲和力，则被定义为具有成药性的蛋白靶标。药物与蛋白靶标的结合必须在体内证实有调节药物，并产生治疗作用。

基于结构的评估药物的方法使用基于几何或基于能量的预测因素来预测结合口袋，并评估口袋的物理化学性质是否与药物分子的性质互补。在评估中会采用一些物理化学叙词来描述，如结合口袋尺寸[14]、表面疏水性[14]和表面极性[23]。最后生成成药性评分，成药性评分基于数学函数或算法，如线性回归、随机森林分类或机器学习。Fauman 等认为这些成药性评估方法已经可以成为确定药物靶标的标准程序[14]。

# 二、网络药理学与药物发现研究

将生物学网络与药物作用网络整合，分析药物在网络中与节点或网络模块的关系，即构成了网络药理学（network pharmacology）。通过对疾病基因网络与药物作用网络整合分析发现不仅大多数药物通过多靶点作用，而且约有超过 40% 的药物作用靶点与多种疾病相关，因此药物与疾病基因之间形成了复杂的交叉网络。网络药理学为分析药物作用提供了全新的角度，可以通过生物学网络中节点的连接和关系来分析网络特性，进一步阐明药物作用机制。

通过高通量筛选和生物信息学方法可以构建"药物–靶点–疾病"网络模型，再比较药物与其靶点模型的相互作用，研究药物在生物学网络上作用的原理。药物靶点并不是随机分布在网络中，而是具有一定的分布特点和规律。这样，我们可以通过网络药理学的研究来寻找、优化和确认靶点，这对新药的发现具有重要的指导意义。通过对生物学网络的分析，可以为多靶点药物的设计、优化和机制阐明提供重要的信息。同时通过网络药理学分析，可以预测和分析药物副作用产生的可能性和药物作用的新靶点。网络药理学的方法及应用可见图 26-1。

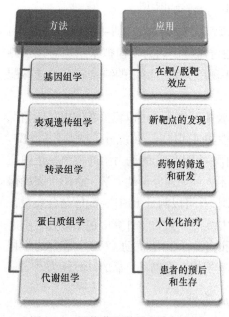

图 26-1　网络药理学的方法与应用

由于组学技术的快速发展，我们正经历着生物医学数据的爆炸式增长，这有望提高我们对临床表型分子基础的理解[24]。然而越来越多的人认识到，专注于任何特定类型的数据只能将我们的视野限定在分子性状和疾病表型之间的"黑盒"中[25]，这是因为生物过程极其复杂，要经过分子级联反应和跨组学结构域的相互作用来影响疾病的发病过程（如心血管疾病），只有全面整合多维度数据才能有效和全面地阐明致病机制。

目前已经开发出了一些综合的基因组学方法，以分析来自多个组学数据的相互作用[26-28]。这些方法的进展使我们能够利用丰富的数据去概括从基因到最终产生疾病的信号途径。多维分析还可以整合多种独立的生物信息，并过滤掉其中的误差。应用多维数据整合的开创性工作已经发现了许多生物标志物、疾病发病途径和疾病潜在的靶点[29-33]。

　　最常见的组学数据类型是基因组学、表观基因组学、转录组学、代谢组学、蛋白质组学和微生物组学。简言之，基因组学评估 DNA 序列和结构变异，包括单核苷酸多态性、插入和缺失、拷贝数变异和反转。表观基因组学包括 DNA 甲基化、组蛋白修饰（甲基化、乙酰化、磷酸化、DP-核糖基化和泛素化）和非编码 RNA（微 RNA、长链非编码 RNA、小干扰 RNA）等[34]。转录组学则评估所有基因的转录活性，包括个体基因和转录产物的表达水平及可变剪接等。代谢组学旨在描述代谢物的水平和通量。蛋白质组学研究蛋白质水平及蛋白质的翻译后修饰等。微生物组学则测量细菌群落的组成及细菌种类的基因组和转录组。总之，基因组和表观基因组变异体具有控制或调节转录组的能力，并进一步影响蛋白质组；代谢物是宿主蛋白质组或肠道微生物群的产物，可以调节表观基因组以影响转录和翻译；肠道微生物群可以影响宿主免疫系统和代谢。这些复杂的级联和相互作用是在多维数据集成中需要考虑的关键要素。

　　目前网络药理学已经有了一些数据库、算法及相应的软件。在研究中，经常会使用多种网络药理学的方法，在此稍作总结。网络药理学常用的数据库资源和工具见表 26-1[35]。

**表 26-1　网络药理学部分算法、常用网络图绘制软件和相关数据库**

| 类型 | 名称 | 概述 | 应用范畴 |
|---|---|---|---|
| 算法 | CIPHER | 基于网络的疾病基因预测方法 | 疾病基因预测 |
| | drugCIPHER | 基于网络的药物靶标和功能预测方法 | 药物靶标预测 |
| | comCIPHER | 药物–基因–疾病的网络共模块分析方法 | 药物作用机制挖掘 |
| | CIPHER-HIT | 基于模块化分析的疾病基因预测方法 | 疾病基因预测 |
| | DMIM | 中药方剂的药物网络构建方法 | 药物作用机制挖掘 |
| | NADA | 基于网络靶标的药物作用预测方法 | 药物作用机制挖掘 |
| | NIMS | 基于网络靶标的多成分协同作用和药物组合预测方法 | 药物组合设计 |
| | SAF | 协同作用评价因子 | 药物组合设计 |
| | LMMA | 疾病特异性的生物分子网络构建方法 | 疾病分子机制挖掘 |
| | CSPN | 疾病特异性的通路网络构建方法 | 疾病分子机制挖掘 |
| | GIFT | 基于全局优化的药物–靶标相互作用特征预测方法 | 药物设计 |
| | DGPsubNet | 基于药物–基因–疾病相干子网，筛选药物和疾病共同相关的基因功能模块 | 药物作用机制挖掘 |
| | sGSCA | 基于基因共表达标签的通路网络分析方法 | 疾病分子机制挖掘 |
| | ClustEx | 疾病特异性的基因模块分析方法 | 疾病分子机制挖掘 |
| 软件 | Pajek | 复杂网络分析和绘制工具，在 Windows 环境下运行，用于上千万至数百万个结点大型网络的分析和可视化 | 复杂网络分析工具 |
| | CytoScape | 图形化显示网络并进行分析和编辑的软件，支持多种网络描述格式，也可以用以 Tab 制表符分隔的文本文档或 Microsoft Excel 文件作为输入，或者利用软件本身的编辑器模块直接构建网络 | 图形化显示网络并进行分析和编辑的软件 |
| | NAViGaTOR | 网络可视化工具，支持多种网络描述格式，也可以用以 Tab 制表符分隔的文本文档作为输入 | 网络可视化工具 |

| 类型 | 名称 | 概述 | 应用范畴 |
|---|---|---|---|
| 数据库 | DrugBank | 药物信息数据库 | 收集已知药物的靶标等信息 |
| | STITCH | 化合物和蛋白质作用关系数据库 | 收集化合物与蛋白之间的相互作用信息 |
| | ChEMBL | 药物化学成分数据库 | 收集药物所含化合物信息 |
| | PubChem | 药物化学成分数据库 | 收集药物所含化合物信息 |
| | OMIM | 疾病相关分子数据库 | 收集已知的疾病相关分子信息 |
| | KEGG | 生物分子通路数据库 | 收集生物分子所参与的通路信息 |
| | String | 生物分子相互作用信息数据库 | 收集基因的相互作用信息 |
| | HAPPI | 蛋白质相互作用信息数据库 | 收集蛋白质的相互作用信息 |
| | Reactome | 蛋白质相互作用信息数据库 | 收集蛋白质的相互作用信息 |
| | OPHID | 蛋白质相互作用信息数据库 | 收集蛋白质的相互作用信息 |
| | InAct | 蛋白质相互作用信息数据库 | 收集蛋白质的相互作用信息 |
| | HPRD | 蛋白质相互作用信息数据库 | 收集蛋白质的相互作用信息 |
| | MINT | 蛋白质相互作用信息数据库 | 收集蛋白质的相互作用信息 |
| | DIP | 蛋白质相互作用信息数据库 | 收集蛋白质的相互作用信息 |
| | PDZBase | 蛋白质相互作用信息数据库 | 收集蛋白质的相互作用信息 |
| | TCM Database@Taiwan | 中药化学数据库，数据来源是人工阅读文献收集 | 收集中药的化学成分信息 |
| | TCMID | 中药化学数据库，数据来源是数据挖掘和数据库整合 | 收集中药的化学成分信息 |
| | HIT | 中药化学数据库，数据来源是人工阅读文献收集 | 收集已知药的化学成分信息 |
| | TCMSP | 中药化学数据库，数据来源是人工阅读文献收集 | 收集中药的化学成分信息 |
| | HerbBioMap | 中医药生物信息数据库 | 收集中医证候表型和中药成分与靶点信息 |
| | dbNEI | 神经内分泌免疫（NEI）系统及其相关疾病和药物数据库 | 收集与 NEI 系统相关的疾病和药物信息 |

此外，还有心血管疾病草药数据库（cardiovascular disease herbal database，CVDHD）等，有助于对心血管疾病相关的天然产物进行虚拟筛选和药物开发[36]。

# 第二节　系统生物学和网络药理学方法在心血管药物研究中的应用

## 一、心血管疾病的多靶点药物研究和应用

人体的细胞和组织是由多种复杂的信号通路网络组成的，包括系统中各个元件的选择性和非线性的相互作用，从而完成新陈代谢，并维持系统的稳定。因此系统生物学的观点认为，与"一种疾病一个靶点"的常规模式相比，通过平衡调节与疾病相关且具有内在联系的多个靶点进行治疗，或许能够产生更好的疗效和更小的副作用，达到最佳治疗效果，即多靶点治疗方法。已经发现在复杂疾病，如肿瘤、心血管疾病、代谢性疾病、神经精神疾病和抗感染等方面，具有多靶点药理作用的药物比单靶点药物具有更好的疗效。根据这

种目的发现和研究多靶点药物的方式又被称为多重药理学（polypharmacology）[1]。应用系统生物学的研究方法，并进行网络药理学分析，能够在分子水平上更好地理解细胞及器官的行为，加速药物靶点的确认及发现新的生物标志物。这使得我们有可能系统地预测和解释药物的作用，优化药物设计，发现影响药物作用有效性和安全性的因素，从而设计多靶点药物或组合药物。可以预见，网络药理学的优势将在药物发现，特别是在药物再利用和多重药理学中变得越来越重要[37]。

另外由于诱发糖尿病、肥胖症、血脂异常和高血压等心血管疾病的危险因子通常同时存在，因此在对心血管疾病高危人群进行药物控制时，应同时针对多个危险因子，采用多靶点治疗或联合治疗。一个典型的例子即由噻嗪类利尿药、β受体阻断药、血管紧张素转化酶抑制药、他汀类、叶酸和阿司匹林组成的六组分混合日服片剂。有研究统计发现，55 岁以上的人服用此药可使得缺血性心脏病和脑卒中的发病率分别下降88%和80%。

越来越多的单一药物被发现具有多靶点活性。他汀类是目前心血管疾病治疗中应用最普遍的药物之一。作为 HMG-CoA 还原酶抑制剂，他汀可通过此途径降低人体内低密度脂蛋白（LDL）、三酰甘油和载脂蛋白 B（apoB）含量，提高高密度脂蛋白（HDL）的含量，从而发挥其降脂作用，同时可抑制动脉粥样硬化斑块形成，提高冠状动脉疾病患者的生存率。然而，研究还发现，他汀类的抗炎活性可能在治疗过程中发挥着更大的作用。患者服用普伐他汀后，其血浆内炎症因子 TNF-α 和 IL-6 的浓度显著降低。在动脉粥样硬化中，NO 的水平降低，从而导致炎症、血栓、斑块形成等，而他汀类可通过提高 eNOS 水平，促进 NO 的产生，缓解上述症状。

尽管降血脂药物在对于心血管疾病的防治上已经取得了一定的成果，但是现有的药物对许多患者仍不能起到预期的作用。研究表明，在肝实质细胞与肠上皮细胞中apoB 聚集并经由微粒体三酰甘油转运蛋白（MTTP）转化为脂蛋白[38]。包含 apoB 的脂蛋白在分泌之后会在循环中结合不同浓度的 apoC Ⅱ、apoC Ⅲ 和 apoE，并在脂蛋白脂肪酶（LPL）的影响下分解为自由脂肪酸，在细胞表面形成密集的脂蛋白沉积，从而诱发心血管疾病。而 LPL 的活性则受到 apoC Ⅱ 与 apoC Ⅲ 的比例及血管生成素样蛋白 3（ANGPTL3）的影响[39, 40]。

在降血脂治疗的研究中，产生出一些具有一定前景的治疗靶点，下面将一一介绍。

PCSK9 在调节 LDL 与胆固醇的动态平衡中起到重要作用，它可以通过与肝实质细胞表面的 LDL 受体结合使其在溶酶体降解，从而提高 LDL 的水平[41]。目前，两种 PCSK9单克隆抗体 evolocumab 与 alirocumab 已分别于 2015 年与 2016 年通过加拿大卫生部门审批，用于降低具有家族性高胆固醇血症（FH）患者及对他汀类药物无反应的高心血管风险患者体内的 LDL-C 水平[42, 43]。

一些以 G 蛋白偶联受体（GPCR）和（或）受体酪氨酸激酶（RTK）为靶点的心血管多靶点药物正在研发中，即将或已经进入临床研究阶段。最近的研究还发现，AT₁受体阻断药替米沙坦在治疗高血压所需的药物浓度，或者更高浓度的依贝沙坦，均显示出了 PPARγ 调节活性，这可能使代谢综合征患者在降低心血管疾病发病风险方面有了新的治疗选择。

Lp（a）则是具有 1 个 apo（a）分子（由 1 个大的亲水性糖蛋白通过二硫键与 apoB100 共价结合构成）的 LDL 样脂蛋白颗粒。高 Lp（a）水平已经被证明为 FH 患者及一般人群中罹患心血管疾病的危险因素[44]。

# 二、多维数据整合方法及其在心血管疾病研究中的应用

这里将介绍一些多维数据整合方法及其在心血管疾病中应用的实例。多维数据集成是将不同来源的信息汇总到预测模型中，以预测发病机制，或帮助选择具有诊断或预后价值的生物标志物。多维整合的关键是数据预处理，包括质量控制和数据规范化[45, 46]。

常用的多维数据集成工具分为以下五大类：基于聚类/维度降低的方法、预测建模方法、成对整合、基于网络的方法和综合方法[47]。选择适当的方法需要考虑统计模式和生物学特性。

## （一）用于生物标志物发现的组学集成方法

基于聚类/维度降低的方法是定义疾病或疾病亚型生物标志物最直接的方法，有助于诊断和预后。其具有将不同数据类型转换成公共数据的能力，从而有助于下游的集成，即通过图形或根据数据特征组合成少量变量。聚类/维度降低方法的优点包括保留数据内类型的属性和对不同测量单位的鲁棒性的能力。然而不同数据类型的转换可能会改变数据类型之间的底层交互关系[26]。

基于聚类的方法通常包括层次聚类[48]、双聚类[49]和快速聚类[50]，用于发现疾病亚群[50, 51]、疾病特征并帮助识别标志物[52]。目前已经开发了诸如 iCluster[50]、ICM[53]、TMD[54]等方法来使用聚类进行多维整合。多维数据方法的应用将有助于进行更准确的患者分层，并帮助识别心血管疾病亚型的独特生物标志物。

维度降低可以通过某种分析方法缩放数据集或使用数据集外部的信息从外部缩放。内在方法最广泛用于基因组学数据的维数降低，标准技术包括主成分分析、因子分析、多维缩放等[55]。利用多维整合的降维技术的工具包括 CIA/MCIA 26、FALDA[56]等。Badaruddoza 等已经应用多因素维数降低的方法识别了 2 型糖尿病和心血管疾病中环境和遗传因素间的相互作用[57]。

## （二）用于机制发现的组学集成方法

成对组学数据集成是研究两个组学之间交互特征的最直观和常用的方法。由于数据维度间存在着反应机制的内在生物学联系，同时通过定量评估不同组学之间的关联性，可以采用定量数据来分析。如果将遗传信息考虑在内，可以将这种方法分为两大类。第一类是中间性状分析的遗传学，测试 DNA 变体与下游组学标志物的相关性。第二类是两种非遗传性组学数据类型，如代谢物和微生物组合之间的相关分析。

对于中间性状分析的遗传学，表达数量性状位点（eQTL）是最著名的成对整合。在这种方法中，会联系遗传变异与转录组学变异进行变异体和基因表达水平之间的关联检验[58]。有许多方法可用于进行 eQTL 分析，如 GEMMA[59]和 Matrix eQTL[60]等。遗传基因位点也可以与转录组学以外的其他数据类型相关联，如甲基化 QTL[61]、微 RNA QTL （miR-eQTL）[62, 63]、蛋白质 QTL[64, 65]、代谢物 QTL[66, 67]和微生物群 QTL[68]。此外，还将提供下游组学数据之间的相关性信息。

基于遗传学和非遗传相关分析的结合可以帮助推断因果关系，这一概念已被广泛应用于心血管疾病研究中[31, 69-72]。Schadt 等首先发展了一种方法，将 eQTL、遗传疾病的联系和基因–性状相关性纳入到推断疾病因果基因中[73]。Yang 等应用这种方法鉴定了动脉粥样硬化病变的组织特异性因果基因[74]。Laurila 等使用了 eQTL 和途径分析的组合方法来联系基因组学、脂肪转录组学和脂质体分析，发现了低 HDL 个体的炎症性 HDL 转变[75]。Huan 等结合 eQTL、miRNA-eQTL、基因表达与 miRNA 之间的相关分析及 GWAS，推定 miRNA 基因为心血管疾病的致病因素[76]。另一方面，Zhu 等提出了一种基于数据的孟德尔随机化方法，将不同类型的 QTL 与 GWAS 相结合，以推断复杂性状的候选基因[77]。

### （三）基于网络的方法

基于网络的方法是多维数据集成的另一个有力平台。网络将组学数据描绘为节点，以及它们之间的联系，这种相互作用描绘为节点间的连线。有许多类型的网络分析方法，包括回归、相互作用信息、相关性和贝叶斯网络[78]。在广泛使用的网络方法中，心血管疾病领域中主要使用的是基于相关性的方法，如加权基因共表达网络分析[79]。这些方法主要集中于基因表达数据，并将功能相关基因分组成模块，从而显著降低了将其他类型的组学数据覆盖到转录组学上的复杂性。将这些共表达网络方法应用于其他类型的组学数据（如 DNA 甲基化数据）也是可行的。在基于网络的应用中，不同的数据类型通常被映射到网络上的特征。例如，Huan 等将共表达网络与遗传变异联合起来，以确定冠心病的因果功能模块[70]。Yao 等建立了一个 eQTL 共表达网络来显示心血管疾病相关模块[80]。Shang 等从血液巨噬细胞转录组学特征推断出一个转录因子调节网络，确定了一个动脉粥样硬化形成的关键驱动因素，即 LIM 结构域结合蛋白 2（LIM domain binding 2）[81]。蛋白质–蛋白质相互作用[82]和 BioGRID[83]等公共网络存储库也被用于鉴定来自不同数据集的新型候选心血管疾病基因[84, 85]。最近，Björkegren 集团将贝叶斯网络与 CAD 遗传学和来自心血管疾病相关组织类型的转录组数据相结合，确定了心血管疾病因果子网络和关键驱动因素[72]。

### （四）综合方法

综合方法采用许多的工具和方法并利用上述各种原理的组合，从而更好地了解复杂疾病，如心血管疾病的病因学原理。各种方法和数据类型的集成通常以连续方式完成，其中使用共同的重叠特征（如基因）将分析的一部分的输出转换为下一步骤的兼容输入。一个例子是遗传和环境网络协会的分析工具[86, 87]，它以神经网络为基础并且已经用于预测 HDL 胆固醇[88]。具体来说，该方法为每个单独的数据类型生成一个单独的神经网络模型，并将来自每个模型的具有最高预测能力的特征组合在一个综合模型中，从而实现比任何单个模型更高的预测能力[89]。另一种方法是采用各个独立模型类型，但仍然利用来自多种数据类型的信息来预测临床结果[90]。例如，Inouye 等构建了代谢网络，其中代谢物被鉴定为与 eQTL 分析中鉴定的基因相关联，从而构成了另一种数据模式。通过发现候选基因的表达水平与该疾病的表型相关，表明该综合方法是有效的[91]。Shu 等开发了一个分析框架，命名为 Mergeomics，以更有效地纳入多维数据和各种集成策略。Mergeomics 可以通过查询来自不同组学关联数据的富集规律，以揭示致病过程，然后利用组织特异性网络识别重要过程的关键扰动点[92]。

# 三、天然产物在心血管系统疾病药物研究中的现状及网络药理学的应用

传统中医药学是世界上最古老的医学实践方法之一。历史上，在中国和其他的亚洲国家，中医在预防和治疗疾病方面起着不可替代的作用。时至今日，中医依然是单独治疗或联合治疗中不可或缺的一部分。在中草药的研究中，网络药理学有很多应用，比如数据收集、靶点预测、网络可视化、多组分相互作用和网络毒理学等[93]。中药的多靶点活性、各个组分之间的协同作用、与上市药物的联合用药成为研究的焦点，目前已经取得了一些进展。

据估计，目前世界商业化药物中约 25% 以上来源于传统药用植物，在我国其比例更高，有 30%～50% 的药物消耗量由传统草药组成[94]。在心血管药物中，草药也占到了很大的比例。例如，地高辛和洋地黄毒苷来自毛花洋地黄和紫花洋地黄；利血平来源于萝芙藤，最初用于治疗精神病；乙酰水杨酸（阿司匹林），提取自柳树皮。

醒脑静注射液是一种以郁金、栀子、麝香、冰片为主要原料的中药制剂，被认为具有治疗心脑血管疾病的效果。科学家通过网络药理学分析在药方的成分中找到了 58 个生物活性位点，并预测出 32 个可能与心脑血管疾病相关的目标靶点，证实了它们的治疗作用[95]。

在国外，Liperoti 等在文章中研究了 10 种在欧美被认为具有心血管益处的草药，然而却并没有发现确切证据表明这些草药对于心血管疾病具有完全的正面效果。以人参为例，虽然人参在理论上可以激活类固醇受体，释放 NO，有利于保护心血管。但在临床试验中却未发现人参可对血压产生显著的影响，甚至还会通过抑制细胞色素酶 P450 降低华法林等心血管药物的生物利用度[96]。对于这几种草药具体效果的总结可见图 26-2。

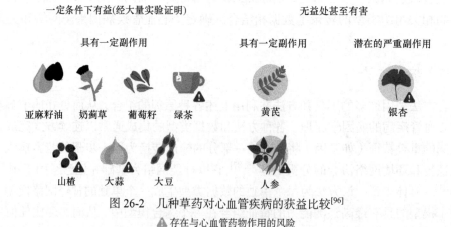

图 26-2　几种草药对心血管疾病的获益比较[96]
⚠ 存在与心血管药物作用的风险

笔者实验室在关于姜黄素对人脐静脉内皮细胞（HUVEC）自噬的保护作用的研究中发现，在氧化应激情况下，姜黄素可以逆转 FOXO1（自噬调解物）的核定位，并使 FOXO1

在细胞质乙酰化水平升高，进而促进乙酰化的 FOXO1 和 ATG7 的相互作用，诱导自噬并抑制血管内皮细胞凋亡。相反，在 shRNA 敲除 FOXO1 的情况下，姜黄素诱导的内皮细胞保护作用与细胞自噬过程均受到不同程度的抑制。此结果表明，FOXO1 可能是治疗氧化应激相关的心血管疾病的重要靶点之一[97]。

许多中药单体就是多靶点药物，中药中的活性组分可通过作用于机体内多个靶点发挥其治疗效果（图 26-3）[98]，现在临床上使用的很多多靶点药物也是来自于天然产物，如被美国 FDA 批准用于 AD 治疗的加兰他敏和毒扁豆碱的衍生物卡巴拉汀。越来越多的科研工作者将研究方向转向了传统中药的有效成分或复方中各个组分的研究。Li 等在研究中就将中药中"君臣佐使"的概念理解为网络药理学中多分子对多目标的治疗，并以传统中药清络饮为例展开研究[99]。Chen 等利用中药有效成分的三维结构对其分子靶点进行搜索，希望通过比较和分析这些靶点的生物学效应来发现新的靶点，并研究中药的作用机制；同时，也有助于更深入地了解生物系统中各个组分间的相互作用方式，并将其应用在多靶点药物的筛选和设计中[100]。

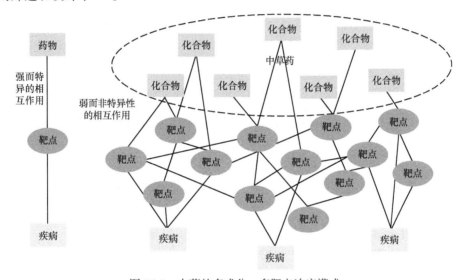

图 26-3　中药的多成分、多靶点治疗模式

# 结语和展望

系统生物学和网络药理学作为新兴学科，将传统药理学与生物计算技术及信息工程结合的特质使它们具有极为广阔的前景，可以期待在未来的药物研发领域将发挥更大的作用。

近年来组学数据的爆炸式增长已经将科学发现的瓶颈从数据生成转移到对高效的多维综合方法的需求。然而，这一领域还处于起步阶段，挖掘生物学数据的灵活性、有效性依然受限。这些局限性主要是由于个别数据集和数据集之间的内在复杂性，以及精确反映真实而复杂的生物体模型有技术困难。此外，大多数工具都是针对特定应用程序量身定制的，并且受数据类型覆盖范围的限制，从而影响了它们的普遍性。最后，面对如今网络药理学涌现出的多种方法，也缺乏正确的评估手段，在实际应用如何取舍也成了一个难题。

为了应对这些挑战，未来的工作应该集中于计算生物学家、系统生物学家和实验生物学家在以下领域的亲密合作。第一，需要数据类型、数据关系、应用场景及所需结果的全面关系图。这将有助于设计灵活和可推广的多维集成方法。例如，诊断、机制和治疗需求的明确区分将有助于选择更合适的算法；第二，需要综合测试和评估各种统计、数学模型和算法来反映性能。而性能评估也应超越计算机科学的研究，使实验科学家能系统地测试建模研究的预测，帮助改进建模和计算的方法。总之，多组学整合及系统生物学和网络药理学的发展和应用将促进对心血管疾病等复杂疾病发病机制的全面了解，为更精准的诊断和预后标志物的发现及治疗药物的研究做出贡献。

# 参 考 文 献

[1] Hopkins AL. Network pharmacology: the next paradigm in drug discovery. Nat Chem Biol, 2008, 4: 682-690.

[2] Bolognesi ML. Polypharmacology in a single drug: multitarget drugs. Curr Med Chem, 2013, 20 (13): 1639-1645.

[3] 中国心血管病报告编写组. 中国心血管病报告 2015. 中国循环杂志, 2016, 31 (6): 624-632.

[4] Capra JA, Singh M. Predicting functionally important residues from sequence conservation. Bioinformatics (Oxford, England), 2007, 23 (15): 1875-1882.

[5] Ghersi D, Sanchez R. Beyond structural genomics: computational approaches for the identification of ligand binding sites in protein structures. J Struct Funct Genomics, 2011, 12: 109-117.

[6] Coleman RG, Salzberg AC, Cheng AC. Structure-based identification of small molecule binding sites usinga free energy model. J Chem Inf Model, 2006, 46 (6): 2631-2637.

[7] Landon MR, Lancia DR, Yu J, et al. Identification of hot spots within druggablebindingregions by computational solvent mapping of proteins. J Med Chem, 2007, 50 (6): 1231-1240.

[8] Heo L, Shin WH, Lee MS, et al. GalaxySite: ligand-binding-site prediction by using molecular docking. Nucleic Acids Res, 2014, 42: W210-W214.

[9] Komiyama Y, Banno M, Ueki K, et al. Data and text mining. Automatic generation of bioinformatics tools for predicting protein—ligand binding sites. Bioinformatics (Oxford, England), 2016, 32 (6): 901-907.

[10] Ivetac A, McCammon JA. A molecular dynamicsensemble-based approach for the mapping of druggablebindingsites. Methods Mol Biol, 2012, 819 (819): 3.

[11] Skolnick J, Brylinski M. FINDSITE: a combined evolution/structure-based approach to protein function prediction.Brief Bioinform, 2009, 10 (4): 378-391.

[12] Wass MN, Kelley LA, Sternberg MJE. 3DLigandSite: predicting ligand-binding sites using similar structures. Nucleic Acids Res, 2010, 38 (Suppl 2): W469-W473.

[13] Gao J, Liu Q, Kang H, et al. Comparison of different ranking methods in protein-ligand binding site prediction. Int J Mol Sci, 2012, 13 (7): 8752-8761.

[14] Fauman EB, Rai BK, Huang ES. Structure-based druggability assessment-identifying suitable targets for small molecule therapeutics. Curr Opin Chem Biol, 2011, 15: 463-468.

[15] Oda A. Development and validation of programs for ligand-binding-pocket search. Yakugaku Zasshi, 2011, 131(10): 1429-1435.

[16] Broomhead NK, Soliman ME. Can we rely on computational predictions to correctly identify ligand binding sites on novel protein drug targets? assessment of binding site prediction methods and a protocol for validation of predicted binding sites. Cell Biochem Biophys, 2017, 75 (1): 15-23.

[17] Grinter SZ, Zou X. Challenges, applications, and recent advances of protein-ligand docking in structure-based drug design. Molecules, 2014, 19: 10150-10176.

[18] Ferreira L, dos Santos R, Oliva G, et al. Molecular docking and structure-based drug design strategies.Molecules, 2015, 20: 13384-13421.

[19] Chen YC. Beware of docking! Trends Pharmacol Sci, 2015, 36: 78-95.

[20] Durrant JD, McCammon JA. Molecular dynamics simulations and drug discovery. BMC Biology, 2011, 9: 71.

[21] Beveridge DL, DiCapua FM. Free energy via molecular simulation: applications to chemical and biomolecular systems. Ann Rev Biophys Biophys Chem, 1989, 18: 431-492.

[22] Aldeghi M, Heifetz A, Bodkin MJ, et al. Accurate calculation of the absolute free energy of binding for drug molecules. Chem Sci, 2016, 7 (1): 207-218.

[23] Schmidtke P，Barril X. Understanding and predictingdruggability. A high-throughput method for detection of drug binding sites. J Med Chem，2010，53：5858-5867.

[24] Goodwin S，McPherson JD，McCombie WR. Coming of age：ten years of next-generation sequencing technologies. Nat Rev Genet，2016，17：333-351.

[25] Gomez-Cabrero D，Abugessaisa I，Maier D，et al. Data integration in the era of omics：current and future challenges. BMC SystBiol，2014，8（Suppl 2）：11.

[26] Ritchie MD，Holzinger ER，Li R，et al. Methods of integrating data to uncover genotype-phenotype interactions. Nat Rev Genet，2015，16：85-97.

[27] Sun YV，Hu YJJ. Integrative analysis of multi-omics data for discovery and functional studies of complex human diseases. Adv Genet，2016，93：147-190.

[28] Rotroff DM，Motsinger-Reif AA. Embracing integrative multiomics approaches. Int J Genomics，2016，2016：1715985.

[29] Civelek M，Lusis AJ. Systems genetics approaches to understand complex traits. Nat Rev Genet，2014，15：34-48.

[30] Krishnan A，Taroni JN，Greene CS. Integrative networks illuminate biological factors underlying gene–disease associations. Curr Genet Med Rep，2016，4（4）：1-8.

[31] Zhao Y，Chen J，Freudenberg JM，et al. Network-basedi-dentifcation and prioritization of key regulators of coronary artery disease loci. Arterioscler Tromb Vasc Biol，2016，36：928-941.

[32] Talukdar HA，ForoughiAsl H，Jain RK，et al. Cross-tissue regulatory gene networks in coronary artery disease. Cell Syst，2016，2：196-208.

[33] Meng Q，Ying Z，Noble E，et al. Systems nutrigenomics reveals brain gene networks linking metabolic and brain disorders.E Bio Medicine，2016，7：157-166.

[34] Goldberg AD，Allis CD，Bernstein E. Epigenetics：a landscape takes shape. Cell，2007，128：635-638.

[35] 张彦琼，李梢. 网络药理学与中医药现代研究的若干进展. 中国药理学与毒理学杂志，2015，29（6）：883-892.

[36] Gu J，Gui Y，Chen L，et al. CVDHD：a cardiovascular disease herbal database for drug discovery and network pharmacology. J Cheminform，2013，5：51.

[37] Tangand J，Aittokallio T. Network pharmacology strategies toward multi-target anticancer therapies：from computational models to experimental design principles. Curr Pharm Des，2014，20：23-36.

[38] Xiao C，Hsieh J，Adeli K，et al. Gut-liver interaction in triglyceride-rich lipoprotein metabolism. Am J Physiol Endocrinol Metab 2011，301：E429-E446.

[39] Ginsberg HN，Brown WV. Apolipoprotein CⅢ：42 years old and even more interesting. Arterioscler Thromb Vasc Biol，2011，31：471-473.

[40] Tikka A，Jauhiainen M. The role of ANGPTL3 in controlling lipoproteinmetabolism. Endocrine，2016，52：187-193.

[41] Lambert G，Sjouke B，Choque B，et al. The PCSK9 decade. J Lipid Res，2012，53：2515-2524.

[42] Cannon CP，Cariou B，Blom D，et al. Efficacy and safety of alirocumab in high cardiovascular risk patients with inadequately controlled hypercholesterolaemia on maximally tolerated doses of statins：the ODYSSEY COMBO Ⅱ randomized controlled trial. Eur Heart J，2015，36：1186-1194.

[43] Robinson JG，Nedergaard BS，Rogers WJ，et al. Effect of evolocumab or ezetimibe added to moderate- or high-intensity statin therapy on LDL-C lowering in patients with hypercholesterolemia：the LAPLACE- 2 randomized clinical trial. JAMA，2014，311：1870-1882.

[44] Jansen AC，van Aalst-Cohen ES，Tanck MW，et al. The contribution of classical risk factors to cardiovascular disease in familial hypercholesterolaemia：data in 2400 patients. J Intern Med，2004，256：482-490.

[45] Kohl M，Megger DA，Trippler M，et al. A practical data processing workflow for multi-OMICS projects. Biochim Biophys Acta，2014，1844：52-62.

[46] Chawade A，Alexandersson E，Levander F. Normalyzer：a tool for rapid evaluation of normalization methods for omics data sets. J Proteome Res，2014，13：3114-3120.

[47] Arneson D，Shu L，Tsai B，et al. Multidimensional integrative genomics approaches to dissecting cardiovascular disease. Front Cardiovasc Med，2017，4：8.

[48] Qin LX. An integrative analysis of microRNA and mRNA expression—a case study. Cancer Inform，2008，6：369-379.

[49] Lee H，Kong SW，Park PJ. Integrative analysis reveals the direct and indirect interactions between DNA copy number aberrations and gene expression changes. Bioinformatics，2008，24：889-896.

[50] Shen R，Olshen AB，Ladanyi M. Integrative clustering of multiple genomic data types using a joint latent variable model with application to breast and lung cancer subtype analysis. Bioinformatics，2009，25：2906-2912.

[51] Brat DJ，Verhaak RG，Aldape KD，et al.Comprehensive，integrative genomic analysis of diffuse lower-grade gliomas.N Engl J

Med, 2015, 372: 2481-2498.

[52] Kim D, Shin H, Song YS, et al. Synergistic effect of different levels of genomic data for cancer clinical outcome prediction. J Biomed Inform, 2012, 45: 1191-1198.

[53] He S, He H, Xu W, et al. ICM: a web server for integratedclustering of multi-dimensional biomedical data. Nucleic Acids Res, 2016, 44: W154-159.

[54] Savage RS, Ghahramani Z, Grifn JE, et al. Discoveringtranscriptional modules by Bayesian data integration. Bioinformatics, 2010, 26: i158-i167.

[55] Hira ZM, Gillies DF. A review of feature selection and feature extraction methods applied on microarray data. Adv Bioinformatics, 2015, 2015: 198363.

[56] Liu Y, Devescovi V, Chen S, et al. Multilevel omic data integration in cancer cell lines: advanced annotation and emergent properties. BMC Syst Biol, 2013, 7: 14.

[57] Badaruddoza N, Barna B, Matharoo K, et al. A multifactorial dimensionality reduction model for gene polymorphisms and environmental interaction analysis for the detection of susceptibility for type 2 diabetic and cardiovascular diseases. Mol Cytogenet, 2014, 7 (Suppl 1): 116.

[58] Albert FW, Kruglyak L. Te role of regulatory variation in complex traits and disease. Nat Rev Genet, 2015, 16: 197-212.

[59] Zhou X, Stephens M. Genome-wide eficient mixed-model analysis for association studies. Nat Genet, 2012, 44: 821-824.

[60] Shabalin AA. Matrix eQTL: ultra fast eQTL analysis via large matrix operations. Bioinformatics, 2012, 28: 1353-1358.

[61] Bonder MJ, Luijk R, Zhernakova DV, et al.Disease variants alter transcription factor levels and methylation of their binding sites. Nat Genet, 2017, 49 (1): 131-138.

[62] Huan T, Rong J, Liu C, et al. Genome-wide identifcation of microRNA expression quantitative trait loci. Nat Commun, 2015, 6: 6601.

[63] Gamazon ER, Innocenti F, Wei R, et al.A genome-wide integrative study of microRNAs in human liver. BMC Genomics, 2013, 14: 395.

[64] Stark AL, Hause RJ, Gorsic LK, et al. Protein quantitative trait loci identify novel candidates modulating cellular response to chemotherapy. PLoS Genet, 2014, 10: e1004192.

[65] Cantu E, Suzuki Y, Diamond JM, et al. Protein quantitative trait loci analysis identifes genetic variation in the innate immuneregulator TOLLIP in post-lung transplant primary graf dysfunction risk. Am J Transplant, 2016, 16: 833-840.

[66] Kraus WE, Muoio DM, Stevens R, et al. Metabolomic quantitative trait loci( mQTL )mapping implicates the ubiquitin proteasome system in cardiovascular disease pathogenesis. PLoS Genet, 2015, 11: e1005553.

[67] Alseekh S, Tohge T, Wendenberg R, et al. Identification and mode of inheritance of quantitative trait loci for secondary metabolite abundance in tomato. Plant Cell, 2015, 27: 485-512.

[68] Benson AK. Host genetic architecture and the landscape of microbiomecomposition: humans weigh in. Genome Biol, 2015, 16: 203.

[69] Yang X. Use of functional genomics to identify candidate genes underlying human genetic association studies of vascular diseases. Arterioscler Tromb Vasc Biol, 2012, 32: 216-222.

[70] Huan T, Zhang B, Wang Z, et al. A systems biology framework identifies molecular underpinnings of coronary heart disease. Arterioscler Tromb Vasc Biol, 2013, 33: 1427-1434.

[71] Mäkinen VP, Civelek M, Meng Q, et al. Integrative genomics reveals novel molecular pathways and gene networks for coronaryartery disease. PLoS Genet, 2014, 10: e1004502.

[72] Franzén O, Ermel R, Cohain A, et al. Cardiometabolic risk loci share downstream cis- and trans-gene regulation across tissues and diseases. Science, 2016, 353: 827-830.

[73] Schadt EE, Lamb J, Yang X, et al. An integrative genomics approach to infer causal associations between gene expression and disease. Nat Genet, 2005, 37: 710-717.

[74] Yang X, Peterson L, Tieringer R, et al. Identification and validation of genes affecting aortic lesions in mice. J Clin Invest, 2010, 120: 2414-2422.

[75] Laurila PP, Surakka I, Sarin AP, et al. Genomic, transcriptomic, and lipidomic profiling highlights the role of inflammation in individuals with low high-density lipoprotein cholesterol. Arterioscler Tromb Vasc Biol, 2013, 33: 847-857.

[76] Huan T, Rong J, Tanriverdi K, et al. Dissecting the roles of microRNAs in coronary heart disease via integrative genomic analyses. Arterioscler Tromb Vasc Biol, 2015, 35: 1011-1021.

[77] Zhu Z, Zhang F, Hu H, et al. Integration of summary data from GWAS and eQTL studies predicts complex trait gene targets. Nat Genet, 2016, 48: 481-487.

[78] Marbach D, Costello JC, Küffner R, et al. Wisdom of crowds for robust gene network inference. Nat Methods, 2012, 9: 796-804.

[79] Langfelder P, Horvath S. WGCNA: an R package for weighted correlation network analysis. BMC Bioinformatics, 2008, 9: 559.

[80] Yao C, Chen BH, Joehanes R, et al. Integromic analysis of genetic variation and gene expression identifies networks for cardiovascular disease phenotypes. Circulation, 2015, 131: 536-549.

[81] Shang MM, Talukdar HA, Hofmann JJ, et al. Lim domain binding 2: a key driver of transendothelial migration of leukocytes and atherosclerosis. Arterioscler Tromb Vasc Biol, 2014, 34: 2068-2077.

[82] Keshava Prasad TS, Goel R, Kandasamy K, et al. Human protein reference database—2009 update. Nucleic Acids Res, 2009, 37: D767-772.

[83] Chatr-Aryamontri A, Breitkreutz BJJ, Heinicke S, et al. TeBioGRID interaction database: 2013 update. Nucleic Acids Res, 2013, 41: D816-823.

[84] Wang Z, Guo D, Yang B, et al. Integrated analysis of microarray data of atherosclerotic plaques: modulation of the ubiquitin-proteasome system. PLoS One, 2014, 9: e110288.

[85] Li H, Gordon SM, Zhu X, et al. Network based analysis on orthogonal separation of human plasma uncovers distinct high density lipoprotein complexes. J Proteome Res, 2015, 14 (8): 3082-3094.

[86] Turner SD, Dudek SM, Ritchie MD. ATHENA: a knowledge-based hybrid backpropagation-grammatical evolution neural network algorithm fordiscovering epistasis among quantitative trait loci. BioData Min, 2010, 3: 5.

[87] Holzinger ER, Dudek SM, Frase AT, et al. ATHENA: the analysis tool for heritable and environmental network associations.Bioinformatics, 2014, 30: 698-705.

[88] Holzinger ER, Dudek SM, Frase AT, et al. ATHENA: a tool for meta-dimensional analysis applied to genotypes and geneexpression data to predict HDL cholesterol levels. Pac Symp Biocomput, 2013, 18: 385-396.

[89] Kim D, Li R, Dudek SM, et al. ATHENA: identifying interactions between different levels of genomic data associated with cancer clinicaloutcomes using grammatical evolution neural network. BioData Min, 2013, 6: 23.

[90] Drăghici S, Potter RB. Predicting HIV drug resistance with neural networks.Bioinformatics, 2003, 19: 98-107.

[91] Inouye M, Ripatti S, Kettunen J, et al. Novel loci for metabolic networks and multi-tissue expression studies reveal genes for atherosclerosis. PLoS Genet, 2012, 8: e1002907.

[92] Shu L, Zhao Y, Kurt Z, et al. Mergeomics: multidimensional data integration to identify pathogenic perturbations to biological systems. BMC Genomics, 2016, 17: 874.

[93] Zhang GB, Li QY, Chen QL, et al. Network pharmacology: a new approach for Chinese herbal medicine research. Evidence-Based Complementary and Alternative Medicine, 2013, 2013 (8): 621423.

[94] Fact Sheet No. 134: Traditional Medicine. WorldHealth Organization. http://www.who.int/mediacentre/factsheets/2003/fs134/en/print.html. 2003.

[95] Tao WY, Xu X, Wang X, et al. Network pharmacology-based prediction of the active ingredients and potential targets of Chinese herbal Radix Curcumae formula for application to cardiovascular disease. J Ethnopharmacol, 2013, 145: 1-10.

[96] Liperoti R, Vetrano DL, Bernabei R, et al. Herbal medications in cardiovascular medicine. JACC, 2017, 69: 1188-1199.

[97] Han J, Pan XY, Xu Y, et al. Curcumin induces autophagy to protect vascular endothelial cell survival from oxidative stress damage. Autophagy, 2012, 8: 5, 1-14.

[98] Liang X, Li H, Li S. A novel network pharmacology approach to analyse traditional herbal formulae: the Liu-Wei-Di-Huang pill as a case study. Mol BioSyst, 2014, 10: 1014-1022.

[99] Li S, Zhang B. Traditional Chinese medicine network pharmacology: theory, methodology and application. Chinese Journal of Natural Medicines, 2013, 11 (2): 110-120.

[100] Chen J, Gu JF, Wang CF. Structural components of Chinese medicine and pharmacology network: systematical overall regulation on pathological network. Zhongguo Zhong Yao Za Zhi, 2015, 40 (4): 758-764.

# 第二十七章

## 影像学技术在心脑血管研究中的应用

秦　川　潘佳吉　薄　斌　周盘婷　杨国源*

　　影像学是 20 世纪下半叶医学科学领域中发展最快的学科之一。1895 年德国的物理学家伦琴发现了 X 线，不久即被用于人类的疾病检查，并由此形成了放射诊断学。20 世纪 70 年代，受益于现代计算机技术的突飞猛进，CT、MRI、超声和核素显像等一大批先进设备出现，并在其后经不断改进和完善，检查技术和方法也在不断创新，使影像诊断从单一依靠形态变化进行诊断发展成为集形态、功能、代谢改变为一体的多模态综合诊断体系。同样，近年来显微光学成像包括激光共聚焦显微镜，双光子及多光子激光扫描显微镜的快速发展，使在三维层面上，活体动态地观察光学切片中的组织、细胞甚至分子结构成为可能。具有人工智能的现代医学图像处理技术，是应用计算机视觉和模式识别技术结合产生的崭新的计算机技术。这些设备和技术的飞速发展，大大促进了心脑血管疾病的精确诊断和基础研究。本章将主要介绍常规血管成像、免疫荧光成像、激光散斑成像、同步辐射成像在心脑血管疾病中的应用范围和操作技术，以供参考。

## 第一节　常规血管影像学技术

### 一、CT 血管成像

#### （一）CT 血管成像的发展历史

　　CT 成像又称 X 线计算机断层成像（X-ray computed tomography），它是近代飞速发展的计算机技术和 X 线成像技术相结合所产生的一种革命性成像技术，该技术起源于 1895 年伦琴发现 X 线，自此 X 线开始广泛应用于人体检查，对疾病进行诊断。

　　1971 年英国 EMI 公司 Hansford 研究并设计了第一台头部 CT 扫描机，1975 年美国 Ledkey 所设计的第一台全身 CT 机问世，该机器采用图像重建的方法，对得到的人体层面扫描信息进行了处理，显著扩大了对人体的检查范围，提高了疾病监测的效率、准确率和病变的检出率[1]。

#### （二）CT 血管成像的原理

　　人体各种组织对 X 线的吸收程度不等，正常组织、软骨、器官对 X 线吸收能力虽然

*通讯作者：杨国源，E-mail：gyyang0626@163.com

有差别，但在重金属元素对 X 线吸收能力的对比下，这些组织和器官的吸收能力可忽略不计。利用这一特性，若能将含重金属的液体注射进入血管，在 X 线的照射下，血管中重金属元素对 X 线的吸收能力将直接反映血管的形态结构[2]。这种利用重金属可以增强血管对 X 线的吸收，进而通过重金属的信号间接展现血管状态的方法，是基于 X 线吸收成像的一种重要的方法。

血管三维网络形态结构的获取，是在 CT 成像的基础上实现的，该技术将人的某一选定的层面分成许多立方体小区域，这些小区域称为体素，X 线通过人体测得的每一体素的密度或灰度，即是 CT 图像上的基本单位，称为像素。当 X 线穿过某一选定层面时，沿该方向排列的各体素均在一定程度上对 X 线有吸收，使该射线衰减[2]。当 X 线穿透组织层面时，射线强度已大大衰减，为该方向上所有体素 X 线衰减值的总和。当物体或光源转动一定角度时，再沿另一方向发出 X 线，探测器得到第二次照射方向的 X 线衰减值的总和，以同样的方式反复多次在不同方向上对组织进行选定层面的 X 线扫描，即可得到总量的各体素的 X 线衰减值，经过若干次扫描，建立联立方程，利用计算机求解该方程即可得到每一体素的 X 线衰减值，再经过数/模转换，使各体素不同的衰减值形成灰度值，即可得到图像[3]。

而 CT 血管成像是指经周围静脉高速将重金属造影剂注入受检的靶标血管内，于造影剂充盈的高峰期对目标血管进行连续的图像采集，然后运用计算机的后处理功能，对受检血管进行立体三维影像的重建，这一血管造影技术称为 CT 血管成像[4]。它是一种利用计算机三维重建方法合成的非创伤性的血管造影。采用螺旋 CT 或电子束成像系统的快速扫描技术，在短时间内完成一定范围内的横断面扫描。将采集的图像数据送到图像工作站或 CT 机的图像重建功能区进行图像重建[3]。重建技术一般采用最大密度投影法（MIP）或容积再现法（VR），通过图像显示阈值的调整，即可得到仅有连续清晰的血管影而无周围组织结构的影像。如果选择合适的重建方法和显示阈值，还可获得同时显示血管和组织结构的三维图像，并可利用计算机软件对其进行任意角度的观察和任意方向的切割[5]。

（三）CT 血管成像的应用

CT 机按扫描方式的不同，可分为五代 CT。

**第一代 CT**　采用旋转/平移的方式进行扫描，经由 X 线管产生的射线束和相对的检测器环绕人体中心作同步平移，这种方式扫描速度慢，采集数据较其他方式少，现已被淘汰使用。

**第二代 CT**　此代机器与第一代机器并没有本质差别，但是此代机器将单一 X 线束改为扇形的 X 线束，缩短了扫描的时间。

**第三代 CT**　使用 300～800 枚的扇形排列的探测器，扇形角所覆盖的范围包括整个扫描现场，大大缩短了扫描的时间，通常只需要 2～6s，此代 CT 广泛应用于头部及全身的检查。

**第四代 CT**　探测器数量增加至数千枚，环形排列机器可做 360°旋转，扫描时间只需 2～5s。

**第五代 CT**　X 线源使用电子枪，扫描时间缩短到 50ms 左右，图像的分辨率提高，并且可以检查心脏，但价格高昂并且使用受到限制。

（四）CT 血管成像的发展前景

经过了多年的实践，CT 血管成像已经确定了自身在医学影像中的重要位置，将来 CT

技术的发展，有可能会集中在以下几个方面。

目前 CT 图像的质量明显改善，尤其是高分辨率扫描图像甚至已经能够显示肺部小叶间隔的改变，但是这种提高大多是建立在提高电压和辐射量的基础上的[6]，而临床的目的是获得高质量图像的同时又尽量减少患者的 X 线辐射，这才应是下一步 CT 成像改革的重点[7]。

扫描速度的提高也是未来 CT 发展的趋势，尽管目前常规的螺旋 CT 扫描速度已经达到了亚秒级别，但是仍然不能满足临床的需要。而提高扫描的速度也是使患者减少 X 线辐射的重要标准[8]，所以想要在短时间内获得高质量的图像，第一要提高探测器的灵敏度，能够在减少辐射剂量的前提下进行拍摄；第二就是进一步改进图像重建的处理方式，开发新的处理软件。

电子技术及计算机技术的发展为 CT 的临床应用提供了广阔的前景，CT 血管成像结合了数字减影造影技术和磁共振血管成像的优势，在许多血管病变的检查方式中有望成为新的金标准[4]。同时，随着临床医生对 CT 血管成像作用的认识不断提高，CT 血管成像将来在血管疾病及与血管相关疾病的诊断和治疗方面会发挥越来越重要的作用。

# 二、数字减影血管造影

## （一）数字减影血管成像的发展历史

数字减影血管造影（DSA）技术首先由美国威斯康星大学的 Mistretta 研究团队和亚利桑那大学的 Nadelman 研究团队研制成功，于 1980 年 11 月在芝加哥召开的北美放射学会上公布于世。

DSA 技术的基础为数字荧光技术，早在 20 世纪 60 年代初，就已经出现了 X 线机和影像增强器、摄像机和显示器相连接的系统；同样是在该年代末期，在影像增强器结构上开发出了碘化铯输入荧光体。之后由于计算机技术和 X 线技术的发展，在 20 世纪 80 年代初期开始在 X 线电视系统的基础上，利用计算机对图像信号进行数字化处理，使模拟视频信号经过采样模数转换后直接进入计算机进行存储、处理和保存，这就是数字 X 线成像。

DSA 技术的出现使得血管成像能够快速、方便地进行，同时促进了血管造影和介入治疗技术的普及和发展。

## （二）数字减影血管造影的原理

DSA 是利用影像增强器将透过人体后已衰减的未造影图像的 X 线信号增强，再用高分辨率的摄像机对增强后的图像作一系列扫描[9]。扫描本身就是把整个图像按一定的矩阵分成许多小方块，即像素。所得到的各种不同的信息经模数转换成不同值的数字信号，然后存储起来。再把造影图像的数字信息与未造影图像的数字信息相减，所获得的不同数值的差值信号，经数模转制成各种不同的灰度等级，在监视器上构成图像[10]。由此，骨骼和软组织的影像被消除，仅留下含有造影剂的血管影像，从而大大提高血管的分辨率。

DSA 的减影程序：①摄制普通片；②制备 mask 片，或称蒙片；③摄制血管造影片；④把 mask 片与血管造影片重叠一起翻印成减影片。①与③为同部位同条件曝光。所谓 mask

片就是与普通平片的图像完全相同，而密度正好相反（计算机将图像信号反转）的图像。

在造影期间进行脉冲曝光，在造影剂到达兴趣区之前采集图像，即为蒙片。造影剂到达兴趣区并出现最大浓度时，连续采集图像，其相应的图像称为造影像。如果患者在曝光过程中保持体位不移动，则蒙片和造影图像之间的唯一差别是含有造影剂的血管，它们二者的差值信号就是数字减影血管成像的信号。

在造影过程中，利用 DSA 设备附有的视频密度计把记录的视频信号量转化为视频密度值，即信号幅度。以时间值为 $X$ 轴，视频密度值为 $Y$ 轴作图，即得到时间–视频密度曲线。一个兴趣区的时间–视频密度曲线反映的是透射该兴趣区的 X 线衰减的时间变化。在血管造影中，同一兴趣区不同时相的影像对射线衰减的变化，取决于兴趣区内的碘含量。时间–视频密度曲线则间接地反映该兴趣区血管内碘造影剂的廓清过程。

时间减影是 DSA 的常用方式，在注入的造影剂进入兴趣区之前，将一帧或多帧图像作 mask 像储存起来，并与时间顺序出现的含有造影剂的充盈像一一相减[11]。这样，两帧间相同的影像部分被消除了，而造影剂通过血管引起高密度的部分被突出地显示出来。因造影像和 mask 像两者获得的时间先后不同，故称时间减影。

能量减影也称双能减影、K 边减影，即进行兴趣区血管造影时，同时用两个不同的管电压，如 70kV 和 130kV 取得两帧图，作为减影对进行减影，由于两帧图像是利用两种不同的能量摄制的，所以称为能量减影。临床较少应用[12]。

1981 年 Bordy 提出了混合剪影的技术，基于时间与能量两种物理变量，先作能量减影再作时间减影。混合减影经历了两个阶段，先消除软组织，后消除骨组织，最后仅留下血管像。混合减影要求在同一焦点上发生两种高压，或在同一 X 线管中具有高压和低压两个焦点。所以，混合减影对设备及 X 线球管负载的要求都较高。临床较少应用。

（三）数字减影血管成像的应用

利用 DSA 技术的特点，可在难以观察到的血管或组织中进行图像的获取，目前 DSA 对动脉的显示已达到或超过常规选择性动脉造影的水平，应用选择性插管技术对直径在 200μm 以下的小血管及微小病变也能实现很好的观察效果；而对于较大的动脉，即使不做选择性插管也能够很好地观察，并且所用造影剂的剂量也可以控制到很少[13]。

DSA 可经周围静脉注射注入造影剂，即可得到动脉的造影，此操作方便，但是在检查区内的血管会同时显影，相互重叠，造影剂使用的剂量也很多，故临床应用较少，不过在动脉插管困难或者不适用动脉插管时可采用此方法。

目前临床上 DSA 已广泛应用于心脏血管、颈内、颅内动脉、四肢血管及各种脏器供应的血管，此技术已成为各种血管病变诊断的重要标准。

DSA 不仅能清楚地显示颈内动脉、椎基底动脉、颅内大血管及大脑半球的血管图像，还可测定动脉的血流量，所以，被广泛应用于脑血管病检查，特别是对于动脉瘤、动静脉畸形等定性定位诊断，更是最佳的诊断手段[14]。另外，DSA 不仅能提供病变的确切部位，而且对病变的范围及严重程度，亦可清楚地了解，为手术提供较可靠的客观依据。另外，对于缺血性脑血管病，也有较高的诊断价值。DSA 可清楚地显示动脉管腔狭窄、闭塞、侧支循环建立情况等，对于脑出血、蛛网膜下腔出血，可进一步查明导致出血的病因，如动脉瘤、血管畸形、海绵状血管瘤等[15]。

### （四）数字减影血管成像的发展前景

DSA 是介入治疗过程中必须用到的影像设备，临床应用中功能上偏治疗多于诊断。相对 MR、CT 和超声等影像诊断类设备，DSA 和医生的互动时间更长，因此其开发除了要考虑到治疗需要的成像功能，还要考虑操作体验流畅，剂量更低，甚至可以帮助缓解患者的紧张情绪[16]。目前 DSA 主流产品已经采用了数字平板为核心的影像链，随着计算机能力的飞跃，开发出更好更快的成像功能成为现实，如三维旋转血管造影、三维路图和血管机类 CT 成像功能，已经被广泛应用于全身血管疾病的介入治疗。

从硬件到临床功能的积累，转而投入更多精力在医生的操作体验上，是 DSA 发展的必然趋势。这一步是显性效益到隐形效益的转变。操作体验是一种人为的感受，很难量化，简单来说就是介入医生觉得该产品好不好用。以前的 DSA 好不好用体现在 C 型臂的角度是否灵活、用户界面是否简单易用等。这些普适性的体验仍然重要，除此之外还有更进一步的专科化、流程化要求。

# 三、磁共振血管成像

## （一）磁共振血管成像的发展历史

磁共振成像技术是 20 世纪 80 年代发展起来的一种全新的影像检查技术，其全称是核磁共振电子计算机断层扫描术（MRI），是利用核磁共振成像技术进行医学诊断的一种新颖的医学影像技术。

核磁共振是一种物理现象，早在 1946 年就被美国的布劳克和相塞尔等分别发现，作为一种分析手段广泛应用于物理、化学等领域，用作研究物质的分子结构。直到 1971 年，美国人达曼迪恩才提出将核磁共振用于医学的诊断，当时未能被科学界所接受。然而，仅仅 10 年的时间，到 1981 年，就取得了人体全身核磁共振的图像，使人们长期以来设想用无损伤的方法，既能取得活体器官和组织的详细诊断图像，又能监测活体器官和组织中的化学成分和反应的梦想终于得以实现[17]。

磁共振成像完全不同于传统的 X 线和 CT，它是一种生物磁自旋成像技术，利用人体中的遍布全身的氢原子在外加的强磁场内受到射频脉冲的激发，产生核磁共振现象，经过空间编码技术，用探测器检测并接受以电磁形式放出的核磁共振信号，输入计算机，经过数据处理转换，最后将人体各组织的形态形成图像，以作诊断。核磁共振所获得的图像异常清晰、精细，分辨率高，对比度好，信息量大，特别对软组织层次显示得好。使医生如同直接看到了人体内部组织般清晰明了，大大提高了诊断效率。避免了以往许多因手术前诊断不明而不得不进行的开颅、开胸、开腹探查及其他的一些探查诊断性手术，使患者避免了不必要的手术痛苦及探查性手术所带来的损伤及并发症。所以它一出现就受到影像工作者和临床医生的欢迎，目前已普遍应用于临床，对一些疾病的诊断成为必不可少的检查手段[18]。核磁共振提供的信息量不但大于医学影像学中的其他许多成像术，而且不同于已有的成像术，它是一项革命性的影像诊断技术[18]。因此，它对疾病的诊断具有很大的潜在优越性。

## （二）磁共振血管成像原理

氢质子在静磁场中进行自旋时，使氢质子的旋转轴与静磁场的轴存在一定的角度，即氢质子在水平面即 XY 面上有一个横向的磁化矢量的投影，但氢质子的运动是随机分布的，使得在横向磁化矢量的投影相互抵消，而氢质子的纵向磁化矢量则叠在一起，在 Z 轴上合成一个净磁化矢量，即纵向磁化矢量（Mz）。与原静磁场的方向一致，但不发生进动，正因为在 Z 轴上的磁化矢量无进动而不能获取其采集到的信号，在沿 X 轴的方向上发射一个射频脉冲，并规定此脉冲的频率与氢质子的进动频率一致，使氢质子既绕原静磁场进动又绕 X 轴上射频脉冲的磁场进行进动，使得氢质子逐步螺旋向下翻转到 XY 平面上，与原 Z 轴形成一定的角度，并称此角为翻转角[19]。

当外来射频脉冲停止后，由纵向磁化矢量产生的横向磁化矢量在原静磁场作用下，将由 XY 平面逐渐回复到 Z 轴，同时以射频信号的形式放出能量，其质子自旋的相位一致性亦逐渐消失，并恢复到原来的状态。这些被释放出的进行了三维空间编码的射频信号被体外线圈接收，经计算机处理系统后重建成图像[20]。

磁共振血管成像时利用磁共振的流动效应来显示血管的技术，与 X 线血管成像不同，此技术无损伤，无 X 线损害，可不需要造影剂，血液的流动本身就是一种对比剂[21]。其成像的基本原理有两个，即流动相关增强效应和相位改变效应。

流动相关增强是指流入成像体层的未饱和血液的磁共振信号比其周围静止的组织信号要高，两者可形成明显的信号对比的现象[22]。在采集磁共振信号时，静止的组织因为经过多次射频脉冲而呈现低信号，基于这一原理的成像方法称为时间飞越法。

相位改变效应是在磁场梯度的作用下，经射频脉冲激励的质子群，由于其在成像体层中的位置和磁场强度不同，其横向磁化矢量将以不同频率旋进，相位很快发生改变，由相位相干变为相位失散，横向磁化矢量逐渐变小至零。这种现象是相位逸散效应。如果在回波之前施加另一个极性相反的梯度磁场，静止组织的相位可以重聚而形成回波，但流动质子因位置改变，其相位不能发生重聚，从而致使血流信号降低至消失，这就是相位重聚效应。自旋质子的相位改变也可用来成像，这种方法称为相位对比法[23]。

## （三）磁共振血管成像的应用

磁共振血管成像是显示颅内动脉瘤的首选技术，其基本原理是基于饱和效应、流入增强效应、流动去相位效应。磁共振血管成像是将预饱和带置于 3D 层块的头端以饱和静脉血流，反向流动的动脉血液进入 3D 层块，因未被饱和而产生磁共振信号[24]。扫描时将一个较厚容积分割成多个薄层激发，减少激发容积厚度以减少流入饱和效应，且能保证扫描容积范围，获得数层相邻层面的薄层图像，使图像清晰、血管的细微结构显示好、空间分辨率提高。磁共振血管成像对中等流速血液敏感，颅底动脉环显示良好。磁共振血管成像不仅是对血管腔内结构的简单描述，更是反映了血流方式和速度的血管功能方面的信息。磁共振血管成像与 CT 血管成像、数字减影血管成像比较更具有无创性、安全性的特点，且其优点是无须注射造影剂，对患者无创伤性、无痛苦，亦无辐射性损害，造影剂反应和并发症显著减少[25]。需要注意的是 3D 飞行时间（TOF）图像对比取决于组织的纵向磁化幅度及 $T_1$ 值，短 $T_1$ 组织可误为流动质子，表现为高信号，如亚急性血肿在 3D TOF 图像上表现为高信号，有时掩盖病灶信号；受慢血流及湍流影响，使血流信号丢失，而常有夸大狭窄程度的倾向，空间分辨率也不如数字减影血管成像。目前认为：磁共振血管成像显示颅内动脉瘤同数字减影血管成像结果相比较具有相等敏感度，均为97%。

磁共振血管成像应用于颈部血管检查时，主要用于颈动脉分叉部分狭窄的评价，颈动脉粥样硬化斑块是脑缺血、卒中的重要原因。由于颈部血流方向单一，且流速较稳定，血管较大，生理性运动如呼吸、心跳等的影响较弱，所以很适用于磁共振血管成像的检查，是磁共振血管成像应用最多的部位之一[26]。而当应用于颅内血管时，则主要用于检测脑动脉瘤，以及较大血管的粥样硬化性病变、脑动静脉畸形（AVM）及静脉窦阻塞等的评价。由于脑血管走行弯曲且管径小，同时磁共振血管成像对直径小于 5mm 的动脉瘤敏感性较差，所以目前只能用于检查颅内大血管的狭窄[27]。

### （四）磁共振血管成像的发展前景

作为一种无创的检查手段，磁共振血管成像主要基于流入性增强和相位改变效应，以及基于这两个效应的时间飞越法及相位对比法来完成成像。这种方法临床应用广泛，成像技术也在不断发展，随着技术的不断进步，新型的低场强磁共振仪也能完成磁共振血管成像的检查，这使得磁共振血管成像的应用范围变得更加广泛[22]。

磁共振血管成像同样存在一些不足：①空间分辨率及血管显示的精确度仍然比较低，分辨率与数字减影血管相比仍有不小的差距。②对于一些迂曲走行的血管，内部容易形成涡流，极易造成部分血流信号缺失，从而出现异常现象。③检查时间长，检查禁忌多，需要患者严格遵守医嘱并且随时配合医生工作。

# 四、超声血管成像

### （一）超声血管成像的发展历史

超声成像技术始于 20 世纪 50 年代，1942 年，奥地利人 KT Dussik 首先采用穿透式超声探测脑肿瘤，打开了超声医学诊断的大门。随后不同国家的科学家发展出了 B 型、M 型超声成像方式，完善了成像的方式；1957 年连续式 D 型超声出现，多普勒超声成像成为主要成像方式；20 世纪 90 年代彩超的出现及发展扩展了多种新的成像技术和模式。随着计算机技术的不断发展，研究人员逐渐将二维图像通过算法的优化和使用，重建成为三维的结构，能够更加清楚地展示成像的结果。

近些年来，医学超声诊断技术不断发生着革命性的飞跃，随着介入性超声的逐渐普及，体腔探头和术中探头的应用扩大了诊断范围的同时，也提高了诊断的水平；并且血管内超声、三维成像及新型超声造影剂的应用使得超声诊断的准确性和应用范围又上了一个新的台阶。超声成像技术的不断发展，使得其已成为临床多种疾病诊断的首选方法，甚至成为一种非常重要的系列诊断技术。

### （二）超声血管成像技术的原理

血管内超声的设备主要由 4 部分组成：①超声导管，导管的直径一般为 2.6～3.5F

（0.87～1.17mm），通常被置入 6F（1.91mm）的导管鞘中。②传感器，主要分 2 种，机械式探头与相控式探头均已在临床上应用。③导管步进器，匀速回推，有利于长度和容积定量，图像三维重建。④图像处理系统，用于图像获取后期对于图像的处理，可实现血流成像、实时组织学成像、三维重建等[28]。血管内超声可实现血管截面成像，弹性动脉在超声图像上表现为单层结构，肌性动脉在超声图像上表现为 3 层：内层由内膜、内弹力膜组成，表现为强回声亮环；中层是血管中膜，表现为低回声暗区；外层由外弹力膜构成，表现为强回声。颈内动脉和颈外动脉属于肌性动脉[29]。

超声的纵向分辨率主要由超声频率决定，探头超声频率越高，纵向分辨率越高。横向分辨率则由波束宽度决定，可通过聚焦等技术减少波束宽度，从而提高横向分辨率。常规使用的探头超声频率 20～30MHz，其纵向分辨率可达 80～100μm，横向分辨率 200～250μm，探测深度 8～16mm。但是，超声频率增高时血流中红细胞的散射也越高，管腔内血流噪声越强，若斑块密度较低，在超声图上表现为低信号，则可能与血流噪声分辨不清。同时超声频率越高，组织穿透力越低。由于这一矛盾，目前使用的最高频率为 45MHz。虚拟组织学成像血管内超声利用反向散射的超声射频信号，通过功率频谱处理进行比较分析，以 4 种颜色重建实时斑块分类的组织图像，其中，深绿色代表纤维性斑块；浅绿色代表脂肪性斑块；白色代表致密钙化；浅红色代表坏死组织；黑色信号代表血管腔。但是，由于该技术可识别的成分只有 4 种，无法识别附壁血栓、斑块内出血，同时，斑块表面钙化造成的声影、血管管腔、管壁界限的界定会影响到斑块成分的判断[30]。

血管内超声彩色血流成像通过分析超声回波，将血管中的血流信号在屏幕上以红色显示，可实时观察血管管腔血流情况，分辨血管内壁及识别软斑、溃疡、栓子、夹层。但是其视窗小，有时显示的"血流"无法完全充填管腔，而且在狭窄较严重时，导管的存在可能会影响血流流速，此外导管在血管中的位置也会影响血流速度测定[31]。血管内超声三维重建利用血管内超声能实时呈现血管横断面图像及超声探头的匀速回退，对图像进行三维重建，可更精确地评估斑块容积及斑块内各成分的比例，随访斑块的进展与消退，目前临床上已有研究利用血管内超声的三维重建技术测量斑块体积，用以评估药物效果[32]。

（三）超声血管成像的应用

超声血管成像在临床上可应用于诊断和治疗 2 个方面，应用最广泛的血管内超声技术在这 2 方面均有着重要的作用。血管内超声可识别动脉斑块成分，评估斑块稳定性甚至进行精确测量。动脉斑块的发生发展是一个连续的过程，从脂质沉积、灶状纤维化到粥样斑块形成，粥样斑块的发展导致血管狭窄、僵硬，从而导致靶器官缺血，而不稳定斑块的破裂也是导致心血管事件的主要因素[32]。目前，对血管狭窄的评估技术很多，各有优劣：普通超声只能评估较表浅的颈动脉，无法评估颅内血管；经颅多普勒仅可测定颅内血管血流频谱，而无法直接观察血管；磁共振成像和 CT 的敏感性高，并可进行三维重建，实现立体观察，但 CT 对斑块成分中的钙化较敏感，对其他成分的分辨率较弱；磁共振血管成像则对钙化不敏感。数字减影血管成像目前仍是血管狭窄评估的金标准[33]，但是数字减影血管成像对血管狭窄的测量依赖于狭窄段两侧正常血管腔的存在，而且对于早期病变的敏感性不足。高分辨率磁共振成像对斑块内出血、脂质核心的识别能力佳，并能识别薄弱或破裂的纤维帽，是较好的判断斑块性质的无创性手段[34]。

在临床治疗阶段，血管内超声技术主要用于辅助评价治疗手段，目前针对颈动脉粥样硬化所致的颈动脉狭窄主要有药物干预、颈动脉内膜剥脱及颈动脉支架成形术，治疗方法的选择主要根据颈动脉的狭窄程度、有无出现临床症状及患者对手术的耐受性决定，目前对于这些方法孰优孰劣的大型临床研究的结果并未取得一致性，其中一个可能的解释是在评价治疗方式时未将颈动脉斑块的性质考虑在内。当有附壁血栓、斑块破裂的情况时可能更适合先用药物稳定斑块[35]。低回声斑块可能与介入过程中的栓子形成及卒中风险相关。严重钙化的病灶支架扩张不全的概率增加。

由于只有血管内超声能确定斑块负荷的程度和真正的血管大小，因此该技术被认为是准确选择合适大小的介入治疗器械的基础，尽管有粥样硬化性重构的存在，血管内超声能指导选择以往认为过大的球囊，所得到的管腔内径显著增大，而夹层或者其他缺血性并发症并未相应增加。研究表明，超声血管成像指导下的经皮冠状动脉介入并未增加该手术所需时间、透视时间，除了与超声导管有关的费用增加以外，可显著降低住院期间急性闭塞发生率并降低6个月随访的再血管化率[33]。研究结果显示，血管内超声指导下经皮冠状动脉介入的支架膨胀情况明显改善，即刻管腔获得较大，再狭窄率降低。超声血管造影指导下的经皮冠状动脉介入可获得较好的支架膨胀率和最小管腔直径。

（四）超声血管成像的发展前景

与其他技术相比，血管内超声成像在冠状动脉粥样硬化的诊断和治疗方面具有以下优势：①早期发现粥样硬化病变；②正确反映狭窄程度；③准确评估病变性质和斑块分布，鉴别易损斑块；④评估非正常形态的病变；⑤正确指导冠状动脉介入治疗，如测量血管大小、测量病变长度、决定和评估介入的最后结果、评估并发症等。血管内超声的治疗性应用也已出现[32]。动物模型中，使用超声治疗可预防介入治疗后的血管内膜增生。有趣的是，血管内超声可通过提高基因进入血管细胞的能力来帮助基因治疗冠心病。综上所述，血管内超声以其独特的视角进一步开辟了心血管疾病诊疗的新途径。可以预见，随着研究的不断深入，技术上的不断成熟，该技术在临床上的应用也必将越来越广泛，其价值也会越来越大。

# 第二节　组织病理学技术

# 一、免疫组织化学

（一）免疫组织化学的原理

免疫组织化学（immunohistochemistry，IHC）是免疫学、组织学和生物化学这3个学科的结合与发展。其基本原理是通过抗原抗体特异性结合和组织化学显色反应，在光学显微镜下对细胞或组织的目标分子进行可视化定位分析[36]。

免疫组织化学有多种分类方式。根据切片的染色方式不同可以分为贴片法、漂片法；根据抗原抗体结合方式不同可以分为直接法、间接法；根据抗体标记物不同可以分为免疫荧光技术、免疫酶技术、免疫金属技术。

免疫组织化学的技术流程大致可以分为 3 个阶段：样品准备阶段、免疫染色阶段和成像分析阶段。在样品准备阶段，需要对组织样品进行固定，常用的固定剂是多聚甲醛。固定的目的是充分保存细胞成分（包括可溶性蛋白和结构蛋白）、防止细胞组分（包括抗原和酶）的自溶和移位、稳定细胞结构并促进染色[37]。在免疫染色阶段，主要是抗体与组织样品中的抗原特异性结合的过程。抗原抗体特异性结合可分为直接法和间接法 2 种方式。直接法是一步式反应过程，即标记好的抗体直接与样品反应，标记物常有荧光素、酶、胶体金和生物素。间接法是两步法反应，即未标记的一抗先与样品中的抗原结合，再将带有标记的二抗（抗抗体）与一抗结合。相比于直接法，间接法的抗原检测灵敏度和信号强度大大提高。完成染色后即可对样品进行封片处理以待镜检。在成像分析阶段，可采用光学显微镜对染色样品进行镜下观察拍照成像，并对染色结果进行分析处理。

### （二）免疫组织化学的应用

免疫组织化学技术诞生以来，其在疾病的组织病理学鉴定分类中一直发挥着重要作用。现如今，免疫组织化学染色的应用日益广泛，在心脑血管疾病的研究中也发挥了极大的作用，主要有以下几个方面。

**1. 细胞定性及形态观察**　细胞具有自身特有的标记物，通过免疫组织化学染色，可以确定细胞的种类。例如，小胶质细胞的特异性标记物是离子钙接头蛋白分子 1（ionized calcium binding adaptor molecule 1，Iba1），通过免疫荧光染色可以鉴定培养的细胞是否为小胶质细胞。对于明场下不易辨别细胞形态的细胞可以通过免疫组织化学染色后进行观察。

**2. 组织细胞数量密度分析**　在脑卒中研究中，通过各种手段干预治疗后希望实现神经再生、血管新生，从而缓解或治愈脑卒中。通过免疫组织化学染色，对大脑中的神经元及血管的数量和密度进行检测评估，可以判断治疗效果的优劣。

**3. 细胞定位示踪**　细胞具有迁移的能力，尤其是在干细胞治疗研究中，需要对移植体内的干细胞进行定位示踪，从而揭示干细胞治疗的具体机制。通过免疫组织化学染色抗氧化可以做到这一点。

**4. 检测细胞分泌物**　细胞分泌物的免疫组织化学染色可以鉴定分泌物的来源，了解细胞的分泌功能。

### （三）免疫组织化学的发展前景

1941 年，Coons 使用荧光标记抗体检测组织切片中的抗原，标志着免疫组织化学的诞生。之后，随着免疫组织化学检测特异性和灵敏度的增强，使其常作为病理学中形态观察的辅助手段。虽然免疫组织化学的早期应用主要是肿瘤方面的研究，但是随着技术的发展和学科的交叉，免疫组织化学显示出广阔的临床应用前景，可用于疾病的诊断、预后、治疗策略的决定和发病机制的研究[38]。与此同时，免疫组织化学已发展成为生命科学领域常用的研究手段。

但是，为了获得更加广泛的应用和产生令人信服的染色结果，免疫组织化学技术仍然需要进一步改进。其一，免疫组织化学染色过程中抗体的质量极大地影响免疫组织化学的染色结果，因此，获得特异性更强、灵敏度更高的抗体及降低抗体的批间差异是必需的。其二，正确地设置对照组对于提高免疫组织化学染色结果的准确性尤为关键。其三，操作的规范化和实验结果分析的标准化有利于提高免疫组织化学染色的可靠性、可重复性。

免疫组织化学染色是一个相对复杂且烦琐的技术过程，要求操作者具备熟练的操作技能并在染色过程中精神高度集中。为提高染色的质量、可重复性和速度，实现免疫组织化学技术的自动化成为一种发展需求和方向。20 世纪 80 年代，诞生了第一台免疫组织化学自动化仪器，并不断发展进步，实现了切片标记、烘干、脱蜡、抗原修复、染色、封片、数字图像分析的自动化[39]，这将极大地提高免疫组织化学技术的使用效率。

# 二、免疫荧光技术

## （一）免疫荧光技术的原理

免疫荧光技术（immunofluorescence technique）是最早发展的免疫组织化学技术，其基本原理是使用化学方法将荧光分子（荧光素）结合到抗体上，然后带荧光标记的抗体与待检测抗原特异性结合后，通过荧光显微镜、激光共聚焦显微镜、流式细胞仪等仪器检测荧光信号，从而实现目标物的定位、示踪和含量测定[40]。

免疫荧光技术可分为直接法和间接法。直接法是将荧光标记抗体直接与待检测抗原特异性结合，经过漂洗干燥封片后进行成像。间接法是将未经标记的一抗先与抗原结合孵育一定的时间，洗去多余未结合的一抗后，再将荧光标记的二抗加入，孵育一定的时间，使二抗特异性结合在一抗上。

可用于标记的荧光素有异硫氰酸荧光素（FITC）、四乙基罗丹明（RIB200）和四甲基异硫氰酸罗丹明（TRITC），其中应用最广泛的是 FITC 和 RIB200[41]。荧光素常通过共价键、离子键或静电作用与抗体结合。带荧光标记抗体受到紫外光或蓝紫光的照射时，可发出荧光[40]。

## （二）免疫荧光技术的应用

免疫荧光技术是免疫组织化学中发展最早的一项技术，现已广泛应用于生物医学领域的研究中。免疫荧光染色可以实现双染甚至多染，在心脑血管疾病的研究中，免疫荧光染色的应用主要有以下几项。

彩图 27-1

**1. 神经元染色**　在脑卒中的研究中发现，大脑发生缺血或出血的同时，伴随着神经功能的退化，因此，对神经元展开研究也是很有必要的。常用神经元核抗原（neuron specific nuclear protein，NeuN）鉴定细胞是否为神经元。成熟神经元和未成熟神经元的标记物是不同的，可通过免疫荧光染色进行鉴定（图 27-1）。

**2. 胶质细胞染色**　中枢神经系统中的胶质细胞包括小胶质细胞、星形胶质细胞和少突胶质细胞。小胶质细胞的特异性标记物是离子钙接头蛋白分子 1（Iba1），星形胶质细胞常用标记物是胶质纤维酸性蛋白（glial fibrillary acidic protein，GFAP），少突胶质细胞的常用标记物是髓鞘碱性蛋白（myelin basic protein，MBP）（图 27-2）。

彩图 27-2

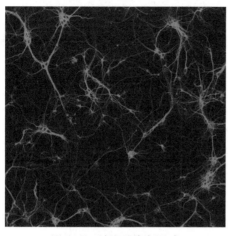

图 27-1　神经元染色图片

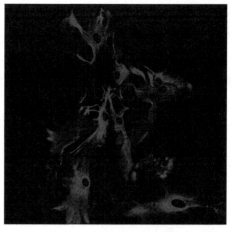

图 27-2　星形胶质细胞染色

**3. 血管染色**　血管的主要作用是为其他组织输送营养和氧气。在缺血性脑卒中治疗研究中，其目的是想通过干细胞治疗、基因治疗、药物治疗等手段，促进血管的新生。血管内皮细胞的常用标记物有 CD31、VWF、KDR、CD34等。通过免疫荧光染色，可以检测血管的形态、数量和密度等，从而评估治疗手段的优劣（图 27-3）。

彩图 27-3

**4. 髓鞘染色**　髓鞘对于神经系统发挥正常功能起着重要作用，常用髓鞘碱性蛋白对髓鞘的形态、数目等进行检测（图 27-4）。

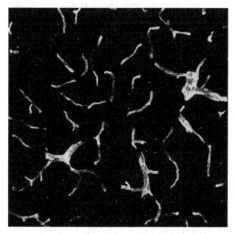

图 27-3　小鼠微小血管染色

图 27-4　小鼠髓鞘染色

## （三）免疫荧光技术的发展前景

免疫荧光技术是 Coons 于 1941 年首创的。经过不断发展和改进，免疫荧光技术得到了广泛的应用，不仅是科学研究的实用技术，而且还是临床检测的常用手段[42]。

彩图 27-4

免疫荧光技术具有特异、快速、灵敏等特点，广泛应用于组织学、病理学、免疫学、临床检测和心脑血管疾病研究等领域。但是，目前的免疫荧光技术仍然存在一些不可忽视的缺点，如荧光淬灭、非特异性的荧光干扰、标本无法永久保存、成像结果分析判断不客观和技术过程烦琐等。

　　虽然免疫荧光技术已经发展成为一项成熟且广泛应用的实用技术，但是仍需在未来的发展中进一步改良。合成新的更加稳定的荧光素、提高抗体的特异性、操作和结果分析的标准化都将推动免疫荧光技术的发展并使其应用于更广泛的领域。

# 三、扫描电子显微镜

## （一）扫描电子显微镜的发展历史

　　扫描电子显微镜（scanning electron microscope，SEM）诞生于 20 世纪 60 年代，因其具有分辨率高、景深大、图像富有立体感、样品制备简单等特点，被广泛用于各类固态物质的表面形貌显微分析。1926 年，Busch 研究带电粒子在轴对称的电磁场中的运动时，发现带电子粒子在穿过电磁场时运动轨迹发生了偏转，这一发现为几何电子光学奠定了基础[43]。与此同时，法国物理学家 de Broglie 提出物质波的概念，认为频率和波长与带电粒子有关，波电子光学由此诞生[44]。电子光学的发展使得电子显微镜的概念初具雏形。1931年，Ruska 等在理论上证明，相比于光学显微镜电子显微镜能获得更高的分辨率[45]。同年，Ruska 和 Knoll 建造了第一台透射电子显微镜（transmission electron microscope，TEM）[46]。1935 年，Knoll 建造了第一台扫描显微镜，分辨率是 100μm。1938 年，von Ardenne 清晰地阐述了扫描显微镜的理论基础。由于扫描显微镜的分辨率不及透射电子显微镜，因此，扫描显微镜主要用于观察样品表面的形貌。1942 年，Zworykin 建造了第一台真正意义上的扫描电子显微镜，虽然分辨率达到了 50nm，但仍然不及透射电子显微镜。尽管如此，并没有阻挡扫描电子显微镜的发展，科学家们很快意识到扫描电子显微镜可以用来获得样品表面的三维信息。1948 年，基于 Zworykin 建造的显微镜，Oatley 建造了一台扫描电子显微镜。1956 年，基于 Oatley 的工作，Smith 发现信号处理过程可以用来改善显微图像，他提出了非线性信号扩大的概念并改善了扫描系统。除此之外，他首次在扫描电子显微镜里插入像散校正装置。1960 年，Everhart 和 Thornley 极大地改善了二次电子探测器。1963年，Pease 和 Nixon 总结前人工作将所有的改进都整合到一台仪器中，自此诞生了第一台商用扫描电子显微镜[47]。此后，针对扫描电子显微镜存在的缺陷，出现了场发射扫描电子显微镜（field emission scanning electron microscopy，FESEM）、环境扫描电子显微镜（environmental scanning electron microscope，ESEM）、大气扫描电子显微镜（atmospheric scanning electron microscope，ASEM）等，使得扫描电子显微镜在功能上更加完善。

## （二）扫描电子显微镜的原理

　　**1. 结构**　　扫描电子显微镜主要由 4 部分组成：电子光学系统、样品室、信号探测处理显示系统和真空系统。其中电子光学系统是扫描电子显微镜的核心部分，由电子枪、电磁透镜、扫描线圈等组成[48]，主要功能是产生狭窄的高能电子束用以扫描样品获得图像。信号探测处理显示系统用来探测收集信号并分析处理获得图像。真空系统保证了电子束处于高真空环境中而不发生散射。

　　**2. 基本工作原理**　　扫描电子显微镜由电子枪阴极产生电子，经阳极加速及聚光镜和物镜的汇聚之后，电子束变成纳米尺度的高能电子探针[48]。入射电子束与样品相互作用产生各种信号，并由仪器探头将信号探测处理后在显示屏上呈现图像。扫描电子显微镜中电子束必须处于高真空状态，以保证原始电子束在打到样品之前不被气体分子散射[49]。

**3. 主要信号类型及其特点**　扫描电子显微镜探测的两种主要信号是二次电子（secondary electron，SE）和背散射电子（backscattered electron，BSE），分别表征了样品的表面形貌和样品组成。二次电子是扫描电子显微镜中运用最多的一种信号，其能量较小，只有样品表层的电子才能逃逸，因此，二次电子信号可以反映出样品的表面形貌特征。背散射电子能量较高，其信号强度与样品中的原子序数相关，因此可以反应样品的组成成分。另外电子束与样品相互作用还可产生特征 X 线、俄歇电子（auger electron）等信号。

### （三）扫描电子显微镜的应用

扫描电子显微镜（SEM）具有分辨率高、放大倍数变化范围大、景深大、图像富有立体感、样品制备简单等特点，广泛应用于材料和生物领域的表面成像分析。常规 SEM 使用中，生物样品必须经过预处理才能用于成像，在心脑血管疾病研究中，扫描电子显微镜的应用主要有以下几点。

**1. 细胞形态结构的三维立体观察**　扫描电子显微镜的分辨率能达到纳米级别，是普通的光学显微镜无法达到的，并且景深大，所成图像富有三维立体感。因此，扫描电子显微镜是观察细胞表面三维形态结构的利器。利用扫描电子显微镜成像，可以对神经元的形态结构进行全面的观察分析。在扫描电子显微镜下，神经元的轴突树突清晰可见。

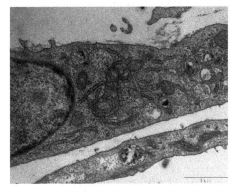

图 27-5 显示的是扫描电镜下人脑动静脉畸形平滑肌细胞的形态结构。

图 27-5　扫描电镜观察人脑动静脉畸形血管平滑肌细胞

**2. 细胞间通信研究**　细胞与细胞之间不是隔绝的，存在多种通信方式。在正常大脑中，神经元与小胶质细胞存在广泛的细胞通信，而人们对少突胶质细胞和小胶质细胞之间的通信知之甚少。利用扫描电子显微镜可以观察神经元、胶质细胞等细胞间突触连接的显微结构，对细胞间突触连接的分布、数量、形态等进行观察，从而更好地了解细胞间通信的机制。

**3. 细胞凋亡的研究**　细胞凋亡是基因调控的细胞自主有序死亡。细胞凋亡过程中，细胞的形态结构发生明显的变化，如细胞体积缩小、细胞核固缩、产生凋亡小体等。在扫描电子显微镜下，可以形象直观地观察细胞凋亡不同阶段的典型形态特征，为细胞凋亡的形态学鉴定提供了又一检测手段。

**4. 纳米材料与生物的结合研究**　纳米材料的蓬勃发展及学科的不断交叉，使得纳米材料在生物领域也有着极大的应用前景。例如，利用磁性纳米颗粒可对干细胞进行标记，示踪移植体内干细胞的迁移情况。制备的磁性纳米颗粒需要用扫描电子显微镜进行材料特性的表征，观察材料的粒度、形态等特征，获得符合要求的纳米材料才能用于后续实验。

### （四）扫描电子显微镜的发展前景

20 世纪 60 年代扫描电子显微镜的出现，使人类在微观世界的探索更进了一步。相比于传统的光学显微镜，扫描电子显微镜因其分辨率高、景深大、放大倍数变化范围大、图像富有立体感、样品制备简单等特点，迅速发展并应用于各个领域。

为保证电子束在到达样品之前不被气体分子散射，常规扫描电子显微镜引入了高真空的环境，这使得其性能和使用范围受到了极大限制。扫描电子显微镜的主要缺陷是要求所观察的样品必须是洁净干燥且导电的，在观察含有水分、非洁净、不导电的样品时，必须进行预处理，这不但使得样品的准备工作费时费力，而且经处理后观察到的图像是否存在失真也无法证实。

基于常规扫描电子显微镜的以上缺陷，不断出现性能更加优越的电子显微镜。例如，环境扫描电子显微镜，通过在镜筒与样品室之间加装狭缝使两者之间出现压力差，从而保证电子束在高度真空环境中穿行的同时大大降低样品室内的真空度。环境扫描电子显微镜的主要优势是可直接对绝缘样品、生物样品及湿态样品进行分析，无须样品预处理，既简单方便，又避免了样品处理可能对样品造成的损害；但是环境扫描电子显微镜对于分析固态大样品如半导体装置是不适用的，所以大气扫描电子显微镜的出现解决了这一问题。扫描电子显微镜被广泛认为是一种低通量的技术，现在已经出现了多波束的扫描电子显微镜，其通量可增加 2 个数量级[50]。总之，扫描电子显微镜的不断改良和完善将为各领域提供更加强大的成像分析的技术支持。

# 四、双光子共聚焦显微镜

### （一）双光子共聚焦显微镜的发展历史

双光子激光共聚焦显微镜（two-photon laser scanning microscope，TPLSM）是在激光扫描共聚焦显微镜（laser scanning confocal microscope，LSCM）的基础上结合了双光子激发技术的扫描成像和分析系统[51]。1931 年，德国女物理学家 Maria Göppert-Mayer 在其博士论文中首次提出 1 个原子或分子可以在同一量子事件中吸收 2 个光子这一理论假设。但这一物理学推断得出的假设在普通光源下难以验证[52]，直到激光光源的出现，双光子理论才得到有力证实。20 世纪 60 年代初，Kaiser 和 Garret 等观察到了晶体中的双光子吸收现象[53]。1976 年，Berns 将一强脉冲激光束打在活细胞的染色体上，首次观察到活细胞中的双光子效应[54]。1990 年，美国康奈尔大学 Denk 等首次将双光子激发技术应用于荧光显微镜中，并制造出了第一台双光子激光共聚焦显微镜。1997 年，美国 Bio-Rad 公司推出第一款商业化双光子显微镜。随后，双光子激光共聚焦与荧光染料标记技术的运用与结合，使其迅速发展并成为生命科学领域重要的研究工具[55]。

### （二）双光子共聚焦显微镜的原理

**1. 双光子激光共聚焦显微镜的基本结构**　　双光子激光共聚焦显微镜主要由激光光源系统、扫描系统、双光子专用物镜、操作和分析软件等组成。激光光源系统大多采用锁模飞秒（fs）钛宝石激光器，为双光子激光共聚焦显微镜提供近红外光波段的激光，可获得较高的成像深度。操作和分析软件可对图像进行分析、三维重建、大视野拼图等[56]。

**2. 双光子激发基本原理**　　不同于单光子激发的线性过程，双光子激发是处于基态的荧光分子同时吸收 2 个光子后跃迁到激发态，在短时间内返回基态并产生荧光，其荧光强度与入射光强度的平方成正比，是一个非线性过程（图 27-6）[57]。

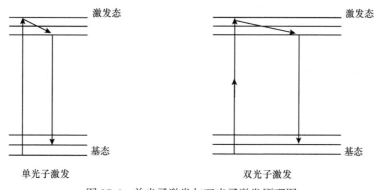

图 27-6　单光子激发与双光子激发原理图

**3. 双光子激光共聚焦显微镜的特点**　　双光子激光共聚焦显微镜与激光共聚焦显微镜相比，具有分辨率更高、成像深度更大、组织损伤性更小等优点。由于双光子激发过程需要相对较高的光子密度，所以双光子激光共聚焦显微镜大多采用高能锁模脉冲激光器，产生的激光具有高峰值能量和低平均能量的特点，脉冲宽度仅 100fs，而频率可达 80～100MHz。近红外光在组织中的传播距离相对较深，可实现深部组织成像。双光子激发过程中，只有在焦点处存在光漂白和光毒性，因此可以极大降低对组织样品的损伤[58]。

（三）双光子共聚焦显微镜的应用

双光子共聚焦显微镜与激光扫描共聚焦显微镜相比，具有更高的分辨率、更深的组织穿透性、更低的组织损伤性等优点，因而被广泛应用于生命科学的各个领域。

**1. 透明组织成像**　　2013 年斯坦福大学的 Karl Deisseroth 教授领导的团队首次提出 CLARITY 这一组织透明技术[59]。在这项先进的技术中，水凝胶三维网状结构代替了脑组织中丰富的脂质分子，使得脑组织呈现透明状态，并允许大分子物质透过。CLARITY 技术避免了非透明组织对激光的散射现象，使得激光能够穿透组织，这极大地提高了双光子共聚焦显微镜的成像能力，使得成像深度大大提高。运用 CLARITY 透明技术及双光子共聚焦显微镜成像，使得全脑的神经血管网络成像成为可能，这对于研究心脑血管疾病具有极大意义。

**2. 活体成像**　　由于双光子成像中采用的是近红外光，对活体生物组织的损伤较小，且红外光的穿透能力较好，因而可以用于活体成像。传统的心脑血管疾病研究的一大局限是无法实时动态观测疾病的发生发展及治疗过程。而双光子共聚焦显微镜凭借其独特的优势可实现活体实时成像。活体动物成像时常采用的标记方式有 2 种，一种是用荧光素酶基因标记细胞或 DNA，另一种是采用荧光报告基团进行标记[60,61]。在心脑血管疾病的研究中，利用活体成像技术，可进行神经元、胶质细胞和血管等的成像，同时还可以进行干细胞治疗研究、基因治疗研究、药物的筛选等，这为研究各种治疗策略的作用机制提供了有效方法。

**3. 光学操作** 双光子显微镜除了成像之外，还可以进行光学操作，常见的有光裂解、光激活、光转染等。光裂解是利用激光裂解笼锁化合物，从而达到定点释放活性分子的目的。利用光裂解技术在脑片或细胞上研究突触递质释放、长时程增强诱导等已十分普遍，而在活体中的研究也在不断加深。利用双光子还可以激活蓝光敏感通道（channel rhodopsin 2，ChR2）[62]，这为活体条件下研究神经环路的功能奠定了基础。利用双光子激光刺激神经元胞体时可诱发动作电位，刺激树突棘可以产生微小的突触后电位，刺激星形胶质细胞能够诱发细胞内钙离子升高。光转染是指利用双光子激光将 DNA、RNA 等多种遗传物质导入细胞或者亚细胞结构中，这无疑在生物学的研究中发挥重要作用。

### （四）双光子共聚焦显微镜的发展前景

双光子共聚焦显微镜是在激光扫描共聚焦显微镜的基础上，结合双光子技术发展起来的。相比于传统的单光子显微镜，其具有高分辨率、深组织穿透性、低组织损伤性等优点，因而双光子共聚焦显微镜具有在活体组织中进行研究的独特性能。利用双光子共聚焦显微镜，不仅可以对细胞或组织进行活体成像，而且还可以进行光激活、光转染和光损伤等光学操纵。随着 CLARTY 等多种组织透明技术的发明，使得双光子共聚焦显微镜的成像深度和清晰度得到极大的提升。虽然双光子共聚焦显微镜的动能日益强大，应用日益广泛，但是仍存在缺陷，如只能对荧光进行成像、近红外光源产热可能损伤样品、仪器价格和维修成本高等。随着各学科的交叉发展，双光子共聚焦显微镜势必拥有更广泛的应用。

# 第三节　激 光 散 斑

## 一、激光散斑成像的发展历史

激光散斑衬比成像（laser speckle contrast imaging，LSCI）是一种全场的、二维的光学成像方法，可以用于测量相对血流速度。它的出现，为血管结构和血流动力学响应的基础研究及临床应用提供了新的有效手段[63]。

光与组织的相互作用，包括组织对光的散射、吸收及拉曼效应等，而组织对光的散射作用常被用于测量组织中的血流速度[64]。在组织对光的散射作用中，散射颗粒的速度信息可以通过散射颗粒的运动（如血管中红细胞的运动）引起的激光多普勒现象检测。在激光多普勒现象中，当入射光子被运动颗粒散射，其散射光的光强信号在载波频率上会发生多普勒频移。通过分析散射光的多普勒频移或者大量散射光多普勒频移的分布，可以估计散射颗粒的相对速度信息。在激光多普勒流速测量中，对单点散斑光强的时变信号进行足够高采样频率的采样：测量组织表层血流需要采样频率在20kHz 以上，而测量深层组织中血流要求采样频率在 10MHz 以上，这与扩散相关光谱测量技术类似[65]。获得采样信号之后，可以计算信号的功率谱密度，进而得到多普勒频移信息并最终对流速进行估计。与激光散斑成像技术相比，传统的激光多普勒技术空间分辨率低。通过二维扫描的方法，激光多普勒技术也可以进行成像，但是成像速度受到扫描过程的限制。

如图 27-7 所示，当激光照射生物组织时，入射的相干光被组织中的散射颗粒所散射，而散射光经过随机干涉便形成了明暗相间的图样，这种图样被称为散斑（speckle）[66]。组织中散射颗粒的运动会引起散射光光强信号的相移，进而使得散斑图样的光强发生变化。散斑光强随着时间的变化与激光多普勒现象中多普勒频移引起的光强变化，实际上是同一物理过程的两种不同表征[67]。因此，通过分析散斑光强的性质可以估计散射颗粒的运动速度。通过分析散斑光强获得组织相关特性的研究工作最早可以追溯至 20 世纪 60 年代的动态光散射理论[64]。20 世纪 70 年代，研究者们使用动态光散射的方法研究了各种类型的单散射悬浮液所产生的散斑光强波动特性及其与散射颗粒动力学特性的关系[64]。20 世纪 80 年代，研究者将动态光散射的方法应用到多散射复杂系统[68]，他们的方法能够提供复杂散射系统的较为详细的动力学信息，但是该方法需要较长的数据采集时间，无法实现二维成像。随着二维影像技术的发展，Fercher 和 Briers 在 20 世纪 80 年代提出了利用摄像机记录曝光（时间积分）后的散斑图像，并通过分析记录到的散斑空间统计特性来获得成像区域血流速度的信息，这个技术被称为激光散斑衬比成像技术[64]。他们应用激光散斑衬比成像技术来研究视网膜的血流，取得了很好的效果[68]。随着图像采集技术和图像处理技术的进一步发展，如 CCD 相机和 CMOS 摄像机的出现及中央处理器（CPU）和图形处理器（GPU）性能的提高，激光散斑衬比成像技术在 20 世纪 90 年代被广泛地应用于各种生理和病理状态下人体皮肤和视网膜血流的研究中[69]。自 2000 年以来，Dunn 等首次使用激光散斑衬比成像技术来研究大鼠脑皮质的血流，之后，更多的研究者将该技术应用于脑皮质生理病理相关的脑血流成像中。

为了更好地支持激光散斑衬比度成像算法在临床和基础研究领域的应用推广，成像理论也一直处于高速的发展中，广义上而言，散斑的分析方法主要分为空间衬比度值计算方法和时间衬比度值计算方法。前一种方法具有很好的时间分辨率，但是空间分辨率较差，后一种方法则相反。为了进一步提高激光散斑衬比成像的时空分辨率，降低图像噪声，优化时间和空间衬比度计算方法的算法也不断发展，这些都为激光散斑衬比成像的实时血流速度监测提供了坚实的理论基础。实际应用中，

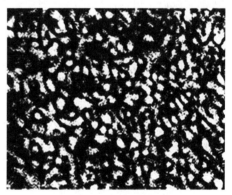

图 27-7 典型散斑图样[67]

研究者可以根据需要采用时间范围、空间范围或者两者联合范围的算法[70]，利用图像增强算法[71]、信噪比提高算法[72]、消除生理活动伪迹的配准算法[73]等进一步提高图像的质量。

## 二、激光散斑的原理

### （一）散斑的产生及衬比度概念的引入

1960 年第一台氦氖激光器发明后，人们观察到了一个意想不到的现象：在高相干光下

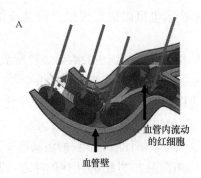

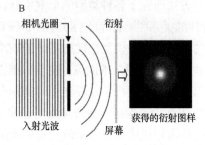

图 27-8　激光散斑的产生

A. 入射激光被血管中的红细胞散射回去；B. 散射光波通过相机透镜衍射在相机屏幕上形成干涉图样。为简便起见，到达透镜的光被认为是统一的光，但实际上其为混合光，因为每一个红细胞都可以看成是一个点光源[74]

观察物体，物体表面由颗粒组成，这一现象在很长一段时间内被认为是严重影响图像质量的噪声。这一现象的出现是由于激光照射在粗糙的表面时（这里所说的粗糙是和光的波长量级相比较的），产生的背向散射光相互干涉，进而形成干涉图样。由于背向散射光的相位不同，发生干涉相长和相消，形成对比度高而尺寸细微的明暗颗粒图样，如图 27-7，这种微粒结构后来被称为"散斑"。使用摄像机在一定的曝光时间内对散射光进行拍照，将得到上述随机相干叠加形成的积分后光强分布图样，即为散斑图样。散斑的统计学特征与入射光的相干特性及物体表面特性高度相关，可以通过统计散斑图样时间和空间的特性来表征散射颗粒的运动状态。

如图 27-8A 所示，血管内的红细胞作为生物组织中的主要运动散射颗粒。光散射后在相机像平面上形成散斑。图 27-8B 说明了这点。由点光源照射获得的典型散斑图样是艾里斑（图 27-8B 右侧）。实际上，艾里斑相当于卷积滤波器，可以使红细胞散射后的光入射至相机像素内。相机所得散斑图样是在相机曝光时间内散斑强度的时间积分。

如果散射粒子运动，比如血管中红细胞运动时，摄像机记录的时变散斑图样会在有限的曝光时间内变得模糊。模糊程度被定义为散斑衬比度，计算公式如下：

$$K = \frac{\sigma}{\mu} \tag{27-1}$$

在实验中获得原始散斑图像后，可通过计算空间衬比度 $K_s$ 或时间衬比度 $K_t$ 来近似估计衬比度 $K$：

$$K_s = \frac{\sigma_s}{\mu_s} \tag{27-2}$$

$$K_t = \frac{\sigma_t}{\mu_t} \tag{27-3}$$

其中，$\sigma_s$ 和 $\mu_s$ 表示散斑积分后光强的空间标准差和空间均值，$\sigma_t$ 和 $\mu_t$ 表示散斑积分后光强的时间标准差和时间均值[75]。公式（27-2）和（27-3）分别对应散斑空间衬比度 $K_s$ 和散斑时间衬比度 $K_t$。

完全演化的散斑图样具有指数分布的强度和同样的相位。这只适用于瞬时散斑图样，在有限的曝光时间内，时间积分使得强度分布扩散。而且，Goodman 证明完全演化的散斑图样的标准差与均值相同，任意有序的运动都会引起散斑图样的模糊。与均值相比，散斑图样的模糊会使得散斑图样的标准差降低得更多。他将空间域内的散斑强度 $\sigma^2$ 与时域内强

度自协方差平均值 $C_T(\tau)$ 用方程（27-4）联系起来[76]：

$$\sigma_s^2(T) = \frac{1}{\tau}\int_0^\tau c_\tau(\tau)\mathrm{d}\tau \tag{27-4}$$

其中，$\tau$ 是去相关时间，而 $T$ 是相机的曝光时间。

在速度服从洛伦兹分布的情况下，只考虑一阶统计特性，衬比度值 $K$ 与强度去相关时间 $\tau$ 和相机曝光时间 $T$ 的关系如下所示[77]：

$$K^2 = \frac{\tau}{T}\left\{2 - \frac{\tau}{T}\left[1 - \exp\left(-\frac{2T}{\tau}\right)\right]\right\} \tag{27-5}$$

尽管散射颗粒的速度 $V$ 与去相关时间 $\tau$ 的精确关系未知，但是可以证明二者成反比，并且与波长有关。三者的关系可以用如下方程描述[78]：

$$V = \frac{\lambda}{2\pi\tau} \tag{27-6}$$

因此，普遍认为 $1/\tau$ 可以表示速度。尽管散射颗粒的速度与 $1/\tau$ 是否是线性关系具有争议，速度 $V$ 与衬比度值 $K$ 一直都被认为是反比关系。然而，运用激光散斑衬比分析（LASCA）方法只能得到相对血流速度。

### （二）激光散斑成像系统

激光散斑成像技术主要应用在动物模型中。实验过程中，将动物麻醉后固定于立体定位仪上，成像系统如图 27-9A 所示。传统上，一般使用波长在 600～900nm 的激光作为成像光源，要求相干光源的谱线宽度小于 1nm，通常采用 10 位或更高分辨率的 CCD 相机采集图像，相机曝光时间在 1～20ms。帧速率在 10～30 帧/秒，可以利用高速相机获得更高时间分辨率的图像。此外，可以利用白光光源在成像前调整相机焦距，获得清晰的图像。

获得原始散斑图像后通过后处理得到散斑衬比图像。为了分析速度特征，图像可以转换为 $1/\tau$ 图说明相对血流速度。由于激光散斑成像系统简便，可以与其他成像方式结合实现多模态成像。

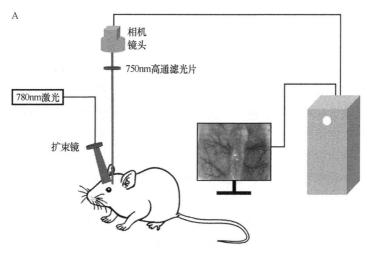

A

相机
镜头

750nm高通滤光片

780nm激光

扩束镜

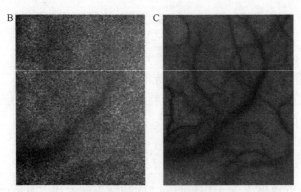

图 27-9　激光散斑成像技术

A. 典型的激光散斑成像装置由相干光源、聚焦和衍射（散斑产生）光学和相机组成。采集原始散斑图像后，获得散斑衬比图像。然后可以将每个像素的衬比度值转换为相对速度，得到有效的血流图。激光散斑成像系统的简便性有利于将其与其他成像模式组合。B. 相机采集获得的原始散斑图。C. 通过算法获得的散斑衬比度图像

# 三、激光散斑成像的分类及应用

## （一）衬比度值的估计方法

**1. 空间衬比分析方法**　在流动的血液中，红细胞是主要的散射粒子。红细胞的运动，会使散斑图样变得模糊。通过散斑衬比度分析可以得出血流相对速度。空间激光散斑衬比度成像基于时变散斑图样的一阶统计特性。在空间选择对比区域，是激光散斑衬比成像方法最古老的做法。通常使用典型的 7×7 像素窗计算空间散斑衬比度。SLSCI 折中空间分辨率时可以获得最大的时间分辨率。

当使用 CCD 或 CMOS 摄像机对散斑图样进行成像的时候，最小的散斑尺寸（长度）$\rho_{speckle}$ 由下式给出[79]：

$$\rho_{speckle} = 2.44\lambda\,(1+M)\,f/\# \tag{27-7}$$

其中 $\lambda$ 为光的波长，$M$ 为成像系统的放大倍数，$f/\#$ 为成像镜头的 $f$ 数。

根据 Kirkpatrick 等的研究，最小散斑的尺寸应该大于摄像机像素所对应实际尺寸的 2 倍，即 $\rho_{speckle}=2\rho_{pixel}$，才能满足奈奎斯特采样定律。而散斑光强负指数分布成立的条件之一便是图像采样满足奈奎斯特采样定律。

在空间衬比分析方法中，空间衬比度值是通过对一个方形区域（$N_{pixel}^{1/2} \times N_{pixel}^{1/2}$）中所有像素点的灰度值计算而得。当使用更大的区域，也就是更多的点（$N_{pixel}$）来计算空间衬比度值的时候，估计的精度可以进一步提高，但却损失了更多的空间分辨率。如果使用小的窗口，则在衬比度值的估计中存在较大的误差，使得血流成像的信噪比降低。在传统的激光散斑成像研究中，绝大多数研究者选择 7×7 的空间窗来计算衬比度值，大家普遍认为这个窗口的大小是最佳的选择，能够在保证计算准确度的基础上尽可能地减少空间分辨率的损失。

Duncan 等研究了空间衬比度值数据的统计特性与计算使用的空间窗口大小的关系[77]。在满足奈奎斯特采样定律的前提下，空间衬比度值数据统计特性中的标准差可由一个无量纲的宽度参数 $\sigma_g$ 表示：

$$\sigma_g = 1 + 0.454 p^{0.672} N^{-0.373} \qquad (27\text{-}8)$$

其中 $p = \rho_{speckle}/\rho_{pixel}$，为一个散斑边长与像素边长之比。

公式（27-8）表明，对于同一速度，随着空间窗口的尺寸由小到大，一直到 7×7 的窗口，计算得到的衬比度值数据的分散程度（标准差）会显著降低，而更大的窗口却引起了衬比度值数据标准差的增大，也就是说 7×7 的窗口给出了数据分散程度最小（标准差最小）的估计结果。依据公式（27-8），除了窗口大小以外，衬比度值数据分布的标准差也与散斑与像素点的尺寸有关，散斑尺寸的增加意味着同样大小的空间窗口中包含着更少的散斑个数，会使得衬比度值计算的精度下降。此外，窗口太小会导致散斑衬比度值被低估。

**2. 时间衬比分析方法**　空间激光散斑成像具有高的时间分辨率，但是却牺牲了空间分辨率，而且滑动窗太小时统计的有效性降低。基于散斑时间统计特性的时间散斑衬比分析方法具有高的空间分辨率，可以应用于对空间分辨率要求高的场合。

Ohtsubo 等首先提出了应用散斑的时间统计特性获得散射颗粒的运动速度。这种方法通过在固定曝光时间内，照射移动物体，散射光在远场平面形成时变散斑，通过分析散斑强度的统计特性获得颗粒的运动速度。

Cheng 等的研究表明[80]，在速度区间[0，2，3]mm/s 中，使用 25 个或更多的时间采样点时，计算得到的 $K_\tau$ 值和真实速度的相关性 $R^2$ 便能达 0.96 以上，这意味着相对于空间衬比分析方法的 49 个点（7×7 空间窗口），时间衬比分析方法仅使用 25 个采样便能得到良好的估计精度。时间衬比分析方法的这个特点可能来自于同一时变散斑光强在相邻帧中的独立性（时间采样间隔 $T_S$ 正相关时间 $\tau_c$），而在空间衬比分析方法中，为满足奈奎斯特采样定理的要求，空间窗口内的数据往往是非独立的。

散斑衬比度既可以通过计算空间衬比度而得到，也可以通过计算时间衬比度而得到。空间衬比分析方法能够保持时间分辨率（摄像机的帧速率），但损失了空间分辨率；而时间衬比分析方法能够保持空间分辨率（摄像机的分辨率），但损失了时间分辨率。

实时成像是激光散斑衬比成像技术在应用中的另一个重要挑战，因为衬比度计算所需的时间往往比数据采集花费的时间要多。相对而言，时间衬比度的计算代价要小于空间衬比度的计算代价。最近，Tom 等开发了新的算法使得衬比度的计算时间大大缩短，甚至比摄像机的成像时间要快[81]；而 Liu 等引入了 GPU 来实现衬比度值的快速计算[82]，这些方法实现了血流的实时成像及显示。

### （二）激光散斑成像技术的应用

由于激光散斑成像技术可以提供很高的时间（几百毫秒）和空间（几十纳米）分辨率，在生物医学领域已经被广泛应用于测量表层血流速度。借助激光散斑成像技术可以实时成像和二维全场成像的优势，该技术十分适合研究不同生理或病理过程中脑皮质血管网络的变化和脑血流的变化，比如研究卒中、动脉粥样硬化及脑肿瘤等病理过程中脑血流的变化等。激光散斑衬比成像技术已经被应用于各种研究和临床应用场合，主要可分为表皮血流成像、视网膜血流成像和脑皮质血流成像。

**1. 表皮血流成像**　灌注，是血液分布到生物组织的重要过程。皮肤灌注具有重要的临床意义。可以使用激光多普勒血流仪研究皮肤灌注[83]，但为了更大的视野而需要进行扫描。

此外，依靠光吸收特性来鉴别不同样本（如氧合/脱氧血红蛋白）水平的光电容积描记法（PPG）可用于显现皮肤灌注[84]。但是，由于这种方法基于间接手段，因此采集到的皮肤灌注信息精度有限。与上述技术相比，激光散斑成像技术对皮肤灌注成像具有独特优势，因为它是非侵入性的，不需要扫描来观察广泛的视野，并且能够直接观察灌注水平。尽管如此，皮肤组织的大量散射性限制了激光散斑成像的成像深度。此外，Mahe 等的几项研究评估各种条件，如皮肤运动、激光源和皮肤之间的空气湍流等对皮肤灌注的激光散斑测量的影响[85]。

在激光散斑衬比成像技术的帮助下，Cheng 等在大鼠模型中使用激光散斑成像技术研究肠系膜微循环及其用血管扩张剂酚妥拉明的剂量调节[86]。Zaman 等使用激光散斑成像技术来研究超渗透剂对动物模型中皮肤灌注的影响[87]。Jia 等使用激光散斑成像技术研究在大鼠肿瘤模型中用于血管生成的药理学试剂所需的剂量[88]。此外，激光散斑成像技术可以用于评估外科手术中伤口愈合状况[89]。

**2. 视网膜血流成像**　在生物医学领域，激光散斑衬比成像技术最早应用于视网膜成像，Fercher 和 Briers 利用这种技术检测人的视网膜血管和血流[69, 90]，Cheng 等对大鼠的视网膜进行研究[91]。由于视网膜上的血管和血流是很多眼科疾病诊断的重要指标，研究人员将激光二极管或氩离子激光整合到眼底摄像机中以实现对视网膜血流的散斑成像。Konishi 等使用这种技术来获得视网膜脉管系统的图像，同时跟踪视网膜中的脉动诱发的血流变化[70]。通过使用新颖的时空处理方案，提高了流动可视化的质量。Srienc 等使用这种技术研究大鼠视网膜的轻度诱发血流动力学变化[92]。通过与共焦显微镜结合，监测到血管形态的变化及视网膜脉管系统中的动态血流量。Wang 等使用激光散斑成像技术研究非人灵长类动物模型中的视网膜血流[93]。这些研究表明激光散斑成像技术为视网膜脉管系统成像提供了很好的方法。此外，人们使用激光散斑衬比成像技术研究了不同药物对视网膜血流及视神经头附近血流的影响。

尽管如此，一些因素限制了激光散斑成像技术在视网膜成像中的应用。具体地说，为了不伤害视网膜，必须将激光剂量保持在严格的安全范围内。而且眼部的运动会导致运动伪迹，从而使图像质量变差。此外，视网膜组织的高散射性使得激光散斑成像技术只能研究视网膜的表层。在视网膜成像过程中，必须考虑到这些因素的影响。

**3. 脑皮质血流成像**

（1）扩散抑制现象中脑皮质血流成像：1944 年，Leao 发现了大脑皮质扩散抑制（SD）现象，它描述了一个负电压波以 2～5mm/min 的速度缓慢扩散并贯穿整个兔子大脑皮质的现象[94]。尽管目前针对扩散抑制的研究已经很多，但是扩散抑制发生过程中脑部的生理变化还没有被充分了解，特别是扩散抑制对大脑皮质微循环血流的影响没有充分的研究。Dunn 等最早应用激光散斑衬比成像技术研究扩散抑制现象[63]。通过对扩散抑制现象中脑膜中动脉的血流进行成像，Bolay 等找到了动物模型中头痛触发事件（扩散抑制）与头痛连接的神经通路[95]。激光散斑衬比成像技术已经被应用于研究扩散抑制现象的其他特性，比如大鼠和小鼠扩散抑制模型中脑皮质血流动力学响应的差异[96]。在这些研究中，由于小鼠头骨相对较薄，因此可以通过完整的头骨对小鼠脑皮质血流进行成像。除此之外，激光散斑衬比成像也与其他成像技术相结合来研究扩散抑制过程中的血流动力学和新陈代谢各个因素的变化情况。Sakadžić 等通过结合激光散斑和磷光猝灭测量来研究扩散抑制过程中脑皮质血流和氧含量的变化[97]。激光散斑衬比成像与电压敏感燃料荧光成像结合可以同时观测扩散抑制过程的血流和神经活动。

（2）小动物脑卒中模型中脑皮质血流成像：动物模型被广泛地应用于脑卒中相关的研究中。脑部血流动力学相应的监测为研究脑卒中的基础病理学和脑卒中治疗手段的评估提供了至关重要的信息。激光散斑衬比成像技术已经被应用于各种动物脑卒中模型中（如大鼠、小鼠和猫的卒中模型），对脑卒中区域、半暗带和正常组织区域在脑卒中前后及脑卒中过程中血流的时空变化情况进行监测。Obrenovitch 等给出了大鼠大脑中动脉栓塞模型缺血后相应脑区的空间血流分布情况，并发现，梗死周围区域去极化发生的频率越快，缺血脑损伤的面积也就越大[98]。Jones 等使用激光散斑衬比成像技术与多光谱反射成像技术研究脑卒中小鼠模型的脑皮质血流变化，同时检测 HbO、HbR、HbT、CBF、CMR02 等参数，较全面地给出了梗死周围区域去极化过程中血流动力学和新陈代谢的变化。在激光散斑衬比成像技术的辅助下，Ayata 等研究了远端大脑中动脉栓塞模型[96]；Paul 等研究了光化学致梗模型，形成了全光学造模及成像方法[99]；Luo 等研究了一种改进的局部脑卒中模型[100]；Sigler 等研究了光致阻塞模型[101]。

（3）刺激诱发脑皮质功能性响应的血流成像：功能成像为神经科学的基础研究和临床应用提供了研究大脑的工具。功能性磁共振成像（fMRI）[102]和正电子发射断层扫描（PET）[103]空间分辨率在毫米级，应用受到了限制。高分辨率光学成像方法具有高的空间分辨率，但受光穿透深度的限制，只能进行大脑皮质的研究。由于需要完全或部分暴露的脑表面以进行成像，高分辨率光学成像方法主要应用在非人类模型（啮齿动物、猫科动物、灵长类动物等）中。尽管如此，使用高分辨率光学成像技术的功能成像和电压敏感染料成像对大脑的理解方面仍起着至关重要的作用。内源光学成像方法主要依靠氧合/脱氧血红蛋白的吸收特性。因此，它们提供氧饱和度的图片，而总体流量水平必须基于总吸收来推断。用于研究脑功能的其他光学方案依赖于荧光，需要注射外源造影剂。激光散斑成像技术不需要额外的对比剂，也不依赖于吸收性能。作为功能性神经成像研究的工具具有独特优势。

使用激光散斑衬比成像技术，Ayata 等研究了胡须整体刺激诱发脑皮质相关区域的响应[96]；Lau 等研究了胡须刺激诱发脑皮质血流响应的时空特性[104]；Dunn 等分别研究了大鼠前肢电刺激后皮质灌注水平的波动[105, 106]。Li 等研究了大鼠偏头痛模型中与三叉神经的电刺激相关的血流和血管运动动力学[107]。最近几年，光遗传学以其高时间分辨率和细胞特异性的优点，为神经调控提供了新的有效的手段。而激光散斑成像技术可以用于研究光遗传刺激引起的空间和时间血流动力学响应。

# 四、激光散斑成像技术的发展前景

在原有时空分析方法之外，研究者们提出了新的散斑处理方法以提高图像质量。多曝光激光散斑在多个曝光时间下采集散斑图像，可以用于获得稳定的速度估计。配准方法的引入可以减轻由呼吸、心跳等引起的运动伪迹。此外，基于模型的重建方案可以应用于校正图像失真的处理。

由于传统实验都是用麻醉动物开展的，很大程度上限制了在体实验的研究领域和成像的采集时间点，如传统实验无法实时成像来研究动物认知、动物行为学与大脑功能性响应之间的关系，而这些研究手段恰恰对于人类认知复杂的大脑具有重要的意义。最近，电子器件的进步和光学器件的微型化使得成像系统的小型化成为可能，并应用在清醒和运动的啮齿动物的科学研究中，在清醒状态下监测功能性血流动力学。这种方法不仅规避了麻醉剂的影响，也为长期研究脑肿瘤的发生发展，捕捉癫痫的突然发生，进行神经血管耦合和神经元可塑性研究、脑卒中等疾病的病理研究提供了可能。在应用方面，激光散斑成像技术已经应用在神经外科手术中，实现了血管的可视化，为临床研究提供了有效的手段。虽然激光散斑成像技术成像深度有限，但在今后的基础研究和临床应用中，仍然可以发挥重要的作用。

# 第四节　同步辐射

## 一、同步辐射的发展历史

1895 年，德国的物理学家伦琴发现了 X 线；1986 年，第一台 X 线机用于临床。一直以来，X 线都作为医学成像中最主要的光源，以 X 线为基础的多种成像方法均在临床诊断、治疗方面发挥着重要作用；但随着人们对医学成像的要求不断提高，发展更先进光源成像技术的需求不断迫切，成为各国科学家们共同努力的目标。1947 年，人类在一台 70MeV 的同步加速器上首次观察到可见光范围内高亮度、高强度的辐射。由于其最初在同步加速器上被发现，故命名为同步辐射。发展至今，同步辐射历经 3 个时代的发展，仍处于不断发展时期，被科学家们誉为继电光源、X 光源和激光光源发现之后，第四个推动人类文明、具有里程碑意义的新光源[108]。

第一代同步辐射光源是在为高能物理研究所建造的储存环和加速器上"寄生地"运行的，如康奈尔大学的电子同步加速器、美国斯坦福的 SPEAR 储存环、德国汉堡的 DORIS 储存环等。虽然第一代同步辐射光源不是专门为同步辐射应用而特殊设计的，但是其高强度和从远红外到硬 X 线的宽阔光谱已经使它具有极其优越的性能，如很短的数据采集时间、可连续选择的波长变化和高的能量分辨率等，开创了很多新的研究领域，也为一些已经成熟的方法带来了新的机遇与活力。物理学、化学、生物学、材料科学、医学等几乎所有学科基础研究及应用研究的专家，都从这个新发现的光源中看到巨大的发展机会，到 20 世纪 70 年代中期，第一代同步辐射装置的数目迅速增加；并且随着对储存环性能要求的提高，科学家们逐渐不满足于第一代同步辐射光源，要求建造新的、专门的同步辐射光源。

第二代同步辐射光源是专门为同步辐射应用而设计的，对储存环的结构进行了最优化的设计，并且为了减小发射度以提高同步辐射光源的亮度，美国 Brookhaven 实验室的两位加速器物理学家 R Chasman 与 K Green 发明了一种把加速器上各种使电子转弯、聚焦、散焦等作用的磁铁按特殊的序列组装的方法，使同步辐射应用优化，不但成为第二代同步辐射光源的基础，也是之后第三代同步辐射光源的基础。大部分第二代同步辐射装置，如英国 Daresbury 的 SRS，美国 Brookhaven 国家实验室的 NSLS 等都是在 20 世纪 80 年代前后建成的。随着第二代同步辐射光源的投入使用，出现了在一个实验设施上聚集着来自众多学科的科技人员工作的空前景象。

第二代同步辐射装置对科学研究与工业应用的巨大推动，使得世界各国政府更支持建造新一代、具有更优性能的同步辐射光源。相对于第二代同步辐射光源，第三代同步辐射光源的标志是更小的发射度和大量的插入件——一系列周期排列的南北极相间的磁铁组的应用，其发出的同步辐射光的亮度比原有最亮的第二代光源至少高 100 倍，比通常实验室所用的最好 X 光源要亮 1 亿倍以上。

近年来，第四代光源能产生高亮度、短脉冲、可调硬 X 线相干光的自放大自发辐射（self-amplified spontaneous emission，SASE）自由电子激光的出现和发展，将为人提供前所未有的空间、时间和能量分辨率，为各领域研究提供崭新的工具和平台[109]。

同步辐射装置已成为几乎所有前沿科技研究先进的、不可替代的实验平台，对科学技术的进一步发展产生了巨大影响，而其中生命科学是同步辐射应用发展最快、重大成果最多的领域之一，同步辐射光源及其应用水平已成为一个国家科技发展水平和知识创新能力的标志。

20 世纪 90 年代初，我国在北京和合肥先后建成了 2 个能量分别为 2.2GeV 和 800MeV 的第一代、第二代同步辐射光源装置，并且于 2007 年在上海建成了一个第三代同步辐射光源。上海同步辐射光源（Shanghai Synchrotron Radiation Facility，SSRF）作为一台世界级先进的中能光源，其电子储存环的电子束能量为 3.5GeV，仅次于日本 Spring-8（8GeV）、美国 APS（7GeV）和欧洲 ESRF（6Gev）光源，位居世界第四。其中 X 线生物与医学成像线（BL13W1）是上海光源首批建设的 7 条光束线之一，它利用多极扭摆器引入同步辐射电子束，并经液氮冷却双晶单色器处理，为医学成像提供高相干性、不聚焦的单色光，平均电子束电流为 200mA，光束最大尺寸可达 45mm×5mm（水平×竖直），旋转样品 PI 台至光源距离约为 34m，样品至 CCD 探测器最大距离为 8.0m，并可根据实验具体需求进行调试（图 27-10）[110]。

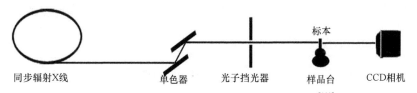

图 27-10　上海光源 13 号线站实验装置原理图[111]

20 世纪 80 年代初，同步辐射 X 线显微成像开始用于观察血管结构；1986 年，即有美国学者报道了同步辐射血管造影首次应用于观察人的心血管[112]；2000 年，日本学者利用同步辐射在离体的肝脏中成功观察到了直径 100μm 以内的血管，其中最小血管直径约为 50μm[113]，并且随后利用显微成像技术成功地对肝脏的血管进行了观察和三维重建[114]。而近年来，Liu 等应用同步辐射显微成像技术对肿瘤血管的血管新生进行了观察，并在此方面取得了一系列显著的成果[115]。

## 二、同步辐射的原理及特点

X 线在物理本质上与可见光相同，它们都是电磁辐射，具有波粒二象性。可见光波长在 400～700nm，而 X 线的波长则在 0.01～10nm。X 线可由不同光源产生。普通 X 线的产生是由真空管内高速行进的成束电子流撞击钼靶，在靶中所产生的电离辐射，而同步辐射则是接近光速的带电粒子在磁场中沿环形轨道行进时沿切线方向发出的电离辐射[116]。两者性质一致，均是电磁辐射，但同步辐射 X 线与普通 X 光机中所产生的 X 线相比，光子通量可高 2～3 个数量级，具有以下明显特征[113, 117]。

**1. 高亮度**　亮度是用来衡量光源的常用重要指标。同步辐射 X 线亮度比常规 X 线源高 $10^6$～$10^{11}$ 倍，可获得很高的光信号检测信噪比，大大地提高测量精度和检测灵敏度。

**2. 宽阔而连续的频谱分布**　同步辐射的光谱范围是由弯转半径和加速器中电子的能量来决定的。其波长分布是连续的，分布范围跨越了红外→可见光→紫外→软 X 线→硬 X 线整个波段，是目前唯一可得到的既亮度高又频谱范围广的光源。

**3. 高偏振度**　光的偏振性是由其电矢量的取向决定的，同步辐射在运动电子轨道的平面内具有 100% 的偏振，而偏离电子的轨道面呈椭圆偏振。

**4. 高准直性**　同步辐射是电子在环形轨道运动时沿切线方向发出的电磁辐射，利用同步辐射光学元件引出的同步辐射光具有高度的准直性，是一种近平行的光，其光束的平行性可以与激光束相媲美。

**5. 脉冲时间结构**　电子做曲线运动同时发出辐射，但是并不是每时每刻都能在某一固定点接收辐射。从观察点作电子轨道的切线，只有电子在切点附近一个极小的范围内发射的辐射才能被接收到，这是一个极短的辐射脉冲。具体的脉冲时间间隔与储存环的参数和使用模式有关。第三代同步辐射光源的最小光脉冲时间约达 30ps，可用来进行时间分辨光谱和时间分辨衍射研究。

**6. 相干性不断提高**　第一代和第二代同步辐射光源的相干性较差，但第三代光的相干性已相当好，同步辐射波荡器输出的部分同步辐射和自由电子激光都具有相干性，这一极其优异的特质，使得相干 X 线同步辐射具有无可比拟的应用潜力。

**7. 可计算性**　同步辐射发光机制完全由基本物理的规律主宰，无须考虑介质密度的涨落、温度分布和化学纯度等难以精确测定的因素，可计算性明显优于一般光源。

**8. 具有精确的可预算性**　可以用作各种波长的标准光源。

**9. 绝对洁净**　由于在超高真空产生，光谱纯洁，不含有杂散的发射或吸收谱线，也没有任何如阳极、阴极和窗口带来的干扰。

由于同步辐射强大、优良的特性，使得同步辐射成像技术与其他影像学技术相比较具有独特的优势。其高亮度可穿透较厚的样品，并且大幅度地减少曝光时间，从而降低辐射剂量；窄脉冲和高偏振的特性使得同步辐射光源具有良好的光源稳定性及相干性；而宽频谱的特点使得针对不同的样品可以选择不同的能量成像，并能够对多种样品进行成像。

# 三、同步辐射成像方法分类及应用

## （一）同步辐射吸收衬度成像

X 线照射样品时，出射光会因吸收效应而出现光强衰减现象，但由于生物体的组成、密度及厚度等不同，X 线的吸收和透射性能存在差异，而吸收衬度成像利用物质对 X 线不同的吸收能力来分辨样品内部结构，进而获得其吸收衬度图像[118]。此种方法自 X 线发现以来，便广泛应用于 X 线成像领域长达 100 多年，其中最主要的应用领域为生物医学和临床诊断方面[119]。现如今，同步辐射已在活体血管成像，尤其是小动物的活体血管成像中被广泛应用。同步辐射造影的原理与传统数字减影血管成像相似，均利用数字减影增强图像对比度，但是同步辐射造影在空间分辨率方面具有明显优势，可用于活体检测、成像小动物的微小血管，获得小动物微小血管的结构信息及动态变化。

目前，用于吸收衬度成像的方法有两种，分别是 K 边减影造影（ K-edge subtraction angiography，KESA ）和单能时间减影造影[120, 121]。造影元素对于 X 线的吸收系数会随能量改变而发生变化，当能量达到某一数值时，吸收系数就会发生跳跃，即元素的吸收边；这两种吸收衬度成像的方法即利用元素（如常用造影剂碘）在吸收边附近吸收强度会突变的原理。虽然早在 1953 年 Jacobson 就发表过有关减能摄影成像的研究，但直到同步辐射出现才使得这一设想实现[122]。因同步辐射可提供连续可变的单色 X 光，吸收边附近吸收系数的精确测量才成为可能。K 边减影造影的原理是利用同步辐射光源同时产生两束单色光，能量在造影剂碘的 K 吸收边两侧附近，将造影剂注入血管成像后，将能量较低图像的光密度作为背景噪声，而能量较高图像的光密度作为信号，减去背景噪声后所得的结果即双能衬度图像，其中含有碘造影剂的血管清晰显影，而骨骼、肌肉等由于对两束单色光的吸收差别小，故减影后图像消去，从而能对微小血管进行清晰成像，用于进一步研究、诊断。而单能时间减影造影则只是利用略高于造影剂 K 吸收边的单色光进行成像，以未注射造影剂时的成像图像作为背景噪声，通过将注射造影剂后的吸收图像减去背景噪声，即借助时间减影获得清晰的含有血管造影的图像。K 边减影造影和单能时间减影造影的不同之处还体现在所得增强图像的优化和视野大小上。前者能大视野显像并定量计算血管容量，常被应用于较大结构、抖动幅度较大的组织（如心脏），并在很多临床冠脉研究中已得到应用；而后者非常适用于肺、心、肾等器官的小血管动态研究[16]。

首次将同步辐射作为微血管摄影的光源是日本的 Etsuro Tanaka 团队，利用同步辐射吸收衬度成像成功地对犬的大脑 Willis 环及分支结构进行成像，其分辨的最细血管达 240μm[123]。随后，美国、日本、法国等国家又相继利用同步辐射吸收衬度成像，成功获得了更加丰富的小鼠脑部微血管网络树状图，与传统 X 线成像技术相比较，其分辨率显著提高，显示的最小脑部微小血管直径达 20～30μm，极大地丰富了人们对神经微血管形态学的认识[124, 125]。

而基于以上同步辐射吸收衬度成像技术在脑部微血管结构可视化方面的成功应用，Tamaki 等率先利用该技术进行病理状态的脑部微血管结构形态研究，观察到正常小鼠和颈动脉闭塞后小鼠脑血管结构的特征性变化过程，并且同时还检测到病理状态下血流动力学的信息，为同步辐射吸收衬度成像技术在中枢神经微血管疾病的诊断及应用方面提供了坚实的理论基础[126]。为了进一步揭示大鼠急性脑缺血时微血管的病理变化机制，Morita 等还对大鼠急性脑缺血模型浅部和深部的微小血管进行了实时动态成像，一系列大鼠脑部微血管高分辨动态图像的获得，直观再现了脑缺血前后浅部和深部微小血管的细微变化，为理解急性脑缺血及再灌注损伤中脑内微血管的代偿作用机制提供了直观有力证据[127]。这些结果表明同步辐射吸收衬度成像可用于原位活体研究动物在疾病状态下的动态变化。

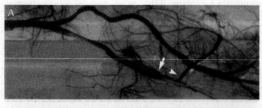
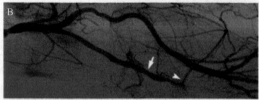
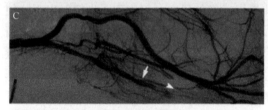
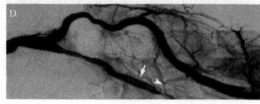

图 27-11　同步辐射血管显影图像清晰显示使用不同
线栓的大脑中动脉阻塞情况

A. 线栓未包被硅胶头，大脑中动脉部分阻塞；B. 线栓包被小于 2mm 硅胶头，大脑中动脉部分阻塞；C. 线栓包被 2～3.3mm 硅胶头，大脑中动脉成功阻塞且未影响大脑后动脉等；D. 线栓包被长于 3mm 硅胶头，大脑中动脉、后动脉等都被阻塞[10]

而相较于国外而言，国内小动物微血管成像开展较晚，但第三代同步辐射上海光源在中国的投入使用，极大地推动了我国在该领域的发展。利用 BL13W1 生物与医学成像线站，国内迅速开展了小鼠脑部微血管的成像研究，相继实现了脑部血管活体和离体的同步辐射成像，获取了小鼠大脑的 Willis 环结构的血管吸收图像，并首次在全世界上观测到了直径小于 50μm 的小鼠豆纹动脉影像[128]；对局灶性脑缺血小鼠基因进行了效果评估，发现 netrin-1 的高表达可有效促进小鼠脑缺血后的血管新生[129]；对干细胞治疗效果进行评估，结果提示内皮祖细胞的移植可明显促进脑功能血管的新生[130]；对大脑中动脉阻塞模型的线栓模型进行评估，标准化线栓阻断大脑中动脉模型的制备方法，提高了模型制作的稳定性（图 27-11）[10]；首次在活体中发现蛛网膜下腔出血后存在 Willis 环的血管会发生血管痉挛[131]；并且通过对大鼠动脉瘤模型的动态活体监测，发展了新型的动脉瘤模型，并分析了动脉瘤动物模型的活体成像方法[132, 133]；凭借其超高分辨率和高穿透性，同步辐射吸收衬度成像技术成为微血管检测的有效手段，展示了该成像技术的巨大潜能，其应用将有助于直观深入地理解疾病发病机制，并为疾病的诊断与治疗提供可靠的实验及理论依据。

## （二）同步辐射相位衬度成像

当 X 线通过样品时，一方面会由于吸收效应出现振幅减弱，而另一方面也会因折射指数不同而出现相位偏移。通过另一参考 X 线的叠加产生干涉，其穿过样品时产生的相位偏移即可由所形成的干涉条纹提取出来。相位衬度成像利用的就是空间相干的 X 线透过样品后所携带的相位信息来对样品内部结构成像。吸收衬度成像对弱吸收物体（如血管、肿瘤等）的成像很困难，难以满足临床诊断的要求，而研究发现软组织，如皮肤、神经及血管等弱吸收物体对 X 线的相位反衬比吸收反衬强 1000 倍以上，为不用造影剂显示样品的软组织提供了可能[134]。

相位衬度成像的概念最早在 1935 年由德国科学家泽尼克提出，19 世纪 70 年代初由日本科学家引入 X 线投影成像领域。相位衬度成像要求 X 线光源必须具有一定的空间相干性，而同步辐射光源正好满足，采用同步辐射 X 线进行相位衬度成像克服了吸收衬度成像方法的不足，可对软组织进行清晰成像，且灵敏度高，对于研究生物体的内部结构具有明显优势。随着第三代同步辐射光源的迅猛发展，相衬度成像已成为成像领域的研究热点，在生物医学领域具有显著的优越性和发展潜力[135]。目前，主要应用的相位衬度成像方法分别是干涉成像法、衍射增强成像法和相位传播成像法。

**1. 干涉成像法通过干涉条纹的移动来探测样品引起的相位改变**　在放入样品前拍摄一幅干涉条纹，放入样品后再拍一幅样品的干涉条纹，两者比较可得样品对 X 线产生的相位移动，从而获得其相衬图像。

**2. 衍射增强成像法要求光具有空间和时间相干性**　利用置于样品与探测器之间的分析晶体，分离出投射光、折射光和散射光对成像的贡献，滤除小角散射，从而极大地提高成像衬度和空间分辨率。

**3. 相位传播成像又称同轴相衬成像**　探测器直接置于样品后，利用具有一定空间相干性的宽带光穿过样品，之后经过较长距离自由空间的传播并且发生干涉，最后被探测器记录。

1995 年，Momose 等拍摄了未经增强剂染色的小鼠小脑切片的图像，观察到了吸收衬度成像难以显示的层状结构，并提示了其用于脱髓鞘病诊断的潜在价值[136]。2000 年，他们又获取了未用任何增强介质的活体小鼠的血管影像，清晰显示的血管网进一步揭示了体内和体外检查中的诊断价值。Yagi 等利用第三代同步辐射装置观测了折射 X 线，并记录了老鼠肺部的高衬度影像[137]；Lewis 等又获得了老鼠的腿、心脏、肝脏等处图像[138]；彭屹峰等对离体人及动物的脏器进行衍射增强成像：结果表明不同组织间衍射增强不同，且与常规显像比较，成像质量具有极大改进[139]。Arfelli 等利用相位传播成像法得到的乳腺组织图像质量明显优于传统的乳房成像[140]。还有研究定量比较了在不同实验条件下，衍射增强成像法与相位传播成像法对仿真模型及实体组织的显像能力，结果表明两者相较于吸收衬度成像都获得了更多的样本细节，并且由于相位传播成像法增强了图像中的高位空间频率，其空间分辨率更好[141]。

## （三）同步辐射显微 CT 成像

随着同步辐射成像技术的不断发展，为了解决二维成像中影像重叠的问题，吸收衬度成像和相位衬度成像均从二维显像逐渐向三维显像发展。而目前，在 X 线领域，CT 是最有效的三维成像方法。优质的同步辐射光源和 CT 理论的结合即同步辐射显微 CT 成像（synchrotron radiation micro-CT，SR-μCT），再配以高分辨率 X 线 CCD 探测器的使用，不仅可极大程度地提高成像的空间分辨率，充分彰显空间分辨率优势，还可获得血管的三维形态。

SR-μCT 的基本原理与流程是将样品置于旋转台后，沿垂直于水平面的 $Z$ 轴在 180° 的范围内等角度旋转被照射样品，即可得到一系列含有样品信息的 X 线投影；这些投影被 X 线探测器接收转化为可见光后直接读入 CCD 相机存储，最后得到数字化的 X 线投影图。对这一系列的投影图进行滤波反投影等算法重建后得到相应的 CT 断层扫描图，再经过重构则获得三维复原图像[116]。

为了研究脑部微血管网络的三维构象，Plouraboue 等应用欧共体基于吸收衬度的 SR-μCT 技术，率先对小鼠的正常脑微血管网络结构进行了三维的可视化，得到了脑部微血管结构的精美三维网络图[142]；Heinzer 等联合应用 micro-CT、SR-μCT 和扫描电镜多层次多分辨率的成像系统，对小鼠的脑血管网络进行分级的三维重建，系统地从大血管、小血管、毛细血管、内皮细胞等级别描述了脑血管网络构筑[143]；并且此多成像方法联合模式随后也应用在大鼠上矢状窦栓塞模型、VEGF$_{16}$ 转基因小鼠血管新生的网络分析中[144, 145]，为疾病的研究提供了有力手段。并且为了识别更细微的微血管结构，Stolz 首次尝试将 SR-μCT 成像技术与 nano-CT 成像技术结合，观察到了大鼠上矢状窦栓塞模型中新生的微血管，其中最细的血管直径可达 0.9μm[144]。

而目前基于相位衬度的 SR-μCT 成像技术已实现正常肝脏血管、肾脏血管等软组织结构的三维可视化[146]。Lundstrom 等将同步辐射相位衬度成像和同步辐射吸收衬度成像进行比较，发现前者可获取更高分辨率的样品图像，显著降低辐射剂量，可清晰分辨的最小血管直径为 20μm，并多角度重建了肾脏血管的三维结构图像。张璐等证实同步辐射同轴相位衬度成像在不使用造影剂条件下，能够清楚显示小鼠肝脏血管的 7 级分支，其中最细的血管直径在 40μm 左右，且可以在三维空间的任意角度内对血管进行观察。He 等在上海同步辐射光源应用相位衬度的 SR-μCT 对原位移植 U87 细胞的胶质瘤小鼠模型实现了脑血管成像，三维重建后得到空间分辨率高达 3.7μm 的全脑尺度脑血管结构图，其中左半球纹状体部位，形态表现为高度曲折复杂"毛线团"的卵圆形瘤体清晰可见[116]；Hu 等利用相位衬度 SR-μCT，在三维重建后，获得了离体脑组织正常状态和卒中状态下高分辨率的整体三维脑血管图，其中最小的脑血管直径可达 11.8μm；并且观察到梗死区域皮质和大脑深部的动脉血管数量均发生大量减少，在永久性大脑中动脉阻塞模型三天后，在梗死区域的周围观察到大量的血管新生[147]。

将同步辐射与 CT 两者结合发展的 SR-μCT，配合高分辨率的 CCD 探测器，不仅可以获取血管的 3D 形态，其检测的有效空间分辨率也进一步提升，提高空间分辨率的同时还可获取血管的三维结构与形态，使获得的信息更加全面、立体。

# 四、同步辐射的发展前景

作为一个新兴的光源，同步辐射光源具备其他传统光源所不具备的优异特性。现有常用的影像学手段如数字减影血管成像、CT 血管成像、磁共振血管成像和经颅多普勒成像等应用于血管成像均有其不足之处，在血管成像中存在一定的局限性。数字减影血管成像、CT 血管成像、磁共振血管成像和经颅多普勒成像的空间分辨率不足，像素大小一般在 200μm 以上；高场强核磁共振成像也常被用于小动物脑微血管成像，但成像速度较慢；micro-CT 在对离体组织的成像中的分辨率往往能达到 10μm 以上，但是在活体成像时，却往往在 100μm 左右；光学成像技术如激光散斑成像和光学荧光成像系统的空间分辨率能达到微米级甚至亚微米级，但由于光对组织的穿透性较差，只适用于大脑皮质，而无法对大脑深部或颅骨下血管进行成像。

而同步辐射由于其高亮度、宽频谱、高偏振度、高准直性和高相干性等特性，在成像方面具有独特的优势，再配以高分辨率的 CCD 探测器，为早期精确识别微小血管的病理变化提供了可能，在血管相关疾病的诊断中有重要的应用价值。将同步辐射与计算机 X 线断层成像技术结合，成功发展了同步辐射显微 CT 成像，不仅可以获取血管的三维形态，发现物质特征的显微结构，其检测的有效空间分辨率也进一步提升，在极大程度上丰富了人们对微血管三维形态学的认识，为中枢神经微脉管系统的结构和功能的交互作用研究提供了坚实的、前沿的支撑平台，使得现有的血管性疾病研究的技术瓶颈有望得到突破，应用前景极为广阔。

虽然目前由于仪器探测视野小、扫描时间较长、辐射剂量相对较高等原因使得其临床应用暂时受到限制，但相信随着成像技术的不断发展完善及各学科的深度交叉合作，必能将同步辐射 X 线成像及血管网络功能结构的研究提升到一个崭新的阶段。

# 参 考 文 献

[1] Mirka H，Ferda J，Baxa J. Assessment of myocardial enhancement during coronary CT angiography in critically ill patients. Eur J Radiol，2016，85（10）：1909-1913.

[2] Perelas A，Dimou A，Saenz A，et al. CT pulmonary angiography utilization in the emergency department：diagnostic yield and adherence to current guidelines. Am J Med Qual，2015，30（6）：571-577.

[3] Seker F，Potreck A，Mohlenbruch M，et al. Comparison of four different collateral scores in acute ischemic stroke by CT angiography. J Neurointerv Surg，2016，8（11）：1116-1118.

[4] Siontis KC，Gersh BJ，Williamson EE，et al. Diagnostic performance of myocardial CT perfusion imaging with or without coronary CT angiography. JACC Cardiovasc Imaging，2016，9（3）：322-324.

[5] Kok M，De Haan MW，Mihl C，et al. Individualized CT angiography protocols for the evaluation of the aorta：a feasibility study. J Vasc Interv Radiol，2016，27（4）：531-538.

[6] George E，Giannopoulos AA，Aghayev A，et al. Contrast inhomogeneity in CT angiography of the abdominal aortic aneurysm. J Cardiovasc Comput Tomogr，2016，10（2）：179-183.

[7] Verim S，Ozturk E，Kucuk U，et al. Cross-sectional area measurement of the coronary arteries using CT angiography at the level of the bifurcation：is there a relationship? Diagn Interv Radiol，2015，21（6）：454-458.

[8] Goyal N，Tsivgoulis G，Nickele C，et al. Posterior circulation CT angiography collaterals predict outcome of endovascular acute ischemic stroke therapy for basilar artery occlusion. J Neurointerv Surg，2016，8（8）：783-786.

[9] Fuji S，Matsushita S，Hyodo K，et al. Association between endothelial function and micro-vascular remodeling measured by synchrotron radiation pulmonary micro-angiography in pulmonary arterial hypertension. Gen Thorac Cardiovasc Surg，2016，64（10）：597-603.

[10] Guan Y，Wang Y，Yuan F，et al. Effect of suture properties on stability of middle cerebral artery occlusion evaluated by synchrotron radiation angiography. Stroke，2012，43（3）：888-891.

[11] Konishi T，Matsushita S，Hyodo K，et al. Reducing the dose of contrast medium in angiography by use of a highly sensitive receiver and synchrotron radiation system. AJR Am J Roentgenol，2011，197（3）：W508-W513.

[12] Schultke E，Fiedler S，Nemoz C，et al. Synchrotron-based intra-venous K-edge digital subtraction angiography in a pig model：a feasibility study. Eur J Radiol，2010，73（3）：677-681.

[13] Lin X，Miao P，Mu Z，et al. Development of functional in vivo imaging of cerebral lenticulostriate artery using novel synchrotron radiation angiography. Phys Med Biol，2015，60（4）：1655-1665.

[14] Schwenke DO，Gray EA，Pearson JT，et al. Exogenous ghrelin improves blood flow distribution in pulmonary hypertension-assessed using synchrotron radiation microangiography. Pflugers Arch，2011，462（3）：397-406.

[15] Umetani K，Fukushima K. X-ray intravital microscopy for functional imaging in rat hearts using synchrotron radiation coronary microangiography. Rev Sci Instrum，2013，84（3）：034302.

[16] Shirai M，Schwenke DO，Tsuchimochi H，et al. Synchrotron radiation imaging for advancing our understanding of cardiovascular function. Circ Res，2013，112（1）：209-221.

[17] Ahmed FZ，Morris GM，Allen S，et al. Not all pacemakers are created equal：MRI conditional pacemaker and lead technology. J Cardiovasc Electrophysiol，2013，24（9）：1059-1065.

[18] Eyal A，Roguin A. Cardiology patient page. Magnetic resonance imaging in patients with cardiac implantable electronic devices. Circulation，2015，132（14）：e176-e178.

[19] Glover GH. Overview of functional magnetic resonance imaging. Neurosurg Clin N Am，2011，22（2）：133-139.

[20] Grundmann IN，Drost WT，Zekas LJ，et al. Quantitative assessment of the equine hoof using digital radiography and magnetic resonance imaging. Equine Vet J，2015，47（5）：542-547.

[21] Higgins JV, Gard JJ, Sheldon S H, et al. Safety and outcomes of magnetic resonance imaging in patients with abandoned pacemaker and defibrillator leads. Pacing Clin Electrophysiol, 2014, 37（10）: 1284-1290.

[22] Hodel J, Rahmouni A, Zins M, et al. Magnetic resonance imaging of noncommunicating hydrocephalus. World Neurosurg, 2013, 79（2 Suppl）: S21. e9-e12.

[23] Khedr AA, Canaple S, Monet P, et al. MRI and magnetic resonance angiography findings in patients with multiple sclerosis mimicked by stroke. J Clin Neurosci, 2013, 20（8）: 1163-1164.

[24] Muhlenweg M, Schaefers G, Trattnig S. Physical interactions in MRI: Some rules of thumb for their reduction. Radiologe, 2015, 55（8）: 638-648.

[25] Saritas EU, Goodwill PW, Croft LR, et al. Magnetic particle imaging（MPI）for NMR and MRI researchers. J Magn Reson, 2013, 229: 116-126.

[26] Shellock FG, Audet-Griffin AJ. Evaluation of magnetic resonance imaging issues for a wirelessly powered lead used for epidural, spinal cord stimulation. Neuromodulation, 2014, 17（4）: 334-339.

[27] Zhang L, Tang M, Min Z, et al. Accuracy of combined dynamic contrast-enhanced magnetic resonance imaging and diffusion-weighted imaging for breast cancer detection: a meta-analysis. Acta Radiol, 2016, 57（6）: 651-660.

[28] Gray C, Goodman P, Herron CC, et al. Use of colour duplex ultrasound as a first line surveillance tool following EVAR is associated with a reduction in cost without compromising accuracy. Eur J Vasc Endovasc Surg, 2012, 44（2）: 145-150.

[29] Hagisawa K, Nishioka T, Suzuki R, et al. Thrombus-targeted perfluorocarbon-containing liposomal bubbles for enhancement of ultrasonic thrombolysis: in vitro and in vivo study. J Thromb Haemost, 2013, 11（8）: 1565-1573.

[30] Kilic O, Akand M, Kulaksizoglu H, et al. Intravenous paracetamol for relief of pain during transrectal-ultrasound-guided biopsy of the prostate: a prospective, randomized, double-blind, placebo-controlled study. Kaohsiung J Med Sci, 2015, 31（11）: 572-579.

[31] Liu Y, Li L, Su Q, et al. Ultrasound-targeted microbubble destruction enhances gene expression of microRNA-21 in swine heart via intracoronary delivery. Echocardiography, 2015, 32（9）: 1407-1416.

[32] Maresca D, Skachkov I, Renaud G, et al. Imaging microvasculature with contrast-enhanced ultraharmonic ultrasound. Ultrasound Med Biol, 2014, 40（6）: 1318-1328.

[33] Moumouh A, Barentin L, Tranquart F, et al. Fibrinolytic effects of transparietal ultrasound associated with intravenous infusion of an ultrasound contrast agent: study of a rat model of acute cerebral stroke. Ultrasound Med Biol, 2010, 36（1）: 51-57.

[34] Otsuji K, Kamezaki F, Sonoda S, et al. A rare case of myocardial infarction related to diagnostic intravascular ultrasound. Heart Vessels, 2013, 28（6）: 808-813.

[35] Wu J, Xie F, Lof J, et al. Utilization of modified diagnostic ultrasound and microbubbles to reduce myocardial infarct size. Heart, 2015, 101（18）: 1468-1474.

[36] Taylor CR, Shi SR, Barr NJ, et al. Chapter 1—Techniques of immunohistochemistry: principles, pitfalls and standardization. Diagnostic Immunohistochemistry, 2006: 1-42.

[37] Ramos-Vara JA, Miller MA. When tissue antigens and antibodies get along. Veterinary Pathology, 2014, 51: 42-87.

[38] Teruya-Feldstein J. The immunohistochemistry laboratory: looking at molecules and preparing for tomorrow. Arch Pathol Lab Med, 2010, 134（11）: 1659-1665.

[39] Le NT, Moreau A, Laboisse C, et al. Comparative evaluation of automated systems in immunohistochemistry. Clinica Chimica Acta, 1998, 278（2）: 185-192.

[40] 韩俊伟, 杜海燕. 免疫荧光技术原理及应用. 河南畜牧兽医: 综合版, 2014, 35（11）: 9-10.

[41] Aoki V, Jr JXS, Fukumori LMI, et al. Imunofluorescência diretae indireta direct and indirect immunofluorescence. Anais Brasileiros De Dermatologia, 2010, 85（4）: 490-500.

[42] Johnson GD, Beutner EH, Holborow E J. Developments in immunofluorescence: the need for standardization. J Clin Pathol, 1967, 20（5）: 720.

[43] Oatley CW. The early history of the scanning electron microscope. J Appl Phys, 1982, 53（2）: R1-R13.

[44] Hawkes P. Recent advances in electron optics and electron microscopy. Annales De La Fondation Louis De Broglie, 2004, 29: 837-855.

[45] Bogner A, Jouneau PH, Thollet G, et al. A history of scanning electron microscopy developments: towards "wet-STEM" imaging. Micron, 2007, 38（4）: 390-401.

[46] Stadtländer CT. Key events in the history of electron microscopy. Microsc Microanal, 2003, 9（2）: 96-138.

[47] Vancso GJ, Beekmans LG M, Pearce R, et al. From microns to nanometers: morphology development in semicrystalline polymers by scanning force microscopy. J Macromol Sci B, 1999, 38（5-6）: 491-503.

[48] 陈莉, 徐军, 陈晶. 扫描电子显微镜显微分析技术在地球科学中的应用. 中国科学: 地球科学, 2015, 45（9）: 1347-1358.

[49] Yoon YH, Kim SJ, Kim DH. Analysis of improvement in performance and design parameters for enhancing resolution in an atmospheric scanning electron microscope. Microscopy (Oxf), 2015, 1997 (4): 907-908.

[50] Eberle AL, Mikula S, Schalek R, et al. High-resolution, high-throughput imaging with a multibeam scanning electron microscope. J Microsc, 2015, 259 (2): 114-120.

[51] Golshani P, Portera-Cailliau C. In vivo 2-photon calcium imaging in layer 2/3 of mice. J Vis Exp, 2007, 13 (13): 81-87.

[52] Denk W, Svoboda K. Photon upmanship: why multiphoton imaging is more than a gimmick. Neuron, 1997, 18 (3): 351-357.

[53] Abella ID. Optical double-photon absorption in cesium vapor. Phys Rev Lett, 1962, 9 (11): 453-455.

[54] Berns MW. A possible two-photon effect in vitro using a focused laser beam. Biophys J, 1976, 16 (8): 973-977.

[55] 赵君, 王晋辉. 双光子显微镜在神经药理学活体研究中的应用. 神经药理学报, 2012, (1): 45-65.

[56] 尹伟, 刘双双, 王贝贝, 等. 倒置双光子显微镜的使用与维护. 激光生物学报, 2016, 25 (6): 572-576.

[57] Drummen GP. Fluorescent probes and fluorescence (microscopy) techniques--illuminating biological and biomedical research. Molecules, 2012, 17 (12): 14067-14090.

[58] Schapper F, Gonçalves JT, Oheim M. Fluorescence imaging with two-photon evanescent wave excitation. Eur Biophys J, 2003, 32 (7): 635-643.

[59] Chung K, Wallace J, Kim SY, et al. Structural and molecular interrogation of intact biological systems. Nature, 2013, 497 (7449): 332.

[60] Awais M, Voronina SG, Sutton R. An efficient method is required to transfect non-dividing cells with genetically encoded optical probes for molecular imaging. Anal Sci, 2015, 31 (4): 293-298.

[61] Lee H, Kim YP. Fluorescent and bioluminescent nanoprobes for in vitro and in vitro detection of matrix metalloproteinase activity. Bmb Reports, 2015, 48 (6): 313-318.

[62] Andrasfalvy BK, Zemelman BV, Tang J, et al. Two-photon single-cell optogenetic control of neuronal activity by sculpted light. Proc Natl Acad Sci U S A, 2010, 107 (26): 11981-11986.

[63] Dunn AK, Bolay H, Moskowitz MA, et al. Dynamic imaging of cerebral blood flow using laser speckle. J Cereb Blood Flow Metab, 2001, 21 (3): 195-201.

[64] Berne BJ, Pecora R. Dynamic Light Scattering: with Applications to Chemistry, Biology, and Physics. New York: John Wiley & Sons, Inc, 2000.

[65] Bonner R, Nossal R. Model for laser Doppler measurements of blood flow in tissue. Applied Optics, 1981, 20(12): 2097-2107.

[66] Dainty J C, Goodman JW, Parry G, et al. Topics in Applied Physics Series. Laser speckle and related phenomena. Springer-Verlag, 1984: 9.

[67] Briers J D. Laser doppler, speckle and related techniques for blood perfusion mapping and imaging. Physiol Meas, 2001, 22(4): R35.

[68] Pine D, Weitz D, Chaikin P, et al. Diffusing wave spectroscopy. Phys Rev Lett, 1988, 60 (12): 1134.

[69] Briers J, Fercher A. Retinal blood-flow visualization by means of laser speckle photography. Invest Ophthalmol Vis Sci, 1982, 22 (2): 255-259.

[70] Konishi N, Tokimoto Y, Kohra K, et al. New laser speckle flowgraphy system using CCD camera. Opt Rev, 2002, 9 (4): 163-169.

[71] Miao P, Li M, Fontenelle H, et al. Imaging the cerebral blood flow with enhanced laser speckle contrast analysis (eLASCA) by monotonic point transformation. IEEE Trans Biomed Eng, 2009, 56 (4): 1127-1133.

[72] Miao P, Li N, Thakor NV, et al. Random process estimator for laser speckle imaging of cerebral blood flow. Opt Express, 2010, 18 (1): 218-236.

[73] Miao P, Rege A, Li N, et al. High resolution cerebral blood flow imaging by registered laser speckle contrast analysis. IEEE Trans Biomed Eng, 2010, 57 (5): 1152-1157.

[74] Senarathna J, Rege A, Li N, et al. Laser Speckle Contrast Imaging: theory, instrumentation and applications. IEEE Rev Biomed Eng, 2013, 6: 99-110.

[75] Li P, Ni S, Zhang L, et al. Imaging cerebral blood flow through the intact rat skull with temporal laser speckle imaging. Opt Lett, 2006, 31 (12): 1824-1826.

[76] Goodman JW. Statistical Properties of Laser Speckle Patterns. New York: Springer, 1975: 9-75.

[77] Duncan DD, Kirkpatrick SJ. Can laser speckle flowmetry be made a quantitative tool? JOSA A, 2008, 25 (8): 2088-2094.

[78] Briers JD, Webster S. Laser speckle contrast analysis (LASCA): a nonscanning, full-field technique for monitoring capillary blood flow. J Biomed Opt, 1996, 1: 174-179.

[79] Boas DA, Dunn A K. Laser speckle contrast imaging in biomedical optics. J Biomed Opt, 2010, 15(1): 011109-011109-011112.

[80] Cheng H, Luo Q, Zeng S, et al. Modified laser speckle imaging method with improved spatial resolution. J Biomed Opt, 2003,

8（3）：559-564.

[81] Tom WJ，Ponticorvo A，Dunn AK. Efficient processing of laser speckle contrast images. IEEE Trans Med Imaging，2008，27（12）：1728-1738.

[82] Liu S，Li P，Luo Q. Fast blood flow visualization of high-resolution laser speckle imaging data using graphics processing unit. Opt Express，2008，16（19）：14321-14329.

[83] Johnson JM，Taylor W，Shepherd A，et al. Laser-Doppler measurement of skin blood flow：comparison with plethysmography. J Appl Physiol，1984，56（3）：798-803.

[84] Sandberg M，Zhang Q，Styf J，et al. Non-invasive monitoring of muscle blood perfusion by photoplethysmography：evaluation of a new application. Acta Physiol Scand，2005，183（4）：335-343.

[85] Mahé G，Durand S，Humeau A，et al. Air movements interfere with laser speckle contrast imaging recordings. Lasers Med Sci，2012，27（5）：1073-1076.

[86] Cheng H，Luo Q，Liu Q，et al. Laser speckle imaging of blood flow in microcirculation. Phys Med Biol，2004，49（7）：1347.

[87] Zaman RT，Parthasarathy AB，Vargas G，et al. Perfusion in hamster skin treated with glycerol. Lasers Surg Med，2009，41（7）：492-503.

[88] Jia W，Sun V，Tran N，et al. Long-term blood vessel removal with combined laser and topical rapamycin antiangiogenic therapy：Implications for effective port wine stain treatment. Lasers Surg Med，2010，42（2）：105-112.

[89] Mcguire PG，Howdieshell TR. The importance of engraftment in flap revascularization：confirmation by laser speckle perfusion imaging. J Surg Res，2010，164（1）：e201-e212.

[90] Fercher A，Briers JD. Flow visualization by means of single-exposure speckle photography. Opt Communications，1981，37（5）：326-330.

[91] Cheng H，Yan Y，Duong TQ. Temporal statistical analysis of laser speckle images and its application to retinal blood-flow imaging. Opt Express，2008，16（14）：10214-10219.

[92] Srienc AI，Kurth-Nelson ZL，Newman EA. Imaging retinal blood flow with laser speckle flowmetry. Front Neuroenergetics，2010，2：ii.

[93] Wang L，Cull GA，Piper C，et al. Anterior and posterior optic nerve head blood flow in nonhuman primate experimental glaucoma model measured by laser speckle imaging technique and microsphere method optic nerve blood flow in experimental glaucoma. Invest Ophthalmol & Vis Sci，2012，53（13）：8303-8309.

[94] Hashemi P，Bhatia R，Nakamura H，et al. Persisting depletion of brain glucose following cortical spreading depression，despite apparent hyperaemia：evidence for risk of an adverse effect of Leao's spreading depression. J Cereb Blood Flow Metab，2009，29（1）：166-175.

[95] Bolay H，Reuter U，Dunn AK，et al. Intrinsic brain activity triggers trigeminal meningeal afferents in a migraine model. Nat Med，2002，8（2）：136-142.

[96] Ayata C，Shin HK，Salomone S，et al. Pronounced hypoperfusion during spreading depression in mouse cortex. J Cereb Blood Flow Metab，2004，24（10）：1172-1182.

[97] Sakadžić S，Yuan S，Dilekoz E，et al. Simultaneous imaging of cerebral partial pressure of oxygen and blood flow during functional activation and cortical spreading depression. Appl Opt，2009，48（10）：D169-D177.

[98] Obrenovitch TP，Chen S，Farkas E. Simultaneous，live imaging of cortical spreading depression and associated cerebral blood flow changes，by combining voltage-sensitive dye and laser speckle contrast methods. Neuroimage，2009，45（1）：68-74.

[99] Paul JS，Luft AR，Yew E，et al. Imaging the development of an ischemic core following photochemically induced cortical infarction in rats using Laser Speckle Contrast Analysis（LASCA）. Neuroimage，2006，29（1）：38-45.

[100] Luo W，Wang Z，Li P，et al. A modified mini-stroke model with region-directed reperfusion in rat cortex. J Cereb Blood Flow Metab，2008，28（5）：973-983.

[101] Sigler A，Goroshkov A，Murphy TH. Hardware and methodology for targeting single brain arterioles for photothrombotic stroke on an upright microscope. J Neurosci Methods，2008，170（1）：35-44.

[102] Huettel SA，Song AW，Mccarthy G. Functional Magnetic Resonance Imaging. Sunderland：Sinauer Associates，2004.

[103] Bailey DL，Townsend DW，Valk PE，et al. Positron Emission Tomography. New York：Springer，2005.

[104] Lau W，Tong S，Thakor NV. Spatiotemporal characteristics of low-frequency functional activation measured by laser speckle imaging. IEEE Trans Neural Syst Rehabil Eng，2005，13（2）：179-185.

[105] Durduran T，Burnett MG，Yu G，et al. Spatiotemporal quantification of cerebral blood flow during functional activation in rat somatosensory cortex using laser-speckle flowmetry. J Cereb Blood Flow Metab，2004，24（5）：518-525.

[106] Dunn AK，Devor A，Dale AM，et al. Spatial extent of oxygen metabolism and hemodynamic changes during functional activation of the rat somatosensory cortex. Neuroimage，2005，27（2）：279-290.

[107] Li N，Jia X，Murari K，et al. High spatiotemporal resolution imaging of the neurovascular response to electrical stimulation of rat peripheral trigeminal nerve as revealed by *in vivo* temporal laser speckle contrast. J Neurosci Methods，2009，176（2）：230-236.

[108] 冼鼎昌. 同步辐射应用的发展. 物理，1995，24（11）：642-650.

[109] Laclare JL. Light source performance achievements. Nucl Instrum Methods Phys Res，2001，s 467-468（467）：1-7.

[110] Zhang M，Peng G，Sun D，et al. Synchrotron radiation imaging is a powerful tool to image brain microvasculature. Med Phys，2014，41（3）：031907.

[111] Tang R，XiY，Chai WM，et al. Microbubble-based synchrotron radiation phase contrast imaging：basic study and angiography applications. Phys Med Biol，2011，56（12）：3503-3512.

[112] Rubenstein E，Hofstadter R，Zeman HD，et al. Transvenous coronary angiography in humans using synchrotron radiation. Proc Natl Acad Sci USA，1986，83（24）：9724-9728.

[113] Momose A，Takeda T，Itai Y. Blood vessels：depiction at phase-contrast X-ray imaging without contrast agents in the mouse and rat-feasibility study. Radiology，2000，217（2）：593-596.

[114] Takeda T，Momose A，Wu J，et al. Vessel imaging by interferometric phase-contrast X-ray technique. Circucation，2002，105（14）：1708-1712.

[115] Liu X，Zhao J，Sun J，et al. Lung cancer and angiogenesis imaging using synchrotron radiation. Phys Med Biol，2010，55（8）：2399-2409.

[116] 和友，肖体乔，Michel M，等. 同步辐射硬 X 射线成像用于小动物脑血管结构与功能的研究. 生命科学，2013，（8）：803-811.

[117] Zhu P，Zhang K，Wang Z，et al. Low-dose，simple，and fast grating-based X-ray phase-contrast imaging. Proc Natl Acad Sci，2010，107（31）：13576-13581.

[118] 任玉琦，王玉丹，和友，等. 上海光源 X 射线成像的生物医学应用研究进展. 生命科学，2013，（8）：762-770.

[119] Suortti P，Thomlinson W. Medical application of synchrotron radiation. Phys Med Biol，2003，48（13）：R1-R35.

[120] Peterzol A，Bravin A，Coan P，et al. Performance of the K-edge digital subtraction angiography imaging system at the European synchrotron radiation facility. Radiat Prot Dosimetry，2005，117（1-3）：44-49.

[121] Shirai M，Schwenke DO，Eppel GA，et al. Synchrotron-based angiography for investigation of the regulation of vasomotor function in the microcirculation in vivo. Clin Exp Pharmacol Physiol，2009，36（1）：107-116.

[122] 孟德刚，孙晓光，黄钢. 同步辐射在医学成像中的应用综述. 中国医学物理学杂志，2009，26（4）：1277-1280.

[123] Tanaka E，Tanaka A，Sekka T，et al. Digitized cerebral synchrotron radiation angiography：quantitative evaluation of the canine circle of Willis and its large and small branches. Am J Neuroradiol，1999，20（5）：801-806.

[124] Umetani K，Kidoguchi K，Morishita A，et al. In vivo cerebral artery microangiography in rat and mouse using synchrotron radiation imaging system. Conf Proc IEEE Eng Med Biol Soc，2007，2007（2007）：3926-3929.

[125] Morishita A，Kondoh T，Sakurai T，et al. Quantification of distension in rat cerebral perforating arteries. Neuroreport，2006，17（14）：1549-1553.

[126] Kidoguchi K，Tamaki M，Mizobe T，et al. In vivo X-ray angiography in the mouse brain using synchrotron radiation. Stroke；J Cereb Circul，2006，37（7）：1856.

[127] Morita M，Ohkawa M，Miyazaki S，et al. Simultaneous observation of superficial cortical and intracerebral microvessels in vivo during reperfusion after transient forebrain ischemia in rats using synchrotron radiation. Brain Res，2007，1158（3）：116.

[128] Yuan F，Wang Y，Guan Y，et al. Real-time imaging of mouse lenticulostriate artery following brain ischemia. Front Biosci，2013，E5（2）：517-524.

[129] Lu H，Wang Y，He X，et al. Netrin-1 hyperexpression in mouse brain promotes angiogenesis and long-term neurological recovery after transient focal ischemia. Stroke，2012，43（3）：838-843.

[130] Chen C，Lin X，Wang J，et al. Effect of HMGB1 on the paracrine action of EPC promotes post-ischemic neovascularization in mice. Stem Cells，2014，32（10）：2679-2689.

[131] Cai J，Sun Y，Yuan F，et al. A novel intravital method to evaluate cerebral vasospasm in rat models of subarachnoid hemorrhage：a study with synchrotron radiation angiography. PLoS One，2012，7（3）：e33366-e33366.

[132] Zhao J，Lin X，He C，et al. Study of cerebral aneurysms in a modified rat model：From real-time imaging to histological analysis. J Clin Neurosci，2015，22（2）：373-377.

[133] Cai J，He C，Yuan F，et al. A novel haemodynamic cerebral aneurysm model of rats with normal blood pressure. J Clin Neurosci，2012，19（1）：135-138.

[134] Lewis RA. Medical phase contrast X-ray imaging：current status and future prospects. Phys Med Biol，2004，49（16）：3573.

[135] Gundogdu O，Nirgianaki E，Che IE，et al. Benchtop phase-contrast X-ray imaging. Appl Radiat Isot，2007，65（12）：1337-1344.

[136] Momose A，Takeda T，Itai Y. Phase-contrast X-ray computed tomography for observing biological specimens and organic

materials. Rev Sci Instrum, 1995, 66（2）: 1434-1436.

[137] Yagi N, Suzuki Y, Umetani K, et al. Refraction-enhanced X-ray imaging of mouse lung using synchrotron radiation source. Medical Physics, 1999, 26（10）: 2190.

[138] Lewis RA, Hall Cjhufton AP, Evans S, et al. X-ray refraction effects: application to the imaging of biological tissues. Br J Radiol, 2003, 76（905）: 301-308.

[139] 彭屹峰, 汤光宇, 陈岳声, 等. 衍射增强技术应用于医学成像的实验研究. 中国医学影像技术, 2007, 23（7）: 1088-1091.

[140] Arfelli F, Assante M, Bonvicini V, et al. Low-dose phase contrast x-ray medical imaging. Phys Med Biol, 1998, 43（10）: 2845-2852.

[141] Pagot E, Fiedler S, Cloetens P, et al. Quantitative comparison between two phase contrast techniques: diffraction enhanced imaging and phase propagation imaging. Phys Med Biol, 2005, 50（4）: 709-724.

[142] Plouraboue F, Cloetens P, Fonta C, et al. X-ray high-resolution vascular network imaging. J Microsc, 2004, 215（2）: 139-148.

[143] Heinzer S, Krucker T, Stampanoni M, et al. Hierarchical microimaging for multiscale analysis of large vascular networks. Neuroimage, 2006, 32（2）: 626-636.

[144] Stolz E, Yeniguen M, Kreisel M, et al. Angioarchitectural changes in subacute cerebral venous thrombosis. A synchrotron-based micro- and nano-CT study. Neuroimage, 2011, 54（3）: 1881-1886.

[145] Jenstad M, Quazi AZ, Zilberter M, et al. System a transporter SAT2 mediates replenishment of dendritic glutamate pools controlling retrograde signaling by glutamate. Cereb Cortex, 2009, 19（5）: 1092-1106.

[146] Lundström U, Larsson DH, Burvall A, et al. X-ray phase contrast for $CO_2$ microangiography. Phys Med Biol, 2012, 57（9）: 2603-2617.

[147] Zhang MQ, Sun DN, Xie YY, et al. Three-dimensional visualization of rat brain microvasculature following permanent focal ischaemia by synchrotron radiation. Br J Radiol, 2014, 87（1038）: 20130670.

# 第二十八章

## 心脑血管药效学研究和评价关键技术

徐添颖　李志勇　程明和　缪朝玉[*]

### 第一节　心脑血管药效学概述

心脑血管药效学主要包括抗高血压药物药效学、抗心肌缺血药物药效学、抗心律失常药物药效学、治疗心功能不全药物药效学、调血脂药物药效学、抗动脉粥样硬化药物药效学、抗血小板聚集药物药效学、溶血栓药物药效学、抗凝血药物药效学、治疗心肌炎药物药效学和防治脑血管疾病药物药效学等。心脑血管药效学研究和评价首先应遵循总体指导原则[1]，有以下几方面：①方法。主要药效作用应当用体内、体外两种以上实验方法获得证明，其中一种必须是整体的正常动物或动物病理模型。实验模型必须能反映药理作用的本质。如有些药物无法满足上述动物和模型要求，应予以说明理由，改用其他模型。②指标。应能反映主要药效作用的药理本质。应客观、能定量或半定量。③剂量。应做出量效关系，尽量求出半数有效量（$ED_{50}$）或有效剂量范围。量效关系不明确的药物应说明原因。④给药方法。应采用拟推荐临床应用的给药方法。如该法在动物上无法实施时，应予说明，改用他法。⑤对照。应有空白对照和已知标准阳性药物或治疗措施对照。本章将以抗高血压药物药效学为代表，从动物模型、血压测量和药物研究三方面针对性地举例说明。

### 第二节　高血压动物模型

1934 年，Goldblatt 等[2]使犬的一侧肾动脉狭窄，成功地制造了第一个高血压模型，即两肾一夹型高血压犬，从而开创了高血压实验研究新阶段。至今，高血压模型已有很多，使用过的动物有大鼠、小鼠、兔、鸡、羊、猫、犬和猴。这些高血压模型不同程度地模拟人类高血压，有些是研究高血压发病机制和防治的重要工具，已越来越受到人们的重视。根据制备方法的不同，高血压动物模型可分为两大类：实验性高血压动物模型和遗传性高血压动物模型，前者采用手术、药物手段来制备，后者采用遗传学方法来制备。本章列出高血压动物模型的主要种类，并介绍常用高血压动物模型的制备方法。

* 通讯作者：缪朝玉，E-mail：cymiao@smmu.edu.cn

# 一、实验性高血压动物模型

## （一）肾血管性高血压模型[2-6]

肾血管性高血压模型也称肾动脉狭窄性高血压模型，可分为两肾一夹型（两侧肾完整，一侧肾动脉狭窄）、一肾一夹型（一侧肾切除，另一侧肾动脉狭窄）和两肾两夹型（两侧肾完整，两侧肾动脉狭窄）。常用动物是犬和大鼠。

**1. 基本原理**　狭窄肾动脉可造成肾脏缺血，导致肾脏内肾素合成和分泌增多，进而增加血中血管紧张素含量，使血压升高。此模型属高肾素型高血压模型。

**2. 操作步骤**　肾血管性高血压犬的制备：将犬麻醉后俯卧位固定。腹部下方垫一枕头使腹背部顶起。从脊柱旁 1.5～2cm 处开始，右侧顺肋骨缘（或左侧在离肋骨缘约两指宽的地方）做 4cm 长的皮肤切口。切开皮下组织和腹背筋膜，并在内、外斜肌筋膜连接处旁边切开内斜肌筋膜，推开背长肌，暴露盖在肾周围空隙上的腹横肌肌腱。顺肌纤维切开肌肉，并将肌肉分离开。用手指通过手术区摸到肾脏，并在肾切迹与主动脉之间找到强有力搏动着的肾动脉。按所需要的长度，小心地钝性分离出一段肾动脉。选用大小合适的银夹或银环（6～8kg 犬所用的环直径为 0.8～1.2mm，以动脉狭窄后血流量下降 50%～70% 为宜）套在肾动脉上。最后分层缝合手术切口。术后犬血压逐步升高，6 周后收缩压>160mmHg（21.3kPa）者作为肾血管性高血压犬，此为两肾一夹型高血压犬。如果单侧肾动脉狭窄后血压升高不理想，可进行第二次手术将另一侧肾切除或肾动脉狭窄，以制备一肾一夹型高血压犬或两肾两夹型高血压犬。也有人主张以腹中线做切口，一次手术将两侧肾动脉狭窄或一侧肾切除、一侧肾动脉狭窄。

肾血管性高血压大鼠的制备：选取 150～200g 大鼠，用地西泮 5mg/kg 和氯胺酮 50mg/kg 腹腔注射麻醉，仰卧位固定，剪去腹部手术野毛，皮肤消毒后于剑突下 1.5cm 沿腹中线切开皮肤及肌层，右示指伸入腹腔摸着肾脏，左手指从腹部外侧配合将肾脏轻轻挤出，用浸有生理盐水棉花或纱布包住，然后用左手示指与拇指将其固定。右手用无钩直头眼科镊小心分离肾蒂部筋膜，沿肾静脉下方分离肾动脉，在近主动脉端用 U 形银夹（内径为 0.2～0.25mm）套上，最后分层缝合手术切口。术后大鼠血压逐渐升高，4～5 周及之后 70% 以上大鼠形成持续性高血压，收缩压>160mmHg（21.3kPa）者作为肾血管性高血压大鼠，此为两肾一夹型高血压大鼠。如果制备一肾一夹型高血压大鼠或两肾两夹型高血压大鼠，则需在手术切口缝合前将对侧肾切除或肾动脉狭窄。

**3. 注意事项**

（1）注意肾动脉狭窄程度。在一定范围内，动物血压升高速度和程度与动脉狭窄程度成正比。但如果肾动脉狭窄不够，则动物不能形成高血压；如果肾动脉狭窄过度，则引起肾坏死，一方面可能因严重肾功能不全而导致动物死亡，另一方面也有可能因单侧肾功能丧失，对侧肾功能完全代偿而使动物不能形成高血压。

（2）在分离肾动脉时应注意有无分支，如仅狭窄肾动脉分支则不能造成高血压。

（3）一般采用成年动物，因为幼年动物生长迅速，肾对血液需要量增加过快，容易引起肾动脉狭窄后肾坏死。

**4. 模型特点及评价**　肾血管性高血压模型是常用的高血压模型。具有以下特点：①病理生理与人类高血压有许多相似之处；②手术操作较简便；③高血压稳定，且对降压药物的反应与高血压患者比较相符，适用于抗高血压药物筛选和疗效评价；④两肾两夹型高血压大鼠可作为易脑卒中型高血压模型，术后 40 周时脑卒中发生率为 62%（表 28-1）；⑤采用基因工程大鼠、小鼠，结合肾血管性高血压模型制备，有利于揭示高血压及其并发症的分子机制。

**表 28-1　不同类型肾动脉狭窄性大鼠的高血压、脑卒中发生率**

| 类型 | 高血压发生率（%） | 脑卒中（肾动脉狭窄 40 周时）发生率（%） |
| --- | --- | --- |
| 两肾两夹型 | 100（55/55） | 62（34/55） |
| 一肾一夹型 | 77（23/30） | 23（7/30） |
| 两肾一夹型 | 70（21/30） | 17（5/30） |

注：括号内为例数。

### （二）肾性高血压模型[2]

直接对肾施行手术造成的高血压模型称为肾性高血压模型。由于采用的手术方式为肾外包扎压迫术，故该模型也称肾外包扎性高血压模型、肾外压迫性高血压模型。可分为两肾一扎型（两侧肾完整，一侧肾包扎）、一肾一扎型（一侧肾切除，另一侧肾包扎）和两肾两扎型（两侧肾完整，两侧肾包扎）。常用动物是大鼠。

**1. 基本原理**　肾外异物包扎，可致肾周围炎，在肾外形成一层纤维素性鞘膜，压迫肾实质，造成肾组织缺血，使肾素形成增加，进而使血液中血管紧张素含量增加，血压上升。属高肾素型高血压模型。

**2. 操作步骤**　选择 120～150g 大白鼠，麻醉后俯卧位固定，腹部下方垫一高 2～3cm 的沙袋，剪去手术野的毛，消毒皮肤，从第 10 胸椎到第 3 腰椎处沿脊椎中线切开皮肤，在左侧季肋下 1.5～2cm 和距脊椎 1cm 处用小血管钳分开肌肉，用两指从腹下部将肾脏自创口中挤出，小心地将肾脏与周围组织剥离，将自制的双层乳胶薄膜剪成"X"形，绕肾门将肾脏交叉包扎，然后在相对侧切开，取出右肾，分离后切除，最后分层缝合手术切口。皮下注射 1 万～2 万 U 青霉素 G。手术所用器械无须高压消毒，只要在 75%乙醇中浸 30min，临用时用煮沸过的生理盐水冲洗一下，用毕后仍浸入乙醇中。手术后可加饮 1% NaCl 溶液作为促进因素，约经 20 天，有 70%以上的大白鼠出现持续性高血压。收缩压一般可升高 50%以上。

也可采用消毒玻璃纸包扎肾脏（玻璃纸在乙醇中消毒 2～3 个昼夜）。在玻璃纸中央预先剪一小孔以便肾动、静脉及输尿管能通过。玻璃纸的一侧从中央到边缘剪开，经过此缘将玻璃纸套住肾脏。纸的边缘作垫式缝合。

**3. 注意事项**

（1）肾外包扎材料除自制双层乳胶薄膜和玻璃纸外，还可用绸布、乳胶、火棉胶等材料。肾外包扎应足够紧，但不能勒破组织。

（2）上述操作是一肾一扎型操作。如果要制造两肾一扎型，则一侧肾包扎后无须切除另一侧肾，术后 3～6 个月 10%～20%动物形成高血压。如果制造两肾两扎型，则一侧肾包扎后同法包扎另一侧肾，术后 3～4 周 70%以上动物形成高血压。

### （三）醋酸去氧皮质酮盐性高血压模型[4, 7]

醋酸去氧皮质酮盐性高血压模型常用动物为大鼠。

**1. 基本原理**　醋酸去氧皮质酮（desoxycorticosterone acetate，DOCA）为盐皮质激素，具有明显的水钠潴留作用，使细胞外液增加，血压升高。大鼠一侧肾脏切除后给予 DOCA 和附加饮用 1% NaCl 溶液可形成持续性高血压。与肾血管性、肾性高血压模型不同，该模型属低肾素型高血压模型。

**2. 操作步骤**　大白鼠 100～150g，在地西泮 5mg/kg 和氯胺酮 50mg/kg，腹腔注射麻醉下，腹部正中切口进行左肾切除。术后大鼠用 DOCA 50mg/kg，皮下注射，一日一次，每周给药 5 天，共 5 周，同时饮 1% NaCl 溶液，停止给药后改饮普通水。给药 1 周后约 50% 大鼠血压升高，给药 5 周停药后 70% 大鼠形成持久性高血压，收缩压＞160mmHg（21.3kPa）者用作实验。

也可采用 DOCA 缓释片剂一次性皮下埋藏来替代经常性皮下注射给药来制造模型。

**3. 注意事项**

（1）皮下注射部位在背部，应经常更换，注射针宜用酒精擦拭消毒以免注射局部感染。

（2）采用 DOCA 片剂皮下埋藏来制造模型，片剂植入处应远离切口，以免皮质激素造成局部切口不愈。

**4. 模型特点及评价**　DOCA 盐性高血压模型是常用的高血压模型，其制备简便，高血压较稳定，且对降压药物的反应与高血压患者比较相符，适用于抗高血压药物筛选和疗效评价。大鼠单用 DOCA 不易引起稳定的高血压，应事先切除一侧肾脏和附加饮用 1% NaCl 才能引起持续性高血压。在制备有些高血压模型时，常用盐（NaCl）作为高血压形成的促进因素，事实上单独长期高盐饮食就可形成慢性高血压，称为盐敏感性高血压。

（四）其他[3, 8, 9]

外源性给予血管紧张素、NO 合酶抑制剂、脑垂体激素、甲状腺激素等也可造成动物高血压。采用肾上腺切除手术和术后饮用 1% NaCl 溶液也可制备肾上腺再生性高血压模型。

# 二、遗传性高血压动物模型

（一）选择性近亲交配高血压模型[3, 10]

通过选择性近亲交配已培育出高血压兔、大鼠和小鼠。目前常用的是选择性近亲交配高血压大鼠，有下列品种。

**1. 自发性高血压大鼠及其亚型**　自发性高血压大鼠（spontaneously hypertensive rat，SHR）：1959 年，Okamoto 和 Aoki[11]从几百只 Wistar 京都种大鼠中筛选出 1 只收缩压持续在 150～175mmHg（20.0～23.3kPa）的雄性大鼠，将它与收缩压为 130～140mmHg（17.3～18.6kPa）的雌性大鼠交配，结果得到收缩压都大于 150mmHg（20.0kPa）的子代，再选用血压较高的大鼠进行近亲交配，依次进行这种选择性近亲交配 20 代而获得稳定的高血压遗传性，从而建立了 SHR 品种。到 1986 年 SHR 已繁殖了 80 代。SHR 出生后血压随鼠龄不断升高，3～4 个月时为高血压确立期，6 个月时血压升到最高水平，幼年 SHR 交感活性增高，4 周龄时虽然血压正常但已出现心脏重量增加，以后随血压升高进一步出现心血管并发症。SHR 的正常血压对照组为 WKY 大鼠（Wistar-Kyoto rat），但目前不少研究者认为 WKY 大鼠作为对照组不够理想，原因是 WKY 大鼠的自发性高血压发生率较高，并且 WKY 大鼠培育比 SHR 晚 10 年，WKY 大鼠繁殖代数不够，在没有建立稳定的遗传性之前就商品化投放各实验室，导致各实验室的 WKY 大鼠遗传差异较大[12]。

易脑卒中型自发性高血压大鼠（stroke-prone spontaneously hypertensive rat，SHRSP）：是从死于脑卒中的 SHR 子代中经近亲选择交配而得。该模型不仅自发地发生高血压，而且无须外加诱因（如盐负荷）即可产生高血压并发症。在鼠龄 10～15 周时发生严重高血压，超过 200mmHg（26.6kPa），雌、雄 SHRSP 分别在 13 个月和 9 个月时死于脑出血或脑梗死，脑卒中发生率高达 90% 以上，相反抗脑卒中自发性高血压大鼠（stroke-resistant spontaneously hypertensive rats，SHRSR）血压亦可达 26kPa 左右，但死于脑卒中的不到 5%。SHRSP 的脑缺血、脑出血部位、病理改变和脑血管症状与人类脑卒中相似。

关于 SHR、SHRSP 的肾素水平，研究表明，SHR 的血浆肾素水平正常，与血压水平无明显相关；SHRSP 在血压低于 210mmHg 时血浆肾素水平维持正常，在血压高于 210mmHg 时血浆肾素水平显著升高，而且，血压水平与血浆肾素水平呈明显正相关（图 28-1）。这些提示，极度的血压升高可导致血浆肾素增加，后者进一步加重高血压[13]。

此外，还培育出了肥胖型自发性高血压大鼠、自发性血栓形成大鼠、易动脉脂肪沉积大鼠、心肌缺血性大鼠等 SHR 亚型。

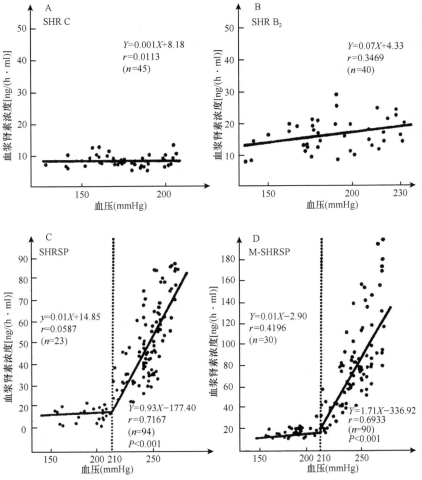

图28-1　自发性高血压大鼠（SHR）、易脑卒中型自发性高血压大鼠（SHRSP）血浆肾素水平与血压水平的相关性
M-SHRSP，恶性易脑卒中型自发性高血压大鼠

**2. Dahl 盐敏感大鼠**（Dahl salt-sensitive strain，DS）　　将 Sprague-Dawley 大鼠用高盐饮食（8%及 11.6%）及三碘甲状腺原氨酸（$T_3$）处理形成高血压，再将血压最高和最低大鼠分别进行繁殖，分别得到 Dahl 盐敏感大鼠（DS）和 Dahl 盐不敏感大鼠（Dahl salt-resistant strain，DR）。DS 的血压高度由开始高盐饮食时年龄、性别和高盐饮食的持续时间及钠的含量所决定。DS 对其他升压措施如 DOCA 盐、皮质酮、肾动脉狭窄、肾上腺再生等也比 DR 敏感。在 DS 高血压发病机制中肾上腺、肾脏和神经系统起着重要作用。

**3. 米兰种高血压大鼠**（Milan hypertensive strain，MHS）　　MHS 是从 Wistar 大鼠经选择性近亲交配而得。高血压逐代缓慢升高，平均每代升高 0.26kPa，高血压程度较轻，出生 2 个月后血压不再随鼠龄升高。断奶 MHS 与米兰种正常血压大白鼠（Milan normotensive strain，MNS）血压相同，但肾脏较小。将成年 MHS 肾脏移植给 MNS，使后者血压升高，这说明 MHS 肾脏功能异常参与其高血压的形成。

**4. 遗传性高血压大鼠**（genetically hypertensive strain，GH）　　又称新西兰种高血压大鼠，是从 Wistar 大鼠经选择性近亲交配而得。高血压发生早，出生后 2 天血压即比对照鼠高，6 周龄时有心肌肥厚，GH 高血压发病机制可能与平滑肌细胞膜 $Ca^{2+}$ 处理或肾血流调节异常（可能与肾脏前列腺素脱氢酶活性低下）有关。

**5. 以色列种高血压大鼠**（Sabra hypertensive strain，SBH）　　根据以色列大鼠对 DOCA 盐引起高血压反应敏感或不敏感对其进行选择性交配而得。SBH 用 DOCA 盐或单侧肾动脉狭窄可使血压明显升高，与 DS 相当近似，而以色列种正常血压大鼠（Sabra normotensive strain，SBN）用同样处理后血压仍然正常。SBH 的高血压与水钠潴留有关。

**6. 里昂种高血压大鼠**（Lyon hypertensive strain，LH）　　以 Sprague-Dawley 大鼠通过选择性交配而得，LH 体重比相应里昂种正常血压大鼠（Lyon normotensive strain，LN）或里昂种低血压大鼠（Lyon low blood pressure strain，LL）重，LH 的中枢神经功能存在遗传性缺陷。LH 属低肾素、盐敏感性高血压模型，肾功能异常在高血压发病中起重要作用[14]。

**7. 模型特点及评价**　　上述各种遗传性高血压大鼠以 SHR 应用最多，SHR 和 SHRSP 已在世界各地被广泛应用。SHR 的血压升高是由多基因遗传决定的，与人类高血压病十分相似，是研究高血压病发病机制和筛选降压药物较为理想的动物模型。两者相似之处表现如下：①遗传因素占重要地位；②在高血压早期无明显器质性改变；③病情相似，血压随鼠龄增长而增加，到 6 个月时已上升到最高水平；④血流动力学改变的特征一致，血管总外周阻力明显升高；⑤随着疾病发展可出现心、脑、肾等并发症，用降压药物等治疗措施可预防或减轻疾病的进展和并发症的发生；⑥应激和摄取过量盐等因素能加速高血压的发展及加重并发症。但 SHR 与人类高血压病也有一些差异，表现如下：①它主要通过遗传学上选择性繁殖所得，与高血压病的发生有一定差别；②甲状腺和免疫功能存在异常。

（二）高血压基因工程动物模型[15]

20 世纪 80 年代基因工程技术的发展为病理模型的制备开辟了崭新的途径。在高血压方面，自从 1990 年 Mullins 等[16]采用转基因技术的显微注射法将小鼠肾素-2 基因随机整合到大鼠基因组中制造了第一个转基因高血压大鼠以来，至今已有多种高血压基因工程小鼠和大鼠。

**1. 高血压基因工程动物品种**　　在小鼠，高血压基因工程动物有两大类：一类是将特定的外源基因随机整合到小鼠基因组中并过分表达造成高血压，称为转基因高血压小鼠，主要品种见表 28-2；另一类是将小鼠基因组中的某个基因剔除（gene knockout）造成高血压，称为基因剔除高血压小鼠，主要品种见表 28-3。目前，基因剔除方法只能在小鼠实施，因此，在大鼠，高血压基因工程动物只有 1 类，即转基因高血压大鼠，主要有 2 种：①携带小鼠肾素-2（mREN2）基因的转基因大鼠（transgenic rat，TGR），即 TGR（mREN2）27[16, 17]；②携带人血管紧张素原和人肾素（hAOGEN-hREN）基因的 TGR，即 TGR（hAOGEN-hREN）[18, 19]。它们都是通过外源基因随机整合到大鼠基因组中并过分表达造成高血压，见表 28-4。

#### 表 28-2　转基因高血压小鼠

| 转基因 | 启动子[a] | 小鼠品种[b] | 主要结果 |
|---|---|---|---|
| rAOGEN 和 rREN | 小鼠金属硫蛋白 I | C57BL/6×Balb/C | rAOGEN 和 rREN 两者都表达时血压升高 |
| rAOGEN | rAOGEN | NMRI | 循环 Ang II 升高，血压升高 |
| hAOGEN 和 hREN | hAOGEN 或 hREN | 未特别指出 | 血压升高 |
| 兔 $Na^+$-$H^+$ 交换体 | 人延长因子 1α | （C3H×C57BL/6）$F_1$×C3H | 尿 $Na^+$ 分泌受损，血压升高（盐敏感） |

a 特指用于表达转基因的调节区。
b 特指受精卵供体鼠种和繁殖用鼠种。
注：r，大鼠；h，人；REN，肾素；AOGEN，血管紧张素原；Ang II，血管紧张素 II。

#### 表 28-3　基因剔除高血压小鼠

| 敲除基因 | 小鼠品种[a] | 纯合子[(+/-)] | 主要结果及参考文献 |
|---|---|---|---|
| 内皮素-1 | 129/SVJ×C57BL/6J 或 ICR | 致死的 | 颜面缺损[(+/-)]，血压升高[(+/-)] |
| ANF | 129×C57BL/6J | 非致死的 | 血压升高（盐敏感） |
| 内皮 NOS | 未特别指出 | 非致死的 | 血压升高 |
| $AT_2$ | 129/OLa×C57BL/6 | 非致死的 | 行为改变，血压升高，对 Ang II 升压反应增强 |
| GC-A 受体 | 129/SVJ×C57BL/6J | 非致死的 | 血压升高（盐不敏感） |

a 特指胚胎干细胞鼠种和繁殖用鼠种。
注：NOS，一氧化氮合酶；$AT_2$，Ang II 2 型受体；GC，鸟苷酸环化酶；ANF，心房钠尿因子，即心房钠尿肽。

#### 表 28-4　转基因高血压大鼠

| 转基因 | 启动子[a] | 大鼠品种[b] | 主要结果 |
|---|---|---|---|
| mREN2 | mREN2 | （SD×WKY）$F_1$×SD | 血压暴发性升高，循环 RAS 受抑，局部 RAS 激活 |
| hAOGEN 和 hREN | hAOGEN 或 hREN | SD | 血压升高，循环 RAS 激活 |

a 特指用于表达转基因的调节区。
b 特指受精卵供体鼠种和繁殖用鼠种。
注：m，小鼠；h，人；REN，肾素；AOGEN，血管紧张素原；RAS，肾素-血管紧张素系统。

**2. 举例介绍转基因高血压大鼠 TGR（mREN2）27**　携带 mREN2 基因的转基因高血压大鼠 TGR（mREN2）27 的研究和应用国外已有很多报道，故对此模型作较详细的介绍。

（1）基本原理：肾素基因是高血压候选基因，小鼠肾素能使大鼠血管紧张素原转变为血管紧张素 I。将 mREN2 基因随机整合到大鼠基因组中，并在肾外局部组织过分表达，通过激活局部肾素-血管紧张素系统（RAS）引起血压升高。

（2）操作步骤：Mullins 等[16, 17]制造 TGR（mREN2）27 的操作步骤如图 28-2 所示。

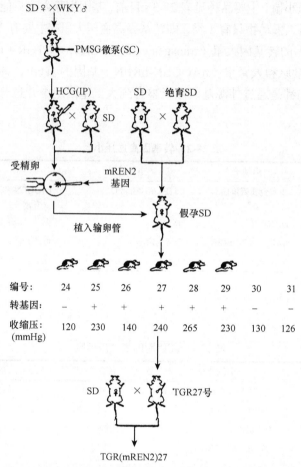

图 28-2　转基因高血压大鼠 TGR（mREN2）27 的制备流程

HCG, 人绒毛膜促性腺激素；♀, 雌性；♂, 雄性；SC, 皮下注射；IP, 腹腔注射

1）准备大鼠受精卵和假孕大鼠：Sprague-Dawley（SD）大鼠雌性（♀）与 Wistar-Kyoto（WKY）大鼠雄性（♂）交配，子代未成年大鼠♀在 9～10 周龄时进行激素处理以促进排卵。首先在乙醚轻度麻醉下将含有 200μg 妊娠马血清促性腺激素（PMSG）的渗透性微泵植入大鼠皮下，2 天后大鼠腹腔注射 30～40IU 人绒毛膜促性腺激素（HCG），并与可育 SD♂交配。与此同时将另一只成年 SD♀与绝育 SD♂（输精管切除）交配。次日检查大鼠交配是否完成，将交配完成的受精卵供鼠（激素处理的未成年鼠）颈椎脱位处死，并在显微镜下切开输卵管收集受精卵，将与绝育 SD♂交配完成的成年 SD♀作为假孕大鼠。

2）外源 DNA 注入受精卵的雄原核：采用显微注射仪将 DBA/2J 小鼠 mREN2 基因（包括 5′上游的 5.3kb 和 3′下游的 9.5kb）缓冲液注入较大的雄原核中，注射容积≤1pl，基因浓度为 1ng/μl。

3）受精卵植入假孕大鼠输卵管：在氯胺酮复合麻醉下，假孕大鼠做下背部中线切口，暴露卵巢和输卵管，将玻璃毛细管一端插入漏斗部，用小镊子固定，另一端与受精卵溶液相连，这样可将含有 mREN2 基因的受精卵转移入输卵管。一共植入 37 个受精卵，最后获得 8 个子代。

4）筛选转基因阳性大鼠：用子代尾部活检组织提取子代大鼠的基因组 DNA，采用 BamH I 片段放射标记的 mREN2 cDNA 探针作 Southern 杂交分析，筛选出基因组中存在 8.5kb 和 0.8kb mREN2 特异性限制片断的大鼠 5 只，即转基因阳性大鼠 5 只，其余 3 只为转基因阴性大鼠。

5）血压测定和繁殖：在子代大鼠 10 周龄时，在乙醚轻度麻醉下，采用尾动脉脉搏测压法测定血压，发现除 1 只嵌合体（仅部分体细胞整合了 mREN2 基因）外其余 4 只转基因阳性大鼠血压在 230～265mmHg（30.6～35.2kPa），而 3 只转基因阴性大鼠血压在 120～130mmHg（16.0～17.3kPa）。选择编号为 27 的 TGR♂与 SD♀交配，由此获得 TGR（mREN2）27 品种，再进行 TGR 之间或 TGR 与 SD 之间交配，可分别获得纯合子和杂合子 TGR。这些 TGR4～5 周龄时血压开始升高，8～9 周龄时达最大值。杂合子♂和♀的血压分别可达 240mmHg 和 200mmHg（31.9kPa 和 26.7kPa），在 20～24 周龄时可出现血压下降，♂和♀分别降 20～30mmHg（2.7～4.0kPa）和 40～60mmHg（5.3～8.0kPa）。纯合子♂和♀的血压分别可达 290mmHg 和 250mmHg（38.6kPa 和 33.3kPa）。

（3）模型特点

1）血压、体重和生存率：血压暴发性升高，纯合子血压高于杂合子，♂血压高于♀，见图 28-3。杂合子的体重增加与 SD 相似，纯合子体重增加很慢。杂合子生存率高于纯合子，♀生存率高于♂。

2）循环 RAS 受抑：表现为肾脏肾素基因表达受抑，肾素合成降低，血浆肾素活性降低，血浆 Ang I、Ang II 降低（♂有可能正常）。

3）mREN2 基因在肾外组织高度表达，依次为肾上腺、胸腺、胃肠道、生殖道、肾、脑和肺，可激活肾外局部 RAS，并使肾上腺皮质激素分泌增多，从而导致高血压形成和心血管损害。

4）血浆肾素原明显升高，但是否参与高血压形成尚有争议。

5）ACEI 和 Ang II 受体阻滞剂对此模型有明显的防治作用。

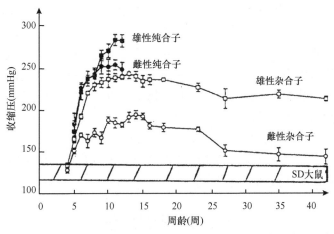

图 28-3　转基因高血压大鼠 TGR（mREN2）27 的周龄-血压曲线（尾动脉测压法）

**3. 高血压基因工程动物模型评价**　　基因工程动物模型为生命科学研究做出了巨大贡献，这些模型保证我们从整体研究基因功能、理解病理机制和测试防治手段。三位科学家因在基因剔除小鼠方面的突出工作荣获 2007 年诺贝尔生理学或医学奖[20]。高血压基因工程动物为高血压研究提供了新的机遇。例如，转基因高血压大鼠已应用于高血压发病机制和药物研究，通过对 TGR（mREN2）27 的研究，明确了肾外局部 RAS 激活在高血压发病中的重要性。再如，TGR（hAOGEN-hREN）适用于人 RAS 研究和人肾素抑制剂研究，将有助于深入了解人 RAS 的病理生理意义和促进人肾素抑制剂的研究开发，见图 28-4。但值得注意的是现有高血压基因工程动物模型是单基因或双基因疾病模型，这与多基因遗传的人类高血压病是有区别的。

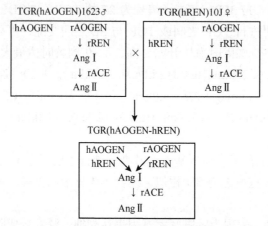

图 28-4　3 种转基因大鼠的肾素–血管紧张素系统（RAS）

H，人；r，大鼠；AOGEN，血管紧张素原；REN，肾素；Ang I，血管紧张素 I；Ang II，血管紧张素 II；ACE，血管紧张素转化酶

# 第三节　动物血压测量

　　血压是指血管内的血液施于单位面积血管壁的侧压力，国际标准计量单位为 kPa，但常用 mmHg 作血压单位，换算方法为 1mmHg=0.133kPa。血压根据血管不同可分动脉血压、静脉血压和毛细血管血压，但通常所说的血压是指动脉血压，故本章介绍实验动物的动脉血压测定法。血压测定法大体分为间接血管外测压法和直接血管内测压法两种，每种又可细分为几种。遥控血压测量属于直接测压法的一种，是目前最先进的血压测定技术，本章特单列一节介绍。当前血压研究的常用实验动物为大鼠、小鼠、犬和猫，一般不宜用兔子做血压实验，因为兔子血压易波动，对药物反应与人相差较大。应根据研究目的，而不是动物种类，选择合适的测压方法。在当今高血压和血压调控研究中大量应用高新尖分子生物学技术的背景下，强调选择合适的测压技术尤为重要，为此，美国心脏协会专门对血压测量问题提出了一系列建议和声明[21, 22]。

# 一、间接测压法

　　间接测压法采用充气加压压迫动脉，使血流中断，脉搏消失，然后减压，通过检测局部组织容积改变、动脉脉搏改变或动脉血流改变来间接测定血压。检测容积的方法有水容积法、光电容积法等，检测脉搏的方法有脉搏描记法、听诊法和触诊法，检测血流的方法有多普勒超声血流计法、显微镜观察法等。这些方法有些只能测收缩压，有些既能测收缩压，又能测舒张压。各种方法的应用广度和精度也有差别，目前以大鼠尾动脉脉搏描记法和犬颈动脉脉搏听诊法较为常用，能较精确地测定血压，与直接测压有良好相关性。

（一）容积测压法[23]

**1. 大鼠尾容积测压法**

（1）基本原理：大鼠尾根部加压超过收缩压时，血流中断，当压力逐渐降低到等于或稍低于收缩压时，血液流入尾部，此时的压力大于静脉压，血液回流受阻，结果尾容积加大，测定该容积突然增加时的瞬间压力，即为收缩压。可用水容积法和光电容积法测定尾容积的改变。光电容积法类似于大鼠足容积测压法（详见后文）。下面介绍水容积法。

（2）测压装置：见图28-5。①加温装置：如全身加温，可用保温箱（用灯泡保温）或可调控的恒温箱。如尾局部加温，可用灯泡局部加温，也可在尾容积器上安装金属片或缠以电炉丝，用继电器控制温度。②尾套：由黄铜等金属或玻璃制成的套管，直径1～2cm，长1.5～3cm，内有一层厚约0.25mm的乳胶膜（乳胶指套即可），若膜太厚，则所测血压偏低，若膜太薄，则容易破损。套管与汞检压计和加压橡皮球相连。③尾容积器：构造和尾套相似，长9cm，直径2.5～3cm，内部乳胶膜可用2～3层阴茎套薄膜，两端固定处加厚，这样既坚实，又能使容积扩张时薄膜能紧贴鼠尾，增加其敏感性。容器上方与玻璃毛细管相通，该管长约20cm，上部3/4的直径为1.5～2.0mm，若直径太细，则阻力大，所测数据偏低，可低20mmHg（2.66kPa），甚至测不出；若直径太粗，则水面上升少，难以检测。容器下方与注射器相连，供注入蓝（或红）墨水用。测压时，整个容积系统不能漏水，不能有气泡。④大鼠固定器（鼠筒及其支架）：鼠筒由中空的两个金属筒套合而成，筒的尾端有一个洞，鼠尾从洞中穿出，头端有可移动的推片，供固定大鼠用。也可用有机玻璃制作各种不同鼠筒。鼠筒固定在鼠筒固定夹上。

（3）操作步骤：①打开保温箱电灯开

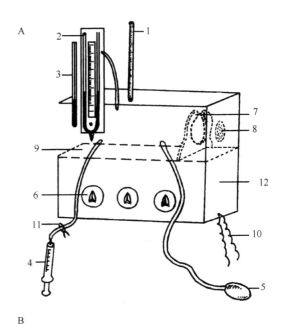

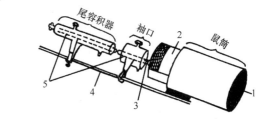

图28-5　大鼠尾容积测压装置

A. 1，温度计；2，汞检压计；3，毛细管；4，注射器；5，橡皮球；6，电灯开关；7，鼠筒固定夹；8，呼吸小孔；9，隔板；10，电源线；11，夹子；12，保温箱。B. 1，铁丝网；2，推片；3，玻璃接头；4，铁轴；5，乳胶膜

关。大鼠加温后放入鼠筒，并固定在舒适的位置，将鼠尾依次引入尾套和尾容积器内。②用注射器向容积器内注入一定量的37℃墨水，再用夹子夹闭连接注射器的导管。若保温箱内温度适当，动物安静，则可看到毛细管的水面有脉搏波动。③用橡皮球充气加压，使之超过收缩压约 30mmHg（3.99kPa），然后逐渐减压，当毛细管水面突然增高时，读取汞检压计上的压力，即为收缩压。连续测 3 次，取平均值作为测定值。④测压完毕后先抽出墨水，再取出动物。

（4）注意事项与评价：本法是测定大鼠血压的经典方法。由于其设备简单，成本低廉，任何实验室均可自行装配，且有一定可靠性，故目前我国仍有少数使用。但此法有很多不足之处：①所测血压波动较大，即重复性较差；②由于水的惰性，又无放大系统，故敏感性较差；③水面升降受呼吸和尾动等的影响；④容积系统漏水或有气泡使测压不准；⑤只有在动物安静和温度适当时才有可能测出血压；⑥测压速度慢，缺乏客观记录。

**2. 大鼠足容积测压法**　原理和尾容积法相同，采用光电容积法测定容积改变。在踝部上方放一加压套，大鼠足露于鼠笼之外，固定在支持架的平板上，平板上有光电池，足背位于光电池和光源之间。当加压套充气的压力下降到收缩压终点，足容积增大，光源达到光电池的光量减少，光电效应变弱，微安计上指针出现明显降落，这时读出检压计上的读数即为收缩压。此法的优点是不需加温，但大鼠的固定，尤其是鼠足的固定较难掌握，测压速度较慢。

（二）脉搏测压法[4, 23-25]

**1. 大鼠尾动脉脉搏测压法**　基本原理：大鼠尾根部加压超过收缩压时，脉搏消失，压力减至收缩压时，脉搏出现，继续减压至舒张压时，脉搏恢复加压前水平，检测这种脉搏变化时的瞬间压力，即得血压值。根据检测尾脉搏方法的不同，可分脉搏描记法和听诊法。

（1）脉搏描记法

1）测压装置：脉搏描记法的测压仪有多种，各实验室自行设计装配的测压系统也有多种，但其基本构造如图 28-6 所示。关键部分是脉搏换能器，目前主要有光电换能器和压电换能器两大类，它们能良好地感受脉搏信号，使之转变为电信号，经放大后记录。旧式测压仪只能测收缩压和心率，舒张压数据虽然能测得，但由于当时舒张压的测定技术尚未过关，因此这一数据是不可靠的。新型测压仪能较精确地测定收缩压、舒张压、平均动脉压（计算所得）和心率。

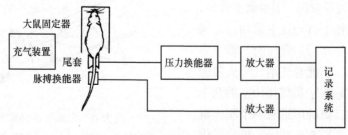

图 28-6　大鼠尾动脉脉搏测压系统

2）操作步骤：不同测压仪或测压系统的操作步骤大同小异，根据说明书操作即可。基本步骤如下。

A. 大鼠加温和固定：加温采用全身加温或尾局部加温。固定采用有机玻璃固定器。加温和固定可分开进行或同时进行。

B. 确定起始脉搏水平：将鼠尾依次穿过尾套和脉搏换能器调整尾巴位置和仪器增益，使尾动脉脉搏信号足够大。

C. 测定血压：用橡皮球充气加压，使尾套内压力升高至脉搏完全消失，再加压 20～30mmHg（2.66～3.99kPa），然后缓慢放气减压直至脉搏信号恢复起始水平，这时从测压仪的显示屏上就可读取收缩压、舒张压、平均动脉压和心率（有些仪器只能测收缩压和心率）。一般连续测 3～10 次，取其平均值作为测定值。

根据实际情况，选用自动充气放气装置、结果打印装置、数据存储和统计装置，或选用已经安装这些装置的测压仪型号。为了满足一批动物测压需要，提高测压速度，可选用多只大鼠选测仪、加温仪，或者选用具有选测和加温双重功能的选测加温仪（Scanner & Heater），测压时将其与测压仪连接即可。有一种选测加温仪能容纳 6 只大鼠及其配套的固定器、尾套和脉搏换能器，鼠室内温度可根据需要通过温度控制调节钮来调节，可调范围为 30～40℃，每只大鼠的血压测定可通过选择按钮来选测。这种选测加温仪可节省总的加温时间，避免在测压过程中反复更换尾套和脉搏换能器。

3）注意事项与评价：①麻醉和制动，此法可以用麻醉大鼠和清醒大鼠。由于麻醉可影响血压和药物反应，因此采用清醒大鼠较合适。但清醒大鼠固定后测压受制动应激的影响，一方面制动应激直接影响血压，另一方面制动和测压操作引起动物挣扎，可明显干扰脉搏检测，使测压不准，甚至测不出。为了使这些不足降至最轻程度，一定要在正式实验前训练动物 5～14 天，使之适应测压环境和操作，另外，动物加温也可使动物安静。②加温，动物加温可扩张尾动脉，促进血液循环，也可使动物安静，这些有利于脉搏检测和血压测定。但全身加温过高可引起体内释放加压物质，使血压升高，也可造成某些毒性反应甚至动物死亡，因此动物加温应适当，一般 34℃加温 10min 左右。③尾套宽度和位置，尾套宽度太小，所测血压值比直接测压高；宽度太大，则相反，因此应选用合适的尾套宽度，一般大鼠体重小的以 1.5cm 为宜，200g 左右的以 2.0cm 为宜，300g 以上的以 2.5～2.8cm 为宜。尾套距尾根部越远，血压值越低，以放在尾根部为宜，每次操作须放在同一位置。④减压速度，减压速度可影响测压值，故选用自动恒速放气比较合适。

（2）脉搏听诊法：将连接低频（100Hz）放大器的微音器或超声听诊器放于尾套远心端的尾动脉上，然后尾套充气加压超过收缩压，再缓慢减压，当通过耳机听到脉搏出现的声音时，此时的压力即为收缩压。本法大鼠需加温，肛温升高 0.8℃才能测出血压，方法简便、快速、与直接测压有一定相关性，比较可靠，但易受外界声音干扰，故环境必须绝对安静。

**2. 犬颈动脉脉搏测压法**　基本原理与大鼠尾动脉脉搏测压法相同。本法的关键在于犬颈动脉皮鞘的制备，测压方法有脉搏听诊法、触诊法和描记法。

（1）颈动脉皮鞘的制备：手术要求无菌操作。犬采用静脉注射戊巴妥钠 30mg/kg 麻醉，仰卧位固定于手术台上，颈部剃毛，用肥皂水洗净，用碘酒和 75%乙醇消毒。在右颈部（或左颈部），以胸锁乳突肌内沿为中线作两条平行皮肤切线，宽 3～4cm，内切线从胸骨柄上端开始，长 7～8cm，外切线比内切线短 0.5～1.0cm，使皮鞘有较多的血液供应，以利于伤口愈合。然后分离两切线之间的皮下组织，结扎出血点，做成皮片。沿胸锁乳突肌内沿分开筋膜，可见颈总动脉和迷走神经的混合干，分离颈总动脉 7～8cm，并置于皮片下，依次间断缝合皮片的皮下组织和皮肤，制成皮鞘。然后依次间断缝合颈部的肌肉、连续缝合皮下组织和皮肤。在皮鞘两端与其下颈部皮肤交界处做荷包缝合，即 4 片皮肤各缝一针，拉紧，使方形缺口封闭。缝合后的皮鞘长短以能在皮鞘下放入 3～4 横指为宜。皮鞘内的颈总动脉搏动不能减弱，若减弱或摸不到搏动，说明颈总动脉受压迫，其原因为切线位置不当或所分离的动脉长度不够，需重新分离和缝合。手术完毕后，用无菌纱布包好皮鞘，皮鞘两侧垫以纱布棉花条，然后再用特制的包扎带包好，这样就不至于压迫颈总动脉。该手术由于皮片的移出，颈部形成一大缺口，缝合时牵引力较大，伤口愈合较慢，且皮鞘两端较易感染，故拆线时间在术后 8～10 天。伤口完全愈合后才能测定血压。

（2）注意事项：严格无菌操作，伤口局部可以撒磺胺粉，防止感染，必要时肌内注射青霉素 3 天，若有感染，犬就会抓伤口，此时立即换药，注意护理。否则引起皮鞘化脓裂口，动脉出血，一旦出现此种情况，结扎动脉。缝合皮下组织十分重要，特别是两端，在缝合皮下组织后，注意细看颈动脉是否露出。皮肤缝合也要特别注意，皮肤对好，不可内翻，荷包缝合时线不能拉得太紧或太松，以不露空隙为宜。若注意消毒、手术和护理，则皮鞘愈合良好。若皮鞘两端感染，易造成皮鞘过短，给测定血压造成困难。

（3）测压方法：不论采取下列哪种方法，动物均需事先训练，使之适应环境和测压操作，测压环境要保持安静。

1）听诊法：与人的常规测压方法相似。犬取立位、坐位或卧位，将加压袖带包在颈动脉皮鞘近心端，加压袖带用导尿管放在妇科用橡皮指套内，束紧，外包一层绸布，导尿管另一端与汞检压计（人用）相连，将听诊器放在加压袖带远心端，听诊器可选人用血压听诊器（去掉大喇叭），加压袖带充气加压约超过收缩压 30mmHg（3.99kPa），然后逐渐放气减压（注意放气速度，若太快，则收缩压偏低，若太慢，则舒张压不易检测），读取出现声音时的压力即为收缩压，变音时的压力即为舒张压。

2）触诊法：操作基本同上，加压袖带内的压力达收缩压终点时，可触及脉搏搏动，搏动减弱时为舒张压（动物不一定全部能测出舒张压）。

用听诊法和触诊法测量血压方便、快速，若环境和动物安静，则所测血压值较可靠，若动物兴奋，则血压升高，心率加快。在筛选药物和评价降压药物降压疗效时，为避免主观误差，可采用盲法，即测压者不知所用何药。

3）描记法：为了防止主观评定血压，可采用颈动脉脉搏描记法测压（参见大鼠尾动脉脉搏测压法），但由于手续烦琐，一般不采用。

**3. 犬胫动脉脉搏测压法**　与大鼠尾动脉脉搏测压法相似，但应用不普遍。

**4. 犬尾动脉脉搏测压法**　类似于大鼠尾动脉脉搏测压法，但应用不普遍。

间接测压法的选用[21]见表 28-5。

表 28-5　间接测压法的选用

| 适用于 | 不适用于 |
| --- | --- |
| 无创检测或筛选： | 血压与靶器官损伤等变量的相关性 |
| 　症状明显的收缩性高血压 | 干预措施或变量的非血压作用 |
| 　大幅度收缩压变化 | 间歇性或轻度高血压或血压微小变化 |
| 　大样本收缩压变化 | 血压波动性、舒张压或脉压 |
| 　（如高通量遗传筛选） | 无应激、无制动测压 |

# 二、直接测压法

直接测压法的基本原理：将导管一端插入动脉中，另一端连至各种检压计以测定血压的方法称为直接测压法。经典的方法是采用 U 形汞检压计，从 U 形管两水银面高度的差读得血压值，也可记录在记纹鼓上，测得的血压为平均动脉压，目前已不太用了。目前采用各种类型压力换能器，其基本功能就是将压力信号转变为电信号，经放大系统记录在生理记录仪上或计算机上，能较精确地测定心动周期中各瞬间的血压值。

## （一）麻醉动物直接测压法[23, 26-28]

**1. 操作步骤**　①麻醉：最常用的麻醉剂为戊巴比妥钠，犬和猫一般用 30mg/kg 静脉注射或腹腔注射麻醉，大鼠用 45mg/kg 腹腔注射麻醉，兴奋型犬的麻醉剂量可增至 35～40mg/kg，最好采用静脉注射，便于掌握剂量。在实验过程中，为维持一定的麻醉深度可加用一定的维持量。戊巴比妥钠麻醉维持时间为 2～4h，若手术或实验时间短，可用硫喷妥钠。大鼠还常用乌拉坦 1000～1500mg/kg 腹腔注射麻醉，麻醉深而平稳，24h 还不能完全恢复。②固定动物：将动物仰卧固定在手术台上，注意四肢束缚不可过紧以免影响血液循环，用线绳通过门齿将颈部拉直以便手术操作。③手术视野剪毛。④气管插管：做颈部正中纵形皮肤切口，分离出一小段气管，表面做倒 "T" 形切口，插入大小合适的气管套管，用线固定。⑤动脉插管：一般选用颈动脉或股动脉进行插管。颈动脉插管时，沿胸锁乳突肌内缘将筋膜分开，即可见颈总动脉迷走神经混合干，将动脉和神经分开，分离甲状腺动脉以下的颈总动脉一段（2～4 cm），下穿两根线，用一根线结扎血管远心端，用动脉夹夹住血管近心端，然后在血管上剪一小口，插入动脉导管，并用另一根线固定。股动脉插管时，在腹股沟处用手触及股动脉搏动，在其表面作股动脉走向的皮肤切口，分离皮下组织，暴露股动脉、股静脉，分离股动脉，按上述方法插入动脉导管。如需静脉给药或补液，可同时作颈外静脉或股静脉插管。若给药次数不多，也可采用舌静脉给药，即将舌拉出，用 5 号针头把药液直接注入舌静脉。⑥血压记录：将动脉导管与压力换能器相连（图 28-7），信号经放大后记录于生理记录仪上或计算机上。可记录收缩压、舒张压、平均动脉压等，也可记录血压波形。

**2. 注意事项与评价**　①手术要仔细、柔和，勿损伤小血管，出血时要迅速止血。分离大鼠股静脉时，更要细心柔和，否则静脉塌陷难以插管。犬的皮肤易出血，可用烧灼法止血。②呼吸对血压影响很大，人工呼吸时注意呼吸量和频率，犬和猫的呼吸频率为 20～24 次/分，大鼠为 70～80 次/分。注意呼吸道是否被分泌物堵塞，一旦发现要即时清除。③压力换能器应预先定标。动脉导管预先充满 0.05%肝素生理盐水，以防血液凝固，如实验过程中发生导管内凝血或脉压过小，可经三通管用少量 0.05%肝素生理盐水冲洗。静脉导管内充满生理盐水即可。动脉导

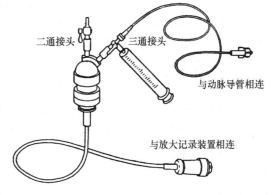

二通接头　三通接头

与动脉导管相连

与放大记录装置相连

图 28-7　麻醉动物压力换能器

管和压力换能器之间整个系统的空气必须排尽，微小气泡的存在将影响血压波形的真实性。④麻醉深浅可影响实验结果，故应保持麻醉深度平稳。麻醉对心血管功能和药物反应有不同程度影响，这是本法的最大不足。⑤本法用于急性实验。

### （二）清醒动物直接测压法[23, 25, 29-31]

清醒动物直接测压法主要用于大鼠，也可用于犬等动物，在此介绍清醒自由活动大鼠的血压测定技术。

**1. 简易清醒自由活动大鼠血压测定技术**

（1）操作步骤：①导管制作。制作动脉导管时，取 PE10 聚乙烯管 6cm，一端插入 PE50 聚乙烯管，深度约 7mm，并在 PE50 外均匀加热粘接，使粘接处形成一膨大隆起。为了防止加热时将 PE10 管腔粘连，事先用 E-1 弦穿入管内待粘好后再缓慢将弦拉出。制作静脉导管时，取人体硅橡胶管 1cm 放入氯仿中，待其变软后，套在 PE50 外。②手术操作。大鼠用地西泮 5mg/kg 加氯胺酮 50mg/kg 腹腔注射麻醉。在头顶中央剪一 2mm 长的皮肤小口，将大鼠仰卧固定在手术板上，手术区剪毛，沿股动脉走向切开皮肤，切口上缘达腹股沟，长约 3cm，用血管钳分离皮下组织，暴露股动脉、股静脉，用小弯镊和小弯血管钳轻轻将股动脉分离，自股动脉下方穿过两根 0 号丝线，一根在远心端将动脉结扎，另一根备用。动脉导管 PE50 端由金属引针经背部皮下从头顶部剪口引出，用塑料注射器将导管内充满肝素 200U/ml 的等渗葡萄糖液，用小镊子的柄端将股动脉提起以阻断血流，用眼科剪剪一小口，将动脉导管 PE10 端缓慢插入动脉，放下镊子，此时，可见动脉导管内的血流有节律地缓慢向注射器推进（因塑料针筒阻力大），继续将导管插入至腹主动脉。因腹主动脉压力较大，往导管内推注少许液体，松手时血液即刻又将导管充盈，证明导管已插好，用近心端这根备用线将股动脉结扎在导管上。为了防止动物在接记录系统时将导管拉出，在导管膨大隆起处穿一根线将导管固定在腿部肌肉上。导管内换上聚乙烯吡咯烷酮（PVP）溶液，用大头针封口，缝合切口。按常规分离颈外静脉或股静脉，插上静脉导管以备给药用，将导管用引针经皮下从头顶部剪口引出，与动脉导管一起用马鞍固定在项部。术后 30min 动物苏醒，独笼饲养 36h 后可连接测压系统进行实验。③连接测压系统。将动物连接测压系统（图 28-8）。先将动脉导管内 PVP 溶液清除，换入肝素化生理盐水。动脉导管经一连接管连上转动装置，连接管外由弹簧钢丝保护。转动装置可以随动物活动而旋转，并保证液体流动通畅。在转动装置与压力换能器之间有一灌注三通管连接恒速推注器。经此灌注装置持续向动脉导管内输注（每小时 0.5ml）肝素化（$2.5 \times 10^3$U/L）等渗葡萄糖液。④记录血压。采用生理记录仪记录血压。

（2）注意事项与评价：①动脉插管的选择。笔者一开始采用国外类似方法，直接从腹主动脉插管，此法需打开腹腔，手术视野较大，动脉与静脉不易分开，易引起出血，故成功率低（约 50%）。1990 年后改用从股动脉插入腹主动脉的方法，有如下优点：不需要打开腹腔，手术创伤小，动物恢复快；手术简便，易掌握；手术成功率高，可达 80% 以上。②给药途径。如不采用静脉给药，则不做静脉插管，但灌胃、腹腔注射等给药操作可影响即时血压记录。为了满足口服药物实验需要，准确测定经胃给药的时效关系，可预先造胃瘘，将导管一端插入胃内，另一端用引针经皮下从头顶部剪口引出，与动脉导管一起用马鞍固定，以备给药用。③为防止导管凝血，实验过程中一定要向动脉导管内恒速输注肝素化等渗葡萄糖液。④实验环境。动物连接到测压系统后，至少适应 4h 再开始记录。动物放置在透明的有机玻璃圆筒内，圆筒放在通风的木制柜内。动物可以自由摄食和饮水。实验室恒湿恒温（温度：23℃±1℃）、光照自动控制（8：00～20：00 灯亮，其余时间灯灭，即一天中明暗时间比为 12h：12h）。⑤此法的优点包括动物为清醒状态，活动不受限制；可进行急性实验和慢性实验，但慢性实验维持时间有限。

**2. 计算机化清醒自由活动大鼠血压测定技术** 与上述方法不同之处是本法采用安装专门程序的计算机记录血压（图 28-8），这样可长时间连续监测血压，并快速取得实验结果。方法如下：①采样、记录和储存。压力信号经换能器转换为电信号，再经放大器输入计算机。多以 250Hz 的频率采样，即每 4ms 采样 1 次，若大鼠心率以每秒 6 次计，则对每个心动周期的动脉压波形取 41～42 个点，已能较真实地反映动脉血压波形。在采样的同时进行实时计算，计算出每个心动周期的 5 个参数：收缩压、舒张压、心动周期、射血面积和下降斜率，并将这 5 个参数值存放到硬盘内。采样的间断率在 1%以内。采样及实时计算程序以 80286 汇编语言编写，大大提高了取得结果的速度。②数据处理和结果分析。首先是整理数据，包括查阅、修正、打印、图形显示和压缩等。主要是压缩，可以根据需要将记录中任一段时间内数据按任选的倍数压缩。压缩后数据以平均值和标准差表示。对压缩后的数据，可以进一步再加压缩。实时记录的大量一次数据存在硬盘上，压缩后的二

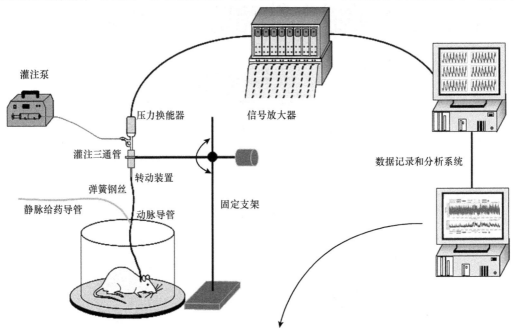

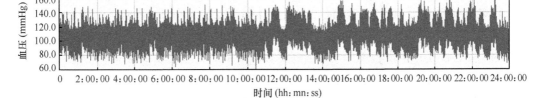

图 28-8 清醒自由活动大鼠测压系统

次数据可以存在软盘上长期保存。结果分析包括统计分析、信号分析和药物效应计算三部分。经过整理分析后的数据结果也可调用阅读、绘图、打印等程序，把数据或曲线打印在纸上供分析和保存。

# 三、遥控测压技术[30, 32-38]

**1. 测压装置和原理**　遥控测压系统由 3 个基本部分组成（图 28-9）：①可植入微型压力发送器（implantable miniature pressure transmitter），也称遥控探头，植入动物体内，用以连续感受、处理和发送信号。②信号接收器，放置在动物笼子下面，用以检测压力发送器发出的信号，并输送至数据交换器。③计算机记录分析系统，用以采集、存储来自交换器的电信号，分析系统可以处理原始数据。此外，还包括环境压力校正仪，因为探头感受的是绝对压力值（环境压力值+血压值），因此需要实时从采集的数据中减去周围环境压力值，才能得到真正的血压值。这 3 部分中以可植入微型压力发送器最为重要，它由体部和导管两部分组成。体部包括压力换能器（将压力信号转变为电信号）、可再利用的微电池操纵的电子模块（处理换能器输出信号并转换为模拟信号发送到接收器）、电池（为电子模块提供电能）。导管直接与体部的压力换能器相连，包括导管内不可压缩性液体（传递血压波到体部压力换能器）、薄壁头端（含有生物相容胶，可以防止不可压缩性液体从管中溢出或血液在头端凝结），见图 28-10。

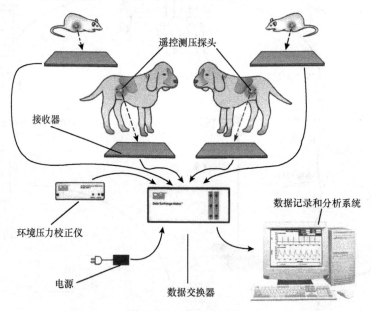

图 28-9　遥控测压系统

**2. 操作步骤**　以 DSI 公司（Data Sciences International, St. Paul, MN, U.S.A.）TA11PA-C40 型大鼠用探头为例，简述遥控探头一般植入过程，见图 28-10。①探头零定标和敏感度检测。随着探头使用次数增加、时间延长和电池消耗，探头变得对温度敏感，其零点值会出现一定的漂移，为求得准确的血压值，在每次探头植入前和取出后，都应该立即对探头进行零定标和敏感度检测。而且，这些应该在接近生理温度（37℃）下进行，才能取得比较接近实际值。笔者实验室使用改装的水银血压计，在37℃水温下，进行零定标、检测敏感度（在200mmHg时，探头检测幅度）。②探头消毒。探头植入前和取出后在25%戊二醛消毒液中至少浸泡消毒40min以上。从消毒液取出后，术前需要用消毒生理盐水浸泡15min以上（头端生物胶高渗，防止导管插入后导管头端发生凝血）。③手术步骤。大鼠称重，麻醉（0.5mg/kg 地西泮+5mg/kg 氯胺酮），腹部剃毛，仰卧位固定于手术台，腹部皮肤酒精棉球消毒2遍。自腹股沟上方约1cm处开始自下而上沿腹中线剪开腹部皮肤，切口长度4～5cm，随即剪开腹部肌肉。在切口左右两边垫上两块叠成3～5层的生理盐水纱布，小心将小肠、结肠从原位挡开，同时用拉钩将两侧腹壁拉开，术野清晰可见腹膜后壁。用蘸水湿润过的棉球棒轻柔地分开腹膜后壁及周围脂肪组织、髂动脉分叉处上方的脂肪组织，在直视下用弯镊钝性分离腹主动脉和下腔静脉，在左肾动脉下方分离腹主动脉（此处下腔静脉非常容易出血），穿过双股线，用一把止血钳夹住线，拉紧以阻断血流。在髂动脉分叉上方5～10mm处用7号针头（针头尖端弯成90°）刺一小孔，立即将准备好的探头薄壁头端从刺破处插入，直到最前端薄壁头端完全进入为止，确保导管最前端不超过左肾动脉。将事先剪好的纤维素滤纸（小于5mm×5mm、一侧剪出凹口）卡在导管进入腹主动脉的位置上，随即滴上生物胶1～2滴，切勿滴在肠管和周围组织上，等待3～5min，自然晾干。左手略微松开肾动脉下方的双股线，观察有无血液流出。若无血液流出，用磁铁打开探头电池，用FM（550Hz）收音机靠近探头，看是否能收听到血压信号，若有，则去除线；若无，则应再检查导管是否进入血管内。用消毒温生理盐水冲洗腹腔，清洗血凝块。检查腹腔无棉球、纱布等异物。将肠管放回原位。将探头置于腹腔中，导管端朝向尾端。探头与腹壁肌肉一起缝合（一针一线法）固定。皮肤缝合。缝合处用酒精棉球清洁消毒。在大鼠任一侧大腿注射青霉素钠（4×10^4U/100g）。将单个大鼠置于铺有报纸的笼子里，手术灯照射保暖，待其自然清醒。大鼠术后需要恢复2周左右才能测压。

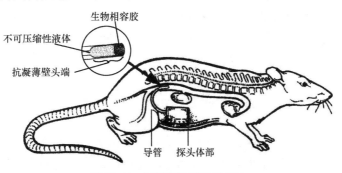

图28-10　遥控测压探头及植入

**3. 注意事项与评价**　尽管无线电遥测技术用于监测实验动物已有50多年的历史，但是只有最近10多年才出现了商业化产品 [Biomedic Data Systems（BMDS），Seaford，DE 19973；Data Sciences International（DSI），St. Paul，MN 55126；Konigsberg Instruments，Pasadena，CA 91107；Mini Mitter，Sunriver，OR 97707；Star Medical Arakawa-Ku，Tokyo 116，Japan] 用于监测实验动物的血压。本法优点：①与传统直接测压法相比，本法无须限制、麻醉或使用绳栓设备，因此几乎没有不良应激和人为干预。该法代表了在清醒、自由活动大鼠上最人性化监测血压的方法。②在单项实验中，可以减少动物使用达60%～

70%，在多重实验中达 90%以上。③不需任何特殊动物护理，允许长时间连续测压（数天、周、月甚至更长时间），可确定昼夜节律、血压波动性等。④适用于所有实验动物，从小鼠到猴子甚至鱼类。本法缺点：①使用成本昂贵，包括设备、实验室改建（隔音、温控、灯控等）。②技术难，手术、测量等需要专门的训练。③不可能在实验中检查系统基线漂移，需要根据体外定标值进行血压值校正。④重于 2g 的探头对体重小于 25g 的小鼠可能导致一些应激。现在，更新的小鼠遥控探头（TA11PA-C10：1.1cm$^3$，1.4g）可减轻此影响。

遥控探头植入方法的某些改进：①通过股动脉放置探头导管，将探头体部放在肋腹皮下，以避免进入腹腔。②在小鼠上采用经左颈动脉进入胸主动脉的导管植入法成为通用方法。颈动脉植入法在小鼠上可长期获取高保真血压记录，动物甚至最小可达 17g。尽管使用颈动脉方法在技术上非常可靠，但是结扎手术侧的颈动脉，可能影响脑血流。有些种系的小鼠脑 Willis 环发育不完全，在实验中需要考虑此点。

清醒自由活动大鼠直接测压法（含遥控测压技术）的选用[21]见表 28-6。

**表 28-6　清醒自由活动大鼠直接测压法（含遥控测压技术）的选用**

| 适用于 | 不适用于 |
| --- | --- |
| 高血压或血压变化幅度 | 症状明显的高血压或血压作用明显的大样本筛选 |
| 血压与靶器官损伤等变量的相关性 | |
| 干预措施或变量的血压和非血压作用 | |
| 间歇性或轻度高血压或血压的变化 | |
| 连续测压、血压波动性 | |
| 完全无制动测压（遥控测压） | |

# 第四节　抗高血压药物研究

抗高血压药物俗称降压药，药物研究包括药效学研究及作用机制研究。由于高血压复方在高血压防治中的重要性，以及复方研究的特殊性，本章也特别论述了抗高血压复方研究。

## 一、抗高血压药物药效学研究

观察一个药物是否具有抗高血压作用，能否成为抗高血压药物，从药效学研究角度，原则上应考虑以下几点：①至少采用两种高血压动物模型；②至少设计 5 个组，模型对照组，阳性药物对照组，试验药物高、中、低剂量组；③根据临床用药途径设计胃内给药或静脉给药；④观察药物的急性作用（1～3 天）、慢性作用（1 周至数月）；⑤观察指标主要是血压和心率，其他血流动力学指标也需考虑，最好还能观察长期给药对高血压靶器官的作用。

以下为摘自《新药（西药）临床前研究指导原则汇编》中关于降压药药效学研究的一些要求[39]，需要研究者在实际工作中准确把握和灵活应用。

### （一）模型及方法

高血压动物实验治疗试验：所试药物准备推荐到临床应用时，必须进行实验治疗试验。

所用动物模型有自发性高血压大鼠（SHR）、易脑卒中型自发性高血压大鼠（SHRSP）、肾血管狭窄型和醋酸去氧皮质酮（DOCA）盐敏感性高血压大鼠、肾血管性高血压犬等。先测对照期（1周以上）的血压及心率，当血压稳定后给药（口服或注射），必要时测定给药前后 ECG 和呼吸。第一次给药时最好测定给药前和给药后不同时间的血压，以确定以后每日（或隔日）测压时间及次数（1～2次）。给药期为1～3周，测定其血压及心率。如测定 ECG 则观察 QRS 波、T 波、ST 段及心律，停药后观察到血压恢复到给药前水平为止。

每组动物大鼠 8～10 只或犬 4～6 只。要用两种以上动物模型。给药后血压下降20mmHg 以上或下降到正常血压水平为有效。

（1）清醒高血压动物急性降压试验：常用高血压大鼠，包括 SHR、肾动脉狭窄型高血压大鼠或 DOCA 盐敏感性高血压大鼠。测压的方法可用尾动脉间接测压或直接插管测压，后者可连续测定给药前后的血压，观察药物时效过程。如静脉注射给药，应同时做静脉插管（颈外静脉或股静脉）。

若有条件可用肾性高血压犬，采用颈动脉皮鞘测压法，方法简便易行，可口服给药，也可从肘静脉注射药物。测定给药前和给药后不同时间的血压、心率及 ECG。

插管直接测压法可连续观察给药前后平均动脉压（MAP）、收缩压（SBP）及舒张压（DBP）。求出急性降低血压 20～50mmHg 的剂量。并和已知药进行疗效的定量比较。若有加快心率作用，求出加快心率的剂量，并与相应已知药比较。

（2）血流动力学试验：一般用犬，因同时可测的指标较多。在戊巴比妥钠麻醉下，分离颈总动脉、颈外动脉、股动脉和股静脉。左侧开胸分离冠状动脉左旋支，主动脉上升支，结扎颈外动脉和椎动脉后在颈总动脉、冠状动脉、股动脉和升主动脉上放置电磁流量计探头即可分别测定这些血管的血流量，以主动脉流量代表心排血量。股动脉插管插到腹主动脉，测定中心动脉压。四肢皮下插针型电极，测 ECG。从心尖将导管插入左心室测左心室收缩压（LVSP）和舒张末期压（LVEDP），经微分标出左室压力上升和下降速率（$LVdP/dt_{max}$）。

麻醉大鼠从右（或左）颈动脉插管到左心室，也可同时测血压、ECG、LVSP 和$LVdP/dt_{max}$。

试验结果评价：泵血功能主要以心排血量（CO）和心脏指数（CI）代表；收缩功能主要以 $LVdP/dt_{max}$ 代表；前负荷以 LVEDP 代表；后负荷以血压（BP）和总外周阻力（TPR）代表；脑血流主要以颈内动脉血流代表；心脏血流以冠状动脉左旋支血流代表；外周血流以股动脉血流代表。必要时须测肾血流。

创新药物需做高血压动物实验治疗试验（SHR 及高血压犬）、清醒高血压动物急性降压试验和血流动力学试验。

**（二）药物**

**1. 剂型和给药方法**

（1）对原料药要进行药效学试验，给药方法应采用拟推荐临床应用的给药方法，制剂若为注射剂，还须进行急性降压试验，与原料药进行对比。

（2）溶于水的药物，配制成生理盐水。

（3）须加助溶剂才能溶解的药物，应以溶剂作对照，若溶剂有轻度降压效应，在评定所试药物降压疗效时，应减去溶剂引起血压下降的数值。给犬注射给药时不能用吐温 80 助溶，因它可引起组胺释放而致血压急剧下降。大鼠的此种反应较轻。也不宜用二甲基亚砜（DMSO）助溶。

（4）加助溶剂还不能溶解的药物，可配成悬液或油剂，但不可静脉或腹腔注射给药。悬液只能口服（灌胃、胃内插管），油剂可皮下注射或肌内注射。

**2. 剂量**　所试药物要选择 3 个剂量以上，以便与已知药进行定量比较。剂量应按等比级数递增，差距应适当。

**3. 对照**　除需溶剂对照（模型对照）外，还需与已知作用机制相似的公认疗效最佳的已知药进行对照（阳性对照），选择主要药效学为指标，比较降压幅度、作用持续时间和不良反应（如心率、心律等），阳性对照药可用 1～3 个剂量。

### （三）注意事项

（1）各种实验模型在确证其药效作用时，应首选自发性高血压大鼠（SHR），其次是肾血管性高血压大鼠或犬。

（2）若所试药物的降压作用维持时间不长，又无急性耐药作用，则在急性试验中可在同一动物身上观察几个剂量（包括对照药），但必须在血压恢复到给药前水平 10min 后才能给下一个剂量。可采用交叉给药法，排除时间、室温和药物相互作用的影响，更准确地比较已知药和所试药的药效学及量效间的差异。

（3）测定血压要注意室温，用尾动脉间接测压法测定大鼠血压时常需加温，要注明加温的温度和时间，因温度对血压有较大影响。

（4）麻醉动物实验要注意麻醉深浅，用清醒动物时要注意动物是否安静，是否有环境的干扰。不论急性还是慢性实验，都要避免对动物采取粗暴手段，因为动物会因此而释放儿茶酚胺等影响实验结果。

# 二、降压机制研究

研究药物的降压机制，首先要确定药物的降压作用是属于中枢性降压还是外周性降压，然后才做进一步分析。

### （一）区分中枢性降压与外周性降压的实验方法[40]

#### 1. 脊髓猫实验

（1）基本原理：将猫在第 2 颈椎水平切断脊髓，施行人工呼吸，随后切断两侧迷走神经。如果给药后仍有降压作用，提示作用部位不在中枢，而在外周。如果给药后原有的降压作用消失，提示作用部位在中枢。

（2）操作步骤：将 1.5～2.5kg 猫置于玻璃罩或玻璃盒中，用乙醚麻醉后取出，给动物戴上一麻醉口罩，以便滴加乙醚维持麻醉。猫仰卧位固定于手术台上，行气管插管，插管一端连接乙醚麻醉瓶，撤除麻醉口罩。分离颈动脉及与之伴行的神经，尽可能在头端方向结扎颈动脉，以减少以后手术过程中的出血。将猫翻转，腹部向下，固定肢体，但头部不固定。从头顶至肩部用解剖刀沿中线分离皮肤，用一对小钩拉开两侧皮肤。手术者一手支持猫头，使颈背部肌肉伸展，由头顶部正中线向下分开第一层肌肉 5～7.5cm，并用一对小钩拉开肌肉（图 28-11A、B）。在正中线上可感觉到第 2 颈椎的棘突，将紧靠棘突两侧的肌肉剪去，但剪线不宜靠近棘突的颅端。用一把细钝解剖刀将肌肉自骨分离，并用一对小钩分开肌肉（图 28-11C），将附着于棘突较下端的肌肉剪断，将整个棘突用骨钳剥去。进行此段手术时，猫应尽可能深麻醉，以减少出血，骨出血可用黏胶涂布于骨表面，即可止血，其他组织出血可用浸有热盐水的棉球压迫 1～2min 止血。用小骨钳将盖在脊髓上的一层骨慢慢地剥除，直到硬脑膜暴露长 1cm 以上为止（图 28-11D）。一助手支持猫头，用剪刀剪开硬脑膜和剪断脊髓，撤除麻醉进行人工呼吸，再用一直径为 3～4mm 的探针自枕骨大孔穿入脑内，捣毁大脑，然后拔出探针，用黏胶做成一个圆锥物（图 28-11E）塞入脑中，再用一软木塞塞住枕骨大孔。若脊髓断端发生出血，可用浸有 60℃热盐水的棉花轻轻压迫止血。缝合颈后皮肤，将猫翻转后固定，切断两侧迷走神经，做颈动脉和静脉插管，分别用于记录血压和给药。

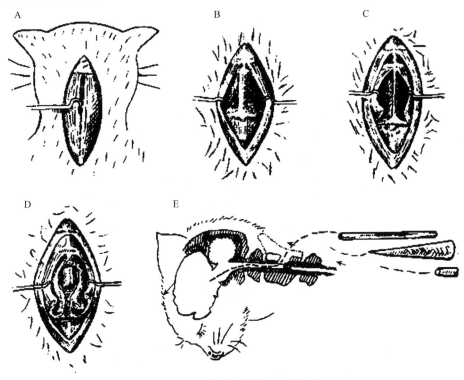

图 28-11　脊髓猫制备法示意图

**2. 降压有效量比较实验**　如果以静脉注射最小有效降压剂量的 1/10 量（该剂量作静脉注射时一般不产生降压效应）作椎动脉注射或侧脑室注射，仍可引起降压效应时，则可推测该受试药物降压作用为中枢性，否则则为外周性。椎动脉给药实验被国外药厂列为常规筛选步骤之一。因为从猫的椎动脉来的血流主要到达脑桥延脑区域，而极少达下丘脑，因此进行椎动脉给药实验以猫进行实验为宜。

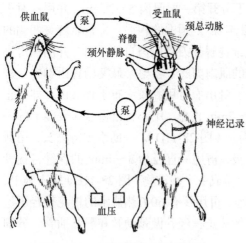

图 28-12　大鼠离体头交叉灌流法

### 3. 交叉灌流实验

（1）基本原理：通过交叉灌流实验记录受血动物的血压及交感神经活动来分析药物的中枢性心血管作用。受血动物的头部血供由另一供血动物提供，在供血动物注射药物后，若药物通过中枢发挥作用，则受血动物会立即出现类似供血动物的心血管效应和交感神经活动的改变。

（2）操作步骤：选用 3 月龄的雄性大白鼠 2 只用乌拉坦（1000mg/kg，腹腔注射）麻醉后，供血鼠与受血鼠仰卧位固定于鼠台上。参照图 28-12 进行手术。供血鼠：行右侧颈总动脉和颈外静脉插管分别作供血和接受回流血液用。做一侧股动脉和股静脉插管，分别用于记录血压和给药。受血鼠：行两侧颈总动脉和颈外静脉插管。于一侧做股动脉插管用于记录血压。腹正中纵切口分离交感神经用于记录神经电活动。交叉灌流系统的循环途径：供血鼠颈总动脉→灌流泵→受血鼠颈总动脉→受血鼠头部→受血鼠颈外静脉→灌流泵→供血鼠颈外静脉。

（3）注意事项：①灌流管道系统均用硅橡胶管，其容积约为 2ml，需事先充满由另一鼠提供的肝素化血液（肝素 500U/100g）；②硅橡胶管一端连有聚四氟乙烯的细管以备插管用；③灌流泵流速为 2.5～5.2ml/min，以调节到其灌流压与供血鼠股动脉血压基本相同为宜；④为了减少手术过程中受血鼠脑部缺血时间，当插管插入受血鼠一侧颈总动脉后，插管另一端立即暂时与自体股动脉相连，然后进行对侧颈总动脉插管；⑤供血鼠颈总动脉与颈外静脉插管方向为向心端，而受血鼠颈总动脉与颈外静脉插管方向为离心端。

## （二）进一步分析中枢性降压机制的研究方法[40]

在中枢神经系统中，对血压具有调节功能的脑区不只是一个局限的区域或核团，而是包括范围广泛的连接或不连接的脑区，它们之间相互联系、相互制约，形成一个完整、统一的心血管调节系统。目前认为延髓和下丘脑是调节心血管最主要的脑区。

进一步分析中枢性降压机制要回答 3 个问题，即药物作用的中枢水平、神经核团和受体。要确定药物作用的中枢水平，可采用分层去脑后药物的降压作用是否消失来判断。如分层去除脑组织时，在脑桥下横断脑干后，可乐定仍能降压，而延脑下横断后，可乐定的降压作用消失，说明可乐定作用的中枢水平在延脑。要确定药物作用的神经核团，可采用特定神经核损毁后药物的降压作用是否消失来判断，如果损毁特定神经核后药物的降压作用消失，说明该神经核可能是药物作用的神经核团，但也有可能是假阳性，理由是损毁的神经核可能只是药物作用的中枢通路的中间站，而非起始站，因此这一方法特异性不够。特异性强的方法是采用特定神经核微注射法或微电脉法，如果药物定位进入特定的神经核后有明显降压作用，说明该神经核为药物作用的神经核团。要确定药物作用的受体，可采用特异性受体激动剂、拮抗剂来观察药物效应的变化来判断，还可应用放射配体受体结合法等。

有关大白鼠孤束核微注射法介绍如下[41]：大鼠麻醉后，做气管插管和右股动脉插管，分别用于人工呼吸和记录血压。然后将大鼠翻转后固定于立体定位仪，切开枕项部皮肤，分开夹肌、颈二腹肌，于枕骨表面剥离头背侧小直肌。沿枕骨大孔咬除部分枕骨，剪开硬脑膜和蛛网膜，暴露延髓背侧面。将装有药液的玻璃注射针安放在立体定位仪的电极夹上，移动电极移动架进行孤束核的定位，即以脑闩顶点为基准，向一侧旁开 0.5mm，再向头端移动 0.5mm，插入深度为 0.5mm。全部手术完毕后，稳定 1h 后才给药，每次注入药液 100nl。为使孤束核定位准确，初学者可用 2mmol/L 的 L-谷氨酸钠溶液练习孤束核的定位。孤束核微注射 L-谷氨酸钠可引起短暂的降压反应。另外每次实验结束时，注射点以同法注入等量次亚甲蓝溶液做定位标记，取出延髓于中性甲醛液固定，7 天后做 20μm 厚连续切片，光镜下行组织学定位，定位不准确者淘汰。

### （三）进一步分析外周性降压机制的研究方法[40]

**1. 神经节阻断实验** 可采用猫在体瞬膜神经肌肉标本进行分析。受试药物（0.2ml）可采取逆行注入舌动脉或局部用于颈上神经节。如果给药后可使电刺激颈上神经节节前纤维和注入乙酰胆碱引起的瞬膜收缩反应消失，而对刺激节后纤维或注入去甲肾上腺素产生的瞬膜收缩反应无影响，则可认为该药具有阻断神经节的作用。

**2. 对传出神经递质影响实验** 可采用猫在体瞬膜神经肌肉标本和豚鼠在体及离体下腹神经–输精管标本进行实验。给药后电刺激颈上神经节节后纤维或下腹神经，如果不出现相应的瞬膜或输精管的收缩反应，则可认为受试药物可能具有抑制神经末梢释放去甲肾上腺素递质或阻止后者与效应器细胞上受体的结合。此时如果外源性注入去甲肾上腺素仍可引起瞬膜或输精管收缩反应，则可以认为受试药具有抑制神经末梢释放去甲肾上腺素递质的作用。

毁脊髓大鼠也可用于研究药物对传出神经递质的作用[42]，以下进行详细介绍。

（1）基本原理：在毁脊髓大鼠上，电刺激特定脊髓段，可引起交感神经递质释放，出现升压反应。如果用药后这种升压反应明显降低，可认为受试药抑制神经末梢释放去甲肾上腺素或阻断释放的去甲肾上腺素对效应器的作用。此时，如果受试药不能抑制外源性注入去甲肾上腺素的升压反应，则可认为受试药对神经末梢释放去甲肾上腺素有抑制作用。

（2）操作步骤：①毁脊髓大鼠的制备。大白鼠麻醉后行气管插管，用直径为 2mm 的钢棒经眼窝和枕骨大孔捣毁脊髓，立即连接人工呼吸器进行正压呼吸，注意动物保温（可用灯泡），直肠温度维持在（37±1）℃。做右股动脉、股静脉插管分别用于记录血压和给药。右股静脉给予肝素 150IU/kg 抗凝，给予筒箭毒碱 0.5mg/kg 抑制电刺激脊髓引起的骨骼肌收缩。②受试药对电刺激脊髓第 11 胸椎至第 2 腰椎（$T_{11} \sim L_2$）的升压反应的影响：一般设两组实验，一组为试药组，另一组为生理盐水对照组。从股静脉给受试药或生理盐水，一定时间（一般为 15min）后用生理电刺激器刺激 $T_{11} \sim L_2$，刺激强度 10V，波宽 2ms，刺激时间 30s，刺激频率依次增大，分别为 0.5Hz、1Hz、2Hz、4Hz、8Hz、16Hz，记录不同刺激频率时的升压反应。分析两组的频率依赖性升压反应有何不同。如果两组的升压反应无显著差异，则肯定受试药对电刺激引起的神经末梢释放去甲肾上腺素无抑制作用。如果受试药组的升压反应明显较低，则进行下一步实验。③观察受试药对外源性注入去甲肾上腺素的剂量依赖性升压反应的影响。如果无明显影响，则肯定受试药抑制电刺激脊髓引起的频率依赖性升压反应是通过抑制神经末梢释放去甲肾上腺素而实现的；如果明显降低，则肯定受试药有阻断去甲肾上腺素对效应器的作用。

**3. α受体拮抗实验**　在大鼠、猫、犬血压实验中，如果受试药物能翻转静脉注射肾上腺素引起的升压反应时，即可认为受试药具有α受体阻断作用。要进一步了解是否为选择性$α_1$受体或$α_2$受体阻滞剂，可在离体血管平滑肌标本上观察其对选择性$α_1$受体或$α_2$受体激动剂效应的影响来加以判断。

**4. β受体拮抗实验**　可采用动物血压实验、离体乳头肌、离体心房或培养心肌细胞实验进行分析。

**5. 对在体血管阻力影响实验**　包括股动脉、肾动脉、椎动脉或颈内动脉灌流法。一般多采用犬进行实验，也有用大白鼠进行后肢及肾动脉灌流法。

**6. 对离体血管张力影响实验**　药物可通过作用于血管内皮和（或）平滑肌上受体、离子通道等使血管扩张而发挥降压作用。对于这些血管扩张药作用机制的研究，可在离体血管上采用相应的工具药（受体、离子通道的激动剂或拮抗剂）进行研究[43]。

药物的舒血管作用是否与内皮有关，可用除去内皮细胞的方法[44]观察。如果血管去内皮后药物的舒血管作用消失或减弱，则说明药物的舒血管作用具有内皮依赖性，可进一步明确这种作用是由何种内皮舒血管因子所引起。已知内皮舒血管因子主要有三种：前列环素（$PGI_2$）、内皮细胞舒血管因子（EDRF/NO）和内皮细胞超极化因子（EDHF）。采用这3种内皮舒血管因子的抑制剂[45, 46]（表28-7），通过观察分析其对药物内皮依赖性舒血管作用的影响，即可确定内皮依赖性舒血管作用由何种（一种或几种）内皮舒血管因子介导。

表28-7　内皮舒血管因子及其抑制剂

| 内皮舒血管因子 | 抑制剂 |
| --- | --- |
| 前列环素 | 环加氧酶抑制剂：吲哚美辛等 |
| 内皮细胞舒血管因子 | 一氧化氮合酶抑制剂：N-硝基-L-精氨酸甲酯（L-NAME）、N-单甲基-L-精氨酸（L-NMMA）、L-N-硝基精氨酸（L-NNA）等 |
| | 可溶性鸟苷酸环化酶抑制剂：亚甲蓝、LY83583 |
| | 与一氧化氮结合使之失活：血红蛋白 |
| 内皮细胞超极化因子 | 钙敏感的钾通道阻滞剂：四丁胺、四乙胺 |

**7. 对肾素–血管紧张素系统影响实验[47]**

（1）血管紧张素转化酶抑制实验

1）基本原理：血管紧张素转化酶（ACE）与激肽酶Ⅱ是同一个酶，它可使血管紧张素Ⅰ（Ang Ⅰ）转化为血管紧张素Ⅱ（Ang Ⅱ），也可使缓激肽（BK）降解失活。Ang Ⅱ和BK分别具有明显的升压和降压作用。如果大鼠ACE被药物抑制，则出现Ang Ⅰ诱导的升压反应的抑制（因为Ang Ⅱ生成减少）和BK诱导的降压反应的增强（因为BK积聚）。

2）操作步骤：SD大鼠，♂，300～400g。采用苯巴比妥70mg/kg腹腔注射麻醉。气管插管后进行人工呼吸（频率为30次/分，容量为6～8ml/次）。一侧颈动脉和颈外静脉插管分别用于血压测定和静脉注射。采用剖腹术行十二指肠插管用于肠道给药。肌内注射阿托品40μg/kg以防止呼吸道黏液过量分泌。肌内注射神经节阻断剂喷托铵5mg/kg使血压稳定在比正常低 30%。采用下列两种方法测定试药的 ACE 抑制作用。标准品可选用雷米普利、依那普利或卡托普利。

Ang I 诱导的升压反应的抑制：每隔 5min 重复静脉注射 Ang I 310ng/kg（0.1ml）直至出现同样幅度的升压反应。然后静脉注射试药 1mg/kg 或 10mg/kg，3min 后再静脉注射 Ang I 310ng/kg，或十二指肠给试药 25mg/kg，10min 后再静脉注射 Ang I。比较给试药前后 Ang I 诱导的升压反应幅度，如果给试药后 Ang I 诱导的升压反应减小，则说明试药具有 ACE 抑制作用，抑制作用大小用升压幅度减小百分比表示。测定多个不同剂量试药对 Ang I 诱导的升压反应的抑制作用就可得到量效曲线并计算 $IC_{50}$，与标准品比较可计算试药与标准品的 $IC_{50}$ 比。

BK 诱导的降压反应的增强：每隔 5min 重复静脉注射 BK，开始剂量为 1μg/kg，最后重复剂量为 3μg/kg 直至出现稳定的降压反应。试药静脉注射 3min 后或十二指肠给药 10min 后再静脉注射 BK 3μg/kg。比较给试药前后 BK 诱导的降压反应幅度，如果给试药后 BK 诱导的降压反应增强，则说明试药具有 ACE 抑制作用，BK 降压反应的增强作用大小用降压幅度增加百分比表示。测定多个不同剂量试药对 BK 诱导的降压反应的增强作用就可得到量效曲线，与标准品比较可计算试药与标准品的强度比。

3）注意事项与评价：采用 BK 诱导的降压反应的增强作用来测定药物的 ACE 抑制作用，必须选用低剂量 BK 才能明显地观察到 ACE 抑制后 BK 作用的增强。除了上述两种方法能可靠地评价 ACE 抑制剂外，还可采用血浆 ACE 活性化学测定法和血浆 Ang II 水平放射免疫测定法，但应注意血浆 Ang II 水平高低不仅受 ACE 活性的影响，还受肾素等的影响。另外，可用麻醉犬、清醒大鼠和清醒犬进行 ACE 抑制剂评价。

（2）血管紧张素 II 受体拮抗实验

1）基本原理：大鼠采用迷走神经切除和神经节阻断的方法去除心血管反射后可用于检测 Ang II 受体（AT）阻断剂。有些 AT 拮抗剂具有内在激动活性，采用直接静脉注射不同剂量这种试药，观察是否出现升压反应就可加以判断。AT 拮抗剂的拮抗活性可通过测定其对 Ang II 的升压反应量效曲线的影响来评价。AT 拮抗剂的作用持续时间可通过连续输注 Ang II 来测定。

2）操作步骤：SD 大鼠，♂，300g 左右。采用苯巴比妥钠 60mg/kg 静脉注射麻醉。一侧颈动脉插管用于血压测定，两侧颈外静脉插管用于给试药和静脉输注。然后切除两侧迷走神经，静脉注射神经节阻断剂酒石酸喷托铵 10mg/kg。血压稳定后用于药物试验，每种试药至少用 5 只大鼠。

AT 拮抗剂的内在激动活性测定：观察颈外静脉注射试药 1μg/kg、2μg/kg、4μg/kg 和 16μg/kg 后大鼠的血压变化，如果出现升压反应则表明试药具有内在 AT 激动活性。

AT 拮抗剂的拮抗活性测定：每隔 10min 静脉注射 Ang II 0.5μg/kg、1.0μg/kg 和 2.0μg/kg，作 Ang II 的升压反应量效曲线。10min 后连续输注试药，剂量为 10μg/kg；输注速度 0.1ml/min。试药输注 10min 后再静脉注射 Ang II 0.5μg/kg、1.0μg/kg 和 2.0μg/kg，作试药输注时的 Ang II 量效曲线。比较试药输注前与输注时的 Ang II 升压反应量效曲线，如果曲线右移则表明试药具有 AT 拮抗作用，根据曲线为平行或非平行右移可确定试药为竞争性或非竞争性 AT 拮抗剂。实验结果也可与已知 AT 拮抗剂进行比较。

AT 拮抗剂的作用时间测定：连续输注 Ang II 1μg/（kg·0.02ml·min），当血压升到稳定水平时，静脉注射试药 0.1mg/kg，然后测定血压下降的幅度和持续时间。

　　3）注意事项与评价：本实验不仅可测定 AT 拮抗剂的 AT 拮抗作用和作用持续时间，而且可检测 AT 拮抗剂是否具有内在 AT 激动活性。另外，常采用离体血管实验法检测 AT 拮抗作用（通过观察试药对 AngⅡ诱导的血管收缩反应量效曲线的影响）。

　　（3）肾素抑制实验：药物可通过抑制肾素释放和（或）抑制肾素活性而发挥降压作用，采用放射免疫测定法测定药物对动物血浆肾素浓度和肾素活性的影响可判断这两个因素是否参与药物的降压作用。但由于肾素活性的种属特异性，人肾素抑制剂多采用体外实验检测其对人血浆肾素活性的抑制作用。

　　**8. 利尿排钠实验**　　利尿剂可测定给药后尿量及尿钠改变等。

# 三、抗高血压复方研究

## （一）抗高血压复方研究的重要性

　　抗高血压药物的联合应用已经是大势所趋。我们知道，原发性高血压的病因不明，体内决定血压水平的机制较多。因此，从病理生理角度，高血压的治疗不应该局限在针对一个靶点。从临床治疗学角度，提倡联合用药的益处可以归结为 3 点：①有利于有效降压。任何一种降压药都难以对 100% 的患者有效，通常是 50% 或 60%。不少患者单用一种降压药，往往不能使血压降到正常范围，因此需要两药（或多药）联用。两药联用往往具有协同作用。所谓协同作用，就是 1+1＞2。因此，联合用药有利于更好地降低血压。②有利于器官保护。近年来，笔者所在课题组用动物实验证明：不同作用机制的药物联合应用，不仅在降低血压方面有协同作用，而且在稳定血压、改善动脉压力感受性反射功能等方面均有协同作用。无论是单次给药，还是长期给药，与单药相比，联合用药均能更好地稳定血压，降低血压波动性，增强反射功能[48]。而这些均有助于阻止靶器官损伤，最终防治并发症的发生。③有利于降低副作用。联合用药往往使所用每个药的剂量减小，副作用也随之减少。

　　固定配比的复方制剂可以降低用药剂量，提高疗效，减少副作用，可以提高患者的依从性，从而可以提高高血压患者的治疗率。同时高血压复方制剂也是对高血压联合用药及个体化用药原则的补充或延伸。治疗高血压的复方药物是经过科学的筛选而产生的，其配比对大多数高血压患者来说应具有一定的合理性。这些复方制剂为高血压治疗的联合用药提供了一种选择，为个体化用药提供了参考，特别是对基层医生的用药具有指导意义。

## （二）复方组分挑选的基本原则

　　抗高血压药至少有 50 种，谁与谁联用，如何联用，是一个非常复杂的问题。若以 50 种计，两两组合可达 1125 种。我们不可能研究这么多的组合，也没有必要记住所有的 50 种抗高血压药物，我们只需要了解抗高血压药物大的类型。常用的抗高血压药物有 8 类：利尿降压药、钙通道阻滞药、血管紧张素转化酶抑制药、血管紧张素受体阻断药、β 受体阻断药、α 受体阻断药、中枢性降压药、交感神经末梢阻断药。同一类药的联用基本上是不提倡的。这是因为同一类药物作用在同一个靶点，它们的作用是相加而不是协同。同一类药物合用，与加大单药的剂量相似。对增加疗效作用不大，但引起副作用增加的可能性很大。

在上述 8 类药物中，根据其作用机制，又可以进一步将它们归类成为四大类：利尿药、钙通道阻滞药、肾素–血管紧张素系统抑制药和交感神经系统抑制药。简单地说，这四大类药物之间的任何两两联用都是可以的。但仔细分析，这四类药物两两联用的选择还是有讲究的。第一，钙通道阻滞药由于扩张肾血管，往往也有利尿作用；而利尿药也作用于离子通道，因此不太提倡钙通道阻滞药与利尿药的联用。第二，肾素–血管紧张素系统抑制药能抑制交感神经的活性，反之亦然，β 受体阻断药能够抑制肾素的释放，因此，这两类药物的联用也不作首选。根据上述理由，有四种大类间的组合：①肾素–血管紧张素系统抑制药和利尿药的合用。这 2 类药物的联用非常广泛。现在市场上有许多复方降压药，特别是从国外引进的复方降压药，多为这 2 类药物的合用。利尿降压药基本上全用氢氯噻嗪，肾素–血管紧张素系统抑制药包含了普利类（如依那普利、卡托普利）和沙坦类（如氯沙坦、厄贝沙坦等）。②肾素–血管紧张素系统抑制药和钙通道阻滞药的合用。国内有好几家制药企业正在研制这两类药的复方制剂，选用的钙通道阻滞药全是氨氯地平，肾素–血管紧张素系统抑制药选用厄贝沙坦、坎地沙坦或替米沙坦。国外这两类药的复方制剂研发时间早，用的钙通道阻滞药有氨氯地平、非洛地平等，肾素–血管紧张素系统（RAS）抑制药用的是血管紧张素转化酶抑制药，如依那普利、贝那普利、群多普利等。③β 受体阻断药和钙通道阻滞药的合用。这两类药物联合应用的协同作用可能是最强的。我国近年来自

主开发的复方抗高血压药物以这两类药物的联用为主体，如笔者研究的阿替洛尔与尼群地平的复方称作尼群洛尔片，2009 年初获准生产。阿替洛尔与氨氯地平的复方，目前正在进行临床试验。国外早期的制剂有阿替洛尔与缓释的硝苯地平复方。④β 受体阻断药和利尿降压药的合用。近年来发现，这两类药物的合用对血糖或代谢可能有不利的影响。因此，不提倡这两类药物的合用。用图表示这四大类药物的联合应用，恰成一个 "Z" 字形（图 28-13）[49]。

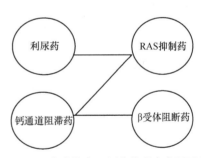

图 28-13　四大类抗高血压药物联合应用示意图

### （三）抗高血压复方的研究方法

复方药物的研究重点是阐明其组方依据。而抗高血压药物的复方重点是研究其在降低血压方面的协同作用。

**1. 确定实验动物**　研究协同作用，一般选一种高血压动物模型即可。通常用 SHR。如无 SHR，可以用两肾一夹型肾血管性高血压大鼠。

**2. 确定主要评价指标**　通常选用收缩压（SBP）。

**3. 选择血压测定方法**　由于麻醉药对药物的作用影响很大，首先排除麻醉下测压。拟采用大鼠清醒状态下测压，详细请查阅本书第四章有关内容。

**4. 给药方法**　使用清醒自由活动大鼠血压监测系统，特别适合观察经静脉给药的药物的效应。而抗高血压药物多数为口服给药。在动脉插管的同时经腹部插一根胃瘘管，经皮下由颈部引出，这样可以看到给药后即刻和任何一个时间点药物的效应[50]。

**5. 协同作用的判定方法**　两个药物合用是否有协同作用？哪种比例的协同作用最强？这是很难回答的问题。目前复方抗高血压药物的临床研究采用析因分析。但是，析因分析有其局限性，只能看出协同作用的趋势。表 28-8 是笔者最近完成的一个复方抗高血压药物的实例，属于 2 因素（AB 两个药）4 水平（包括 0，每个药有 4 个剂量组）。笔者在临床前研究中，除了采用上述析因分析外，还采用概率和法。

**表 28-8　AB 两药合用的协同作用研究**

| A | B | | | |
|---|---|---|---|---|
| | 0 | 8 | 12 | 16 |
| 0 | 0 | 10 | 11 | 16 |
| 1 | 8 | 12 | 14 | 14 |
| 2 | 12 | 14 | 17 | 17 |
| 4 | 18 | 19 | 20 | 21 |

注：药物剂量以 mg/kg 表示，表中数据为用药后收缩压降低的平均数（mmHg，每组 8 只 SHR）。

## （四）概率和法在抗高血压复方研究中的应用

概率和法又称 $Q$ 值法，是我国著名药理学家兼统计学家金正均教授生前的杰作。其公式为 $Q = P_{(A+B)} / (P_A + P_B - P_A \times P_B)$。这里 $P$ 指有效率，A 和 B 分别指 A 药和 B 药，$P_A$ 指 A 药单用时的有效率，$P_B$ 指 B 药单用时的有效率。公式中的分子 $P_{(A+B)}$ 表示两药合用实际发生的有效率，分母表示理论上的有效率。当 $Q \geq 1.15$ 时表示有协同作用，$Q \leq 0.85$ 时表示拮抗[50]。

血压的变化是一个定量的指标，而有效率是定性指标。因此，要事先定出一个标准，即降低几个毫米汞柱的血压为有效。如果以给药后的最大效应（每个点）为准，则以降低 20mmHg 的 SBP 为有效；如果以给药后一段时间的均数为准，则以降低 15mmHg 的 SBP 为有效。如果要研究其他指标，初步建议以变化 20% 为有效，如反射功能、左心室重量等。笔者用概率和法研究了几个复方抗高血压药物中两药合用的协同作用[48, 50-53]。

## 参 考 文 献

[1] 中华人民共和国卫生部药政局. 新药（西药）临床前研究指导原则汇编. 1993：37-38.

[2] Goldblatt HJ, Lynch J, Hanzal RF, et al. Studies on experimental hypertension. J Exp Med, 1934, 59：347-379.

[3] 缪朝玉, 苏定冯. 高血压动物模型与抗高血压药研究方法//苏定冯. 心血管药理学. 北京：科学出版社, 2001：371-386.

[4] 缪朝玉, 朱铨英, 杨友才, 等. 阿替洛尔和尼群地平单用或合用对三种高血压模型大鼠的降压作用. 中国药理学报, 1992, 13：448-451.

[5] Zeng J, Zhang Y, Mo J, et al. Two-kidney, two clip renovascular hypertensive rats can be used as stroke-prone rats. Stroke, 1998, 29：1713-1714.

[6] Fujino T, Nakagawa N, Yuhki K, et al. Decreased susceptibility to renovascular hypertension in mice lacking the prostaglandin I2 receptor IP. J Clin Invest, 2004, 114：805-812.

[7] Du YH, Guan YY, Alp NJ, et al. Endothelium-specific GTP cyclohydrolase I overexpression attenuates blood pressure progression in salt-sensitive low-renin hypertension. Circulation, 2008, 117：1045-1054.

[8] Reckelhoff JF, Romero JC. Role of oxidative stress in angiotensin-induced hypertension. Am J Physiol Regul Integr Comp Physiol, 2003, 284：R893-R912.

[9] Miao CY, Shen FM, Su DF. Blood pressure variability is increased in genetic hypertension and L-NAME-induced hypertension. Acta Pharmacol Sin, 2001, 22：137-140.

[10] De Jong W. Handbook of Hypertension. Volume 4. Experimental and Genetic Models of Hypertension. New York: Elsevier Science Publishers, 1984: 200-340.

[11] Okamoto K, Aoki K. Development of a strain of spontaneously hypertensive rats. Jpn Circ J, 1963, 27: 282-293.

[12] Louis WJ, Howes LG. Genealogy of the spontaneously hypertensive rat and Wistar-Kyoto rat strains: implications for studies of inherited hypertension. J Cardiovasc Pharmacol, 1990, 16 (Suppl.7): S1-S5.

[13] Morita N. Hypertension and rennin in spontaneously hypertensive rats (1): rennin concentration and hypertension development and progress. Acta Med kinki Univ, 1986, 11: 149-165.

[14] Miao CY, Liu KL, Benzoni D, et al. Acute pressure-natriuresis function shows early impairment in Lyon hypertensive rats. J Hypertens, 2005, 23: 1225-1231.

[15] 缪朝玉, 苏定冯. 新型遗传性高血压动物模型——高血压基因工程动物//金正均, 王永铭, 苏定冯. 药理学进展(1998). 北京: 科学出版社, 1998: 263-271.

[16] Mullins JJ, Peters J, Ganten D. Fulminant hypertension in transgenic rats harbouring the mouse Ren-2 gene. Nature, 1990, 344: 541-544.

[17] Lee M, Böhm M, Paul M, et al. Physiological characterization of the hypertensive transgenic rat TGR (mREN2) 27. Am J Physiol, 1996, 270: E919-E929.

[18] Bohlender J, Fukamizu A, Lippoldt A, et al. High human renin hypertension in transgenic rats. Hypertension, 1997, 29 (part 2): 428-434.

[19] Bohlender J, Ménard J, Wagner J, et al. Human renin-dependent hypertension in rats transgenic for human angiotensinogen. Hypertension, 1996, 27 (part 2): 535-540.

[20] Vogel G. Nobel Prizes. A knockout award in medicine. Science, 2007, 318: 178-179.

[21] Kurtz TW, Griffin KA, Bidani AK, et al. Recommendations for blood pressure measurement in human and experimental animals: part 2: blood pressure measurement in experimental animal. Arterioscler Thromb Vasc Biol, 2005; 25: e22-e33.

[22] Pickering TG, Hall JE, Appel LJ, et al. Recommendations for blood pressure measurement in humans and animals. Part 1: Blood pressure measurement in humans. Hypertension, 2005, 45: 142-161.

[23] 苏定冯, 缪朝玉. 血压测定法//徐叔云, 卞如濂, 陈修. 药理实验方法学. 3 版. 北京: 人民卫生出版社, 2001: 941-949.

[24] 杨友才, 于辉, 李元静, 等. 尼群地平和阿替洛尔的协同降压作用. 第二军医大学学报, 1994, 15 (1): 33-37.

[25] Xie HH, Miao CY, Jiang YY, et al. Synergism of atenolol and nitrendipine on hemodynamic amelioration and organ protection in hypertensive rats. J Hypertens, 2005, 23 (1): 193-201.

[26] 吴岳平, 缪朝玉, 朱铨英, 等. 甘氨双唑钠对麻醉猫心血管和呼吸系统的影响. 第二军医大学学报, 2000, 21(11): 1085-1086.

[27] Vatner SF. Effects of anesthesia on cardiovascular control mechanisms. Environ Health Perspect, 1978, 26: 193-206.

[28] Yi-Ming W, Shu H, Miao CY, et al. Asynchronism of the recovery of baroreflex sensitivity, blood pressure, and consciousness from anesthesia in rats. J Cardiovasc Pharmacol, 2004, 43 (1): 1-7.

[29] 杨友才, 程勇, 孔宪波, 等. 腹主动脉插管技术的改进. 第二军医大学学报, 1992, 13 (4): 382-383.

[30] Van Vliet BN, Chafe LL, Antic V, et al. Direct and indirect methods used to study arterial blood pressure. J Pharmacol Toxicol Methods, 2000, 44: 361-373.

[31] Miao CY, Xie HH, Zhan LS, et al. Blood pressure variability is more important than blood pressure level in determination of end-organ damage in rats. J Hypertens, 2006, 24 (6): 1125-1135.

[32] Kramer K, Kinter LB. Evaluation and applications of radiotelemetry in small laboratory animals. Physiol Genomics, 2003, 13 (3): 197-205.

[33] Tang M, Wang GR, Lu P, et al. Regulator of G-protein signaling-2 mediates vascular smooth muscle relaxation and blood pressure. Nat Med, 2003, 9 (12): 1506-1512.

[34] Zhu Y, Bian Z, Lu P, et al. Abnormal vascular function and hypertension in mice deficient in estrogen receptor beta. Science, 2002, 295: 505-508.

[35] Van Vliet BN, Chafe LL, Montani JP. Characteristics of 24 h telemetered blood pressure in eNOS-knockout and C57Bl/6J control mice. J Physiol, 2003, 549 (Pt 1): 313-325.

[36] Ilbäck NG, Siller M, Stålhandske T. Effects of buprenorphine on body temperature, locomotor activity and cardiovascular function when assessed by telemetric monitoring in rats. Lab Anim, 2008, 42 (2): 149-160.

[37] 周小明, 王培, 徐权毅, 等. 遥控测压技术的两个关键问题. 中华高血压杂志, 2008, 16 (6): 523-528.

[38] Li ZY, Xu TY, Zhang SL, et al. Telemetric ambulatory arterial stiffness index, a predictor of cardio-cerebro-vascular mortality, is associated with aortic stiffness-determining factors. CNS Neurosci Ther, 2013, 19 (9): 667-674.

[39] 中华人民共和国卫生部药政局. 新药(西药)临床前研究指导原则汇编. 1993, 63-65.

[40] 缪朝玉, 苏定冯. 高血压动物模型与抗高血压药研究方法//苏定冯. 心血管药理学. 北京: 科学出版社, 2001: 371-386.

[41] 戴生明. 孤束核微注射内皮素-1 对心血管活动的影响. 第二军医大学学报，1997，18：131.

[42] 缪朝玉. 粉防己碱对电刺激和 α 受体激动剂引起的毁脊髓大鼠升压反应的影响. 中国药理学报，1991，12：352.

[43] Xu TY, Lan XH, Guan YF, et al. Chronic nicotine treatment enhances vascular smooth muscle relaxation in rats. Acta Pharmacol Sin, 2015, 36（4）：429-439.

[44] 缪官荣，戴官荣. 去窦弓神经对大鼠离体胸主动脉松缩功能的影响. 第二军医大学学报，1994，15：38.

[45] 陈修，陈维洲，曾贵云. 心血管药理学. 北京：人民卫生出版社，1997：124-130.

[46] Vanhoutte PM. Endothelium-derived Hyperpolarizing Factor. Amsterdam：Harwood Academic Publishers，1996：303-305.

[47] Vogel HG. Drug Discovery and Evaluation, Pharmacological Assays. Berlin, New York：Springer-Verlag Publication，1997：69-71.

[48] Xie HH, Shen FM, Xu LP, et al. Reduction of blood pressure variability by combination therapy in spontaneously hypertensive rats. J Hypertens, 2007, 25：2334-2344.

[49] 苏定冯. 抗高血压药物的联合应用. 中国执业药师，2008，5（7）：5-6.

[50] Su DF, Xu LP, Miao CY, et al. Two useful methods for evaluating antihypertensive drugs in conscious freely moving rats. Acta Pharmacol Sin, 2004, 25：148-151.

[51] 缪朝玉，朱铨英. 阿替洛尔和尼群地平单用或合用对三种高血压模型大鼠的降压作用. 中国药理学报，1992，13：448.

[52] Han P, Shen FM, Xie HH, et al. The combination of atenolol and amlodipine is better than their monotherapy in preventing end organ damage in different types of hypertension in rats. J Cell Mol Med, 2009, 13：726-34.

[53] Cheng YQ, Tan BY, Yu XH, et al. Synergism of amlodipine and candesartan on blood pressure reduction and organ protection in hypertensive rats. Clin Exp Pharmacol Physiol，2017，45（6）：514-524.